Klinische Radiologie

Diese neuartig strukturierte Lehrbuchreihe wendet sich an alle Fachdisziplinen der praktischen und klinischen Medizin.

Die zentralen Aufgaben der Radiologie in der ärztlichen Diagnostik sind durch die stürmische Entwicklung neuer bildgebender Verfahren vielfältiger und komplexer geworden. Jeder Arzt sollte über Grundkenntnisse der Möglichkeiten und Grenzen verschiedener Untersuchungsmethoden und ihren Einsatz verfügen.

Die „Klinische Radiologie" vermittelt diese Informationen praxisgerecht. Die Verbindung von präzisen Texten und anschaulichen Bildern erleichtert die Nutzung der Informationen für die tägliche Arbeit des Arztes. Eine besondere Rolle spielen hier die neuen bildgebenden Verfahren, die ihrer Wertigkeit gemäß einbezogen werden.

Die Gliederung erfolgt nach Krankheiten der Organe, der Organsysteme und des Gewebes, so daß jeder Band einen bestimmten Fachbereich abdeckt.

Sofern radiologisch relevant, werden die Erkrankungen vom Kindes- bis Greisenalter abgehandelt; so werden Wandlungen und Spätfolgen von Krankheiten deutlich.

Neben der Behandlung von Schwerpunktthemen wurde konsequent Wert darauf gelegt, handliche und übersichtliche Bücher für den Gebrauch in Praxis und Klinik vorzulegen.

Jeder Band ist thematisch in sich abgeschlossen; er wendet sich jeweils einem spezifischen Fachbereich zu und ist einzeln käuflich. In ihrer Gesamtheit bildet die Reihe ein aktuelles Lehr- und Nachschlagewerk für den Radiologen in Fort- und Weiterbildung, der über Stand und Entwicklung des modernen Fachwissens informiert sein will.

KLINISCHE RADIOLOGIE

Diagnostik mit bildgebenden Verfahren

Herausgegeben von F. Heuck

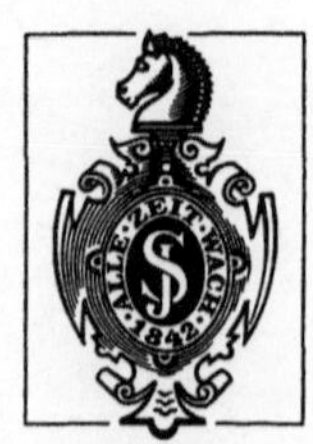

GESICHTSSCHÄDEL FELSENBEIN · SPEICHEL-DRÜSEN · PHARYNX · LARYNX HALSWEICHTEILE

Diagnostik mit bildgebenden Verfahren

Herausgegeben von

U. Mödder und M. Lenz

Bearbeitet von

R. Becker · H. Bongers · B. Bringewald · U. Dietrich
R. Erlemann · M. Farmand · G. Fürst · R. Klier · M. Lenz
G. Maatman · U. Mödder · K.-H. G. Müller · H. Obwegeser
Chr. Ozdoba · P. E. Peters · E. Schmid-Meier · K. Sievers
M. Skalej · D. Ulbricht · T. Vogl · K. Wernecke

Mit 352 Abbildungen in 660 Einzeldarstellungen

Springer-Verlag
Berlin Heidelberg New York
London Paris Tokyo
Hong Kong Barcelona

HEUCK, F., Professor Dr. med. und Honorarprofessor
Arzt für Radiologie und Nuklearmedizin
ehem. Ärztlicher Direktor des Radiologischen Institutes im Zentrum Radiologie
des Katharinenhospitals der Stadt Stuttgart
Akademisches Lehrkrankenhaus der Eberhard-Karls-Universität Tübingen
Kriegsbergstraße 60, W-7000 Stuttgart 1, Bundesrepublik Deutschland

MÖDDER, U., Professor Dr. med.
Arzt für Radiologie
Direktor des Institutes für Diagnostische Radiologie
der Heinrich-Heine-Universität Düsseldorf
Moorenstraße 5, W-4000 Düsseldorf 1, Bundesrepublik Deutschland

LENZ, M., Privatdozent Dr. med.
Arzt für Radiologie
Oberarzt des Instituts für Röntgendiagnostik der Technischen Universität München
Klinikum rechts der Isar
Ismaninger Straße 22, W-8000 München 80, Bundesrepublik Deutschland

ISBN-13: 978-3-642-71803-8

CIP-Titelaufnahme der Deutschen Bibliothek
Klinische Radiologie : Diagnostik mit bildgebenden Verfahren / hrsg. von F. Heuck. – Berlin ; Heidelberg ; New York ; London ; Paris ; Tokyo ; Hong Kong ; Barcelona : Springer.
NE: Heuck, Friedrich [Hrsg.]
Gesichtsschädel, Felsenbein, Speicheldrüse, Pharynx, Larynx, Halsweichteile : Diagnostik mit bildgebenden Verfahren / hrsg. von U. Mödder und M. Lenz. Bearb. von R. Becker ... – Berlin ; Heidelberg ; New York ; London ; Paris ; Tokyo ; Hong Kong ; Barcelona : Springer, 1991
(Klinische Radiologie)
ISBN-13: 978-3-642-71803-8 e-ISBN-13: 978-3-642-71802-1
DOI: 10.1007/978-3-642-71802-1

NE: Mödder, Ulrich [Hrsg.]; Becker, Rüdiger

Softcover reprint of the hardcover 1st edition 1991

Reproduktion der Abbildungen: Gustav Dreher GmbH, Stuttgart
Satz: Fotosatz-Service Köhler, Würzburg

10/3130-543210 – Gedruckt auf säurefreiem Papier

Mitarbeiterverzeichnis

BECKER, R., Professor Dr. med. Dr. med. dent.
Arzt für Mund-, Kiefer- und Gesichtschirurgie, Direktor der Klinik und Poliklinik für Mund- und Kiefer-Gesichtschirurgie der Westfälischen Wilhelms-Universität Münster
Waldeyerstraße 30, W-4400 Münster, Bundesrepublik Deutschland

BONGERS, H., Dr. med.
Arzt für Radiologie und Nuklearmedizin, Abteilung Radiologische Diagnostik an der Radiologischen Klinik der Eberhard-Karls-Universität Tübingen
Hoppe-Seyler-Straße 3, W-7400 Tübingen, Bundesrepublik Deutschland

BRINGEWALD, B., Dr. med. Dr. med. dent.
Arzt, Zahnarzt – Oralchirurgie
Kurfürstenwall 9, W-4350 Recklinghausen, Bundesrepublik Deutschland

DIETRICH, U., Dr. med.
Arzt für Radiologie, Radiologisches Zentrum der Universität der Gesamthochschule Essen
Hufelandstraße 55, W-4300 Essen 1, Bundesrepublik Deutschland

ERLEMANN, R., Priv.-Doz. Dr. med.
Arzt für radiologische Diagnostik, Oberarzt am Institut für Klinische Radiologie der Westfälischen Wilhelms-Universität Münster
Albert-Schweitzer-Straße 33, W-4400 Münster, Bundesrepublik Deutschland

FARMAND, M., Priv.-Doz. Dr. med. Dr. med. dent.
Arzt für Mund-, Kiefer- und Gesichtschirurgie und Plastische Operationen
Oberarzt an der Klinik und Poliklinik für Mund-, Kiefer-, Gesichtschirurgie der Friedrich-Alexander-Universität Erlangen-Nürnberg
Glückstraße 11, W-8520 Erlangen, Bundesrepublik Deutschland

FÜRST, G., Dr. med.
Arzt für Radiologie
Institut für Diagnostische Radiologie der Heinrich-Heine-Universität Düsseldorf
Moorenstraße 5, W-4000 Düsseldorf 1, Bundesrepublik Deutschland

KLIER, R., Dr. med.
Abteilung Strahlentherapie an der Radiologischen Klinik der Eberhard-Karls-Universität Tübingen
Hoppe-Seyler-Straße 3, W-7400 Tübingen, Bundesrepublik Deutschland

LENZ, M., Priv.-Doz. Dr. med.
Arzt für Radiologie, Oberarzt des Instituts für Röntgendiagnostik der Technischen Universität München, Klinikum rechts der Isar
Ismaninger Straße 22, W-8000 München 80, Bundesrepublik Deutschland

MAATMAN, G., Dr. med.
Ärztin für Radiologie
Zickenhuis Gelderse Vallei
Postbus 30, NL-3900 AA Veenendaal

MÖDDER, U., Professor Dr. med.
Arzt für Radiologie, Direktor des Instituts für Diagnostische Radiologie der Heinrich-Heine-Universität Düsseldorf
Moorenstraße 5, W-4000 Düsseldorf 1, Bundesrepublik Deutschland

MÜLLER, K.-H. G., Priv.-Doz. Dr. med. habil.
Arzt für Radiologie, Neuroradiologie
Chefarzt der Zentralen Röntgenabteilung am Städtischen Krankenhaus Nordstadt
Haltenhoffstraße 41, W-3000 Hannover 1, Bundesrepublik Deutschland

OBWEGESER, H., Professor Dr. med.
Arzt für Kieferchirurgie FMH, ehem. Direktor der Kieferchirurgischen Klinik am Zahnärztlichen Institut der Universität Zürich
Plattenstraße 11, CH-8028 Zürich

OZDOBA, CHR., Dr. med.
Arzt für Radiologie, Abteilung für Neuroradiologie an der Radiologischen Klinik der Eberhard-Karls-Universität Tübingen
Hoppe-Seyler-Straße 3, W-7400 Tübingen, Bundesrepublik Deutschland

PETERS, P. E., Professor Dr. med.
Arzt für radiologische Diagnostik, Direktor des Instituts für Klinische Radiologie der Westfälischen Wilhelms-Universität Münster
Albert-Schweitzer-Straße 33, W-4400 Münster, Bundesrepublik Deutschland

SCHMID-MEIER, E., Dr. med.
Ärztin für Kieferchirurgie FMH
Falkenstraße 26, CH-8008 Zürich

SIEVERS, K., Dr. med.
Arzt für Radiologie, Zentralabteilung für Röntgendiagnostik I im Radiologischen Zentrum der Universität der Gesamthochschule Essen
Hufelandstraße 55, W-4300 Essen 1, Bundesrepublik Deutschland

SKALEJ, M., Dr. med.
Abteilung Radiologische Diagnostik an der Radiologischen Klinik der Eberhard-Karls-Universität Tübingen
Hoppe-Seyler-Straße 3, W-7400 Tübingen, Bundesrepublik Deutschland

ULBRICHT, D., Dr. med.
Arzt für Radiologie
Radiologisches Institut im Zentrum Radiologie des Katharinenhospitals der Stadt Stuttgart. Akademisches Lehrkrankenhaus der Eberhard-Karls-Universität Tübingen
Kriegsbergstraße 60, W-7000 Stuttgart 1, Bundesrepublik Deutschland

VOGL, T., Priv.-Doz. Dr. med.
Arzt für Radiologie, Oberarzt der Radiologischen Klinik und Poliklinik der Ludwig-Maximilians-Universität München des Klinikums Großhadern
Marchioninistraße 15, W-8000 München 70, Bundesrepublik Deutschland

WERNECKE, K., Priv.-Doz. Dr. med.
Arzt für radiologische Diagnostik, Oberarzt am Institut für Klinische Radiologie der Westfälischen Wilhelms-Universität Münster
Albert-Schweitzer-Straße 33, W-4400 Münster, Bundesrepublik Deutschland

Vorwort des Herausgebers

Die Fortschritte der klinischen Medizin gründen sich auf die Weiterentwicklung und Verbesserung diagnostischer Verfahren, zu deren tragenden Säulen in unserem zu Ende gehenden Jahrhundert neben der Bakteriologie und der pathologischen Anatomie die Radiologie und die Laboratoriumsmedizin hinzugekommen sind. Mit Hilfe der ständig verfeinerten alten und der faszinierenden neuen bildgebenden Methoden konnte die klinische Radiologie durch vergleichende Studien eine hohe Treffsicherheit in der morphologischen und funktionellen Diagnostik erzielen. Erkrankungen der Organe und Gewebe können ebenso wie Störungen vitaler Funktionen nicht-invasiv am wachen Patienten erkannt und dokumentiert werden.

Im Bereich des Kopfes müssen die Verfahren der radiologischen Diagnostik oft besonders schwierige Aufgaben lösen. Der Gesichtsschädel umschließt nicht nur die Eintrittspforten von Respirations- und Gastrointestinaltrakt, sondern auch wichtige Sinnesorgane und erfordert damit die Aufmerksamkeit vieler Spezialgebiete der Medizin und der Zahnmedizin, die sich gegenseitig ergänzen und helfen müssen. So wurde dieser Band bewußt fachübergreifend konzipiert.

Als Bandherausgeber konnten erfahrene Radiologen gewonnen werden, deren spezielle Arbeitsgebiete die erforderliche Kompetenz für die Radiologie des Gesichtsschädels und der Halsregion ausweisen. Der Nachweis pathologisch-anatomischer Befunde bei Erkrankung des Gesichtsschädels und der angrenzenden Regionen mit den verschiedenartigen bildgebenden Verfahren war ein besonderes Anliegen der wissenschaftlichen Arbeiten von ULRICH MÖDDER, deren Ergebnisse sich in Büchern über die Radiologie in der Hals-Nasen-Ohren-Heilkunde finden. Dabei wurden auch die Erkrankungen der Orbita und der Kiefer beachtet. Mit den diagnostischen Aufgaben der Radiologie im Bereich der Kopf-Halsregion hat sich MARTIN LENZ intensiv beschäftigt. Seine Studien zur Analyse zervikaler Adenopathien mit Hilfe der Röntgen-Computertomographie und der Magnet-Resonanz-Tomographie, sowie die Arbeiten zur Differentialdiagnose von Erkrankungen der Halslymphknoten wurden wiederholt durch Wissenschafts-Preise ausgezeichnet.

Zu Mitarbeitern an diesem Band konnten neben namhaften Wissenschaftlern der Radiologie auch solche aus klinischen Fachgebieten gewonnen werden. So sind die Herausgeber dankbar für die Beiträge bekannter Autoren der Kieferchirurgie und der Zahnmedizin, deren Spezialkenntnisse eine wesentliche Bereicherung darstellen.

Den Herausgebern dieses Bandes ist es gelungen, unter Einbeziehung aller bildgebenden Verfahren der Radiologie für jedes einzelne Kapitel den neuesten Kenntnisstand in Diagnose und Differentialdiagnose der verschiedenen Krankheitsgruppen zu vermitteln. Dabei sind Aussagen über den Informationswert der nicht-invasiven Methoden und die sich daraus ableitende Untersuchungsstrategie für die klinische Alltagsarbeit besonders wertvoll. Möge auch dieser Band zu einer noch besseren Versorgung der sich uns anvertrauenden Patienten beitragen.

F. HEUCK

Vorwort

Die Diagnostik mit bildgebenden Verfahren ist in der HNO-Heilkunde und Kiefer- und Gesichtschirurgie neben der Anamnese, der klinischen und der endoskopischen Befunderhebung zur wichtigsten Informationsquelle über Art und Ausdehnung von Erkrankungen des Gesichtsschädels, des Pharynx und parapharyngealen Raumes, des Larynx und der Halsweichteile geworden. Die steigenden Ansprüche an die radiologische Diagnostik der Kopf-Hals-Region setzen eine gute Kenntnis der Leistungsfähigkeit auch der neueren bildgebenden Verfahren (Computertomographie, Magnetresonanztomographie, Ultraschall) voraus, um sie gezielt einsetzen zu können. Nur so ist gewährleistet, daß die resultierenden Befunde in vollem Umfang als Grundlage für therapeutische Entscheidungen genutzt werden können. Insofern besteht sowohl bei den klinischen Disziplinen der Wunsch, sich mit den modernen bildgebenden Methoden vertraut zu machen, als auch in der Radiologie das Bestreben, sich neuen klinischen Fragestellungen zu stellen, die früher wenigen Spezialisten überlassen wurden.

Die Herausgeber und die Autoren hoffen, dieser doppelten Zielsetzung mit dem vorgelegten Konzept – anatomisch-topographische Gliederung bei größtmöglicher Eigenständigkeit der einzelnen Kapitel – gerecht zu werden.

U. Mödder
M. Lenz

Inhaltsverzeichnis

Fehlbildungen des Gesichtsschädels

M. Farmand, H. Obwegeser und E. Schmid-Meier

INHALT

Einleitung

Das Gesichtsskelett ist das formgebende Gerüst des Gesichtes. Es ist zugleich die knöcherne Grundlage für verschiedene Funktionen. Von ihm hängt also einerseits die Harmonie des Gesichtes ab, andererseits ist es für die Funktionstüchtigkeit des Kauorgans, der oberen Atemwege, des Sprach- und des Sehorgans mitverantwortlich.

Fehlbildungen und Formen des Gesichtsskelettes oder abnorme Lagebeziehungen einzelner Abschnitte des Gesichtsschädels zueinander können also sowohl ästhetisch als auch funktionell beachtliche Beeinträchtigungen zur Folge haben. Bei der Beurteilung muß einerseits der einzelne Knochen des Gesichtsskelettes in seiner Form und Größe und andererseits auch in seiner Lage zu seiner Umgebung der Norm entsprechen, damit nicht das Bild einer Fehlbildung entsteht.

Ätiologisch handelt es sich bei den Fehlbildungen des Gesichtsskelettes entweder um in der Erbanlage verankerte oder anlagebedingte Abweichungen von der normalen embryonalen und postnatalen Entwicklung oder um postnatale Faktoren, welche zu abnormen Formen und/oder Lagebeziehungen einzelner Teile des kraniofazialen Stützgerüstes geführt haben.

Da die Diagnostik und die Ergebnisevaluierung sich vorwiegend auf die im Röntgenbild erhobenen Befunde abstützt, wird zwangsläufig der erforderlichen Röntgendarstellung von Fehlbildungen des Gesichtsschädels ein besonderes Gewicht beigemessen. Es werden die allgemein zur Anwendung kommenden Projektionen aufgeführt und andererseits für jede typische Fehlbildungsform die dazu vorwiegend notwendigen Aufnahmen kurz beschrieben.

Es ist außerdem die Absicht, eine Nomenklatur zu verwenden, welche die anatomische Form der Anomalie beschreibt (OBWEGESER u. MARENTETTE 1986). Dies hat einerseits zur Folge, daß die sonst üblichen Bezeichnungen, welche sich in ihrer Nomenklatur an die Beschreibung der Okklusionsanomalie halten, fallen gelassen werden. Auch Termini wie Progenie oder mandibuläre Protrusion sollten nicht mehr verwendet werden, da sie nicht ein anatomisches Substrat bezeichnen, sondern nur eine Relationsbezeichnung zum Gegenkiefer sind. Diese Termini werden in Klammern dort beigefügt, wo es zum einfacheren Umlernen angebracht scheint. Andererseits gibt die Verwendung von Begriffen, welche die anatomische Form der Anomalie beschreiben, ein einfacheres Vorstellungsvermögen, darüber, worum es sich eigentlich handelt. Außerdem hilft es bei der Therapieplanung, da eine Anomalie an ihrer anatomischen Ursache korrigiert werden sollte (OBWEGESER 1981).

1 Grundlagen der Diagnostik und der Behandlung

Die klinische Untersuchung umfaßt Inspektion, Palpation, Kiefergelenkfunktionsprüfung, Prüfung der Sensibilität und Motorik sowohl extra- wie intraoral. Es wird ein ganzer Zahnstatus mit Zahnappell, Vitalitätsprüfung und Taschenmessung erhoben. Außerdem wird die Okklusion beurteilt. Dadurch können mit den zugehörigen Röntgenbildern konkomittierende Erkrankungen oder Ursachen von Gesichtsskelettfehlbildungen diagnostiziert werden.

1.1 Radiologische Untersuchungsmethoden

Die im Einzelfall notwendige Röntgenprojektion ist abhängig von der Lokalisation der Fehlbildung. Unerläßlich sind in jedem Falle das Orthopantomogramm bei Kieferschluß (OPT) und die seitliche Schädelaufnahme als Fernröntgenbild (FR) bei Kieferschluß und eventuell bei Ruhelage des Unterkiefers. Beide sollten reproduzierbar sein (ENGELKE 1987, 1988), so daß postoperativ ein Vergleich durchgeführt werden kann. Zusätzlich werden wahlweise, unabhängig vom Ort der Anomalie, folgende Projektionen gewählt:

Standardprojektionen:

a) Unterkiefer-p.a. (UK-p.a.) bei maximaler Mundöffnung und bei Kieferschluß
b) Oberkiefer- und evtl. Schädelhalbaxiale-Übersichtsaufnahmen (OK halbaxial, Schädel halbaxial)
c) Schädel-p.a.
d) Schädel seitlich (auch als Fernröntgenaufnahme möglich)
e) Fernröntgenaufnahme in ii-Phonation
f) Zahnröntgenaufnahme (ZR)
g) Oberkieferaufbißaufnahme (OK-Aufbiß)
h) Oberkiefer- und Unterkiefer-Panoramix-Aufnahme

Tomographien:

a) Lineare oder hypozykloidale Kiefergelenkstomogramme inklusive Ramus bei geschlossenem Kiefer oder axial korrigierte Kiefergelenkstomographie
b) Frontale Tomogramme des Schädels
c) Computertomogramme (CT) und evtl. Magnet-Resonanz-Tomographie (MR).

Spezialprojektionen

Das Fernröntgenbild (FR): Das Fernröntgenbild spielt in der Diagnostik der Gesichtsanomalien eine besondere Rolle. Es ist die wesentliche Projektion zur Beurteilung der Größe und Lage der einzelnen Gesichtsdrittel zueinander und damit der Profilform und soll somit ausführlicher beschrieben werden.

Die Verwendung des unter standardisierten Bedingungen hergestellten seitlichen Schädelröntgenbildes zur Beurteilung von Gesichtsschädelanomalien geht auf R. SCHWARZ (1923) zurück. Die Schädelstrukturen werden aufgrund des großen Fokus-Objekt-Abstandes von 2 m oder mehr und des kleinen Film-Objekt-Abstandes (15 cm von der Schädelmitte) annähernd in Originalgröße dargestellt. Die dabei entstehende Röntgenaufnahme wird als Fernröntgenbild bezeichnet. Die Standardisierung wird dadurch erreicht, daß Fokus-Objekt- und Film-Objekt-Abstand nicht variabel sind und der Kopf mittels eines Kopfhalters fixiert wird. Eine natürliche Kopfhaltung ist unabdingbare Voraussetzung für die Beurteilung des Fernröntgenbildes (MOORREES u. KEAN 1958). Die Verbindungslinie Tragus-Infraorbitalrand muß dazu annähernd horizontal eingestellt werden. Diese Linie entspricht ungefähr der Frankfurter Horizontalen (1884), die, wie schon erwähnt, definiert ist als Verbindungslinie zwischen oberstem Punkt des knöchernen Gehörganges und tiefstem Punkt des Infraorbitalrandes.

Zur Beurteilung eines Fernröntgenbildes bedient man sich eines standardisierten Auswertungsschemas. Es gibt eine Vielzahl von Analysemethoden (STEINER 1960; RICKETTS 1961). Wir beziehen uns in unseren Ausführungen lediglich auf die von HOTZ (1959) aus verschiedenen klassischen Analysen zusammengestell-

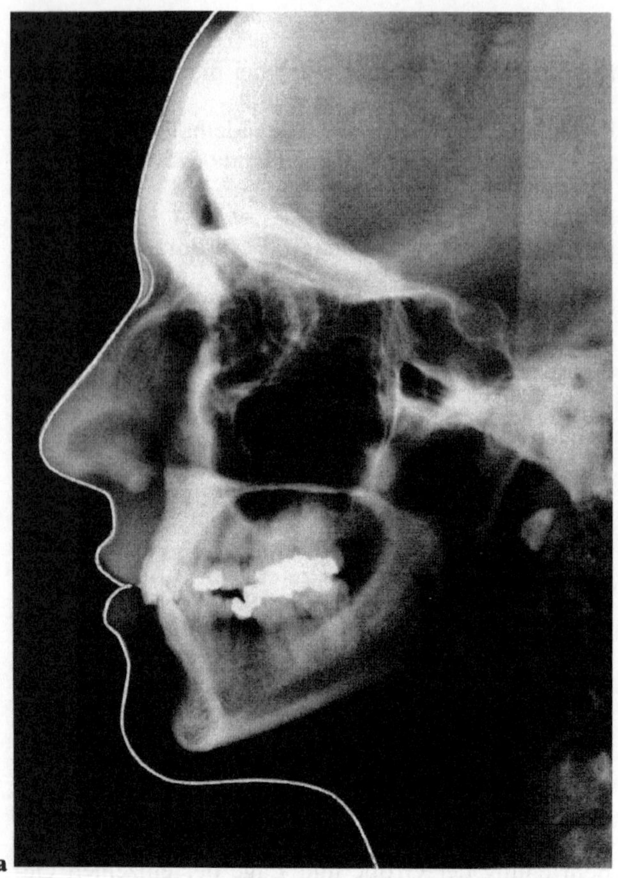

a

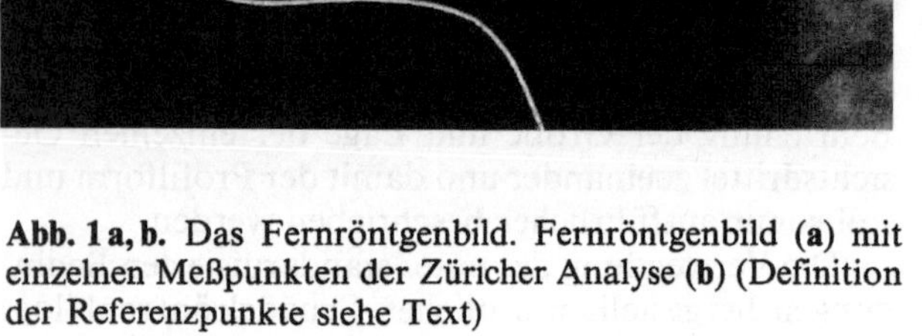

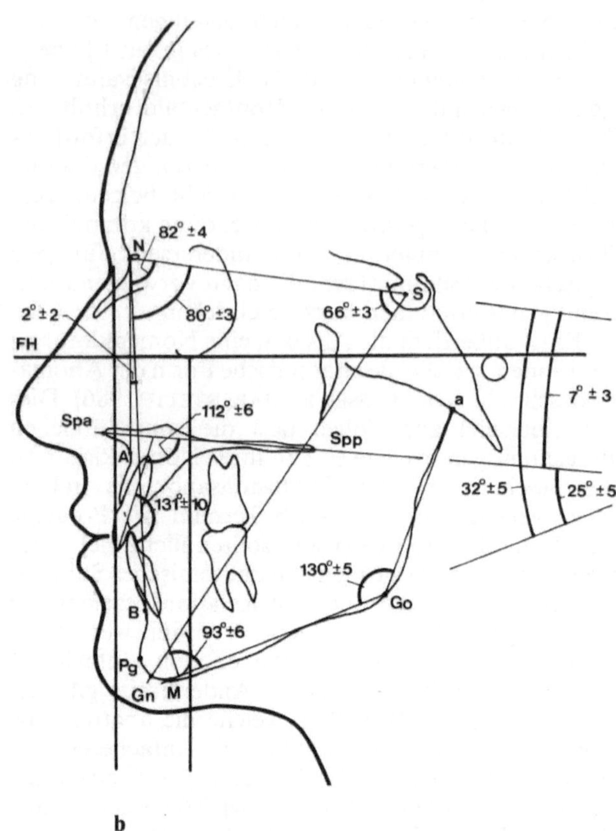

b

Abb. 1 a, b. Das Fernröntgenbild. Fernröntgenbild (**a**) mit einzelnen Meßpunkten der Züricher Analyse (**b**) (Definition der Referenzpunkte siehe Text)

Tabelle 1. Mittlere Normwerte des FR-Analysenschemas mit Standardabweichungen

	X	SX
a-Go-M	130°	±5
SN-Spa-Spp	7°	±3
Spa-Spp-MGo	25°	±5
SN-MGo	32°	±5
SNA	82°	±4
SNB	80°	±3
ANB	2°	±2
SN:MGo	1:1	
N-S-Gn	66°	±3
SGo:NM	62–65%	
1-Spa-Spp	112°	±6
1̄-MGo	93°	±6
1-1	131	±10

Die oben aufgeführten Mittelwerte sind eine Zusammenstellung aus Analysen von BJOERK (1954), RIEDEL (1957), HOLDAWAY (1956), STEINER (1960). Die Standardabweichungen wurden auf ganze Zahlen gerundet entnommen aus RIOLO et al. (1974).

te „Züricher Analyse" (Abb. 1a, b) die mit wenigen Meßpunkten und Winkeln auskommt und trotzdem ein Maximum an quantitativer Information über die Architektur des Gesichtsschädels gibt. Eine erste Gruppe von Messungen beschreibt die Relation des Gesichtsschädels zum Hirnschädel, eine zweite die Relation einzelner Bausteine des Gesichtsschädels zueinander und eine dritte schließlich den Einbau des dentoalveolären Komplexes im Gesichtsschädel. Die für die Analyse wichtigsten Punkte, Strecken und Winkel des FR sind in der Tabelle 1 als mittlere Normwerte angegeben. Diese beziehen sich mehrheitlich auf den Erwachsenen mit nahezu einwandfreier Okklusion und ungestörten Weichteilverhältnissen.

Bei der Beurteilung eines FR muß neben dem Geschlecht auch das Alter berücksichtigt werden. Ein zurückliegender Unterkiefer ist beim Kind noch physiologisch. Erst mit der Pubertät wird die Normrelation zwischen Ober- und Unterkiefer erreicht (BJOERK 1954; ENLOW 1975). Die einzelnen Meßpunkte sind auf der Abb. 1 dargestellt.

Definition der Referenzpunkte

1. Kranieller Bereich

Nasion (N): Vorderster Punkt der Sutura nasofrontalis

Sella-Punkt (S): Zentrum der sella turcica

Articulare (a): Röntgenologischer Schnittpunkt des dorsalen Randes des Proc. articularis mandibulae mit dem Os occipitale.

Bei Doppelkontur des dorsalen Randes des Proc. articularis mandibulae Resultante verwenden.

2. *Mandibulärer Bereich*

Menton (M): Tiefster Punkt des röntgenologischen Querschnittes des Kinns (M von der Symphyse her bestimmen)

Gonion (Go): Tiefster und zugleich dorsalster Punkt am Kieferwinkel. Schnittpunkt der Winkelhalbierenden des Winkels gebildet von den Tangenten an den unteren Rand des Corpus (als vorderen Punkt M nehmen) und die dorsale Begrenzung des Ramus mandibulae (durch articulare) mit dem Kieferwinkel. Bei Doppelkonturen Resultante verwenden.

Falls Tangentenbildung an Corpus und aufsteigendem Ast nicht möglich: Go mit Kreis bestimmen.

Pogonion (Pg): Prominentester Punkt des knöchernen Kinns. Pg von der Symphyse her bestimmen.

Gnathion (Gn): Punkt in der Mitte zwischen M und Pg auf dem ventralen Rand des Kinns in der Mediane.

Konstruktion:
Schnittpunkt der Mittelsenkrechten der Strecke Pg-M mit der ventralen Kontur des Kinns in der Mediane.

Infradentale (Id): Höchster röntgenologisch sichtbarer interdentaler Punkt des Alveolarfortsatzes zwischen den unteren zentralen Schneidezähnen.

B-Punkt: Punkt mit der größten Distanz von der Id-Pg-Linie auf der ventralen Symphysenkontur.

Bei hohen Alveolarfortsätzen liegt der B-Punkt in der Mitte zwischen Id und Pg.

3. *Maxillärer Bereich*

Spina nasalis anterior (Spa): Anatomisch definiert.

Gezeichnet wird die röntgenologisch sichtbare anatomische Struktur.

Spina nasalis posterior (Spp): Anatomisch definiert.

Gezeichnet wird die röntgenologisch sichtbare anatomische Struktur. Falls diese nicht sichtbar ist, wird für die anteroposteriore Lokalisation die Verlängerung von Ptm auf die Nasenbodenlinie zu Hilfe genommen (Ptm: Pterygomaxillare; tiefster Punkt der Fossa pterygopalatina).

Bei Doppelkonturen Resultante verwenden.

OK-Basis/Spa-Spp: Bei massiven vertikalen Abweichungen in der OK-Basis im anterioren Bereich wird Spa zur Bestimmung der generellen Basis nicht mehr verwendet. In diesem Fall wird die OK-Basis durch Spp und einen Punkt, der auf der kranialen Kompakta und anteroposterior auf der Höhe von 4+4 liegt, bestimmt.

Erläuterungen zu den einzelnen Messungen

a-Go-M	Die anteroposteriore Lage der Unterkieferbasis hängt u. a. auch vom Gonionwinkel ab, da die Gesamtlänge des Unterkiefers (Strecke a-Gn) auch *vom Gonionwinkel* mitbestimmt wird. Additiv dient er auch als Kriterium der Wachstumsrichtung des Unterkiefers.
SN-Spa Spp	Der Inklinationswinkel ist ein Maß für die Schwenkung des Gebißschädels zur Schädelbasis.
Spa Spp-MGo	Der *Kieferbasenwinkel* gibt Auskunft über die Divergenz der Kieferbasen und damit über deren vertikale Lagebeziehung. Von „skelettal offenem Biß" wird bei markant vergrößertem, von „skelettal tiefem Biß" bei markant verkleinertem Kieferbasenwinkel gesprochen.
SN-MGo	Der Winkel beschreibt die Divergenz der Unterkieferbasis zur Schädelbasis.
SNA	Der A-Punkt repräsentiert den vordersten Punkt der apikalen Basis des Oberkiefers. Mit dem Winkel SNA wird daher die sagittale Lage der Oberkieferbasis relativ zur Schädelbasis quantifiziert.
SNB	Der B-Punkt repräsentiert den vordersten Punkt der apikalen Basis des Unterkiefers. Mit dem Winkel SNB wird daher die sagittale Lage der Unterkieferbasis zur Schädelbasis quantifiziert.
ANB	Der Winkel ANB resultiert aus der Differenz zwischen dem Winkel SNA und SNB. Er quantifiziert daher die sagittale Lagebeziehung zwischen Ober- und Unterkieferbasis. Von Retro- und Mikromandibulie (skelettaler Klasse II) wird bei markant vergrößertem, von Ante- und Makromandibulie (skelettaler Klasse III) bei markant verkleinertem ANB-Winkel gesprochen.
SN:MGo	Ein gestörtes Verhältnis zwischen Schädelbasislänge und Unterkieferbasislänge deutet auf eine zu kurze oder zu lange Unterkieferbasis oder auf eine zu kurze Schädelbasis, z. B. bei den Kraniosynostosen.
N-S-Gn	(wird auch als Y-Winkel bezeichnet). Dieser Winkel bleibt im Laufe der Entwicklung auffallend konstant. Wird das Wachstum iatrogen nicht beeinflußt, bewegt sich das Gnathion in der Regel entlang der verlängerten Y-Achse (S-Gn). Die Relation zwischen horizontaler und vertikaler Verlagerungskomponente des Gn läßt sich deshalb mit einiger Sicherheit aus der Neigung der Y-Achse prognostizieren.

Erläuterungen zu den einzelnen Messungen

SGo:NM — Das Verhältnis zwischen hinterer und vorderer Gesichtshöhe beschreibt die differenzierte vertikale Entwicklung der anterioren und posterioren Anteile des Viskerokraniums.

$\underline{1}$-Spa-Spp — Der Winkel beschreibt die Achsenneigung der oberen zentralen Schneidezähne zur Oberkieferbasis und dient somit zur Quantifizierung von Protrusionen und Retrusionen im Oberkiefer.

$\overline{1}$-MGo — Der Winkel beschreibt die Achsenneigung der unteren zentralen Schneidezähne zur Unterkieferbasis und dient somit zur Quantifizierung von Protrusionen und Retrusionen im Unterkiefer.

$\underline{1} - \overline{1}$ — Der Interinzisalwinkel beschreibt den Winkel zwischen den Achsen der oberen und unteren zentralen Schneidezähne.

NV — Die Nasion-Vertikale (NV) ist die Senkrechte auf die Frankfurter Horizontale, die durch das Weichteilnasion verläuft. Sie erlaubt gemeinsam mit der OV die Zuordnung eines Profiles zu einer der 3 Profilformen, wobei bei geradem Vorgesicht das Weichteilpogonion bei korrekter intermaxillärer Beziehung vor oder auf der NV liegt. Anderseits läßt sich auch das Verhältnis der Gesichtsdrittel in der Vertikalen zueinander bestimmen.

OV — Die Orbita-Vertikale (OV) ist die Senkrechte auf die Frankfurter Horizontale, die durch den tiefsten Punkt der Orbita verläuft.
Beim Mittelwertsgesicht liegt das Weichteilpogonion zwischen NV und OV während es beim geraden Rückgesicht unter der Voraussetzung von korrekten intermaxillären Beziehungen auf oder hinter der OV liegt.

A-Punkt: Tiefster Punkt zwischen Spa und radiologisch sichtbarem Limbus alveolaris auf dem ventralen Rand des Alveolarfortsatzes in der Mediane.

Konstruktion:
A-Punkt = Tangentialpunkt der Tangente, senkrecht zur OK-Basis, an den ventralen Rand des Alveolarfortsatzes in der Medianen.

Ausnahmen:
1. Zustand nach Behandlung: Torqued anterior teeth. A-Punkt = Umschlagpunkt der ventralen Begrenzung des Alveolarfortsatzes zwischen Spa und Pr.
2. Vor und während Durchbruch 1 + 1. A-Punkt = tiefster Punkt kranial der Keime 1 + 1.

Frankfurter Horizontale (FH): Verbindung von Porion und Orbitale.

Tangente an untere Kontur der Orbita und obere Kontur des äußeren knöchernen Gehörganges.
Bei Doppelkonturen Resultante verwenden.

4. Dentaler Bereich

Achsenneigung der Frontzähne ($\underline{1}$ – 1): Maßgebend sind Apex und Pulpenverlauf.
Krone wird nicht berücksichtigt.

Die einzelnen Durchschnittswinkel mit Standardabweichungen bei der weißen Bevölkerung sind in Tabelle 1 dargestellt.

Im Gegensatz zur „Züricher Analyse" beruht die FR-Analyse nach Delaire (1978) nicht auf Winkelmessungen in absoluten Zahlen, sondern es werden Strecken gemessen und in Relation zueinander gebracht. Da die Schädelkalotte zudem in die Analyse einbezogen wird, ist es möglich, kraniofaziale Mißbildungen besser zu beschreiben als durch die traditionellen kieferorthopädischen Analysen. Der große Nachteil der Methode besteht aber darin, daß sie sich auf die Proportionen innerhalb eines individuellen Schädels bezieht und damit eine quantitative Auswertung nicht möglich ist.

1.2 Zusätzliche Dokumentation (Photographie, Gipsmodelle, Gesichtsmasken)

Zusätzlich zu den Röntgenaufnahmen sind zur Diagnostik und Behandlungsplanung einer Gesichtsmißbildung eine Fotodokumentation, Anfertigung von Gipsmodellen und evtl. von Gesichtsmasken notwendig.

Die Fotodokumentation muß standardisiert sein, damit prä- und postoperativ Bilder miteinander verglichen werden können. Generell werden folgende Fotos erstellt, wobei der Kopf in der natürlichen Horizontalen gehalten werden sollte:

a) Laterale und frontale Aufnahmen des Gesichts.
b) Aufnahmen der Okklusion von vorne, von links und von rechts,
c) Spiegelaufnahmen des Ober- und Unterkiefers.

Ob zusätzliche Spezialbilder, wie Aufnahmen mit geöffnetem Mund, mit Spatel zwischen den Zahnreihen zur Beurteilung der Okklusionsebene, das Gesicht von unten, Augenpositionen in verschiedenen Blickrichtungen, u. a. notwendig sind, muß im Einzelfall entschieden werden.

Zur Beurteilung der Okklusion ist die Anfertigung von Gipsmodellen eine Notwendigkeit.

Die Gipsmodelle der zahntragenden Kieferabschnitte werden in einem Spezialokkludator so montiert, daß jeder Kieferabschnitt in jede beliebige Richtung bewegt werden und das Ausmaß der Bewegung gemessen werden kann. Wenn es sich um Bewegungen des Oberkiefers handelt, muß der Biß registriert und die Modelle müssen in einem entsprechenden Artikulator eingestellt werden.

Bei der objektiven Darstellung von Asymmetrien kann durch Auftragen von Wachs auf die hypoplastischen Regionen das Ausmaß der Asymmetrie festgelegt werden; das aufgetragene Wachs kann im zahnärztlichen Laboratorium in ein Kunststoffmodell umgewandelt werden. Dieses ist eine wesentliche Hilfe zur Formung von Knorpel oder anderen konturgebenden Materialien. Die andere Möglichkeit ist die Herstellung einer Gesichtsmaske.

1.3 Dreidimensionale Wiedergabe der Gesichtsform

Die üblichen röntgenologischen und fotographischen Methoden zur Darstellung des Gesichtsskelettes erlaubten lediglich eine zweidimensionale Darstellung. Für die Evaluation und vor allem für die Planung einer Korrekturoperation ist die Beurteilung aller drei Raumebenen außerordentlich wichtig. Somit wäre auch die dreidimensionale objektive Darstellung des Gesichts von Vorteil.

THALMANN (1944) hat als erster die stereometrische Kamera zur dreidimensionalen Darstellung der Gesichtsweichteile eingeführt.

Die Weiterentwicklung dieser Methode führt dazu, daß heute die Bilder vom Computer angefertigt werden. Das Verfahren ist aufwendig.

Eine andere Technik zur dreidimensionalen Erfassung der Gesichtsweichteilkonturen ist die Moiré-Methode (TAGASAKI 1970; KAMAJAWA u. KAMIISHI 1978). Dabei wird der Schatten von vertikalen schwarzen Nylonfäden auf das Gesicht geworfen und fotographiert. Die Fotographien mit den entstandenen Linien können ebenfalls auf Magnetband aufgenommen und computermäßig ausgewertet werden. Auch die Moiré-Methode ist nicht ganz problemlos. Für Vergleiche prä- und postoperativ muß die Kopfposition für die Aufnahme völlig identisch sein.

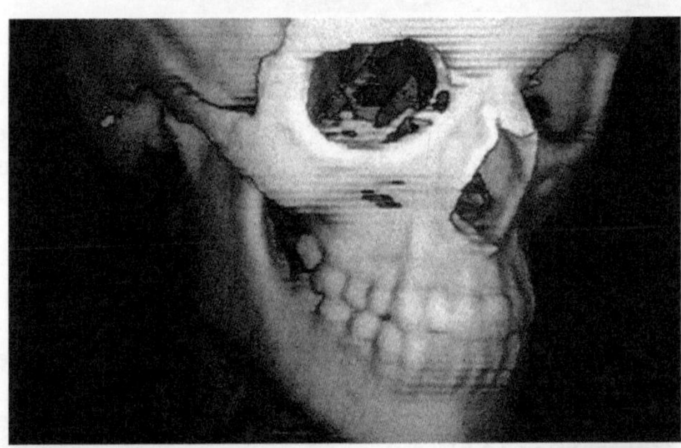

a

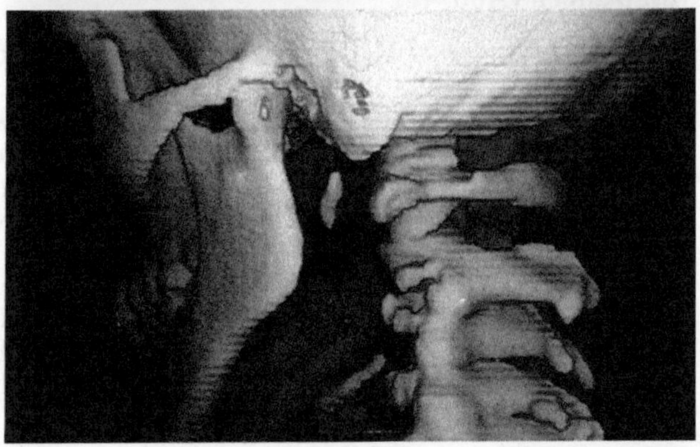

b

Abb. 2. a 3-D-Aufnahme eines normalen Schädels; aufgenommen und verarbeitet mit 3-D-Display program Somatom CR Siemens. **b** 3-D-Aufnahme des rechten Kiefergelenkes von dorsal gesehen. (Aufnahmen: Priv.-Doz. Dr. H. und U. HIRSCHFELDER, Erlangen)

Die dreidimensionale röntgenologische Darstellung des Gesichtsskeletts wird mit Hilfe der computergestützten Methoden möglich. Dabei werden die Daten mit Hilfe der Computertomographie gewonnen und nach Berechnung entsprechende Skeletteile oder ganze Schädel von allen Richtungen dreidimensional weitergegeben (3-D-imaging).

Diese Methoden sind zwar noch in der Weiterentwicklung, jedoch existieren bereits jetzt schon Programme, die eine dreidimensionale Verarbeitung von CT-Aufnahmen ermöglichen (Abb. 2a, b). In der Zukunft werden diese Aufnahmen sicherlich eine wichtige Rolle bei der Verarbeitung und Planung von Operationen spielen (HIRSCHFELDER u. HIRSCHFELDER 1989; FARMAND et al. 1990).

Eine Kombination der dreidimensionalen Röntgendarstellung und Weichteildarstellung ist ebenfalls möglich (ARRIDGE et al. 1985).

2 Fehlbildungen des Unterkiefers

2.1 Überentwicklung des Unterkiefers

Die Überentwicklung des Unterkiefers manifestiert sich in verschiedenen Formen. Sie alle haben gemeinsam, daß eine der beiden Unterkieferhälften oder beide länger sind oder massiger als normal.

Die Termini Progenie oder mandibuläre Protrusion oder Prognathia inferior sind nur klinische Bezeichnungen, die sich auf das Profil beziehen. Im allgemeinen wird jedes Vorstehen des Unterkiefers gegenüber dem Oberkiefer als Progenie bezeichnet; damit verbunden ist meist ein umgekehrter Frontzahnüberbiß. Eine Kombination mit offenem Biß oder gelegentlich mit tiefem Biß ist relativ häufig; entsprechend ist das untere Gesichtsdrittel zu hoch oder verkürzt. Das Progenieprofil wie der umgekehrte Überbiß können verursacht sein durch eine echte Überentwicklung des Unterkiefers (genuine Makromandibulie und bilaterale hemimandibuläre Elongation) oder Hyperplasie oder durch eine sog. Antemandibulie oder ausschließlich durch eine Vorlage des Unterkiefer-Alveolarfortsatzes (Antealveolie) gegenüber dem Unterkieferkörper oder durch eine sog. Pseudoprogenie. Bei letzterer liegt entweder bei normalem Unterkiefer der Oberkiefer zu weit zurück oder der Oberkiefer ist zu klein oder der normale Unterkiefer wird durch falsche Frontzahnstellung beim Kieferschluß nach vorne geführt.

2.1.1 *Antealveolie* (*Alveoläre Progenie*) (Abb. 3a, b)

Bei ihr ist der Alveolarfortsatz des sich in korrekter Position befindlichen Unterkieferkörpers zu weit anterior (Abb. 3a, b). Dadurch entsteht eine umgekehrte

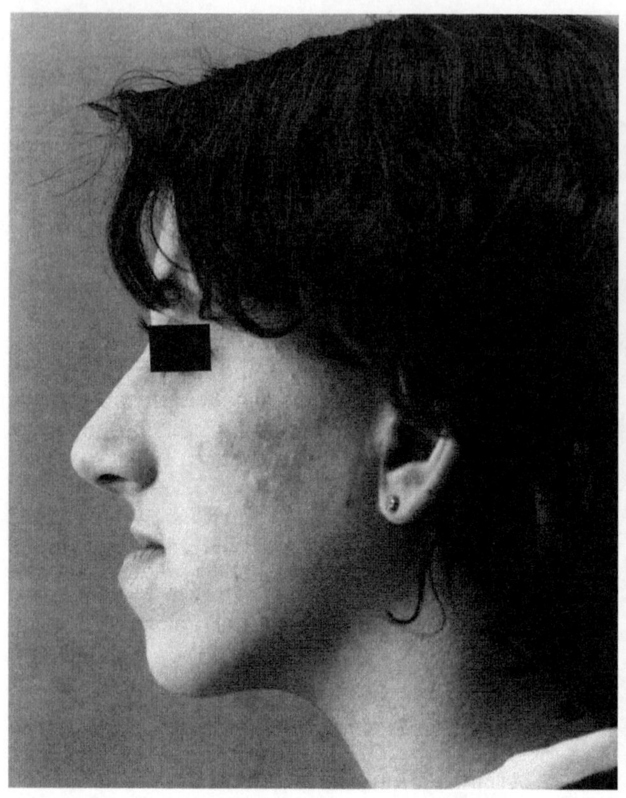

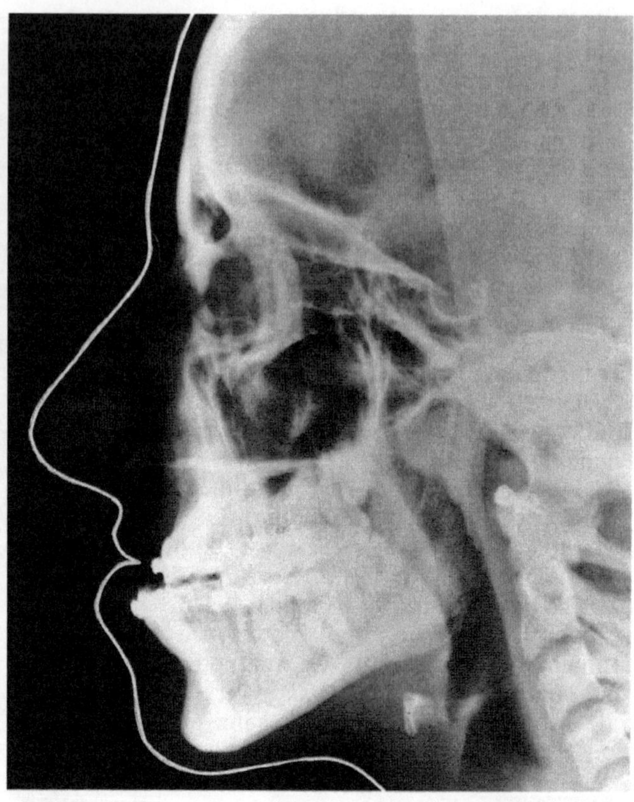

Abb. 3a, b. Antealveolie (alveoläre Progenie). **a** Profilbild einer Patientin mit dem zu weit anterior stehenden Alveolarfortsatz mit umgekehrter Zahn- und Lippenstufe bei normaler Position der Kinnprominenz. **b** Das Fernröntgenbild zeigt das Vorstehen der unteren Zähne vor die oberen nach kieferorthopädischer Vorbereitung des Falles. Die Anomalie ist fast ausschließlich dadurch verursacht, daß der untere Alveolarfortsatz mit seinen Zähnen auf der Unterkieferbasis nach vorne verschoben ist

Zahn- und Lippenstufe bei normaler Position der Kinnprominenz.

Röntgenprojektionen: FR, OPT, ZR.

Röntgenbefund: Ober- und Unterkieferbasen sind normal groß und normal positioniert. Lediglich der untere Frontalveolarfortsatz mit den Zähnen ist zu weit anterior oder protrudiert. Der Winkel $\bar{1}$-MGo ist vergrößert (>99°, Norm 93° ± 6). Gelegentlich kann zusätzlich eine Kinnrücklage bestehen. Die unteren Frontzähne stehen vor den oberen Frontzähnen. Oft ist der Winkel zwischen Oberkieferbasis und Oberkieferfrontzähnen durch Steilstellung der Zähne verkleinert ($\underline{1}$-Spa Spp < 112°).

2.1.2 *Antemandibulie*

Sie ist eine Form der sog. skelettalen Progenie. Sie entsteht durch eine Vorverlagerung des Unterkiefers aus dem aufsteigenden Ast heraus. Auch eine bilaterale, symmetrische oder asymmetrische hemimandibuläre Elongation bei normaler Größe und Position des Oberkiefers erzeugt das Bild der sog. skelettalen Progenie. Diese unterscheidet sich von der Antemandibulie durch den schlanken Unterkiefer mit gestreckten Kieferwinkeln. Im Profilbild fällt bei beiden Formen besonders die gegenüber der Oberlippe vorstehende Unterlippe auf (Abb. 4a). Auch die Kinnprominenz ist zu weit vorne. In der Okklusion zeigen die Patienten einen umgekehrten Frontzahnüberbiß, d. h. die Unterkieferfrontzähne stehen vor den Oberkieferfrontzähnen (Abb. 4c).

Röntgenprojektionen: FR, OPT, UK-p.a. bei maximaler Öffnung, Kiefergelenktomogramme inklusive Ramus.

Im Fernröntgenbild ist eine deutliche Verlängerung des Unterkieferkörpers bei annähernd normalem Kieferwinkel zu erkennen (Abb 4c). Es ist, als ob der normale Unterkiefer aus dem Kieferwinkel nach anterior herausgezogen worden wäre.

Die Fernröntgenanalyse (Abb. 4b) ergibt demnach einen SNB-Winkel von mehr als 83 (80° ± 3) bei normalem SNA-Winkel (82° ± 4), dementsprechend ist der ANB-Winkel negativ. Der Kieferwinkel beträgt oft mehr als 135° (130° + 5) (Hotz 1959).

2.1.3 *Makromandibulie*

Bei der Makromandibulie handelt es sich um einen in allen Dimensionen zu großen Unterkiefer, nicht nur in

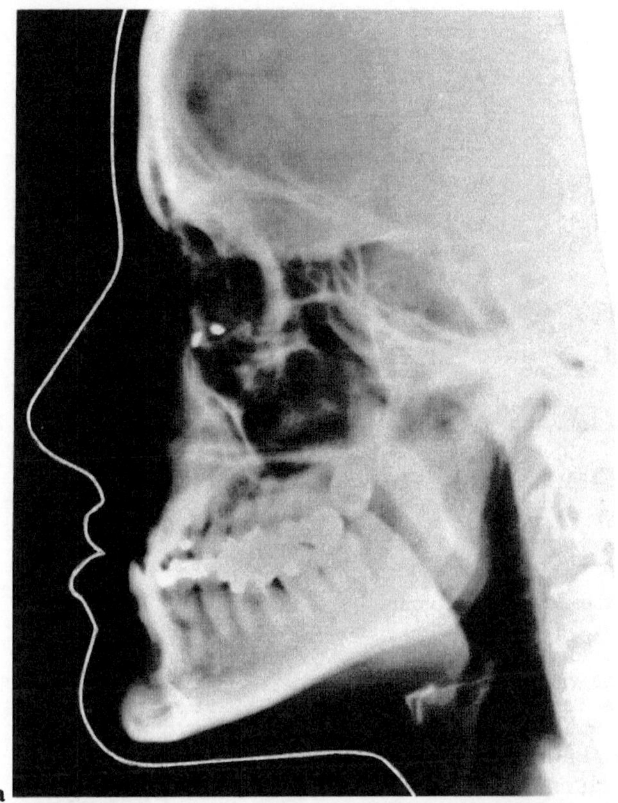

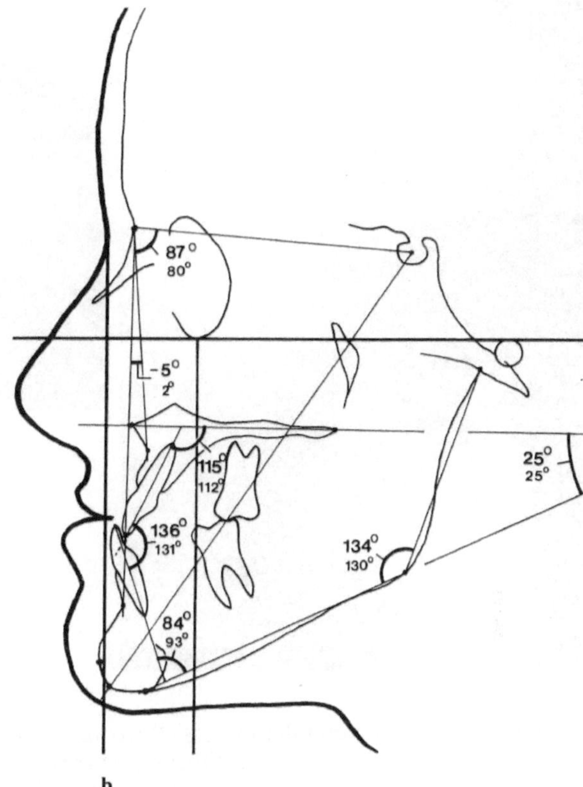

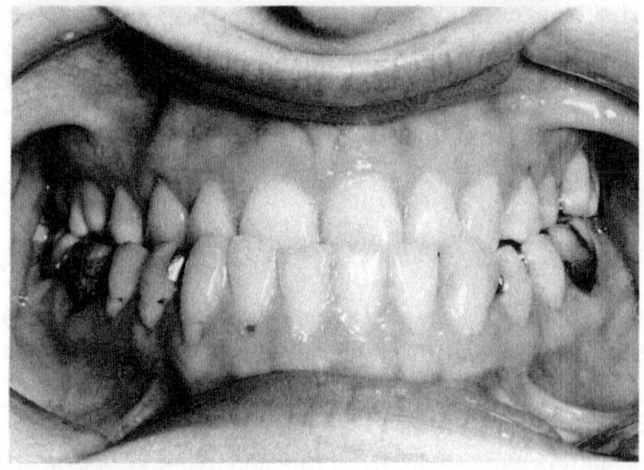

Abb. 4 a–c. Antemandibulie (skelettale Progenie). Im Fernröntgenbild (**a**) und in der FR-Analyse (**b**), ist einerseits eine geringe Streckung des Kieferwinkels, andererseits eine deutliche Retrusion der Unterkieferfrontzähne vorhanden. In Okklusion (**c**) stellt sich ein umgekehrter Frontzahnüberbiß dar

Relation zu einer bestehenden Retro- oder Mikromaxillie. Der Kieferkörper ist zu massiv und hat eine größere Zirkumferenz als der normale Unterkiefer, also auch als die Antemandibulie. Es besteht also auch eine transversale Vergrößerung des Unterkieferbogens, wodurch bei Herstellung einer Normrelation zum Oberkiefer ein Kreuzbiß im Seitenzahnbereich bestehen bleibt, wenn der Unterkieferbogen nicht auch verkleinert wird.

Röntgenprojektionen: FR, OPT, UK-p.a. bei maximaler Öffnung, Kiefergelenktomogramme inklusive Ramus.

Im Fernröntgenbild fällt der lange und massige Unterkieferkörper auf. Seine Breite und seine ausladenden Unterkieferränder sind sowohl röntgenologisch (UK-p.a.-OPT-Aufnahme) als auch klinisch (en face) sehr auffallend (Abb. 5 a).

Die Fernröntgenanalyse ergibt das gleiche Resultat wie bei der Antemandibulie, nämlich einen vergrößerten SNB-Winkel (Norm 80° + 3) bei normalem SNA-Winkel (Norm 82° ± 4).

2.1.4 *Pseudoprogenie*

Der Terminus Pseudoprogenie beschreibt nicht einen anatomisch abnormen Zustand des Unterkiefers. Diese Okklusionsstörung ist entweder verursacht durch

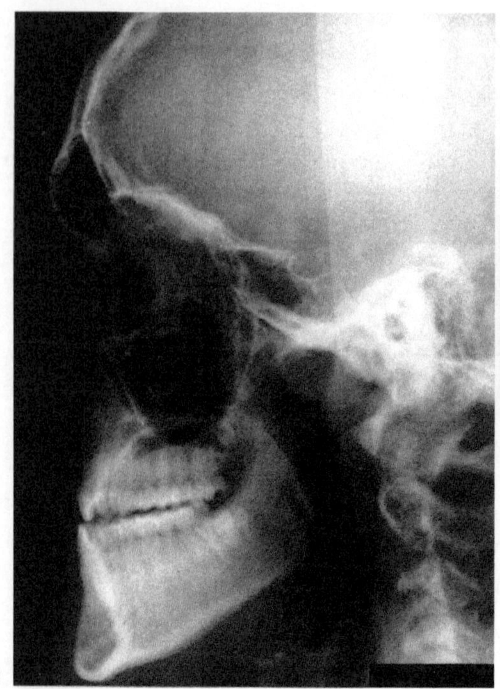

a

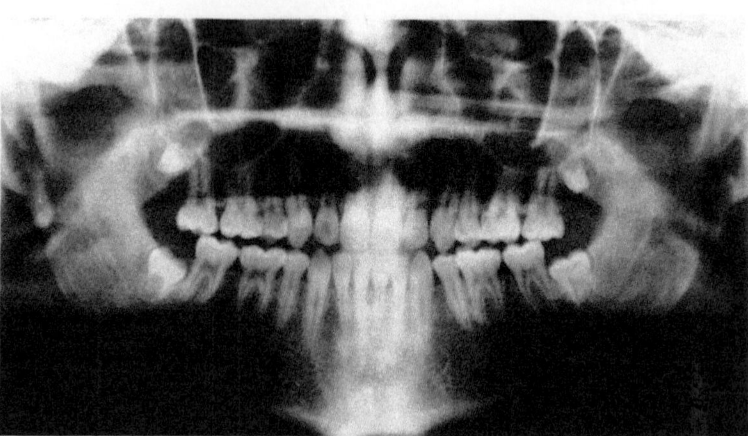

b

Abb. 5 a, b. Makromandibulie. Im Fernröntgenbild (**a**) und OPT (**b**) fällt der in allen drei Dimensionen vergrößerte Unterkieferkörper auf. Die Analyse ergibt das gleiche Resultat wie bei einer Antemandibulie

Rücklage eines normalen Oberkiefers (Retromaxillie) oder durch einen abnorm kleinen Oberkiefer (Mikromaxillie) (s. Abb. 21) bei normalem Unterkiefer. Die Pseudoprogenie kann außerdem durch einen sog. progenen Zwangsbiß verursacht sein, d. h., daß bei der Schlußbißstellung eine okklusale Zwangsführung den Unterkiefer nach vorne verlagert (Abb. 6a–d). Die Mikromaxillie zeichnet sich aus durch eine dreidimensionale Verkleinerung des Oberkiefers, vor allem Verkürzung seiner Basis und des oberen Zahnbogens, während der Unterkiefer normale Form und Größe aufweist.

Unter Retromaxillie verstehen wir die Rücklage eines normal großen oder eines mikromaxillären Oberkiefers in Relation zum normalen Unterkiefer, der in normaler Lage zur Schädelbasis steht.

Die ausgeprägte Form der Pseudoprogenie findet man als Sekundärfolge bei den Lippen-Kiefer-Gaumenspalten-Patienten und genuin beim M. Binder, M. Crouzon und M. Apert, bei letzterem meist mit einem stark offenen Biß vergesellschaftet.

Röntgenprojektionen: FR, OPT, OK-Halbaxiale, OK-Aufbiß.

Röntgenbefund: Die Oberkieferbasis ist bei den Pseudoprogeniefällen, welche durch eine Retro- oder Mikromaxillie verursacht sind, im Fernröntgenbild auffallend kurz und liegt oft zu weit dorsal, dadurch ist der SNA-Winkel kleiner als 78° (82° ± 4) (s. Abschn. 3.3). Der Unterkiefer ist normal groß und im Fernröntgenbild gegenüber der Schädelbasis normal positioniert. Beim progenen Zwangsbiß besteht vielfach ebenfalls eine geringe Rücklage der Oberkieferbasis oder Vorlage der Unterkieferbasis. Sonst käme es kaum zum progenen Zwangsbiß. Im Vergleich zur echten Antemandibulie kann aber beim progenen Zwangsbiß der Patient den Unterkiefer so weit zurückbringen, daß die Frontzähne in Kopfbiß kommen. Beim progenen Zwangsbiß ist zusätzlich eine Fehlstellung der Kieferköpfchen in dem Tomogramm darstellbar. In zwanghafter Schlußbißlage mit Vorschub des Unterkiefers stehen die Köpfchen ventraler als normal.

2.1.5 Hemimandibuläre Elongation

Obwegeser (1979) und Obwegeser u. Makek (1986) haben diese und die hemimandibuläre Hyperplasie als zwei verschiedene Wachstumsformen einer Unterkieferhälfte beschrieben und sind der Meinung, daß sie von zwei verschiedenen Wachstumsfaktoren oder -Regulatoren innerhalb der fibrokartilaginären Schicht des Köpfchens verursacht werden.

Sie kommt unilateral und bilateral, aber auch auf beiden Seiten in verschiedenem Ausmaß vor. Bei der unilateralen Form kommt es zu einer progenen Unterkieferasymmetrie mit Kinnprominenzverschiebung zur gesunden Seite (Abb. 7a–e). Es besteht ein Kreuzbiß auf der gesunden Seite, weil der Unterkiefer mit seiner Zahnreihe, meist ohne Kippung der Zähne, auf die Gegenseite verschoben wird (Abb. 7b). Deswegen wird diese Anomalie auch als Laterognathie oder asymmetrische Progenie bezeichnet.

Die bilaterale Form ist eine der Formen der skelettalen Progenie, aber im Gegensatz zur Antemandibulie und zur Makromandibulie mit auffallend gestreckten Kieferwinkeln.

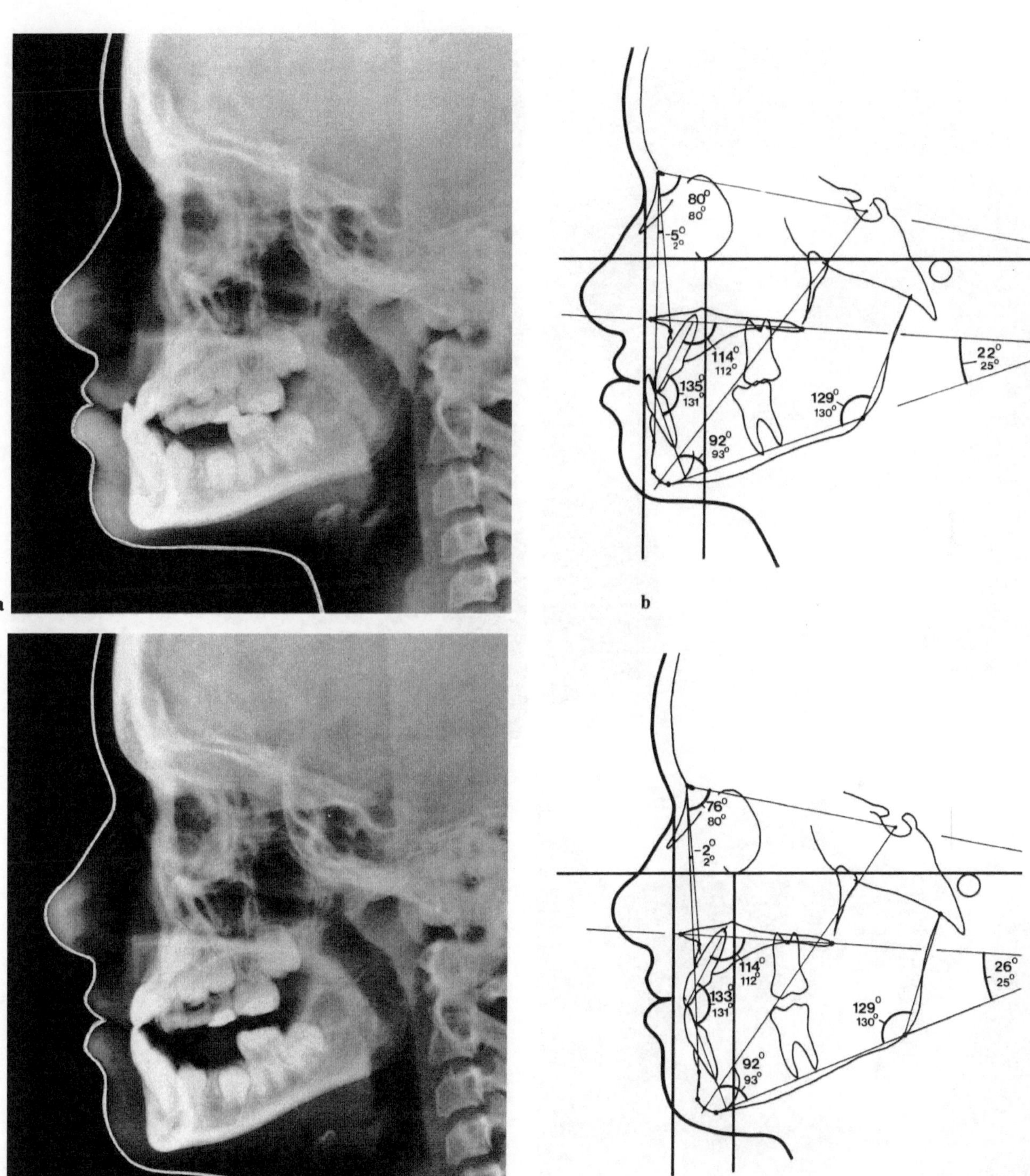

Abb. 6a–d. Pseudoprogenie. **a, b** In Okklusionsstellung steht der ganze Unterkiefer vor dem Oberkiefer, weil er durch die Zwangsbißführung nach vorne verschoben ist. Die Durchzeichnungswerte zeigen normale skelettale Verhältnisse, mit Ausnahme eines negativen ANB-Winkels und eine Verkleinerung des Kieferbasenwinkels. **c, d** Beim Rückbiß besteht eine Veränderung des ANB-Winkels Richtung Norm und ein normaler Kieferbasenwinkel, aber keine Okklusionsmöglichkeit. Hier Kopfbißstellung

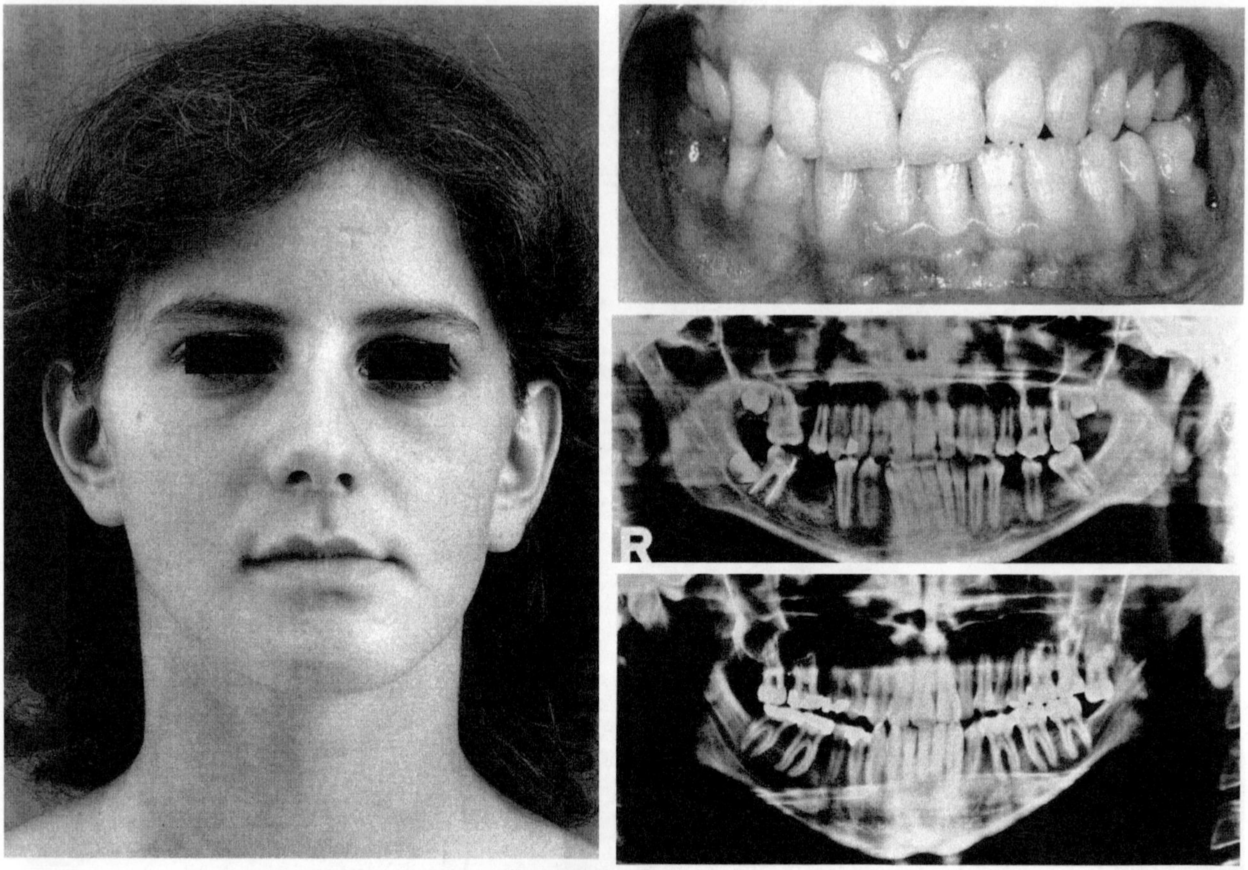

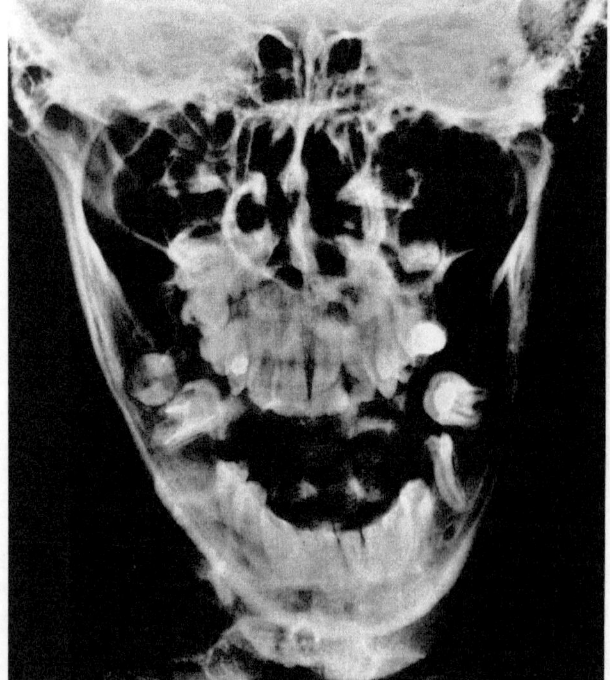

a b c d e

Abb. 7a–e. Unilaterale hemimandibuläre Elongation. Die typische asymmetrische Progenie (**a**) führt zu einem progenen Kreuzbiß auf der gesunden Seite (**b**). Das Orthopantomogramm (**c**) zeigt das klassische skelettale Substrat dieser Anomalie (Detail s. Text). **d** Linksseitige unilaterale hemimandibuläre Elongation, in typischen Fällen ist die Höhe des Corpus mandibulae deutlich verringert, so daß Wurzelspitzen der Molaren in der Nähe des Unterkieferrandes zu liegen kommen. **e** Die Unterkiefer-PA-Aufnahme zeigt die deutliche Asymmetrie dieser Anomalie mit der Mittellinienverschiebung zur gesunden Seite

Röntgenprojektionen: FR, OPT, UK-p.a. bei maximaler Öffnung, Kiefergelenktomogramme inklusive Ramus.

Röntgenbefund: Das Orthopantomogramm in Schlußbißlage ist die Röntgenprojektion der Wahl (Abb. 7c) bei Verdacht auf eine hemimandibuläre Elongation. Das Collum mandibulae der befallenen Seite ist verlängert, der Kieferwinkel gestreckt, die Symphyse ist auf die Gegenseite verschoben, und die Mittellinie der unteren Zahnreihe liegt deutlich jenseits der Gesichtsmittellinie. In typischen Fällen ist vor dem Kieferwinkel die Höhe des Corpus mandibulae deutlich verringert gegenüber der Norm, so daß die Wurzelspitzen der Molaren nahe an den Unterkieferrand reichen (Abb. 7d).

Tomogramme der Kiefergelenke inklusive Ramus lassen die oft seitenungleiche Verlängerung des Köpfchenhalses und die Streckung des Kieferwinkels noch besser erkennen. OBWEGESER u. MAKEK (1986) unterscheiden eine grazile und eine nicht grazile Form. Erstere hat einen auffallend schlanken, verlängerten Köpfchenhals, Ramus und Horizontalast. Bei letzterer ist der Köpfchenhals auch verdickt und das Köpfchen etwas vergrößert.

Das Fernröntgenbild ist bei der unilateralen Form nur von beschränktem Wert, wie bei jeder reinen Asymmetrie eindeutiger Ursache. Bei der bilateralen Form ist der ANB-Winkel gleich verändert, wie bei der Antemandibulie; aber die Kieferwinkel sind deutlich vergrößert. Die Unterkiefer p.a.-Aufnahme zeigt ebenfalls die Asymmetrie deutlich (Abb. 7e).

2.1.6 Hemimandibuläre Hyperplasie

Die hemimandibuläre Hyperplasie (Abb. 8a–d) ist eine kaum zu verkennende Fehlbildung des Unterkiefers.

Auffälligstes Symptom ist die einseitige Vergrößerung aller Abschnitte des Unterkiefers, die zu einer wie durch Verwindung entstandenen Asymmetrie des Unterkiefers führt, ohne Seitverschiebung der Mittellinie auf die gesunde Seite. Der Unterkieferrand ist auf der befallenen Seite nach unten vorgewölbt, die Mundspalte dieser Seite nach unten gezogen (Abb. 8a), weil auch der Oberkiefer dem Unterkiefer im Kaudalwachstum folgt. Auf der befallenen Seite kann ein offener Biß bestehen, wenn das Herabwachsen des Oberkiefers ungenügend ist. Die Zähne der betroffenen Seite, vor allem jene der unteren Frontzahnregion, sind verdreht. Durch das Kaudalwachstum von Unter- und Oberkiefer wird die Okklusionsebene schräg.

Abb. 8a–d. Hemimandibuläre Hyperplasie rechts, **a** En face-Bild des Patienten mit der deutlichen Fehlbildung des Unterkiefers. Deutliche Vergrößerung des Kieferköpfchens (**b**), verglichen mit der gesunden Seite (**c**). **d** Das Orthopantomogramm zeigt die deutliche Vergrößerung aller Unterkieferabschnitte der befallenen Seite mit typischer Rundung des Kieferwinkels und ebenfalls typischer Reduktion der Höhe des Corpus mandibulae vor dem Kieferwinkel auf der gesunden Seite. Schräge Okklusionsebene durch Nachwachsen des Oberkiefers nach kaudal

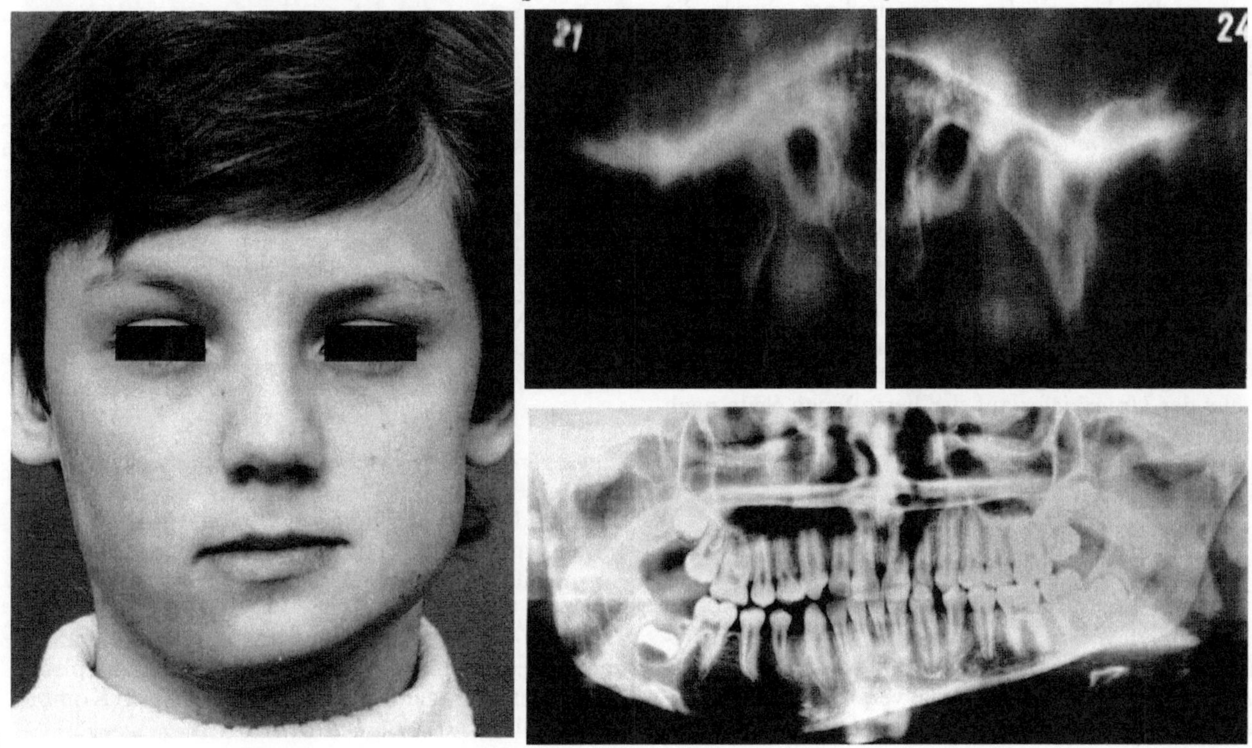

Röntgenprojektionen: FR, OPT, UK-p.a. bei maximaler Öffnung, Kiefergelenktomogramme inklusive Ramus.

Röntgenbefund: Der Kondylus ist vergrößert, das Kollum ist verlängert und verdickt, und der Ramus (ascendens) ist verlängert und verbreitert (Abb. 8b,d).

In der p.a.-Projektion des Unterkiefers in maximaler Öffnung ist die vertikale Diskrepanz zwischen rechts und links sehr gut darstellbar. Im OPT wird der in der Höhe vergrößerte Horizontalast der abnormen Seite besonders deutlich, jener der Gegenseite ist im Vergleich zur Norm aber zu niedrig. Der Kieferwinkel erscheint immer auffallend gerundet. Der Alveolarfortsatz des Oberkiefers mit seinen Zähnen und die Kieferhöhle sind dem Kaudalwachstum des Unterkiefers gefolgt. Letzterer ist daher nach kaudal vergrößert. Die auffallende Vergrößerung des Unterkiefers hat ihr Ende an der Symphyse, die in der Gesichtsmittellinie liegt. Die Zahnreihe des Unterkiefers ist nicht nach der Gegenseite verschoben. Beide Zahnreihen bleiben in einer Art korkenzieherartigen Verwindung zueinander in Kontakt, wodurch besonders jene des Unterkiefers auffallend zur abnormen Seite geneigt sind. Durch das Nachwachsen des Oberkiefers nach kaudal entsprechend dem verlängerten Ramus des Unterkiefers entsteht eine schräge Okklusionsebene (Abb. 8d). Die schräge Okklusionsebene gibt es aber auch aus vielen anderen Gründen, nicht nur als Folge der hemimandibulären Hyperplasie.

In allen Röntgenprojektionen ist in der ganzen Unterkieferhälfte, inklusive Köpfchen, die trabekuläre Struktur auffallend grob und wie sklerotisch verdickt. Im Fernröntgenbild findet man eine Doppelkontur des Unterkieferrandes, bedingt durch die Asymmetrie. Die FR-Analyse ergibt keine typischen Resultate.

2.1.7 *Mischform (Hybridform) und Kombinationen von hemimandibulärer Elongation und Hyperplasie*

Als Mischform bezeichnen wir zwei auf derselben Seite des Unterkiefers auftretende Anomalien. Sie kann einseitig (Abb. 9a, b) oder theoretisch auch beidseitig auftreten.

Je nachdem, ob die eine oder andere Komponente überwiegt, ist mehr die Kinnmitte verschoben oder mehr der Unterkiefer auf der betroffenen Seite nach unten vorgewölbt (Abb. 9a). Die Mittellinie des unteren Zahnbogens muß auf jeden Fall zur gesunden Seite verschoben sein.

Röntgenprojektionen: FR, OPT, UK-p.a. bei maximaler Öffnung, Kiefergelenktomogramme inklusive Ramus.

Röntgenbefund: Das Collum mandibulae der betroffenen Seite ist deutlich verlängert und verdreht. Im OPT (Abb. 9b) wird der in der Höhe vergrößerte Horizontalast der abnormen Seite deutlich. Die Symphyse ist zur Gegenseite verschoben, ein ausschließliches Symptom der Elongation. Der Oberkiefer und die Kieferhöhle sind dem Unterkiefer nach kaudal gefolgt. Diese Mischform macht die extremsten, geradezu grotesken Formveränderungen des Unterkiefers und des Gesichtes.

Wenn einseitig die hemimandibuläre Elongation und gegenseitig die hemimandibuläre Hyperplasie vorhanden sind, dann sprechen wir von einem Kombinationsfall (Abb. 10).

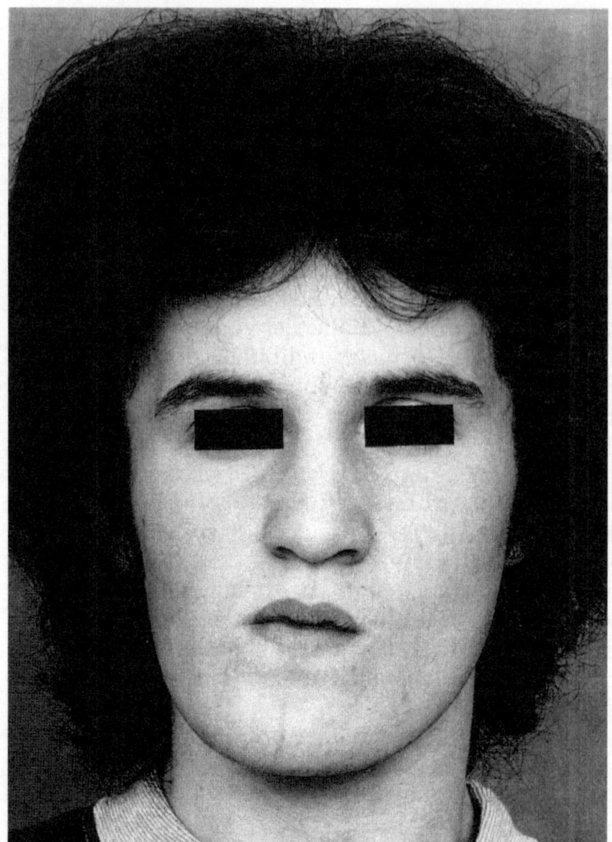
a

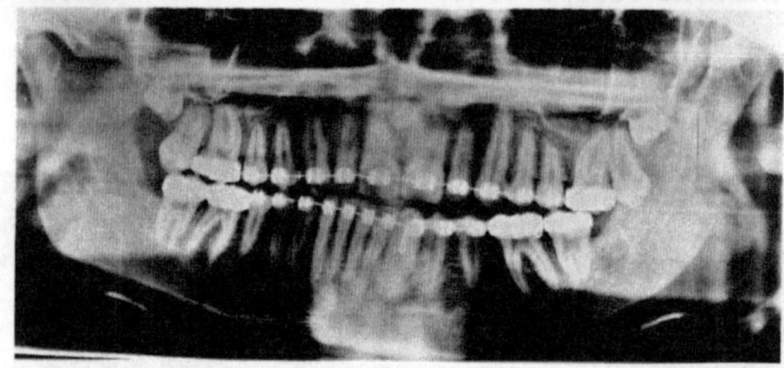
b

Abb. 9a, b. Mischform von hemimandibulärer Elongation und Hyperplasie. En face-Bild (**a**) und Orthopantomogramm (**b**) einer Patientin mit einer unilateralen Verlängerung des Köpfchenhalses, Erhöhung des Corpus mandibulae bis zur Kiefermitte. Trotz fehlender Streckung des Kieferwinkels dort eine Abrundung. Der Oberkiefer ist auf der befallenen Seite kompensatorisch nach kaudal gefolgt

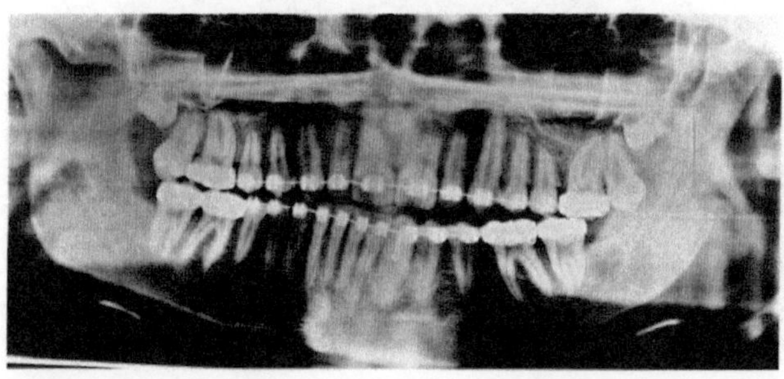

Abb. 10. Kombinationsform der hemimandibulären Elongation rechts und hemimandibuläre Hyperplasie links. Der Unterkieferrand der hyperplastischen Seite ist nach unten vorgewölbt. Der Kieferwinkel ist abgerundet, jener der Gegenseite jedoch abgeflacht

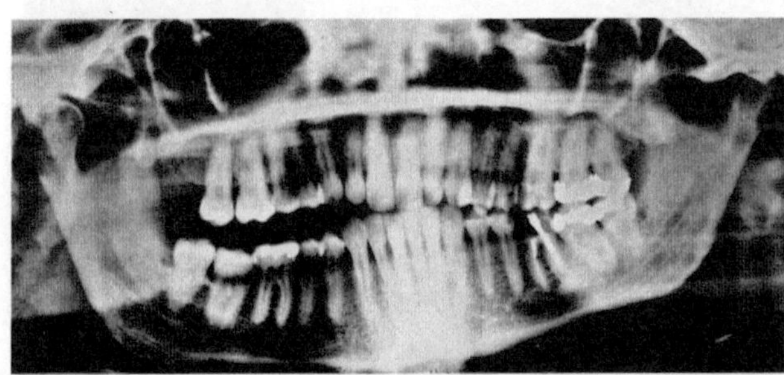

a

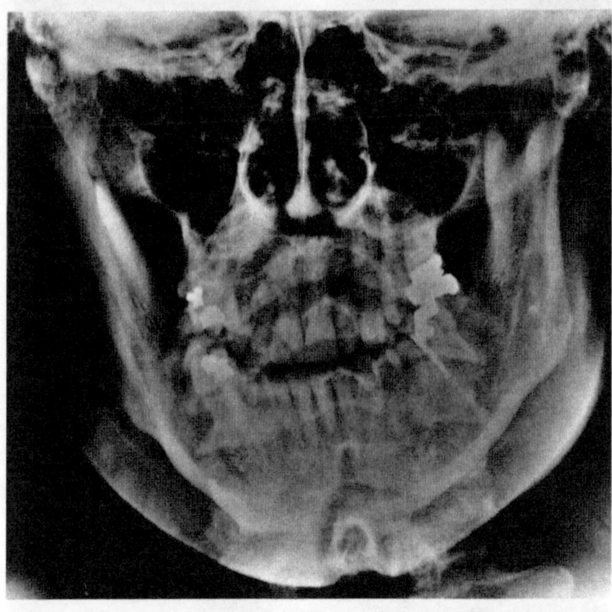

b

Abb. 11 a, b. Hyperplasie des Processus articularis rechts, Orthopantomogramm in Schlußbißlage. Außer an dem Processus articularis ist keine Veränderung an den Unterkieferstrukturen nachweisbar. Ausgenommen eine Verkleinerung des Kieferwinkels infolge der kondylusbedingten Ramuserhöhung. Es fehlt die für die kondylomandibuläre Hyperplasie typische Kieferwinkelrundung und Corpuserhöhung (**a**). Diese Anomalie führt ebenfalls zu einer deutlichen Asymmetrie, die in der Unterkiefer-p.a.-Aufnahme zu sehen ist (**b**)

Die Symmetrie des unteren Gesichtsdrittels ist empfindlich gestört. Die Kinnmitte ist zur Seite der Hyperplasie verschoben. Da der Längenwachstumsdruck der elongierten Seite überwiegt, steht die hyperplastische Seite im Kreuzbiß und möglicherweise auch im offenen Biß. Der Unterkieferrand der hyperplastischen Seite ist nach unten vorgewölbt, der Mandibularkanal ist nach kaudal verlagert, der Kieferwinkel ist abgerundet und jener der Gegenseite ist abgeflacht.

Röntgenprojektionen: OPT, FR, UK-p.a. bei maximaler Öffnung, Kiefergelenktomogramme inklusive Ramus.

Röntgenbefund: Im OPT sieht man eine Vergrößerung des Kieferköpfchens mit Vergrößerung und Verlängerung des Köpfchenhalses, des aufsteigenden Astes und des Horizontalastes auf der einen Seite und eine Verlängerung sämtlicher Anteile des Unterkiefers auf der Gegenseite mit Streckung des Kieferwinkels.

Das Fernröntgenbild zeigt keinen typischen Befund, da es sich um eine Asymmetrie handelt.

2.1.8 Hyperplasie des Processus articularis

In der Literatur werden unter dem Begriff kondyläre Hyperplasie vielfach verschiedene Anomalien der Köpfchen- und Unterkieferform subsummiert (RUSHTON 1951). Es sind dies die in den vorhergehenden Abschnitten beschriebenen Formveränderungen, nämlich die hemimandibuläre Elongation und vor allem die hemimandibuläre Hyperplasie und ihre Kombinationen und Mischformen. Wir verwenden deshalb für die Hyperplasie die auf das Kieferköpfchen beschränkt ist, den Begriff Hyperplasie des Processus articularis.

Das Gesicht ist asymmetrisch, da der Kieferwinkel der betroffenen Seite tiefer steht. Die Mittellinie des Unterkiefers ist gering zur Gegenseite verschoben (Abb. 11 a). Es besteht ein offener Biß auf der betroffenen Seite und auf der Gegenseite evtl. ein Kreuzbiß. Es fehlt die für die hemimandibuläre Hyperplasie pathognomonische bogenförmige Verwölbung des Unterkieferrandes nach unten. Sie ist äußerlich vorgetäuscht, radiologisch aber nicht existent. Der offene Biß ist wohl als Zeichen dafür aufzufassen, daß die Vergrößerung des Kieferköpfchens so schnell zustandegekommen ist, daß der Oberkiefer im Wachstum dem Kaudalschub des Unterkiefers nach unten nicht folgen konnte. Dieses Symptom ist vor allem vorhanden, wenn sich die Vergrößerung des Kieferköpfchens erst nach Wachstumsabschluß einstellt. Außer der auffallenden Vergrößerung des Kieferköpfchens besteht in Form und Größe keine Veränderung des Unterkiefers.

Röntgenprojektionen: OPT, FR, UK-p.a. bei maximaler Öffnung, Kiefergelenktomogramme inklusive Ramus.

Röntgenbefund: Im OPT (Abb. 11 a), den Kiefergelenktomogrammen und der UK-p.a.-Aufnahme

(Abb. 11 b) ist die tridimensionale Vergrößerung des Kieferköpfchens deutlich zu erkennen. Die übrigen Anteile des Unterkiefers sind normal groß und normal geformt. Die Zahnstellung zeigt keine Verwindung, der Horizontalast ist nicht erhöht.

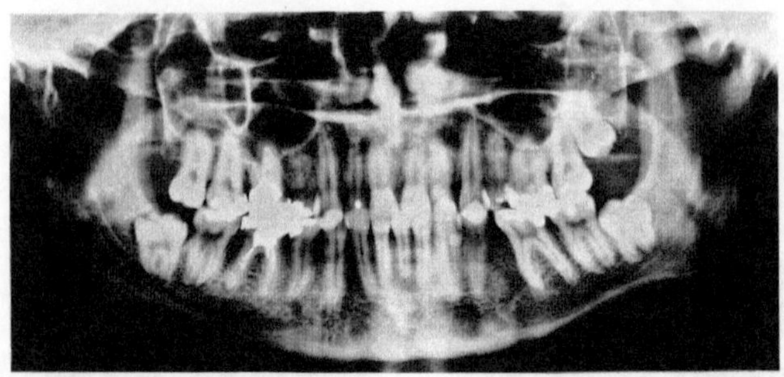

Abb. 12. Hyperplasie des Processus coronoideus. Der Muskelfortsatz ist beidseits verlängert und verbreitert

2.1.9 Hyperplasie des Processus coronoideus

Die Hyperplasie des Processus coronoideus (Abb. 12) ist fast immer bilateral vorhanden. Die seit der Pubertät bestehende Mundöffnungsbehinderung wird vom Zahnarzt zufällig entdeckt oder führt den Patienten zum Arzt.

Die Unterkieferform und seine Lage sind normal. Der maximale Schneidekantenabstand liegt meist bei 25–30 mm, aber immer deutlich unter der Mindestöffnungsnotwendigkeit von 40 mm. Bei forcierter Öffnung besteht ein harter Widerstand, weil der Muskelfortsatz am Jochbein anstößt.

Röntgenprojektionen: OPT, UK-p.a. bei maximaler Öffnung, Schädel axial, Gelenk-Ramus-Tomogramme.

Röntgenbefund: Der Processus muscularis ist im OPT und in den Gelenktomogrammen beidseits deutlich verlängert und verbreitert. Bei maximaler Mundöffnung stößt er am Jochbein an.

2.1.10 Unterkieferform bei Masseterhypertrophie

In der Frontalansicht sind die prominenten Kieferwinkelregionen auffallend verdickt und erlauben fast eine Blickdiagnose (Abb. 13a). Beim kräftigen Kieferschluß hebt sich der kontrahierte M. masseter deutlich von der Umgebung ab und ist als vorspringendes Muskelpaket palpabel. Gleichzeitig kann auch der M. temporalis beidseits im gleichen Sinne hypertroph sein. Oft klagen die Patienten über Mundöffnungsbehinderungen und Kiefergelenkbeschwerden (Beckers 1977). Die Hypertrophie ist praktisch immer beidseitig, kann aber eine Seite stärker betreffen.

Röntgenprojektionen: FR, OPT, UK-p.a.

Röntgenbefund: Sowohl im OPT (Abb. 13b) wie in der Unterkiefer p.a.-Aufnahme ist die Ansatzstelle des Masseters im Bereich des Kieferwinkels meist als deutliche Knochenprominenz zu erkennen. Es besteht nur eine geringe Abweichung der Unterkieferform von der Norm. Es gibt aber auch extreme Formen mit sehr nach lateral vorstehenden Protuberantien und breitem aufsteigenden Unterkieferast. Er ist dann besonders plump und hat auffallend gerundete Kieferwinkel. Es scheinen auch Mischformen von Masseterhypertrophie und bilateraler hemimandibulärer Hyperplasie möglich.

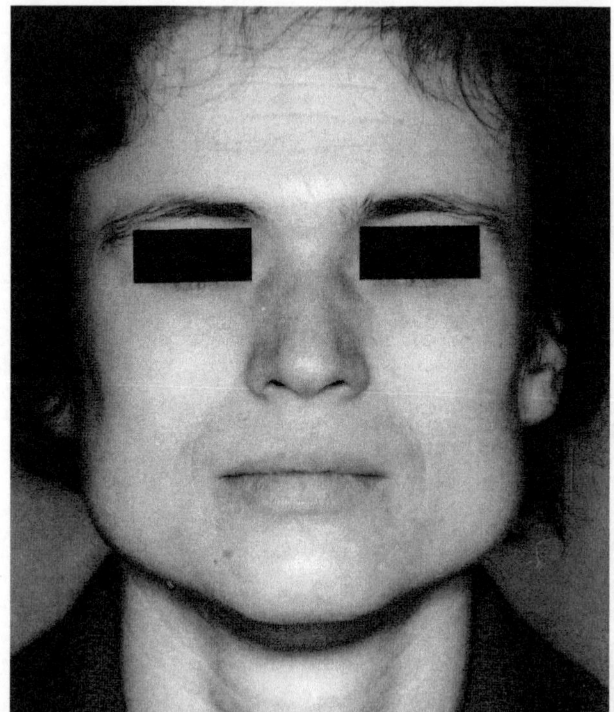

a

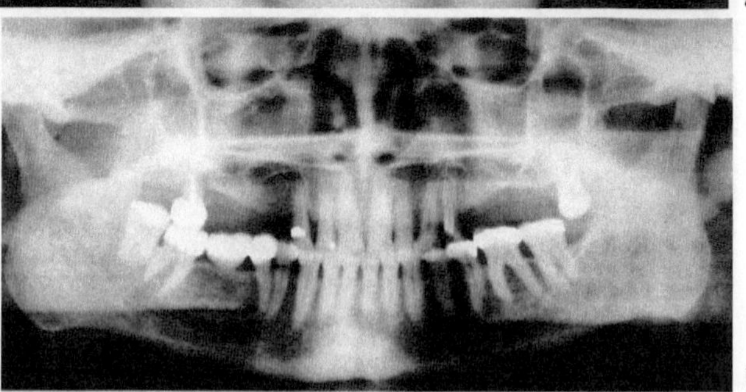

b

Abb. 13a, b. Unterkieferform bei Masseterhypertrophie. **a** En face-Projektion eines Patienten mit einer beidseitigen Masseter- und Temporalishypertrophie. **b** Orthopantomogramm mit geringer Abweichung der Unterkieferform von der Norm mit typischen Auftreibungen der Kieferwinkelregion als Zeichen der Masseterhypertrophie

a

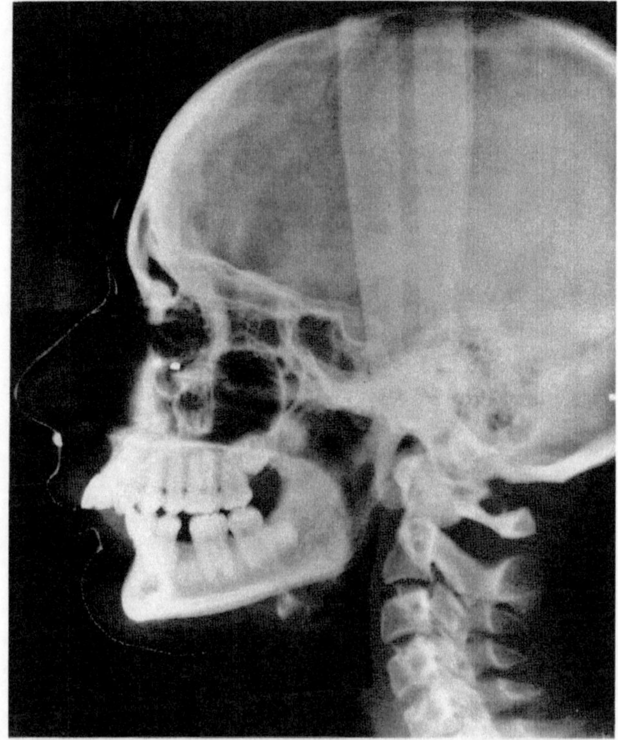

b

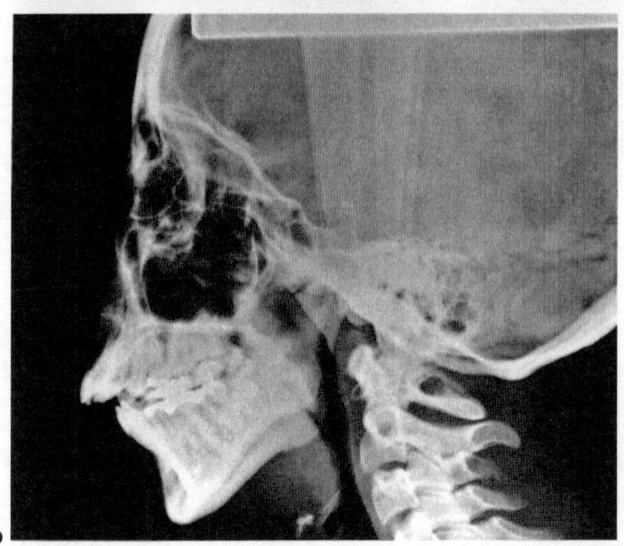

c

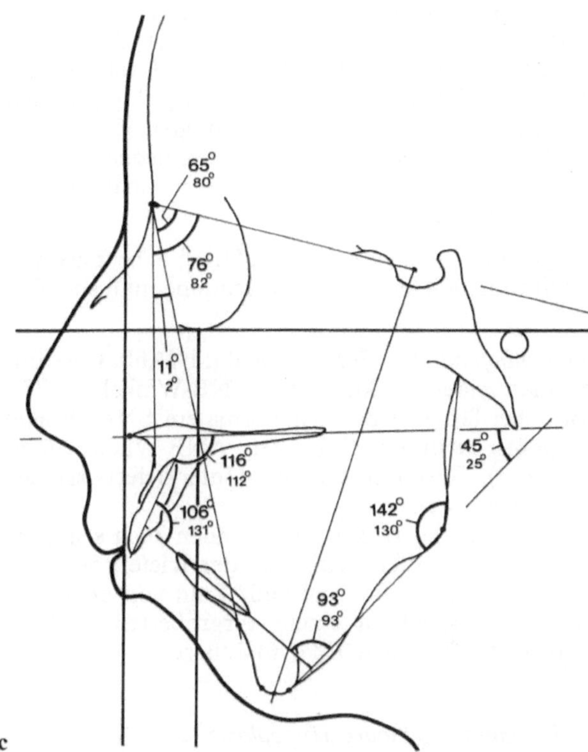

Abb. 14a–c. Retro- und Mikromandibulie. **a** Patient mit Retromandibulie mit der Okklusionsstörung im Sinne der Angle Klasse II. Der Unterkieferast ist zu kurz und der Unterkiefer liegt zu weit dorsal im Vergleich zum Oberkiefer. **b** Kombination der Retromandibulie mit dem offenen Biß. **c** Fernröntgenanalyse der gleichen Patientin. Einstellung nach der Frankfurter Horizontale

2.2 Unterentwicklung des Unterkiefers

Auch sie präsentiert sich in verschiedenen Formen, vorwiegend abhängig von der Ätiologie. Sie alle haben gemeinsam, daß der Unterkieferkörper im Vergleich zur Norm zu kurz ist oder zu weit zurück liegt. Andererseits kann der Unterkiefer ein- oder beidseitig auch volumenmäßig hypoplastisch sein.

2.2.1 Retrogenie und Mikrogenie

Bei diesem Krankheitsbild fehlt die Kinnprominenz, oder sie ist zu klein im Vergleich zu dem übrigen Gesichtsskelett. Ober- und Unterlippe sind unauffällig, die Okklusion ist nicht gestört.

Röntgenprojektionen: FR, OPT.

Röntgenbefund: Das Kinn liegt zurück oder ist zu klein (FR). Der Abstand des Pogonions von der Verbindungslinie NB ist daher unter der Norm. Der Kieferkörper ist im Frontbereich zu kurz. Die übrigen skelettalen Relationen sind bei den reinen Formen von Mikro- und Retrogenie nicht gestört.

2.2.2 Retromandibulie

Im deutschen Schrifttum werden diese Fehlbildungen meist als Distalbiß bezeichnet. Bei der Retromandibulie handelt es sich aber nicht nur um eine Okklusionsstörung im Sinne der Angle-Klasse II (ANGLE 1900), sondern um eine Rücklage der gesamten Mandibula (Abb. 14a). Dabei besteht eine normale Kiefer- und Kinnform. Der Unterkiefer liegt nur zu weit zurück, so als wenn er in den aufsteigenden Unterkieferast hineingeschoben wäre. Bei der Mikromandibulie ist der Unterkiefer zusätzlich zu klein. Die Oberkieferfrontzähne beißen auf die Unterlippe.

Intraoral findet sich ein verstärkter Frontzahnüberbiß und im Seitenzahnbereich ist die untere Zahnreihe gegenüber der oberen distal verschoben. Die unteren Frontzähne können häufig elongiert sein und beißen dann in die palatinale Gingiva. Die Mikro- und Retromandibulie kann mit verschiedenen anderen Anomalien (z. B. offener Biß, Retromaxillie) kombiniert sein (Abb. 14b).

Röntgenprojektionen: FR, OPT, UK-p.a. bei maximaler Öffnung, Kiefergelenktomogramme inklusive Ramus.

Röntgenbefund: Im Fernröntgenbild (Abb. 14a) findet man einen verkleinerten SNB-Winkel (<77°, Norm bei 80° ± 3) bei fast normalem SNA-Winkel (82° ± 4). Dadurch liegt der ANB-Winkel über 4° (2° ± 2). Gleichzeitig ist die Unterkieferbasis verkürzt (Abb. 14c).

Die Unterkieferfrontzähne können auch kompensatorisch protrudiert sein, weil der Kieferkörper zu wenig Platz bietet für eine volle Zahl von normalen Zähnen, was sich in einem vergrößerten $\bar{1}$-MGo-Winkel (>98°, Norm 93° ± 6) äußert.

2.2.3 *Hemimandibuläre Hypoplasie*

Es gibt unilaterale und bilaterale Formen. Die Kinnmittellinie kann mit der Gesichtsmittellinie übereinstimmen. Nicht selten findet man aber eine Mittellinienverschiebung, abhängig davon, ob die Hypoplasie uni- oder bilateral ist. Die bilaterale Form wird zur Mikromandibulie.

Röntgenprojektionen: FR, OPT, UK-p.a. bei maximaler Öffnung, Kiefergelenktomogramme inklusive Ramus.

Röntgenbefund: Der Kondylus ist deutlich kleiner als auf der gesunden Seite (Abb. 15a). Das Kollum ist dünn und gelegentlich ebenfalls verkürzt, bei ausgeprägten Formen sogar der ganze aufsteigende Ast. Im FR kann eine Rücklage des Unterkiefers mit verkleinertem SNB-Winkel (Norm 80° ± 3) vorliegen. Neben der Doppelkontur des Unterkieferrandes (Abb. 15 b) im FR wird die Fehlbildung am besten im OPT dargestellt. Allerdings kann der Unerfahrene die Diskrepanz zwischen beiden Seiten leicht übersehen (Abb. 15a). Er wird das Bild möglicherweise mit der unilateralen hemimandibulären Elongation verwechseln.

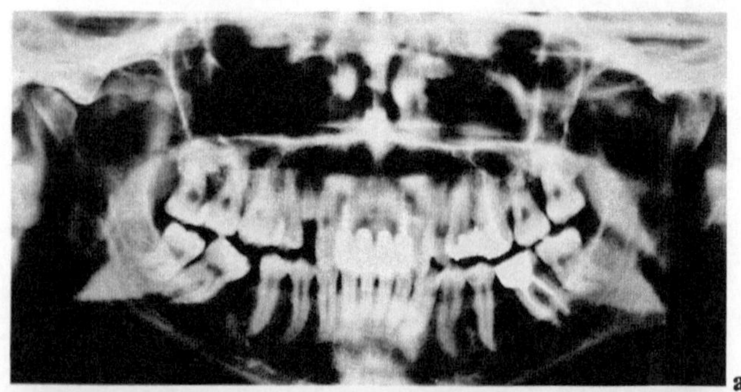

a

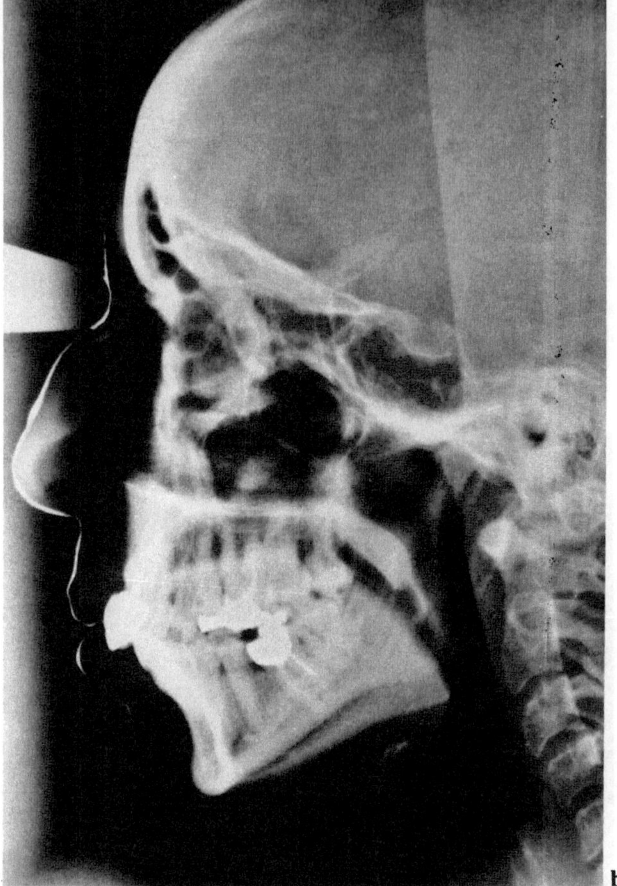

b

Abb. 15a, b. Unilaterale hemimandibuläre Hypoplasie. Typische Verkleinerung des Köpfchens, Verkürzung des Köpfchenhalses und des Ramus ascendens der befallenen Seite im OPG (**a**). Die Asymmetrie und die Mikromandibulie kommt auch im Fernröntgenbild (**b**) zum Ausdruck. Doppelte Kontur im Bereich des Unterkieferrandes

2.2.4 *Mikromandibulie (Vogelgesicht)*

Im Profil ist die extreme Rücklage des Unterkiefers mit fehlender Kinnprominenz auffälligstes Symptom (Abb. 16b). Es besteht eine echte und sehr ausgeprägte Mikromandibulie, entweder anlagebedingt entstanden oder durch eine beide Gelenke vor dem Pubertätswachstumsschub treffende Noxe [Juvenile Arthritis, Röntgenschaden, Ankylose (Abb. 16c, d) bilaterale Kieferköpfchenluxation, etc.], wobei das Ausmaß der Mikromandibulie vom Zeitpunkt der Schädigung durch die Noxe abhängt. Die Unterkieferdentition ist gegenüber der oberen Zahnreihe nicht in dem nach dem Äußeren erwarteten Maß nach distal verschoben. Die unteren Frontzähne sind stark protrudiert und oft auch die oberen. Gelegentlich haben die Patienten eine Sprachstörung im Sinne eines Sigmatismus.

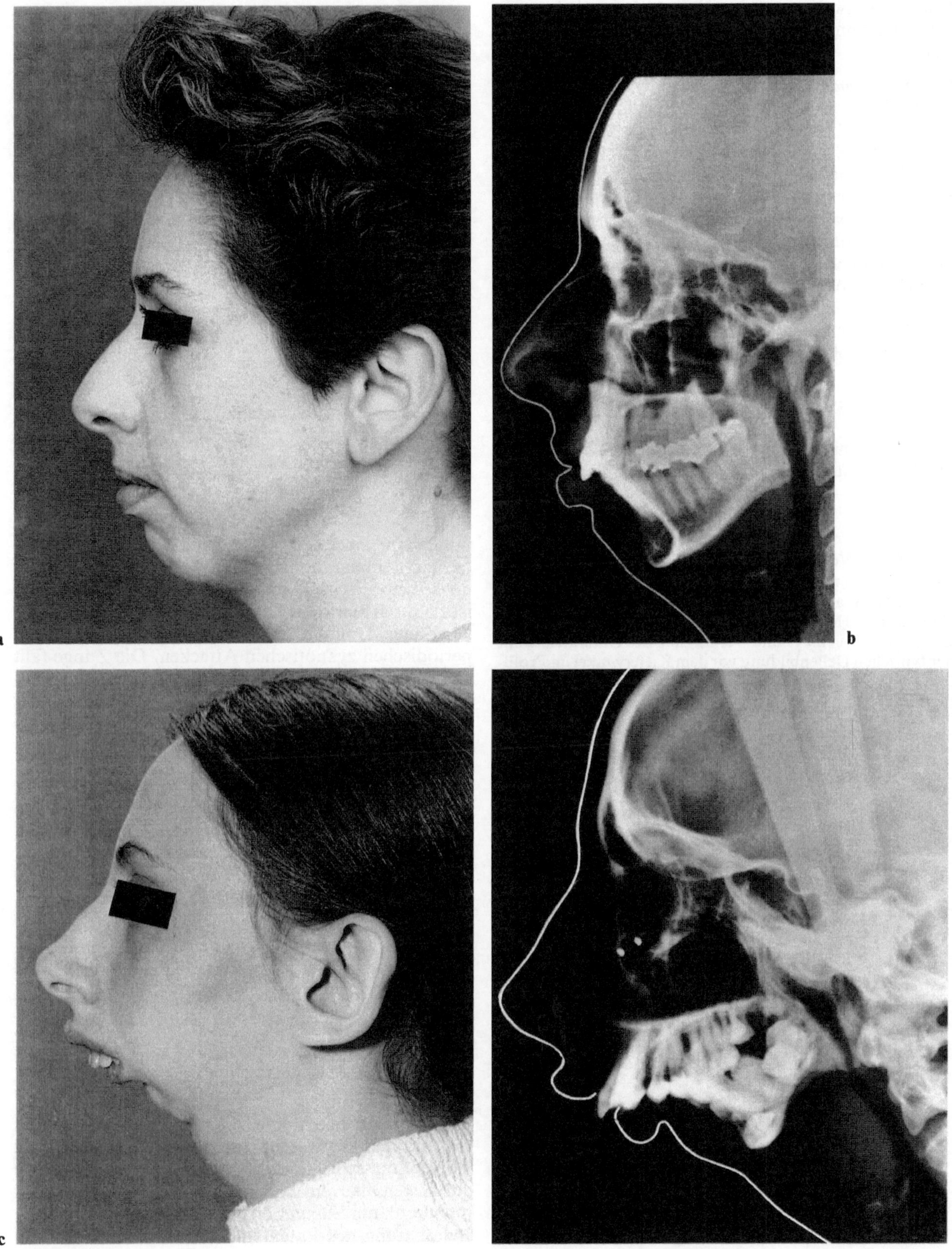

Abb. 16a–d

Röntgenprojektionen: FR, OPT, UK-p.a. bei maximaler Öffnung, Kiefergelenktomogramme inklusive Ramus.

Röntgenbefund: Der Ramus ascendens wie der Horizontalast des Unterkiefers sind verkürzt (Abb. 16b, d, e). Der ANB-Winkel (Norm $2^\circ \pm 2$) ist extrem groß, da der SNB-Winkel kleiner als 77° ($80^\circ \pm 3$) ist. Die Unterkieferbasis MGo ist stark verkürzt, SN:MGo < 1 (SN:MGo 1:1) (Abb. 16c). Fast immer ist im Orthopantomogramm und im Fernröntgenbild eine Delle (notch) im Unterkieferrand vor dem Kieferwinkel deutlich sichtbar (Abb. 16d). Eine solche Delle scheint sich besonders dann zu entwickeln, wenn es sich um eine anlagebedingte Mikromandibulie handelt oder der Schaden am Gelenk schon in früher Kindheit erfolgt.

2.2.5 *Robin-Syndrom* (Fairbairn 1846; Robin 1923)

Hauptmerkmal dieser kongenitalen Fehlbildung ist die Mikromandibulie (Mikrognathia inferior), ver-

Abb. 16a–e. Vogelgesicht. **a, b** Profil und Fernröntgenbild einer Patientin mit einer Mikrogenie. Die fehlende Kinnprominenz ist das auffälligste Symptom. **c–e** Ankylosebedingtes Vogelgesicht (Mikromandibulie nach Zangenentbindung). Die extreme Rücklage und Verkürzung des Unterkiefers mit der typischen Dellenbildung vor dem Kieferwinkel im Profilbild (**c**), Fernröntgenbild (**d**), FR-Analyse der gleichen Patientin (**e**)

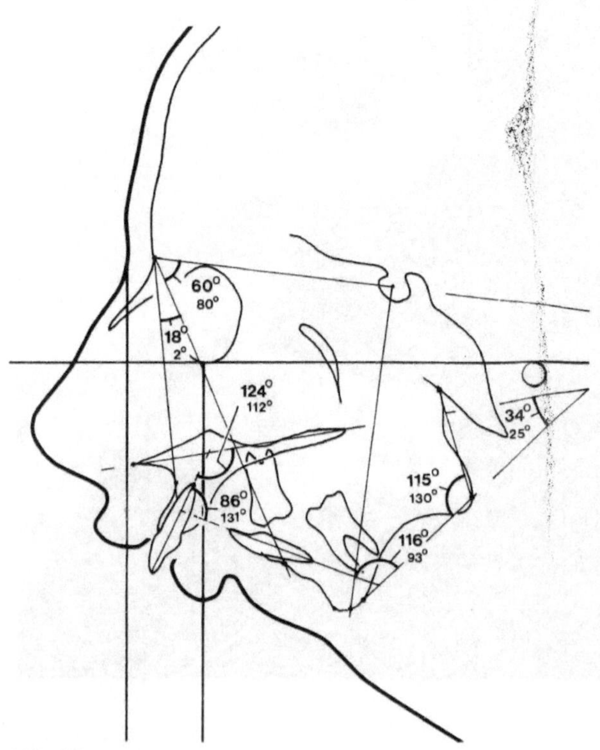

Abb. 16e

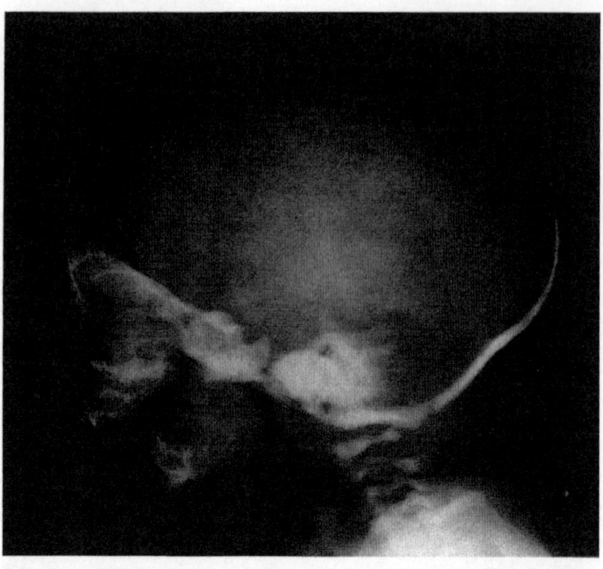

Abb. 17. Pierre-Robin-Syndrom. Extreme Rücklage und Mikromandibulie beim Säugling

bunden mit einer Glossoptose und einer Gaumenspalte. Die Fehlbildung ist unmittelbar nach der Geburt am ausgeprägtesten, und die Ernährung des Säuglings ist dadurch stark erschwert. Durch das Zurückfallen der Zunge kommt es zum inspiratorischen Stridor mit periodischen zyanotischen Attacken. Die Zunge fällt nicht nur zurück, sie lagert sich auch in die Gaumenspalte ein und verhindert dadurch das Wachstum der beiden Gaumenfortsätze. In 15–25% der Fälle wurden Herz- und Gefäßmißbildungen beschrieben (Poswillo 1967).

Röntgenprojektionen: FR oder Schädel seitlich, evtl. OPT, Oberkieferaufbißaufnahme.

Röntgenbefund: Im Fernröntgenbild oder in den seitlichen Schädelaufnahmen ist der extrem kleine Unterkiefer bei Säuglingen deutlich erkennbar (Abb. 17). In der Oberkieferaufbißaufnahme kommt die Gaumenspalte zur Darstellung. Im späteren Kindesalter ist die Fehlbildung auf der seitlichen Schädelaufnahme oder im Fernröntgenbild nicht mehr erkennbar.

2.3 Kombination von Unterentwicklung und kontralateraler Überentwicklung des Unterkiefers

Wenn auf einer Seite eine hemimandibuläre Hypoplasie und auf der Gegenseite eine hemimandibuläre Elongation vorliegt, ist die Kinnmitte noch deutlicher zur Gegenseite verschoben als bei der isolierten hemimandibulären Elongation (Abb. 18a). Bei sorgfältiger Betrachtung des Patienten von vorne erkennt man klinisch den Unterschied gegenüber der ausschließlichen unilateralen hemimandibulären Elongation. Es besteht zwar auch bei dieser Kombination ein einseiti-

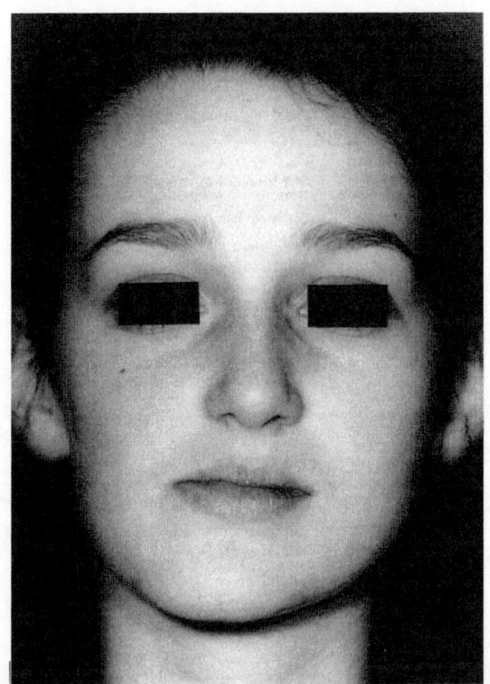

a

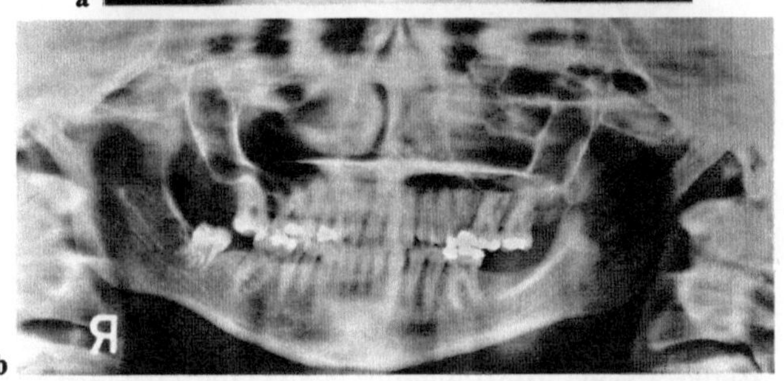

b

Abb. 18 a, b. Kombination von kondylomandibulärer Elongation links und hemimandibulärer Hypoplasie rechts. En face-Bild der Patientin mit Verschiebung der Kinnmitte zur hypoplastischen Seite (**a**). Im OPT (**b**) typische Symptome der hemimandibulären Elongation auf der linken Seite und hypoplastisches Köpfchen mit Verkürzung des Köpfchenhalses und des aufsteigenden Astes rechts

ger Kreuzbiß mit Verschiebung der Zahn- und Kinnmittellinie aber es besteht auch eine auffällige Abflachung der hypoplastischen Seite bei Betrachtung des Patienten von vorne. Eine sehr ausgeprägte Gesichtsasymmetrie im Unterkieferbereich muß daher den Verdacht auf das Bestehen einer hemimandibulären unilateralen Hypoplasie und kontralateralen Elongation lenken, somit eine Unterentwicklung der einen Unterkieferhälfte in Kombination mit einer Überentwicklung der anderen.

Röntgenprojektionen: OPT, FR, UK-p.a. bei maximaler Öffnung, Kiefergelenktomogramme inklusive Ramus.

Röntgenbefund: In den Röntgenbildern findet man die typischen Symptome der hemimandibulären Elongation mit Verlängerung des Collum mandibulae und des aufsteigenden und horizontalen Unterkieferastes auf der einen Seite. Auf der Gegenseite erkennt man das hypoplastische Köpfchen mit Verkürzung des Köpfchenhalses und des aufsteigenden und unter Umständen auch des Horizontalastes (Abb. 18 b). In der p.a.-Projektion des geöffneten Unterkiefers fällt außerdem die geringe Dicke des aufsteigenden Astes auf.

3 Fehlbildungen des Oberkiefers

Der Oberkiefer kennt nicht die Wachstumssteuerung durch ähnliche Regulatoren wie es sie im Unterkieferköpfchen zu geben scheint. Vielmehr sind Größe, Lage und Form des Oberkiefers weitgehend anlagebedingt verankert. Exogene Faktoren wie Lutschen, operative Eingriffe, Strahlenschäden, etc. können die definitive Oberkieferform wesentlich beeinflussen. Das Variationsbild der Anomalien ist deswegen deutlich geringer. Die vererbte Anlage zu dieser oder jener Form scheint bei den Oberkieferfehlbildungen besonders deutlich.

3.1 Oberkieferprotrusion

Der obere Alveolarfortsatz ist nach vorne gekippt im Vergleich zur Normlage des Unterkiefers. Diese Anomalie ist selten. Die Fächerstellung der oberen Frontzähne ist die typische Zahnstellungsanomalie dazu, die den Patienten besonders stört (Abb. 19 a, b).

Die Frontzähne formen dabei meistens einen Spitzbogen (gotische Form des oberen Zahnbogens). Oft ist diese Oberkieferprotrusion kombiniert mit einer kurzen Oberlippe und damit der Unmöglichkeit, die Lippen zu schließen. Der Alveolarfortsatz und seine Gingiva sind beim Lachen besonders störend sichtbar. Die Mundatmung kann sekundär, durch die Austrocknung der Schleimhäute, zu einer Gingivitis der Front führen. Es besteht ein verstärkter Frontzahnüberbiß in sagittaler Richtung.

Röntgenprojektionen: FR, OPT, ZR.

Röntgenbefund: Die Achsenneigung der Oberkieferfrontzähne gegenüber der Oberkieferbasis ist vergrößert ($\underline{1}$-Spa Spp > 118°, Norm 112° ± 6) (Abb. 19 b). Meist liegt der Unterkiefer gleichzeitig etwas zurück, und die Unterkieferfrontzähne werden durch den Druck der Unterlippe, die sich zwischen die oberen und unteren Frontzähne legt, retrudiert, und sie wachsen nach oben, so daß die oberen Frontzähne dadurch parodontal geschädigt werden.

3.2 Makromaxillie

Klinik: Bei dieser Fehlbildung besteht eine dreidimensionale Vergrößerung des Oberkiefers. In ausgepräg-

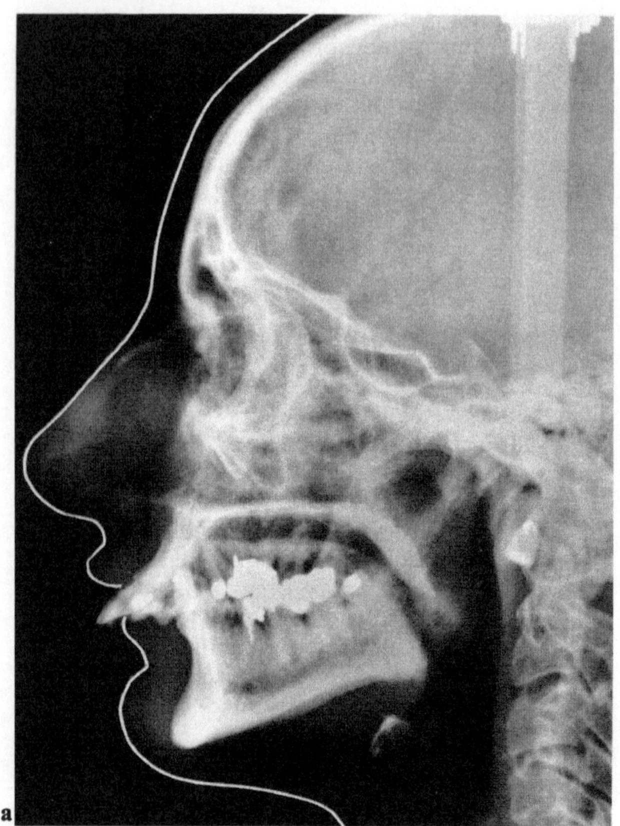

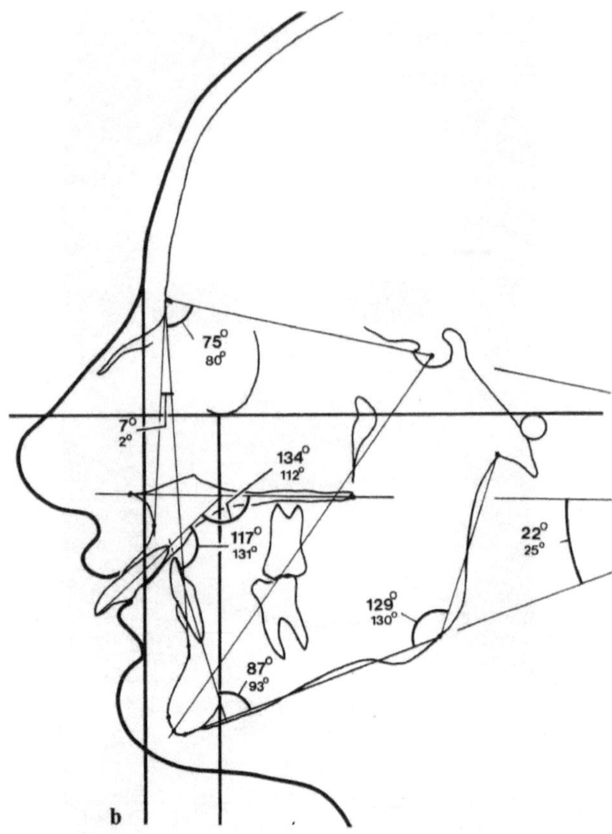

Abb. 19 a, b. Oberkieferprotrusion. Fernröntgenbild (**a**) und Analyse (**b**) eines Patienten mit den typischen schräg vorstehenden Oberkieferfrontzähnen. Durch den Druck der Unterlippe ist es zu einer Steilstellung der Unterkieferfront gekommen. Zudem sind die Unterkieferfrontzähne wegen der fehlenden Abstützung elongiert

ten Fällen ist der Nasenstegübergang zur Oberlippe auffallend vorstehend.

Ansonsten ist diese Fehlbildung äußerlich nicht unbedingt erkennbar. Oral ist aber eine deutliche Vergrößerung der Oberkieferbasis und des Oberkieferzahnbogens mit Lückenbildung zwischen den Zähnen bei normaler Unterkiefergröße auffallend. Daraus resultiert ein verstärkter seitlicher Überbiß oder eine bussale Non-Okklusion. Letztere ist allerdings häufiger durch einen zu schmalen Unterkiefer verursacht.

Röntgenprojektion: OPT, FR, OK halbaxial, OK-Aufbiß, ZR.

Röntgenbefund: Im FR reicht die Oberkieferbasis weit nach anterior (Abb. 20 a, b), so daß der SNA-Winkel vergrößert sein kann (Norm 82° ± 4). Der große Oberkieferzahnbogen kommt auch in der Oberkiefer-halbaxialen-Aufnahme zur Darstellung.

3.3 Mikromaxillie und Retromaxillie

Klinik: Bei der Mikromaxillie ist der Oberkiefer dreidimensional auffallend klein. Dadurch liegt er zumeist auch dorsal. Die Retromaxillie ist die Rücklage des Oberkiefers, entweder eines normal großen oder des zu kleinen. In beiden Fällen zeigen die Patienten das Bild der sog. Pseudoprogenie, da sie gegenüber dem normal positionierten Unterkiefer zu weit dorsal stehen. Das Mittelgesicht erscheint dadurch abgeflacht (Abb. 21). In der angloamerikanischen Literatur spricht man in ausgeprägten Fällen von „dish face". Die Patienten haben einen umgekehrten Frontzahnüberbiß wie bei einer Antemandibulie (skelettalen Progenie) und bei der Mikromaxillie im Seitenzahnbereich einen Engstand mit Kreuzbiß.

Röntgenprojektionen: FR, OPT, ZR, OK-Aufbiß.

Röntgenbefund: Er entspricht dem klinischen Bild. Bei der Mikromaxillie ist der Oberkiefer in allen drei Dimensionen zu klein und liegt meist zu weit dorsal. Die Kieferhöhlen sind entsprechend klein und die Oberkieferbasis ist kurz. Die Höhe des mittleren Gesichtsdrittels ist demnach zu klein. Bei der Retromaxillie des normal großen Oberkiefers besteht außer der auffallenden Rücklage der Oberkieferbasis keine Abweichung von der Norm. Die Zähne finden genügend Platz im Alveolarfortsatz.

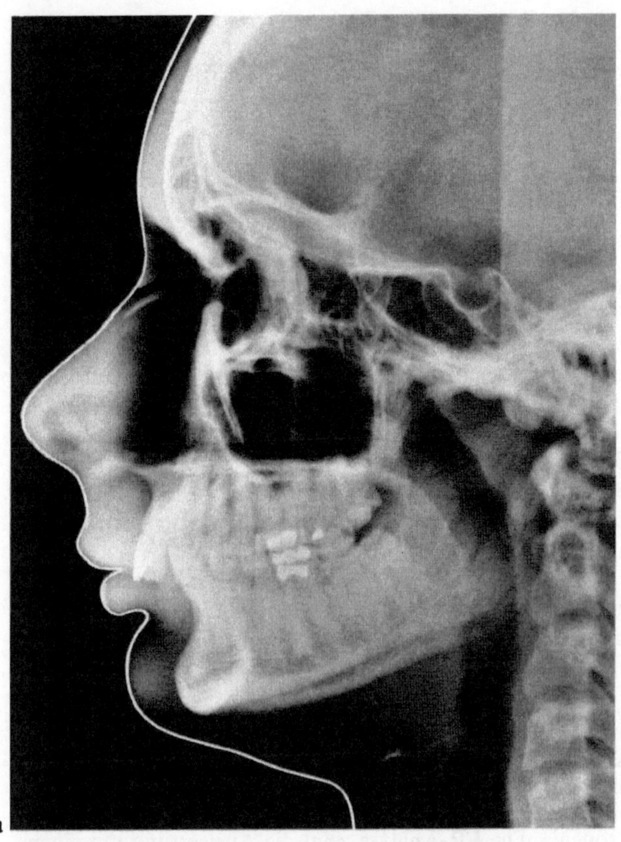

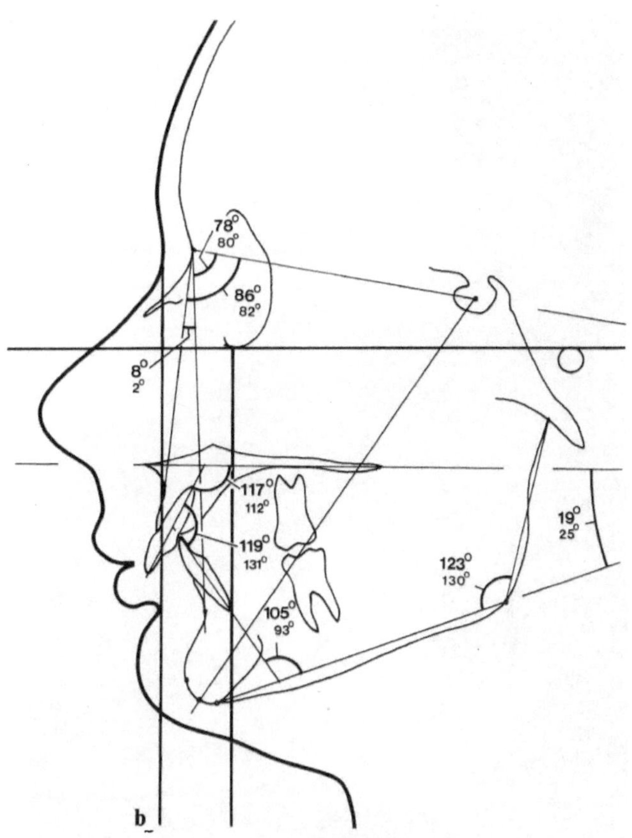

Abb. 20 a, b. Makromaxillie. Im Fernröntgenbild (**a**) und in der Analyse (**b**) ist die lange Oberkieferbasis das Hauptmerkmal

Im FR äußert sich die Rücklage des Oberkiefers in einem verkleinerten SNA-Winkel (<78°, Norm 82° ± 4). Der Unterkiefer ist normal groß (SNB = 80° ± 3) oder oft nicht nur relativ, sondern absolut (Makromandibulie) zu groß. Die sagittale Differenz äußert sich im ANB-Winkel <0° (2° ± 2).

Auffallend bei beiden ist der verkürzte Abstand der Spina nasalis posterior von den aufsteigenden Unterkieferästen. Während ohne orthodontische Behandlung bei der Retromaxillie die Zähne achsengerecht stehen, sind bei der Mikromaxillie die Frontzähne protrudiert ($\underline{1}$-Spa Spp > 118°), weil sie zu wenig Platz haben. Fast alle Zähne stehen mehr oder minder verschachtelt.

4 Kombinierte Fehlbildungen des Ober- und Unterkiefers

Es sind alle Kombinationen von Fehlbildungen im Ober- und Unterkiefer möglich. Die häufigsten sollen im folgenden kurz beschrieben werden.

4.1 Mikromaxillie und Überentwicklung des Unterkiefers

Das Mittelgesicht ist abgeflacht und vertikal zu kurz; die Unterlippe und das Kinn liegen weit vorne. Es besteht ein ausgeprägter umgekehrter Frontzahnüberbiß. Die anteriore Position des Unterkiefers ist entweder durch eine echte Antemandibulie verursacht oder durch eine bilaterale symmetrische oder asymmetrische hemimandibuläre Elongation (Abb. 22 a, b).

Röntgenprojektion: FR, OPT, UP-p.a. bei maximaler Öffnung, Kiefergelenktomogramme inklusive Ramus.

Röntgenbefund: Die Rücklage des Oberkiefers äußert sich in einem kleinen SNA-Winkel (<78°, Norm 82° ± 4), der SNB-Winkel dagegen ist vergrößert (>83°, Norm 80° ± 3), dadurch resultiert ein ANB-Winkel < −5° (2° ± 2) (Abb. 22 b). Das vertikale Minus des Oberkiefers wird in der in Unterkieferruhelage aufgenommenen FR-Aufnahme besonders deutlich.

4.2 Offener Biß

Es wird unterschieden zwischen dental und skelettal offenem Biß.

Beim dental offenen Biß ist lediglich die Stellung der Frontzähne so verändert, daß sich die Frontzähne bei Kieferschluß in der Vertikalen nicht berühren.

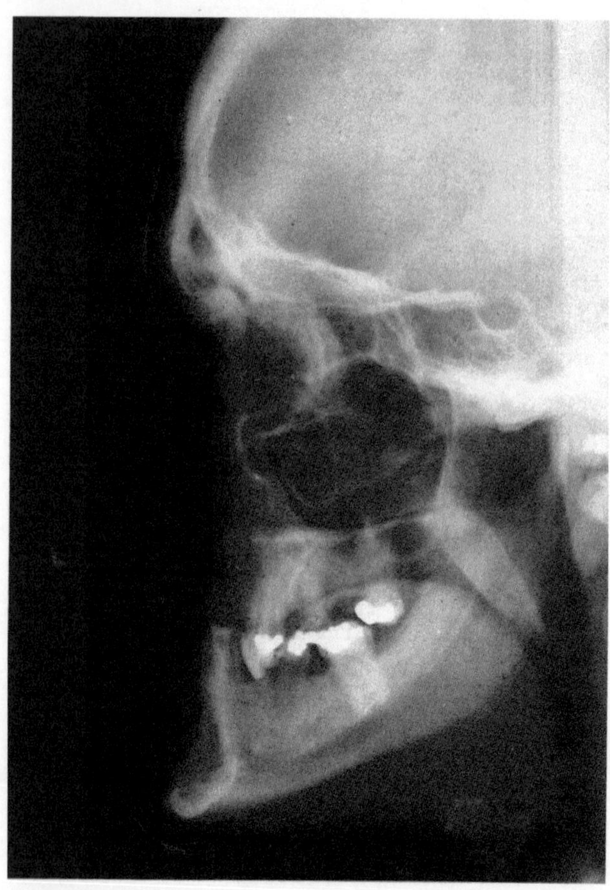

◀ **Abb. 21.** Retromaxillie. FR einer typischen Retromaxillie. Die Oberkieferbasis ist von normaler Länge, liegt aber zu weit zurück und erzeugt dadurch eine Mittelgesichtshypoplasie

Der skelettal offene Biß tritt dagegen auch äußerlich in Erscheinung. Er kann nur vom Unterkiefer oder nur vom Oberkiefer oder von beiden verursacht sein. Im äußeren Erscheinungsbild und damit auch im FR läßt sich deutlich der offene Biß mit Antemandibulie (Abb. 23 a, b) und jener mit Retromandibulie unterscheiden. Der offene Biß ist jene Form von mandibulo-maxillärer Anomalie, welche die größte Variabilität von skelettalen Ursachen aufweist. Die häufigsten Formen sind der frontoffene und der zirkulär offene Biß, wobei dann nur im rückwärtigsten Molarenbereich Okklusionskontakt besteht. Daneben gibt es den nur seitlich oder nur distal offenen Biß.

Äußerlich fällt beim mandibulären skelettal-offenen Biß das hohe untere Gesichtsdrittel auf. Die Lippen sind immer leicht geöffnet, die Mentolabialfalte fehlt.

Abb. 22 a, b. Mikromaxillie und Antemandibulie. Der dreidimensional zu kleine Oberkiefer und der große Unterkiefer bilden in der Okklusion und im Profil (**a**) eine extreme Progenie. Die FR-Analyse zeigt die Auswertung mit einem extremen ANB-Winkel (**b**)
▼

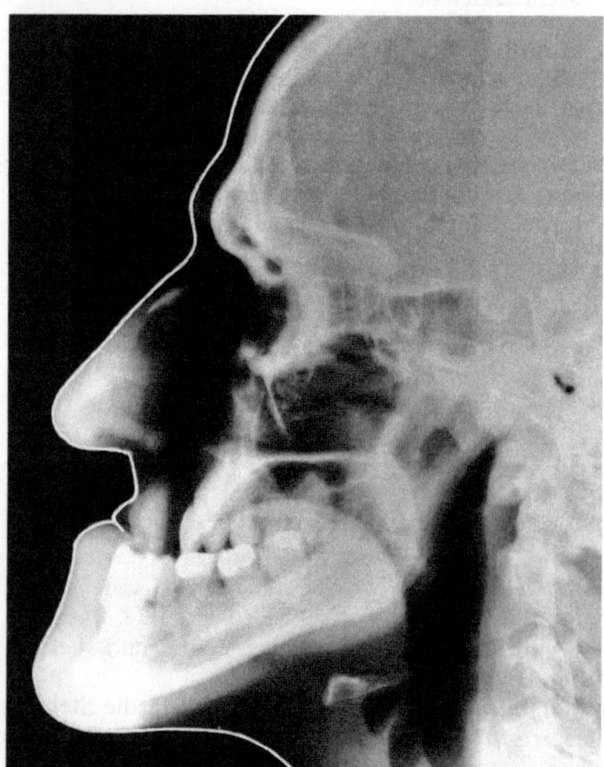

a

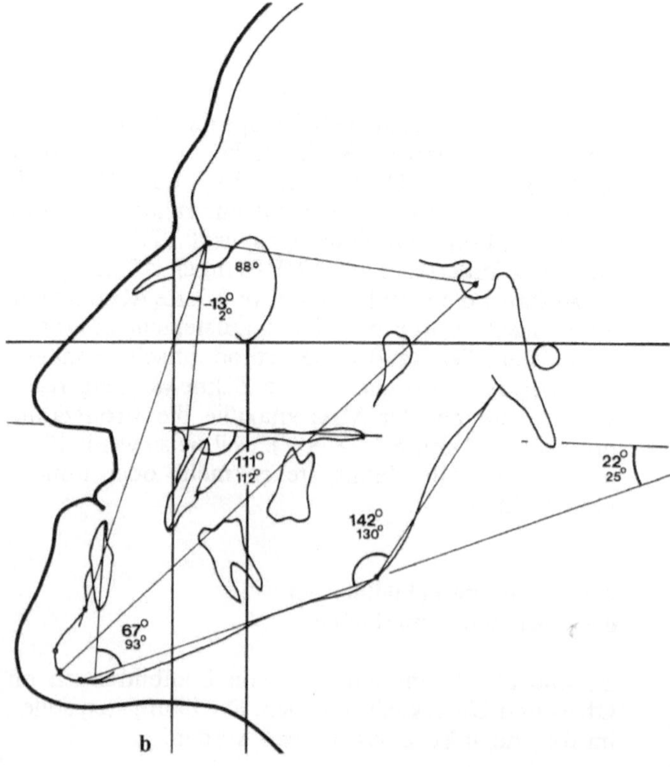

b

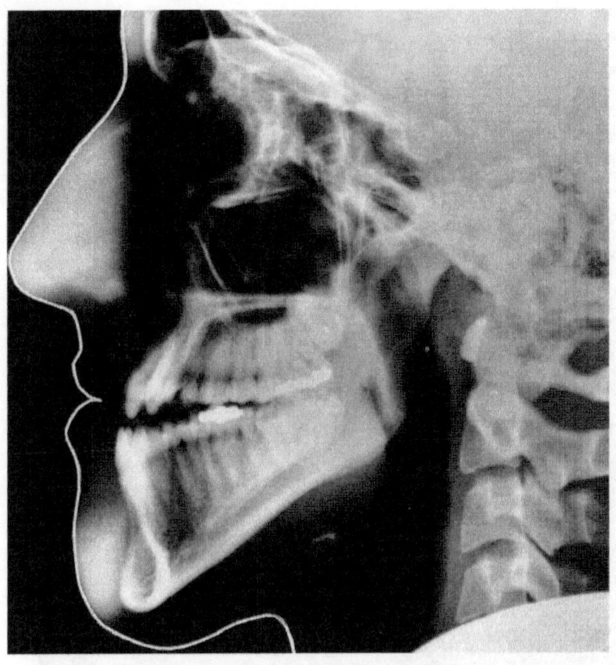
a

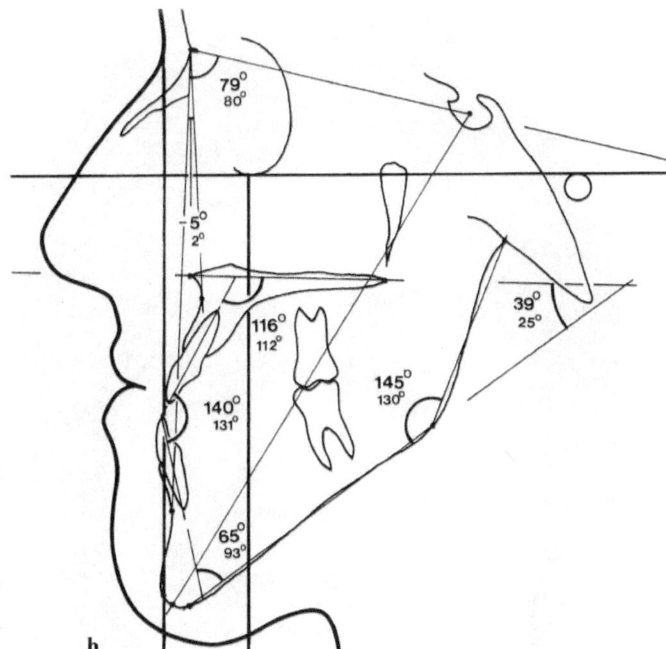

b

Abb. 23 a, b. Offener Biß. Fernröntgenbild (**a**) und Analyse (**b**) eines skelettal offenen Bißes mit Antemandibulie

Die Form des Kieferwinkels hängt davon ab, ob es sich um einen sog. frontoffenen Biß oder zirkulär offenen Biß handelt. Beim ersteren besteht meistens eine Kippung des Horizontalastes im Seitenzahngebiet der unteren Zahnreihe. Ein einseitiger Hochstand des Oberkiefers oder Tiefstand des Unterkiefers verursacht den unilateralen seitlich offenen Biß. Bei allen Formen des offenen Bisses ist die Kaufunktion deutlich gestört, und es besteht eine Prädestination für okklusionsbedingte Arthropathie der Kiefergelenke und Störung der Sprache.

Röntgenprojektionen: FR, OPT, Kiefergelenktomogramme inklusive Ramus, UK-p.a.

Röntgenbefund: Leitsymptom ist der divergente Kieferbasenwinkel (Spa Spp-MGo > 30°, Norm 25° ± 5). Je nach Mitbeteiligung des Ober- und Unterkiefers sind die übrigen skelettalen Meßwerte mehr oder weniger verändert (Abb. 23 b).

4.3 Das Langgesicht

Das mittlere oder das untere Gesichtsdrittel oder beide sind verlängert. Beim oberkieferbedingten Langgesicht besteht ein Tiefstand des Oberkiefers, und zusätzlich ist der Alveolarfortsatz zu hoch. Daher besteht ein extrem hoher Mundvorhof. Die Zähne sind übermäßig oder ganz ungedeckt, und besonders beim Lachen ist die extreme Exposition der Gingiva störend (Abb. 24 a). Beim unterkieferbedingten Langgesicht infolge eines hohen und zugleich fliehenden knöchernen Kinns ist die Labiomentalfalte verstrichen. Zusätzlich führen viele Formen des offenen Bisses zu einem Langgesicht.

Röntgenprojektionen: FR, OPT, UK-p.a. bei maximaler Öffnung, Kiefergelenktomogramme inklusive Ramus, Oberkiefer-Halbaxiale.

Röntgenbefund: Durch die Vergrößerung des Oberkiefer-Schädelbasenwinkels (SN-Spa Spp > 10°, Norm 7° ± 3) ist das Verhältnis der vorderen Gesichtshöhe gegenüber der hinteren Gesichtshöhe im Fernröntgenbild zugunsten der vorderen Gesichtshöhe verschoben (SGo:NM < 62%, Norm 62–65%).

Beim Unterkiefer bedingten offenen Biß ist der Winkel a-Go-M vergrößert (Norm 130° + 5). Der Winkel zwischen Unterkieferbasis und Schädelbasis ist ebenfalls größer als normal (SN-MGo > 37°, Norm 32° ± 5). Meist ist die Kinnhöhe vergrößert und die Kinnprominenz in sagittaler Richtung abgeflacht.

4.4 Das Kurzgesicht

Die vertikalen Dimensionen des Gesichts sind verkürzt. Das mittlere oder das untere Gesichtsdrittel kann hauptverantwortlich für die zu niedere Gesichtshöhe sein. Es findet sich eine ausgeprägte Labiomentalfalte. Dental besteht ein tiefer Biß. In sagittaler Richtung findet man eine Normokklusion, manchmal eine progene Stellung oder eine Rücklage des Unterkiefers im Sinne einer Retro- oder Mikromandibulie (Abb. 25).

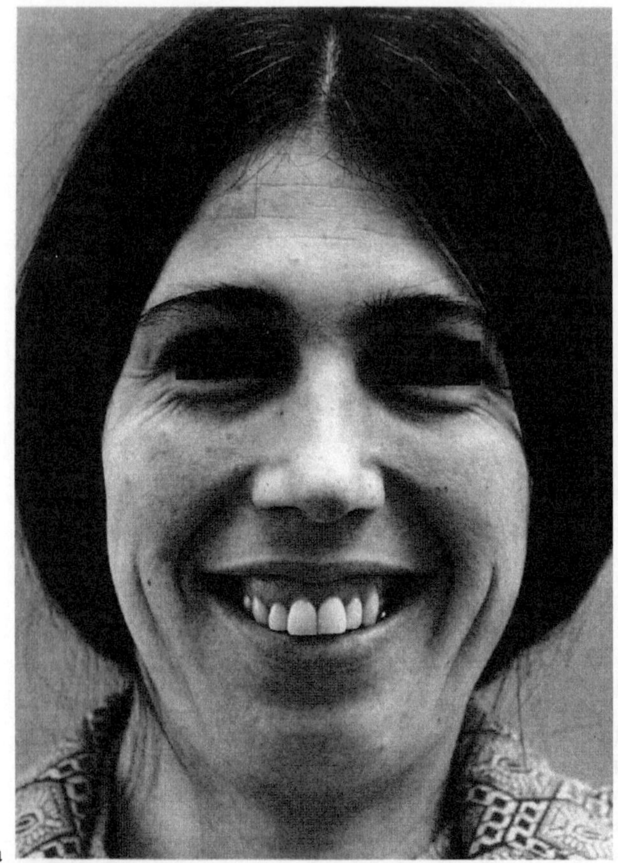

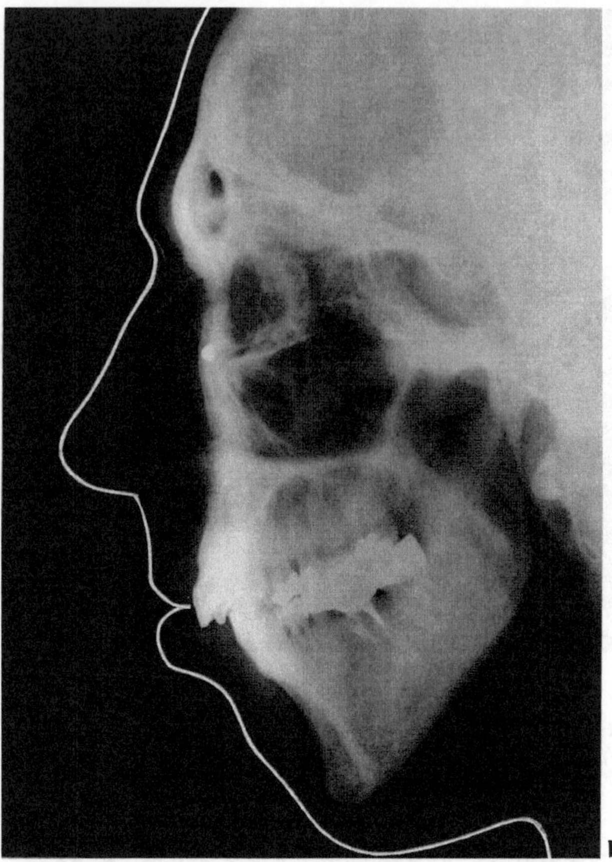

▲ **Abb. 24a, b.** Langgesicht. En face-Bild (**a**) und Fernröntgenbild (**b**) einer Patientin. Im allgemeinen besteht ein hoher Alveolarfortsatz des Oberkiefers und eine erhöhte Unterkieferfrontregion. Die Kinnregion ist meist retrudiert. Die Labiomentalfalte verstrichen

Röntgenprojektionen: FR, OPT, UK-p.a. bei maximaler Öffnung, Kiefergelenktomogramme inklusive Ramus, Oberkiefer-Halbaxiale.

Röntgenbefund: Hervorstechendes Merkmal ist der verkleinerte Kieferbasenwinkel (Norm 25° ± 5). Die vordere Gesichtshöhe ist reduziert (SGo:NM 65%). Meistens ist der Oberkiefer normal positioniert. Oft liegt das Pogonion relativ weit vorne bei normaler Lage des B-Punktes.

4.5 Bimaxilläre Protrusion

Das Profilbild zeichnet sich aus durch eine vorspringende Mundpartie. Es gibt die bimaxilläre Protrusion selten in Reinform. Es besteht fast immer gleichzeitig

◀ **Abb. 25.** Kurzgesicht. Die Kompression des unteren Gesichtsdrittels, meist kombiniert mit einer Rücklage des Unterkiefers, führt zu einem Kurzgesicht. Der Kieferbasenwinkel ist fast 0°

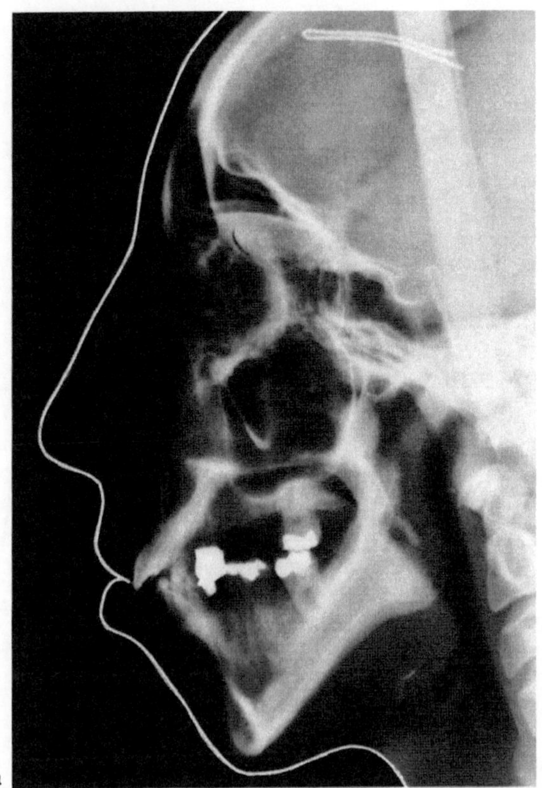

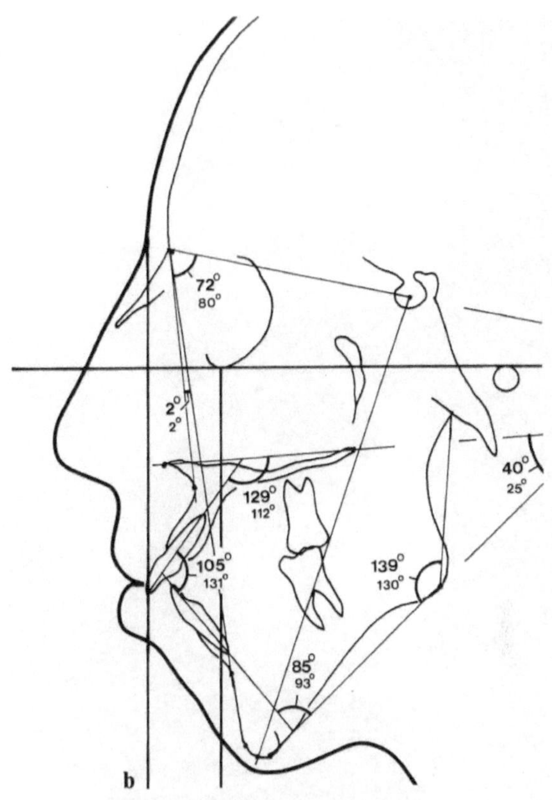

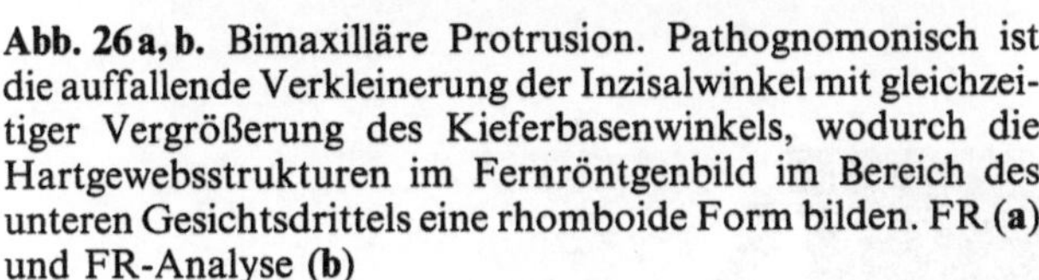

Abb. 26a, b. Bimaxilläre Protrusion. Pathognomonisch ist die auffallende Verkleinerung der Inzisalwinkel mit gleichzeitiger Vergrößerung des Kieferbasenwinkels, wodurch die Hartgewebsstrukturen im Fernröntgenbild im Bereich des unteren Gesichtsdrittels eine rhomboide Form bilden. FR (**a**) und FR-Analyse (**b**)

eine Retrogenie bei zusätzlicher Mikromandibulie (Abb. 26a). Die Okklusion im Seitenbereich ist meist nicht gestört.

Röntgenprojektionen: FR, OPT, Zahnröntgenaufnahmen.

Röntgenbefund: Im FR kann der ANB-Winkel (Norm 2° ± 2) vergrößert sein. Die dentalen Meßwerte $\underline{1}$-Spa Spp (Norm 112° ± 6) und $\overline{1}$-MGo (Norm 93° ± 6) liegen deutlich über der Norm. Bei einer gleichzeitigen Hyperdivergenz der Kieferbasen (Abb. 26b) kann der Winkel 1-MGo allerdings sogar unter der Norm liegen. Der Winkel zwischen Frankfurter Horizontaler und unterer Frontzahn-Achse (Norm 57° ± 9) ist aber auch in diesen Fällen verkleinert, ebensowie 1-NB (Norm 24° ± 8) vergrößert ist.

4.6 Bimaxilläre Retrusion

Im Gegensatz zur bimaxillären Protrusion ist bei der bimaxillären Retrusion die Mundpartie zurückliegend. Bei diesen Fehlbildungen sind die Spina nasalis anterior und die Kinnprominenz in korrekter Lage. Immer besteht ein tiefer Biß (Abb. 27a, b).

Röntgenprojektionen: FR, OPT, Zahnröntgenaufnahmen.

Röntgenbefund: Die skelettalen Messungen im FR können im Bereich der Norm liegen. Oft ist allerdings der Kieferwinkel Spa-Spp-MGo verkleinert (Norm 25° ± 5). Die dentalen Meßwerte $\underline{1}$-Spa-Spp (Norm 112° ± 6) und $\overline{1}$-MGo (Norm 93° ± 6) liegen meist deutlich unter der Norm.

4.7 Oberkieferprotrusion mit Retromandibulie und tiefem Biß

Charakteristisch sind das verkürzte untere Gesichtsdrittel und die ausgeprägte Labiomentalfalte. Die Oberkieferzähne beißen auf die Unterlippe, während die Unterkieferfrontzähne in die Gaumenschleimhaut hinter den Oberkieferzähnen einbeißen. Im Profil fällt die vorstehende Oberlippe und das effektiv oder nur relativ zu den Oberkieferzähnen zurückliegende Kinn auf.

Röntgenprojektionen: OPT, FR, UK-p.a. bei maximaler Öffnung, Kiefergelenktomogramme inklusive Ramus, ZR.

Röntgenbefund: Im FR (Abb. 28) liegt der Kieferbasenwinkel deutlich unter der Norm (Spa-Spp-MGo 25° ± 5) und die Achsenneigung der Oberkieferfront-

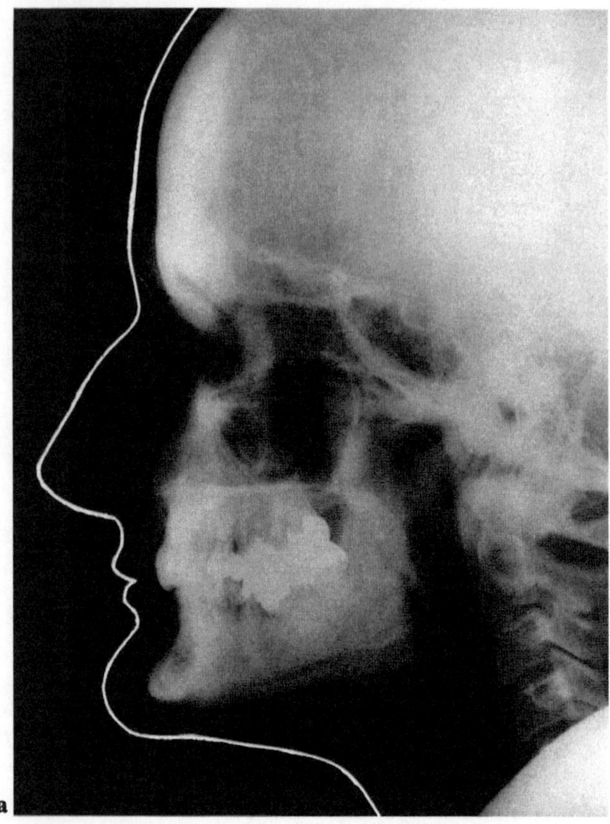

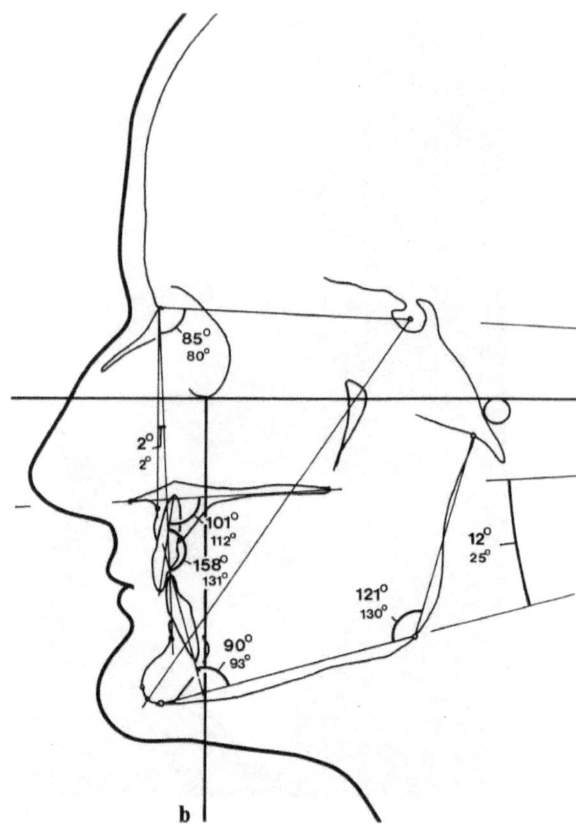

▲
Abb. 27 a, b. Bimaxilläre Retrusion. Das FR (**a**) und die Analyse (**b**) zeigen die Steilstellung der oberen und unteren Frontzähne und dadurch die eingefallene Lippenpartie

zähne gegenüber der Oberkieferbasis ist vergrößert (Norm 112° ± 6). Der SNB-Winkel ist verkleinert, daraus resultiert bei normaler Position des A-Punktes ein vergrößerter ANB-Winkel (2° ± 2).

5 Kraniofaziale Anomalien

Alle Formen der kraniofazialen Anomalien haben gemeinsam, daß sie in verschiedenen Ausbildungsgraden und Symptomatologien vorkommen, gleichgültig ob sie angeboren oder durch postnatale Ursache entstanden sind. Es sollen im folgenden nur die wichtigsten, also häufigsten aufgeführt werden, soweit sie typische skelettale Abnormitäten im Gesichtsbereich aufweisen.

5.1 Spaltbildungen der Gesichtsregion

Gesichtsspalten können nach Ätiologie, der Lokalisation (PFEIFER 1967) oder nach den erstbeschreibenden Autoren eingeteilt werden.

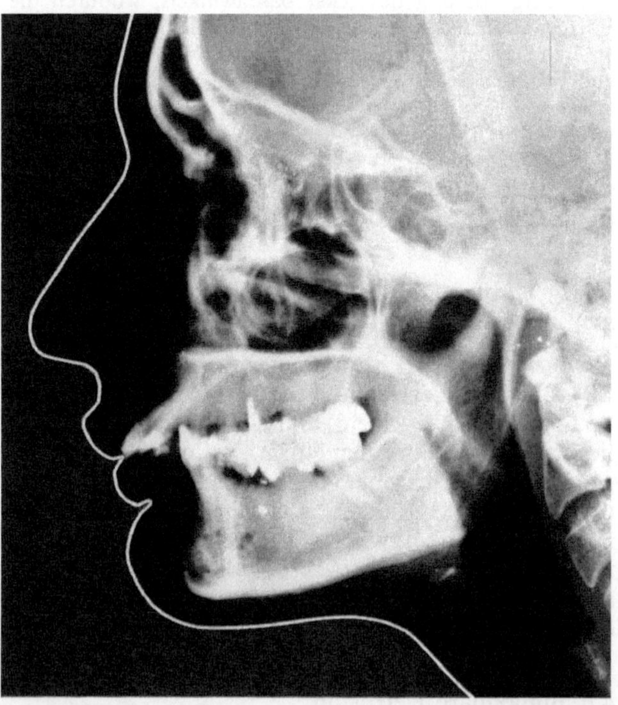

Abb. 28. Oberkieferprotrusion mit Retromandibulie und tiefem Biß. Im FR ist die Protrusionsstellung der Oberkieferfront und die Rücklage des Unterkiefers mit dem tiefen Biß sichtbar

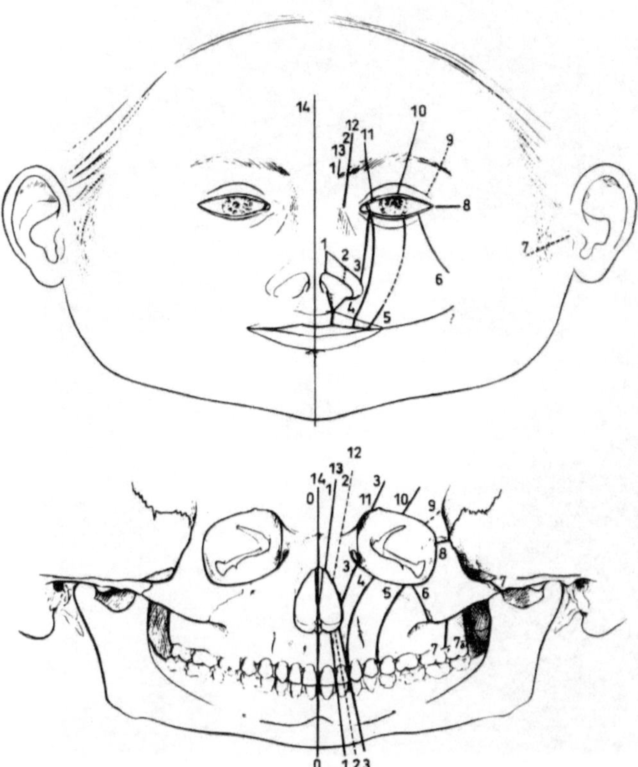

Abb. 29. Einteilung der Gesichtsspalten nach TESSIER (aus TESSIER 1976)

Im folgenden wird die Klassifikation nach TESSIER (1976) gewählt (Abb. 29), deren Grundlagen das klinische Erscheinungsbild ist. Er hat 15 verschiedene Spalttypen des Gesichtes beschrieben und sie fortlaufend numeriert. In diesem Rahmen sollen nur einige typische Spaltbildungen des Gesichtes beschrieben werden.

5.1.1 Spalte Nr. 0

Die Mißbildung wurde erstmals von HOPPE (1859) beschrieben. Sie ist auch unter den Namen „median cleft face syndrome" (DE MYER 1967), „frontonasal dysplasia" (SEDANO et al. 1970) und „median craniofacial dysraphia" bekannt.

Es besteht immer ein Hypertelorismus (= Greig Syndrom, GREIG 1924), d. h. die Orbitae liegen zu weit auseinander (Abb. 30 a), wodurch der Interkanthalabstand ebenfalls vergrößert ist (>35 mm, FREIHOFER 1975). Die Augen können so weit auseinanderliegen und auch vertikal ungleich hochstehen, daß ein binokulares Sehen nicht möglich ist (Abb. 30a). Die Nase ist breit und flach, manchmal zweigeteilt. In schweren Fällen findet man ein Cranium bifidum mit anteriorer Meningo- oder Enzephalozele. Auch die doppelte Anlage des Mittelgesichtes mit extremer medianer Gesichtsspalte und monströsem Hypertelorismus ist beschrieben worden (OBWEGESER et al. 1978). Die mediane Spaltbildung kann auch die Oberlippe, den Alveolarfortsatz und den Gaumen betreffen (Abb. 30 b, c).

Röntgenprojektionen: Schädel p.a., Schädel halbaxial, Oberkiefer halbaxial, Schädel seitlich, frontale Tomogramme der Schädelbasis und des Mittelgesichtes, OK-Aufbiß, Zonarc-Mittelgesichtsprogramm, Computertomogramm.

Röntgenbefund: In der halbaxialen Schädelaufnahme (Abb. 30 d) oder auf der p.a.-Projektion des Schädels ist der interorbitale Abstand deutlich vergrößert. Im Bereich des Mittelgesichtes ist die normale Anatomie nur sehr schwer, wenn überhaupt, zu erkennen. Frontale Tomogramme des Mittelgesichtes und der Schädelbasis oder Computertomogramme sind angezeigt (Abb. 30 e).

5.1.2 Spalte Nr. 2

Die Spalte verläuft durch den Nasenflügel und manifestiert sich als typische Lippen-Kieferspalte im Bereich des Oberkiefers (Abb. 31 a). Nach cranial ist das Ethmoid betroffen, im Bereich der Stirne ist aber eine exakte Lokalisation meist nicht möglich, da der Sinus frontalis erweitert ist. Es besteht wiederum ein Hypertelorismus. Hemiatrophie der Nase, überzählige Naseneingänge und Proboscis sind wahrscheinlich verschiedene Ausprägungsgrade desselben Defektes.

Röntgenprojektionen: OK-Aufbiß, ZR, Schädel p.a., Schädel halbaxial, OK halbaxial, Schädel seitlich oder FR, frontale Tomogramme des Mittelgesichtes und der Schädelbasis, CT, OPT.

Röntgenbefund: In der Schädel halbaxialen Aufnahme (Abb. 31 b) erkennt man die skelettalen Defekte deutlich. Auffallend ist der asymmetrische Hypertelorismus mit Defektbildung im Bereich der Stirnregion und anterioren Schädelgrube median vor der intakten Orbita.

5.1.3 Spalte NR. 6

Es handelt sich um eine Spaltbildung im Jochbeinkörper, die auch unter den Namen TREACHER-COLLINS-SYNDROM (1900), FRANCESCHETTI-ZWAHLEN-SYNDROM (1944) und Dysostosis mandibulo-facialis bekannt ist.

Die symmetrische Mißbildung kann verschieden stark ausgeprägt sein. Sie ist charakterisiert durch die hypoplastische Jochbeinregion mit einer antimongoloiden Augenstellung (Abb. 32 a). In den meisten Fällen bestehen Lidkolobome, Deformationen der Ohren, und die Kieferköpfchen sind hypoplastisch, dabei liegen der Unterkiefer und die Kinnprominenz zurück. Eine gleichzeitige Gaumenspalte ist in 40%

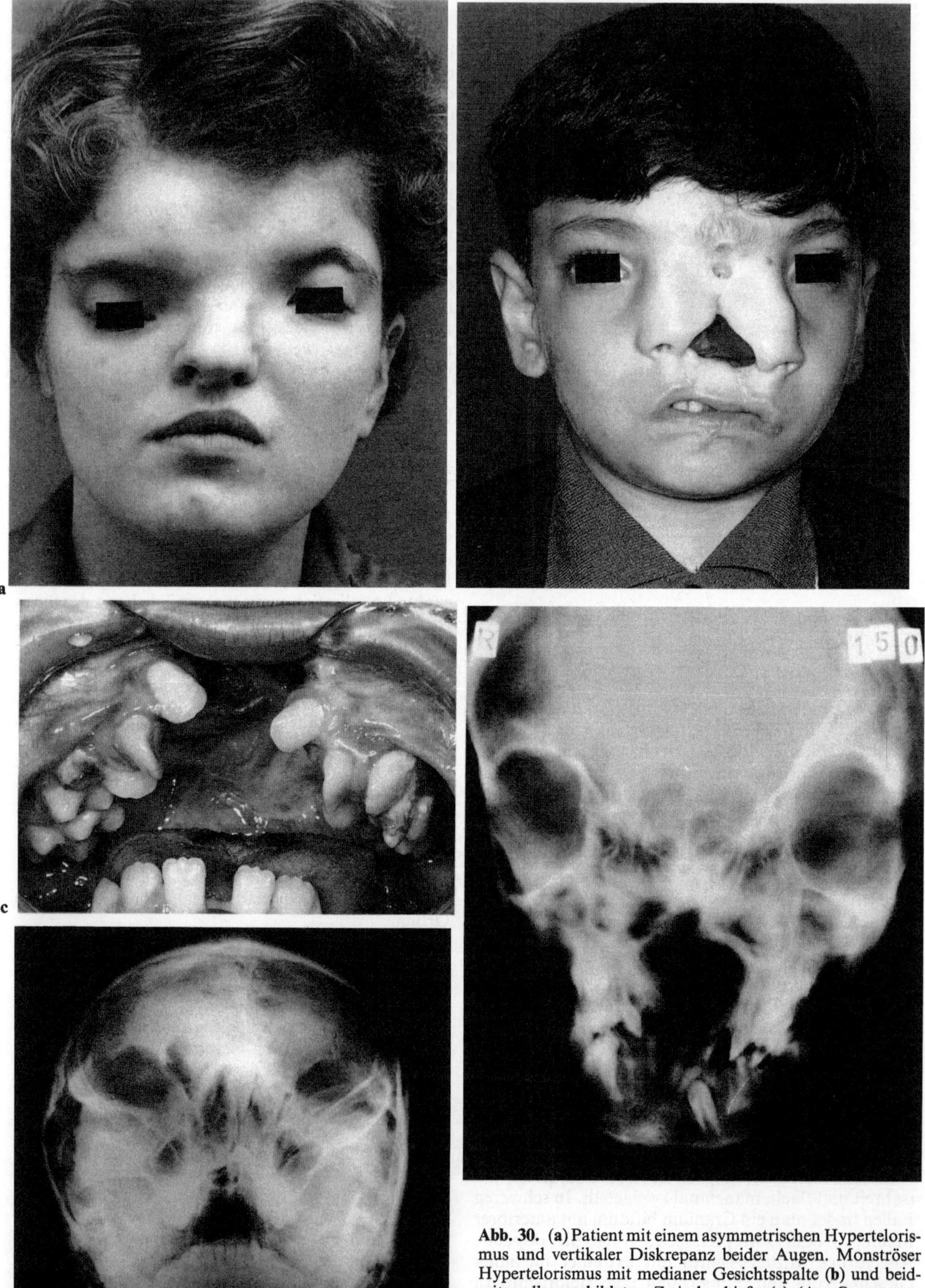

Abb. 30. (**a**) Patient mit einem asymmetrischen Hypertelorismus und vertikaler Diskrepanz beider Augen. Monströser Hypertelorismus mit medianer Gesichtsspalte (**b**) und beidseits voll ausgebildetem Zwischenkiefer (**c**). (Aus OBWEGESER et al. 1978). (**d**) Oberkieferhalbaxiale Aufnahme mit symmetrischem Hypertelorismus. (**e**) Frontales Mittelgesichtstomogramm des Patienten b mit medianer Gesichtsspalte

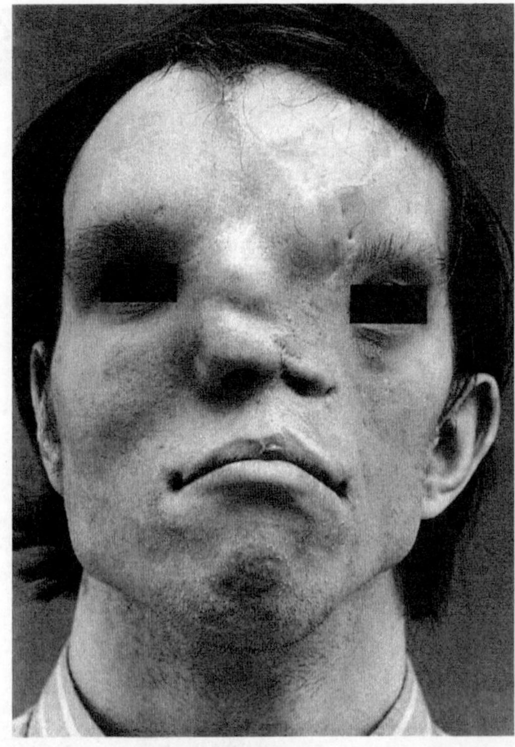

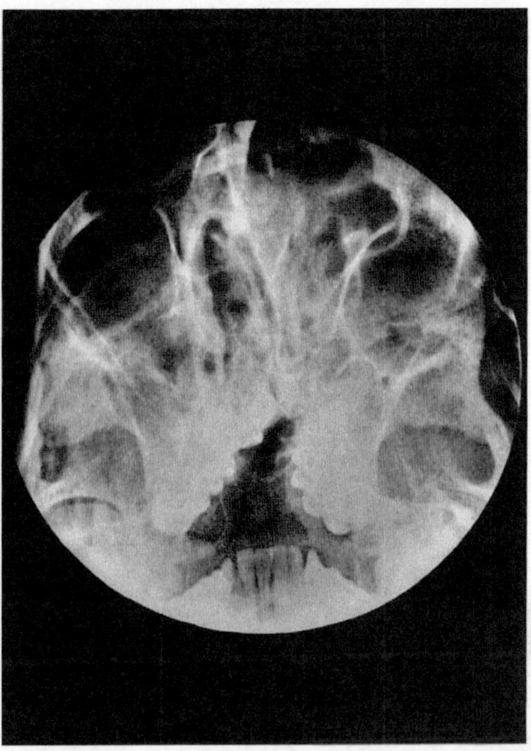

Abb. 31 a, b. Spalttyp Nr. 2 kombiniert mit gleichzeitiger Lippen-Kiefer-Gaumenspalte. **a** En face-Bild des Patienten. **b** Schädelhalbaxiale-Aufnahme mit der Asymmetrie der Orbita und des Oberkiefers. Im Bereich der Schädelkalotte bestehen Defekte nach früherer Meningozelenoperation

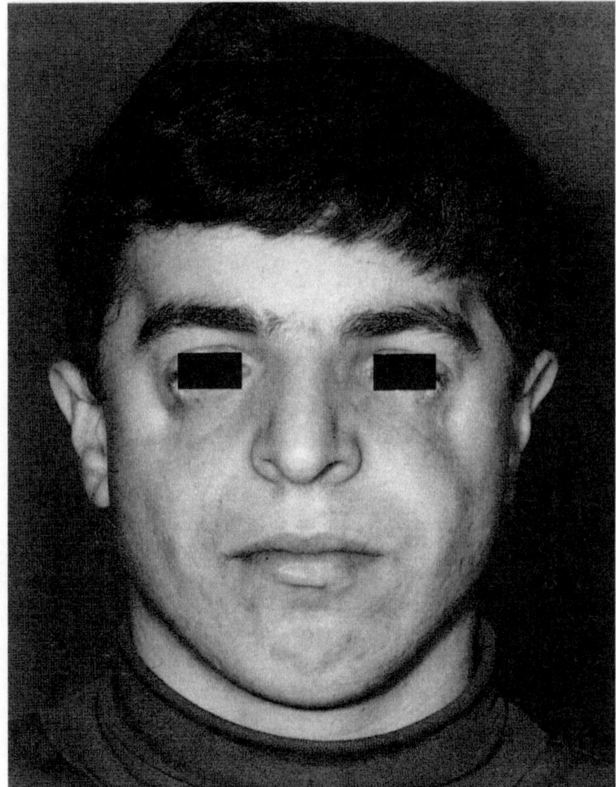

Abb. 32 a, b. Treacher-Collins-Syndrom – Spalte Nr. 6. En face-Bild (**a**) und Oberkieferhalbaxiale Aufnahme (**b**) mit der Jochbeinhypoplasie beidseits

▼

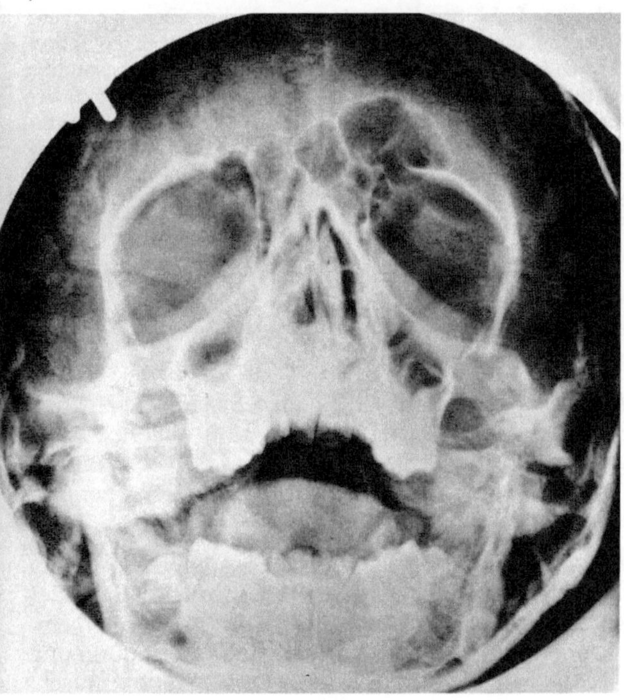

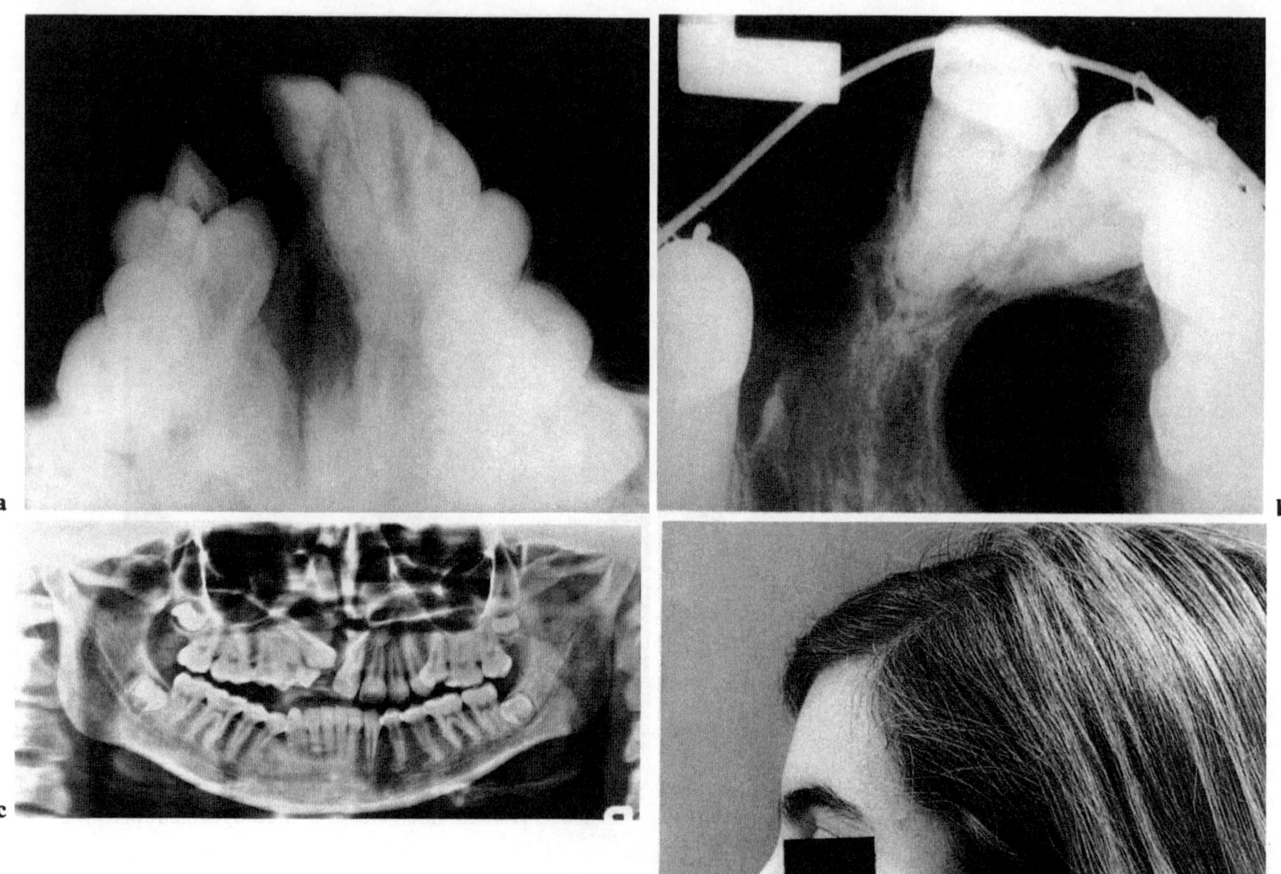

Abb. 33 a–f. Lippen-Kiefer-Gaumenspalte. Der Knochendefekt im Spaltbereich wird in der Röntgenaufbißprojektion bei der ein (**a**), wie bei der doppelseitigen (**b**) Spalte besonders deutlich. Bei der letzteren ist der Zwischenkiefer meist verlängert und rotiert. Spalte des Alveolarfortsatzes mit Verlagerung des bleibenden Eckzahnes im OPG (**c**). **d–f** Pseudoprogenie als Sekundärdeformierung nach Verschluß einer Lippen-Kiefer-Gaumenspalte. Das Profilbild (**d**), das Fernröntgenbild (**e**) und die Fernanalyse (**f**) zeigen die typische Deformierung

vorhanden. Die Mißbildung gibt es von leichten bis sehr schweren Formen.

Röntgenprojektionen: OK- oder Schädel halbaxial, Schädel axial, FR, OPT, Zonarc-Mittelgesichtsprogramm, Kiefergelenktomogramme inklusive Ramus, frontale Tomogramme des Gesichtsschädels oder CT, UK-p.a. bei maximaler Öffnung.

Röntgenbefund: Beide Jochbeine sind gleichmäßig hypoplastisch, und oft geht eine unvollständige oder komplette Spaltbildung schräg durch den Jochbeinkörper (Abb. 32b). Der Infraorbitalrand ist dünn und niedrig. Der gesamte Unterkiefer ist hypoplastisch. Die Rami ascendentes sind kurz und dünn. Die Kieferköpfchen und die Muskelfortsätze sind ebenfalls hypoplastisch. Der Kieferwinkel ist im allgemeinen gestreckt (a-Go-M 135°, Norm 130° ± 5), und am Unterkieferrand vor dem Kieferwinkel besteht eine Delle („notch"). Die Kinnregion ist zu hoch und liegt zurück, auch der Unterkiefer liegt zurück (SNB 77°, Norm 80° ± 3). Oft besteht ein frontoffener Biß.

5.1.4 *Lippen-Kiefer-Gaumenspalten*

Es gibt viele Variationen und Kombinationen von Lippen-, Kiefer- und Gaumenspalten. Die Abortiv-

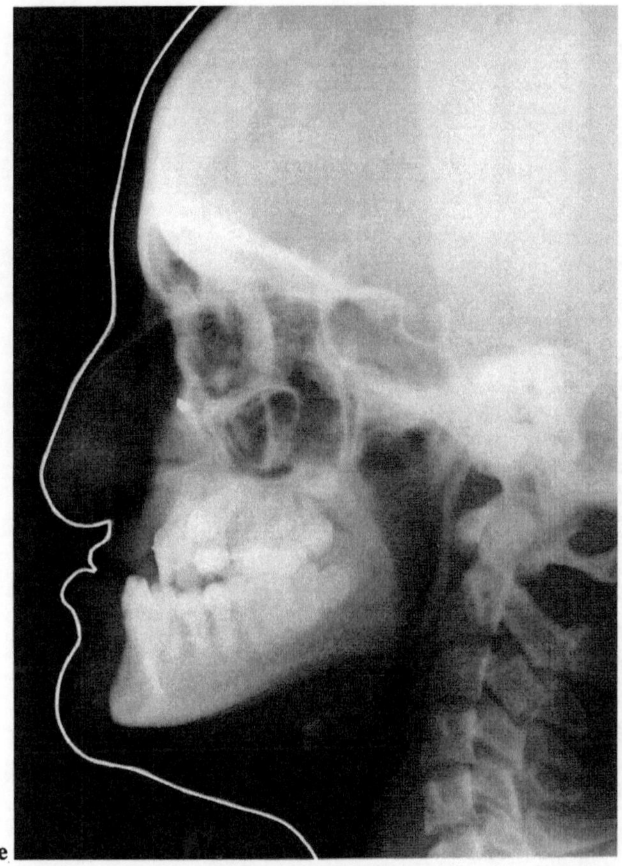

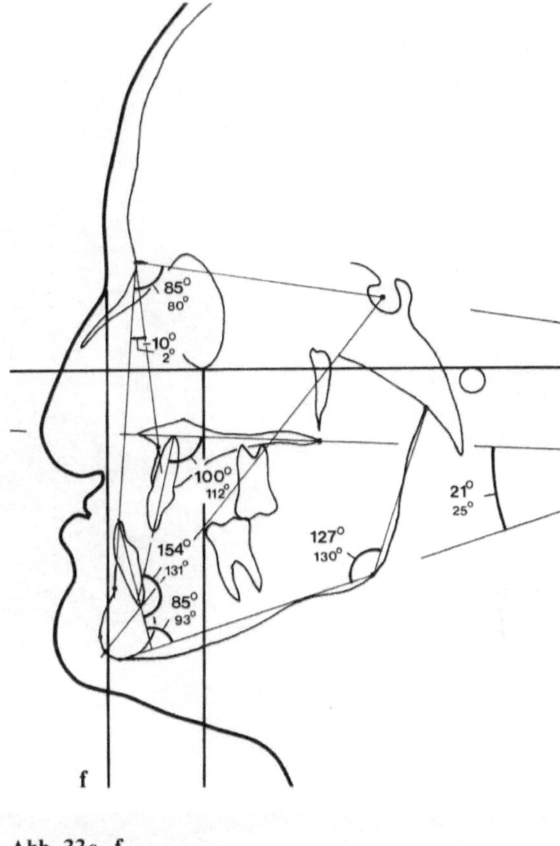

Abb. 33e–f

form der Kieferspalte äußert sich in fehlenden oder doppelt angelegten lateralen Frontzähnen. Ausgeprägteste Form ist die doppelseitige Lippen-Kiefer-Gaumenspalte. Abhängig von der primären Operationstechnik und auch vom Operateur kommt es zu einer mehr oder weniger ausgeprägten Wachstumsstörung des Oberkiefers. Dadurch entsteht sekundär das Bild der Pseudoprogenie. Es bestehen oft noch andere Mißbildungen.

Röntgenprojektionen: OK halbaxial, OPT, OK-Aufbiß, ZR, FR.

Röntgenbefund: Durchgehende Kiefer-Gaumen-Spalten sind im p.a.-Schädelbild oder besser im halbaxialen Oberkieferbild oder im OPT und am besten in der Oberkiefer-Aufbißaufnahme erkennbar (Abb. 33a, b). Auch das Zonarc-Mittelgesichtsprogramm zeigt sie schön. Spalten des Alveolarfortsatzes (Kieferspalten) kommen oft nur im OPT (Abb. 33c), in der Oberkiefer-Aufbiß- und in der Zahnaufnahme zur Darstellung.

Sekundärdeformierung nach Spaltverschluß: Je nach Art und Zeitpunkt der Erstoperation kann es zu Sekundärdeformierungen kommen, die einerseits das Bild einer reinen Oberkieferfehlbildung darstellen im Sinne einer Retromaximillie, oder aber kombiniert mit einer seltenen Unterkieferanomalie.

Sehr häufig besteht das Bild der Pseudoprogenie (Abb. 33d–f), (Obwegeser et al. 1985).

5.2 Dysostosis cranio-facialis (M. Crouzon) (Crouzon 1912)

Es gibt die rudimentären bis stark ausgebildeten Formen. Charakteristisch ist eine extrem starke Rücklage des Mittelgesichts, also des Oberkiefers, des Jochbeinkörpers und des Nasenkomplexes und oft auch des Os frontale als Folge des frühzeitigen Verschlusses verschiedener Schädelsuturen, weswegen dieses Krankheitsbild, wie auch M. Apert als Kraniosynostosen bezeichnet werden (Tessier 1967, 1971, 1976; Fogh-Andersen 1943; Kreiborg 1981; Marchac 1978). Dadurch fällt in der oberen Hälfte des mittleren Gesichtsdrittels besonders der froschaugenartige Pseudoexophthalmus (Abb. 34c) mit Strabismus und mäßigem Hypertelorismus auf. Allfällig vorhandene schwere Sehstörungen haben ihre Ursache in einer Verengung der Canales optici und durch den erhöhten Hirndruck. Durch die im Laufe des Wachstums entstehende Mikro- und Retromaxillie kommt eine exzessive Pseudoprogenie zustande (Abb. 34b).

Im viel zu kleinen Oberkiefer mit extrem hohem Gaumendach stehen die bleibenden Zähne in einem

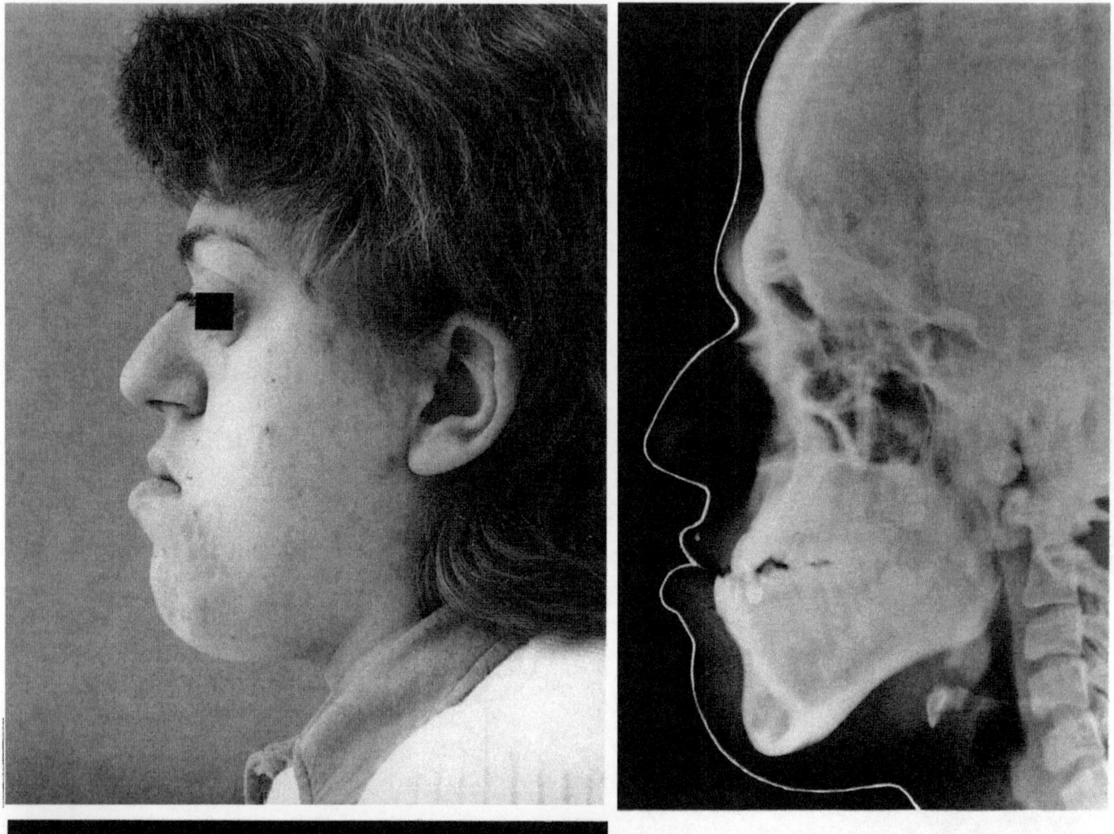

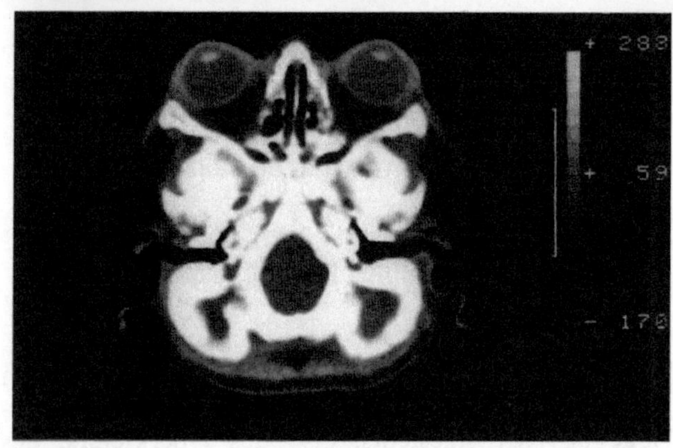

Abb. 34a–c. Dysostosis cranio-facialis (M. Crouzon). Profil- (**a**) und Fernröntgenaufnahme (**b**) einer Patientin mit der typischen Rücklage des Mittelgesichtes, Pseudoexophthalmus und Schädeldeformierung im Sinne einer Turrizephalie. Im CT ist die zu kurze Orbita mit dem Pseudoexophthalmus darstellbar (**c**)

sehr auffälligem Durcheinander (crowding). Auch der Unterkiefer ist gelegentlich verformt, so daß zusätzlich ein extrem offener Biß entsteht. Er ist im allgemeinen auffallend kurz, sein Unterrand ist konkav, wohl verursacht durch das zu hohe und zurückliegende Kinn.

Röntgenprojektionen: CR, FR, Schädel p.a., Schädel halbaxial OPT, UK-p.a., OK-Aufbiß, ZR, CT.

Die Fernröntgenaufnahme zeigt die typische Schädelform mit der ausgeprägten Retromaxillie, die zu kurze Orbita und der Pseudoprogenie (Abb. 34b).

Im Computertomogramm (Abb. 34c) ist deutlich die zu kurze Orbita und der Pseudoexophthalmus sichtbar.

5.3 Akrozephalosyndaktylie (M. Apert) (Apert 1906)

Diese Mißbildung hat viel gemeinsam mit dem M. Crouzon. Sie unterscheidet sich wesentlich dadurch, daß der M. Apert mehr oder weniger stark ausgeprägte Weichteil- oder auch ossäre Syndaktylien an Händen und Füßen (Abb. 35a) und andere skelettale, gastrointestinale und Herzmißbildungen hat. In ca. 25% der Fälle kann eine Spalte des weichen Gaumens vorhanden sein. Aber auch im Bereich des Gesichtsskeletts bestehen Unterschiede, wenn auch nur geringe. Beim M. Apert ist durch Tiefstand der Jochbeinkörper bei diesen Fällen immer eine antimon-

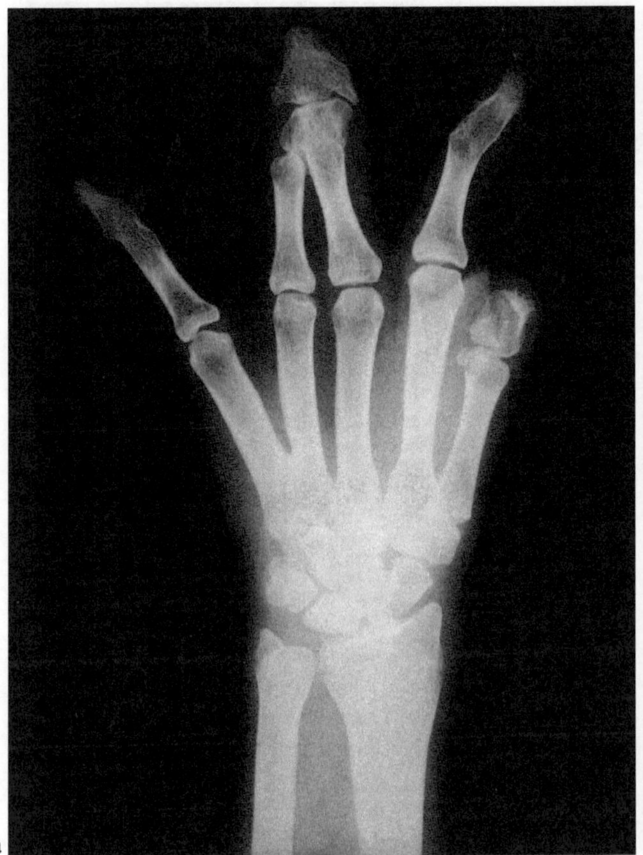

a

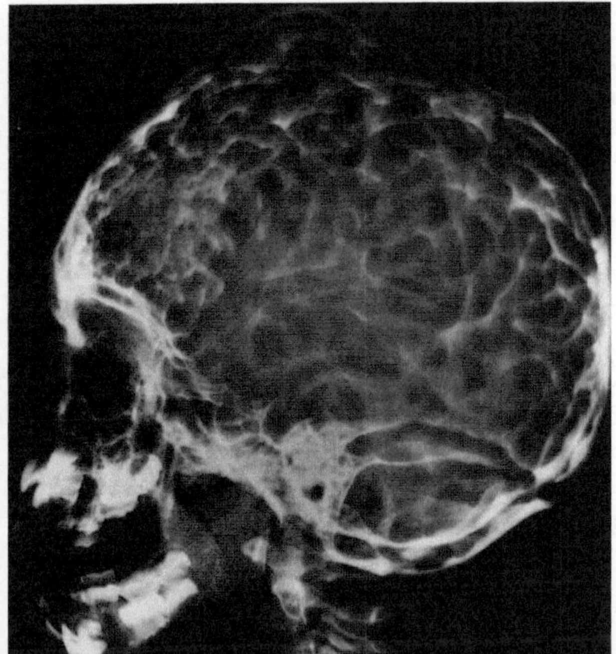

b

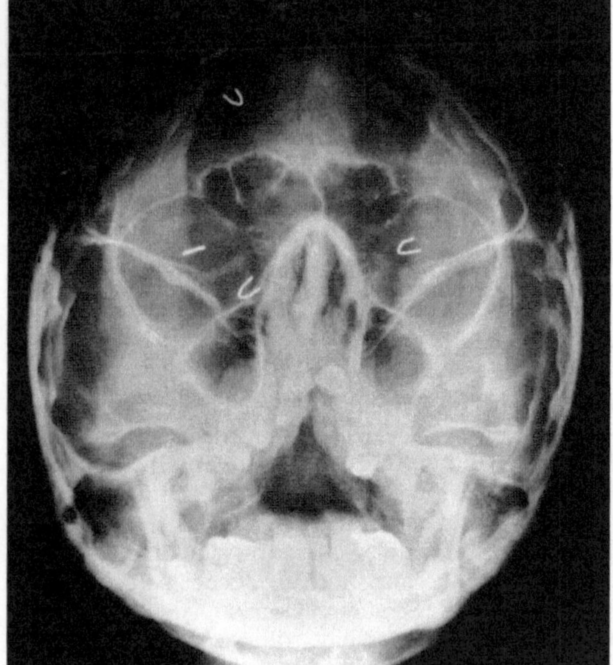

c

Abb. 35a–c. Akrozephalosyndaktylie (M. Apert). **a** Diese Kraniosynostose zeigt im Gesichtsskelett eine ähnliche Symptomatologie wie der M. Crouzon. Sie hat aber zusätzlich Syndaktylien an den Händen und Füßen. **b** Seitliche Aufnahme mit verstärkten Impressionen als Zeichen eines gesteigerten Hirndruckes beim M. Apert (Wolkenschädel). **c** Oberkieferhalbaxiale mit der für den Apert typischen Tiefstand der Jochbeinkörper, die zu einer antimongoloiden Augenstellung und Telekanthus führt

goloide Augenstellung und ein Telekanthus auffallend.

Röntgenprojektionen: CT, FR, Schädel p.a., Schädel halbaxial, OPT, UK-p.a. bei maximaler Öffnung, Zonarc Mittelgesichtsprogramme, OK-Aufbiß, ZR.

Röntgenbefund: Die seitliche Schädelaufnahme oder das FR zeigt die brachy- bis turribrachyzephale Schädelform und die Mikro- und Retromaxillie mit dem deutlich verkleinerten SNA-Winkel ähnlich dem des M. Crouzon (78°), beides eine Folge des vorzeitigen Verschlusses der Schädelsuturen. Es läßt die allfällig vorhandene abnorme Form des Unterkiefers und den offenen Biß erkennen. Die standardisierte Ausmessung entsprechend den in der Orthodontie gültigen Prinzipien der FR-Bildevaluierung läßt uns bei den Kraniosynostosen im Stich. Hauptbezugsebene für Ausmessungen, die SN-Ebene, ist bei den Kraniosynostosen individuell verändert. Eine Erweiterung der Sella und eine Hyperostosis frontalis interna können vorkommen. Das Schädel p.a.-Bild, die halbaxiale und seitliche Schädelaufnahme zeigen schon beim Kleinkind den frühen Verschluß der Suturen und sehr ausgeprägte Impressiones digitales, so daß oft das typische Bild des „Wolkenschädels" entsteht (Abb. 35b), den im allgemeinen mäßigen Hypertelorismus und beim M. Apert die Kaudalrotation der lateralen Orbitaanteile (Abb. 35c), das skelettale Substrat für die deutliche antimongoloide Augenstellung.

Bei Kraniostenosen, auch im Bereich der dorsalen Schädelgrube, sind Abflußstörungen des Liquors möglich, wodurch es auch zur Ausweitung der Ventrikel und damit zum kindlichen Hydrozephalus kommt.

5.4 Dysostosis oto-mandibularis (Francois u. Haustrate 1954) (= Hemifaziale Mikrosomie, Gorlin u. Pindborg 1964)

Klinisch auffälligstes Symptom ist die von Fall zu Fall verschieden stark ausgeprägte dreidimensionale Hypoplasie (Obwegeser 1970, 1974) meist nur einer Gesichtsseite, vorwiegend das untere und mittlere Gesichtsdrittel betreffend (Abb. 36a). In schweren Fällen ist auch das obere Gesichtsdrittel in die Mißbildung mit einbezogen, also auch die Schläfen- und laterale Orbitaregion und die Schädelbasis. Dies zeigt sich im Tiefstand der Orbita der befallenen Seite. Sowohl der Knochen als auch die Weichteile sind betroffen, variierend im Ausmaß. Das Zentrum der Hypoplasie liegt in der Kiefergelenk-Ohr-Unterkiefer-Region (Poswillo 1974a, b). Die Kinnprominenz ist zur erkrankten Seite verschoben (Abb. 36b) und liegt deutlich zurück. Die Okklusionsebene steht wegen der Hypoplasie in der Vertikalen auf der kranken Seite deutlich höher, so daß sie beim Einschieben eines Holzspatels zwischen die Zahnreihe schräg ist. Das Kieferköpfchen, der Ramus ascendens und die Gelenkpfanne sind wie die Schließermuskulatur hypoplastisch oder fehlen ganz. Auch der Jochbein-Jochbogen-Komplex und die Schläfenregion kann deutlich unterentwickelt sein, so daß eine transversale Diskrepanz, verglichen mit der gesunden Gegenseite, bis zu 2 cm oder mehr bestehen kann. Gelegentlich scheinen vorwiegend die Weichgewebe involviert zu sein, in anderen Fällen ist mehr das skelettale Substrat befallen. In sehr ausgeprägten Fällen besteht ein Schiefhals. Das äußere Ohr ist deformiert, meistens ist kein Meatus acusticus angelegt. Mittelohrdeformitäten sind die Regel, während das Innenohr normal ausgebildet ist. Der Mundwinkel ist nach lateral verlagert, oder es besteht ein Makrostoma auf der Mißbildungsseite. In der Mund-Ohr-Ebene finden sich häufig subkutan eingelagerte Ohrknorpelanteile, oder es sitzen dort Hautpürzel auf.

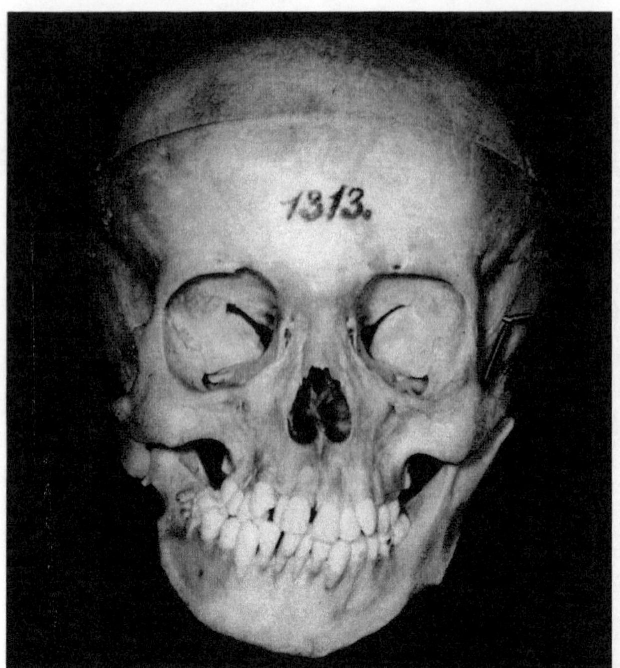

a

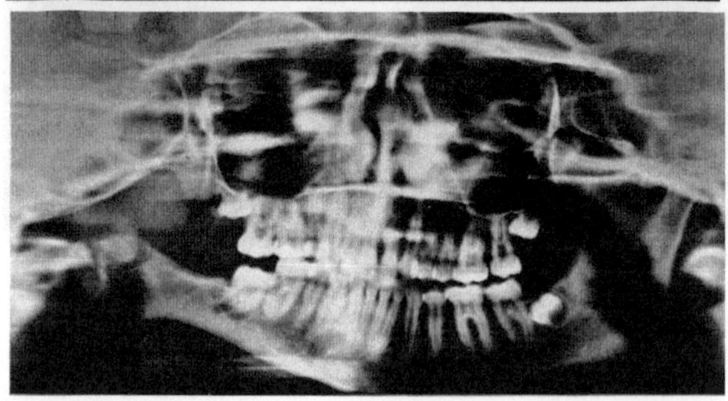
b

Abb. 36 a, b. Dysostosis oto-mandibularis. **a** Schädel mit der typischen dreidimensionalen Hypoplasie der rechten Gesichtshälfte. **b** Orthopantogramm mit der dreidimensionalen Hypoplasie der rechten Seite, Schiefstellung der Okklusion und Fehlen des aufsteigenden Astes rechts

Röntgenprojektionen: FR, OPT, OK und Schädel halbaxial, UK-p.a. bei maximaler Öffnung und geschlossen, Kiefergelenktomogramme inklusive Ramus, CT des Schädels oder frontale Tomogramme.

Röntgenbefund: Die OK-Halbaxiale und die UK-p.a.-Übersicht, das OPT (Abb. 36b) und seitliche Tomogramme der Gelenke mit Ramus zeigen deutlich den skelettalen Anteil der Mißbildung, besonders im Vergleich zur gesunden Seite. Je nach Ausmaß der Fehlbildung ist das Kiefergelenk mit dem Unterkiefer auf der befallenen Seite hypoplastisch oder fehlt ganz. Der Jochbeinkörper und die Maxilla der befallenen Seite sind hypoplastisch, das Os parietale liegt weiter median, und die vordere und mittlere Schädelgrube können tiefer stehen. Die Kinnprominenz ist zur erkrankten Seite verschoben und liegt zurück.

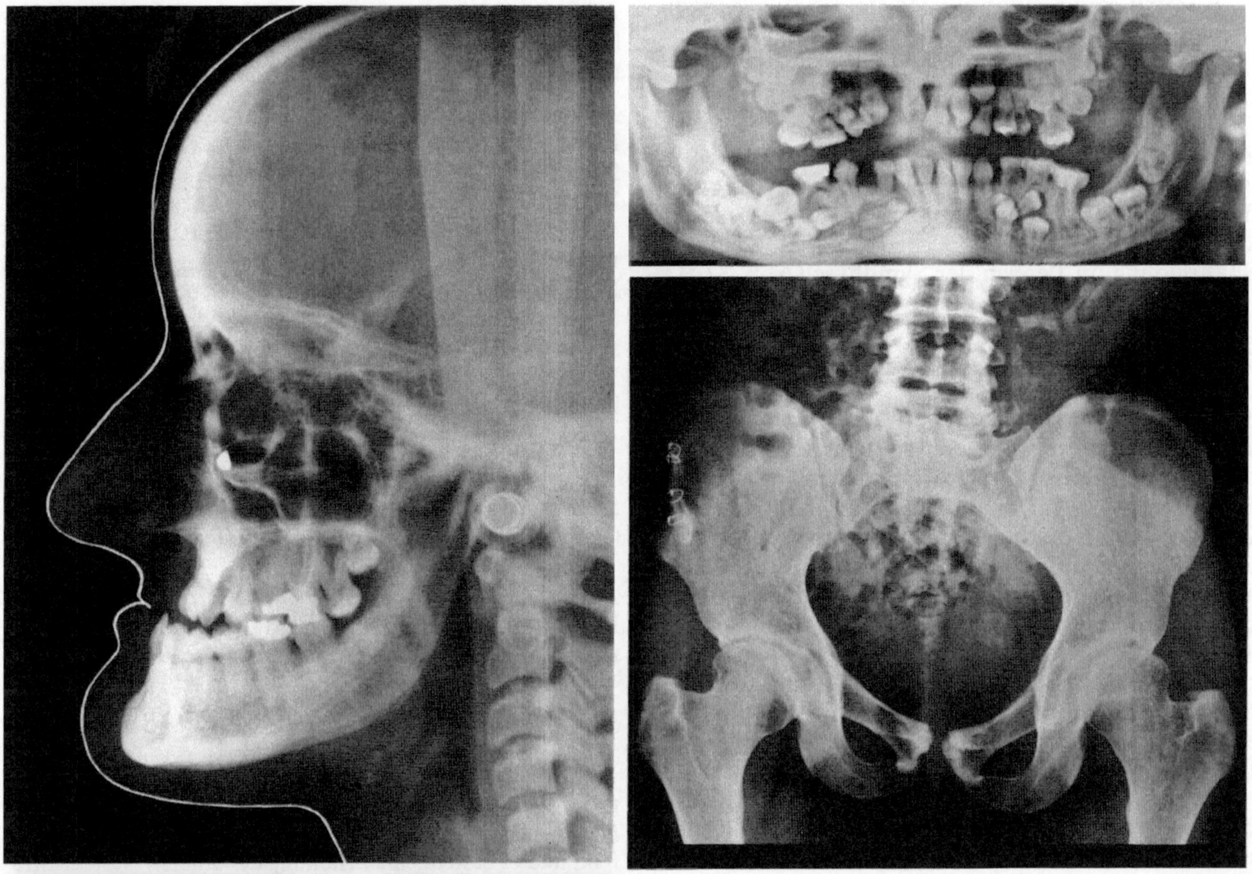

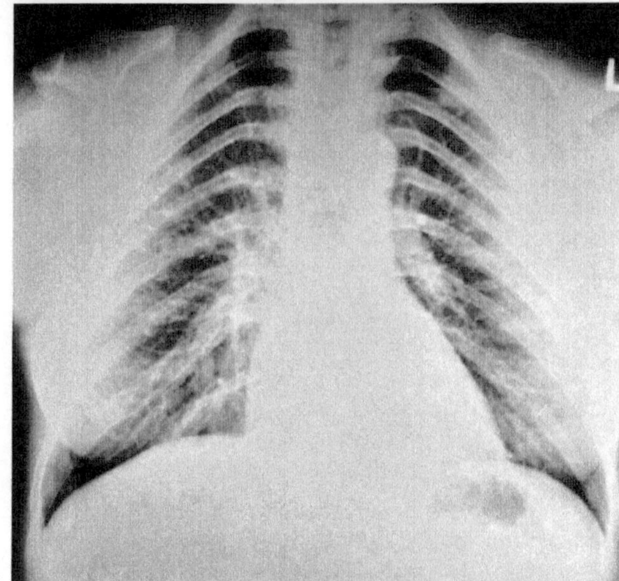

Abb. 37 a–d. Dysostosis cleidocranialis. **a** Fernröntgenbild mit der Rücklage und Hypoplasie des Mittelgesichtes und des relativ großen Unterkiefers mit abgerundeten Kieferwinkeln. **b** OPT mit multiplen Zahnretentionen und überzähligen Zähnen und das Fehlen des vorderen Anteils des Jochbogens. **c** Thoraxbild mit Fehlen eines Teils der Klavikula. **d** Offene Symphyse in der Beckenübersichtaufnahme

5.5 Dysostosis cleido-cranialis (MARIE u. SAINTON 1897; GOODMAN et al. 1975)

Der brachyzephale Schädel zeigt eine prominente Stirnregion mit Prominenzen auch im Bereich des Os parietale; dazwischen liegt eine Furche, die von der Glabella bis zur Region der Fontanelle reicht. Das Mittelgesicht ist hypoplastisch (Abb. 37 a), die Nasenwurzel breit und flach. Durch die Rücklage des Mittelgesichtes kommt es zum Bild der Pseudoprogenie. Der harte Gaumen ist sehr hoch. Es finden sich multiple Zahnretentionen bei überzähligen Zahnanlagen und Follikelzystenbildungen. Die Patienten sind von kleiner Statur und zeigen eine extreme Beweglichkeit des Schultergürtels, da die Claviculae ein- oder beidseitig hypoplastisch oder gar nicht vorhanden sind. Viele andere Skelettmißbildungen wie z. B. eine offene Symphyse werden beschrieben.

Röntgenprojektionen: FR, OPT, OK-Aufbiß, Schädel-p.a., Schädel oder OK halbaxial, Zonarc-Mittelgesichtsprogramm, CT, Thorax-p.a., Becken-p.a.

Röntgenbefund: Im FR auffälligstes Symptom ist die Rücklage des Mittelgesichtes (Abb. 37 a). Die Sagitalnaht ist im Stirnbereich nicht verschlossen.

In OPTs (Abb. 37b) verschiedener unserer Fälle sieht man einen Defekt des Jochbogens im Bereich der Sutura zygomatico-temporalis, so daß er stumpenartig von der Eminentia articularis nach anterior zeigt. Das typische Symptom der multiplen überzähligen Zähne und Zahnretentionen mit Follikularzysten ist besonders auffällig. Im Thorax-Röntgenbild kommt die Aplasie oder Hypoplasie der Claviculae zur Darstellung (Abb. 37c). Die Beckenaufnahme zeigt die Spaltbildung im Bereich der Symphyse (Abb. 37d).

5.6 Dysostosis maxillo-nasalis (M. Binder) (Binder 1962)

Typisch ist die hypoplastische Nasenform mit eingesunkener, wenig profilierter Nasenflügelbasis, ein gedrungener Nasensteg sowie ein nahezu gestreckter Stirn-Nasen-Winkel (Abb. 38a, b). Die eingesunkene Oberlippenbasis verursacht einen konvexen Verlauf der äußeren Lippenoberfläche. Man findet eine Zwischenkieferhypoplasie, charakterisiert durch Abflachung der apikalen Basis des Oberkiefers mit sagittaler Verkürzung des Zahnbogens bei normaler Kieferbreite; dadurch besteht ein umgekehrter Frontzahnüberbiß oder ein Kopfbiß. Oft ist die Kinnprominenz erhöht und retrudiert. Dadurch fehlt die Labiomentalfalte.

Nach Binder (1962) bestehen keine weiteren Mißbildungen. Delaire et al. (1980) fanden dagegen andere Anomalien, vor allem im Bereich der zervikalen Wirbelsäule.

Röntgenprojektionen: OPT, OK-Aufbiß, FR, OK-halbaxial, Zonarc-Mittelgesichtsprogramm oder frontale Tomogramme, Halswirbelsäule seitlich und a.p.

Röntgenbefund: Charakteristisch ist die Aplasie bzw. Hypoplasie der Spina nasalis anterior. Der Sinus frontalis kann hypoplastisch sein. Der nasofrontale Winkel ist abgeflacht, das Os nasale steht sehr steil (Abb. 38b). Oft sind die Frontzähne im Oberkiefer retrudiert. Der Kieferwinkel ist vergrößert (a-Go-M > 135°). Eine FR-Analyse ist sehr schwierig, da die Spina nasalis anterior und die subnasale Konkavität sowie der A-Punkt fehlen. Da zudem der nasofrontale Winkel sehr flach und damit der N-Punkt kaum zu bestimmen ist, lassen sich die Winkel SNA, SNB und ANB nicht messen.

5.7 Dystostosis cranio-facio-mandibularis (Russel-Silver-Syndrom) (Silver 1953; Russel 1954)

Klinik: Es handelt sich um Patienten mit Zwergwuchs, Pseudohydrozephalie mit auffallend kleinen Augen und dreieckförmigem, kleinem Gesichtsschädel

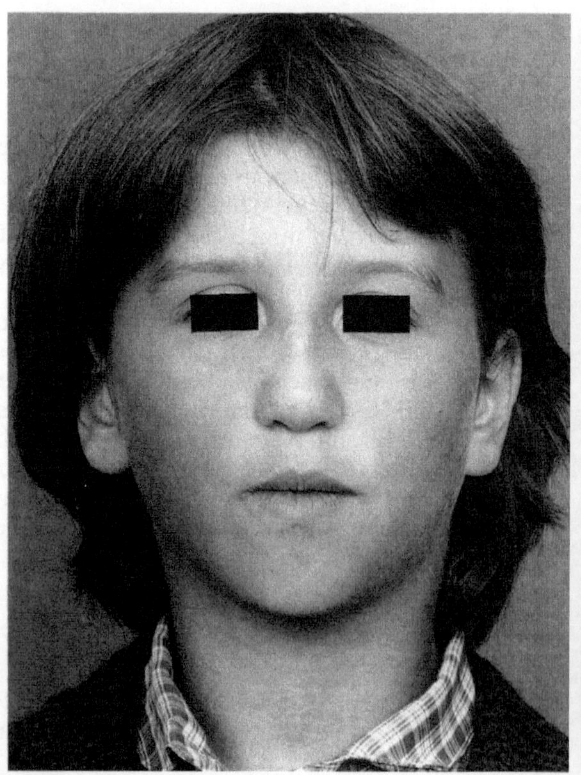

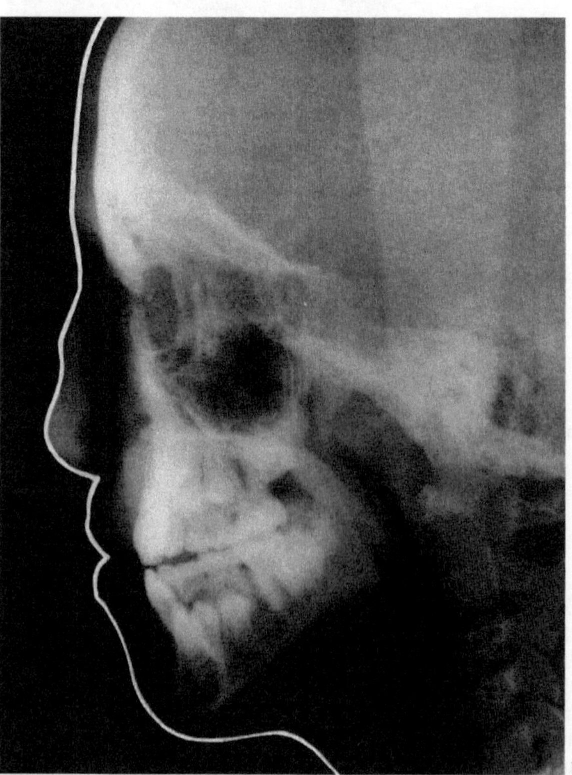

Abb. 38a, b. Dysostosis maxillo-nasalis (M. Binder). Rücklage des Nasenkomplexes mit Oberkieferhypoplasie im En face- (**a**) und Fernröntgenbild (**b**). Die Spina nasalis anterior fehlt und es besteht eine Erhöhung des unteren Gesichtsdrittels mit Retrogenie

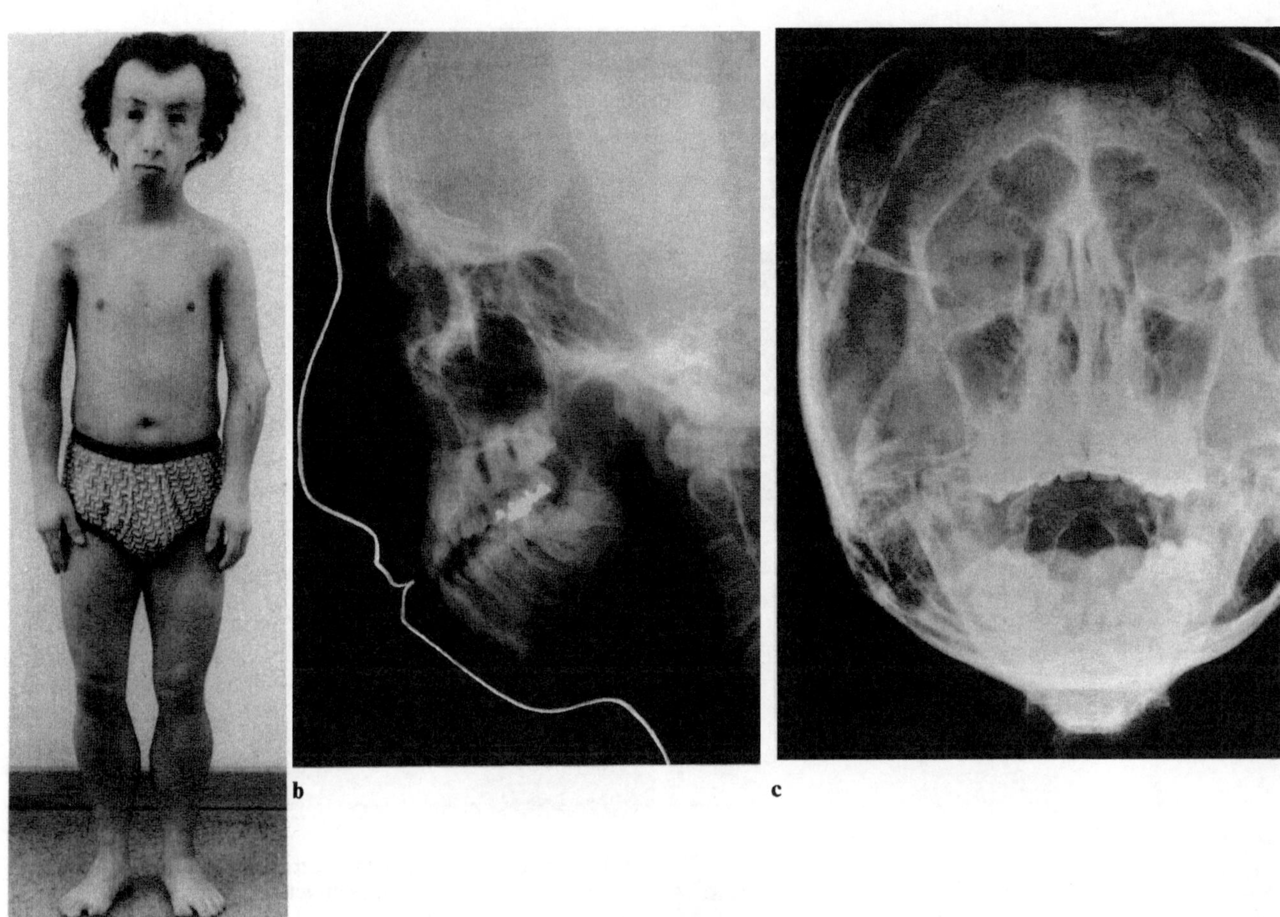

Abb. 39 a–c. Dysostosis cranio-facio-mandibularis (Russel-Silver-Syndrom). **a** Ganzkörperaufnahme des Patienten mit Zwergwuchs, im Schädelbereich kleinen Augen und mit dreieckförmigen viszero- und quadratischem Neurokranium. Im Fernröntgenbild (**b**) und der schädelhalbaxialen Aufnahme (**c**) ist die Hypoplasie des Mittelgesichtes sowie die Unterkieferhypoplasie mit Retrogenie deutlich sichtbar

(Abb. 39a). Das Knochenalter ist gegenüber dem chronologischen Alter verlangsamt. Weitere Skelettmißbildungen wie Klinodaktylien können mit der Mißbildung vergesellschaftet sein.

Röntgenprojektionen: Schädel-p.a., Schädel halbaxial, Zonarc-Mittelgesichtsprogramm oder frontale Tomogramme, FR, OPT, Unterkiefer-p.a. bei maximaler Öffnung, Kiefergelenktomogramme inklusive Ramus.

Röntgenbefund: Das Neurokranium ist normal entwickelt. Es findet sich aber eine Hypoplasie des Gesichtsskelettes mit Mikromaxillie und Mikromandibulie (Abb. 39b). Die Schädelbasis ist verkürzt. Die Sagittalnaht ist im Stirnbereich offen und der Schädel hat im Bereich der Neurokranium eine angedeutete Quadratform (Abb. 39c).

5.8 Hemifaziale Hypertrophie

Die betroffene Gesichtsseite ist in allen Dimensionen vergrößert (Abb. 40a). Die Hypertrophie betrifft sowohl Weichteile als auch den Knochen. Die verdickte Haut zeigt eine Mitbeteiligung der Talgdrüsen und evtl. eine Hypertrichose. Durch die Knochenhypertrophie kommt es zu Okklusionsstörungen. Der N. facialis kann paretisch sein. Die Hypertrophie kann einseitig den ganzen Körper mitbetreffen. Embryonale Tumoren können angeblich damit vergesellschaftet sein.

Röntgenprojektionen: Schädel-p.a., Schädel halbaxial, frontale Tomogramme des Gesichtsschädels oder CT oder Zonarc-Mittelgesichtsprogramm, FR, OPT, Kiefergelenk-Tamus-Tomogramme, evtl. zusätzlich Aufnahmen der Extremitäten.

Röntgenbefund: Sämtliche Skelettanteile der betroffenen Schädelseite sind vergrößert (Abb. 40b, c). Die Knochenstruktur entspricht der Norm. Deutlich ist die Asymmetrie besonders in den p.a.-Aufnahmen sichtbar.

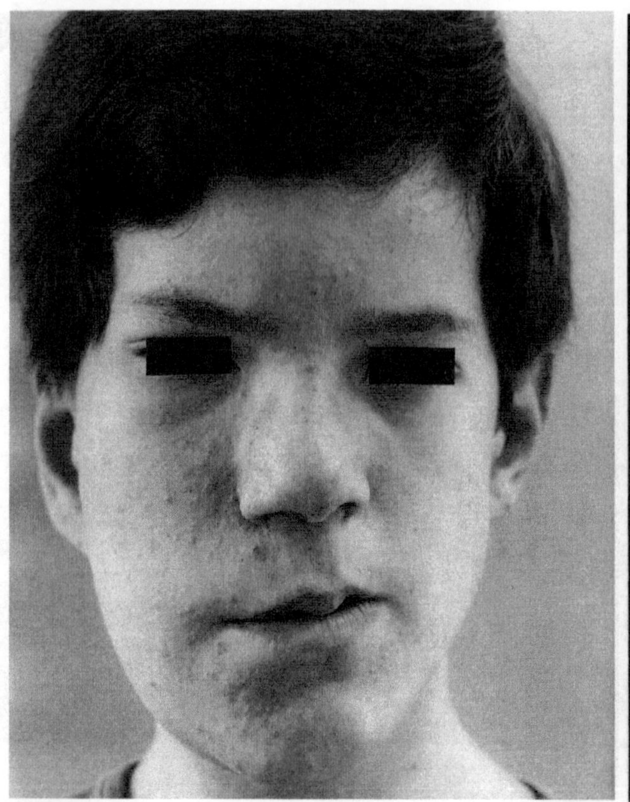
a

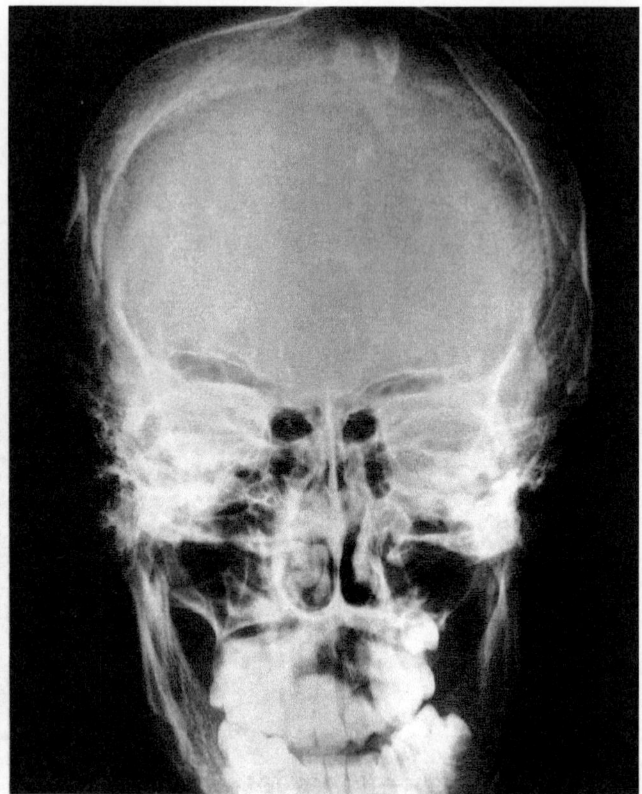
b

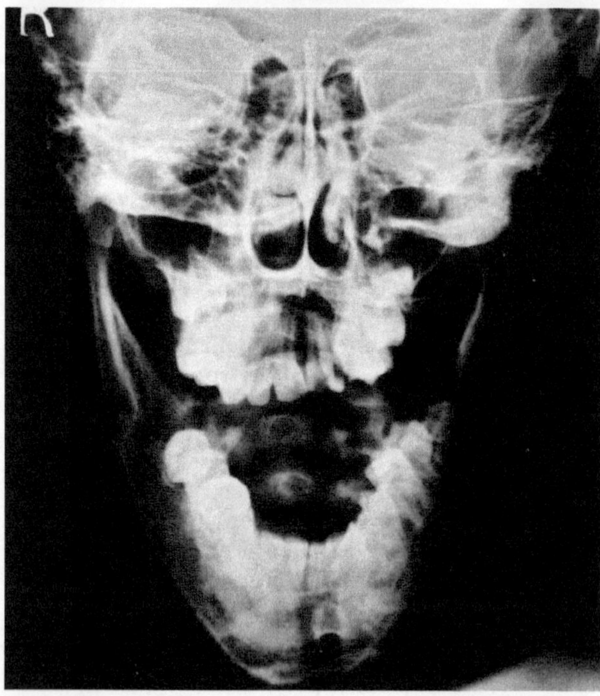
c

Abb. 40 a–c. Hemifaziale Hypertrophie. **a** En face-Bild eines Patienten mit einer rechtsseitigen Hypertrophie. **b, c** Die Schädel-PA-Aufnahme und die Unterkiefer-PA-Aufnahme zeigen deutlich die ossäre Hypertrophie der rechten Seite

5.9 Hemifaziale Hypoplasie

Klinik: Die Hypoplasie kann einseitig nur das Gesicht oder den ganzen Körper betreffen. Sowohl die Weichteile als auch das Skelett sind beteiligt. Die Zähne auf der befallenen Seite sind z.T. kleiner als normal (BURKE 1957); es können Okklusionsstörungen auftreten.

Röntgenprojektionen: Schädel p.a., Schädel halbaxial, frontale Tomogramme des Gesichtsschädels inklusive Unterkiefer, CT, FR, OPT, Kiefergelenktomogramme inklusive Ramus, evtl. zusätzlich Aufnahmen der Extremitäten.

Röntgenbefund: Sämtliche Skelettanteile der betroffenen Gesichtsseite und deren Weichteile sind hypoplastisch (Abb. 41 a). Im OPT ist deutlich der Seitenunterschied im Bereich des Unterkiefers sichtbar (Abb. 41 b).

5.10 Hemifaziale progressive Atrophie (Romberg-Syndrom), faziale Sklerodermie

Im Gegensatz zur hemifazialen Hypoplasie tritt die hemifaziale Atrophie postnatal auf und ist über einige Jahre progredient. Das Gleiche gilt für die Sklerodermie. In beiden Fällen ist die Zahngröße normal (BURKE 1957), sofern der Krankheitsprozeß erst nach dem 8. Lebensjahr beginnt.

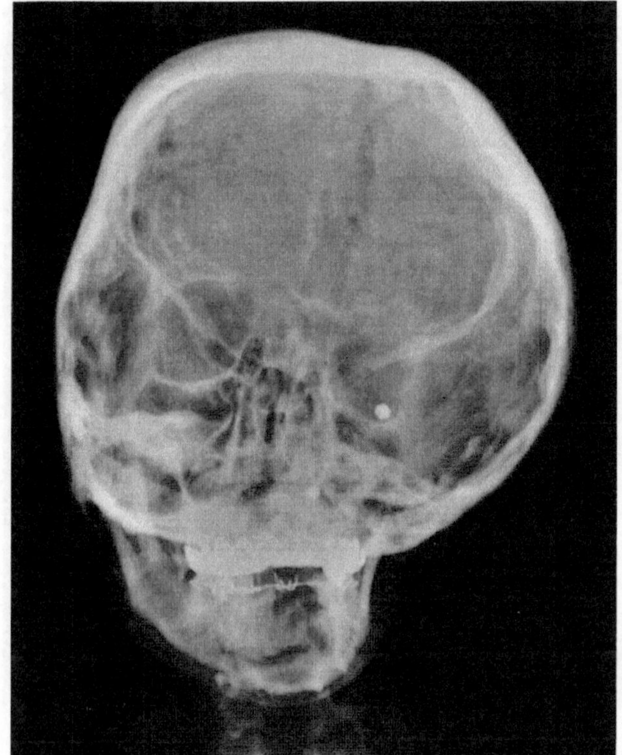

a

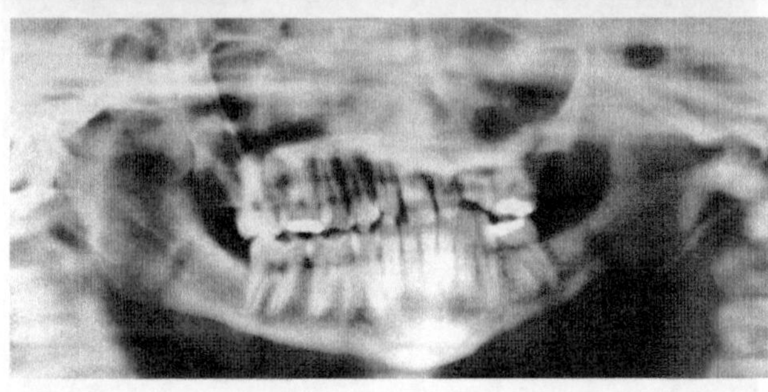

b

Abb. 41 a, b. Hemifaziale Hypoplasie. **a** Schädel-PA-Aufnahme mit dreidimensionaler Hypoplasie des Neuro- und des Viszerokraniums. **b** OPT zeigt zusätzlich die Zahnhypoplasie und die Zahnunterzahl auf der betroffenen Seite

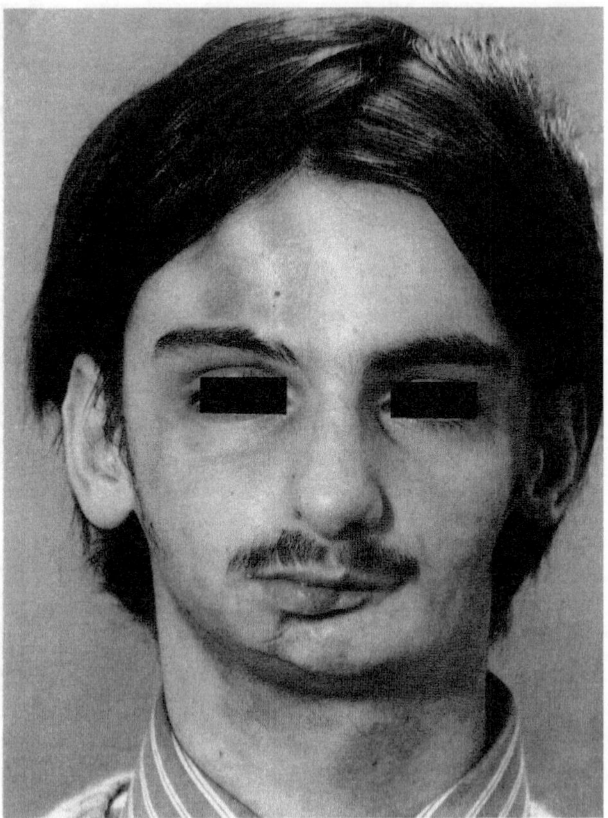

Abb. 42. Hemifaziale progressive Atrophie (Romberg-Syndrom) En face-Bild eines Patienten mit einem rechtsseitigen Romberg-Syndrom

Die progressive hemifaziale Atrophie befällt nur eine Gesichtshälfte, teilweise oder ganz (Abb. 42). Die Sklerodermie kann auch beide Gesichtshälften und andere Körperregionen und Organe befallen. Bei beiden Erkrankungen werden die Weichteile und skelettalen Anteile der befallenen Regionen atrophisch.

Röntgenprojektionen: Abhängig vom Ort der Erkrankung; OPT, UK-p.a. und OK- oder Schädel-Halbaxiale, evtl. auch das CT, können als Standardprojektionen angesehen werden.

Röntgenbefund: Ähnlich der hemifazialen Hypoplasie.

5.11 Okulomandibulo-Dysplasie (Hallermann-Streiff-Syndrom) (HALLERMANN 1948; STREIFF 1950)

Klinik: Typisch ist das schmale Gesicht mit einer langen schmalen Nase und die Rücklage des Unterkiefers mit kleiner Mundspalte. Nicht obligat ist eine Abflachung des Mittelgesichtes und eine leichte Mikrozephalie. Immer findet man Augensymptome, meist verbunden mit einem Katarakt. Auffälliges Symptom ist auch die Hypotrichose (Abb. 43 a). Meist bestehen dentale Anomalien wie Nichtanlagen, Fehlbildungen der Zähne und ein offener Biß.

Röntgenprojektionen: FR, OPT, UK-p.a. offen, Kiefergelenktomogramme mit Ramus, OK halbaxial, OK-Aufbiß, ZR.

Röntgenbefund: Immer findet man eine Mikromandibulie; die Rami ascendentes sind eher kurz (Abb. 43 b), der Kondylus kann fehlen und die Fossa glenoidalis ist hypoplastisch.

Im FR beeindruckt die Mikromandibulie mit dem verkleinerten SNB- (Norm 80° ± 3°) und dem vergrößerten ANB-Winkel (Norm 2° ± 2). Die Oberkiefer-

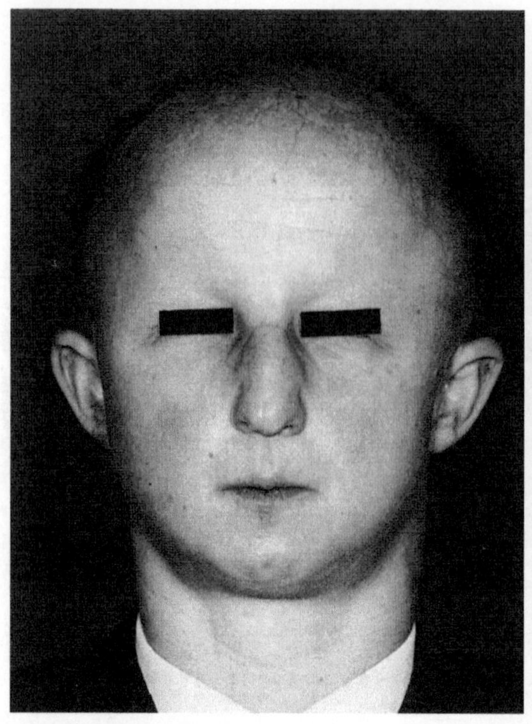

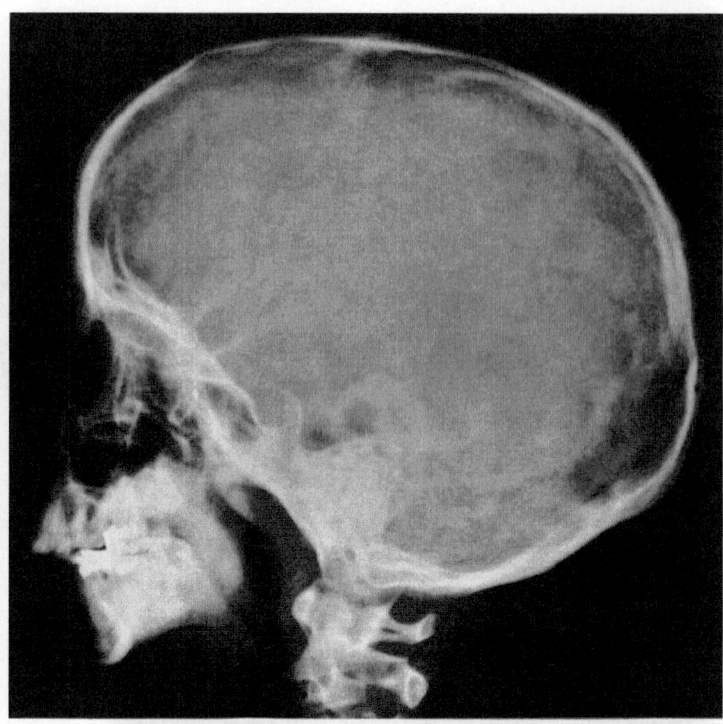

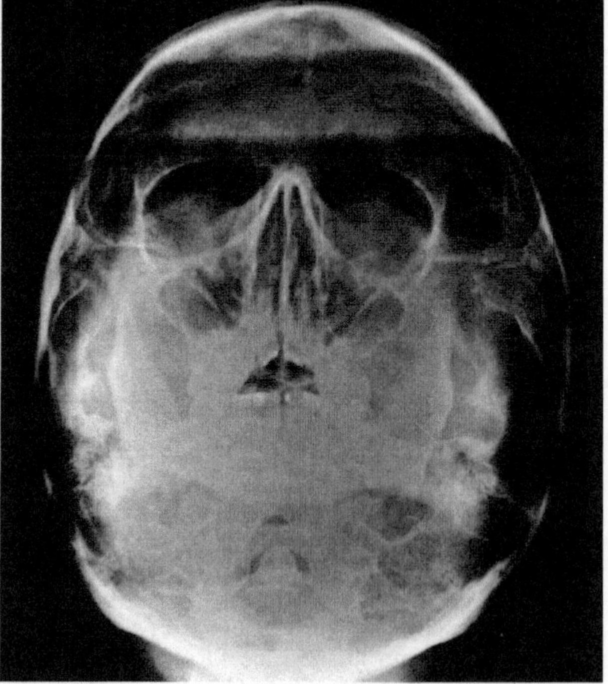

Abb. 43a–c. Okulomanibulo-Dysplasie (Hallermann-Streiff-Syndrom). **a** En face-Bild eines Patienten. **b** Fernröntgenbild mit der Mikromandibulie. **c** Oberkieferhalbaxiale mit relativ kleinen Orbitae

Halbaxiale-Aufnahme (Abb. 43c) zeigt hypoplastische Sinus maxillares und Jochbeinkörper.

6 Allgemeinerkrankungen mit Beteiligung der Kieferknochen

6.1 Kraniometaphysäre Dysplasie (Pyle-Syndrom) (Pyle 1931)

Die bereits im frühen Wachstumsalter sich zeigende Fehlbildung ist gekennzeichnet durch eine groteske Deformation des Gesichtes: Rücklage des Mittelgesichtes, breite Nasenwurzel und Hypertelorismus (Abb. 44a). Die Schädelkalotte ist vergrößert und das Gesicht erscheint durch die prominenten Jochbeine und den vergrößerten Ober- und Unterkiefer abnorm breit und lang (Abb. 44b). Der stark vergrößerte Alveolarfortsatz beider Kiefer enthält auffallend hypoplastische Zähne. Da die Nasenatmung eingeschränkt ist, haben die Patienten den Mund meist leicht geöffnet. Knochenveränderungen im Bereich des Mittel- und Innenohres können zu Schwerhörigkeit und Fazialisparesen führen. Der Visus wird durch eine progrediente Einengung des Canalis opticus eingeschränkt.

Röntgenprojektionen: Schädel p.a. und seitlich, Schädel halbaxial, OPT, CT, Extremitätenaufnahmen.

Röntgenbefund: Das gesamte Schädelskelett ist sklerosiert und die einzelnen Abschnitte sind verdickt und vergrößert (Abb. 44b), dadurch ist auch die röntgenologische Darstellung meist einfach. Es ist daher verständlich, daß dieses Bild in die Begriffe Leontiasis ossea oder Osteopetrosis eingereiht wurde. Die Schichten der Schädelkalotte sind nicht mehr erkenn-

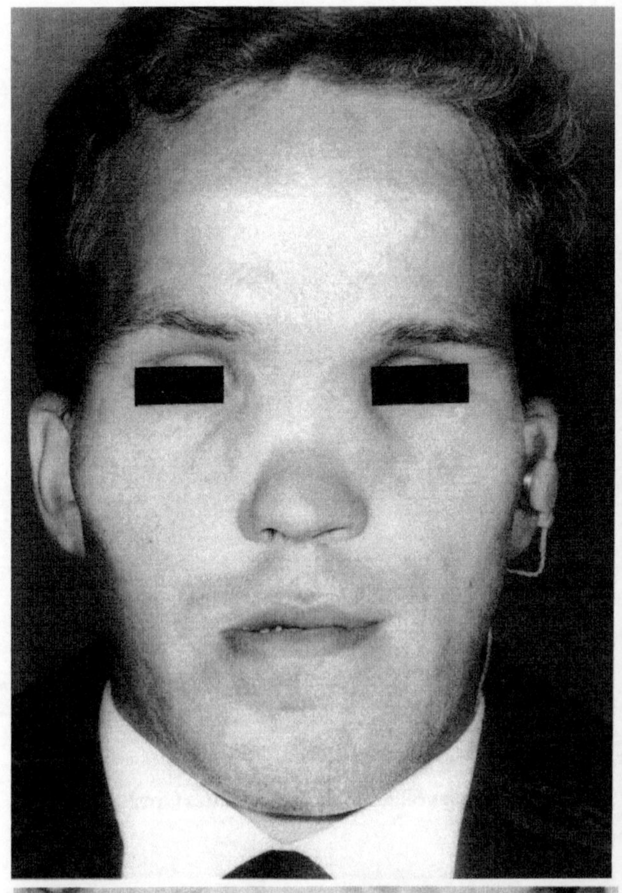

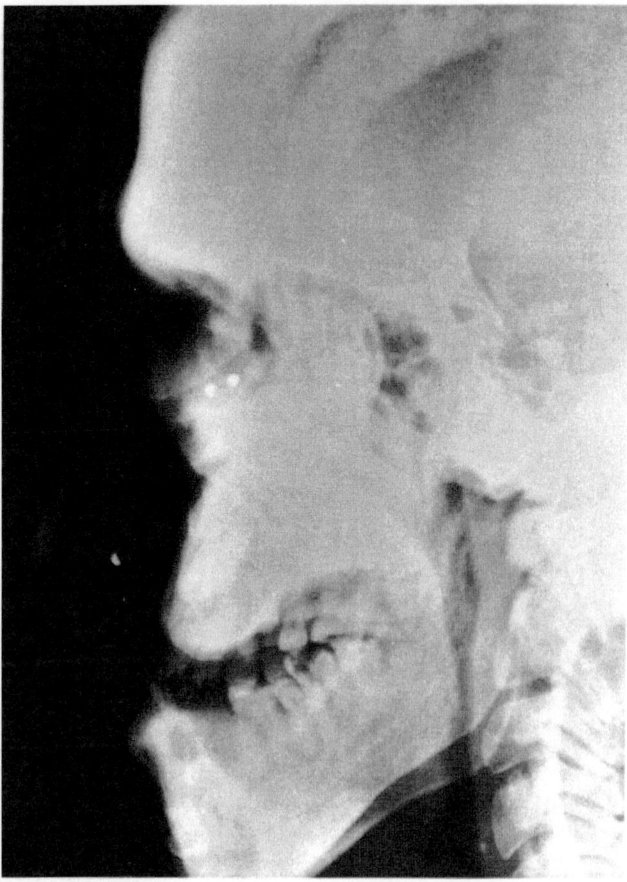

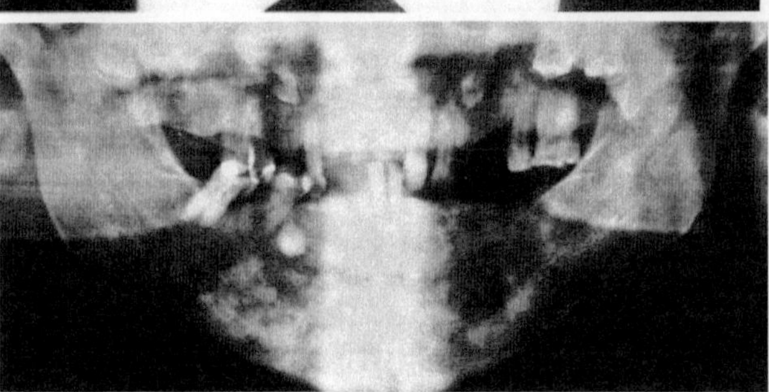

Abb. 44 a–c. Kraniometaphysäre Dysplasie (Pyle-Syndrom). **a** En face-Bild des Patienten mit fehlendem Nasengerüst, angedeutetem Hypertelorismus und progene Unterkieferstellung. **b** Fernröntgenbild mit der massiven Verdickung aller ossären Strukturen. Röntgenologisch Fehlen des Nasengerüstes. **c** OPT mit massiven Verdickungen und Sklerosierungen des Unterkiefers und mit multiplen Zahnretentionen

bar. Es finden sich frontal und okzipital Hyperostosen. Die Nebenhöhlen der Nase und der Ohren fehlen meist gänzlich. Die Falx cerebri ist stark verkalkt und verdickt. Im seitlichen Schädelbild wird die Rücklage des Mittelgesichtes deutlich. Im OPT erkennt man multiple Zahnretentionen und nicht-Anlagen (Abb. 44c). Die langen Röhrenknochen zeigen eine diskrete Auftreibung im Bereich der Metaphysen (PYLE 1931).

6.2 Ektodermale Dysplasie

Unter dem Begriff der ektodermalen Dysplasie werden Erkrankungen, die auf Ektodermdefekten beruhen, aufgeführt. Angeboren sind eine Hypotrichose der Kopfhaare (Abb. 45a), der Augenbrauen und der Wimpern, zusätzlich bestehen Hypoplasien der Hautanhangsgebilde. Zahnanomalien sind häufig.

Röntgenprojektion: FR, OPT, Schädel seitlich.

Röntgenbefund: Je nach Ausprägung sind Zahndysplasien vorhanden. Bei bestimmten Formen sind sogar keine bleibenden Zähne angelegt, so daß in jugendlichem Alter sich im Röntgenbild völlige Zahnlosigkeit darstellt (Abb. 45b).

6.3 Fibröse Knochendysplasie (Osteofibrosis deformans juvenilis Uehlinger)

Polyostotische fibröse Dysplasie Jaffé-Lichtenstein (LICHTENSTEIN 1938; UEHLINGER 1940; LICHTENSTEIN u. JAFFE 1942; JAFFE 1945).

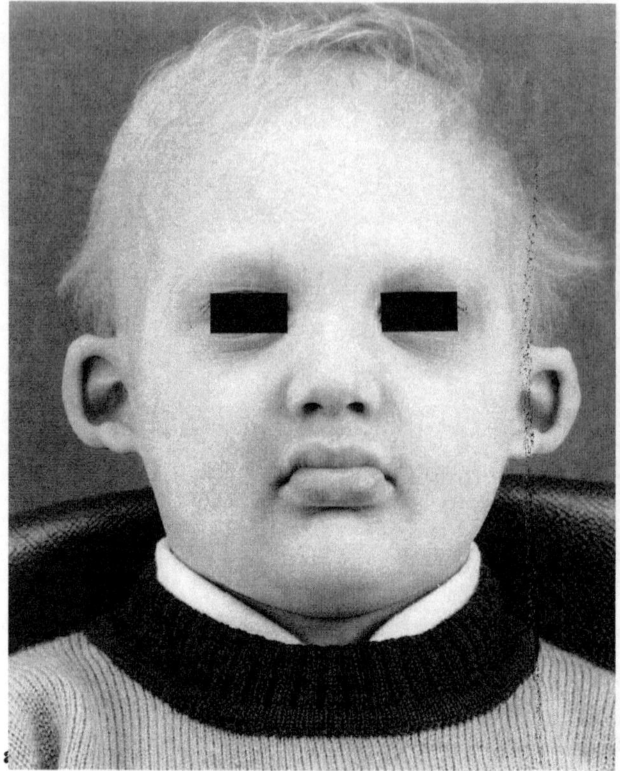

a

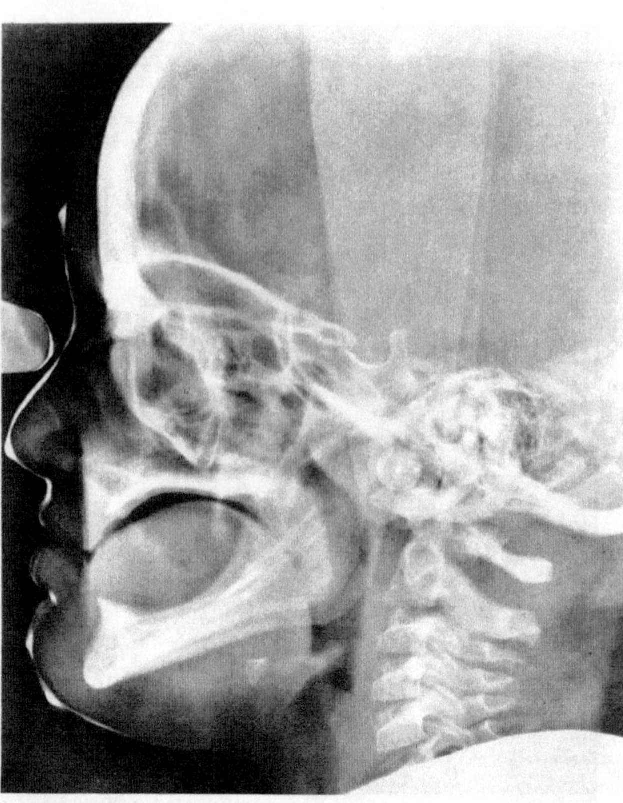

Abb. 45a, b. Ektodermale Dysplasie. **a** En face-Bild eines Kindes mit der Hypotrichose der Kopfhaare und der Augenbrauen. **b** Fernröntgenbild mit normaler intermaxillärer Relation, jedoch völliger Zahnlosigkeit des Ober- und Unterkiefers

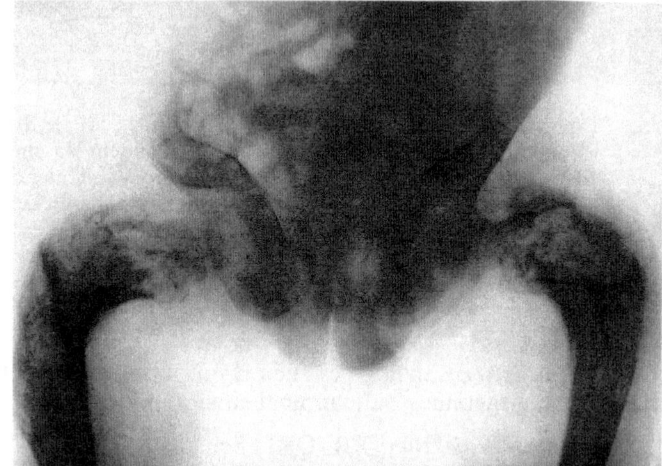

a

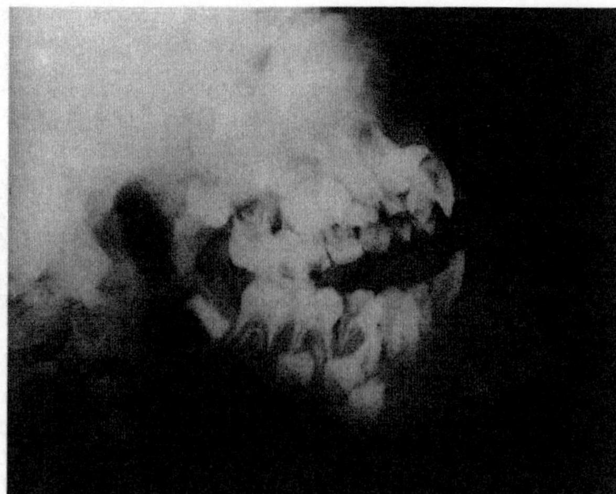

b

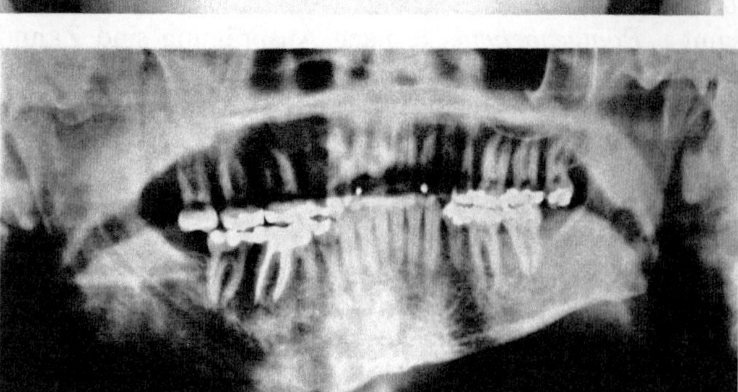

c

Abb. 46a–c. Fibröse Knochendysplasie. **a** Generalisierte Form mit Befall des Beckens und der Oberschenkel. **b** Monströse Veränderung im Gesichtsbereich mit Befall des Unterkiefers. **c** OPT mit einer monostotischen Form der fibrösen Dysplasie im Unterkiefer. Die Struktur ist arealweise bimssteinartig flächig bis feinwabig

Unseres Erachtens gibt es klinisch 3 Formen: Die generalisierte Form, oft verbunden mit einem offenen Foramen und mit Septumdefekt, flächenförmigen Pigmentierungen und hormonellen Störungen (Albright-Syndrom; ALBRIGHT et al. 1937). Dabei ist praktisch das ganze Skelett befallen und verformt (Abb. 46a). Ferner gibt es die monostotische Form und häufig eine polyostotisch auftretende Skelettentartung bei Jugendlichen, die sich besonders typisch am extrakraniellen Skelett manifestiert, aber trotzdem keine allgemeine Erkrankung ist. Im Gesichtsschädelbereich am häufigsten betroffen sind der Oberkiefer und das Jochbein, weniger häufig der Unterkiefer. An ihm bilden die Frontzahnregion und der Ramus mandibulae Prädilektionsstellen. Am Oberkiefer sind die Molaren und die Tuberregion mit tumorartigen Deformationen (WUNDERER 1956) bevorzugt. Falls der Alveolarfortsatz betroffen ist, kann es zu Kippungen oder Verdrängungen und Retentionen von Zähnen kommen.

Die befallenen Skelettabschnitte sind aufgetrieben und verlieren ihre Formstabilität, so daß beim generalisierten Befall starke Verbiegungen der Extremitäten und der Wirbelsäule zustandekommen. Die Erkrankung manifestiert sich im Gesichtsschädel meist einseitig, aber auch beidseitig an gleichen Orten, woraus groteske asymmetrische Deformierungen resultieren (Abb. 46b).

Die Knochenveränderung kann bei monostotischem Vorliegen zu differentialdiagnostischen Schwierigkeiten gegenüber der monostotischen Paget-Form und anderen fibro-ossären Läsionen (MAKEK 1983) Anlaß geben.

Röntgenprojektionen: Schädel oder OK halbaxial, Schädel seitlich, OPT, CT, Ober- und Unterkiefer-Aufbiß-Aufnahmen, Zahnröntgen, evtl. zusätzlich Aufnahmen des Stamm- und Extremitätenskelettes.

Röntgenbefund: Charakteristisch ist die Knochenauftreibung und die milchglasartige Strukturveränderung im befallenen Bereich (Abb. 46c). Die Kortikalis des Unterkiefers wird in die Veränderung miteinbezogen ebenso die Lamina dura der Zahnalveolen. Fibrös umgewandelte Knochenanteile können aber röntgenologisch auch als wabig-zystoide Aufhellungen imponieren und auch Pseudozysten mit serösem Inhalt zeigen (OBWEGESER et al. 1973).

6.4 Osteogenesis imperfecta

Die Erkrankung gibt es in 4 Typen, von denen nur 2 Typen eine gute Prognose haben. Allgemeinsymptom ist die abnorme Knochenbrüchigkeit, die auf einer Kollagensynthese- und Reifungsstörung beruht.

Neben allgemeinen Befunden wie lange und zarte Extremitäten, Skoliosen, Kyphoskoliosen sind auch im Gesichtsbereich langfristig Veränderungen festzustellen. So ist in über 66 % eine Hypoplasie der Maxilla

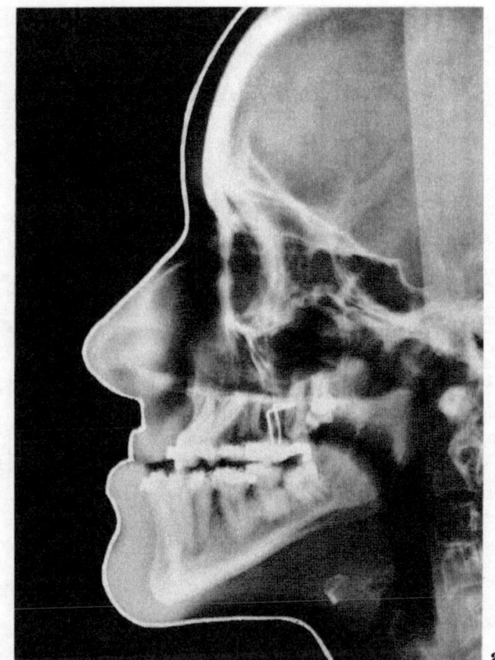

a

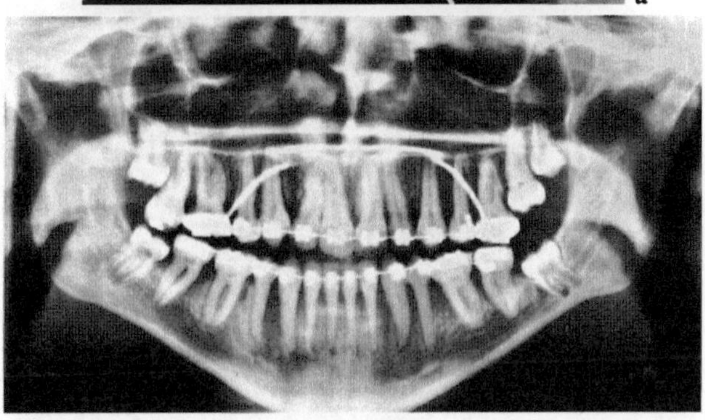

b

Abb. 47a, b. Osteogenesis imperfecta. **a** Fernröntgenbild mit der Retromaxillie und den grazilen Knochenstrukturen. **b** OPT mit der Dentinogenesis imperfecta und den Wurzelkanalobliterationen. Angedeutete Osteoporose

mit einer Retromaxillie vorhanden. Die Osteoporose, Pilzschädel, mögliche Otosklerose sind weitere Symptome.

Röntgenprojektion: FR, OPT, OK-1/2 axiale, Extremitätenaufnahmen.

Röntgenbefund: Im Röntgenbild erscheinen die knöchernen Strukturen grazil und teilweise osteoporotisch. Im Fernröntgenbild (Abb. 47a) sieht man deutlich die Retromaxillie und im OPT (Abb. 47b) oft Zahnveränderungen wie Dentinogenesis imperfecta, impaktierte Molaren und Wurzelkanalobliterationen.

6.5 Thalassämia major

Die Thalassämie major führt zu typischen Gesichtsdeformierungen. Die Symptome stehen in direkter Kor-

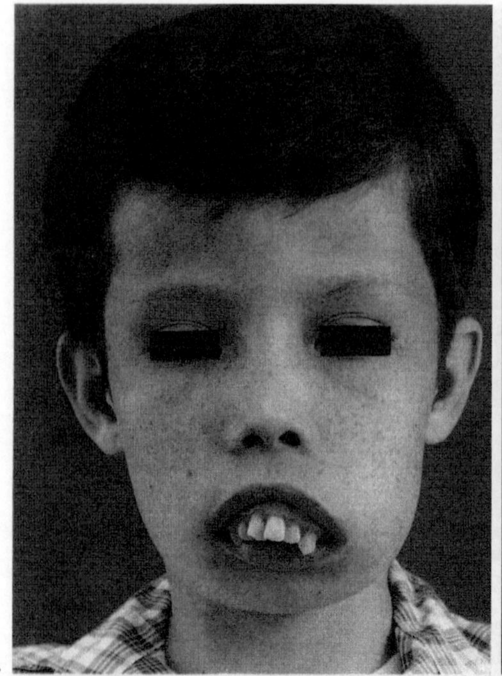
a

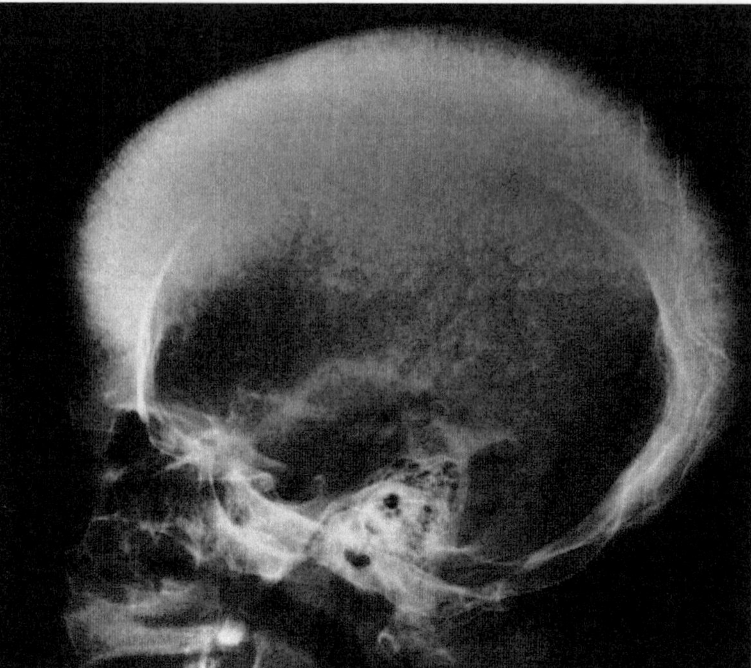
b

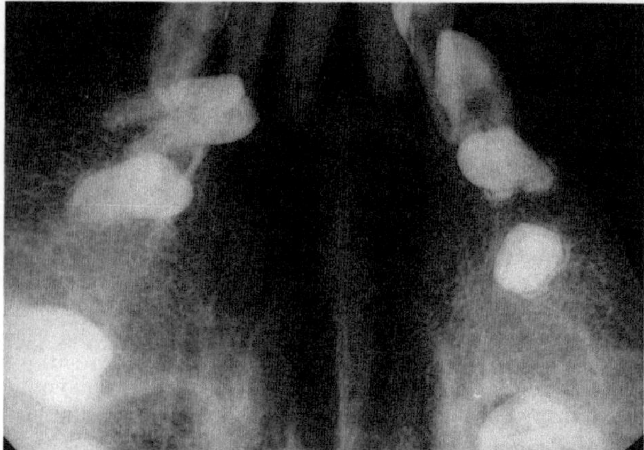
c

Abb. 48 a–c. Thalassämia major. **a** En face-Bild des Patienten mit stark vergrößerter Oberkieferbasis, der mongoloiden Augenstellung und der Verbreiterung der Nasenwurzel, Facies mongolica. **b** Seitliche Schädelaufnahme zeigt die Kalottenverdickung und den Bürstenschädel. **c** Oberkieferaufbißaufnahme mit abnormer Knochenstruktur durch die Knochenmarksexpansion

relation zu der Anämie, die durch die verminderte Bildung von β-Ketten des Hämoglobins A zustandekommt. Neben den Wachstumsstörungen und allgemeinen Symptomen wie Hepatosplenomegalie, Thrombozytopenie, Kardiomegalie etc. kommt es im Bereich des Gesichts zu typischen Veränderungen (Abb. 48 a) wie unkontrolliertes Wachstum der Maxilla und des Jochbeins, Verbreiterung der Nasenwurzel, zu Naseneingangseinengung und mongoloidem Aussehen.

Röntgenprojektion: FR, Schädel seitlich und p.a., OPT; OK-Aufbiß, CT.

Röntgenbefund: Im Röntgenbild ist deutlich die Knochenmarkexpansion sichtbar. Dies führt zur Verbreiterung der Diploe (Abb. 48 b), einem Bürstenschädel, Verbreiterung des os frontale. Im Bereich der Jochbeine und der Maxilla (Abb. 48 c) führt sie zu massiver Verbreiterung des knochenbildenden Marks.

6.6 Akromegalie

Die Akromegalie wird durch ein aktives GH-produzierendes Hypophysenadenom verursacht.

Hauptsymptom ist das auffällige Wachstum der Akren im Gesicht und an den Extremitäten. So kommt es zur Vergrößerung der Hände und der Füße, die einerseits knöchern bedingt ist, andererseits aber auch durch die Weichteilschwellung zustande kommt.

Im Gesichtsbereich sind ebenfalls markante, wenn auch nicht immer vorkommende Veränderungen vorhanden. Typisch für die Akromegalie ist die Vergrößerung der Nase (Abb. 49 a), Supraorbitalwülste, Protrusion der Zahnreihen, Makroglossie und Vergrößerung des Unterkiefers im Sinne einer hemimandibulären Hyperplasie oder Elongation (Obwegeser u. Makek 1986). Diese führt zu einer Makromandibulie mit umgekehrtem Frontzahnüberbiß.

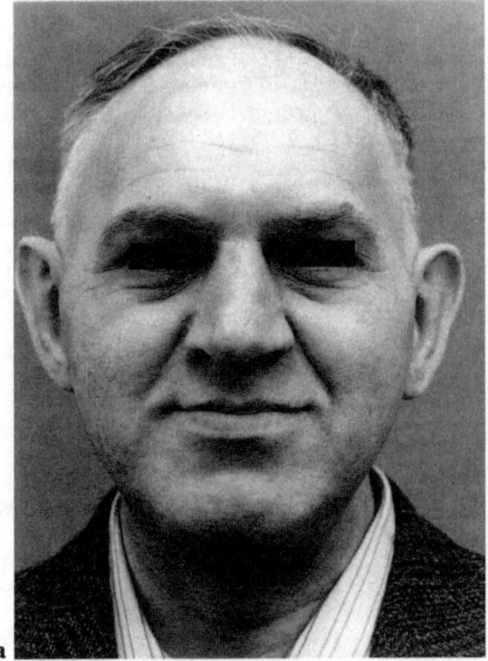

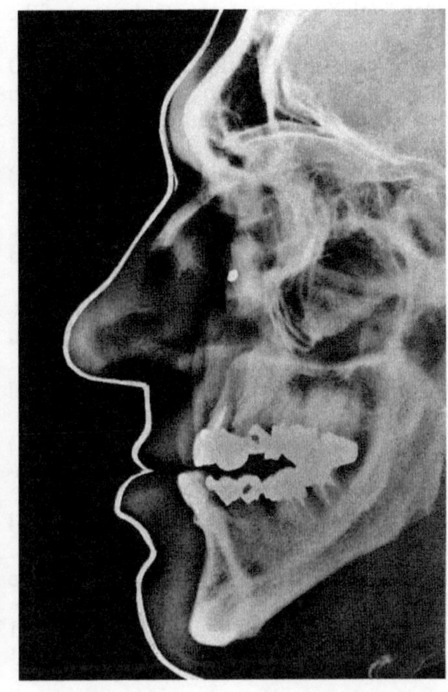

Abb. 49 a, b. Akromegalie. **a** En face-Bild eines Patienten mit vergrößertem Nasengerüst, Antemandibulie. **b** Das Fernröntgenbild zeigt die vergrößerten Supraorbitalwülste und Sinus frontalis, Antemandibulie und die große Nase

Röntgenprojektionen: OPT, FR, Schädel seitlich, OK-1/2 axial, Gelenktomogramme.

Röntgenbefund: Im seitlichen Schädelbild oder Fernröntgenaufnahme ist häufig die Vergrößerung der Sella sichtbar. Ebenfalls sieht man die Vergrößerung der Supraorbitalwülste und des Sinus frontalis und eine Hyperpneumatisation des Cellulae mastoideae.

Im Bereich des Viscrocranium kommt es zu signifikanten knöchernen Veränderungen im Bereich des Unterkiefers (FARMAND u. KÜNZLER 1990), die sowohl den Unterkieferhorizontalast, wie die Kieferköpfchen betreffen. Wachstumsformen der hemimandibulären Hyperplasie und der Elongation sind anzutreffen (s. entspr. Kapitel, OBWEGESER u. MAKEK 1986). Zur genauen Abklärung der Sella-Verhältnisse sind CT-Aufnahmen notwendig.

Literatur

Albright R, Buttler AM, Hampston AG, Smith P (1937) Syndrome characterized by osteitis fibrosa disseminate areas of pigmentation and endocrine dysfunction with precocious puberty in females. N Engl J Med 216:727

Angle EH (1900) Treatment of malocclusion of the teeth and fractures of the maxillae. Angle's System. White Dental Manufacturing 34

Apert E (1906) De l'acrocéphalosyndactylie. Bull Soc Méd Hôp 23:1310

Arridge S, Moss JP, Linney AD, James DR (1985) Three dimensional digitization of the face and skull. J Maxillofac Surg 13:136

Beckers HL (1977) Masseteric muscle hypertrophy and its intraoral surgical correction. J Maxillofac Surg 5:28

Binder KH (1962) Dysostosis maxillo-nasalis, ein arhinzephaler Mißbildungskomplex. Dtsch Zahnärztl Z 17:438

Bjoerk A (1954) Cephalometric X-Ray investigations in dentistry. Int Dent J 4:718

Burke PH (1957) Unilateral facial hypoplasy affecting tooth size. Br Dent J 16:41

Craniometrische Konferenz zu Frankfurt 1884. Verständigung über ein gemeinsames craniometrisches Verfahren. (Frankfurter Verständigung) Arch Antropol 15:1

Crouzon O (1912) Dysostose cranio-faciale héréditaire. Bull Soc Méd Hôp 33:545

David DS, Poswillo D, Simpson D (1982) The craniostenoses. Springer, Berlin Heidelberg New York

Delaire J (1978) L'analyse architecturale et structurale craniofaciale (de profil). Principes théoriques. Quelques exemples d'emploi en chirurgie maxillo-faciale. Rev Stomatol Chir Maxillofac 79:1

Delaire J, Tessier P, Tulasne JF, Resche F (1980) Clinical and radiologic aspects of maxillonasal dysostosis (Binder-Syndrome). Head Neck Surg 3:105

Engelke W (1987) Verwendung von technischen Hilfsmitteln zur Qualitätssicherung in der maxillo-fazialen Radiologie. Dtsch Zahnärztl Z 42:35

Engelke W, Marxer HJ (1988) Achsengerechte Orthopantomographie als Mittel zur quantitativen Verlaufskontrolle. Schw Monatschr Zahnmed 98:10

Enlow DH (1975) Handbook of facial growth. Saunders, Philadelphia

Fairbrain P (1846) Suffocation in an infant from retraction of the base of the tongue, connected with defect of the frenum. Am J Med Sci 6:280

Farmand M, Künzler A (1990) Typical clinical changes of the facial skeleton in acromegaly. (In press)

Farmand M, Hirschfelder U, Hirschfelder H, Müßig D (1990) Dreidimensionale Darstellung der knöchernen Strukturen von angeborenen Fehlbildungen u. Entwicklungsstörungen. (In press)

Fogh-Andersen P (1943) Dysostosis craniofacialis (Crouzon) som dominant arvelig lidelse. Nord Med 18:993

Franceschetti A, Zwahlen P (1944) Un syndrome nouveau: La dysostose mandibulofaciale. Bull Schweiz Akad Med Wiss 1:60

François J, Haustrate L (1954) Anomalies colobomatenses du globe oculaire et syndrom du premier arch. Ann Ocul 187:340–368

Freihofer HP (1975) Inner intercanthal and interorbital distances. J Maxillofac Surg 8:20

Goodman RM, Tadmor R, Zaritsky A, Becker SA (1975) Evidence for an autosomal recessive form of cleidocranial dysostosis. Clin Genet 8:20

Gorlin R, Pindborg JJ (1964) Syndrome of the head and neck. McGraw-Hill, New York

Gorlin RJ, Pindborg JJ, Cohen MM (1976) Syndroms of the head and neck. McGraw-Hill, New York

Greig DM (1924) Hypertelorism. A hitherto undifferentiated congenital craniofacial deformity. Edinburgh Med J 31:560

Hallermann W (1948) Vogelgesicht und Cataracta congenita. Kleine Med Augenheilkd 113:315

Hirschfelder U, Hirschfelder H (1989) 3-D-Rekonstruktion zur Beurteilung der Morphologie kraniofazialer Strukturen. Dtsch Zahnärztl Z 44:187

Holdaway RA (1956) Changes in relationship of points A and B during orthodontic treatment. Am J Orthod 42:176

Hoppe I (1859) Eine angeborene Spaltung der Nase. Preuss Med Z, Berlin 2:164

Hotz R (1959) Ist das Fernröntgenbild für die Beurteilung einer Bißanomalie notwendig? Fortschr Kieferorthop 20:156

Jaffe HL (1945) Fibrous dysplasia of bone, a disease entity and specifically not an expression of neurofibromatosis. J Mount Sinai Hosp 12:364

Kamajaw E, Kamiishi H (1978) Evaluation of facial osteotomy with the aid of Moiré. Contourography. J Maxillofac Surg 6:233

Kreiborg S (1981) Crouzon syndrome. Scand J Plast Reconstr Surg (Suppl) 18

Lichtenstein L (1938) Polyostotic fibrous dysplasia. Arch Surg 36:874

Lichtenstein L, Jaffe HL (1942) Fibrous dysplasia of bone; a condition affecting one, several or many bones, the graver cases of which may present abnormal pigmentation of the skin, premature sexual development, hyperthyroidism or still other extraskeletal abnormalities. Arch. Pathol. 33:777

Loepp W, Lorenz R (1971) Röntgendiagnostik des Schädels. Thieme, Stuttgart

Makek M (1983) Clinical pathology of fibro-osteo-cemental lesions in the cranio-facial and jaw bones. Karger, Basel

Marchac D (1978) Radical forhead remodeling for craniostenoses. Plast Reconstr Surg 61:823

Marie P, Sainton P (1897) Observation d'hydrocéphalie héréditaire (père et fils), par vice de développement du crâne et du cerveau. Bull Soc Méd Hôp 14:706

Moorees CFA, Kean MR (1958) Natural head position, a basic consideration for the analysis of cephalometric radiography. Am J Phys Antropol 16:213

Myer W de (1967) The median cleft face syndrome: differential diagnosis of cranium bifidum occultum, hypertelorism and median cleft nose, lip and palate. Neurology (Minneap) 17:961

Nadjami M, Piepgras U, Vogelsang H (1981) Kranielle Computertomographie. Thieme, Stuttgart

Obwegeser HL (1970) Zur Korrektur der Dysostosis otomandibularis. Schweiz Mschr Zahnheilkd 80:331

Obwegeser HL (1974) Correction of the skeletal anomalies of otomandibular dysostosis. J Maxillofac Surg 2:73

Obwegeser HL (1979) Deformities of the jaws. In: Mustardé JC (ed) Plastic surgery in infancy and childhood. Churchill Livingstone, Edinburgh

Obwegeser HL (1981) Grundsätzliches zur Korrekturplanung von Kiefer- und Gesichtsanomalien aus chirurgischer Sicht. Fortschr Kiefer-Gesichtschir 26:9

Obwegeser HL, Makek MS (1986) Hemimandibular hyperplasia – hemimandibular elongation. J Maxillofac Surg 14:183

Obwegeser HL, Marentette W (1986) Profil planning based on alterations in the positions of the bases of the facial thirds. J Oral Maxillofac Surg 44:302

Obwegeser HL, Freihofer HP, Horejs J (1973) Variations of fibrous dysplasia in the jaws. J Maxillofac Surg 1:161–171

Obwegeser HL, Weber G, Freihofer HP, Sailer HF (1978) Facial duplication – the unique case of Antonio. J Maxillofac Surg 3:179

Obwegeser HL, Lello GE, Farmand M (1985) Correction of secondary cleft deformities. In: Bell WH (ed) Surgical correction of dentofacial deformities, vol III. Saunders, Philadelphia

Olsson O, Strnad F, Vieten H, Zuppinger A (1963) Handbuch der medizinischen Radiologie, Bd VII/1 u 2. Röntgendiagnostik des Schädels. Springer, Berlin Göttingen Heidelberg

Pfeifer G (1978) Die Entwicklungsstörungen des Gesichtsschädels als Klassifikationsproblem. Dtsch Zahn- Mund- Kieferheilkd 48:22

Pfeifer G (1982) Lippen-Kiefer-Gaumenspalten. Thieme, Stuttgart

Poswillo D (1967) The aetiology and early treatment of the Pierre Robin syndrome. Proc. 2nd Int. Congress of Oral Surgery, Munksgaard, Copenhagen 1967

Poswillo D (1974a) Otomandibular deformity: pathogenesis as a guide to reconstruction. J Maxillofac Surg 2:64

Poswillo D (1974b) The pathogenesis of submucous cleft palate. Scand J Plast Reconstr Surg 8:34

Prusansky S (1961) Congenital anomalies of the face and associated structures. Thomas, Springfield

Pyle E (1931) A case of unusual bone development. J Bone Joint Surg 13:1874

Ricketts RM (1961) Cephalometric analysis and synthesis. Angle Orthodont 31:141

Riedel R (1957) An analysis of dentofacial relationships. Am J Orthod 43:103

Riolo ML, Moyers RE, McNamara JA, Hunter StW (1974) An atlas of craniofacial growth. Center for Human growth and Development, University of Michigan, Ann Arbor

Robin P (1923) La chute de la base de la langue considerée comme nouvelle cause de gêne dans la respiration nasopharyngienne. Bull Acad Méd (Paris) 89:37

Rushton MA (1951) Unilateral hyperplasia of the jaws in the young. Int Dent J 2:41

Russel A (1954) A syndrome of intrauterine dwarfism, recognizabel at birth with craniofacial dysostosis, disproportionately short arms and other anomalies. Proc Roy Soc Med 47:1040–1044

Schwarz R (1923) Neue cephalometrische Methoden und Apparate und ihre Anwendung in der Orthodontie. Schweiz Mschr Zahnheilkd 33:647

Sedano HO (1970) Frontonasal dysplasia. J Pediatr 76:906

Sienty JP (1936) Atlas der Anatomie im Fernröntgenbild. Quintessenz Berlin

Silver HK (1953) Syndrome of congenital hemihypertrophy, shortness of stature and elevated urinary gonadotropins. Pediatrics 12:368

Stafne EC, Gibilisco JA (1975) Oral röntgenographic diagnosis. Saunders, Philadelphia

Steiner C (1960) The use of cephalometrics as an aid to planning and assessing orthodontic treatment. Am J Orthodont 46:721

Streiff EB (1950) Dysmorphie mandibulo-faciale (tête d'oiseau) et alterations oculaires. Ophthalmologica 120:79

Takasaki H (1970) Moiré topography. Appl Opticus 9:1457

Tanner JM (1962) Wachstum und Reifung des Menschen. Thieme, Stuttgart

Taybe H (1982) Radiologie der Syndrome. Thieme, Stuttgart

Tessier P (1967) Ostéotomies totales de la face. Syndrome de Crouzon. Syndrome d'Apert. Oxycéphalies, scaphocéphalies, turricéphalies. Ann Chir Plast 12:4

Tessier P (1971) Relationship of craniostenoses to craniofacial dysostoses, and to faciostenoses. Plast Reconstr Surg 48:224

Tessier P (1976) Anatomical classification of facial, craniofacial and laterofacial clefts. J Maxillofac Surg 4:69

Uehlinger E (1940) Osteofibrosis deformans juvenilis (Polyostotische fibröse Dysplasie Jaffé-Lichtenstein). Virchows Arch Path Anat 306:255

Uehlinger E (Hrsg) (1970) Handbuch der speziellen pathologischen Anatomie und Histologie, Bd IX/7: Pathologische Anatomie des Schädels. Springer Berlin Heidelberg New York

Wassmund M (1935) Lehrbuch der praktischen Chirurgie des Mundes und der Kiefer. Bd I. Meusser, Leipzig

Wunderer S (1956) Die fibröse Dysplasie (Jaffé-Lichtenstein) der Schädelknochen unter Berücksichtigung der Kiefer. Osterr Z Stomatol 53:85

Frakturen des Gesichtsschädels und der Orbita

G. Fürst, U. Mödder und B. Bringewald

INHALT

1 Einleitung

Verletzungen des Kopfes gewinnen mit zunehmender Technisierung und Motorisierung immer mehr an Bedeutung. Nach umfangreichen Studien (Naumann 1974; Gögler 1962; Braunstein 1957) führen mehr als 70% der verkehrsbedingten Unfälle zu Kopfverletzungen. Gewalttätige Auseinandersetzungen, Arbeits- und Sportunfälle sind weitere Ursachen. Der Gesichtsschädel ist als exponierter Körperteil im besonderen Maße gefährdet und weist bei etwa 10% der Kopfverletzungen isolierte oder kombinierte Brüche auf. Die Dislokationsform der entstehenden Fraktur, welche die Art des operativen Vorgehens entscheidend beeinflußt, wird im wesentlichen von der Art, Stärke und Richtung der auftreffenden Gewalt bestimmt. Ziel der operativen Reposition ist ein funktionell und kosmetisch optimales Ergebnis. Dies setzt eine exakte Adaptation und Fixation der Fragmente voraus.

Anatomisch wird das Mittelgesicht kranial durch eine Verbindungslinie zwischen den Supraorbitalwülsten und kaudal durch die Okklusionsebene begrenzt. Eingeschlossen sind die Regio orbitalis, zygomaticoorbitalis und maxillaris. Das knöcherne Skelett wird gebildet durch das Kieferbein, die Jochbeine und die Jochbeinfortsätze des Os temporale und frontale, ferner das Os palatinum, – nasale, – lacrimale und Vomer, das Os ethmoidale und schließlich durch die Pterygoidfortsätze des Keilbeins. Ausgedehnte Frakturen überschreiten nicht selten die Grenzen des Mittelgesichts. So können insbesondere beim transversalen Abriß der großen Keilbeinflügel die vordere Wand des knöchernen Gehörgangs und der Sinus frontalis beteiligt sein.

2 Röntgendiagnostik

Aufgabe der Röntgenuntersuchung ist eine übersichtliche, möglichst überlagerungsfreie und mehrdimensionale Darstellung des Mittelgesichts. Diese Anforderungen werden von Übersichtsaufnahmen häufig nicht zufriedenstellend erfüllt, so daß Spezialaufnahmen oder eine tomographische Untersuchung angeschlossen werden müssen. Obwohl die Behandlung vieler Gesichtsschädelfrakturen nach sorgfältiger klinischer Untersuchung auch ohne Tomographie mit mehrdimensionaler Verwischung oder Computertomographie möglich ist, hat die Verfeinerung der radiologischen Diagnostik zu wesentlichen operativen Fortschritten in der Kiefer- und Gesichtstraumatologie beigetragen. Die Wahl des röntgenologischen Untersuchungsverfahrens muß den Zustand des Patienten berücksichtigen. Insbesondere bei schwerverletzten Patienten wird daher die Diagnostik zunächst auf Übersichtsaufnahmen beschränkt bleiben.

2.1 Übersichts- und Zusatzaufnahmen

Zweck sagittaler und seitlicher Schädelaufnahmen ist eine allgemeine Übersicht über den Hirn- und Gesichtsschädel. Neben Brüchen der Schädelkalotte lassen sich in der seitlichen Projektion Frakturen der Nasenwurzel beim hohen transversalen Abriß des Mittelgesichts erkennen. Impressionen der Jochbeine und Brüche der Alveolarfortsätze werden in der Regel ebenfalls sichtbar. Anders als der hohe transversale Mittelgesichtsabriß sind infrazygomatikale Brüche und zentrale Aussprengungen auf pa-Übersichten schlecht darzustellen. Hier stören vor allem Überlagerungen der Felsenbeine. Der Wert lateraler Aufnahmen wird neben Überlagerungen durch die häufig schwierige Seitenzuordnung eingeschränkt.

Tabelle 1. Spezialaufnahmen der Nasennebenhöhlen

Projektion	gute Darstellung	unzureichende Darstellung
okzipitofrontal	Stirnhöhle Siebbeinzellen Orbita Gaumen	Keilbein- und Kieferhöhlen
okzipitonasal („Orbita-Aufnahme")	Stirnhöhle Siebbeinzellen Orbita	Kieferhöhlen
okzipitodental	Stirn-, Keilbein- und Kieferhöhlen Orbita, Jochbein	Siebbeinzellen
lateral	Vorder- und Hinterwand der Stirn- und Kieferhöhlen Keilbeinhöhle vordere Schädelbasis Processus pterygoideus Gaumen	Siebbeinzellen laterale Stirn- und Kieferhöhlenwände

Die axiale Darstellung des Schädels gilt als Standardprojektion für die Schädelbasis. Darüber hinaus können die lateralen Kieferhöhlen- und Orbitawände abgegrenzt werden. Die Jochbögen lassen sich in der Regel beurteilen, projizieren sich jedoch in den Hirnschädel. Überlagerungen infolge der komplizierten anatomischen Verhältnisse schränken den Wert auch dieser Aufnahme erheblich ein. Bei Schwerverletzten verbieten die schwierigen Lagerungsbedingungen die Anfertigung dieser Aufnahme.

Auf der halbaxialen Schädelübersicht im okzipitodentalen (p.a.) Strahlengang werden die wichtigsten Linien und Strukturen des Mittelgesichts weitgehend überlagerungsfrei dargestellt. In der Regel können der gesamte Oberkiefer, die Orbitalränder einschl. der Suturae frontozygomaticae und die Jochbeine beurteilt werden, so daß sich diese Projektion im Vergleich zu anderen Übersichten bei den meisten Mittelgesichtsfrakturen als aussagekräftiger erweist (LITWAN u. FLIEGEL 1986).

Die Nasennebenhöhlen können in vier unterschiedlichen Projektionen abgebildet werden. Abhängig von der Aufnahmenebene lassen sich unterschiedliche Mittelgesichtsabschnitte frei projizieren (Tabelle 1). Die Einstelltechnik wird in der Literatur eingehend beschrieben (BRUSIS u. MÖDDER 1984).

Eine übersichtliche Darstellung der meisten Nasennebenhöhlen gelingt im okzipitodentalen Strahlengang, so daß diese Projektion als Standardaufnahme der Nasennebenhöhlen gilt. In der okzipitonasalen Projektion werden die Orbitae pyramidenfrei dargestellt. Da die Orbitaböden im vorderen Anteil orthograd getroffen werden, lassen sich Orbitabodenfrakturen auf dieser Nebenhöhlenaufnahme oft gut erkennen.

– Bei der Orbita-Schrägaufnahme nach Rheese verläuft der Zentralstrahl orthograd zum Canalis opticus, so daß diese Struktur als kreisförmiges Gebilde erkennbar wird. Darüber hinaus lassen sich die Klinoidfortsätze des kleinen Keilbeinflügels und die Ethmoidalzellen beurteilen.

– Laterale und axiale Nasenbeinaufnahmen gestatten eine übersichtliche Darstellung des Dorsum nasi, der knöchernen Nasenwände und der Frontalfortsätze des Oberkiefers. Laterale Impressionsfrakturen und Deviationen des Septums lassen sich in der axialen Projektion nachweisen.

– Der Jochbogen kann durch die axiale Jochbogenaufnahme überlagerungsfrei abgebildet werden. Die axial überkippte Projektion nach Welin („Henkeltopf-Aufnahme") ermöglicht die gleichzeitige Darstellung beider Jochbögen beim Erwachsenen. Beim Kind werden die Jochbögen allerdings häufig von der Kalotte überlagert. Hier ist eine Aufnahme nach Towne häufig besser geeignet (LITWAN u. FLIEGEL 1986).

2.2 Tomographische Verfahren

Der röntgenologische Nachweis einer Fraktur durch Übersichts- und Spezialaufnahmen kann auf Schwierigkeiten stoßen (TÄNZER 1966):

a) wenn sehr dünne Knochenabschnitte frakturiert sind,
b) wenn Formationen hoher Dichte oder vermehrter Strahlendurchlässigkeit frakturierte Knochen überlagern,
c) wenn die Strahlenrichtung von der Ebene des Bruchspalts im stärkeren Grad abweicht.

Von besonderem Interesse sind im Hinblick auf eine chirurgische Behandlung die knöcherne Orbitabegrenzung, die vordere Schädelbasis und die Wände des Sinus frontalis. Diese Bereiche lassen sich häufig nur mit Hilfe tomographischer Techniken beurteilen (REISSNER u. GOSEPATH 1979).

2.2.1 Konventionelle Tomographie

Die pluridirektionale Filmtomographie hat beim Frakturausschluß durch die Computertomographie insgesamt an Bedeutung verloren. Es sollten ausschließlich mehrdimensionale Verwischungstechniken zur Anwendung kommen, die Schichtabstände sollten 5 mm nicht überschreiten. Eine ergänzende laterale Schichtung der Nasennebenhöhlen wird insbesondere beim Ausschluß einer frontobasalen Fraktur notwendig. Sie liefert eine übersichtliche Darstellung der Lamina cribrosa, der ventralen und dorsalen Wände der Stirn-, Keilbein- und Kieferhöhlen. Ferner läßt sich die Fossa pterygopalatina beurteilen. Vorteile

Tabelle 2. Tomographischer Frakturnachweis – Computertomographie und konventionelle Tomographie im Vergleich

	Frakturlokalisation
beide Verfahren gleichwertig	Kieferhöhlenboden, Sutura frontozygomatica, Processus pterygoideus, Processus zygomaticus frontalis
CT überlegen	Mediale Orbitawand, dorsaler Orbitaboden, faziale Kieferhöhlenwand, Jochbogen
CT gleichwertig oder überlegen	Orbitadach, laterale Orbitawand, ventraler Orbitaboden, mediale und laterale Kieferhöhlenwand, Jochbein, Nasenseptum, Processus frontalis maxillae, Lamina cribrosa

bietet das Verfahren zweifellos beim Nachweis von Brüchen des Orbitabodens und -daches. Der computertomographische Ausschluß insbesondere gering oder nicht dislozierter Frakturen macht eine Untersuchung in koronarer Technik erforderlich, die bei schwerverletzten Patienten im Gegensatz zur frontalen Filmtomographie meistens nicht durchführbar ist.

2.2.2 *Computertomographie*

Mit der hochauflösenden Computertomographie steht ein weiteres wertvolles Schichtverfahren bei der Beurteilung maxillofazialer Verletzungen zur Verfügung. Über den Nachweis auch wenig ausgedehnter Frakturen hinaus lassen sich assoziierte Weichteilverletzungen mit hoher Treffsicherheit erfassen. Besondere Rechenprogramme erlauben eine Verbesserung der Ortsauflösung in Arealen hoher Knochenabsorptionswerte. Unter Inkaufnahme eines hohen Rauschanteils im Bereich der Weichteilgewebe lassen sich zarte Knochenstrukturen scharf konturiert abbilden (Jend et al. 1982). Vergleichende Untersuchungen der CT mit der konventionellen Tomographie (Langen et al. 1989; Mees u. Hüsch 1985; Hammerschlag et al. 1982; Kreipke et al. 1984) und eine eigene prospektive Analyse der Ergebnisse von 40 mit beiden Verfahren untersuchten Patienten zeigen – abhängig von Ausdehnung und Lokalisation der Frakturen – eine Überlegenheit oder Gleichwertigkeit der Computertomographie (Tabelle 2).

Zur Reduzierung von Teilvolumeneffekten ist eine Begrenzung der Schichtbreite auf möglichst nicht mehr als 2 mm erforderlich. Die axiale Untersuchung erfolgt durch Tomogramme parallel zur Verbindungslinie zwischen Infraorbitalrand und äußerem Gehörgang (DH) und beginnt in Höhe des oberen Alveolarkamms. Der Tischvorschub sollte 6 mm nicht überschreiten. Durch entsprechende Veränderung der Gantry kann die Untersuchung ohne Verlagerung des Patienten auf den Hirnschädel ausgedehnt werden. Ein Nachteil des Verfahrens ist zweifellos die zur

Abb. 1 a, b. Schußverletzung des Nasenbeins und der fazialen Kieferhöhlenwand mit Schußdefekten im Bereich des Stirnbeins, des harten Gaumens und des Processus alveolaris (*kleine Pfeilspitzen*) nach Suizidversuch (kaudokranialer Schußkanal).
Metallartefakte nach osteosynthetischer Versorgung der frontozygomatikalen Sutur und des Infraorbitalrandes (*Pfeile*). Sogenanntes Pseudoforamen im Bereich der Lamina papyracea (*große Pfeilspitzen*). **a** 3-D-Bild des Gesichtsschädels bei Ansicht von rechts ventral. **b** Halbaxiale Schädelübersicht (Ausschnitt). Projektile (*große Pfeilspitzen*)

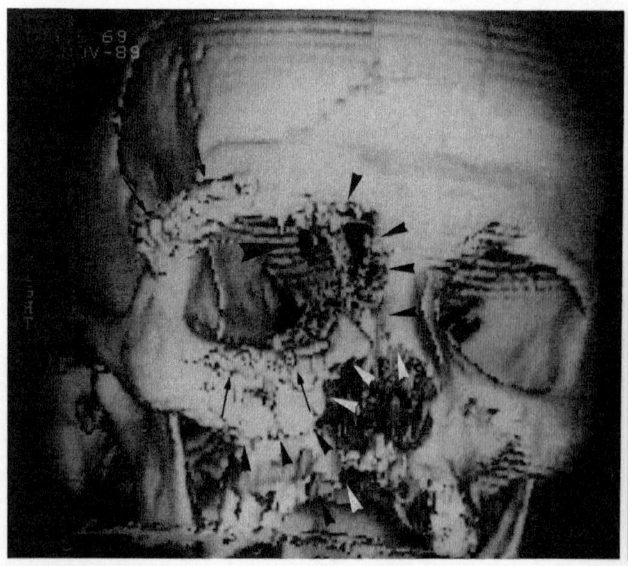

a

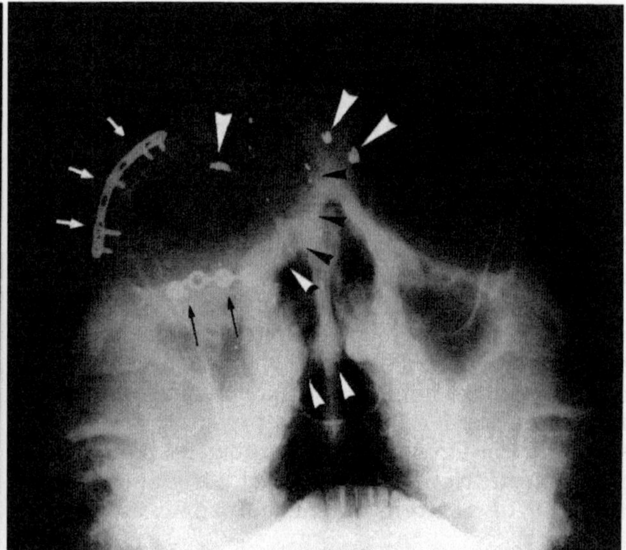

b

koronaren Schichtung erforderliche Reklination des Kopfes, die abhängig vom Zustand des Patienten nicht immer und nur nach Ausschluß einer HWS-Fraktur durchgeführt werden kann. Schließlich reduzieren gelegentlich Artefakte durch metallische Zahnfüllungen die Bildqualität koronarer Tomogramme. Die diagnostische Aussagekraft wird nach unseren Erfahrungen jedoch bei sorgfältiger Wahl der Gantrystellung nur selten entscheidend beeinträchtigt.

2.2.3 3-D-Computertomographie

Neue Verfahren zur Rekonstruktion dreidimensionaler Oberflächen aus Datensätzen hochauflösender Computertomogramme gestatten eine vollständige Darstellung des maxillofazialen Skeletts. Da über die bereits für die konventionelle 2-D-CT gesammelten digitalen Daten hinaus keine zusätzlichen Informationen geliefert werden, liegt der Wert des Verfahrens weniger im Nachweis vorher nicht erkennbarer Details, sondern vielmehr in der plastischen Vermittlung der komplexen Mittelgesichtsanatomie (VANNIER et al. 1984; KOLTAI u. WOOD 1986; MARENTETTE u. MAISEL 1988). Die mentale Rekonstruktion aus einem Satz zweidimensionaler Bilder entfällt und erleichtert insbesondere dem nicht routinemäßig mit der CT beschäftigten Arzt die Befundinterpretation. Untersuchungen von (GILLESPIE u. ISHERWOOD 1986 und GILLESPIE et al. 1987) zeigen Vorteile bei schweren maxillofazialen Traumen mit multiplen Frakturen. Dabei wird die Frakturdetektion im Vergleich zur 2-D-CT nicht verbessert. Hingegen lassen sich Form und Ausmaß der Dislokation besser abschätzen. Durch die Möglichkeit, posttraumatische Deformitäten mit den umgebenden normalen Strukturen zu vergleichen, läßt sich das Verfahren möglicherweise in Zukunft vor operativer Korrektur zygomatikomaxillärer Defekte und Asymmetrien einsetzen. Weniger ausgedehnte Frakturen, insbesondere in Bereichen dünner knöcherner Strukturen (NNH, Orbita), lassen sich nicht zuverlässig erfassen. Hier erschweren sogenannte Pseudoforamina, die auf Teilvolumeneffekte (partial volume averaging) zurückzuführen sind, die Befundinterpretation erheblich (Abb. 1).

3 Frakturklassifikation

Hirn- und Gesichtsschädel bilden eine statisch-funktionelle Einheit. Entsprechend den beim Kauakt auftretenden vertikalen Zug- und Druckkräften bilden sich im Bereich des Mittelgesichts überwiegend senkrecht verlaufende Trajektoren aus. Die Kraftübertragung zwischen Schädelbasis und oberem Basalbogen erfolgt über drei vertikale Stützpfeiler auf jeder Seite (Stirn-Nasenpfeiler, Jochbein- und Flügelgaumenpfeiler), die als Umgehungskonstruktion die Höhlen des Viszerokraniums umgreifen (SCHUHMACHER 1975). Entsprechend ihrer vertikalen Ausrichtung können sie horizontal einwirkenden Kräften wenig Widerstand entgegensetzen und sind im Rahmen ausgedehnter Frakturen häufig involviert. Frakturen des Gesichtsschädels zeigen entsprechend den beschriebenen Prädilektionsstellen häufig charakteristische Verläufe. Klassifikationen wie die von LE FORT (1900) und WASSMUND (1927) berücksichtigen diese Gesetzmäßigkeiten und beziehen experimentelle Erfahrungen ein (LE FORT 1901). Die heute häufiger vorkommenden komplexen Kombinationsbrüche lassen sich allerdings nur selten zwanglos in die bekannten Schemata einordnen. In neueren Klassifikationen werden zentrale und laterale Mittelgesichtsfrakturen mit verschiedenen Untergruppen unterschieden (PAPE 1969a, b; SPIESSL u. SCHROLL 1972; SCHROEDER et al. 1982). Im folgenden soll insbesondere die Einteilung von NIGST (1972) zur Grundlage genommen werden.

Tabelle 3. Frakturklassen

Klasse I	Infrazygomatikale Frakturen
Klasse II	zentrale oder pyramidale Frakturen
Klasse III	zentrolaterale Frakturen
Klasse IV	laterale Frakturen

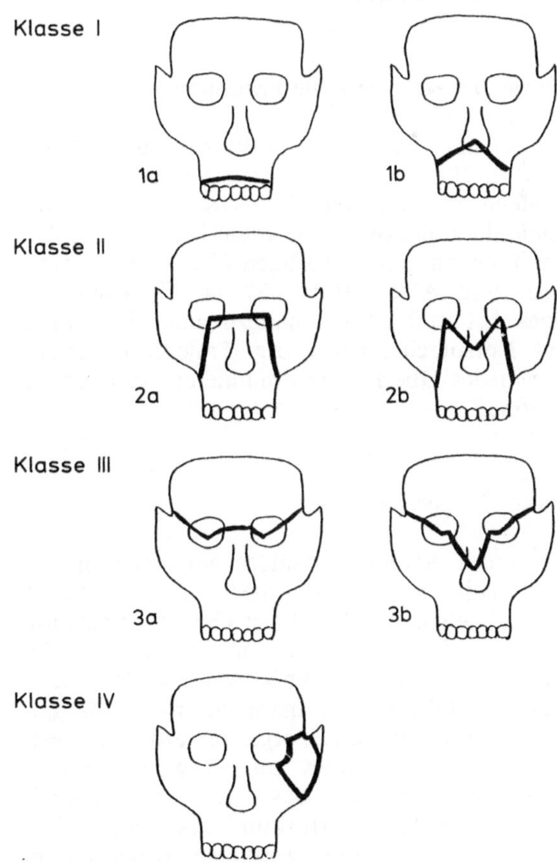

Abb. 2. Klassifikation der Mittelgesichtsfrakturen (nach NIGST 1972)

Die Begriffe Oberkiefer- und Jochbeinfrakturen werden weitgehend durch die umfassenderen Begriffe der zentralen, zentro-lateralen und lateralen Mittelgesichtsfrakturen ersetzt. Unter Berücksichtigung traditioneller Schemata werden vier Klassen unterteilt (Tabelle 3, Abb. 2).

- Bei den infrazygomatikalen Frakturen (Klasse I) verlaufen alle Bruchlinien unterhalb des Jochbeinansatzes. Sie können als Alveolarfortsatzfrakturen mit oder ohne Beteiligung der Zähne (1 a) oder in Form der klassischen Le Fort I-Fraktur (1 b) auftreten.
- Zentrale oder pyramidale Frakturen (Klasse II) sind durch die Trennung des Oberkiefers vom Gesichtsschädel gekennzeichnet. Diese Gruppe schließt die Le Fort II-(Wassmund II-)Fraktur (2a) und die Wassmund II-Fraktur (2b) ein.
- Zentrolaterale Frakturen (Klasse III) trennen Hirn- und Gesichtsschädel voneinander. Neben den Stirn-Nasen- und Flügelgaumenpfeilern sind die Jochbeinpfeiler frakturiert. Im Falle der Le Fort III-Fraktur (Wassmund IV) (3a) verläuft der Bruchspalt durch den interorbitalen Raum. Die Wassmund III (3b)-Fraktur beteiligt die Nasenbeine.
- Bei den lateralen Mittelgesichtsfrakturen (Klasse IV) sind in der Regel Kieferhöhle und Orbita beteiligt. Das Jochbein kann vom Mittelgesicht vollständig abgetrennt sein.

4 Zentrale und zentrolaterale Frakturen

Zu dieser Gruppe werden die Frakturen der Klassen I bis III nach Nigst (1972) gezählt. Ferner sollen an dieser Stelle Verletzungen der Nase und der Nasoethmoidalregion erwähnt werden. Das Os maxillae bildet mit seinen vier Fortsätzen (Stirn-, Jochbein-, Gaumen- und Alveolarfortsatz) das Zentrum des Mittelgesichts und ist bei nahezu allen Frakturen beteiligt. Entsprechend dem o.g. Trajektorenverlauf im Bereich des Oberkiefers dominieren transversale Bruchformen.

4.1 Frakturen der Klasse I

Frakturen des Alveolarfortsatzes entstehen in der Regel durch direkte Gewalteinwirkung auf den oberen Zahnbogen, seltener indirekt bei Gewalteinwirkung auf den Unterkiefer (Spiessel u. Schroll 1972). Röntgenologisch werden knöcherne Verletzungen durch enorale Oberkieferaufnahmen erfaßt, die ggf. durch Einzelzahnaufnahmen ergänzt werden. Die seltenen vertikalen Frakturen können durch kraniokaudale Enoralaufnahmen des Gaumens dargestellt werden. Die tiefe Querfraktur des Oberkiefers (Le Fort I-, Guerin-Fraktur) weist einen Bruchspalt in Bodenhöhe der Nasenhaupt- und Kieferhöhlen auf und führt zu Okklusionsstörungen. Das Nasenseptum kann beteiligt sein. Halbaxiale Schädelübersichten bilden die Linea zygomaticoalveolaris und die betroffenen Kieferhöhlenwände weitgehend überlagerungsfrei ab, so daß in der Regel der gesamte Frakturverlauf im Gegensatz zu sagittalen und seitlichen Übersichten erfaßt werden kann.

4.2 Frakturen der Klasse II

Eine frontale Gewalteinwirkung auf das Mittelgesicht kann zu einem Abriß des Oberkiefers führen. Eine ausgeprägte dorsale Dislokation und Impression sind häufige Folgen. Frakturen finden sich im Bereich der Nasenbeine, der Stirn- und Jochbeinfortsätze, der Maxilla, ferner im Bereich der Orbitae und Kieferhöhlen. Die Wassmund I-Fraktur zeigt als Variante dieses Bruchtyps keine Beteiligung der Nasenbeine. Sowohl zentrale als auch zentrolaterale Frakturen können mit einer Verletzung der Nasoethmoidalregion kombiniert sein und zur Ausbildung von Liquorfisteln führen. Sagittale und seitliche Schädelübersichten gestatten häufig den Frakturnachweis im Bereich der Ethmoidalregion. Die Verletzung des knöchernen Nasenskeletts sowie eine Dislokation des Mittelgesichts wird in der seitlichen Aufnahme erfaßt. Eine umfassendere Frakturlokalisation ermöglicht jedoch auch hier die okzipitodentale Schädelübersicht bzw. NNH-Aufnahme. Mit ihr lassen sich die Bruchlinien im Bereich des Infraorbitalrandes, der Kieferhöhlenwände und der Linea zygomatikoalveolaris nachweisen. Häufig ist eine exakte Fragmentlokalisation allerdings nur mit Hilfe von Schichtuntersuchungen möglich.

4.3 Frakturen der Klasse III

Nahezu alle knöchernen Strukturen des Mittelgesichts können bei diesem Typ betroffen sein. Frakturen finden sich im Bereich des Interorbitalraums, des Orbitabodens, der lateralen Orbitawand, der Lamina papyracea und des Jochbogens. In der Regel ist die Sutura frontozygomatika, nicht selten der Frontalfortsatz des Jochbeins betroffen (Abb. 3a–c). Ferner können die Frontobasis, die großen Keilbeinflügel, die Flügelgaumenfortsätze und die Kieferhöhlenwände Brüche aufweisen (Abb. 4a, b). Als Variante beteiligt die Wassmund III-Fraktur die Nasenbeine und Stirnhöhlen nicht. Unter den Übersichtsaufnahmen gestattet die halbaxiale Projektion auch bei diesem komplizierten Frakturtyp die umfassendste Darstellung. Die Durchführung einer axialen Computertomographie im Rahmen der Notfalldiagnostik ist allerdings häufig erforderlich. Die Untersuchung dient dabei in erster Linie der Darstellung der meist ausgedehnten Weichteilverletzungen und dem Ausschluß endokranieller Komplikationen. Darüber hinaus lassen sich knöcherne Verletzungen des Interorbitalraumes, der Orbitae

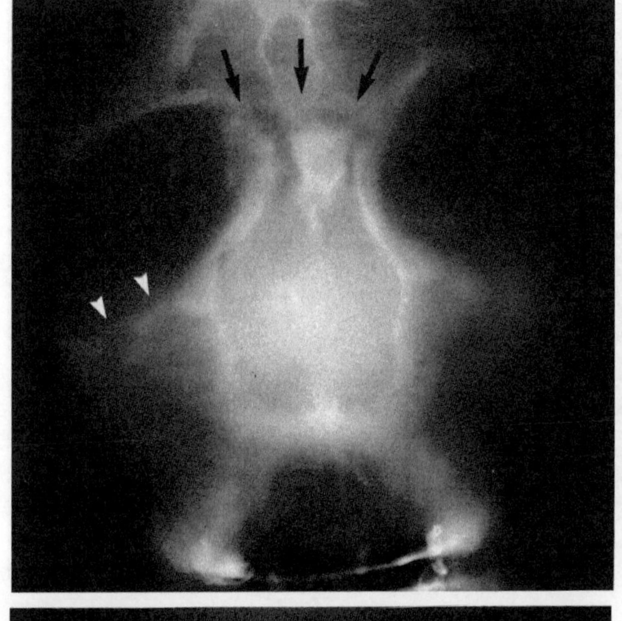

a

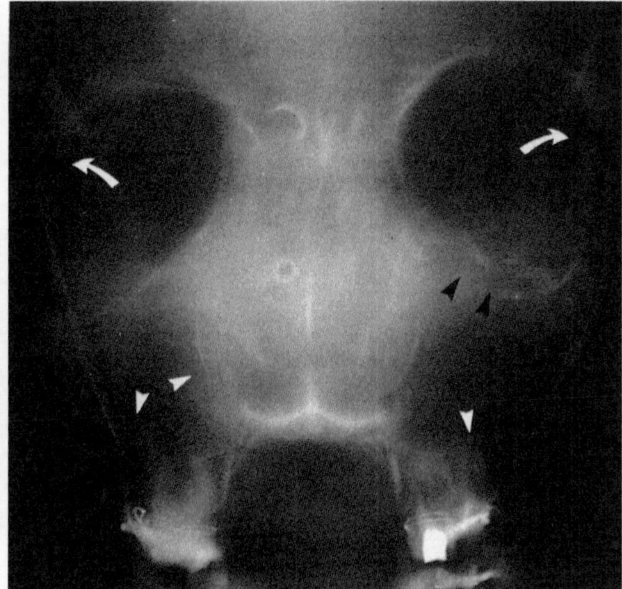

b

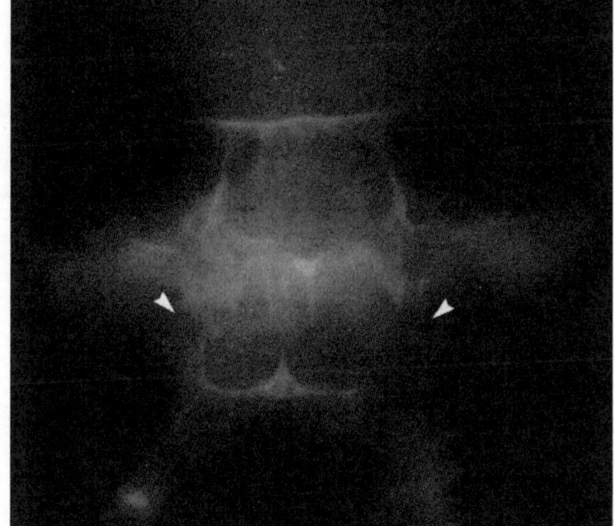

c

Abb. 3a–c. Zentrolaterale Mittelgesichtsfraktur der Klasse III (nach Nigst 1972) mit Trennung von Hirn- und Gesichtsschädel. Bruch des Stirn-Nasenpfeilers (*Pfeile*). Ruptur der frontozygomatikalen Suturen (*gebogene Pfeile*) (Zustand nach frontomaxillärer Aufhängung) Frakturen beider Orbitaböden, der Kieferhöhlenwände und der Pterygoidfortsätze (*Pfeilspitzen*). **a–c** Frontale Filmtomogramme

und NNH sowie der oft assoziierten frontobasalen Frakturen empfindlicher nachweisen. Die selten frakturierte dorsale Wand der Stirnhöhle wird auf axialen Tomogrammen übersichtlich erfaßt.

4.4 Frakturen der knöchernen Nase

Brüche der Nase können isoliert oder im Rahmen zentraler und zentrolateraler Frakturen vorkommen. Die Durchführung einer funktionell und kosmetisch zufriedenstellenden Behandlung setzt eine Bestimmung des Frakturtyps (Nasenbeinimpression, -zertrümmerung, Abtrennung von den Stirnfortsätzen, Septumbeteiligung) voraus. Die röntgenologische Darstellung muß dazu grundsätzlich in zwei Ebenen erfolgen. Die kranio-kaudale Aufnahme gestattet die Darstellung der seitlichen Nasenwände und des Septums. Schichtuntersuchungen werden in der Regel bei ausgedehnten Frakturen mit Beteiligung des Siebbeins erforderlich (Abb. 5a, b).

5 Laterale Frakturen

Der laterale Mittelgesichtsabschnitt bezieht sich im wesentlichen auf das Jochbein. Frakturen dieser Region beteiligen jedoch auch benachbarte knöcherne Bereiche. (So sind die laterale Orbita, Anteile des Kieferbeins sowie Processus zygomaticus des Stirn- und Schläfenbeins häufig beteiligt.) Sie machen nach eigenen Erfahrungen etwa 70% der Mittelgesichts-

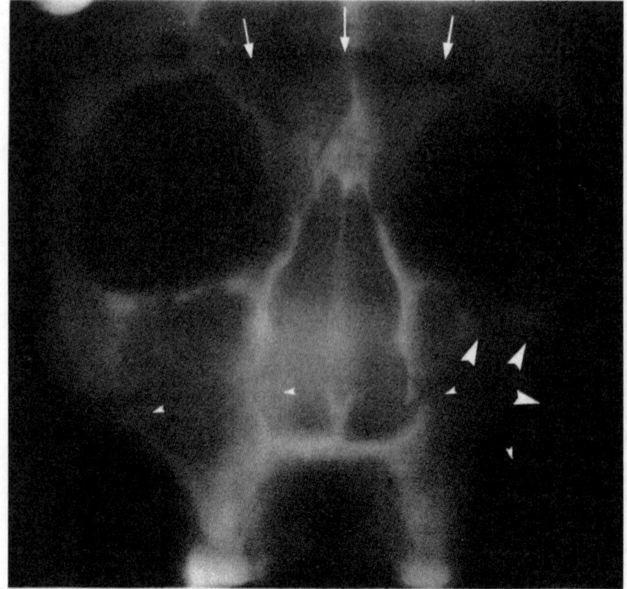

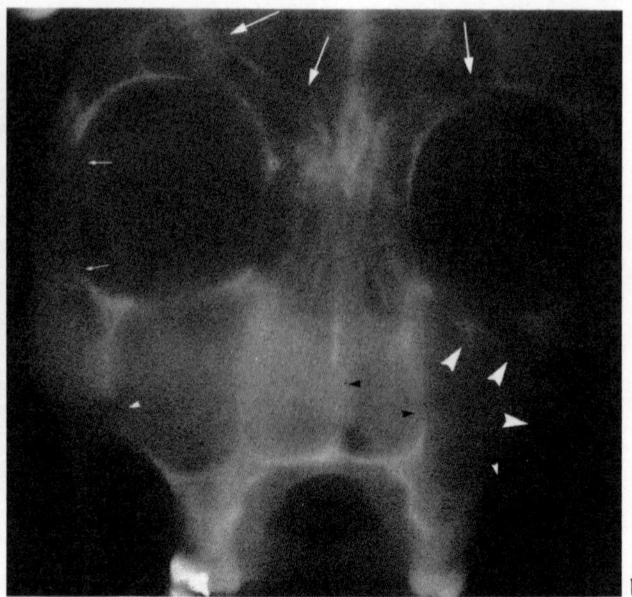

Abb. 4a, b. Komplexe Fraktur des Mittelgesichts und der Frontobasis (*große Pfeile*). Mehrstückfraktur des linken Jochbeins mit Beteiligung des Infraorbitalrandes (*große Pfeilspitzen*). Infrazygomatikale Fraktur in Bodenhöhe der Nasenhaupt- und Kieferhöhlen mit Bruchlinien im Bereich der medialen und lateralen Kieferhöhlenwände sowie des Nasenseptums (*kleine Pfeilspitzen*). Fraktur des frontozygomatikalen Pfeilers rechts (*kleine Pfeile*). **a, b** Frontale Tomogramme

Abb. 5a, b. Trauma mit zentraler Gewalteinwirkung. Fraktur des Os nasale (*Pfeile*), der Rhinobasis (*Pfeilspitzen*) und des Infraorbitalrandes (*große Pfeile*). Hämatosinus der linken Kieferhöhle. **a, b** Axiale HR-Computertomogramme

frakturen aus. Auf eine Beteiligung des Unterkiefers im Rahmen zygomatikomandibulärer Brüche soll hier nur hingewiesen werden. Frakturen des Jochbeins und des Jochbogens können isoliert mit und ohne Dislokation auftreten (Typ I und II) (Abb. 6, NIGST 1972; Abb. 7). Abhängig von Ausmaß und Richtung der einwirkenden Gewalt kommen Fragmentverschiebungen in medialer, dorsaler und dorsokaudaler Richtung vor. Für die Therapie dislozierter Jochbeinfrakturen ist der Nachweis einer Diastase am lateralen Orbitarand von wesentlicher Bedeutung. Um funktionelle und kosmetische Folgeveränderungen im Bereich der Orbita zu verhindern, ist eine exakte Fragmentreposition und osteosynthetische Fixation erforderlich. Eine Ruptur der Sutura frontozygomatica setzt in der Regel stärkere Traumen voraus. Häufig findet sich röntge-

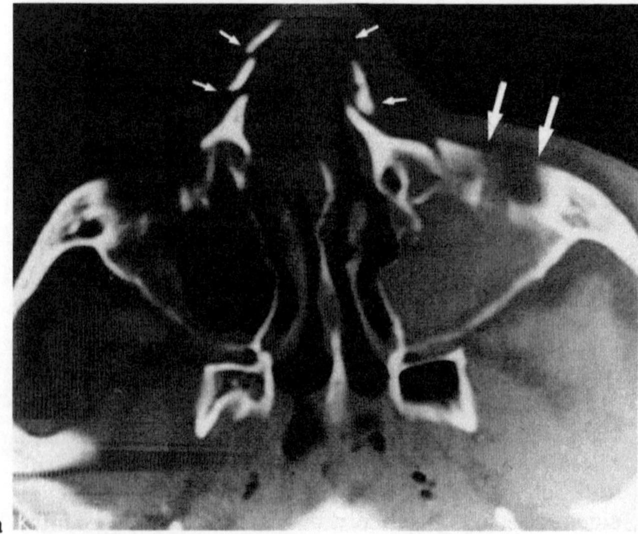

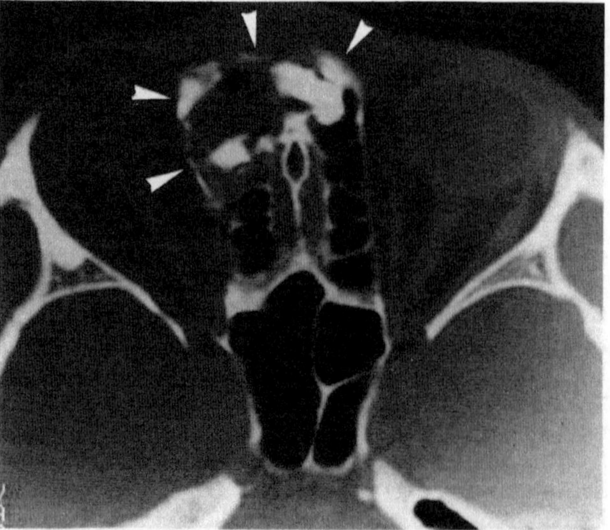

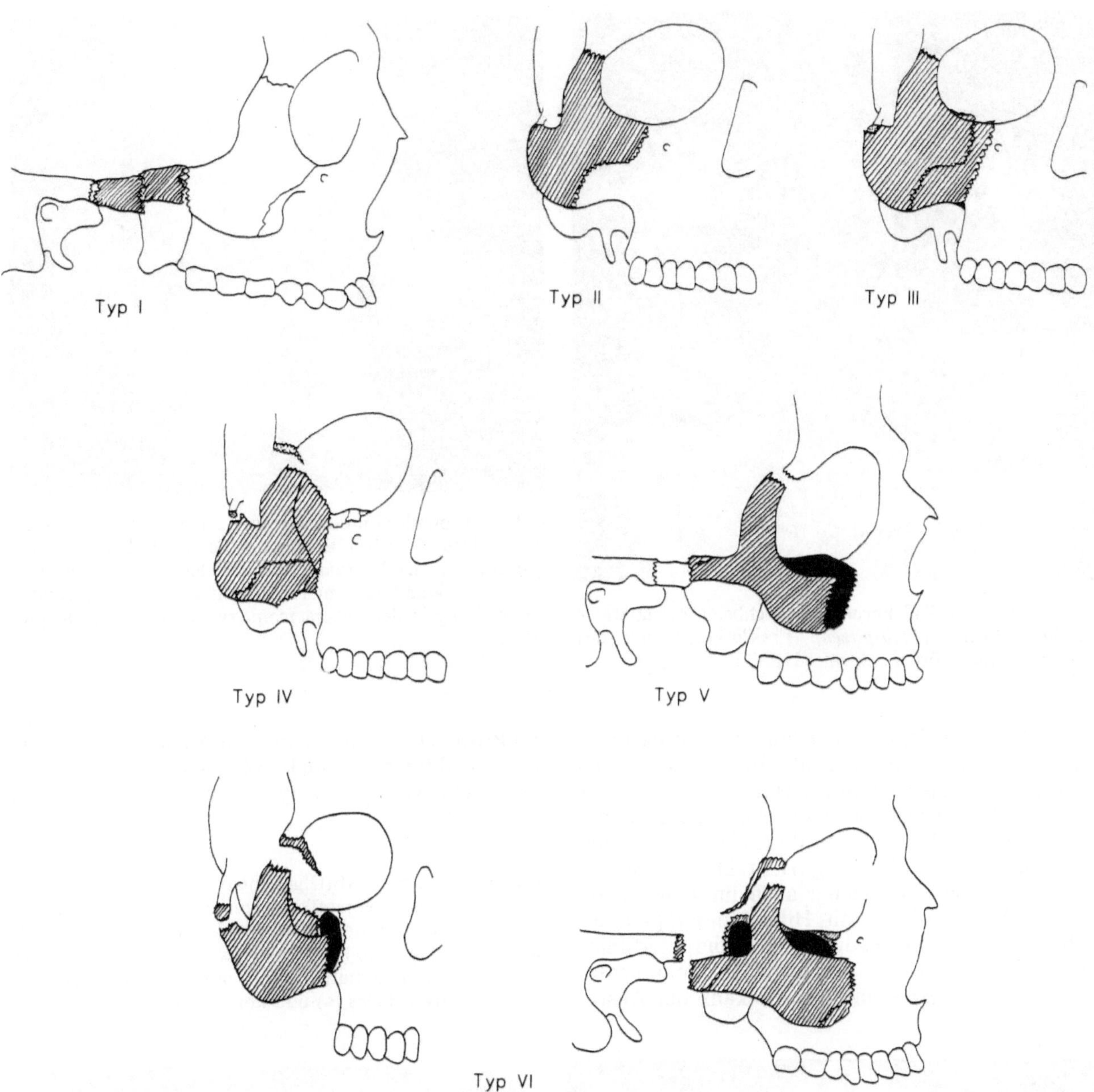

Abb. 6. Klassifikation der lateralen Mittelgesichtsfrakturen (nach NIGST 1972)

nologisch eine antrale Einstauchung des zygomatikoalveolären Pfeilers bei erhaltener frontozygomatikaler Verbindung (Typ III) (Abb. 8, 9a, b). Bei stärkeren Traumen kann das Os zygomaticum vollständig aus seinem knöchernen Verband gelöst werden. Traumen mit seitlicher Gewalteinwirkung verursachen eine totale Impression des Jochbeins mit antraler und orbitaler Einstauchung (Typ IV) (Abb. 10). Häufig ist der Jochbeinkörper medialwärts rotiert. Eine dorsale oder kaudale Abscherung des Jochbeins (Typ V und VI) schließlich ist die Folge massiver Gewalteinwirkungen von frontal oder schräg oben. In allen Fällen ist der laterale Orbitaboden beteiligt. Der Jochbogen ist häufig mehrfach frakturiert. Stufenbildung, sichtbare Abflachung des Jochbeinmassivs, subkonjunktivales Hämatom und Blutungen aus der Nase gestatten die klinische Frakturdiagnose und häufig die Festlegung des Dislokationstyps. Nicht selten wird eine klinische Befunderhebung allerdings durch ausgedehnte Hämatome und Ödeme erschwert.

Die röntgenologische Frakturdiagnose setzt die Abbildung des Jochbogens, der Sutura frontozygomatica, des Infraorbitalrandes und der Crista zygomaticoalveolaris voraus. Mit Ausnahme der Sutura frontozygomatica bieten die a.p. und seitliche Projektion

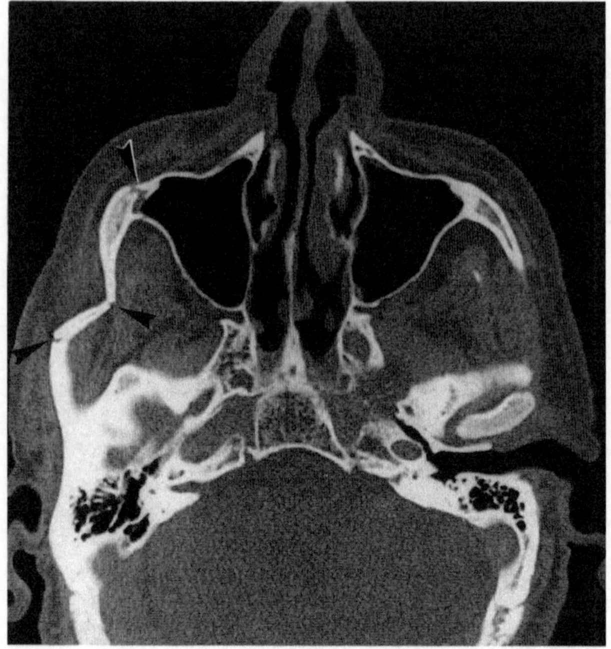

Abb. 7. Doppelter Knickbruch des Jochbeins bei lateraler Gewalteinwirkung (*Pfeilspitzen*). Frakturbeteiligung des Jochbogens und -körpers. Axiales HR-CT

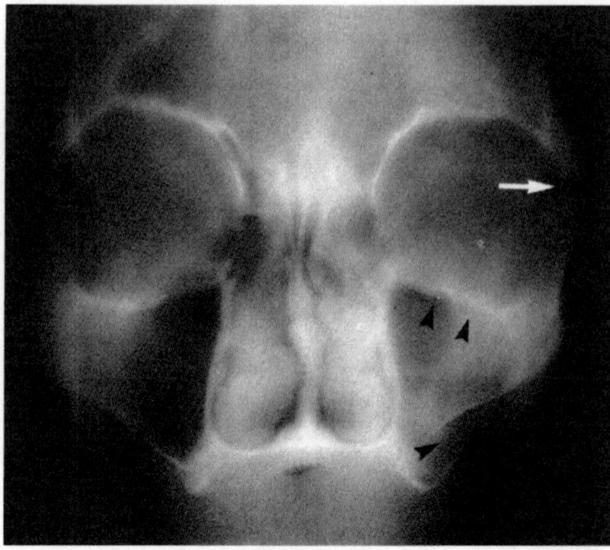

Abb. 8. Frontales Filmtomogramm einer lateralen Mittelgesichtsfraktur (Typ III). Beteiligung des Orbitabodens (*Pfeilspitzen*) und der lateralen Kieferhöhlenwand (*Pfeilspitze*). Die faziale Wand des Sinus maxillaris wird nicht abgebildet. Abknickung in der Sutura frontozygomatica ohne Ruptur (*Pfeil*)

keine zufriedenstellende Darstellung o.g. Strukturen. Hingegen erlauben die halbaxiale Übersicht und okzipitodentale NNH-Aufnahmen eine Beurteilung der Orbita, der Crista zygomaticoalveolaris und des Jochbogens. Der Jochbogen wird jedoch häufig erst durch axiale Aufnahmen vollständig erfaßt. Die umfassendste Frakturdiagnostik gelingt auch im Bereich des lateralen Mittelgesichts mit Hilfe tomographischer Techniken. Insbesondere die biplane Computertomographie ermöglicht eine übersichtliche Dokumentation aller genannter Strukturen. So kann der Ausriß des Processus alveolaris des Jochbeins aus den maxillären Strukturen eindrucksvoll nachgewiesen werden. Der Jochbogen bricht typischerweise im mittleren

Abb. 9a, b. Laterale Mittelgesichtsfraktur mit antraler Einstauchung des zygomatikoalveolären Pfeilers (Typ III). Frakturen des Orbitabodens (*weiße Pfeilspitze*) und der lateralen und fazialen Kieferhöhlenwand (*schwarze Pfeilspitzen*). Die frontozygomatikale Verbindung ist erhalten (*Pfeil*). Hämatosinus. Axiales (**a**) und koronares (**b**) HR-CT

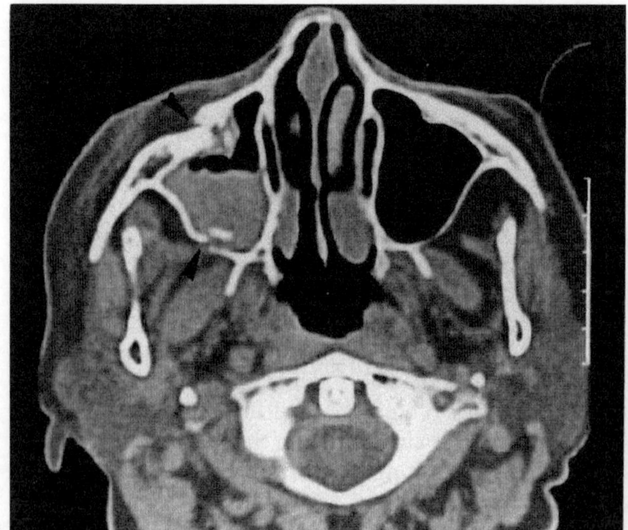

a

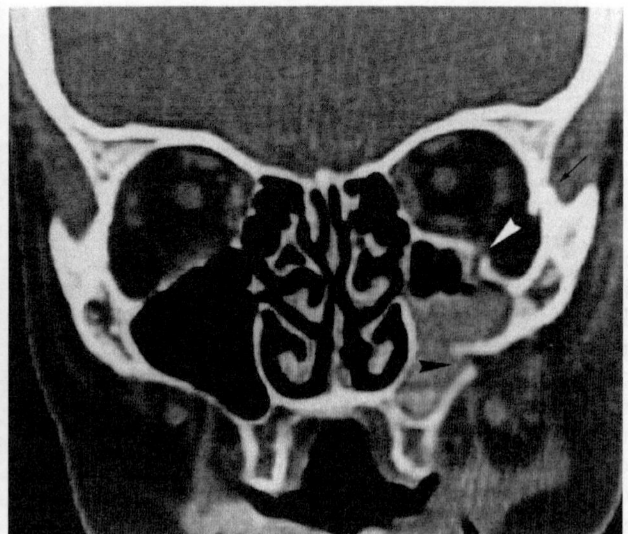

b

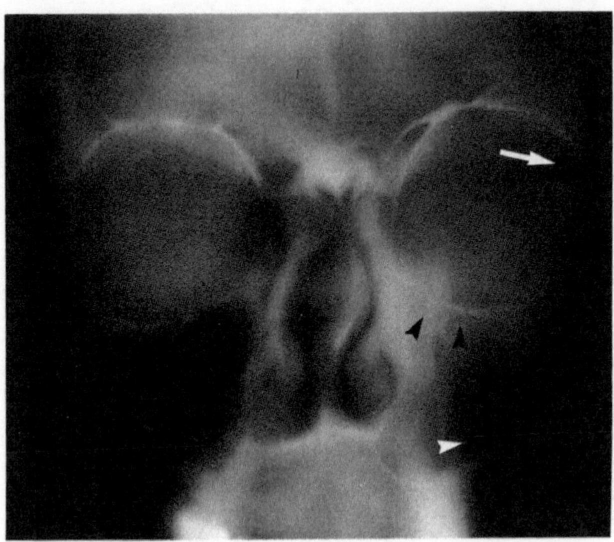

Abb. 10. Totale Impression des Jochbeins mit antraler und orbitaler Einstauchung nach seitlichem Trauma mit hoher kinetischer Energie. Ruptur der frontozygomatikalen Verbindung (*Pfeil*). Fraktur des Orbitabodens und der lateralen Kieferhöhlenwand (*Pfeilspitzen*). Frontales Filmtomogramm

Drittel oder im Processus zygomaticus des Os temporale. Die meist imprimierten Stückfrakturen (doppelter Knickbruch) werden durch axiale Tomogramme vollständig erfaßt. Isolierte Jochbeinbrüche sind seltener. Sie machen nach Angaben von PAPE (1969c) etwa 6% aller lateralen Mittelgesichtsfrakturen aus. Der Hämatosinus ist eine häufige Folge der Schleimhautzerreißung im Rahmen ausgedehnter Mittelgesichtsverletzungen. Im Röntgenbild findet sich in der Regel eine diffuse Verschattung. Computertomographisch ist als Folge deutlich angehobener Dichte eine eindeutige Abgrenzung von einer Sinusitis möglich.

Zusammenfassend gelingt die Darstellung lateraler Mittelgesichtsbrüche in der Regel konventionell mit Übersichtsaufnahmen, ggf. ergänzt durch mehrdimensionale Tomogramme. Die umfassendsten Informationen über Dislokationen, Weichteilverletzungen und begleitende Frakturen der Orbita, des Interorbitalraums und der Rhinobasis bietet die CT. 3-D-Rekonstruktionen veranschaulichen das Ausmaß einer traumatischen Dislokation sehr plastisch und können in Einzelfällen vor operativer Korrektur hilfreich sein (Abb. 11).

6 Frakturen der Orbita

Frakturen der Orbita treten in der überwiegenden Zahl als Teil einer Mittelgesichtsfraktur auf. So ist die Beteiligung der Augenhöhle bei zentrolateralen Frakturen obligat, bei zentralen und lateralen Mittelgesichtsbrüchen und Stirnbeinfrakturen sehr häufig. Nasoorbitale Traumen können durch eine dorsale Dislokation des Nasenbeins in den interorbitalen Raum zu Verletzungen des Tränensacks, der Tränengänge und des Musculus levator palpebrae, bei Fraktur der Lamina cribriformis auch zu einer Liquorfistel führen. Isolierte Berstungsbrüche des Orbitabodens schließlich entstehen bei direkter, stumpfer Gewaltein-

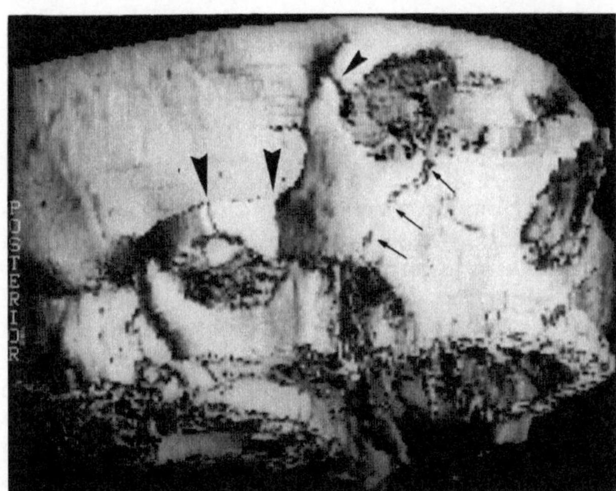

Abb. 11. Antrale Einstauchung des zygomatikoalveolären Pfeilers mit geringfügiger Abflachung des lateralen Mittelgesichts. Fraktur der lateralen und fazialen Kieferhöhlenwand mit Beteiligung des Infraorbitalrandes (*Pfeile*). Stückfraktur des Jochbogens (*große Pfeilspitzen*). Die frontozygomatikale Verbindung ist erhalten (*kleine Pfeilspitze*). 3-D-Bild in rechts lateral – schräger Projektion

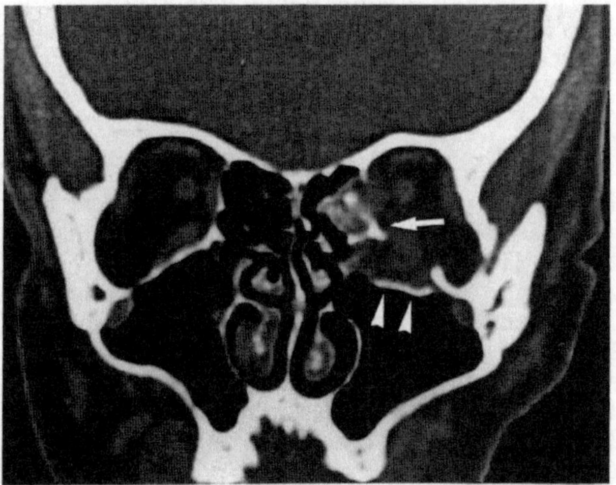

Abb. 12. Kombinierte Fraktur des Orbitabodens und der medialen Orbitawand. Breite Depression des Orbitabodens (*Pfeilspitzen*) und Kaudalverlagerung orbitaler Strukturen (keine Inkarzeration). Fraktur der Lamina papyracea. Nachweis eines in die Orbita hineinreichenden Fragment (*Pfeil*). Herniierung blutig imbibierten Fettgewebes

wirkung auf den Bulbus von ventral. Als Ursache dieser sogenannten „blow out"-Frakturen wird neben einer plötzlichen Erhöhung des intraorbitalen Drucks eine direkte Knochentransmission diskutiert (SMITH u. CONVERSE 1957; McCOY et al. 1962). Experimentelle Untersuchungen an Leichenköpfen zeigen, daß möglicherweise beide Mechanismen ursächlich beteiligt sind (TETSCH et al. 1977). Die größten Druckbelastungen treten im konvexen, dorsomedialen Teil des Orbitabodens auf. Die meisten „blow out"-Frakturen des Orbitabodens betreffen diesen Abschnitt. Druckspitzen treten jedoch auch an der zarten Lamina papyracea des Os ethmoidale auf, so daß häufig eine kombinierte Fraktur des Orbitabodens und der medialen Orbitawand nachgewiesen werden kann (Abb. 12). Zum klinischen Erscheinungsbild können Doppelbilder und Enophthalmus gehören. Die klinischen Folgen des Bulbustiefstandes können durch das intraorbitale Ödem zunächst maskiert werden.

Anders als im Bereich des Kiefer- und Jochbeins kann der radiologische Nachweis direkter Frakturzeichen der Orbita (Bruchspalt, Verlagerung kleinster Fragmente) durch den extrem dünnen Knochen und Überlagerungen erschwert sein. (Eine tangentiale und weitgehend überlagerungsfreie Darstellung bietet die okzipito-nasale NNH-Aufnahme mit kaudokranialer Abweichung des Zentralstrahls um 15° von der Deutschen Horizontale.) Häufig jedoch wird eine Tomographie erforderlich sein.

Die optimierte Behandlung komplizierter Traumen setzt neben der Frakturdiagnose den Ausschluß orbitaler und periorbitaler Weichteilverletzungen voraus. Dazu gehören neben der Hernierung und Inkarzeration von Augenmuskeln und orbitalem Fettgewebe, intra- oder extrabuläre Hämatome sowie der Nachweis und die Lokalisation von Fremdkörpern. Sämtliche Verletzungen lassen sich mit der hochauflösenden CT verläßlicher verifizieren.

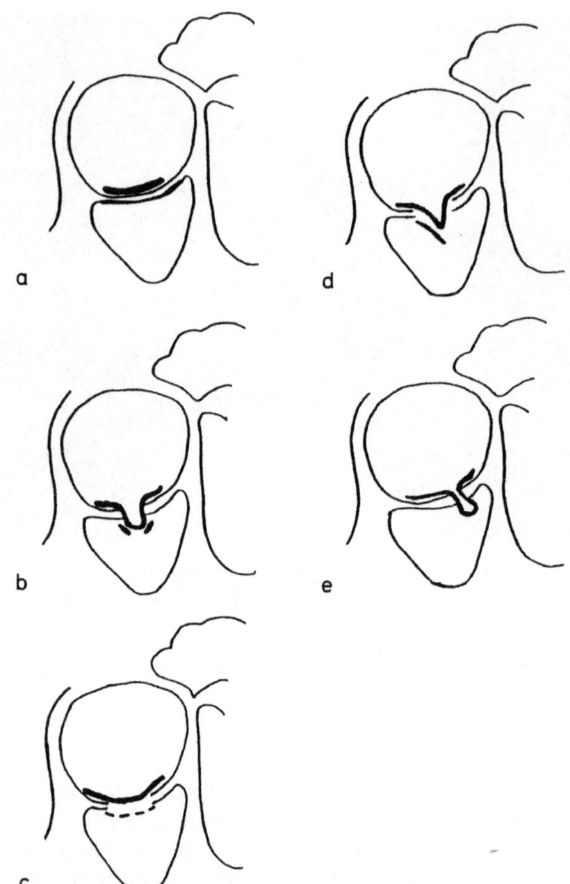

Abb. 13. a Fissur mit submukösem Hämatom. **b** Umschriebene Impression mit oder ohne Prolaps von Orbitagewebe. **c** Splitterbruch des Orbitabodens mit breiter Absenkung (Hängemattentyp). **d** Größeres abgewinkeltes Fragment und Prolaps orbitaler Weichteile (open trap door). **e** Einklemmung einer Orbitalhernie durch Zurückfedern des Fragmentes (swing trap door). Nach DEUTSCHBERGER u. KIRSHNER, 1971)

6.1 Orbitaboden

Eine Beteiligung des Infraorbitalrandes und der Crista zygomatico-alveolaris als Teil einer Mittelgesichtsfraktur läßt sich durch die okzipitodentale NNH-Aufnahme nachweisen. Isolierte, nicht dislozierte „blow out"-Brüche des Orbitabodens hingegen sind häufig nur anhand indirekter Zeichen (pseudopolypöse Verschattung, mukoperiostale Verdickung am Kieferhöhlendach, Orbitaemphysem) zu erkennen. Nach DEUTSCHBERGER u. KIRSHNER (1971) und WEISS (1969) lassen sich verschiedene Frakturtypen unterscheiden (Abb. 13a–e). Die Diagnostik dieser Frakturen gelingt tomographisch besser (Abb. 14a, b). Insbesondere ausgedehnte Frakturen mit Depression des Orbitabodens führen zu einer Verlagerung von Fettgewebe, gelegentlich auch zu einer Herniation des Musculus rectus inferior (Abb. 15, 16). Enophthalmus und eine Behinderung vertikaler Blickbewegungen können die Folge sein. In welchem Umfang die häufig auftretenden Motilitätsstörungen des Bulbus tatsächlich eine Inkarzeration des Muskels als Ursache haben, wird kontrovers diskutiert (PLUTTERMAN et al. 1974). Die CT erweist sich bei wenig ausgedehnten Befunden als zuverlässigstes Verfahren, setzt aber die Anfertigung koronarer oder schräg sagittaler Tomogramme voraus. Größere, nach kaudal verlagerte Fragmente lassen sich häufig auch auf axialen Schichtbildern identifizieren. Ein wesentlicher Vorteil des Verfahrens ist ferner der Nachweis von Fremdkörpern.

6.2 Orbitawände

Die laterale Orbitawandung ist der kräftigste Teil. Sie wird dorsal durch den großen Keilbeinflügel, ventral

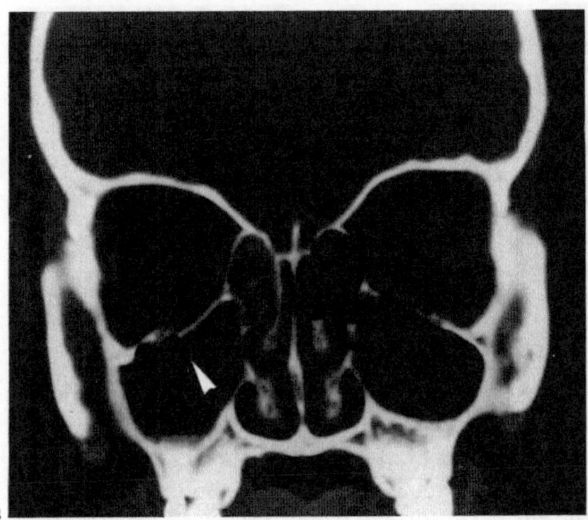

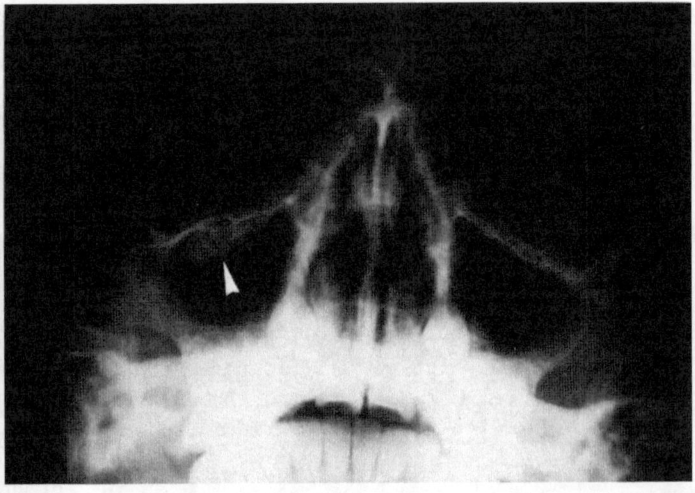

Abb. 14a, b. Blow-out Fraktur des rechten Orbitabodens ohne nennenswerte Fragmentdislokation (*Pfeilkopf*). Abhebung des Schleimhaut des Kieferhöhlendaches und Herniierung geringer Mengen orbitalen Fettgewebes. **a** Koronares HR-CT (Rückenlage), **b** okzipitonasale NNH-Aufnahme (Orbitaaufnahme). Bilder eines 8jährigen Kindes nach isolierter Gewalteinwirkung auf den Bulbus

durch den Processus frontalis gebildet. Isolierte Brüche dieses Wandabschnittes sind selten. In der Regel sind sowohl Jochbein als auch Orbitaboden betroffen. Sie gehören zum Formenkreis der lateralen Mittelgesichtsfrakturen und treten bei Verletzungen des Jochbeins sowie im Rahmen zentrolateraler Frakturen auf.

Brüche im Bereich des großen Keilbeinflügels werden konventionell radiologisch durch eine Konturunterbrechung bzw. fehlende Abbildung der Linea innominata sichtbar. Die computertomographische Untersuchung kann sowohl in axialen als auch koronaren Tomogrammen erfolgen. Die Abgrenzung linearer, nicht dislozierter Frakturen von der Sutura sphenozygomatica und frontalis kann in Einzelfällen schwierig sein. Die mediale Orbitawand stellt einen ausgesprochen vulnerablen Teil dar (Abb. 17). Frakturen der Lamina papyracea und des angrenzenden ethmoidalen Labyrinths können auf Übersichtsaufnahmen leicht, gelegentlich auch auf konventionellen Filmtomogrammen übersehen werden und die Ursache eines therapieresistenten Enophthalmus sein. Der computertomographische Nachweis gelingt nach Angaben einer Reihe von Autoren (Irnberger 1985; Langen et al. 1989) und eigenen Erfahrungen zuverlässiger. Ein wesentlicher Vorteil ist darüber hinaus

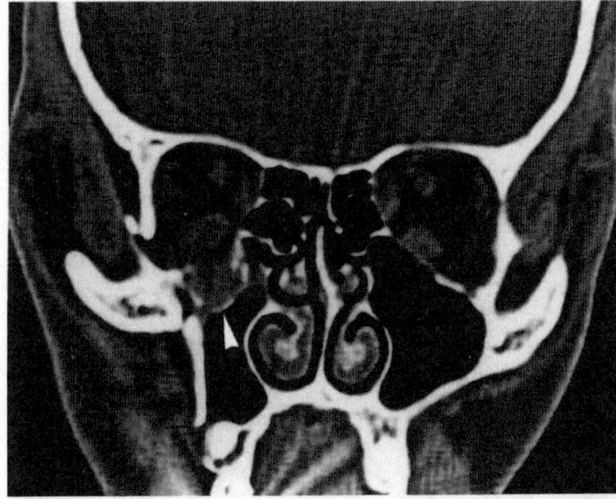

Abb. 15. Breite Absenkung des mehrfach frakturierten Orbitabodens (sog. Hängemattentyp) (*Pfeilspitze*). Hernierung orbitalen Fettgewebes in die rechte Kieferhöhle und blutige Imbibierung. Koronares HR-CT

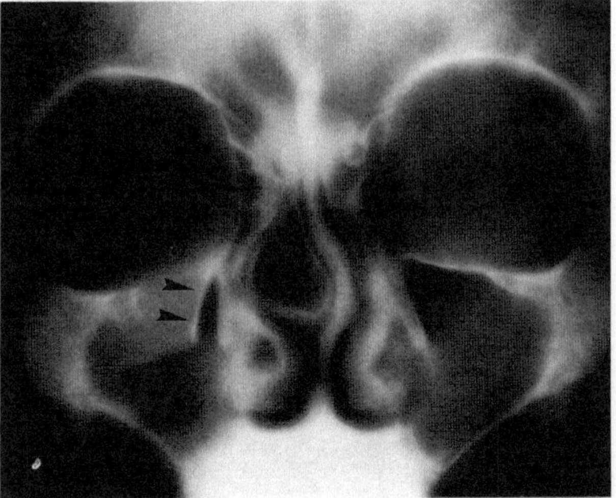

Abb. 16. Blow-out Fraktur des rechten Orbitabodens. Größeres abgewinkeltes Fragment (*Pfeilspitzen*) und Prolaps orbitalen Gewebes (sog. open trap-door-type)

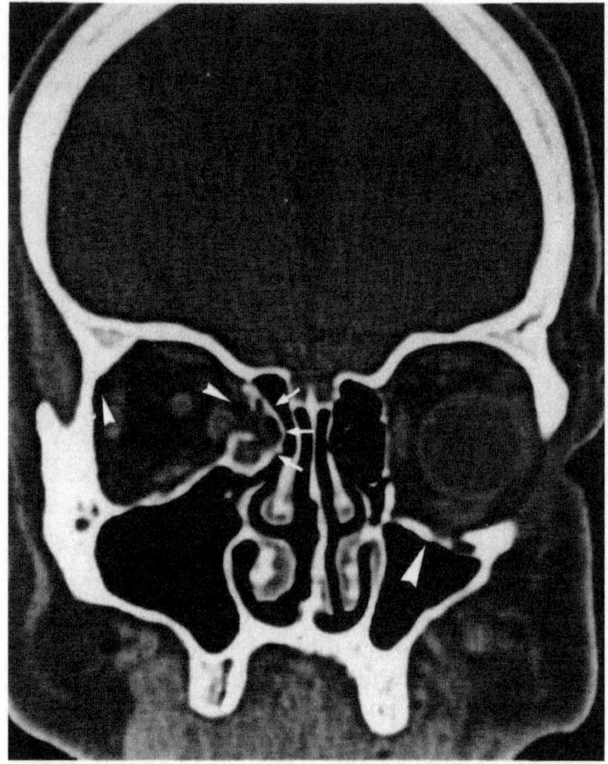

Abb. 17. HR-CT einer Fraktur der medialen Orbitawand rechts bei direkter Gewalteinwirkung auf den Bulbus (*Pfeile*). Wenig ausgeprägtes Orbitaemphysem (*kleine Pfeilspitze*). Ältere Orbitabodenfraktur links (*großer Pfeilspitze*)

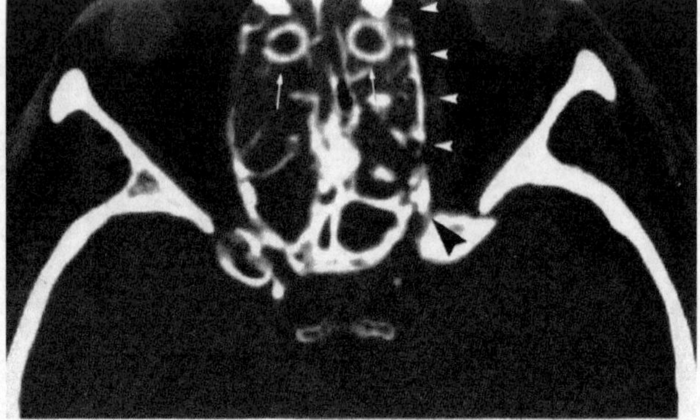

Abb. 19. Trümmerfraktur im Bereich der Ethmoidalzellen (*Pfeilspitzen*) nach Trauma mit zentraler Gewalteinwirkung. Hämatosinus. Einengung des Canalis opticus durch ein Fragment aus der medialen Wand (*großer Pfeilkopf*). Drainagen im Bereich der Siebeinzellen nach operativer Erstversorgung (*Pfeile*). Axiales HR-CT

Abb. 18a, b. Kombination einer Orbitadachfraktur (*Pfeile*) und einer lateralen Mittelgesichtsfraktur mit dorsokaudaler Abscherung des Jochbeins. Fraktur des Jochbeinkörpers und weite Diastase der Sutura frontozygomatica (*große Pfeilspitzen*). Absenkung des lateralen Orbitabodens (*kleine Pfeilspitzen*). Bruchlinie im Bereich der lateralen Orbitawand (dorsaler Abschnitt) und der Kalotte (*große Pfeile*). **a, b** Frontale Tomogramme

die Erfassung von Begleitverletzungen, die zu muskulären Dysfunktionen führen können. Ursache dafür können eine Inkarzeration des M. rectus medialis bzw. des perimuskulären Fettgewebes, Verletzungen des Muskels durch Knochensplitter und Verlagerung der Muskulatur durch Hämatome sein. Eine operative Intervention wird in diesen Fällen in der Regel erforderlich sein. Therapeutische Konsequenzen haben darüber hinaus lateral verlagerte Fragmente, die infolge ihrer raumfordernden Wirkung einen Exophthalmus und Doppelbilder verursachen können (Zouaoi et al. 1986).

6.3 Orbitadach

Dislozierte Frakturen des Orbitadachs lassen sich sowohl mit Hilfe der konventionellen Tomographie

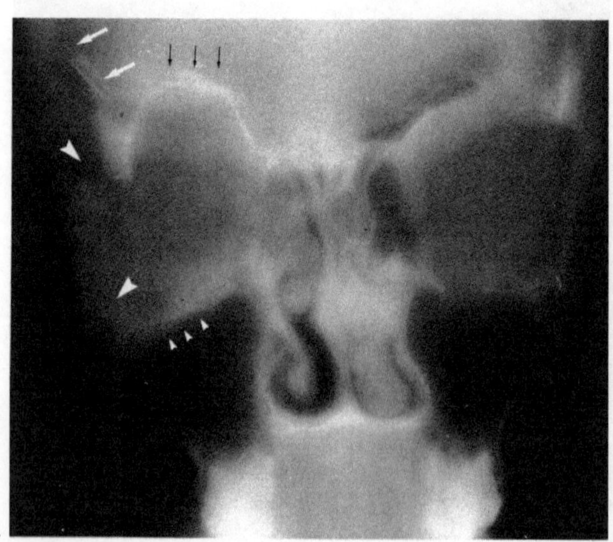

a

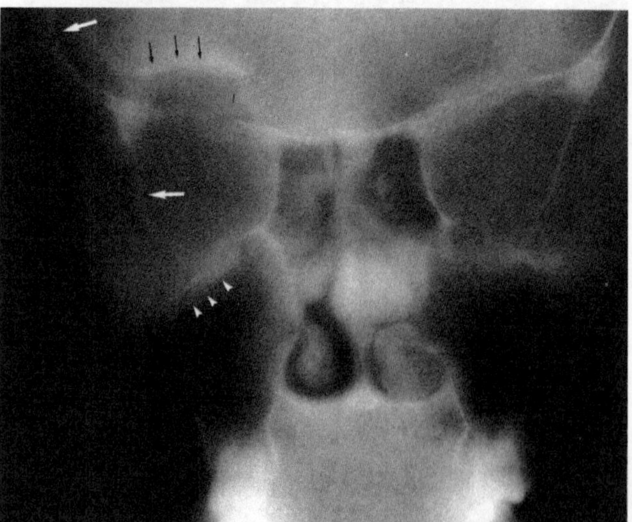

b

als auch mit der CT erfassen. Die Bruchstücke können sowohl nach kranial als auch nach kaudal verlagert werden (Abb. 18a, b). Orbitale Fragmentdislokationen werden im Sinne eines „impure blow out"-Mechanismus in Kombination mit Orbitabodenfrakturen beobachtet (IRNBERGER 1985). Kontusionen des benachbarten Hirnparenchyms, sub- oder epidurale Blutungen und ein infolge von Duraverletzungen nicht selten auftretender Pneumozephalus externus im Rahmen kombinierter Brüche des Orbitadachs, der Orbitawände und der Rhinobasis sollten heute computertomographisch ausgeschlossen werden. Diagnostische Schwierigkeiten bereiten nicht dislozierte Frakturen sowie kranial konvexbogige Orbitadächer bei ausschließlich axialer Schichtführung, deshalb sollte das Orbitadach nicht anders als der -boden durch koronare Tomogramme untersucht werden.

6.4 Apex orbitae

Frakturen der Orbitaspitze treten nur selten isoliert auf. Häufiger sind sie Teil komplexer orbitaler oder frontobasaler Verletzungen. Die röntgenologische Darstellung des Canalis opticus erfolgt in der Spezialprojektion nach Rheese. Im Gegensatz zu ausgedehnten, die Orbitaspitze einbeziehende Orbitadachfrakturen sind lineare, nicht dislozierte Frakturen schwer nachzuweisen. Bei entsprechender Beschwerdesymptomatik sollte eine CT zumindest in axialer Ebene parallel zum Orbitaboden durchgeführt werden. Sie erlaubt den Nachweis auch kleiner Frakturen bzw. kleinster, den N. opticus imprimierender Knochensplitter (Abb. 19).

Literatur

Braunstein PW (1957) Medical aspects of automative crash injury research. J Am Med Assoc 163:249

Brusis T, Mödder U (1984) HNO-Röntgenaufnahmetechnik und Normalbefunde. Springer, Berlin Heidelberg New York Tokyo

Deutschberger O, Kirshner H (1971) Intraorbital fractures. New concepts in diagnosis and surgical indications. Ann Ophthalmol 3/4:380–385

Gillespie JE, Isherwood (1986) Three dimensional anatomical images from computed tomographic scans. Br J Radiol 59:283–292

Gillespie JE, Isherwood I, Barker GR, Quayle AA (1987) Three dimensional reformations of computed tomography in the assessment of facial trauma. Clin Radiol 38:526–529

Gögler E (1962) Unfallopfer im Straßenverkehr. Series chirurgica, Documenta Geigy 5, Basel

Hammerschlag SB, Hughes S, O'Reilly GV, Naheedy MH, Rumbaugh CL (1982) Blow-out fractures of the orbit: A comparison of CT and conventional radiography with anatomical correlation. Radiology 143:487–492

Hollmann K (1963) Traumatische Veränderungen der Kie und Zähne. In: Diethelm L, Strnad F (red. von) Röntge diagnostik des Schädels. (Handbuch der medizinisch Radiologie, Bd VII/2) Springer, Berlin Heidelberg N York

Irnberger T (1985) Diagnostische Möglichkeiten und Wert keit der konventionellen Radiographie, Röntgentom graphie und hochauflösenden Computertomograp beim komplexen orbitalen Trauma. RöFo 142(2):14 154

Jend HH, Jend-Rossmann I, Borchers D, Heller M (198 Die Analyse der Gesichtsschädelfrakturen im CT. Rö 137(4):379–383

Koltai PJ, Wood GW (1986) Three dimensional CT reco struction for the evaluation and surgical planing of fac fractures. Otolaryngol Head Neck Surg 95:10–15

Kreipke DL, Moss JJ, Franco JM, Maves MD, Smith (1984) CT and thin section tomography in facial traum AJR 142:1041–1045

Langen HJ, Daus HJ, Bohndorf K, Klose K (1989) Konve tionelle Röntgenuntersuchung und CT bei der Diagn stik von Orbitafrakturen. RöFo 150(5):582–587

Le Fort (1900) Fractures de la machoire superieure. Cong I Med Cir Sect Chir Gen Paris 275

Le Fort (1901) Etude experimentale sur les fractures de machoire superieure. Rev Chir Paris 23 (208):360, 47

Litwan M, Fliegel C (1986) Zur Röntgendiagnostik v Mittelgesichtsfrakturen. Radiologe 26:421–426

Marentette LJ, Maisel RH (1988) Three dimensional C reconstruction in mid facial surgery. Otolaryngol He Neck Surg 90:48–52

McCoy FJ, Chandler RA, Mahnan LG, Moore JR, Siems G (1962) An analysis of facial fractures and their comp cations. Plast Reconstr Surg 29:381

Mees K, Hübsch T (1985) CT oder konventionelle Tomogr phie. Laryngol Rhinol Otol 64:335–337

Naumann HH (1974) Kopf- und Halschirurgie, Bd 2, Teil Gesicht und Gesichtsschädel. Thieme, Stuttgart

Nigst H (Hrsg) (1972) Spezielle Frakturen- und Luxation lehre. Thieme, Stuttgart

Pape K (1969a) Die Frakturen des zentralen Mittelgesicht und ihre Behandlung. In: Reichenbach (Hrsg) Traumat logie im Kiefer- und Gesichtsbereich. Barth, Münche S 313–319

Pape K (1969b) Die Frakturen des lateralen Mittelgesicht und ihre Behandlung. In: Reichenbach E (Hrsg) Traum tologie im Kiefer- und Gesichtsbereich. Barth, Münche S 345–352

Pape K (1969c) Die Frakturen des lateralen Mittelgesich und ihre Behandlung. In: Reichenbach (Hrsg) Traumat logie im Kiefer- und Gesichtsbereich. Barth, Münche S 349

Plutterman AM, Stevens T, Urist MJ (1974) Non-surgic management of blow-out fractures of the orbital floo Am J Ophthalmol 77:234–239

Reissner K, Gosepath J (1979) Schädeltomographie. Thiem Stuttgart

Schroeder HG, Glanz H, Kleinsasser O (1982) Klassifikati und „Grading" von Gesichtsschädelfrakturen. HN 3:174–179

Schuhmacher GM (1975) Statik und Aufbau des Gesicht schädels unter Berücksichtigung des Frakturmechani mus. Fortschr Kiefer- und Gesichtschirurgie, Bd 1 Thieme, Stuttgart, S 53

Smith B, Converse JM (1957) Early treatment of orbital floor fractures. Trans Amer Acad Ophthal Otolaryng 61:602

Spiessl B, Schroll K (1972) Gesichtsschädel. In: Nigst H (Hrsg) Spezielle Frakturen- und Luxationslehre, Bd I/1. Thieme, Stuttgart, S 3–5, 174, 175–177

Tänzer A (1966) Die Verletzungen des Mittelgesichtes und der vorderen Schädelbasis im Tomogramm. Fortschr Kiefer- und Gesichtschirurgie, Bd XI. Thieme, Stuttgart, S 84

Tetsch P, Austermann KH, Pusch W (1977) Experimentelle Jochbein- und Orbitabodenfrakturen. Fortschr Kiefer- und Gesichtschirurgie, Bd XXII. Thieme, Stuttgart, S 524–526

Vannier MW, Marsh JL, Warren JO (1984) Three dimensional CT reconstruction images for craniofacial surgical planning and evaluation. Radiology 150:179–184

Wassmund M (1927) Frakturen und Luxationen des Gesichtsschädels unter Berücksichtigung der Komplikationen des Hirnschädels, ihrer Klinik und Therapie. Meusser, Berlin

Weiss JA (1969) Orbital blow-out fractures. Arch Otolaryngol 89:591

Zouaoi A, Metzger J, Princ G, Grob R, Garcia Cervigon G, Arzimamoglou A, Acher B, Boukobza M, Vaillani M (1986) Computerized tomography in orbito-frontal injuries. J Neuroradiol 13:291–304

Frakturen des Unterkiefers

B. BRINGEWALD

INHALT

1 Einleitung

Durch die stark angewachsene Motorisierung hat die Zahl der Kopfverletzungen deutlich zugenommen. Man rechnet heute mit über 2/3 Kopfverletzungen bei Verkehrsunfällen gegenüber 1/3 bei Betriebsunfällen.

Die Relation Mittelgesichts- zu Unterkieferfrakturen beträgt im Durchschnitt etwa 1:3. Sie verändert sich bei steigender Automobilbeteiligung auf 1:1 (USA) bzw. 1:2 (BRD), bei im Vordergrund stehenden Rohheitsdelikten bis auf 1:7.

Als exponierte Knochen sind der Unterkiefer, das Nasenbein und das Jochbein besonders betroffen. Insgesamt sind die Verletzungen im Straßenverkehr jedoch umfangreicher und schwerer geworden, so daß in zunehmendem Maße statt isolierter Gesichtsschädelfrakturen schwerste polytraumatisierte Patienten mit Mehrfachverletzungen gesehen werden.

In der Diagnostik der Gesichtsschädelfrakturen und bei der Suche nach Fremdkörpern sowie im Rahmen einer Kontrolle nach erfolgter Therapie hat die Röntgenuntersuchung ihren festen Platz und stellt einen unverzichtbaren Teil der Diagnostik dar. Als Befunddokumentation hat sie nicht zuletzt forensische Bedeutung, da sie auch nach längerer Zeit Beweise für ein abgelaufenes Trauma liefert und Rückschlüsse auf Art und Heftigkeit des Traumas zuläßt.

2 Untersuchungsstandard

Die Röntgendiagnostik steht am Ende einer gründlichen klinischen Untersuchung. Sie ist jedoch ohne Verzögerung durchzuführen, um eine fachübergreifende Soforttherapie mit dem Ziel einer vollkommenen Restitution wirksam zu unterstützen. Nur lebensrettende Sofortmaßnahmen rechtfertigen eine unvollständige oder aufgeschobene Diagnostik, die später ergänzt werden muß.

Für den Routinebetrieb ist die Anfertigung von Standardserien, die aus einer Kombination von Aufnahmen mit festgelegter Projektion bestehen, anzustreben. Sie ermöglichen dem Radiologen und Kliniker auch geringe Abweichungen von der Norm schnell zu erkennen, so daß komplizierte und aufwendige Verfahren dem Patienten häufig erspart werden können.

Wichtig ist ferner die sofortige Auswertung aller Aufnahmen, damit weitergehende Untersuchungen oder Therapiemaßnahmen ohne zeitliche Verzögerungen veranlaßt werden können.

Das Nebeneinander von unterschiedlich dicken Knochenanteilen, lufthaltigen Höhlen und verschieden dichten Weichteilen bedingt eine Vielfalt von Projektionseffekten, die zu diagnostischen Irrtümern führen können. Hauptfehlerquellen sind Nahtvarianten und Projektionen von Nähten und Gefäßen in dünne Knochenwände. Deshalb sind Aufnahmen in 2 zueinander senkrechten Ebenen wünschenswert, um eine veränderte Achsenrichtung oder Stufenbildung als sicheres Frakturzeichen erfassen zu können. Für die Übersichtsaufnahmen gilt allgemein, daß Frakturen möglichst filmnahe zu lagern sind, wenn möglich Aufnahmen in 2 Ebenen angefertigt werden, bei Impressionsfrakturen tangentiale Zielaufnahmen die Aussagegenauigkeit erhöhen und auch indirekte Frakturzeichen wie Flüssigkeitsspiegel in Nasennebenhöhlen oder intrakranielle Luftansammlungen beachtet werden müssen (BRINGEWALD u. LÖHR 1979).

Die Computertomographie hat in der Diagnostik isolierter Brüche des Unterkiefers oder der dentoalveolären Region des Os maxillae keine primäre Bedeutung. Befunde in dieser Region werden aber bei gleichzeitig vorliegenden komplexen Frakturen des Mittelgesichtes und der Schädelbasis miterfaßt. Für in Fehlstellung verheilte Frakturen des Kiefergelenkes kann die Computertomographie allerdings interessante Zusatzinformationen über Deformierungen und Fehlstellungen des Kieferköpfchens erbringen, vor allem wenn Aufnahmen in koronarer Projektion angefertigt oder Rekonstruktionen in sagittaler Ebene angeschlossen werden.

Am Ende eines Untersuchungsganges sollen der genaue Verlauf der Frakturen, die Lage der dislozierten Fragmente und eingedrungene Fremdkörper, wenn möglich der Zustand der Weichteile und eine in Betracht kommende Beteiligung der Orbita oder der Schädelbasis radiologisch geklärt sein und mit dem klinischen Befund korreliert werden.

3 Aufnahmetechnik

In Abhängigkeit von der Lage des Films unterscheidet man intra- und extraorale Aufnahmen. Letztgenannte kann man weiter in Übersichts- und Ziel- oder Regionalaufnahmen unterteilen. Besondere Aufnahmen stellen Stereo-, Panoramavergrößerungs- und Funktionsaufnahmen dar.

Intraorale Aufnahmen

Man benutzt folienlose Zahnfilme mit Formaten von 2 × 3 cm bis zu 5 × 7 cm. Sie werden für die Frakturdiagnostik im Zahn-, Alveolarfortsatz- und Tuberbereich sowie am Nasenskelett und Nasenboden eingesetzt, gelegentlich auch zur Weichteildarstellung und zur Fremdkörpersuche.

Extraorale Aufnahmen

Zur Diagnostik des Unterkiefers werden die Panoramaaufnahme, der Unterkiefer halbaxial, die Aufnahmen des Kiefergelenkes nach SCHÜLLER sowie seitliche Unterkieferschrägaufnahmen angewendet.

Panoramaaufnahmen. Die Panoramaaufnahme des Ober- und Unterkiefers stellt eine Spezialaufnahme dar, die in Anlehnung an die Form des Unterkiefers mit einer bogenförmig gekrümmten Kassette aufgenommen wird. Dabei kommen Ober- und Unterkiefer einschließlich der Zahnreihe weitgehend überlagerungsfrei panoramaartig zur Darstellung. Der Unterkiefer wird komplett mit aufsteigendem Unterkieferast und Kiefergelenk abgebildet. Diese Aufnahme ist gut geeignet Traumafolgen im Bereich des Unterkiefers, aber auch Verletzungen im dentoalveolären Bereich des Os maxillae abzubilden und in erster Annäherung einen Überblick über mögliche Dislokationen und Fehlstellungen zu geben.

Unterkiefer halbaxial. Als zweite Ebene zu dieser Panoramaübersichtsaufnahme kann die Aufnahme des Unterkiefers in halbaxialer Projektion angesehen werden (ALTSCHUL-UFFENORDE). Dabei stellen sich Caput und Collum mandibulae annähernd überlagerungsfrei dar. Stufenbildungen oder Achsenabweichungen, z. B. des Kieferköpfchens nach medial und kaudal können erfaßt werden, aber auch eine Dehiszenz oder Stufenbildung im horizontalen Anteil des Unterkiefers oder im Kinnbereich sind einer Diagnostik zugänglich.

Unterkiefer seitlich. Unterkieferaufnahmen im seitlichen Strahlengang mit geeignetem Kopf ergänzen die halbaxiale Unterkieferaufnahme. Besonders der horizontale Unterkieferast kommt detailgenau und überlagerungsfrei zur Darstellung. Frakturen an den Zähnen, im Bereich der Zahnfächer und des zahntragenden Knochen, gegebenenfalls auch Fremdkörper sind übersichtlich abgebildet.

Tomogramme. Tomogramme im Bereich des Unterkiefers können bei Verdacht auf Frakturen am Caput oder Collum mandibulae oder im Bereich der Kiefergelenkpfanne bzw. des äußeren Gehörganges notwendig werden. Es empfiehlt sich im allgemeinen eine filmnahe Lagerung der frakturierten Seite und eine Tomographie im seitlichen Strahlengang. Eine mehrdimensionale Verwischung – hypozykloidal oder spiralig – ergibt optimale, dünne Schichten. Eine Standardisierung der Einstelltechnik für den Gesichtsschädel, Unterkiefer und das Felsenbein sind von REISNER u. GOSEPATH (1973) angegeben worden.

4 Traumafolgen an den Zähnen und im Alveolarfortsatz

Bei den Verletzungen der Zähne werden Frakturen und Luxationen unterschieden. Im Milchgebiß treten fast nur Luxationen auf.

Klassifikation traumatischer Zahnschäden

1 Frakturen
1.1 Kronenfrakturen
1.2 Wurzelfrakturen
1.2.1 Längsfrakturen
1.2.2 Querfrakturen
1.2.2.1 Frakturen im koronalen Wurzeldrittel
1.2.2.2 Frakturen im mittleren Wurzeldrittel
1.2.2.3 Frakturen im apikalen Wurzeldrittel

2 Luxationen
2.1 Luxationen ohne Dislokation (Subluxation)
2.2 Luxationen mit Dislokation
2.2.1 Unvollständige periphere Luxation
2.2.2 Vollständige periphere Luxation
2.2.3 Zentrale Luxation

Vor allem bei den Wurzelfrakturen und den Luxationen kann die Röntgendiagnostik mit Zahnfilmen und Panoramaverfahren die hier erforderliche subtile klinische Diagnostik ergänzen. Für die Therapie entscheidend ist die Lage der Frakturlinien im Bereich der klinisch nicht sichtbaren Wurzeln. Längsfrakturen und Frakturen mit mittleren Wurzeldrittel führen in der Regel zum Verlust des Zahnes. Für die anderen Wurzelregionen bestehen therapeutische Erhaltungsmöglichkeiten.

Zur genauen Darstellung müssen mehrere Zahnfilme mit veränderter Richtung des Zentralstrahles angefertigt werden. Es ergeben sich sonst leicht Fehldia-

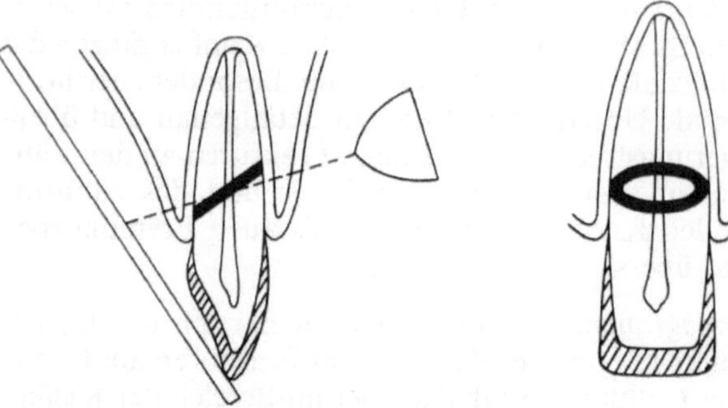

Abb. 1. Schematische Darstellung des Zentralstrahlverlaufes bei Fraktur im koronaren Wurzeldrittel. Wird die Fraktur nicht orthograd getroffen, zeigt sich auf dem Zahnfilm eine Doppelkontur, die eine Mehrfachfraktur vortäuschen kann

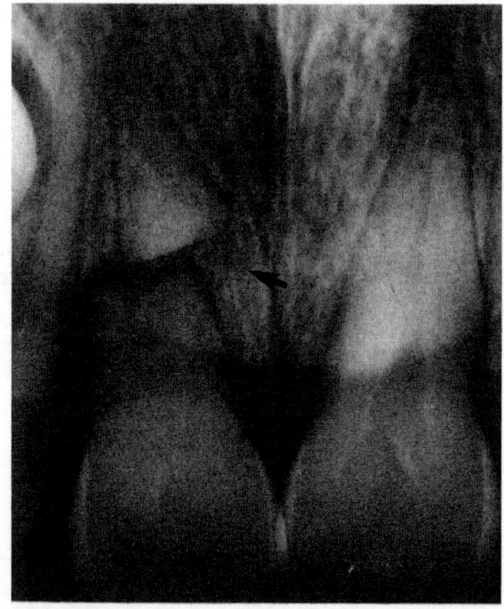

Abb. 2. Zahnfilm: Zahn 11 mit deutlich dislozierter Fraktur im mittleren Wurzeldrittel (*Pfeil*). Die Krone war klinisch stark gelockert

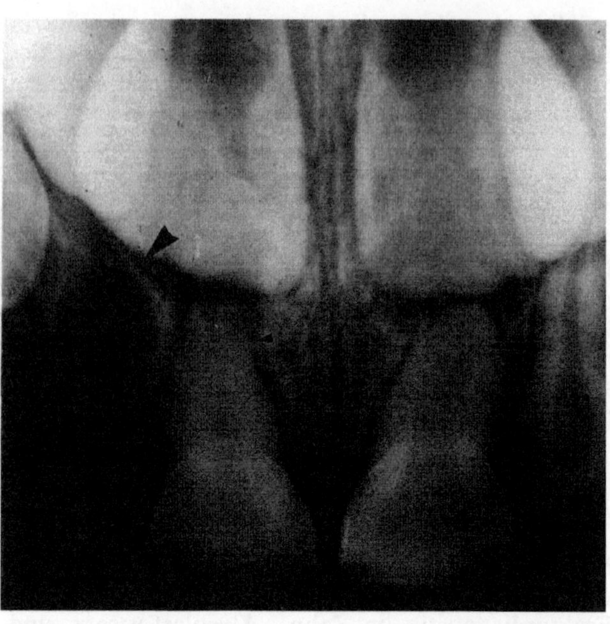

Abb. 3. Zahnfilm: Leere Alveole nach traumatischem Verlust von 52 (*große Pfeilspitze*). Verbreiterter Parodontalspalt bei 51 (*kleiner Pfeil*), der luxiert wurde. Keine Schädigung der Zahnkeime 11, 21

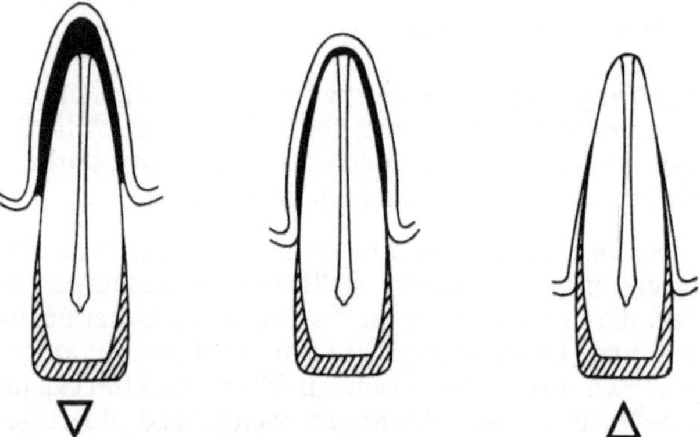

Abb. 4. Schematische Darstellung der Vergrößerung (*rechts*) bzw. Aufhebung (*links*) des Parodontalspaltes bei unvollständiger Luxation eines Zahnes. Die *Pfeile* zeigen die Luxationsrichtung an

gnosen, da bei nicht orthograder Darstellung der Frakturfläche im Röntgenbild Doppelkonturen abgebildet werden (Bringewald u. Vogeler 1983; Pasler 1981).

Bei vollständigen Luxationen zeigt das Röntgenbild eine leere Alveole. Sind die Alveolenwände erhalten und liegt der Zahn in toto vor, kann bei bleibenden Zähnen eine Replantation versucht werden. Bei Zahnverlust ist zu klären, ob Wurzelreste erhalten sind oder Zahnteile in die umgebenden Weichteile versprengt wurden (Abb. 1–3).

Unvollständige Luxationen erkennt man an der Vergrößerung oder Verkleinerung des Parodontalspaltes. Bei zentralen Luxationen können die Zähne über die Alveole hinaus in den Kieferknochen gestoßen werden (Abb. 4). Diagnostische Schwierigkeiten bereiten Milchzähne mit resorbierten Wurzeln und Zähne mit noch nicht abgeschlossenem Wurzelwachstum. Hier gibt der Vergleich mit dem gesunden Nachbarzahn wichtige Hinweise. Zentrale Milchzahnluxationen können eine Schädigung der Zahnanlagen mit nachfolgenden Zahndurchbruchstörungen bewirken (Abb. 5a, b).

Häufig kombiniert mit Zahnfrakturen und Zahnluxationen sind Frakturen des Alveolarfortsatzes. Klinisch kommt es zu starker Blutung aus Gingiva,

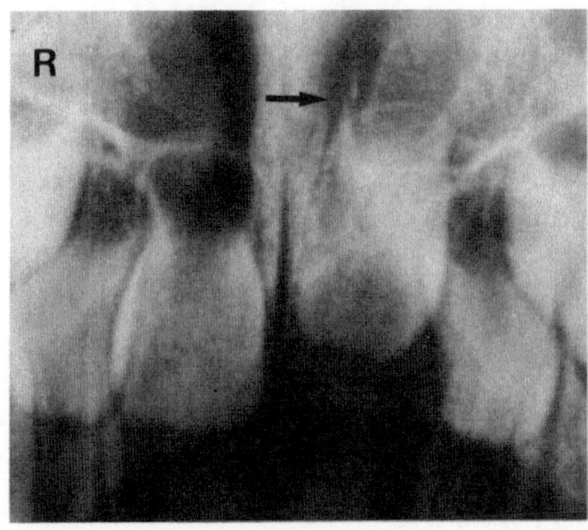

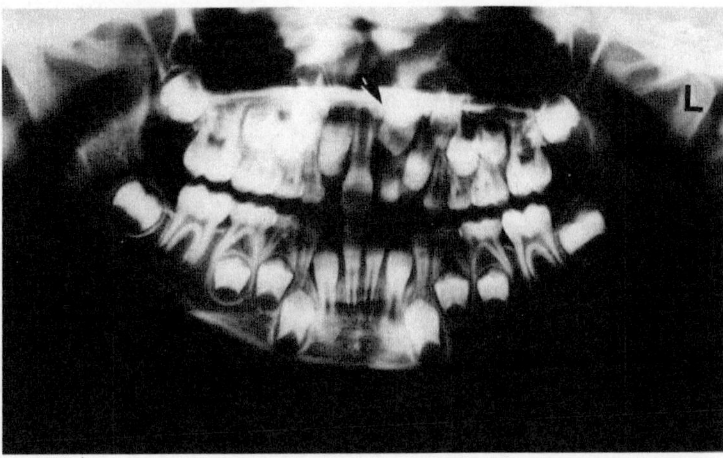

Abb. 5. a Ausschnitt Oberkiefer-Panoramavergrößerungsaufnahme (OK-Pan.). Schädigung des Zahnkeimes 21 durch in die Alveole gestoßenen Milchzahn. Der Zahnkeim ist in Richtung Nasenboden luxiert. Konturunterbrechung (*Pfeil*) an der noch vollständig ausgebildeten Wurzel. **b** Zwei Jahre später (Orthopantomogramm OPG). Persistierender Zahn 61. Der verlagerte Zahn 21 (*Pfeil*) kann durch eine Abknickung der Wurzel nicht durchbrechen und muß operativ entfernt werden

Schleimhaut und Knochen. Wegen der Fragmentdislokation ist der Kieferschluß oft nicht möglich. Im Oberkiefer-Alveolarfortsatzbereich kann die Kieferhöhle beteiligt sein. Eine Sonderform ist der Abriß des Tuberbereiches bei Extraktion oberer Molaren. Zur Beurteilung des genauen Bruchlinienverlaufes und der Beteiligung weiterer Kieferabschnitte bieten Panoramaaufnahmen eine schnelle Übrsicht. Besonders vorteilhaft sind Panoramavergrößerungsaufnahmen im Unterkiefer-Frontzahnbereich. Sie werden durch Zahnfilme und Regionalaufnahmen, z. B. isolierte Unterkieferaufnahmen oder Nasennebenhöhlenaufnahmen ergänzt. Zur Darstellung der zweiten Ebene sind Aufnahmen mit größeren Zahnfilmformaten nützlich (Abb. 6, 7).

4.1 Unterkiefer und Gelenkfortsatz

Die an Schwachstellen des Knochens auftretenden Frakturen werden in Abb. 8 schematisch dargestellt.

Häufig sind Mehrfachbrüche mit folgenden typischen Bruchkombinationen (BECKER u. AUSTERMANN 1981):

- Kinnregion und Gelenkfortsätze
- doppelseitiger Kinnbruch,
- Eckzahnregion und Kieferwinkelbereich der Gegenseite,
- Eckzahnregion und Gelenkfortsatz der Gegenseite,
- beide Gelenkfortsätze.

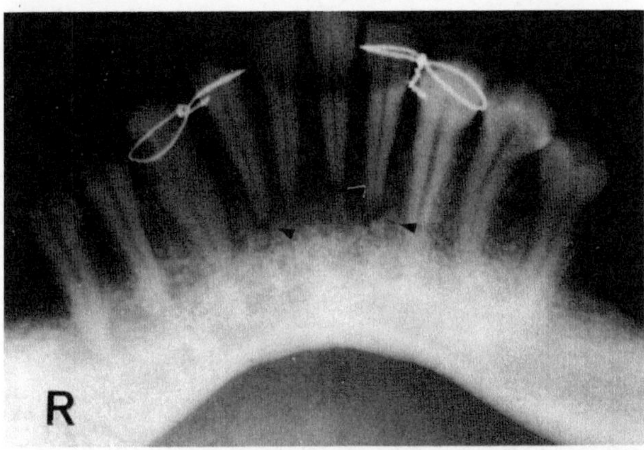

Abb. 6. Ausschnitt Unterkiefer-Panoramavergrößerungsaufnahme (UK-PAN). Zustand nach Notversorgung einer Alveolarfortsatzfraktur, bei der alle Unterkieferfrontzähne als Block herausgebrochen waren. Frakturen im distalen Wurzeldrittel von 31, 32, 42 (*Pfeile*)

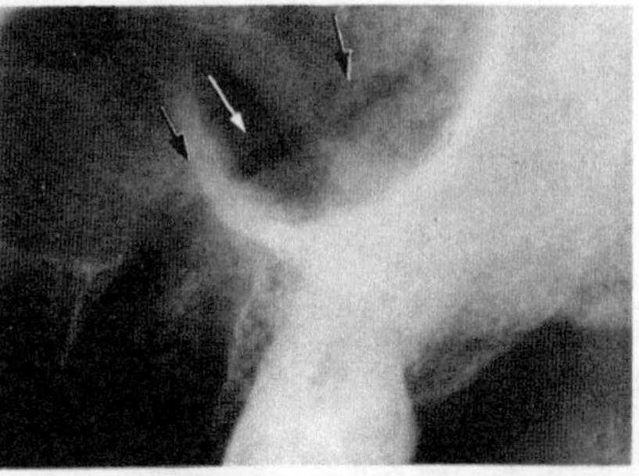

Abb. 7. Zahnfilm: Leere Alveole bei 26. Beim Extraktionsversuch von 27 Tuberabriß. Deutliche Aufhellungslinie aus der Alveole von 26 nach distal kranial ziehend (*Pfeile*). Alveolarfortsatz mit Zahn wurde sofort reponiert

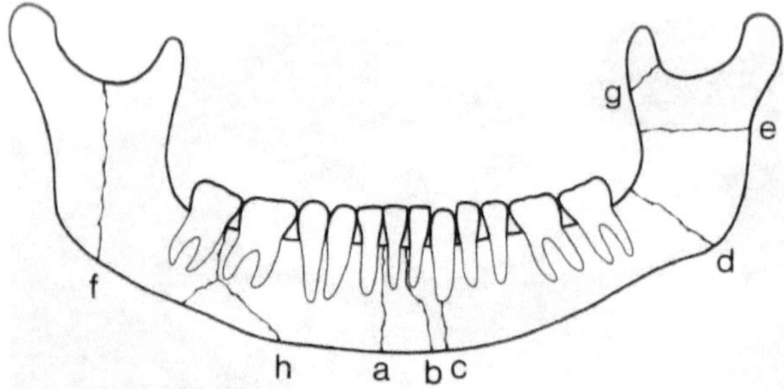

Abb. 8. Unterkieferfrakturen. **a** Medianfraktur, **b** Paramedianfraktur, **c** Fraktur der Eckzahnregion, **d** Kieferwinkelfraktur, **e** Querfraktur des aufsteigenden Astes, **f** Längsfraktur des aufsteigenden Astes, **g** Fraktur des Processus muscularis, **h** Stückfraktur im horizontalen Ast

Da eine gründliche klinische Untersuchung der Röntgendiagnostik vorausgehen soll (LEHNERT 1971; REICHENBACH 1969; SCHWENZER 1977; JACOBS 1983) sollen die klinischen sicheren und unsicheren Frakturzeichen noch einmal aufgelistet werden:

1. Am Unterkieferrand und Alveolarfortsatz tastbare Dislokation
2. An der Zahnreihe sichtbare Dislokation
3. Abnorme Beweglichkeit der Fragmente
4. Okklusionsstörungen mit Seitenabweichung des Unterkiefers
5. Hämatome und Schwellungen
6. Druck- und Stauchungsschmerz
7. Gelockerte Zähne – leere Alveolen – Gingivaeinrisse
8. Sensibilitätsstörungen des Nervus alveolaris inferior und des Nervus mentalis.

Während auf den Übersichtsaufnahmen des Schädels, der halbaxialen und seitlichen Aufnahme des Unterkiefers sowie der Panoramaaufnahme Frakturen im Bereich des horizontalen und aufsteigenden Astes, des Kieferwinkels und des Muskelfortsatzes meist eindeutig zu erkennen sind, ergeben sich im Frontzahnbereich wegen der Überlagerungen durch die Wirbelsäule und im Bereich der Gelenkfortsätze wegen der Überlagerung durch Strukturen der Schädelbasis Schwierigkeiten. Bei klinischem Verdacht auf eine Fraktur in diesem Bereich, jedoch keine eindeutigen Identifikationsmöglichkeit auf der Röntgenaufnahme können ergänzende Zielaufnahmen des Unterkiefers angefertigt werden:

- Unterkiefer seitlich (Abb. 9),
- isolierter Unterkiefer (Kieferwinkelaufnahme, Abb. 10),
- Unterkiefer auf das Kinn gedreht.

Zur Darstellung der zweiten Ebene müssen bei diesen und bei den nur orthograd projizierten Panoramaaufnahmen Aufbißaufnahmen im horizontalen Unterkieferast angefertigt werden – im Kinnbereich auch mit extraoral angelegtem Film. Für den Kieferwinkelbereich, den aufsteigenden Unterkieferast einschließlich des Collum mandibulae ist die seitliche Tomographie die Methode der Wahl.

Im Orthopantomogramm (OPG), das normalerweise nur am stehenden oder sitzenden Patienten ausgeführt werden kann, ergeben sich bei stark dislozierten, aus der vorgegebenen Schichtebene ragenden Frakturenden unscharfe Abbildungen. Im Frontzahn und Kinnbereich ist die auch an liegenden Patienten durchzuführende Panoramavergrößerungsaufnahme (mit intraoral eingeführter Spezial-Röntgenröhre und extraoral plaziertem Film) von großem diagnostischen Wert (Abb. 11a–d). Diese Aufnahmen eignen sich auch zur Therapiekontrolle, vor allem nach operativer Behandlung. Sie dienen der Überprüfung der Lage von eingebrachten Osteosynthesematerial und der Abschätzung der knöchernen Konsolidierung sowie

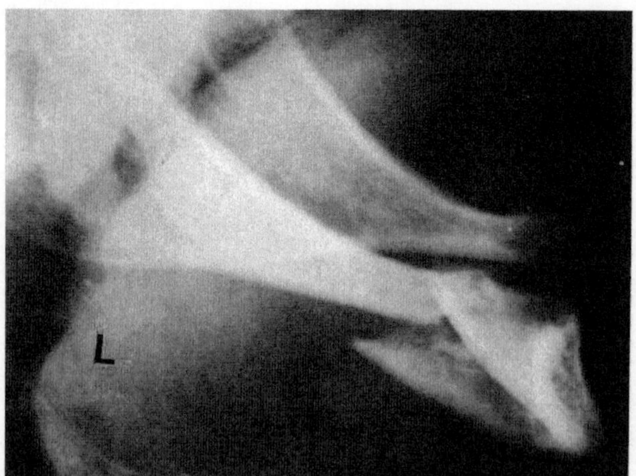

Abb. 9. Unterkiefer seitlich: Doppelte Unterkieferfraktur am zahnlosen Kiefer

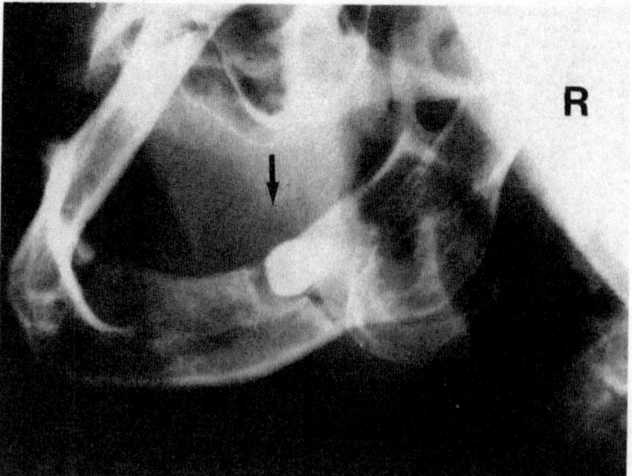

Abb. 10. Kieferwinkelaufnahme: Kieferwinkelfraktur mit retiniertem Zahn 48 im Bruchspalt (*Pfeil*)

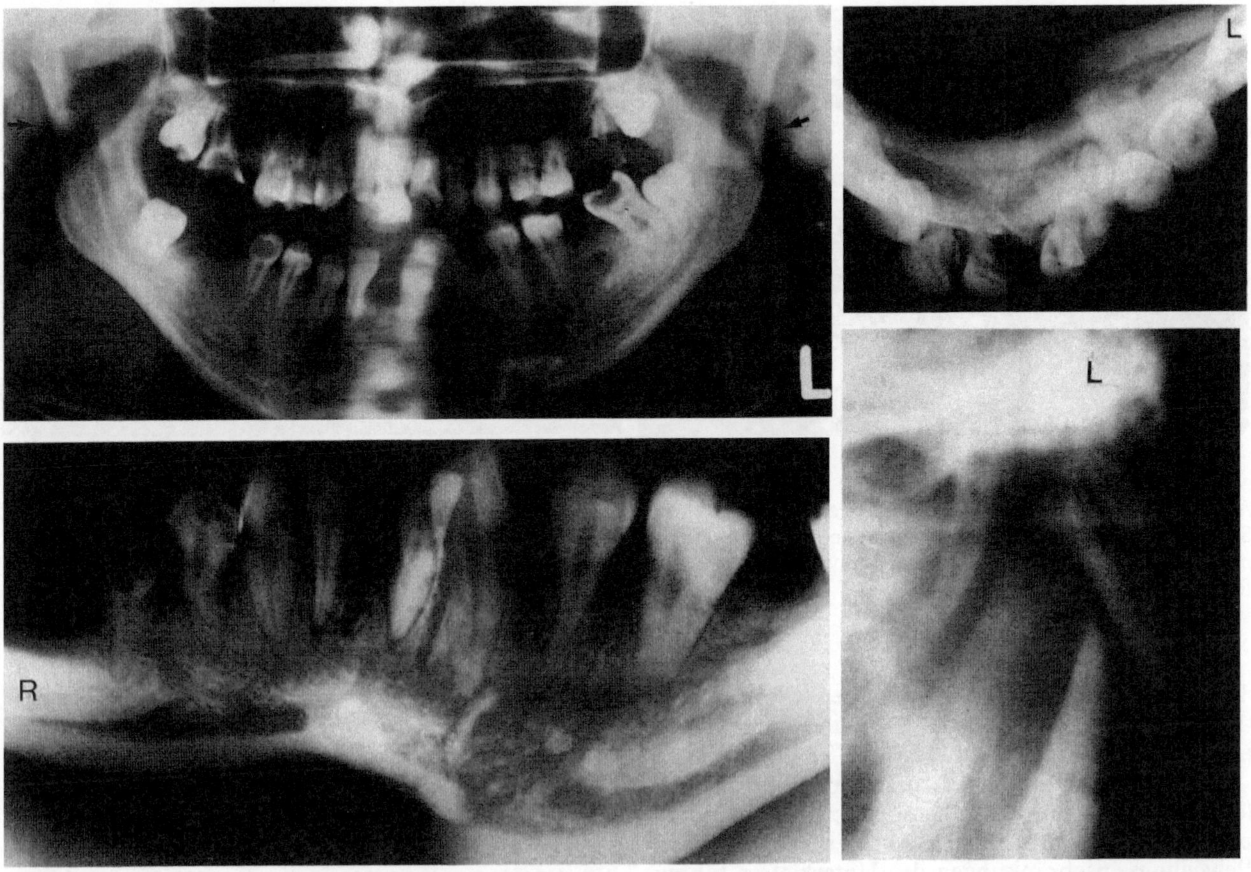

Abb. 11. a OPG: Doppelseitige Kollumfraktur und Verdacht auf Fraktur in der Unterkieferfront. **b** UK-PAN: Unterkieferparamedianfraktur links, traumatischer Zahnverlust 41, Luxation 42. **c** Aufbiß: Darstellung der Paramedianfraktur in der zweiten Ebene. **d** Ausschnitt Clementschitsch-Aufnahme: Darstellung der linken Kollumfraktur (*Pfeil*) in der zweiten Ebene. Kieferköpfchen

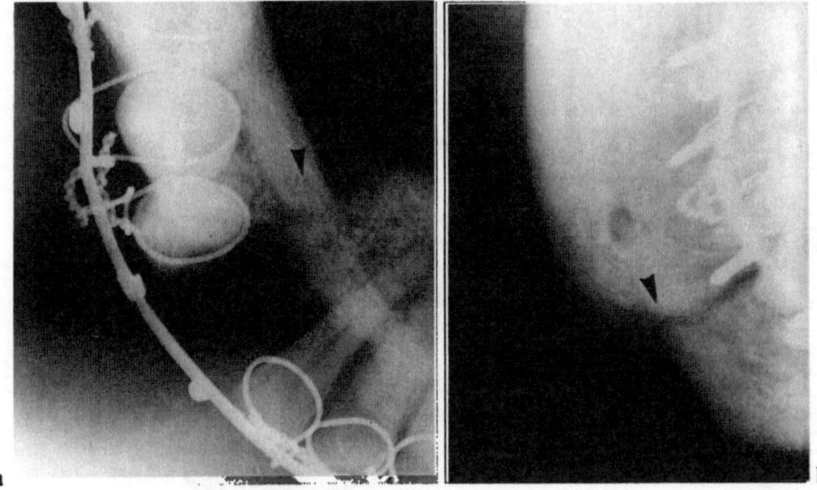

Abb. 12. a Aufbißaufnahme, **b** Zahnfilm extraoral angelegt. Ausbildung einer Pseudarthrose Regio 43 (*Pfeil*) bei schlechter Reposition und mangelhafter Ruhigstellung durch Drahtbogenkunststoffschiene

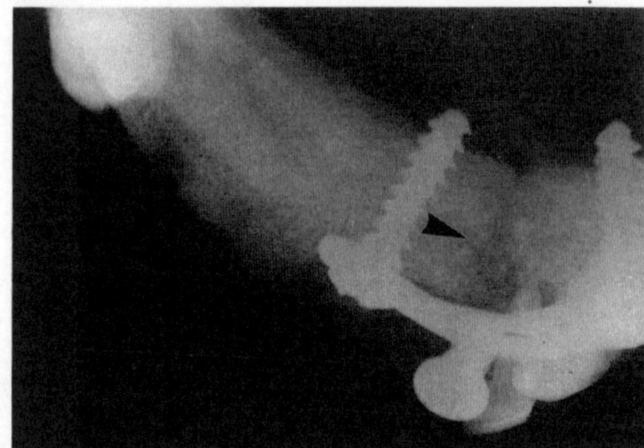
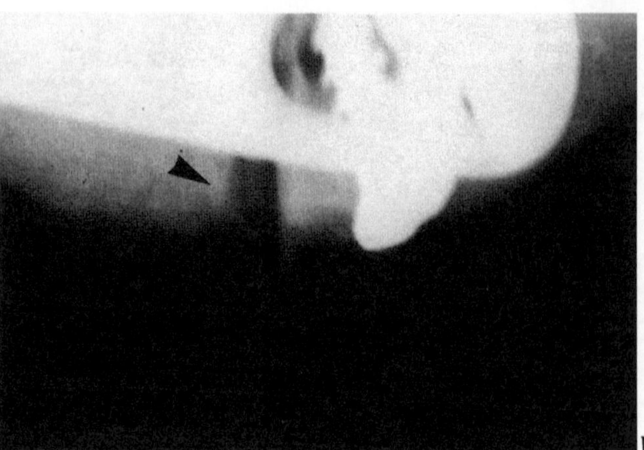

Abb. 13. a Aufbißaufnahme, **b** Zahnfilm extraoral angelegt. Schraubenlockerung mit Bruchspaltosteomyelitis (*Pfeile*) nach durch Osteosynthese versorgter temporärer Unterkiefertrennung

dem Ausschluß von Komplikationen wie Pseudarthrosenbildung, Platten- oder Schraubenlockerungen und Osteomyelitiden (Abb. 12a, b; 13a, b).

Isolierte Frakturen des Muskelfortsatzes sind selten und fordern nur dann therapeutische Konsequenzen, wenn sie mit Jochbogenfrakturen kombiniert zu Bewegungseinschränkungen des Unterkiefers führen (Abb. 14). Diese Frakturen werden im OPG und auf der Nasennebenhöhlenaufnahme bzw. der axialen Unterkieferaufnahme erkannt. Für die Darstellung der Lagebeziehungen muß eine Jochbogenvergleichsaufnahme angefertigt werden.

25 bis 30% aller Unterkieferfrakturen sind Gelenkfortsatzfrakturen. Sie sind bis heute noch unbefriedigend zu therapieren und führen bei vielen Patienten zu Spätschäden im Sinne von Myoarthropathien oder deformierenden Arthropathien. Schon aus forensischen Gründen ist daher ein genauer Ausgangsbefund wichtig. Nach therapeutischen Gesichtspunkten kann man Gelenkverletzungen folgendermaßen einteilen:

1. Kontusion und Distorsion des Kiefergelenkes
2. Luxation des Kiefergelenkes
3. Kapitulumfraktur (intrakapsuläre Fraktur)
4. Kollum- und Basisfraktur (extrakapsuläre Fraktur)

4.1 ohne Dislokation des Kieferköpfchens
4.2 mit Dislokation des Kieferköpfchens
4.3 mit Luxation des Kieferköpfchens

Abb. 14. OPG: Fraktur des Muskelfortsatzes rechts (*Pfeil unten*), kombinierte mit Jochbeinimpressionsfraktur rechts (*Pfeil oben*). Klinisch bestand eine Einschränkung der Mundöffnung

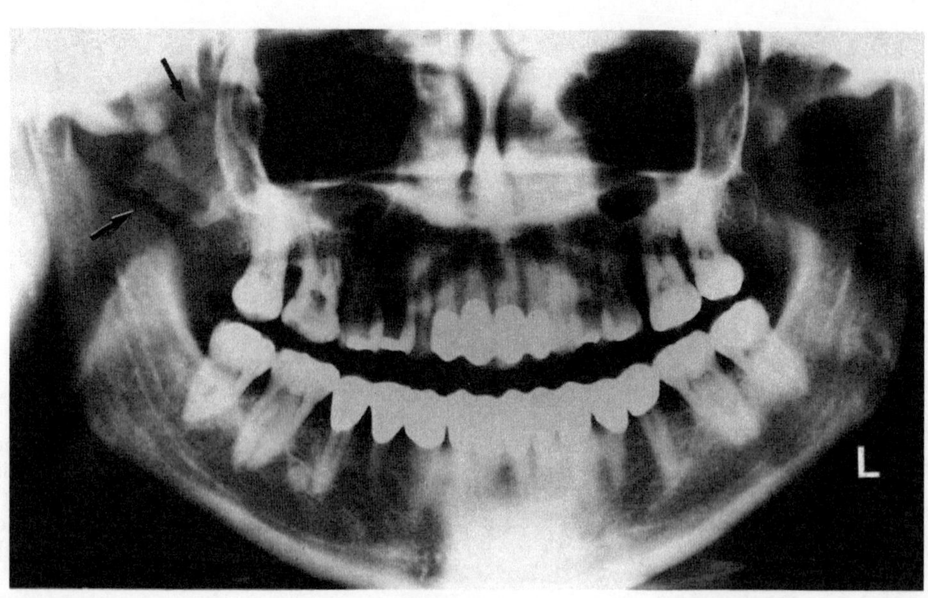

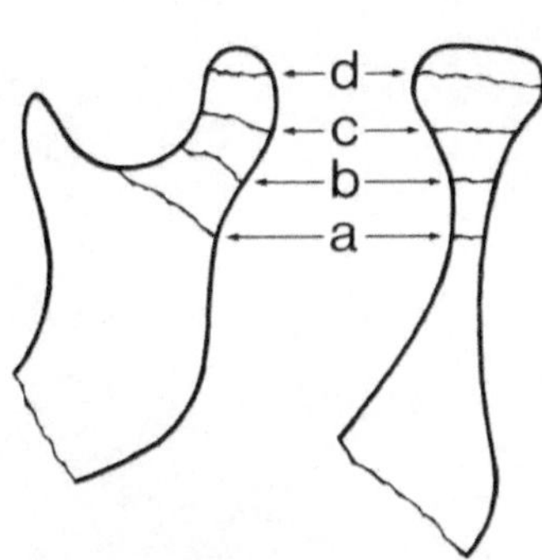

Abb. 15. Kollumfrakturen. (Nach SPIESSL u. SCHROLL 1972). **a** Kollumbasisfraktur, **b** tiefe Kollumfraktur, **c** mittlere Kollumfraktur, **d** Kapitulumfraktur

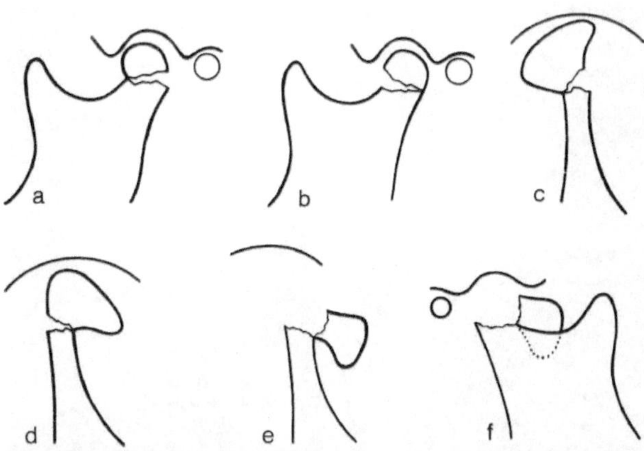

Abb. 16a–f. Dislokation und Luxation bei Kollumfrakturen. Dislokation nach ventral (**a**), dorsal (**b**), lateral (**c**) und medial (**d**). Typische Luxation nach ventral kaudal (**e, f**)

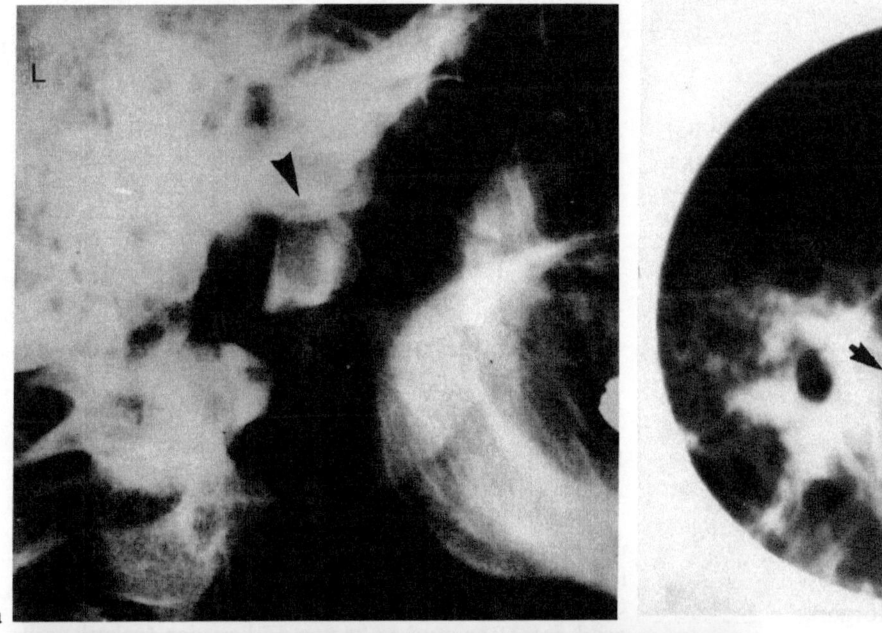

a

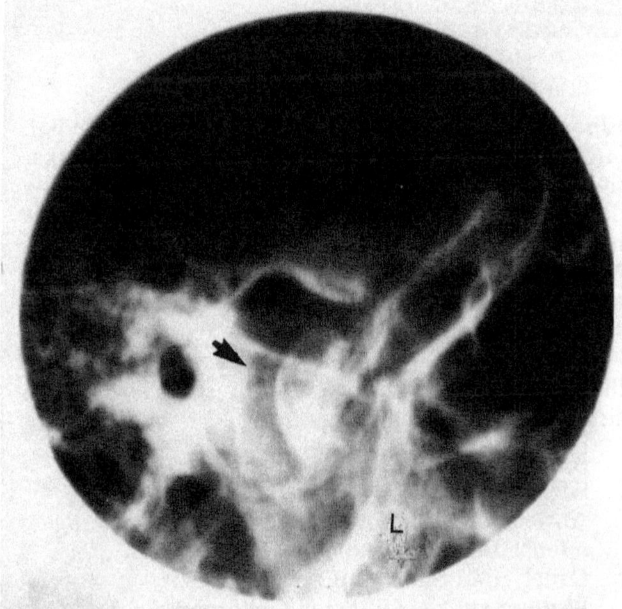

c

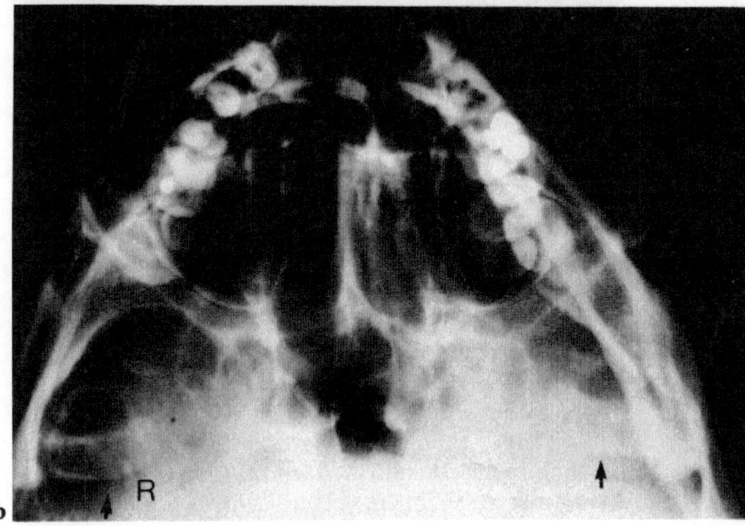

b

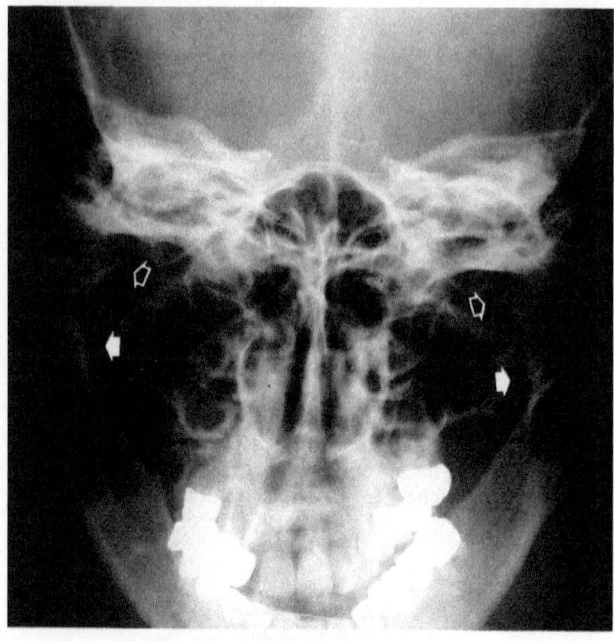
a

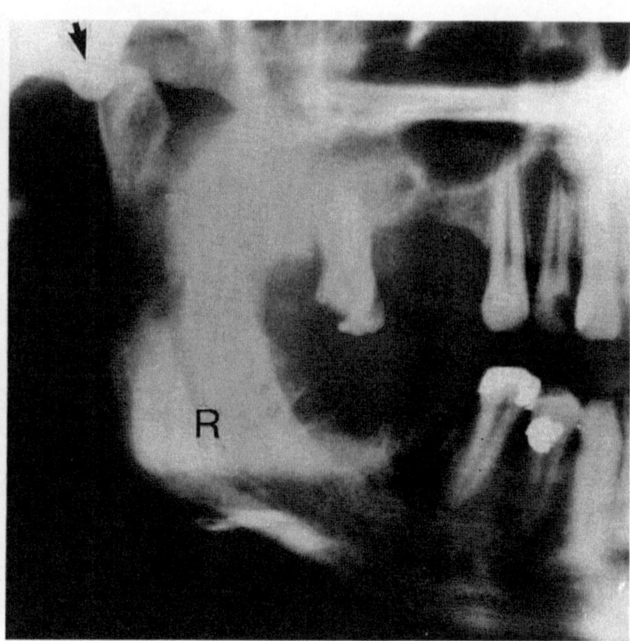

b

Abb. 18a, b. Ausschnitt einer halbaxialen Unterkieferaufnahme. Kollumfraktur beiderseits (*geschlossene Pfeile*). Dislokation des Kieferköpfchens nach medial (*offene Pfeile*)

Eine Dislokation kann in vier Richtungen medial, lateral, dorsal und selten ventral erfolgen. Bei Luxationsfrakturen wird der Gelenkkopf unter Zerreißung der Kapsel häufig nach medial oder ventromedial oder nur nach ventral entsprechenden der Zugwirkung des Musculus pterygoideus verlagert. Eine Dislokation nach dorsolateral ist selten. Eine schematische Darstellung der Gelenkfortsatzfrakturen zeigen die Abb. 15a–d und Abb. 16a–f. Klinische Symptome, die für eine Gelenkfortsatzfraktur sprechen, finden sich in der folgenden Übersicht:

1. Kieferklemme
2. Kiefersperre
3. Abweichung des Unterkiefers bei Kinnöffnung
4. offener Biß
5. Druck- und Stauchungsschmerz
6. Blutung aus dem äußeren Gehörgang

Dem Röntgenbefund kommt die Aufgabe zu, die Lokalisation und Art der Fraktur, die Dislokationsform und den Dislokationsgrad sowie Ausmaß und Richtung der Luxation aufzuzeigen und damit die endgültige Diagnose zu sichern. Für die Darstellung der Kiefergelenkregion ist eine große Zahl von Projektionen beschrieben worden, von denen sich folgende bewährt haben:

- transkranielle Aufnahme nach SCHÜLLER
- Modifikation nach LINDBLOM
- Unterkiefer axial
- Aufnahme nach CLEMENTSCHITSCH p.a.
- Aufnahme nach ALTSCHUL-UFFENORDE a.p.

Darstellung von Kollumfrakturen finden sich in Abb. 17a–c.

Bei der Aufnahme nach LINDBLOM handelt es sich um eine transkranielle Projektion. Der Zentralstrahl ist von kranial (25°) und dorsal (15°) auf das filmnahe Gelenk gerichtet. Das Gelenkköpfchen wird so orthograd getroffen und in vielen Fällen der Gelenkspalt frei projiziert.

Stark dislozierte oder luxierte Frakturen kann man auf Schädelübersichtsaufnahmen bereits erkennen. In unklaren Fällen empfiehlt sich eine Unterkieferaufnahme nach ALTSCHUL-UFFENORDE bzw. Vergleichsaufnahmen des Kiefergelenkes nach LINDBLOM oder CLEMENTSCHITSCH (1969) (Abb. 18). Seitliche Tomogramme führen am schnellsten zu definitiven Ergebnissen (HOLLMANN 1963) (Abb. 19a, b).

Bei Gelenkkontusionen mit Kapselerguß kann sich eine Verbreiterung des Gelenkspaltes in der Aufnahme nach SCHÜLLER bzw. LINDBLOM zeigen. Röntgenologische Kennzeichen von Luxationen, die ein- oder doppelseitig auftreten können, ist die leere Gelenkspfanne. Eine mögliche Spätkomplikation stellt die habituelle Luxation dar, bei der Reluxationen schon durch Gähnen, beim Abbeißen oder durch

Abb. 17. **a** Ausschnitt Schädel seitlich: Luxationsfraktur Kollum links (*Pfeil*). **b** Unterkiefer axial: Doppelseitige Kollumfraktur nach medial disloziert, (*Pfeile*). **c** Schüller-Aufnahme: Luxationsfraktur Kollum links, Fragment (*Pfeil*) nach kaudal verlagert

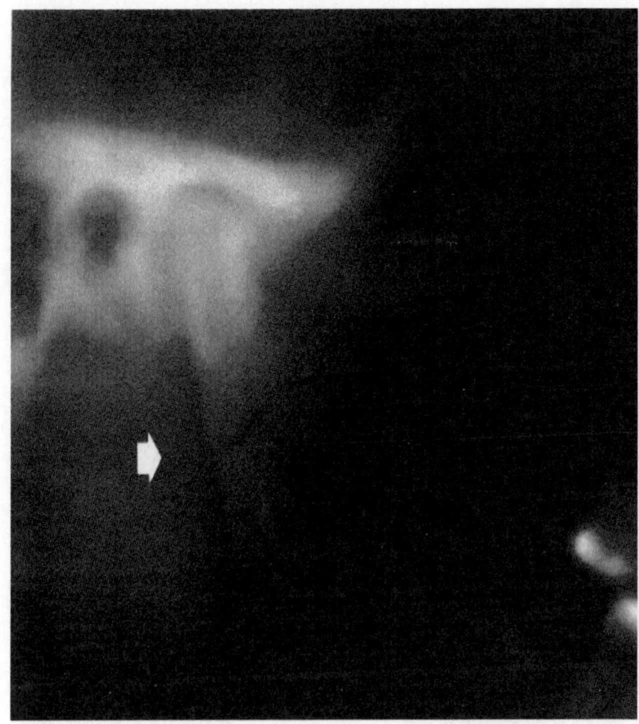
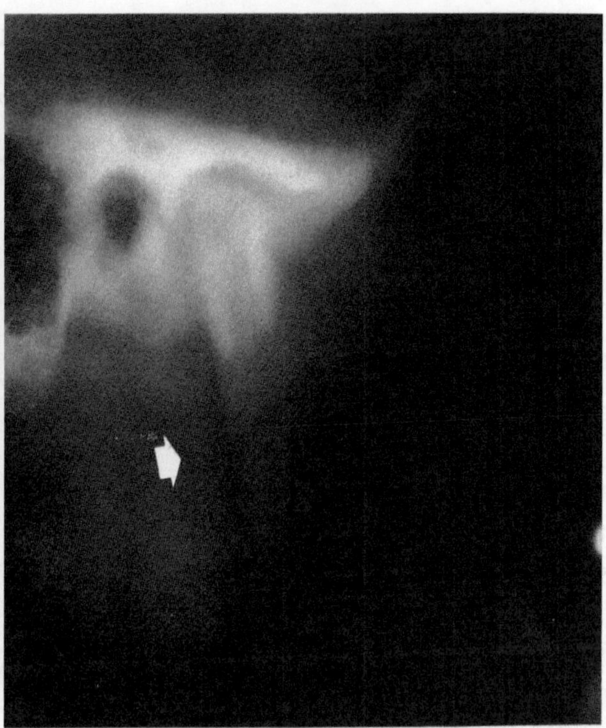

a b

Abb. 19. a Seitliches Tomogramm. Tiefe Kollumfraktur am aufsteigenden Unterkieferast (*Pfeil*). **b** Seitliches Tomogramm. Tiefe Kollumfraktur ohne wesentliche Dislokation des Kaput und Kollum mandibulae (*Pfeil*)

zahnärztliche Behandlungsmaßnahmen ausgelöst werden können. Auf Funktionsaufnahmen läßt sich eine abnorme Beweglichkeit des Gelenkes aufzeigen, bei der das Kieferköpfchen bei jeder Öffnung vor das Tuberculum articulare tritt.

Literatur

Becker R, Austermann KH (1981) Frakturen des Gesichtsschädels. In: Schwenzer N, Grimm G (Hrsg) Zahn-Mund-Kieferheilkunde, Bd II. Thieme, Stuttgart

Bringewald B, Löhr E (1979) Röntgendiagnostik bei Gesichtsschädelverletzungen. Röntgenpraxis 32:251–259

Bringewald B, Vogeler E (1983) Möglichkeiten der Röntgendiagnostik bei Frontzahntraumen. Dtsch Zahnärztl Z 38: 459–461

Clementschitsch F (1969) Über die Röntgenuntersuchung von Gesichtsschädelverletzungen. In: Reichenbach E (Hrsg) Traumatologie im Kiefer-Gesichtsbereich. Barth, München

Hollmann K (1963) Traumatische Veränderungen der Kiefer und Zähne. In: Diethelm L, Strnad F (red. von) Röntgendiagnostik des Schädels. (Handbuch der medizinischen Radiologie, Bd VII/2) Springer, Berlin Heidelberg New York

Jacobs H-G (1983) Zahnärztlich-Kieferchirurgische Traumatologie. Hanser, München

Lehnert S (1971) Traumatologie im Bereich der Kiefer und des Gesichtes. In: Haunfelder D, Hupfauf L, Ketterl W, Schmuth G (Hrsg) Praxis der Zahnheilkunde, Bd II. Urban & Schwarzenberg, München

Pasler FA (1981) Zahnärztliche Radiologie. Thieme, Stuttgart New York

Reichenbach E (1969) Traumatologie im Kiefer-Gesichtsbereich. Barth, München

Reisner K, Gosepath J (1973) Schädeltomographie. Thieme, Stuttgart

Schwenzer N (1977) Grundlagen der Kieferbruchbehandlung. Deutscher Ärzte Verlag, Köln

Spiessl B, Schroll K (1972) Gesichtsschädel. In: Nigst H (Hrsg) Spezielle Frakturen und Luxationslehre, Bd I/1. Thieme, Stuttgart

Entzündungen der Nasennebenhöhlen

G. MAATMAN und U. MÖDDER

INHALT

1 Anatomie

Die Nasennebenhöhlen gruppieren sich als pneumatisierte, von den Gesichtsschädelknochen aufgebaute knöcherne Strukturen rund um die Nasenhöhle und stehen mit ihr über Öffnungen und Kanäle in Verbindung. Die Ausführungsgänge der Nebenhöhlen zum Cavum nasi haben eine so eminente Bedeutung für die Selbstreinigung der Nebenhöhlen und dem Abtransport des Sekretes, daß die engen topographisch anatomischen Beziehungen dieser Region näher erläutert werden müssen.

Von der lateralen Wand der Nasenhöhle gehen die drei Nasenmuscheln aus, Concha nasalis inferior, -media und -superior. Lateral der mittleren Muschel, im mittleren Nasengang, wird die Wand durch einen bogenförmigen Spalt, den Hiatus seminularis geteilt. Dieser bildet den Eingang in eine Rinne, das Infundibulum. Hier münden die meisten Ausführungsgänge der Nebenhöhlen: unten und vorne kommuniziert die Stirnhöhle über den Ductus nasofrontalis mit der Nasenhöhle, hinten oben mündet die Kieferhöhle und darüber die vorderen Siebbeinzellen in die Nasenhöhle. Nase, Nasenrachenraum und Nebenhöhlen werden von mehrreihigem Flimmerepithel ausgekleidet. Der Flimmerschlag des respiratorischen Epithels ist auf die Ausführungsgänge hin ausgerichtet (Abb. 1). Eine Verlegung dieser engsten Stelle – etwa durch eine Concha bullosa media, Septumdiviation, Übergröße von Ethmoidalzellen oder umschriebene entzündliche Schleimhautschwellungen – kann eine ganze Reihe pathologischer Prozesse einleiten (ZINNREICH 1988).

Die paarig angelegten *Stirnhöhlen* (Sinus frontalis) liegen zwischen der Tabula interna und Tabula externa des Os frontale oberhalb der Margo supraorbitalis und des Nasenbeines. In der Mitte trennt sie ein knöchernes Septum. Größe und Gestalt der Stirnhöhlen unterliegen starken individuellen Schwankungen. Stark ausgeprägte, in das Dach der Orbita hineinragende Hohlräume kommen ebenso vor wie hypo- oder aplastische Stirnhöhlen. Die obere Begrenzung des Sinus frontalis weist meist eine arkadenförmige Kontur auf. Die Stirnhöhlen sind wie alle anderen Nebenhöhlen mit Flimmerepithel ausgekleidet.

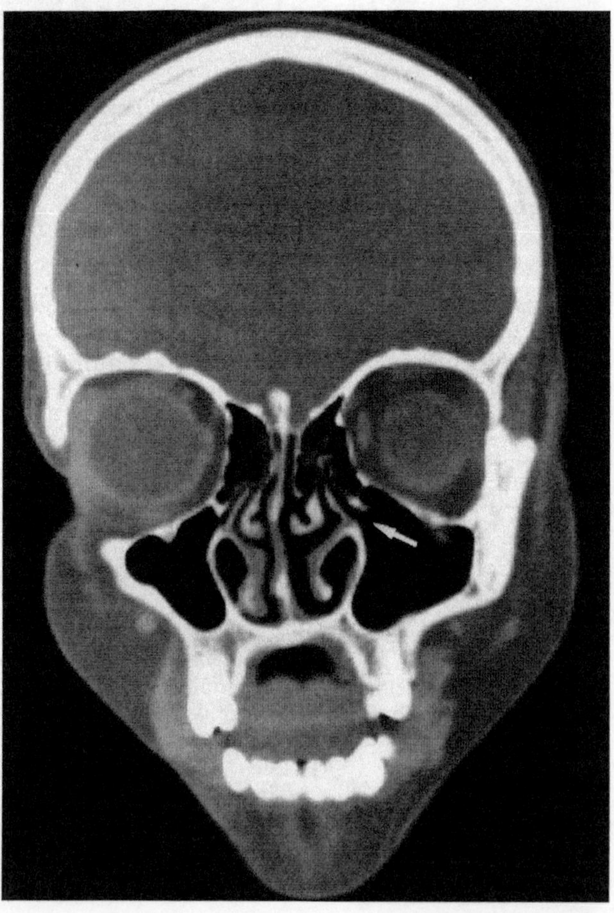

Abb. 1. Normalbefund (*Pfeil*) Ausführungsgang und Infundibulum der Kieferhöhle. Das Flimmerepithel der Kieferhöhle ist auf den Ausführungsgang ausgerichtet

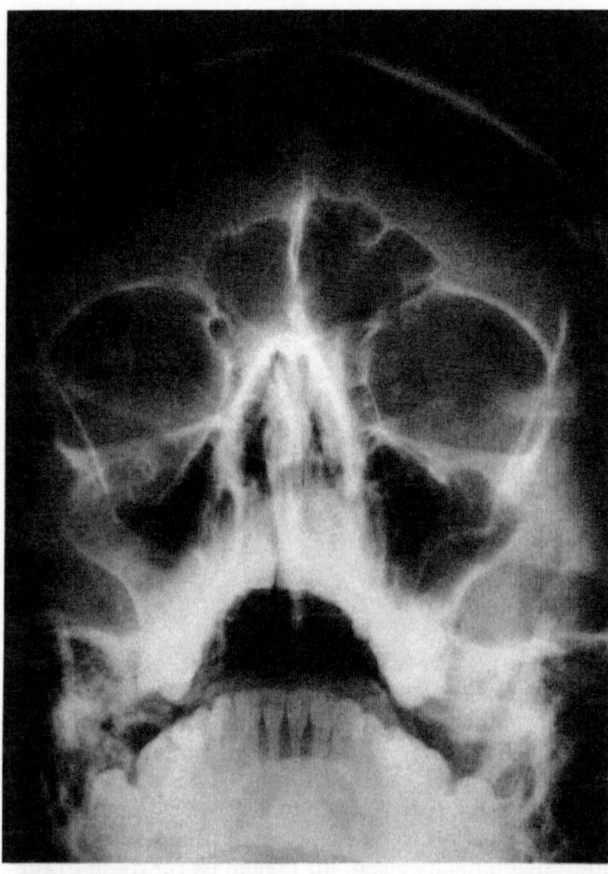

Abb. 2. *Rechts* wandständige Schleimhautschwellung in der Kieferhöhle. *Links* unterschiedliche Tiefenausdehnung des medialen und lateralen Anteils der Kieferhöhle

Bei den *Siebbeinzellen* (Sinus ethmoidalis) werden eine vordere und hintere Gruppe unterschieden. Die Anzahl der unterscheidbaren Zellen ist inkonstant, vorne und hinten liegen ca. 3 bis 5 Zellen. Die Siebbeinzellen stellen den zentralen und entwicklungsgeschichtlich ältesten Teil der Nebenhöhlen dar. Sie sind ventral in Höhe der Bulbi schmal und nehmen noch dorsal im Durchmesser zu, so daß auf sagittalen Schädelaufnahmen nicht selten eine Doppelkontur an der medialen Orbitawand zur Darstellung kommt. Die obere Begrenzung der Siebbeinzellen wird von der queren Platte des Os frontale gebildet. Die Lamina cribrosa formt das Dach der Nasenhaupthöhle. Sie stellt den untersten Abschnitt der vorderen Schädelgrube dar. Die Lamina papyracea grenzt als Teil der medialen Orbitawand die Siebbeinzellen von der Augenhöhle ab. Die mediale Wand der Siebbeinzellen wiederum formt die laterale Wand der Nasenhöhle. Diese Region ist der engste Teil der Nasenhöhle und hat eine schlitzförmige Gestalt. Die dorsalen Siebbeinzellen werden auch Onodi-Zellen genannt. Ihre Hinterwand formt gleichzeitig die Vorderwand der Keilbeinhöhlen (TERRIER et al. 1985).

Das Ostium der Keilbeinhöhle liegt medial der Onodi-Zellen und drainiert in den Sphenoethmoidalen Rezessus, d. h. in den hinteren, oberen Anteil der Nasenhöhle. Entzündungen und Tumoren des Sphenoethmoidalen Rezessus können somit die Drainage sowohl der Keilbeinhöhle wie der dorsalen Siebbeinzellen gleichzeitig behindern. Auf die unmittelbare Nachbarschaft zur Orbitaspitze sei ebenfalls hingewiesen.

Das Os lacrimale ist Teil der medialen Orbitawand und bildet gleichzeitig die laterale Begrenzung der anterioren Siebbeinzellen. Der Ductus nasolacrimalis verläuft durch die laterale Wand der Nasenhöhle und endet im unteren Nasengang unter der Concha nasalis inferior.

Die *Kieferhöhlen* (Sinus maxillaris) werden im wesentlichen vom Os maxillae aufgebaut. Die Basis bildet der Prozessus alveolaris maxillae und hat als zahntragender Knochen bei der Ausbreitung dentogener entzündlicher Prozesse eine hohe Bedeutung. Die untere Begrenzung der Kieferhöhle liegt etwa 1 cm unterhalb des Niveaus des Gaumens. Die mediale Wand stellt gleichzeitig die laterale Begrenzung der Nasenhöhle dar. Die Seitenwand der Kieferhöhle verläuft s-förmig geschlungen. Dies führt bei Röntgenaufnahmen im p.a. Strahlengang zu differenten Schwärzungen des medialen und lateralen Anteils der Kieferhöhlen. Dies Phänomen darf nicht mit einer wandständigen Schleimhautschwellung verwechselt werden (Abb. 2). Die dorsale Begrenzung bildet gleichzeitig die Vorderwand der Fossa pterygopalatina, d. h. die Fossa pterygopalatina schließt sich unmittelbar an die Hinterwand der Kieferhöhle an. Sie enthält die A. maxillaris, den gleichnamigen Nerv und das Ganglion pterygopalatina. Die Fossa hat somit eine wichtige Bedeutung für die arterielle und nervliche Versorgung der tiefen Gesichtsanteile (OSBORN 1979; CURTIN u. WILLIAMS 1985). Nach vorn wird die Kieferhöhle durch die Facies anterior maxillae abgeschlossen, das Dach der Kieferhöhle ist gleichzeitig der Boden der Orbitahöhle. Hier verläuft der Canalis infraorbitale des gleichnamigen Nerven, der auf Übersichtsaufnahmen und Tomogrammen als rundlich-ovaläre Aufhellung imponiert und gelegentlich mit einer Orbitabodenfraktur verwechselt wird.

Die Kieferhöhlen sind in ca. 7% asymmetrisch angelegt. Auch in das Kieferhöhlenlumen hineinragende Septen oder vollständige Kammerbildungen kommen vor. Deshalb muß bei jeder seitendifferenten Strahlentransparenz sorgfältig überlegt werden, ob eine Anomalie mit unterschiedlicher Tiefenausdehnung, ein posttraumatischer oder postoperativer Zustand oder ein entzündlicher bzw. tumoröser Prozeß als Ursache infrage kommt.

Die *Keilbeinhöhlen* (Sinus sphenoidalis) liegen dorsal der Siebbeinzellen und sind ebenfalls paarig angelegt. Auch für diese Nebenhöhlen besteht eine erhebliche Variationsbreite in der Pneumatisation. Eine seitendifferente Ausgestaltung kann eine einseitige

Verschattung vortäuschen. Die Drainage der Keilbeinhöhlen erfolgt in den sphenoethmoidalen Rezessus. Die relativ geschützte Lage und die guten Sekretabflußmöglichkeiten führen nur selten zu einer isolierten Entzündung der Keilbeinhöhle.

2 Akute Sinusitis

Bei den Sinusitiden unterscheidet man zunächst zwischen einer akuten und chronischen Verlaufsform; letztere unterteilt man nach pathologisch anatomischen Gesichtspunkten in polypöse, eitrige oder kombinierte Formen.

Hauptursache einer *akuten Sinusitis* ist die per continuitatem von einer Rhinitis ausgehenden bakteriellen Infektion der Nebenhöhlen. Als häufigste Erreger kommen Streptokokken, Pneumokokken, Staphylokokken sowie Hämophilus influenza in Betracht. Nach anfänglicher ödematöser Schwellung entsteht zunächst dünnflüssiges Sekret, später dickflüssiges, putrides Material. Bei einem Verschluß der Ausführungsgänge besteht die Gefahr der Entwicklung eines Empyems. Ein weiteres Fortschreiten der Erkrankung führt zu einer Infektion der umgebenden Knochen mit Ausbildung einer Osteomyelitis des Stirnbeines oder Kieferknochens. Entsprechend der frühen Ausgestaltung der Siebbeinzellen ist das Os ethmoidale in der Kindheit bevorzugter Ort von Infektionen. Eine Ausdehnung in die Orbita mit Entwicklung einer Orbitaphlegmone oder eines subperiostalen Abszesses ist eine gefürchtete, für das Kindesalter aber typische Komplikation (Abb. 3a, b). Als Komplikation einer Stirnhöhlenentzündung oder Entzündung der Siebbeinzellen ist vor allem eine Ausbreitung der Entzündung in den intrakraniellen Raum zu nennen mit der Folge eines Frontalabszesses, einer eitrigen Meningitis oder einer Thrombose des Sinus cavernosus oder Sinus sagittalis superior. Auch Osteitiden, Osteomyelitiden, subdurale Empyeme und subdurale Abszesse müssen genannt werden. Neben lokalen Symptomen wie Schwellung, Rötung, umschriebene und/oder diffuse Schmerzen deuten allgemeine Symptome wie subfibrile Temperaturen, Benommenheit und starkes Krankheitsgefühl auf eine solche ernste Komplikation hin. Gelegentlich sind es zunächst die Komplikationen, die sich eindeutig feststellen lassen und erst nach der computertomographischen Untersuchung wird die eigentliche Ursache klar (CARTER et al. 1983). Komplikationen nach Sinusitiden sind mit der Entstehung resistenter Keime und im Zusammenhang mit der Immunsuppression nach Chemotherapie häufiger geworden (BALDWIN 1951).

2.1 Radiologische Befunde einer akuten Sinusitis

Auf Röntgenübersichtsaufnahmen erkennt man im Zusammenhang mit einem akuten entzündlichen Prozeß eine meist gleichmäßige Schleimhautschwellung einer oder mehrerer Nebenhöhlen und infolge der erhöhten Flüssigkeitssekretion einen Luft-Flüssigkeits-Spiegel (Abb. 4). Dieser Luft-Flüssigkeits-Spiegel läßt sich am besten auf einer Aufnahme im Stehen oder Sitzen nachweisen, im Liegen ist für diese Fragestellung eine Aufnahme im horizontalen, seitlichen Strahlengang angezeigt. In dieser Aufnahmeposition können auch Spiegelbildungen in den Ethmoidalzellen bzw. der Keilbeinhöhle erkannt werden.

Eine einseitige verminderte Strahlentransparenz oder Schleierbildung spricht eher für eine bakterielle Entzündung und gegen eine allergische Genese der Schleimhautschwellung. Anamnestisch müssen vorangegangene Spülungen, operative Eingriffe und alte Verletzungsfolgen ausgeschlossen werden. Bei einer seitendifferenten Strahlentransparenz der Stirnhöhlen

Abb. 3a, b. 9jähriger Junge mit den klinischen Zeichen einer Orbitaphlegmone. Von den linken Siebbeinzellen ausgehender, auf die Orbita übergreifender entzündlicher Prozeß

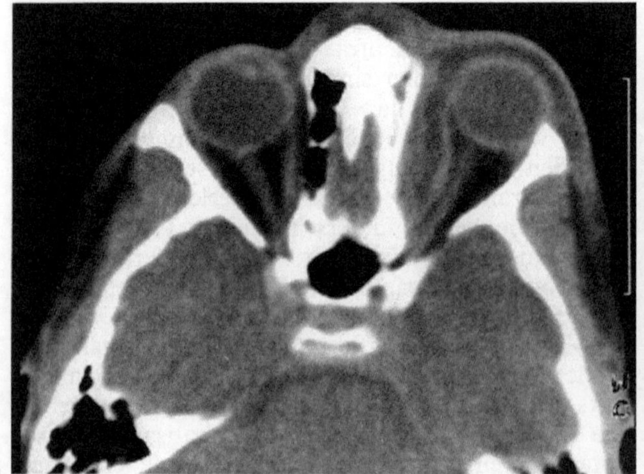
a

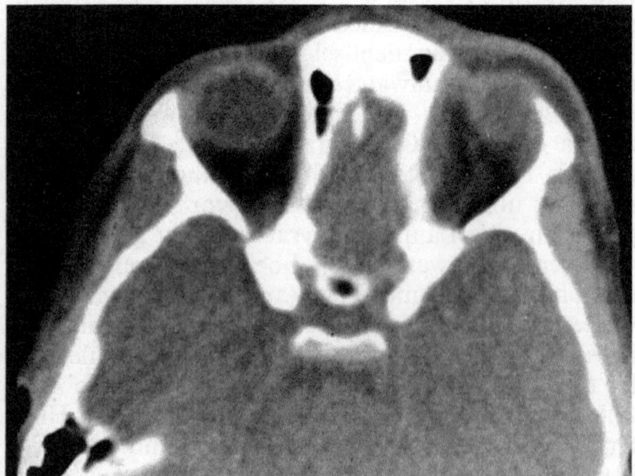
b

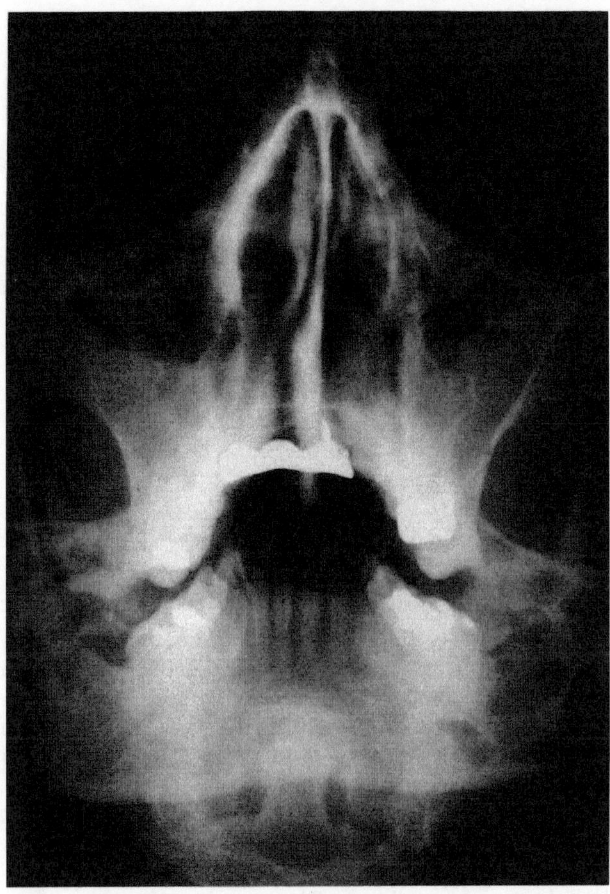

Abb. 4. Akute Sinusitis mit Spiegelbildung *rechts* und deutlicher Schleimhautschwellung *links*

sollte mittels der überkippten Aufnahme nach Welin die Tiefenausdehnung des Stirnhöhlenlumens bestimmt werden, um eine anlagebedingte Asymmetrie nicht fehlzubewerten.

3 Chronische Sinusitis

In den letzten Jahren sind neue Erkenntnisse über die Pathogenese der *chronischen Sinusitis* gewonnen worden. So wird heute allgemein der zunehmende Anteil an allergischen Rhinopathien, verursacht durch Schimmelpilze, Hausstaubmilben, Nahrungsmittelallergien, Bakterien und Viren, hervorgehoben. Besonders wichtig erscheint die gestörte Pathophysiologie des mukoziliaren Sekrettransportes bei der Entwicklung chronischer und entzündlicher Veränderungen in den Nasennebenhöhlen. Der komplexe Zusammenhang exogener Noxen und endogener Faktoren ist in Tabelle 1 erläutert. Die Feststellung einer Beeinträchtigung der Funktion der Nebenhöhlenostien infolge lokal veränderter anatomischer Verhältnisse hat sowohl für die bildgebende Diagnostik als auch für therapeutische Maßnahmen eine nicht zu unterschätzende Bedeutung erlangt. Dies sind die Gründe, die zu einer zunehmenden Inanspruchnahme koronarer computertomographischer Schichtbilder bei chronischer Sinusitis bzw. Polyposis nasi führen (Mödder 1989; Rudert 1989).

Tabelle 1. Faktoren, die eine chronische Sinusitis beeinflussen (nach Naumann 1965)

– Infektion	– Neurovegetative Störungen
– Allergie	– Störung der Mukofunktion
– Immunologische Störungen	– Lokale Schädigung der Mucosa
– Allgemeinerkrankungen	– Lokale anatom. Verhältnisse
– Hormonelle Störungen	– schädliche Erosole
– Konstitution	

3.1 Radiologische Befunde bei chronischer Sinusitis

Das radiologische Bild wird geprägt von Schleimhautverbreiterungen, die teils flächig die Wände der Nasennebenhöhlen auskleiden, teils polypös und unregelmäßig in das Lumen hineinragen (Abb. 5a, b). Der chronisch-entzündliche Prozeß kann zu einer Stimulation des Mukoperiosts mit Ausbildung einer verdickten, sklerosierten Wand führen. Die Strahlentransparenzminderung wird so akzentuiert und betont. Andererseits ist eine – zumindest partielle – Auslöschung der Knochenlamellen vornehmlich im Siebbeinzellenbereich bei der langwierigen chronischen Entzündung ebenfalls möglich; in diesen Fällen entsteht eine mehr homogene, schleierige Verschattung der Siebbeinregion.

Komplikationen wie ein Empyem oder eine Osteomyelitis beziehen den umgebenden Knochen noch stärker in das radiologische Bild mit ein. Der umgebende Knochen wirkt dann „verwaschen", die Spongiosabälkchen sind unscharf konturiert oder ausgelöscht. Ggf. entsteht in den Randpartien eine unscharf begrenzte Sklerose.

4 Granulomatöse Prozesse

Granulomatöse Prozesse wie Sarkoidose, Tuberkulose, Syphilis und Rhinosklerom und Vaskulitiden wie M. Wegener gehen regelmäßig sowohl mit einer weichteildichten als auch mit deutlichen ossären Veränderungen einher. In den Randbezirken der befallenen Region überwiegt der Knochenanbau, die Osteosklerose, zentral findet man häufig umschriebenen Knochenabbau und ossäre Destruktionen (Abb. 6). Ferner sind bei diesen Erkrankungen häufiger Orbitahöhle, die Fossa temporalis und Fossa infratemporalis mitbetei-

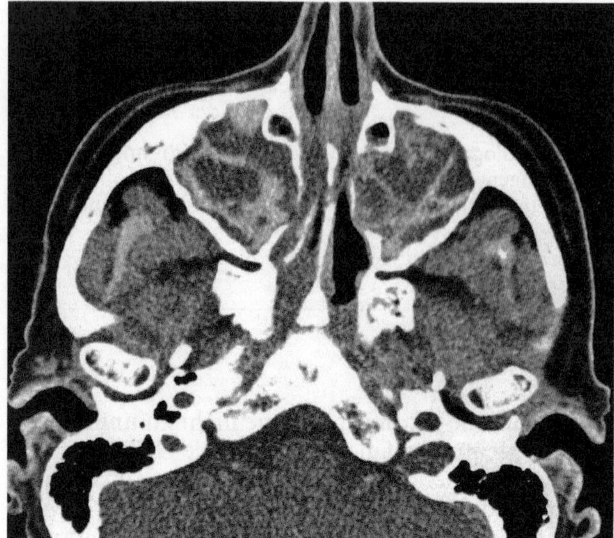

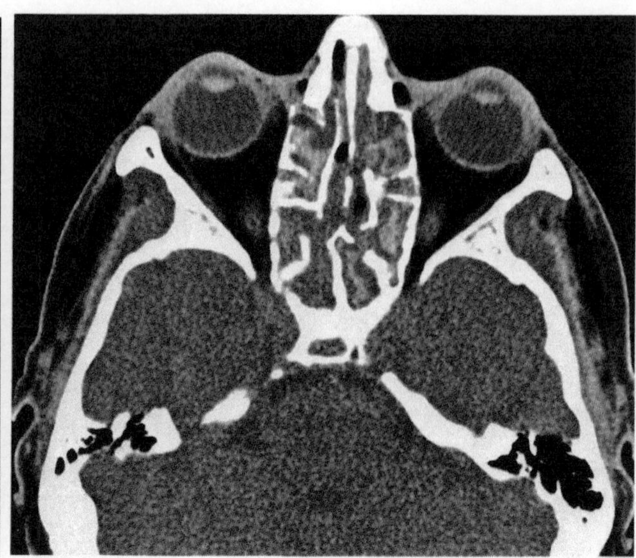

Abb. 5a, b. Chronische Sinusitis mit stark geschwollener Schleimhaut in beiden Kieferhöhlen und Siebbeinzellen. Nach Kontrastmittelgabe Anreicherung in der gut perfundierten Mukosa, Aussparung in den sekrethaltigen submukösen Anteilen

ligt oder die Entzündung greift auf Larynx und Trachea über. Eine endgültige Diagnosestellung gelingt nur bioptisch bzw. anhand eines Erregernachweises.

Die Differentialdiagnose muß maligne Prozesse wie malignes Lymphom, Karzinom und Ästhesioneuroblastom mit einbeziehen. Selten manifestieren sich ein Lupus erythematodes und die Periarteriitis nodosa im Nasen- und Nasennebenhöhlenbereich.

Bei einer einseitigen putriden Entzündung der Kieferhöhle sollte an eine vom Zahnapparat ausgehende Infektion gedacht werden. Einseitige Kieferhöhlenverschattungen entstehen auch bei großen, in das Kieferhöhlenlumen hineinragenden, odontogenen Zysten. Eine Luftkappe oberhalb der Verschattung, aber noch innerhalb der Kieferhöhle, weist auf diesen Zusammenhang hin (Abb. 7a–c).

5 Mykosen

Eine Ausnahmeerscheinung stellen die *mykotischen Infektionen* dar. Die Aspergillusinfektion bzw. der benigne Verlauf einer extramukösen Pilzinfektion führt neben der Verschattung in den Kieferhöhlen in etwa der Hälfte der Fälle zu kalkdichten, rundlichen Läsionen im Lumen der Nebenhöhlen (Abb. 8). Diese auffälligen Verschattungen bestehen aus Kalziumkarbonaten und Phosphaten infolge nekrotischer Anteile in den Pilzanteilen (STAMMBERGER et al. 1983). Ein Niederschlag von Eisen und Mangan, das im Stoffwechsel der Pilze erhöht ist, muß ebenfalls diskutiert werden (ZINNREICH et al. 1988). Die auffälligen Verdichtungen sind auf Übersichtsaufnahmen schon erkennbar, werden aber auf konventionellen oder com-

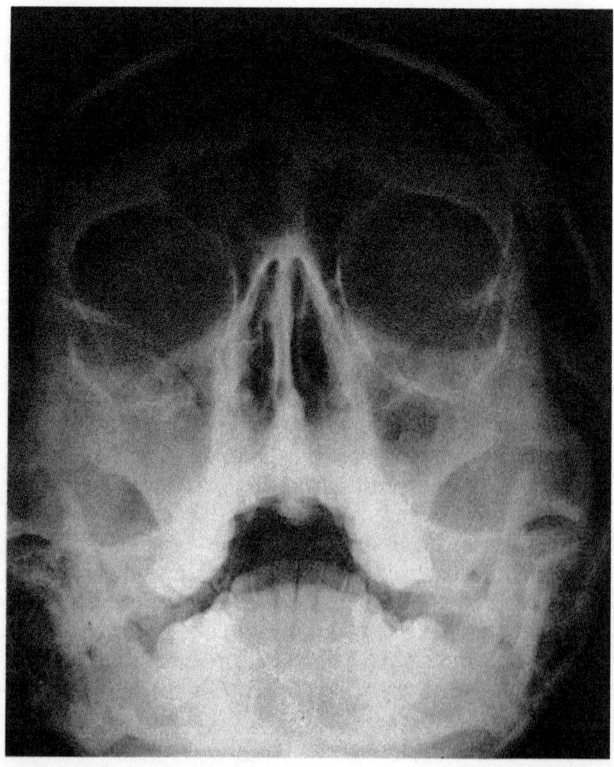

Abb. 6. Morbus Wegener mit verstärkter Sklerosierung sämtlicher Kieferhöhlenwände und beginnender Obliteration des Kieferhöhlenlumens

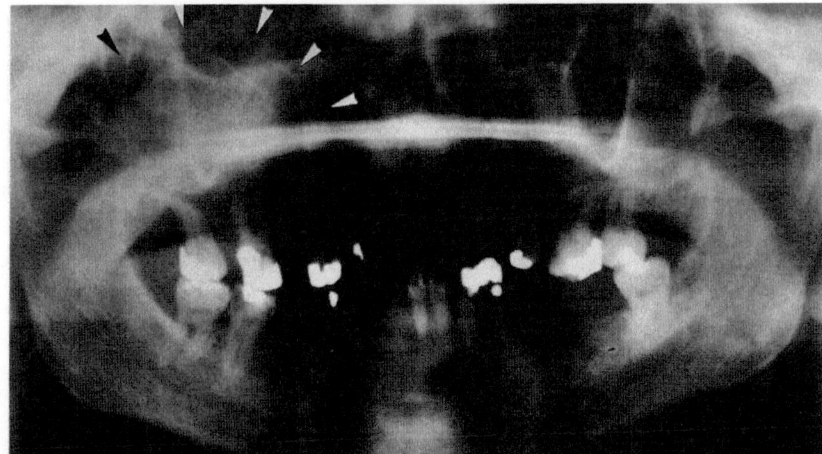

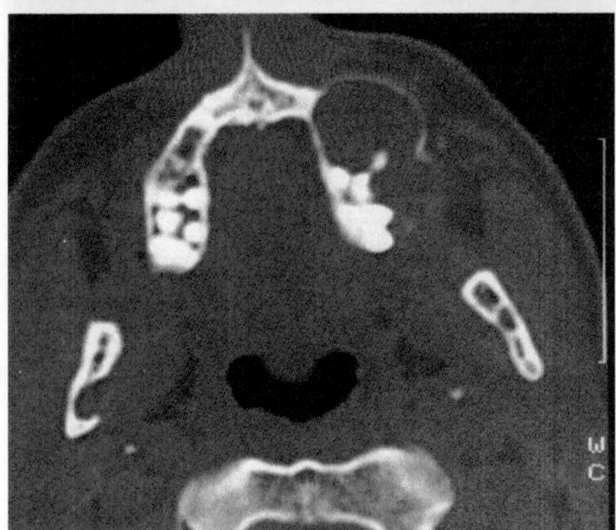

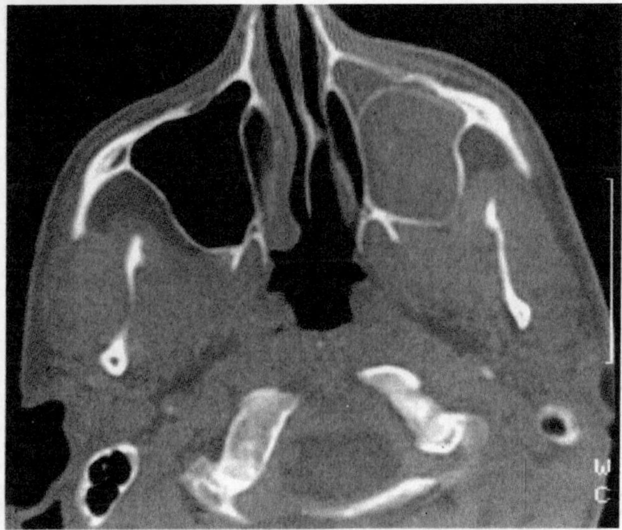

Abb. 7a–c. Odontogene Zyste im Ortopantomogramm (**a**) und Computertomogramm in axialer Projektion (**b, c**). Die Zyste ragt in das Kieferhöhlenlumen hinein und führt zu einer partiellen Verschattung. Luftsichel oberhalb der Zyste (*Pfeilspitzen*)

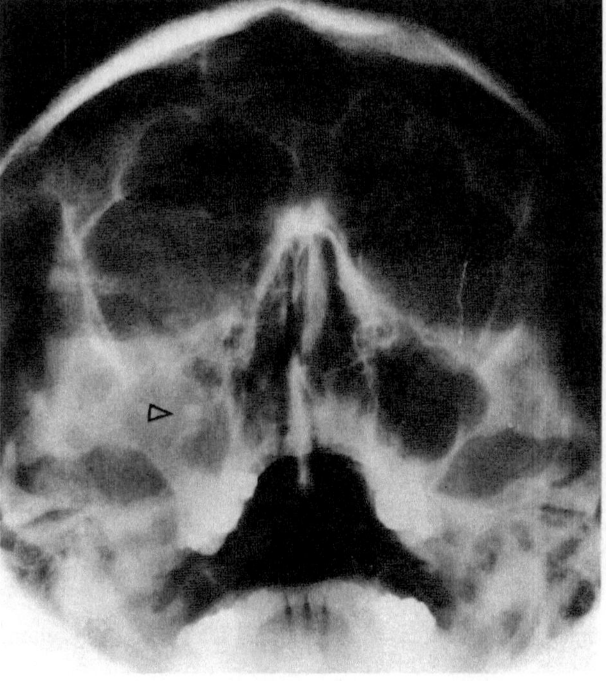

◂ **Abb. 8.** Mykotische Infektion der rechten Kieferhöhle (Aspergillus) mit kalkdichtem Herd im Kieferhöhlenlumen (*Pfeilspitze*)

putertomographischen Schichten jedoch besonders kontrastreich abgebildet. Im MRT findet man bemerkenswerte Hypodensitäten bei T2 gewichteten Sequenzen und müssen hier von Luftblasen oder anderweitigen Kalzifikationen abgegrenzt werden.

6 Mukozelen

Nach Operationen und nach Traumen besteht die Gefahr eines vollständigen Verschlusses einer Nasennebenhöhle oder eines Teilabschnittes durch Verlagerung der Ausführungsgänge. Bei fortbestehender Sekretion entwickeln sich Mukozelen, die expansiv die Nebenhöhlenwände nach außen vorwölben und so, je nach Lokalisation, klinisch symptomatisch werden (Abb. 9). Reine Mukozelen sind meist schmerzlos, führen jedoch zu erheblichen Beschwerden im Falle

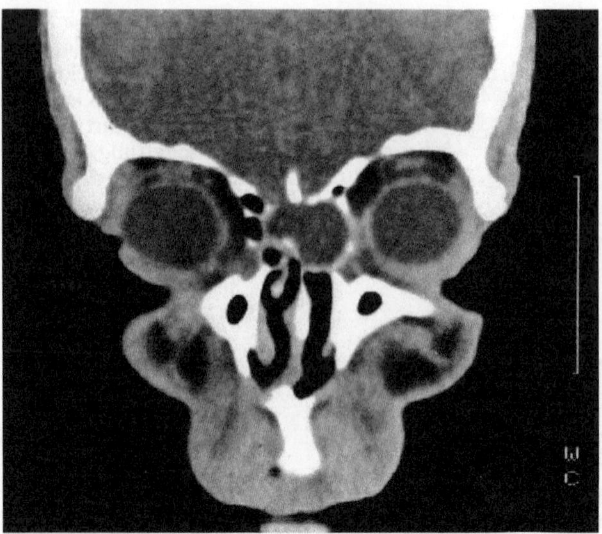

Abb. 9. Siebbeinmukozele mit konvexbogiger, zur Orbita hin gerichteten Vorwölbung der medialen Orbitawand. Zentral flüssigkeitsäquivalante Dichtewerte (HE: 15). Beginnende Arrosion, jedoch fehlender Einbruch in die vordere Schädelgrube

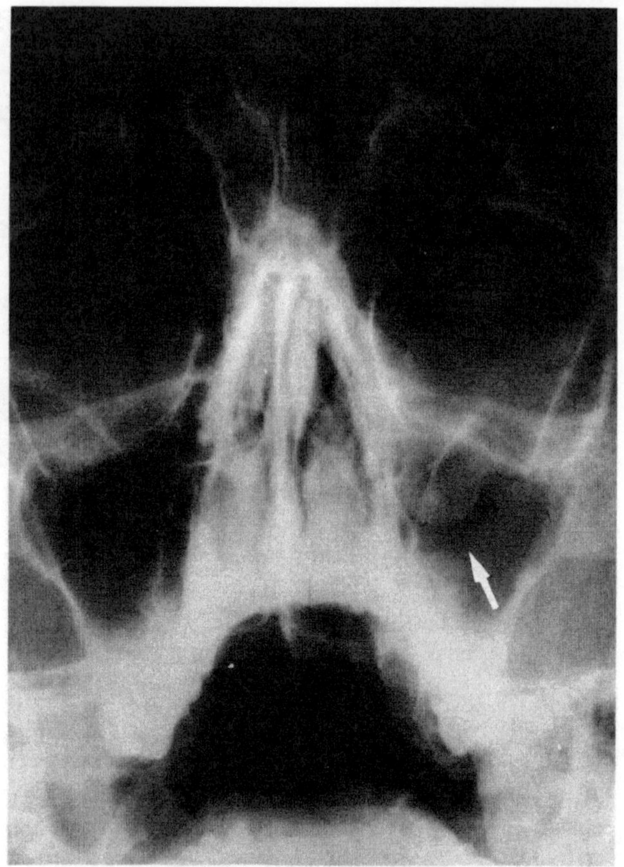

Abb. 10. Retentionszyste am Dach der Kieferhöhle (histologisch bestätigt) (*Pfeil*). Radiologische Differentialdiagnose: polypöser Prozeß ▶

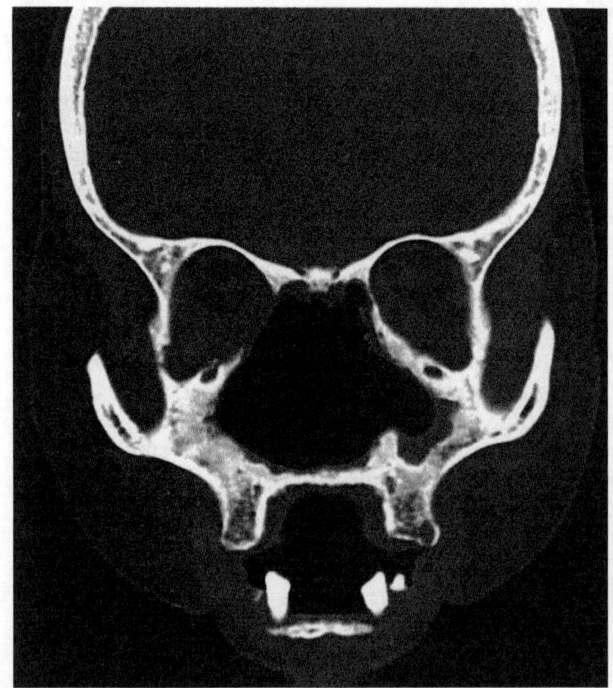

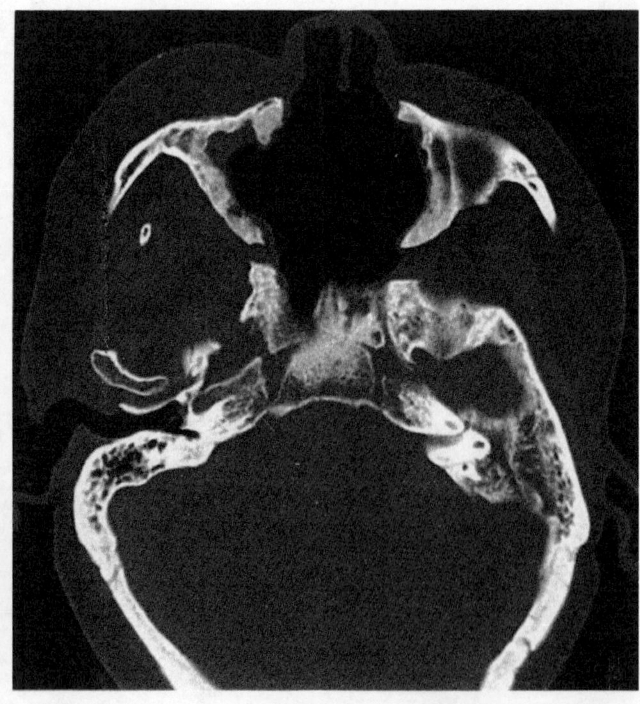

Abb. 11 a, b. Postoperativer Status mit Sklerosierung, Spongiosierung und Verdickung der lateralen und fazialen Kieferhöhlenwand. Geringe Schleimhautschwellung links

einer sekundären Entzündung (Pyozele). Stirnhöhlen und Siebbeinzellen sind der häufigste Manifestationsort von Myko- oder Pyozelen, Kieferhöhlen werden seltener betroffen, nur gelegentlich entstehen sie in den Keilbeinhöhlen (ZANELLA et al. 1983).

Abzutrennen von den Mukozelen sind die *Retentionszysten*. Hierbei sind Ausführungsgänge von schleimbildenden Drüsen verstopft, so daß bei fortdauernder Sekretion sich eine submuköse Flüssigkeitsansammlung ausbildet. Auf Übersichtsaufnahmen und im computertomographischen Bild hat man den Eindruck einer polypoiden Wucherung (Abb. 10). Es handelt sich um harmlose Nebenbefunde, die bei 20 bis 30% in einem unselektierten Krankengut gefunden werden.

Nach *Kieferhöhlenoperationen* mit breiter Fensterung der medialen oder fazialen Kieferhöhlenwand und radikaler oder weitgehender Entfernung der Mucoperiosts zeigen sich häufig Strahlentransparenzminderungen in den Kieferhöhlen, die nicht mit einer aktuellen entzündungsbedingten Verschattung verwechselt werden dürfen. Die radikale Entfernung der Kieferhöhlenschleimhaut führt zu einer Obliteration und Verkleinerung des Kieferhöhlenlumens mit kompensatorischer Verbreiterung der Nasenhaupthöhle und zu einer oft stark ausgeprägten hyperostotischen Reaktion der Seiten- und Hinterwand der Kieferhöhle. Nicht selten ist ein eigentliches Kieferhöhlenlumen gar nicht mehr feststellbar. Der Raum der Kieferhöhle wird von der erweiterten Nasenhöhle eingenommen (Abb. 11a, b). Die Sklerosierung und Volumenzunahme der Wand verursacht die auf Übersichtsaufnahmen sichtbare Strahlentransparenzminderung. Zusätzlich polypoide Schleimhautschwellungen lassen sich unter diesen Bedingungen am ehesten computertomographisch fassen (ZANELLA et al. 1986).

Neuere Verfahren wie mikrochirurgische und/oder endoskopische Eingriffe, die eine Normalisierung der Ventilation der Nasennebenhöhlen zum Ziel haben, zeigen die beschriebenen Veränderungen, wie sie nach Radikaloperationen auftraten, nicht mehr. Im Vordergrund steht die Wiederherstellung der Abflußmöglichkeiten aus den Nasennebenhöhlen unter Erhalt des mukoziliaren Transportes des Sekretes. Voraussetzung ist die optimale Darstellung der individuellen Anatomie der Nase mit ihren Nasengängen, des Infundibulums, der Kieferhöhlen und der jeweils vorliegenden Schleimhautverbreiterungen im Rahmen chronischer Entzündungen.

7 Schlußfolgerung

Die konventionelle Diagnostik mit Übersichtsaufnahmen der Nasennebenhöhlen im okzipito-frontalen, -nasalen und -dentalen Strahlengang sowie ggf. ergänzt durch laterale Aufnahmen haben nach wie vor einen hohen Stellenwert in der Diagnostik entzündlicher Nasen- und Nasennebenhöhlenerkrankungen. Vor allem bei akuten Entzündungen und bei der Suche nach einem entzündlichen Fokus wird die klassische Nasennebenhöhlenaufnahme im okzipitodentalen Strahlengang ihren Stellenwert behalten und wichtige Informationen liefern.

Die Computertomographie ist einzusetzen, wenn im Rahmen einer akuten Sinusitis Komplikationen zu befürchten sind, vor Operationsplanung einer chronischen Sinusitis, bei Verdacht auf Muko- oder Pyozelen, bei Verdacht auf granulomatöse oder mykotische Infektionen sowie zur differentialdiagnostischen Abgrenzung von tumorösen Erkrankungen (MÖDDER 1986).

Die Kernspintomographie hat eine hohe Bedeutung in der Tumordiagnostik erlangt und ist in diesem Zusammenhang der Computertomographie eher überlegen. Eine weitere Indikation zu einer kernspintomographischen Untersuchung stellt der Verdacht auf eine intrakranielle Komplikation einer Sinusitis wie sub- oder epidurale Abszedierung oder eine Thrombose des Sinus sagittalis superior oder des Sinus cavernosus dar.

Literatur

Baldwin JL (1951) Intracranial complications in otorhinolaryngology. Arch Otolargol 54:723–733

Carter BL, Bankoff MS, Fisk JD (1983) Computed tomographic detection of sinusitis responsible for intracranial and extracranial infections. Radiology 147:739–742

Curtin HD, Williams R (1985) Computed tomography of the pterygopalatine fossa. Radiographics 5:429–440

Mödder U (1986) Nase, Nasennebenhöhlen und Parapharyngealraum. In: Frommhold W, Dihlmann W, Stender St, Thurn P (Hrsg) Radiologische Diagnostik in Klinik und Praxis.Thieme, Stuttgart

Mödder U (1989) Nasennebenhöhlenerkrankungen – Möglichkeiten und Grenzen der Radiologie. Röntgenblätter 42:166–169

Naumann HH (1965) Pathologische Anatomie der chronischen Rhinitis und Sinusitis. Proceedings of the VIII. Int Congress Series Nr 113, Excerpta Medica, Amsterdam, pp 79–89

Osborn AG (1979) Radiology of the pterygoid plates and the pterygopalatine fossa. AJR 140:523–541

Rudert H (1979) Klinik der Nasennebenhöhlenerkrankungen und die Forderungen der Hals-Nasen-Ohrenärzte an die Radiologen. Röntgenblätter 42:158–165

Stammberger H, Rasche R, Rate J (1983) Aspergillus-Mykosen der Nasennebenhöhlen. HNO 31:161–167

Terrier F, Weber W, Ruefenacht D, Porcellini B (1985) Anatomy of the ethmoid: CT, endoscopic and macroscopic. AJR 144:493–500

Zanella FE, Mödder U, Friedmann G (1983) CT-Diagnostik der Mukozelen. Röntgenblätter 36:178–183

Zanella FE, Brusis T, Mödder U (1986) Hochauflösende Computertomographie ossärer Veränderungen nach Radikaloperation der Kieferhöhlen. Laryngol Otol 65:74–78

Zinreich SJ, Camedy DW, Malat J, Curtin HD, Epstein JJ, Huff LC, Kennar AJ, Johns ME, Rosenbaum AE (1988) Fungal sinusitis with CT and MR imaging. Radiology 169:439–444

Osteomyelitiden, Osteopathien und Granulomatosen im Kieferbereich

R. BECKER und B. BRINGEWALD

INHALT

1 Einleitung

Im folgenden Kapitel wird eine Auswahl verschiedenartiger Erkrankungen unterschiedlicher und z. T. unbekannter Ursache vorgestellt, die im Bereich der Kieferknochen auftreten können. Die Manifestation in diesem umschriebenen Teil des Gesamtskelettes wird eingehend dargestellt und die Bedeutung der Röntgenuntersuchung bei der Diagnostik und Differentialdiagnostik aufgezeigt. Weitere Hinweise zur Klinik und Therapie müssen auf ein für das Verständnis unbedingt notwendiges Maß beschränkt bleiben.

2 Pathologisch-anatomische Veränderung am Knochen und ihre Darstellung im Röntgenbild

Die Röntgendiagnostik des aus Knochen- und Markgewebe bestehenden Organs „*Knochen*" soll Informationen über Form und Struktur sowie Hinweise auf den Mineralstoffwechsel geben. Damit werden die Hauptaufgaben des Knochens als Stützgewebe und Mineralspeicher diagnostisch faßbar.

Pathogenetisch liegt allen krankhaften Knochenprozessen eine nur im Mikroskop verfolgbare Störung der Osteoklasten- und Osteoblastentätigkeit zugrunde. Das Röntgenbild zeigt deren Folgen als Destruktionen oder Neubildungen der Hartsubstanz von einer bestimmten Ausdehnung an. So werden Osteolysen ab 30% Auflösung der anorganischen Substanz sichtbar und kalzifizierte Osteoidsäume ab 10 µm Stärke erkennbar. Dies erklärt die immer wieder auftretende Zeitdifferenz zwischen klinischen und Röntgenbefunden (SCHILLI 1981).

Pathologische Prozesse am Knochen stellen sich im Röntgenbild entweder als Aufhellung (Transluzens) oder Verschattung (Opazität) dar.

Zur Beschreibung geometrischer Formen dieser Veränderungen im Knochen und verschiedener Dichtegrade des Knochens sind der Natur oder der Technik entlehnte Begriffe im Gebrauch (TRAPNELL u. BOWERMANN 1973; STAFNE u. GIBILISCO 1975; MITTERMAYER 1976):

- wabig,
- maschig,
- seifenblasenartig „soap-bubble",
- zystisch,
- wollig „cotton wool",
- wolkig,
- milchglasartig „ground-glass",
- bimsteinartig,
- mosaikartig.

Makroskopische Knochenveränderungen lassen sich in Anlehnung an BRANDENBERGER (1950) auf folgende elementare Änderungen der Makrostruktur und der Makrogestalt zurückführen:

- Elementare Änderungen der Makrostruktur,
- Quantitative Veränderungen,
- Knochenatrophie,
- Strukturatrophie – Osteoporose,
- Formatrophie – Osteolyse,

- Knochenhypertrophie – Osteosklerose,
- Periostose,
- Endostose,
- Spongiosklerose,
- Qualitative Veränderungen,
- Knochendystrophie,
- Knochennekrose – Sequesterbildung,
- Änderung der Makrogestalt,
- Hyperostose,
- Hypostose,
- Dysostose.

Diese Veränderungen können einzeln oder nebeneinander, an einem oder mehreren Knochen, als Einzelherde oder multipel auftreten. Dabei führen typische Lokalisationen und Erscheinungsmuster häufig zur Diagnose.

Auch im Bereich der Kieferknochen, die Deckknochen sind, zeigen sich diese elementaren Knochenprozesse. Man muß allerdings die Funktion des Alveolarknochens als Zahnhalteapparat berücksichtigen. So kann neben der Kompakta und der Spongiosa der Zustand der Lamina dura – der knöchernen Grenzlinie zwischen Zahnwurzeln und Kieferknochen – wertvolle Hinweise auf das Vorliegen von Knochenerkrankungen geben. Dies wird in den folgenden Abschnitten noch genauer dargestellt. Während des Kieferwachstums, des Zahndurchbruchs und des Zahnwechsels findet im Alveolarknochen ein besonders starker Knochenumbau mit periostaler und endostaler Knochenneubildung statt. Die Erneuerungsrate dieses Knochens ist damit höher als bei anderen Knochen.

Die röntgenologische Darstellung des Kieferbereiches mit Hilfe der zahnärztlichen Röntgenologie üblichen Methoden befindet sich auf einem hohen Stand. Mit Ausnahme der Handknochen können wohl in keiner anderen Skelettregion durch die Möglichkeit der filmnahen Lagerung Knochenstrukturen so genau dargestellt werden wie im Bereich des Zahnhalteapparates. Die technischen Möglichkeiten und die Röntgenanatomie dieser Region werden in Kapitel VII behandelt. Die größte Bedeutung kommt dabei der Nativdiagnostik zu. Die begrenzten Möglichkeiten der Isotopendiagnostik haben EWERS et al. (1978) eingehend dargestellt.

In den letzten Jahren haben sowohl Computertomographie als auch Kernspintomographie (NMR) eine zunehmende Bedeutung erlangt, wie überhaupt das Interesse an der Aufdeckung dieser seltenen Erkrankungen zugenommen hat. So berichteten in neuer Zeit NAVAL et al. (1986) sowie auch NAIDU et al. (1987) über weitere Fallbeobachtungen von Osteomyelitis und Paget-Erkrankungen der Kieferknochen. SOM et al. (1987) sowie SWARTZ et al. (1985) berichten über die diagnostischen Möglichkeiten beim Einsatz von Computertomographie und NMR bei der Abklärung dieser Erkrankungen. Von besonderem Wert scheinen die Ausführungen von BOHNDORF et al. (1986) zu sein, die feststellen, daß bei der Abgrenzung von Entzündungen (Osteomyelitis) zu Tumoren der Kernspintomographie ein höherer diagnostischer Stellenwert eingeräumt werden kann.

3 Osteomyelitis

3.1 Grundlagen

Die Osteomyelitis ist eine akute oder chronische infektiöse Entzündung des Knochenmarkes. Obwohl eitrige Infektion im Kiefer häufig auftreten (s. nachfolgendes Kapitel), ist die Kieferosteomyelitis ein relativ seltenes Krankheitsbild, deren Manifestation einerseits von der Virulenz und der Anzahl der eingedrungenen Erreger und andererseits von der Resistenz des befallenen Organismus abhängt. Im Gegensatz zur Knochenmarkeiterung der Extremitäten ist die Kieferosteomyelitis fast stets eine fortgeleitete odontogene Infektion, hämatogene Formen sind selten. Als Erreger findet man vorwiegend hämolysierende Staphylokokken, Streptokokken, Kolibakterien, Pneumokokken u. a., wobei Mischinfektionen überwiegen.

Eintrittspforten der Kieferosteomyelitis sind:

Wurzelkanal (apikales Parodontium)	ca. 67%
Dentitio difficilis	ca. 14%
Bruchspaltinfektion	ca. 4%
Fortgeleitete Infektionen (Furunkel, Weichteilverletzungen)	ca. 4%
Verlagerte Zähne	ca. 2%
Parodontitis marginalis profunda	ca. 2%
Unbekannte Ursache (hämatogen?)	ca. 7%

Interessant ist auch der in der Antibiotikaära zu beobachtende Krankheitswandel zu etwa 3/4 primär chronisch auf umschriebene Kieferabschnitte lokalisierte Erkrankungen. Typische Verlaufsformen und Lokalisationen der Osteomyelitis lassen sich chronopathologisch verschiedenen Lebensaltern zuordnen (BECKER 1959, 1967; BECKER u. MORGENROTH 1979).

3.2 Osteomyelitis des Säuglings und Kleinkindes

Bei Neugeborenen und Kleinkindern tritt eine hochakute, bedrohliche Form der Osteomyelitis auf, die den Oberkiefer bevorzugt befällt. Neben der Möglichkeit einer hämatogenen Aussaat erscheint daher ein rhinogener Ursprung am wahrscheinlichsten. Klinisch findet man hohes Fieber, Unruhe, Erbrechen und Durchfälle. Die betroffene Wangenseite, die gleichseitigen Augenlider schwellen an. Man findet ein Bindehautödem und Lidschluß. Im Bereich der Wange, des Mundvorhofes, am Gaumen und im Unterlid bilden sich Abszesse. Beim Übergang in das sekundär chronische Stadium kommt es zu Knochennekrosen und multiplen Fistelbildungen. Weil Zahnkeime betroffen sein können, und wie die Knochennekrosen in Form

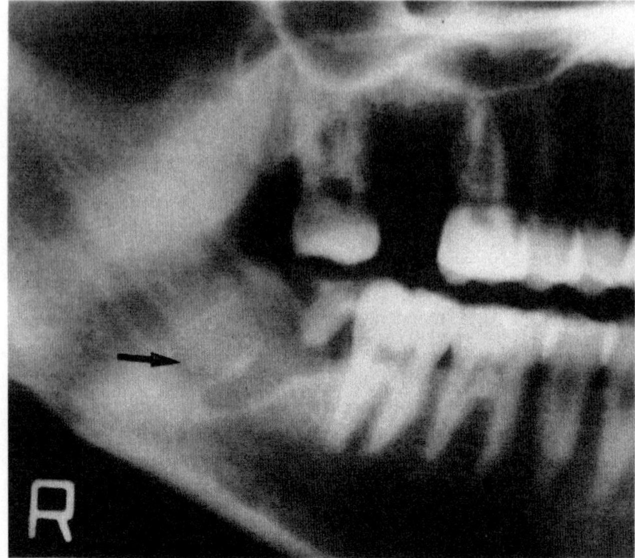

a

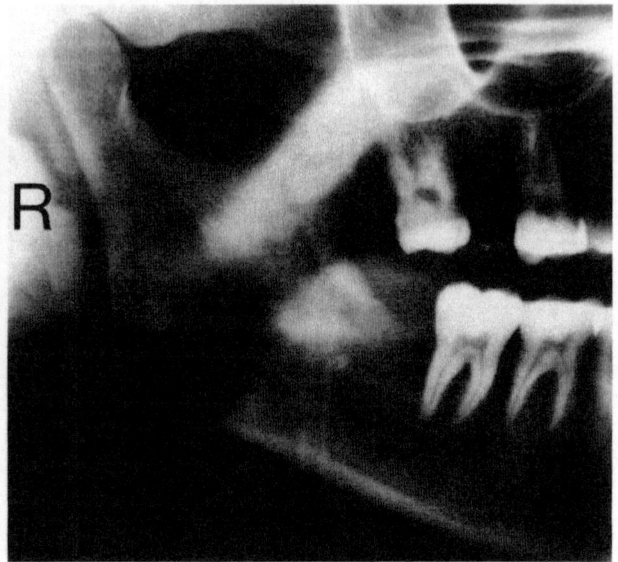

b

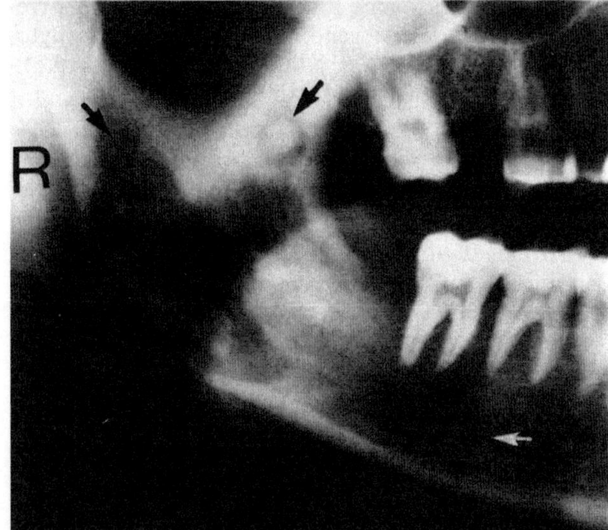

c

Abb. 1a–c. Ausschnitt Orthopantomogramm (OPG). Diagnose: Foudroyant verlaufende sekundär-chronische Osteomyelitis. **a** Zustand nach Extrektion des Zahnes 48. Deutlich sichtbar leere Alveole (*Pfeil*) mit eingebrachter Jodoformtamponade. **b** 8 Tage später: Zustand nach Inzision eines perimandibulären Abszesses von extraoral. Verwaschene Knochenstrukturen im Kieferwinkelbereich. In den Weichteilen liegt eine Redon-Drainage. **c** 14 Tage später: Nekrotische, sequestrierende Knochenbezirke von apikal 46 bis hoch in den aufsteigenden Ast (*Pfeile*). Kreisrunder Sequester im Muskelfortsatz (*Pfeil*). Periostreaktion im Kieferwinkel

von Sequestern demarkiert werden, wurde früher der falsche „Zahnkeimosteomyelitis“ gebraucht.

Die Röntgendiagnostik spielt bei diesem Krankheitsbild nur eine untergeordnete Rolle, zumal das akute Stadium der Erkrankungen röntgenologisch nicht faßbar ist. Ziel der Therapie ist, durch eine frühzeitige und effektvolle Antibiotikabehandlung die Krankheit so zu beherrschen, daß chirurgische Maßnahmen auf die Eröffnung von Abszessen und die Entfernung völlig demarkierter Sequester beschränkt werden können, um schweren Kieferwachstumsstörungen vorzubeugen.

3.3 Osteomyelitis im Kindes- und Erwachsenenalter

In dieser Altersgruppe wird mit einem Verhältnis von Oberkiefer zu Unterkiefer = 25:75 eindeutig der Unterkiefer bevorzugt. Die selten auftretende akute Kieferosteomyelitis beginnt wie eine allgemeine Infektionskrankheit. Hohes Fieber, Schüttelfrost, reduzierter Allgemeinzustand prägen das klinische Erscheinungsbild, zu dem eine Leukozytose, eine beschleunigte BSG und eine Proteinurie gehören.

Der Röntgenbefund ist in der frühen Krankheitsphase negativ. Lediglich im Szintigramm könnte eine akute Osteomyelitis schon nach 48 h sichtbar werden. Als Frühsymptome lassen sich ein dumpfer Klopfschall der Zähne im betroffenen Kieferabschnitt, eine Gingivaschwellung mit Eiterentleerung aus den Zahnfleischtaschen am zweiten und dritten Krankheitstag sowie das Vincent-Symptom (Sensibilitätsstörungen des Nervus alveolaris inferior und Nervus mentalis) diagnostizieren. Die Therapie besteht in einer frühzeitigen hochdosierten Antibiotikatherapie, um den Übergang zur sekundär chronischen Osteomyelitis zu verhindern.

Kennzeichen dieser Form, die nach 8–10 Tagen auftreten, sind Nekrotisierungserscheinungen des

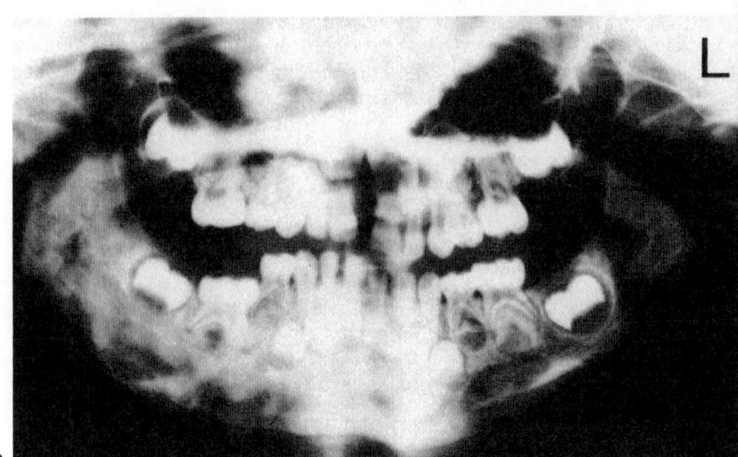

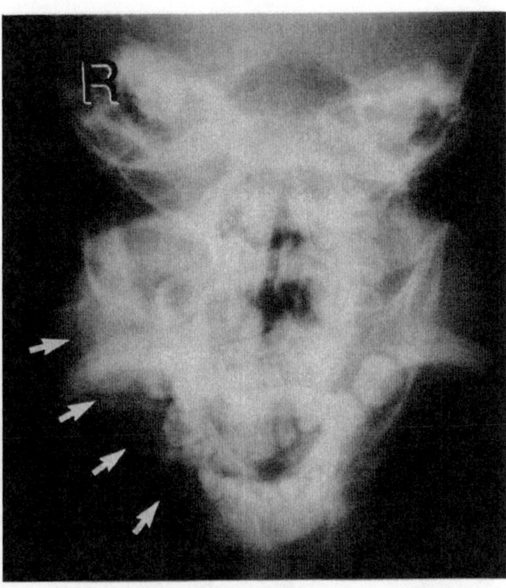

a

Abb. 2. a OPG. **b** Aufnahme nach CLEMENTSCHITSCH. Diagnose: Wahrscheinlich hämatogen entstandene sekundärchronische Osteomyelitis bei einem dreijährigen Kind mit kariesfreiem Milchgebiß. Diffuse Verdichtung mit einzelnen Aufhellungsbezirken im Bereich des stark aufgetriebenen rechten Unterkiefers bis in den Bereich 75 reichend. Deutliche Periostreaktion im Bereich des rechten Unterkieferrandes (*Pfeile*)

Kieferknochens. Durch Granulationsgewebe wird krotischer Knochen von gesunden Gewebsbezirl getrennt (*Sequesterbildung*) und dem Eiter ein V durch die Kortikalis nach außen gebahnt (*Fistel dung*). Neben im Vordergrund stehenden Abbauv gängen zeigt sich reaktiver Knochenanbau, vor al im Bereich des Periosts, so daß es zur Auftreibung Kiefers kommen kann. Umschriebene druckschm hafte Infiltrate, Rötungen, Druck- und Klopfschm prägen hier das klinische Bild. Im Röntgenbild zei sich mit zeitlicher Verzögerung Osteolysen und \

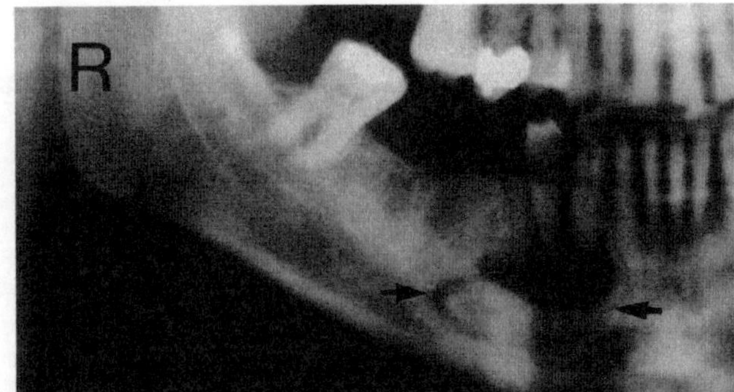

a

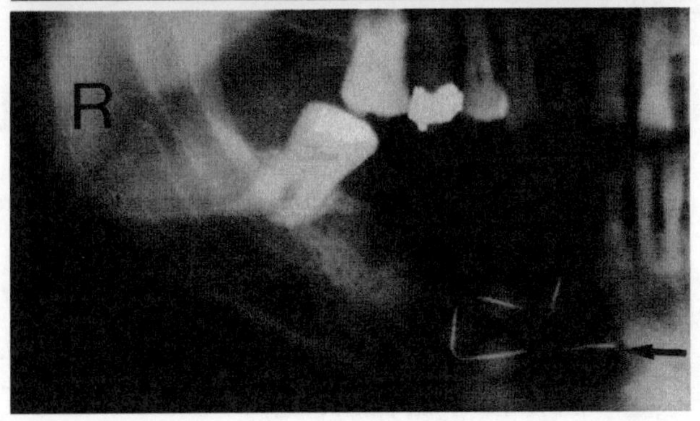

b

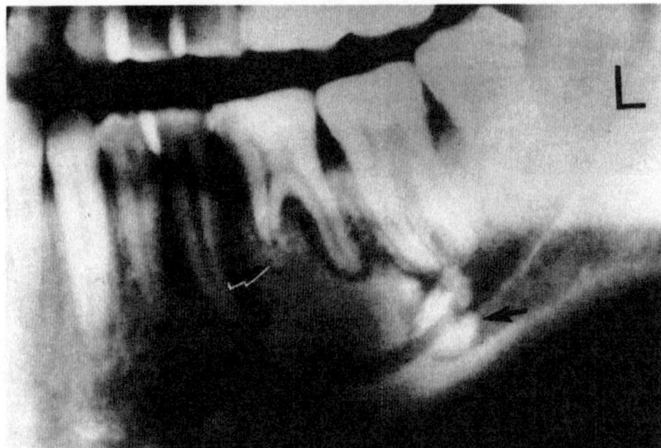

Abb. 4. Ausschnitt OPG. Lokalisierte chronisch skler rende Osteomyelitis (*Pfeil*) mit Resorption der mes Wurzel von 36 (*Pfeil*)

◂ **Abb. 3 a, b.** Ausschnitt OPG. **a** Sequesterbildung (*Pfeil* primär subakut chronischer lokalisierter Osteomyelitis. nisch weitgehend Beschwerdefreiheit. **b** Zustand nach D tikation, Sequesterentfernung und Einlegen einer anti kahaltigen Kunststoffkugelkette (PMMA-Kette) (*Pfeil*

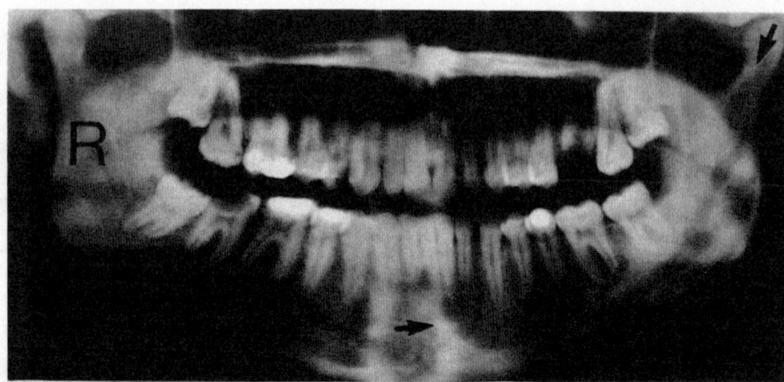

a

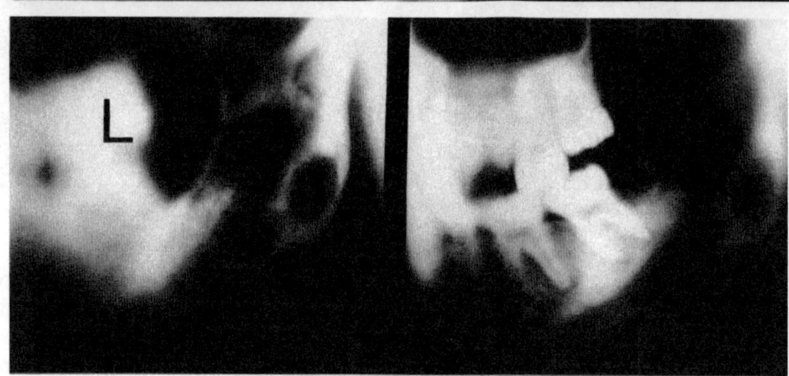

b

Abb. 5. a OPG, **b** Schichtaufnahme (Verwischungsfigur Spirale). **a** Primär chronische Osteomyelitis mit massivem Knochenumbau im Bereich des linken Unterkiefers (*Pfeile*). Klinisch bestand Vincentsyndrom. **b** Auf den Schichtaufnahmen Darstellung einer Vielzahl von Osteolysen und Verdichtungen im befallenen Knochenbezirk

dichtungen als Substrat der lokalen Knochendestruktionen und Knochenneubildungen (Abb. 1, 2). Die primär chronische Osteomyelitis, bei der man eine umschriebene (primär subakut-chronische lokalisierte Osteomyelitis) von einer chronisch-diffusen Form unterscheidet, ist heute die häufigste Osteomyelitis (Abb. 3–5). Bei der lokalisierten Form beobachtet man Knochennekrosen mit gut abgegrenzten Sequestern, bei der diffusen Form stehen massive Knochenumbauvorgänge häufig ohne Knochennekrose im Vordergrund.

Sonderformen sind die Osteomyelitis sicca (Garré) und die Osteomyelitis productiva (Pseudo-Paget Axhausen), bei denen klinisch keine Eiterung in

a

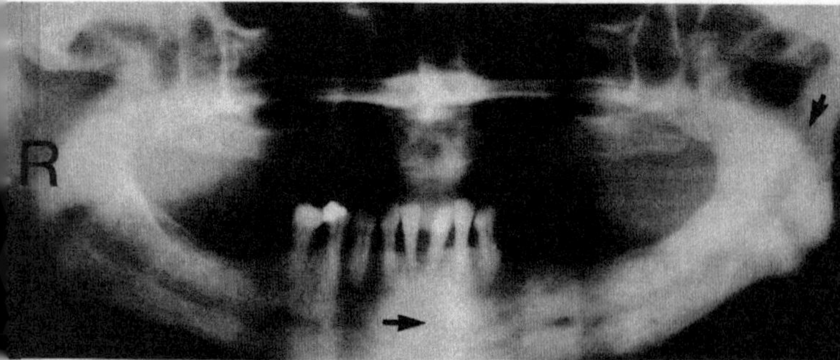

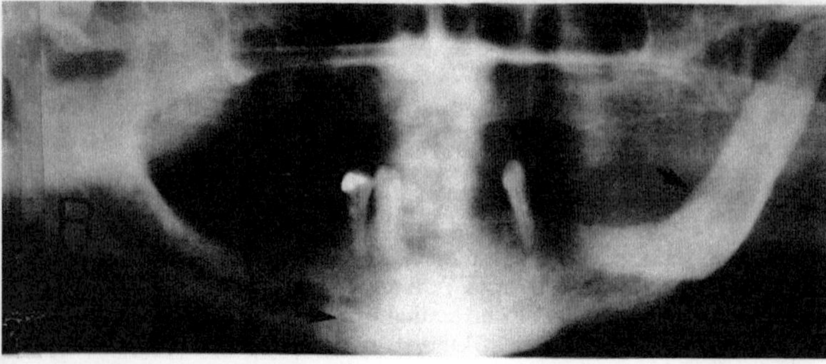

b

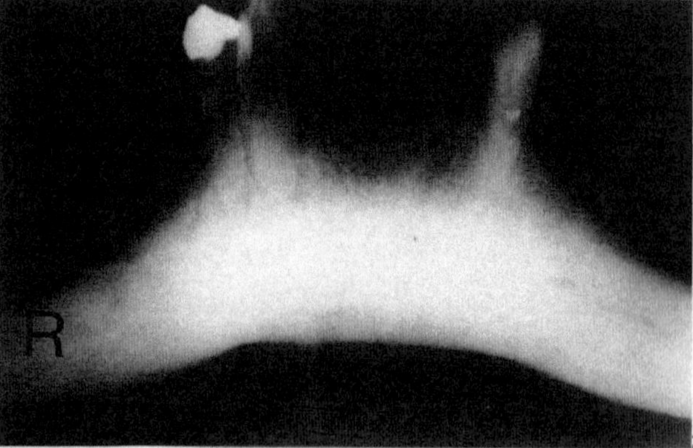

c

Abb. 6a, b. OPG. **c** Ausschnitt Unterkiefer-Panorama-Aufnahme (UK-Pan). Diagnose: Osteomyelitis sicca (Garré). **a** Befund 1973: Diffuse Sklerosierung, vor allem im Bereich des linken Unterkiefers (*Pfeile*). **b, c** Befund im Jahre 1980: Zustand nach Unterkieferteilresektion mit Einbringen eines Beckenkammtransplantates (*Pfeil oben*), Fortschreiten des Prozesses im Bereich des Kinns (*Pfeil unten links*)

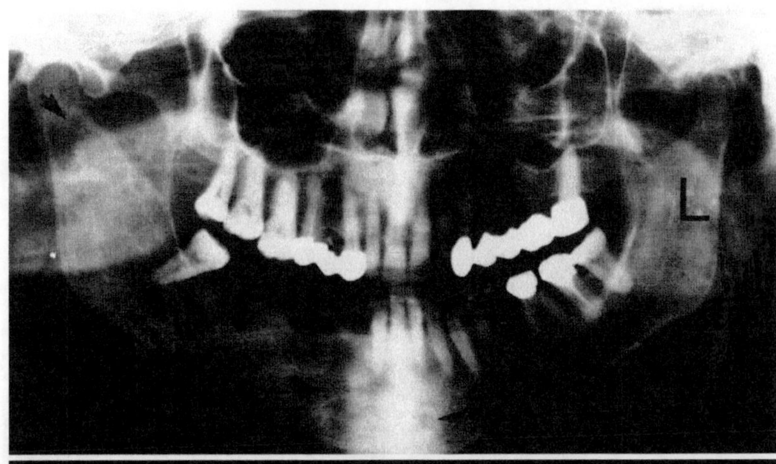

a

b

Abb. 7. a OPG, **b** Knochenszintigramm. **a** Klinisch und röntgenologisch vermutete chronische Osteomyelitis mit Befall des gesamten rechten Unterkiefers (*Pfeile*). **b** Im Szintigramm deutlich vermehrte Aktivitätsanreicherung im befallenen Knochenabschnitt. Histologischer Befund: Unterkieferkarzinom, wahrscheinlich Spätmetastase eines Mammakarzinoms

Erscheinung tritt (Abb. 6). Durch periostalen Knochenanbau kommt es zur allmählichen Auftreibung des Kieferknochens, im Knocheninneren zeigt sich eine Paget-ähnliche Knochenstruktur. Da aber auch Granulationsgewebsbezirke vorkommen können, zeigt das Röntgenbild wechselnde Strukturen mit Verdichtungen und Aufhellungen. Differentialdiagnostische Schwierigkeiten ergeben sich bei der Abgrenzung gegen die seltenen bösartigen Knochentumoren und lokal superinfizierte ulcerierte Kiefertumoren (Begleitosteomyelitis). In jedem Fall muß daher der Tumorausschluß durch eine histologische Untersuchung erfolgen (BETHMANN u. PAPE 1965; SCHILLI 1981).

Die Therapie der chronischen Osteomyelitis hat zum Ziel, die Durchblutung des erkrankten Knochens zu fördern, damit eine Antibiotikatherapie ermöglicht wird. Als Methoden werden die Dekortikation, Sequester- und Granulationsherdausräumung mit Auffüllung durch Spongiosablöcke oder in schwierigen Fällen die Teilresektion mit primärer Spongiosablocktransplantation oder sekundärem Beckenspantransplantat angewendet. Das temporäre Einbringen von antibiotikahaltigen Kunststoffkugelketten hat sich in letzter Zeit außerordentlich bewährt und die im Unterkieferbereich schwierige Anwendung von Spülsaugdrainagen überflüssig gemacht.

Radiologische Untersuchungen haben bei der Diagnostik und der Therapiekontrolle der Osteomyelitis einen festen Platz. Die größte Bedeutung kommt dabei standardisierten Nativaufnahmen zu, die Vergleiche zulassen. Bei sicherer Diagnose besteht die Möglichkeit, mit Methylen-Technetium-99-Phosponat-Szintigrammen Aussagen über die Aktivität des osteomyelitischen Prozesses, seine Lokalisation, Ausdehnung und Abgrenzung sowie die Heilungstendenz im Knochen zu machen (EWERS et al. 1978).

3.4 Infizierte Osteoradionekrose

Die Möglichkeit, maligne Kiefer- und Mundhöhlentumoren mit energiereichen Strahlen zu therapieren, führt bei im Bestrahlungsfeld liegenden Kieferabschnitten zu latenten Knochenschäden, mit Untergang von Osteozyten und Osteoblasten, einer Fibrosierung des Markes und einer allmählich einsetzenden Gefäßschädigung auch im Bereich des für die Ernährung wichtigen Periosts. Dieser Prozeß schreitet über viele Jahre fort. Da am strahlengeschädigten Knochen praktisch keine Reparationsvorgänge beobachtet werden können, resultiert ein im höchsten Maße infektionsgefährdeter Knochen. Im Falle einer Infektion tritt ein der Osteomyelitis ähnlicher Knochenprozeß auf, der die unkorrekte Bezeichnung Strahlenosteomyelitis führt, genauer als infizierte Osteoradionekrose bezeichnet wird (Abb. 8) (GRIMM 1971; WANNENMACHER 1976).

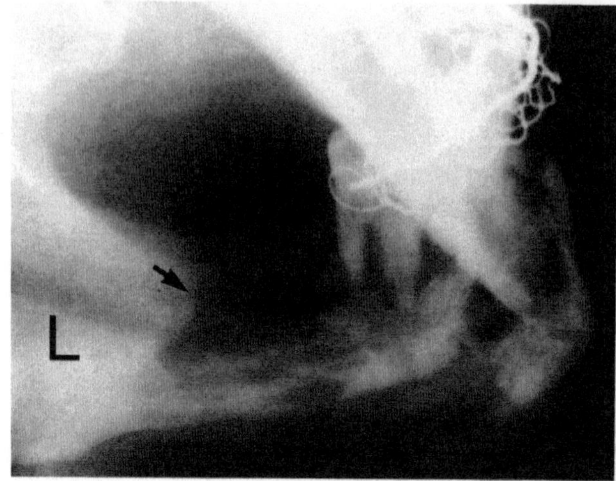

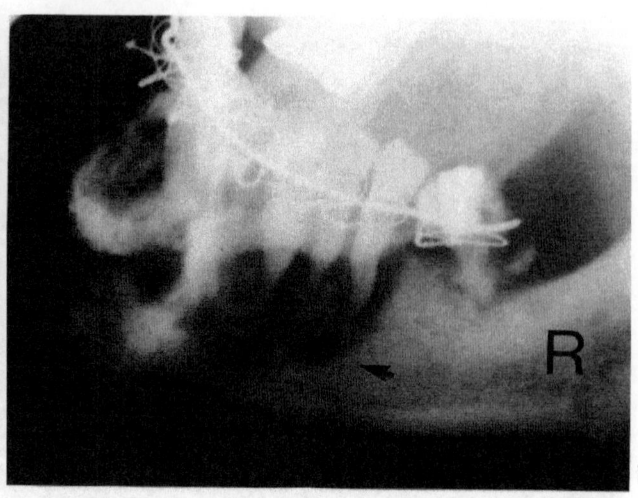

a b

Abb. 8a, b. Ausschnitt Unterkiefer-Aufnahmen schräglateral. Diagnose: Infizierte Osteoradionekrose im Bereich des gesamten zahntragenden Teiles des Unterkiefers (*Pfeile*). Wegen der Gefahr der Spontanfraktur sind Kieferbruchschienen eingebunden. Zustand nach bestrahltem Kehlkopfkarzinom

Die Infektion kann ungehindert auf den vorgeschädigten Knochen übergreifen, der immer in der gesamten Ausdehnung der radiogenen Schädigung verloren geht, oder unter hoher antibiotischer Abschirmung entfernt werden muß, um eine weitere Ausbreitung zu verhindern. Das wegen seiner hohen Komplikationsrate belastete Krankheitsbild der infizierten Osteoradionekrosen kann nur durch eine gründliche Vorbehandlung vor Beginn der Strahlentherapie wirksam verhindert werden. Die Indikation zur prophylaktischen Entfernung aller möglichen dentogenen Infektionsherde wird dabei großzügig gestellt.

Muß im vorbestrahlten Gebiet ein Zahn extrahiert werden, wird unter stationären Bedingungen mit hochdosierter Antibiotikaabdeckung, schonender Operationstechnik, dichtem Nahtverschluß und Sondenernährung für mehrere Tage versucht, den Ausbruch einer infizierten Osteoradionekrose zu verhindern.

4 Osteopathien

4.1 Grundlagen

Bei den Osteopathien (Knochensystemerkrankungen) handelt es sich um generalisierte, in der Regel polyostotisch auftretende Störungen des Knochenaufbaues unterschiedlicher Ätiologie. Bis auf die im nachfolgenden Kapitel behandelten Exostosen und Hyperostosen und die Atrophie (Osteoporose) treten die hier vorgestellten Krankheiten selten auf.

Trotz aller Fortschritte in der Diagnostik bereiten die Osteopathien erhebliche differentialdiagnostische Schwierigkeiten bei der Abgrenzung untereinander, gegenüber chronisch entzündlichen Prozessen und vor allem gegenüber Tumoren. Zur Sicherung der Diagnose ist eine patho-histologische Aufarbeitung immer erforderlich.

Mit dem Magen als Resorptions- und der Niere als Exkretionsorgan ist das Knochengewebe als Mineralspeicher in einen Regelkreis eingebaut, der für die Homöostase der Kalzium-, Magnesium- und Phosphat-Ionen verantwortlich ist. Die Steuerung erfolgt durch die Hormone der Epithelkörperchen (Parathormon) und der C-Zellen der Schilddrüse (Calcitonin).

In diesem komplizierten Regelkreis und den zellulären Bestandteilen des Knochengewebes sind die Ursachen der Osteopathien zu suchen. Für die Diagnostik dieser Erkrankungen stehen neben der Röntgenuntersuchung des Erfolgsorgans „Knochen" eine große Zahl von klinisch-chemischen Untersuchungen zur Verfügung, die hier nicht besprochen werden können.

4.2 Atrophie (Osteoporose)

Bei der Knochenatrophie kommt es zum Verlust von verkalktem Knochengewebe infolge hormonaler, metaboler, funktioneller oder mechanischer Störungen. Der osteoporotische Knochen erscheint im Röntgenbild aufgehellt. Auf Zahnfilmen läßt sich gelegentlich eine unregelmäßige Auflösung der Lamina dura diagnostizieren. Im Kieferbereich sind von der Atrophie besonders die zahnlosen und daher funktionslosen Abschnitte der Alveolarfortsätze betroffen. Im höheren Lebensalter führt die Kombination der oben angeführten Atrophieursachen zu extremen klinischen und röntgenologischen Befunden. Der Oberkiefer bildet sich zu einer fast planen Platte, der Unterkiefer zu einer bleistiftdicken Knochenspange zurück. Eine

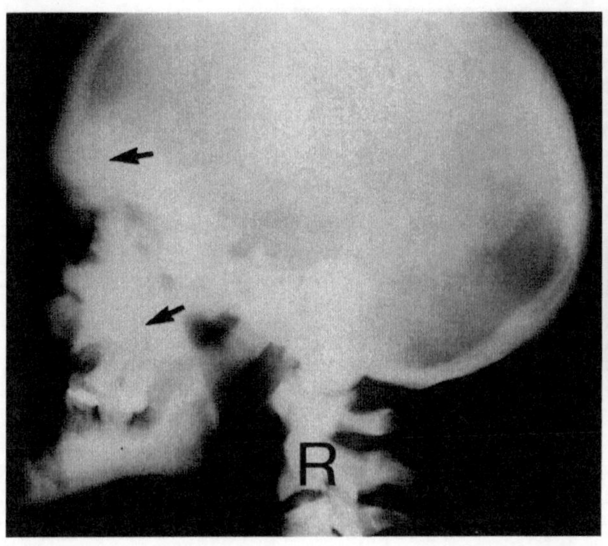

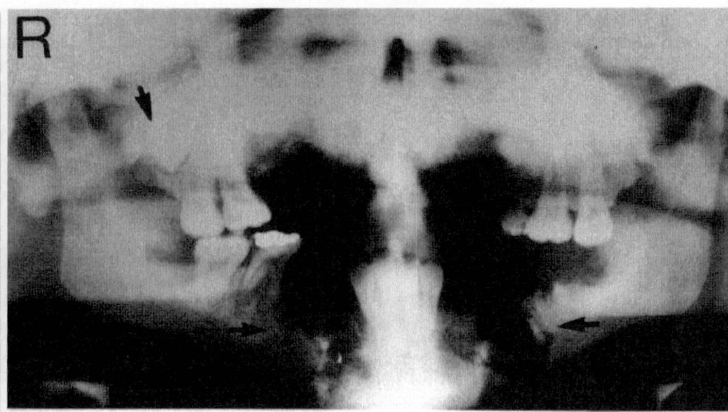

Abb. 9. **a** Schädel seitlich, **b** OPG. **a** Diffuse Sklerosierung bei Marmorknochenkrankheit. Starke Verdichtung der Schädelbasis (*Pfeil oben*). Die Nasennebenhöhlen sind vollständig ausgefüllt (*Pfeil unten*). **b** Im Unterkieferseitenzahnbereich Osteomyelitisherde nach Zahnextraktion (*Pfeile*). Im Oberkiefer retinierte Weisheitszähne (*Pfeil oben*)

prothetische Versorgung wird unmöglich, hinzu kommt eine besondere Frakturgefährdung.

Neben diesen Strukturatrophien gibt es im Kieferbereich den fokalen osteoporotischen Knochenmarksdefekt als Sonderform der Formatrophie. Er findet sich als umschriebener Herd bis zu einem Durchmesser von etwa 20 mm im Kieferwinkelbereich und bietet als rund-ovale, gut begrenzte Aufhellung differentialdiagnostische Schwierigkeiten.

4.3 Dysplastische, anlagebedingte Osteopathien

Neben den Formen der Osteogenesis imperfecta mit ihren zum Teil fakultativen Veränderungen im Bereich der Zahnhartsubstanzen sind aus dieser schon im Embryonalleben oder während des Wachstums auftretenden Krankheitsgruppe einige Erkrankungen im Kiefer-Gesichtsbereich von größerer Bedeutung.

4.3.1 Marmorknochenkrankheit

Dieser nach ihrem Erstbeschreiber auch als Albers-Schönberg'sche Erkrankung (Syn.: Osteoporosis familiaris, Osteosclerosis fragilis generalisata) bezeichneten Osteosklerose liegt vermutlich eine Osteoklasteninsuffizienz zugrunde. Bei erhaltener äußerer Form bewirkt eine Endostose die Obliteration der Markräume. In schweren Fällen führt dies zu einer aplastischen Anämie mit extramedullärer Blutbildung. Man kennt inzwischen vier Verlaufsformen mit unterschiedlichen Erbgängen, Symptomen, Verläufen und Prognosen.

Wegen der Sprödigkeit der Knochen sind Frakturen, die allerdings ausheilen, häufig. Die Knochenmarkinsuffizienz und die Verminderung der Durchblutung des Knochens führt zur Infektionsgefährdung. Daher entstehen aus odontogenen Infektionen fast immer therapeutisch kaum beeinflußbare Osteomyelitiden (Abb. 9b). Im Kieferbereich findet man neben Entwicklungsstörungen der Zähne, Einengung der Pulpenräume, Dentikel und Hyperzementosen auch Zahnretentionen im bleibenden Gebiß, weil die Resorption der Milchzähne verzögert ist (HÄUPL u. RIEDEL 1966; FESSELER u. HAUNFELDER 1972).

Im Röntgenbild erscheinen die sklerosierten Knochen intensiv verschattet. Kompakta und Spongiosa sind nicht zu unterscheiden. Die Schädelbasis ist stark verdichtet, die Schädelkapsel homogen verbreitert (Abb. 9a). Auf Zahnfilmen der unteren Molaren zeigen sich im Wurzelbereich ovale Verdichtungen des alveolären Knochens mit Einengung oder Aufhebung des Desmodontalspaltes.

Ähnliche Befunde findet man bei der Osteomyelosklerose und bei toxischen Osteosklerosen nach Vergiftung mit Blei, Phosphor oder Fluor.

Eine kausale Therapie ist nicht möglich.

4.3.2 Fibröse Dysplasie

Der von JAFFE und LICHTENSTEIN als *fibröse Dysplasie* (Syn.: Osteofibrosis deformans invenilis) bezeichneten Erkrankung lassen sich nach UEHLINGER (zit. nach BECKER u. MORGENROTH 1979) folgende Osteofibrosen zuordnen:

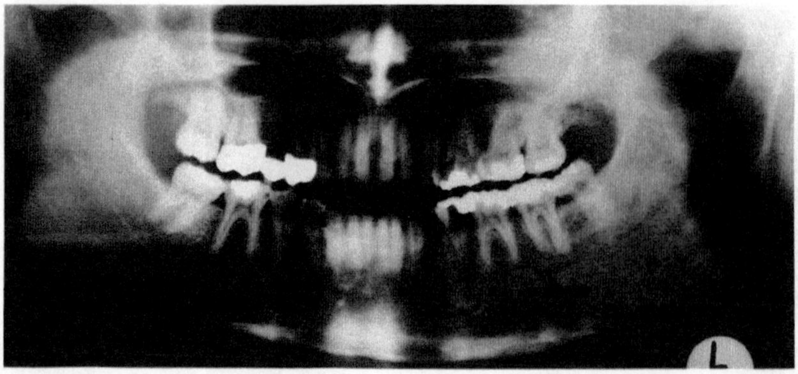

Abb. 10. OPG. Diagnose: Monostotische fibröse Dysplasie. Auftreibung des linken Unterkiefers mit Atrophie der Kompakta. Hypostotische Frühform mit wabiger Knochenstruktur. Der Kanal des Nervus alveolaris inferior ist nicht verlagert

- die polyostotische deformierende Osteofibrose mit Schädelbeteiligung,
- die polyostotische deformierende Osteofibrose mit Pigmentanomalien der Haut und Pubertas praecox (Albright-Syndrom),
- die monostotische oder diostotische deformierende Osteofibrose der Kieferknochen,
- der Cherubismus (s. Abschn. 4.3.3).

Ursache ist eine anlagebedingte Fehldifferenzierung des knochenbildenden Systems mit Ersatz des Knochenmarkes und der Spongiosa durch fibröses Grundgewebe. Die Histologie weist in typischen Fällen irregulär angeordnete Knochenbälkchen in U- und L-Form auf. Besonders häufig befallen werden Femur, Tibia, Humerus, Rippen, Schädel- und Kieferknochen. Die Krankheit beginnt normalerweise im Kindes- und Jugendalter, verläuft protrahiert oder schubweise und kann mit der Pubertät zum Stillstand kommen. Im Kieferbereich erkrankt der Oberkiefer häufiger als der Unterkiefer. Es kommt zu einer knochenharten, meist auf eine Hälfte begrenzte Auftreibung des Kieferknochens. Prädilektionsstellen sind im Oberkiefer die seitlichen Anteile, die Gegend der Tubera und des Jochbeins, im Unterkiefer der horizontale Ast. Die Folge ist neben Kippungen, Verdrängungen und Drehungen der Zähne eine Gesichtsasymmetrie mit Vorwölbung des Gaumens, Einengung der Orbita und Verkleinerung der Kieferhöhle. Intermittierende oder neuralgiforme Dauerschmerzen sind selten.

Das Röntgenbild zeigt je nach Lokalisation und Umfang ein vielfältiges Nebeneinander von Aufhellungen und Verschattungen. Man findet eine extreme Atrophie der Kompakta, in Frühfällen zystische, polyzystische oder wabige Aufhellungen („Seifenblasenbild“) (Abb. 10), in fortgeschrittenen Fällen wolkige oder bimssteinartige Verdichtungen (Abb. 11).

Auf Zahnfilmen weist der Knochen ein dem Fingerabdruck ähnliches Bild auf (Lautenbach u. Dockhorn 1968).

Differentialdiagnostisch müssen Knochentumoren vor allem Fibrome, Osteome, odontogene Tumoren, aber auch Sarkome, das Riesenzellgranulom und chronisch-sklerosierende Osteomyelitiden abgegrenzt werden.

Die Therapie besteht bei kleineren Herden in der vollständigen Entfernung, bei größeren Herden in der eventuell auch mehrfach durchgeführten modellierenden Osteotomie (Becker u. Schneider 1962).

Die überdies wirkungslose Strahlentherapie ist wegen drohender Wachstumsstörungen, Radioosteomyelitisgefahr und strahleninduzierter Entartung kontraindiziert (Grimm 1981).

4.3.3 Cherubismus

Als Sonderform der fibrösen Dysplasie gilt der familiär auftretende, autosomal vererbte Cherubismus, bei dem Ober- und Unterkiefer beidseitig befallen sind. Die Knochenauftreibung des Unterkiefers mit submandibulären indolenten Lymphknotenschwellungen führen zu einem pausbäckigen Aussehen, die Verdrängung und Verdickung des Orbitabodens zu einer kranialwärts gerichteten Augenstellung. Der Ähnlichkeit mit der in der bildenden Kunst üblichen Darstellung der Cherubine verdankt die Krankheit ihren Namen. Sie beginnt zwischen dem 1. und 3. Lebensjahr, soll ab der Pubertät stationär bleiben und sich dann zurückbilden. Im Röntgenbild findet man eine wabig-polyzystische Knochenstruktur mit zahlreichen Zahnretentionen und Zahnverlagerungen (Abb. 12).

Eine dann auch nur symptomatische Therapie bleibt Extremfällen vorbehalten. Auch bei dieser Osteopathie ist eine hohe Infektionsgefährdung der befallenen Knochen gegeben.

4.4 Hormonelle Osteopathien

Aus der Vielzahl hormoneller Osteopathien sollen nur die ausgewählt werden, die sich im Bereich des Gesichtsschädels so manifestieren, daß eine sichere Diagnose ermöglicht wird.

a
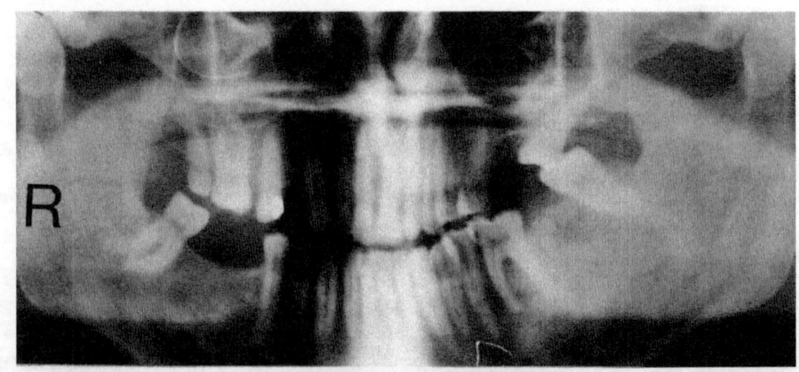

b
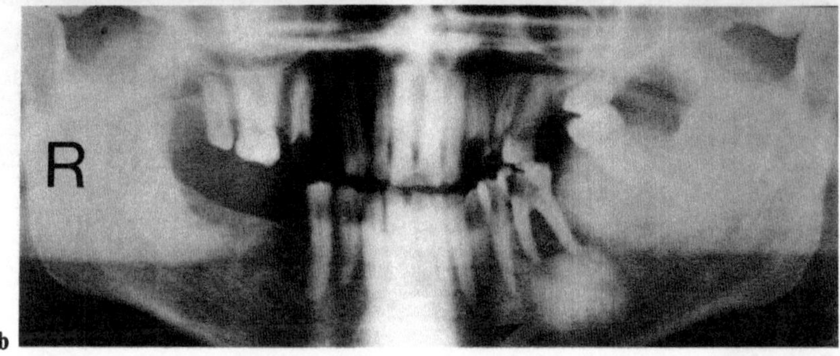

Abb. 11 a, b. OPG. Über 7 Jahre bestehende fibröse Dysplasie im linken Unterkieferbereich. Hyperostotisches fortgeschrittenes Stadium mit bimssteinartiger Knochenstruktur. Ausgeprägte Verdichtung im Bereich der Wurzeln des kariös zerstörten Zahnes 36 (*Pfeil*)

4.4.1 Primärer Hyperparathyreoidismus

Dieser auch als Osteodystrophia fibrosa (cystica) generalisata von RECKLINGHAUSEN bezeichneten Erkrankung liegt ein Adenom der Epithelkörperchen, eine diffuse Hyperplasie oder seltener ein Karzinom der Nebenschilddrüse zugrunde. Die gesteigerte Parathormonbildung verursacht eine vermehrte Kalziummobilisation aus dem Skelett, eine erhöhte intestinale Kalziumresorption und eine verstärkte tubuläre Kalziumrückresorption führen zur Hyperkalzämie. Die Hemmung der tubulären Phosphatrückresorption bewirkt eine Hyperphosphaturie und eine Hypophosphatämie. Neben dem Hyperkalzämiesyndrom und der Urolithiasis mit der Gefahr der Nephrokalzinose finden sich am Skelett typische Befunde.

Im Knochen komme es zu Demineralisationserscheinungen (Osteoporose) und zu einer starken Vermehrung der Osteoklasten, die als vielkernige Riesenzellen auftreten. Sie bewirken einen progredienten Knochenabbau, der an der Kortikalis innen und entlang der Havers'schen Kanäle erfolgt. Mit Fortschreiten der Krankheit bilden sich Knochenzysten („braune Tumoren"), die aus Blutungsherden und riesenzellhaltigem Resorptionsgewebe bestehen und histologisch kaum von Riesenzellgeschwülsten zu unterscheiden sind (s. Abschn. 5.3).

Neben den bekannten subperiostalen Resorptionen der Fingerphalangen ist die Auflösung oder Fragmentation der Lamina dura ein röntgenologisches Frühzeichen (Abb. 13). In den langen Röhrenknochen, am Schädeldach, aber auch im Kieferbereich findet man im fortgeschrittenen Stadium unscharf begrenzte, wechselnd transparente, zystische oder polyzystische, seifenblasenartige Osteolysen (Abb. 14a). Bei der Suche nach Krankheitsherden ist die Anfertigung eines Knochenszintigramms empfehelnswert. Gelingt es, das überaktive Gewebe der Nebenschilddrüse zu entfernen, kommt es zum Stillstand der Krankheit und zur Normalisierung des Knochenbefundes (Abb. 14b). Schädigungen der Nieren sind allerdings irreversibel.

4.4.2 Akromegalie

Die von PIERRE MARIE 1886 beschriebene Krankheit wird durch eine gesteigerte Produktion des Wachstumshormons (STH) in eosinophilen Adenomen der Hypophyse verursacht. Vor Abschluß der Skelettentwicklung entsteht ein hypophysärer Riesenwuchs, nach abgeschlossener Skelettentwicklung das Krankheitsbild der Akromegalie mit typischen Veränderungen der Physiognomie. Allmählich entwickeln sich Tatzenhände, Vorwölbung der Glabella und der Supraorbitalränder, Vergrößerungen der Jochbeine und der Gesichtsweichteile, besonders der Nase, der Ohren und der Lippen. Die deutliche Vergrößerung des Unterkiefers führt in der Regel zu einer Progenie mit Abflachung des Kieferwinkels. Die Lückenbildung der Zähne wird durch die Makroglossie erklärbar, ebenso die häufig auftretende mäßige Zahnlockerung mit kompensatorischer Hyperzementose. Im Zahnfilm findet man eine erhaltene Lamina dura. Die

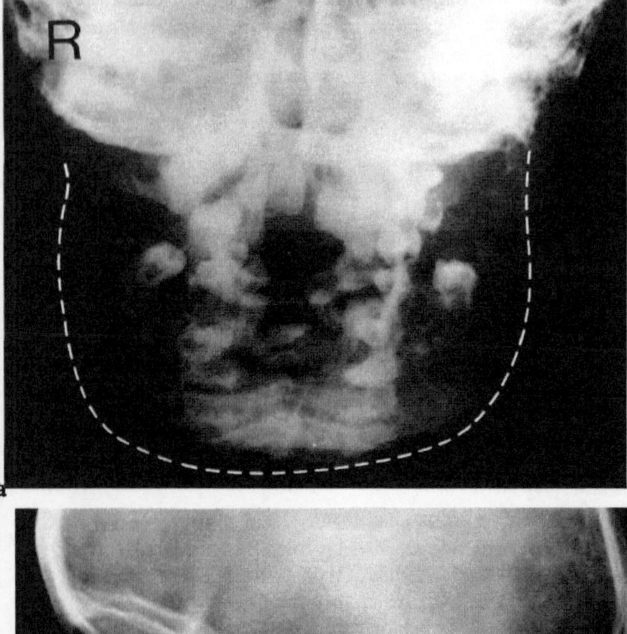

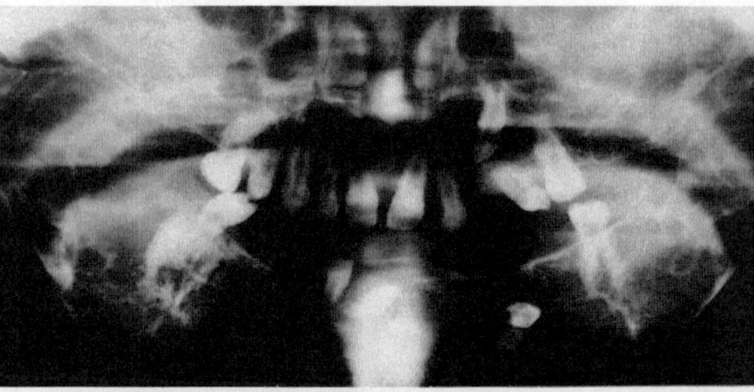

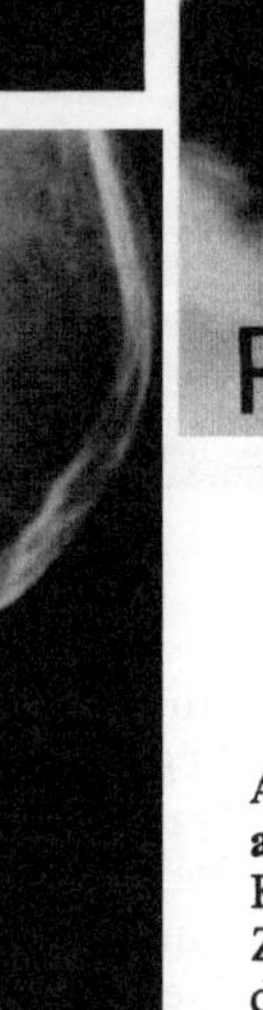

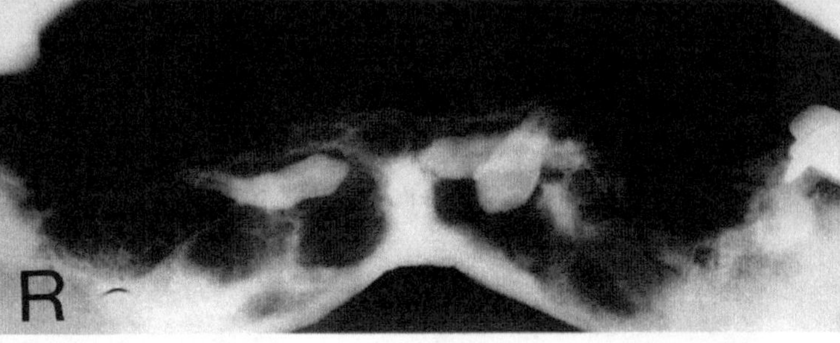

Abb. 12. **a** Schädel p.a., **b** Schädel seitlich, **c** OPG, **d** UK-Pan. **a–c** Vollbild eines Cherubismus mit wabig polyzystischer Knochenstruktur im gesamten Gesichtsschädel. Multiple Zahnverlagerungen. **d** Leichte Rückbildung nach Abschluß der Pubertät. Verdichtung im Kortikalisbereich. Noch immer retinierte Frontzähne, die scheinbar im blasig aufgetriebenen Knochen schwimmen

seitliche Schädelaufnahme zeigt neben den Veränderungen im Sellabereich, extrem vergrößerte Nasennebenhöhlen und die charakteristische Unterkieferform. Im bezahnten Kiefer trifft eine Verlängerung des horizontalen Unterkieferastes nach dorsal die Halswirbelsäule im Bereich des 3. Wirbelkörpers und dar unter (Trapnell u. Bowermann 1973).

Die Therapie besteht in der Bestrahlung oder Operation der Hypophyse, um einen Stillstand der Erkrankung zu erreichen.

4.4.3 Hypophysärer Zwergwuchs

Bei idiopathischer familiärer oder durch Tumoren im hypothalamohypophysären Bereich ausgelöster Verminderung der STH-Produktion kommt es zu einer allgemeinen Wachstumshemmung (maximales Wachstum 100–140 cm) mit Infantilitätszeichen bei normaler Intelligenzentwicklung. Im Schädelbereich findet man noch im Erwachsenenalter unverknöcherte Schädelnähte, symmetrischen Wachstumsrückstand der Kiefer, verzögerte Dentition und Engstand der Zähne mit Zahnstellungsanomalien.

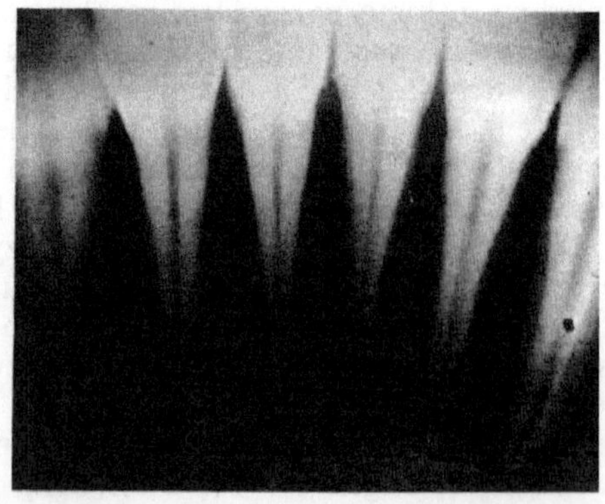

Abb. 13. Zahnfilm. Auflösung der Lamina dura bei primärem Hyperparathyroidismus im Unterkieferfrontzahnbereich. (Sammlung Prof. Dr. Dr. Haunfelder)

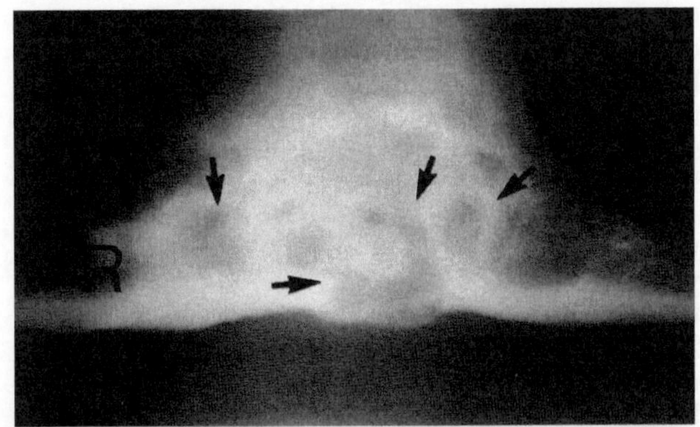

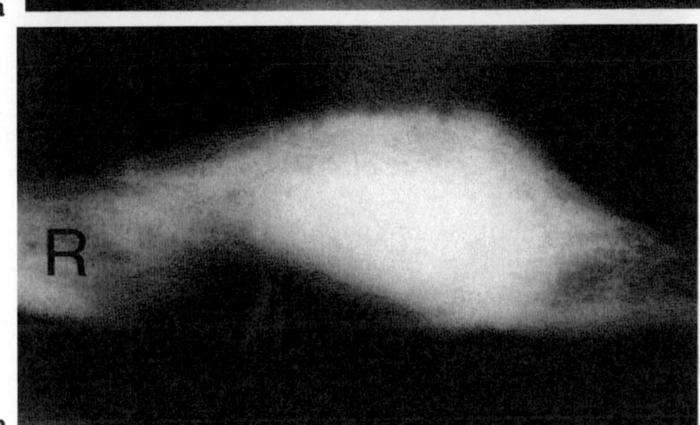

◀ **Abb. 14a, b.** Ausschnitte UK-Pan. **a** Im Bereich der Unterkiefermitte polyzystische Osteolysten unterschiedlicher Transparenz (*Pfeile*). Klinische Diagnose: Primärer Hyperparathyroidismus. **b** Zustand 5 Jahre nach Operation eines Adenoms der Nebenschilddrüse. Normalisierung des Knochenbefundes. Jetzt diffuse Verdichtung im ehemals befallenen Knochenbezirk

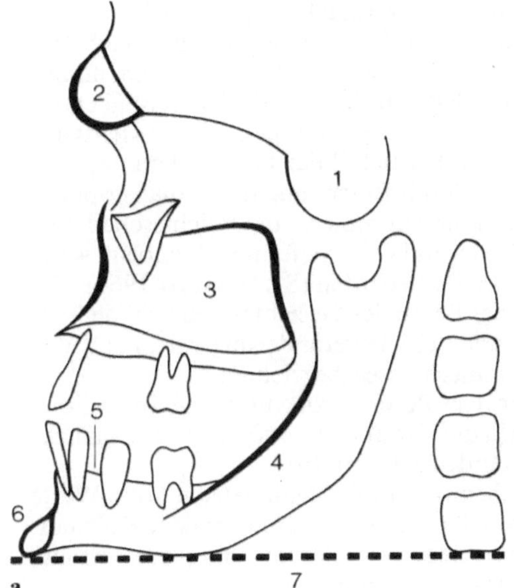

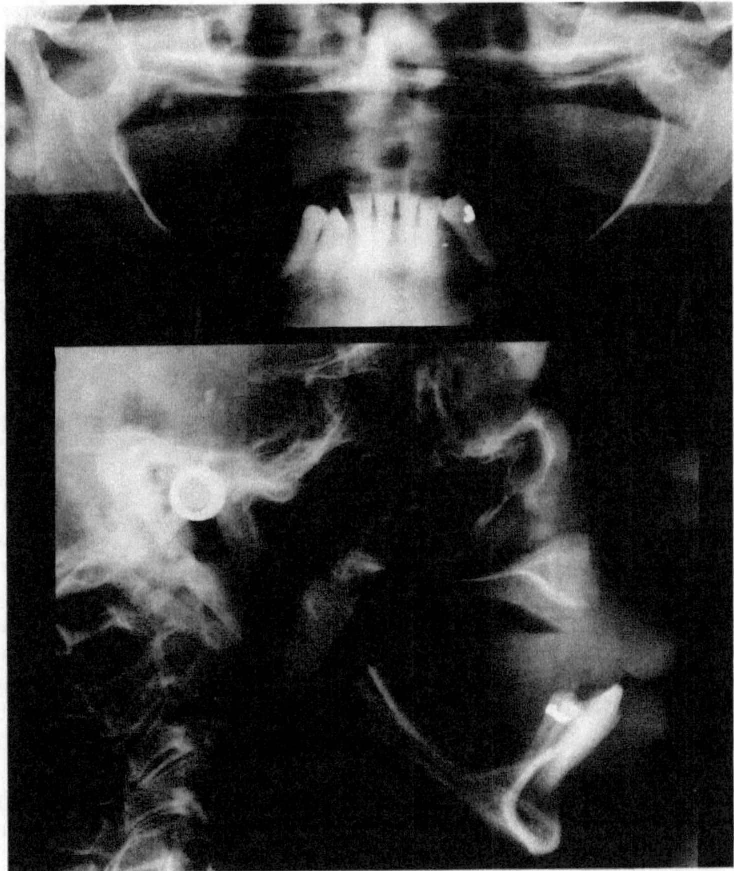

Abb. 15. a Schematische Darstellung der Röntgenbefunde bei Akromegalie. *1* Sella, *2* Stirnhöhle, *3* Kieferhöhle, *4* Kieferwinkelregion, *5* Lückenstand der Zähne, *6* Kinn, *7* Rückwärtige Verlängerung der Unterkieferbasis. **b.** Fernröntgen-Seitenaufnahme mit Ohrstöpsel (FRS) und Orthopantomographie (OPG) einer Patientin mit Akromegalie. Klinisch war innerhalb von 2 Jahren der Unterkiefer im Frontzahn-Bereich vor die Oberkieferprothese gewachsen. Die Röntgenaufnahmen des Kiefers zeigen eine Abflachung des Kieferwinkels und eine Hypertrophie der Weichteile. Die Fernröntgen-Seitenaufnahme zeigt eine Ballonierung und weitgehende Destruktion der Sella infolge des hormonproduzierenden Tumors. Die Behandlung der Patienten erfolgte medikamentös mit Pravidel®
▼

4.5 Metabolische Osteopathien

4.5.1 Rachitis

Die durch Vitamin-D-Mangel hervorgerufene Rachitis manifestiert sich vorwiegend vom 3. Lebensmonat bis zum 2. Lebensjahr. Mit Einführung einer konsequenten Prophylaxe durch Vitamin-D-Zufuhr und UV-Bestrahlung ist die Rachitis in unseren Breiten weitgehend verschwunden. Die der Krankheit zugrunde liegenden Mineralisationsstörungen bedingen die bekannten klinischen Symptome: Minderwuchs, rachitischer Rosenkranz der Rippen, O-Beine, rachitische Kyphoskoliose, Kraniotabes. Im Kieferbereich kommt es zum offenen Biß mit Aufbiegung des Unterkiefers in der Kieferwinkelregion vor dem Ansatz der Kaumuskelschlinge, zur transversalen Einengung von Ober- und Unterkiefer mit hohem Gaumen und Lyra- bzw. Omegaform des Zahnbogens. Auf das Vorliegen zahlreicher Mineralisationsstörungen der Zähne, die verzögerte Dentition und den häufig auftretenden Engstand sei hingewiesen. Nach Ausheilung der Erkrankung kommt es zu einer verstärkten Mineralisation, bei der sich fester und spröder Knochen bildet, der eine kieferorthopädische Behandlung sehr erschwert. Die am kindlichen Schädel an Hinterhauptsbein und an den Scheitelbeinen aufgetretenen Erweichungslücken manifestieren sich dann als Quadratschädel.

Neben dieser a- bzw. hypovitaminösen Rachitisform gibt es die Vitamin-D-resistente Rachitis (Hypophosphatämie), die Hypophosphatasie, die renal bedingte Rachitis und die Rachitis bei Malabsorptionssyndromen. Bei diesen Formen finden sich wesentlich schwerere Veränderungen im Schädelbereich.

Den Veränderungen im Röntgenbild liegt die fehlende Mineralisation des Osteoids zugrunde. Im Zahnfilm zeigen sich neben den Mineralisationsstörungen bei Zähnen und Zahnanlagen eine gleichmäßige Verdünnung oder das Fehlen sowohl kortikalen Knochens (Lamina dura) als auch der Trabekel in der Spongiosa.

4.5.2 Osteomalazie

Die Osteomalazie ist die Rachitis des Erwachsenen. Ihre Bedeutung für Zähne und Kiefer ist allerdings gering. Sie wird ebenfalls durch Vitamin-D-Mangel hervorgerufen, der entweder durch Resorptionsstörungen im Magen-Darm-Trakt, durch einen Defekt der Nierentubuli mit renalem Phosphatverlust oder bei Schwangeren durch Hyperemesis, verstärkten Bedarf des Feten und später durch das Stillen hervorgerufen werden kann. Bei dieser Krankheit können alle Knochen gleichmäßig befallen sein. Die Osteoblasteninsuffizienz führt zusammen mit der mangelhaften Mineralsalzeinlagerung während des Knochenumbaues zur mangelhaften Mineralisation des Osteoids bei normaler Osteoklastenaktivität. Die Folgen sind osteoporotische Knochenveränderung, Knochenverkrümmungen und -deformierungen, in schweren Fällen pathologische Frakturen. Im Röntgenbild zeigt sich ein Knochen verminderter Dichte. Durch schmale, senkrecht zum Periost stehende Osteoidsäume (Loser Umbauzonen) können Frakturlinien vorgetäuscht werden. Diese Pseudofrakturen finden sich vor allem im Bereich der Rippen und der Extremitätenknochen, nicht aber im Kieferbereich. Hier zeigen sich mit Ausnahme der Mineralisationsstörungen der Zähne die gleichen Veränderungen wie bei der Rachitis.

4.6 Kryptogenetische Osteopathien

4.6.1 Osteodystrophia deformans (Morbus Paget)

Bei der als Osteodystrophia deformans oder Morbus Paget bezeichneten, hauptsächlich im 6. und 7. Lebensjahrzehnt auftretenden, seltenen Knochenerkrankungen ist die Ursache unbekannt. Diese Krankheit tritt überwiegend polyostotisch auf, wobei Kreuzbein, Wirbelsäule, Oberschenkel und Schädel bevorzugt befallen werden.

Es entsteht durch einen über Jahre sich hinziehenden, in mehreren Phasen ablaufenden Umbau das Bild des Mosaikknochens mit einer Vielzahl von Kittlinien. Das Mark wird in Fasermark umgewandelt.

Am Schädel erkranken vorwiegend das Dach und die Basis, seltener die Kiefer. Der Knochen nimmt allmählich an Dicke zu, bei Befall der Felsenbeinregion können Schwerhörigkeit und Gleichgewichtsstörungen auftreten, bei Befall der Orbitae kann es zum Exophthalmus, durch Einengung des Canalis opticus auch zur Erblindung kommen. Im Gesichtsschädelbereich sind vorwiegend Oberkiefer und Jochbein, seltener der Unterkiefer betroffen (STEINHARDT 1960). Die bei beidseitigem Befall der Gesichts- und Schädelknochen auftretende Schädelveränderung wird nach Virchow als Leontiasis ossea bezeichnet.

Wegen geringer Beschwerden und langsamen Fortschreitens wird die Krankheit häufig erst spät, manchmal zufällig entdeckt (Abb. 16).

Klinisch chemisch findet man extrem hohe Werte der alkalischen Phosphatase bei normalem Kalzium- und Phosphatspiegel im Serum und eine erhöhte Hydroxyprolinausscheidung im Urin.

Röntgenologisch lassen sich mehrere Stadien unterscheiden. In der frühen osteolytischen oder resorptiven Phase findet man Aufhellungen am Schädel (Osteoporosis circumscripta cranii), vor allem im Os frontale und Os parietale. Der Kieferknochen weist im Bereich der Zahnwurzeln eine Milchglasstruktur auf. An den Zähnen sind eine Hyperzementose mit zunächst erhaltener, dann aber irreversibel zerstörter Lamina dura und in seltenen Fällen Wurzelresorptionen nachweisbar.

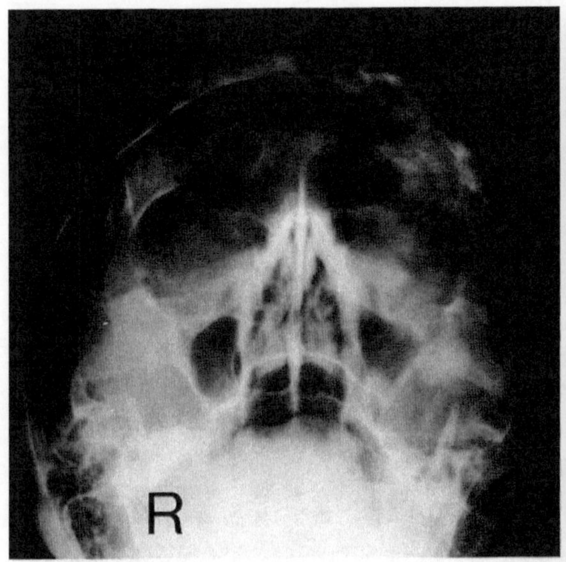

a

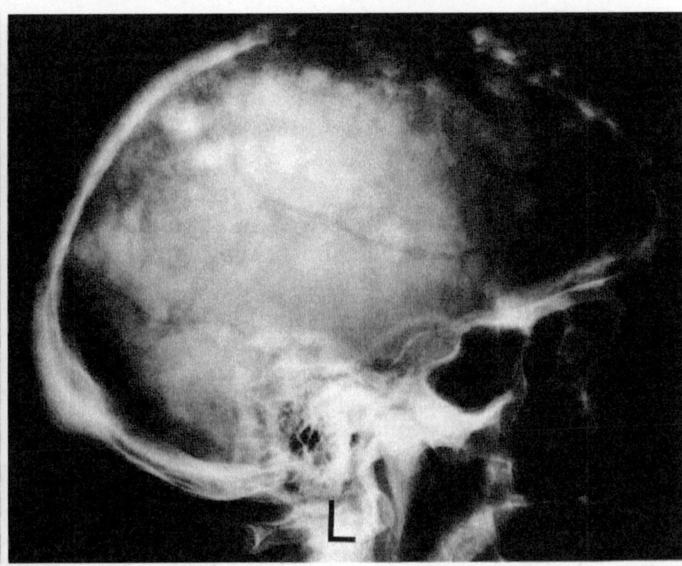

b

Abb. 16. a Nasennebenhöhlenaufnahme, **b** Schädel seitlich. Zufallsbefund eines klinisch unauffälligen M. Paget im fortgeschrittenen Stadium. Multiple, fleckige, wattebauschähnliche Verschattungen, vor allem auf der linken Schädelseite

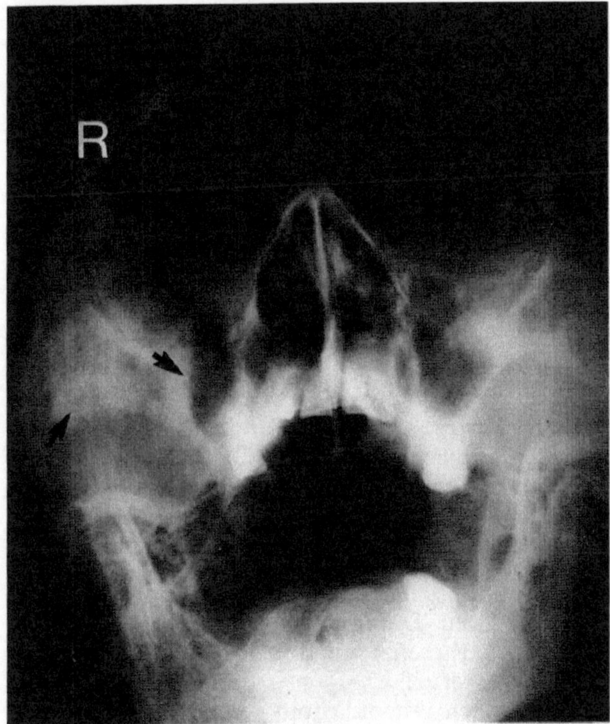

Abb. 17. Nasennebenhöhlenaufnahme. Auf den rechten Jochbeinbereich beschränkter M. Paget. Klinische Auftreibung dieser Gesichtsschädelregion. Röntgenologisch diffuse Verdichtung des rechten Jochbeins mit Einengung der rechten Kieferhöhle (*Pfeile*) (Sammlung Prof. Dr. Dr. Haunfelder)

Mit fortschreitender Krankheit überwiegen die osteoblastischen Umbauvorgänge. Nun finden sich rundliche, fleckige, wattebauschähnliche Verschattungen, nach weiteren Jahren eine verdickte Schädelkalotte mit zunehmender Sklerosierung. Im Kieferknochen zeigen sich ein Fortschreiten der Hyperzementosen, eine Auftreibung und Verdichtung des Knochens mit Einengung der Nasennebenhöhlen (Abb. 17).

Differentialdiagnostisch bieten die solitäre Erkrankung und die frühe Phase Schwierigkeiten bei der Abgrenzung zu lokalen Sklerosierungen, der primär chronischen Osteomyelitis (Pseudo-Paget), dem Osteom und malignen Knochentumoren, bei polyostotischen Auftreten auch zur Osteodystrophia fibrosa generalisata. Neben den bereits beschriebenen Komplikationen an den aus dem Knochen austretenden Nerven sind noch die Frakturen belasteter Knochen mit allerdings guter Heilungstendenz, die durch arteriovenöse Shunts im vermehrt durchblutenden Knochen auftretende Herz-Kreislaufbelastung und die Möglichkeit der malignen Entartung zu erwähnen.

Eine wirksame Therapie ist nicht bekannt. Im Kieferbereich können modellierende Osteotomien angezeigt sein.

5 Granulomatosen

5.1 Grundlagen

Um die im Kieferbereich sowohl zentral im Kieferknochen als auch peripher an der Schleimhaut auftretenden geschwulstartigen Granulationsgewebsbildungen wird hinsichtlich ihrer nosologischen Stellung noch immer gestritten (Klammt 1981).

Im folgenden Abschnitt werden die Granulationsgewebsbildungen im Kieferbereich vorbestellt, bei denen die Röntgendiagnostik für die klinische Diagnostik oder für differentialdiagnostische Erwägungen von Bedeutung ist.

5.2 Epuliden

Unter dem Begriff Epulis werden dem Zahnfleisch aufsitzende periphere Granulationsgewebsbildungen zusammengefaßt. Neben der Epulis granulomatosa und der Epulis fibromatosa ist die Epulis gigantocellularis die häufigste und aggressivste Epulisform.

Sie dringt an ihrer Basis verdrängend in den Knochen ein, verhält sich aber gutartig. In der Regel sind nur bezahnte Abschnitte im Kiefer betroffen (STEINHARDT 1957).

Im Röntgenbild des befallenen Alveolarfortsatzes zeigen Aufhellungen im Knochen den Schwund des interdentalen Septums an. In manchen Fällen scheint die Wurzel nicht mehr im Knochen zu stehen. Auch die gelegentlich auftretenden Knochenneubildungen im Inneren der Epulis sind im Röntgenbild zu diagnostizieren (Abb. 18).

Die Therapie der Epuliden besteht in der vollständigen Entfernung, evtl. unter Mitnahme von Periost und umgebendem Alveolarknochen. Eine histologische Untersuchung ist zur Differenzierung erforderlich. Postoperative Kontrollen zur Erkennung von Rezidiven oder Neuerkrankungen sind angezeigt.

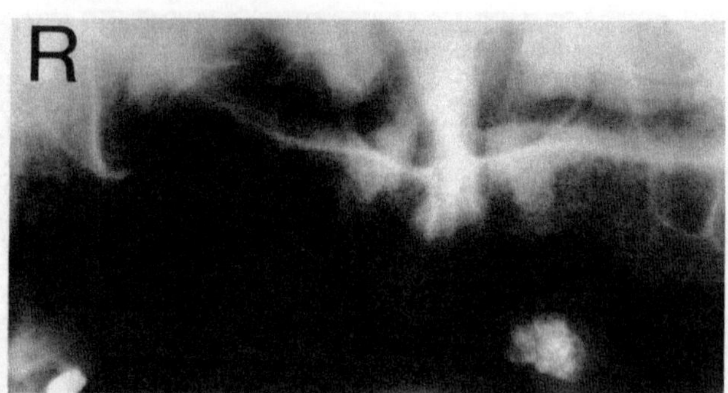

Abb. 18. Ausschnitt OK-Pan. Verkalkung im inneren einer dem zahnlosen Alveolarfortsatz aufsitzenden Epulis.

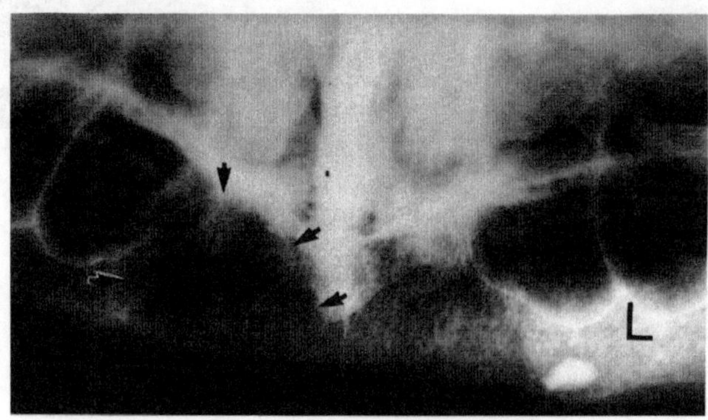

Abb. 19. Ausschnitt OK-Pan. Unscharf begrenzte Aufhellung im Bereich des zahnlosen Alveolarfortsatzes rechts der Mittellinie mit kalkspritzartigen Verdichtungen (*Pfeile*). Histologische Diagnose: Reparatives Riesenzellgranulom

5.3 Zentrales Riesenzellgranulom

Diese auch als Enulis, reparatives oder resorptives Riesenzellgranulom bezeichnete, im Kieferknochen gelegene zentrale Granulationsgewebsbildung tritt bevorzugt in der ersten Lebenshälfte auf. Sie entwickelt sich in der Spongiosa des Alveolarfortsatzes und führt zur Auftreibung des Kieferknochens, wobei Kippungen und Lockerungen von Zähnen, evtl. sogar Spontanfrakturen auftreten können.

Im Röntgenbild zeigen sich unscharf begrenzte Osteolysen, die an Zysten erinnern. Auch polyzystische, seifenblasenähnliche Strukturen werden gefunden. Resorptionen an Zahnwurzeln und die fehlende Kompaktalinie erleichtern den Ausschluß der Diagnose „Zyste“ (Abb. 19). In jedem Fall muß eine operative Therapie zur Diagnosesicherung erfolgen. Es gilt, aneurysmale Knochenzysten, die braunen Tumoren beim Hyperparathyroidismus, die fibröse Dysplasie und vor allem die malignen Riesenzellgeschwülste differentialdiagnostisch auszuschließen. Bestätigt sich im histologischen Befund die Diagnose reparatives Riesenzellgranulom, wird der Prozeß aus dem Knochen ausgeschält und die Knochenhöhle wie nach Zystenoperationen versorgt. Auch hier sind häufige postoperative Kontrollen empfehlenswert, obwohl die Rezidivquote und die Gefahr der malignen Entartung verbliebener Tumorreste gering ist.

5.4 Riesenzelltumor des Kieferknochens

Die im übrigen Skelettsystem, vor allem in langen Röhrenknochen häufig, dagegen im Kieferbereich sehr selten auftretenden, primär solitären Riesenzellgeschwülsten metastasieren zwar nicht, besitzen aber in 30% der Fälle eine hohe Rezidivneigung und zeigen aggressives Wachstum. Klinisch und röntgenologisch unterscheiden sie sich nicht von reparativen Riesenzellgranulomen (Abb. 20).

Histologisch finden sich spindelige, zu Strängen und Wirbeln angeordnete Zellen, mit großen hyperchromatischen Kernen und unregelmäßig verteilten Mitosen. Die unterschiedlich große Zellkerne enthaltenen Riesenzellen sind unregelmäßig im Tumorgewebe verteilt.

Diese, auch Osteoklastom genannte maligne Riesenzellgeschwulst, entspricht den osteolytischen osteogenen Sarkomen und muß wie eine maligne Geschwulst behandelt werden. Die Bezeichnung sollte nur dann gewählt werden, wenn die Entstehung aus einer gutartigen Riesenzellgeschwulst belegt werden kann.

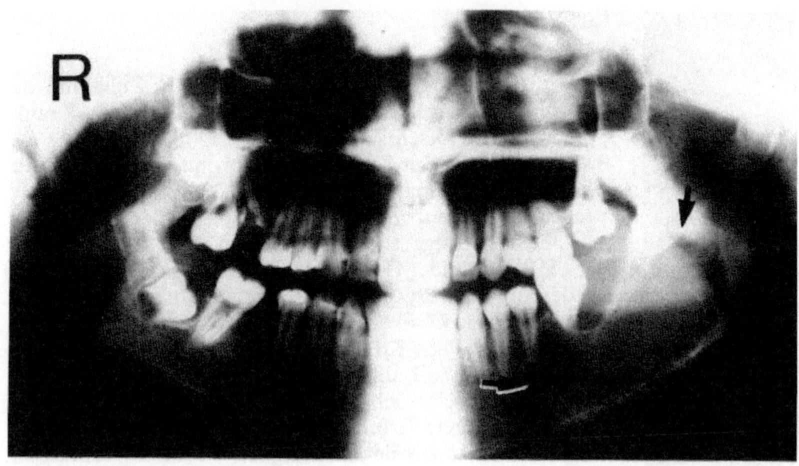

Abb. 20. OPG. Diffuse Auftreibung und Aufhellung des linken Unterkiefers von regio 35 bis in den aufsteigenden Ast (*Pfeile*). Verdrängung des Zahnes 36. Klinisch schmerzlose Auftreibung der linken Gesichtshälfte. Histologische Diagnose: Riesenzelltumor des Kieferknochens (Osteoklastom)

5.5 Histiozytose X

Unter dieser Bezeichnung wird eine Gruppe von Krankheitsbildern unbekannter Ätiologie zusammengefaßt, deren histologisches Substrat eine Histiozytenproliferation ist.

a

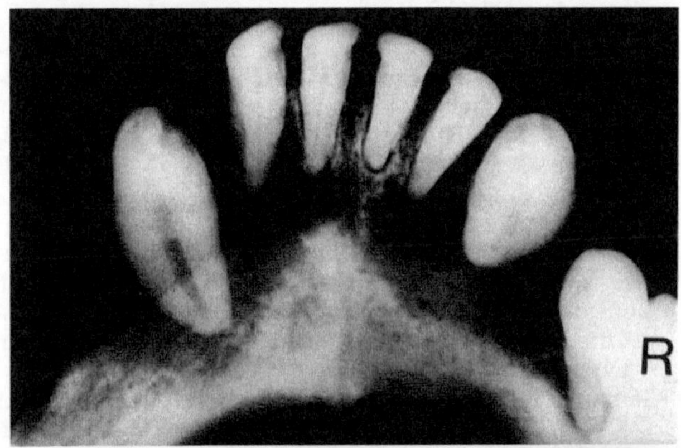

b

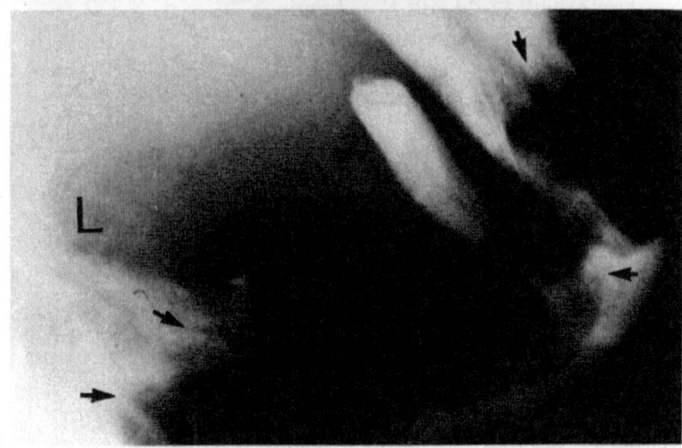

Abb. 21. a Unterkieferaufbiß, **b** Unterkiefer schräglateral links. Scharf begrenzte Aufhellungszonen im Bereich des gesamten Unterkiefers (*Pfeile*). Die Zähne 33 und 43 scheinen nur noch an der Gingiva fixiert zu sein. Histologische Diagnose: Eosinophiles Granulom

5.5.1 Abt-Letterer-Siwe-Erkrankung

Bei dieser im Säuglingsalter perakut verlaufenden Form der Histiozytose X werden Haut, Schleimhäute und innere Organe diffus befallen. Eine generalisierte, schmerzhafte Schwellung der Lymphknoten mit Schwellung von Leber und Milz, ein hämorrhagisches Exanthem, Gingivitis und Stomatitis gehören in das Vollbild der Krankheit. Bei länger dauernden Verläufen kommt es zum Befall sämtlicher Knochen, besonders der Kieferknochen mit reihenweisem Zahnausfall. Hämatologische Komplikationen führen in jedem Fall zum Tode.

5.5.2 Hand-Schüller-Christian-Erkrankung

Diese Erkrankung stellt eine diffuse chronische Ausprägungsform der Histiozytose X dar. Vorwiegend betroffen sind Jungen und jugendliche Männer, seltener Patienten im 2.–5. Lebensjahrzehnt. Die großen konfluierenden osteolytischen Knochenherde sind bevorzugt im Unterkiefer und Schädelknochen lokalisiert. Am Schädeldach findet man röntgenologisch das Bild des Landkartenschädels. Differentialdiagnostisch ist der Schrotschußschädel beim Plasmozytom auszuschließen. Im Kieferbereich wird der Alveolarknochen zerstört. Die Zähne lockern sich und fallen aus. Durch eine Beteiligung der Orbita kann sich ein Exophthalmus, bei Befall des Hypothalamus ein Diabetes insipidus entwickeln. Auch ein extraossärer Befall ist möglich. Die Prognose ist abhängig vom Lebensalter, in dem die Erkrankung beginnt.

5.5.3 Eosinophiles Granulom

Das eosinophile Granulom ist eine überwiegend lokal auftretende Form der Histiozytose X mit der besten Prognose dieser Krankheitsgruppe. Auch hier werden Schädeldach und Unterkiefer neben Rippen-, Wirbel-

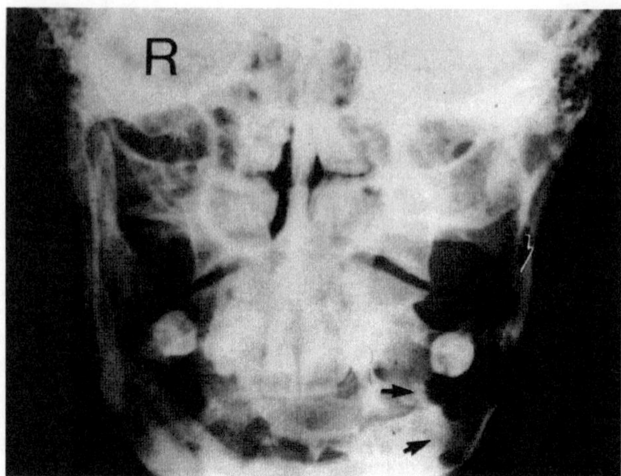

Abb. 22. Schädel p.a. Mehrkammerige Osteolyse im Bereich des linken Kieferwinkels. Diagnose: Zentrales eosinophiles Granulom

und Beckenring bei Männern in den ersten drei Lebensjahrzehnten am häufigsten betroffen. Im Kieferbereich sind periphere und zentrale Formen zu unterscheiden. Bei der erstgenannten Form zeigt sich eine Lockerung der Zähne, die im Extremfall nur noch an der Gingiva fixiert sind (Abb. 21). Extraktionswunden in diesem Bereich heilen schlecht und sind mit grau-gelbem Granulationsgewebe gefüllt (HAUNFELDER 1960).

Im Röntgenbild findet man eine Resorption der interradikulären Septen, später ragen die Zahnwurzeln in meist scharf begrenzte Aufhellungszonen hinein. Bei Beginn der Osteolyse im apikalen Bereich ist die chronische apikale Parodontitis schwer abgrenzbar.

Bei der zentralen Form zeigen sich runde oder ovale, zum Teil auch mehrkammerige Osteolysen, die in typischen Fällen wie ausgestanzt wirken, bei entzündlicher Überlagerung aber unscharfe Grenzen aufweisen (Abb. 22).

Differentialdiagnostisch sind chronische Osteomyelitiden, Zysten, zystische Tumoren (Ameloblastome), andere Granulationsgewebsbildungen, das Plasmozytom, Tumormetastasen und osteolytische Tumoren sowie bei multiplen Herden die fibröse Dysplasie und die von Recklinghausen'sche Krankheit abzuwägen. Auch hier ist die Diagnose letztlich nur histologisch zu sichern.

Die Therapie besteht bei den prognostischen günstigen solitären Herden in der Exkochleation, evtl. mit sofortiger Osteoplastik. Multiple Herde und Rezidive werden kombiniert durch Operation, Strahlentherapie, Gabe von Zytostatika und Kortikosteroiden behandelt. Eine intensive Nachsorge ist bei der zweifelhaften Prognose unbedingt erforderlich (MUTSCHELKNAUSS et al. 1970; VON KOPPENFELS u. WANNENMACHER 1973).

Literatur

Becker R (1959) Beobachtungen über die Zunahme der Kieferosteomyelitis und Änderungen ihres Krankheitsbildes. Dtsch Zahnärztl Z 14:1373–1379

Becker R (1967) Zur Therapie der chronischen Osteomyelitis. Dtsch Zahnärztl Z 22:1020–1025

Becker R, Morgenroth K (1979) Pathologie der Mundhöhle. Thieme, Stuttgart

Becker R, Schneider G (1962) Die Erkennug und Behandlung der fibrösen Dysplasie der Kiefer. Dtsch Zahnärztl Z 14:1557–1572

Bethmann W, Pape K (1965) Erkrankungen den Kieferknochen. VEB Volk und Gesundheit, Berlin

Bohndorf K, Steinbrich W, Feaux de Lacroix W, Waldecker B (1986) Erste Erfahrungen mit der Kernspintomographie bei Knochenerkrankungen. Fortschr Röntgenstr. 144:199–203

Brandenberger E (1950) Allgemeine Röntgensymptomatik des pathologischen Skeletts. In: Schinz H-R, Baensch W-E, Friedl E, Uehlinger E (Hrsg) Lehrbuch der Röntgendiagnostik, Bd I. Thieme, Stuttgart, S 190

Ewers R, Scharf F, Düker J, Pohle W (1978) Diagnose, Verlaufkontrolle und Transplantatterminierung mit Hilfe des 99mTC-Phosphonat-Knochenscans. Zahnärztl Welt 87:914–918

Fesseler A, Haunfelder D (1972) Systemerkrankungen der Kieferknochen. In: Haunfelder D, Hupfauf L, Ketterl W, Schmuth G (Hrsg) Praxis der Zahnheilkunde, Bd II/B. Urban & Schwarzenberg, München S 12

Grimm G (1971) Klinische und experimentelle Untersuchungen über die radiogene Knochenschädigung am Kieferapparat. Nova acta Leopoldina Neue Folge 36:196

Grimm G (1981) Osteopathien der Kiefer. In: Schwenzer N, Grimm G (Hrsg) Zahn-Mund-Kieferheilkunde, Bd II. Thieme, Stuttgart, S 318

Häupl K, Riedel H (1966) Zähne und Zahnhalteapparat. In: Doerr W, Uehlinger E (Hrsg) Spezielle pathologische Anatomie, Bd I. Springer, Berlin Heidelberg New York, S 416

Haunfelder D (1960) Periphere und zentrale Erscheinungsformen des eosinophilen Granuloms an den Kiefern. Dtsch Stomat 10:243–252

Klammt J (1981) Periphere und zentrale Granulome der Kiefer. In: Schwenzer N, Grimm G (Hrsg) Zahn-Mund-Kieferheilkunde, Bd II. Thieme, Stuttgart, S 332

Koppenfels R von, Wannemacher (1973) Zur Klinik und Therapie des eosinophilen Granuloms im Bereich des Gesichtsschädels. Dtsch Zahnärztl Z 28:514–519

Lautenbach E, Dockhorn R (1968) Fibröse Kiefererkrankungen. Thieme, Stuttgart

Mittermayer Ch (1976) Oralpathologie. Schattauer, Stuttgart New York

Mutschelknauss R, Becker R, Machtens E (1970) Klinik und Therapie des eosinophilen Granuloms der Kiefer. In: Schuchardt K (Hrsg) Fortschritte der Kiefer- und Gesichtschirurgie, Bd XIV. Thieme, Stuttgart, S 90

Naidu MR, Reddy DR, Sastry KV, Reddy PK (1987) Unilateral proptosis secondary to diffuse condensing osteomyelitis. Clin Neurol Neurosurg 89:265–267

Naval L, Baca R, Diaz MJ, Lucas M (1986) Repercussion maxillo-faciale de la maldaie de Paget. A propos de 33 cas. Rev Stomatol Chir Maxillofac 87:48–52

Schilli W (1981) Knocheninfektionen. In: Schwenzer N, Grimm G (Hrsg) Zahn-Mund-Kieferheilkunde, Bd I. Thieme, Stuttgart, S 195

Som PM, Hermann G, Sacher M, Stollmann AL, Moscatello AL, Biller HF (1987) Paget disease of the calvaria and facial bones with an osteosarcoma of the maxilla: CT and MR findings. J Comput Assist Tomogr 11:887–890

Stafne E-C, Gibilisco J-A (1975) Oral roentgenographic diagnosis, 4th edn. Saunders, Philadelphia London Toronto

Steinhardt G (1957) Periphere und zentrale „Granulationsgeschwülste" der Kiefer. In: Häupl K, Meyer W, Schuchardt K (Hrsg) Die Zahn-, Mund- und Kieferheilkunde, Bd III/1. Urban & Schwarzenberg, München, S 487

Steinhardt G (1960) Dystrophien der Kiefer. In: Häupl K, Meyer W, Schuchardt K (Hrsg) Die Zahn-, Mund- und Kieferheilkunde, Bd III/1. Urban & Schwarzenberg, München, S 755

Swartz JD, Vanderslice RB, Korsvik H, Saluk PH, Popky GL, Marlowe FI, Wolfson RJ (1985) High resolution computer tomography: Part 6. Craniofacial Paget's disease and fibrous dysplasia. Head Neck Surg 8:40–47

Trapnell D-H, Bowermann J-E (1973) Dental manifestations of systemic disease. Butterworth, London

Wannenmacher M-F (1976) Die Wirkung ionisierender Strahlen auf die Gewebe im Mundhöhlenbereich. Hanser, München

Erkrankungen der Zähne und des Zahnhalteapparates

B. BRINGEWALD

INHALT

1 Einleitung

In der Zahn-, Mund- und Kieferheilkunde hat sich die zahnärztliche Röntgenologie zum unverzichtbaren Teil der Diagnostik aller beteiligten Fachgebiete entwickelt. Die zunehmende Aufteilung des Faches in Zahnerhaltungskunde und Parodontologie, Zahnersatzkunde und Kieferorthopädie hat zur Entwicklung fachspezifischer Röntgentechniken geführt. Diese sind dem Fachradiologen, der gelegentlich die chirurgische Zahn-, Mund- und Kieferheilkunde betreut, nicht vertraut. Im folgenden Kapitel wird der Versuch gemacht, einige Grundzüge der zahnärztlichen Röntgenologie aufzuzeigen. Der Rahmen dieses Buches erfordert es, eine Auswahl zu treffen. Es werden die Röntgenanatomie der Zähne und des Zahnhalteapparates und für die Röntgendiagnostik wichtige pathologische Veränderungen dieses umschriebenen Bereiches aufgezeichnet. Vorangestellt sind für das Verständnis notwendige Grundbegriffe der Nomenklatur und die in der zahnärztlichen Röntgenologie heute angewandten Techniken.

2 Grundbegriffe der Nomenklatur

In der Entwicklung des menschlichen Gebisses unterscheidet man zwei Dentitionen, die vom Milchgebiß mit 20 Zähnen über das Wechselgebiß zum bleibenden Gebiß mit 28–32 Zähnen führen. Die Milchdentition findet vom 6.–30. Lebensmonat statt. Die bleibende Dention beginnt mit dem ersten Molaren im 5.–7. Lebensjahr (6 Jahr-Molar) und endet im 11.–14. Lebensjahr mit dem Durchbruch des zweiten Molaren (12 Jahr-Molar). Die dritten Molaren (Weisheitszähne) stellen sich normalerweise zwischen dem 18. und 22. Lebensjahr ein.

Zur Zahnbezeichnung teilt man den Ober- und Unterkiefer in vier Quadranten ein, die durch ein Zahnkreuz symbolisiert werden.

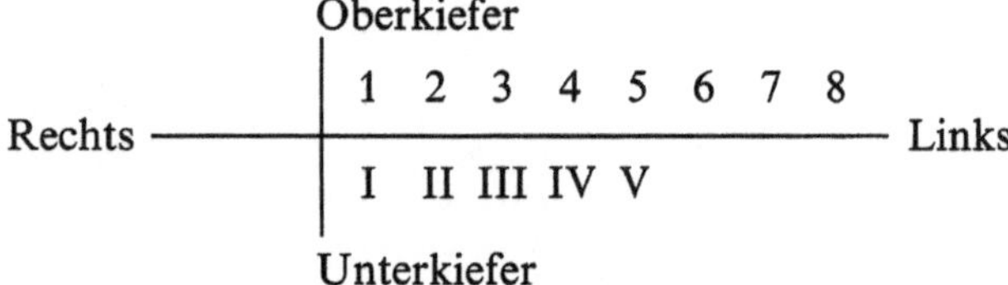

Für die bleibenden Zähne wurden arabische, für die Milchzähne römische Zahlen verwendet. Einzelzähne wurden mit einem schreibtechnisch ungünstigen Winkelzeichen versehen (z. B. 6 = unterer linker erster Molar).

Auch der Versuch von HADERUP, für den Oberkiefer ein + und für den Unterkiefer ein – Zeichen einzusetzen, das entweder rechts oder links vor die Zahnziffer gesetzt wurde, war umständlich und führte häufig zu Übertragungsfehlern. Daher wurde zur einheitlichen Bezeichnung der Zähne 1970 ein zweizifferiges Zahnschema eingeführt, das jeden Zahn auch für den Computereinsatz eindeutig kennzeichnet.

Oberkiefer

R		L
18 17 16 15 14 13 12 11	21 22 23 24 25 26 27 28	
55 54 53 52 51	61 62 63 64 65	
85 84 83 82 81	71 72 73 74 75	
48 47 46 45 44 43 42 41	31 32 33 34 35 36 37 38	

Unterkiefer

Dabei bezeichnet die erste Ziffer den Kieferquadranten, die zweite Ziffer den Platz des Zahnes im Quadranten. Die beiden Ziffern werden getrennt zitiert oder gelesen (z. B. 11 = eins eins und nicht elf!). Die bleibenden Zähne haben dabei die Quadrantenziffern von 1–4, die Milchzähne von 5–8 (SAUERWEIN 1976).

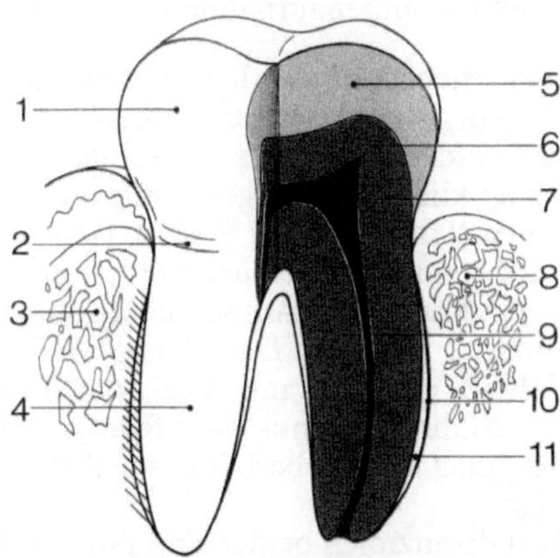

Abb. 1. *1* Zahnkrone, *2* Zahnhals, *3* Alveole, *4* Zahnwurzel, *5* Schmelz, *6* Dentin, *7* Pulpenkammer, *8* Alveolarknochen, *9* Wurzelkanal, *10* Lamina dura, *11* Parodontalspalt

Den anatomischen und röntgenanatomischen Aufbau eines Unterkiefermolaren in seinem Zahnfach (Alveole) sowie den umgebenen Alveolarknochen zeigt Abb. 1.

Die Flächen von Zahnkronen werden durch folgende aus anatomischen Begriffen abgeleitete Bezeichnungen gekennzeichnet:

1 labial = zur Lippe gerichtet
2 bukkal = zur Wange gerichtet
labial und bukkal = vestibulär = zum Mundvorhof gerichtet
3 palatinal = zum Gaumen gerichtet (Oberkiefer)
4 lingual = zur Zunge gerichtet (Unterkiefer) palatinal und lingual = oral = zur Mundhöhle gerichtet
5 mesial = zur Kiefermitte gerichtet
6 distal = von der Kiefermitte abgewandt
mesial und distal = approximal = zwischen zwei Zahnkronen gelegen oder zur Bezeichnung der Vorder- und Rückfläche einzelner Zähne verwendet

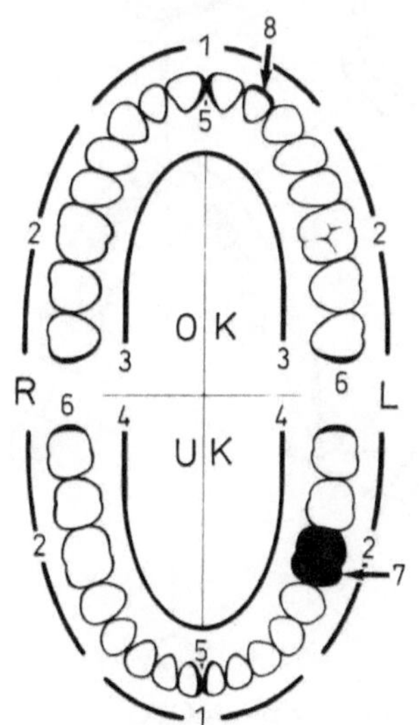

Abb. 2

7 okklusal = auf der Kaufläche bei Molaren
8 inzisal = in der Gegend der Schneidekante bei Frontzähnen
zervikal = am Zahnhals gelegen.

3 Zahnärztliche Röntgenaufnahmeverfahren

3.1 Intraorale Röntgenaufnahmeverfahren

Die anatomischen Verhältnisse der Mundhöhle erschweren den Einsatz eines festen Bezugssystems von Strahlenquelle (Dentalröntgengerät) und Bildauffangebene (folienloser Zahnfilm von Format 2 × 3 cm bis 5 × 7 cm). Bei der Anfertigung von intraoralen Röntgenaufnahmen kommt daher der Wahl der richtigen Projektionsrichtung des Zentralstrahls eine entscheidende Bedeutung zu.

Projektionsmöglichkeiten horizontaler und vertikaler Richtung zeigt Abb. 3.

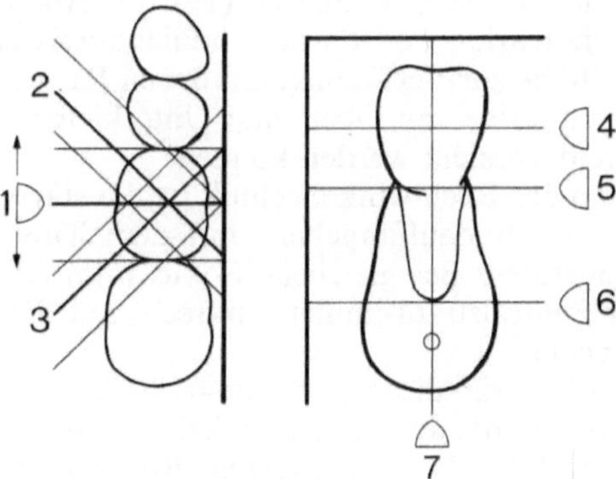

Abb. 3. Horizontale Projektionsmöglichkeiten: *1* orthoradiale, *2* mesialexzentrische, *3* distalexzentrische Projektion. Vertikale Projektionsmöglichkeiten: *4* koronale, *5* limbale, *6* apikale, *7* axiale Projektion

Bei den intraoralen Aufnahmeverfahren kommen im wesentlichen zwei Aufnahmetechniken zum Einsatz – die *Halb-* und die *Rechtwinkeltechnik*.

Bei der Halbwinkeltechnik wendet man die Isometrieregel nach CIESZYNSKI an. Dabei wird der Zentralstrahl senkrecht auf die Winkelhalbierungsebene gerichtet, die den Winkel zwischen Objektebene und Bildauffangebene teilt. Er durchläuft die apikale Region. Der Kopf des Patienten wird so eingerichtet, daß die Okklusionsebene des darzustellenden Kiefers annähernd horizontal verläuft. Bei der Aufnahme der oberen Molaren wird der Wurzelbereich häufig durch den Jochbeinschatten überlagert. Durch Einlage einer Watterolle (Technik nach LE MASTER) kann der Film in eine annähernd parallele Ebene zum Zahn gebracht werden. Bei nunmehr geringerem vertikalen Einstellwinkel wird der Jochbogen kranialwärts projiziert.

Vorteilhaft an diesen Techniken ist, daß sie überall und in jeder Lage ohne besondere Hilfsmittel ausgeführt werden können. Die praktische Handhabung

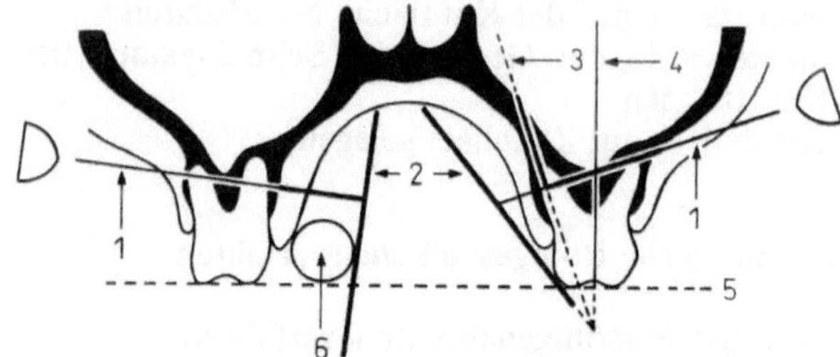

Abb. 4. Das Schema zeigt *re.* die Halbwinkeltechnik und *li.* die Technik nach LE MASTER (Erklärung im Text). *1* Zentralstrahl, *2* Bildauffangebene (Zahnfilm), *3* Winkelhalbierungsebene, *4* Zahnachse, *5* Okklusalebene, *6* Watterolle

der Halbwinkeltechnik und der Modifikation nach LE MASTER kann in diesem Rahmen nicht mehr besprochen werden. Es sei auf die neueren Beiträge von MANSON-HING (1979), RITTER (1981), SONNABEND (1977) und STAFNE u. GIBILISCO (1975) verwiesen.

Für die Karies- und Parodontaldiagnostik stehen Bißflügelfilme zur Verfügung, mit denen Kronen und Interdentalräume von Ober- und Unterkiefer derselben Seite dargestellt werden können.

Prinzip der Rechtwinkeltechnik ist die starre Verbindung der Bildauffangebene mit dem Tubus des Röntgengerätes. Bei gleichem Fokus-Film-Abstand fällt der Zentralstrahl immer senkrecht auf die Bildauffangebene.

Vor allem für die röntgenologische Parodontaldiagnostik wurde das Rechtwinkel-Langtubus-Verfahren von UPDEGRAVE entwickelt. Bei limbaler Projektion ermöglicht ein Visierring eine Einstellung des Zentralstrahles auf die Mitte des parallel zur Zahnachse eingebrachten Films. Der größere Objektfilmabstand macht die Verwendung eines Langtubus erforderlich. Wegen der Zielvorrichtung ist die Anzahl fehlerhafter Aufnahmen gering (s.a. LANGE 1981).

Aufbißaufnahmen werden im Unterkiefer in axialer, im Oberkiefer in nicht ganz axialer Projektion angefertigt. Sie ermöglichen eine Übersicht über größere Kieferabschnitte und dienen zur Darstellung der zweiten Ebene von orthoradialen Aufnahmen.

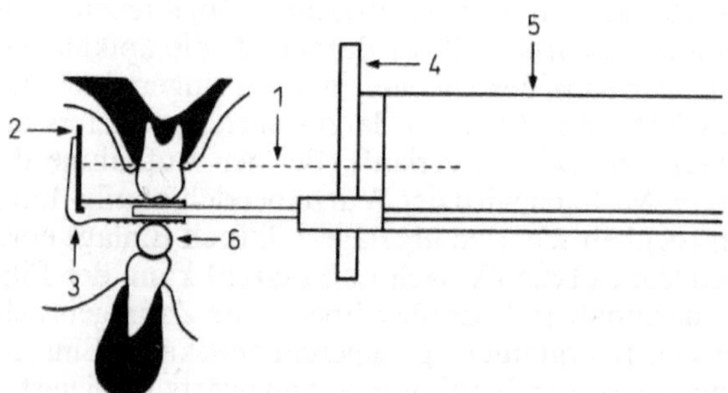

Abb. 5. *1* Zentralstrahl (limbale Projektion), *2* Zahnfilm, *3* Filmhalter mit Aufbißblock, *4* Visierring, *5* Langtubus, *6* Watterolle

3.2 Panorama-Röntgenaufnahmeverfahren

Um einen möglichst vollständigen Überblick über das gesamte Kauorgan zu erhalten, müssen Zahnstaten angefertigt werden. Sie bestehen je nach Alter des Patienten und klinischer Fragestellung aus 6–18 Einzelzahnfilmen (HEUSER 1974; PASLER 1981).

Diese aufwendige Untersuchung ist mit der Entwicklung der Panorama-Aufnahmeverfahren erheblich vereinfacht worden. Das Panorama-Vergrößerungsverfahren gestattet mit zwei, das Panorama-Übersichtsverfahren mit nur einer Röntgenaufnahme einen panoramaartigen Überblick über den Zahn- und Kieferbereich.

Die Grundprinzipien beider Verfahren sollen kurz dargestellt werden. Beim Panorama-Vergrößerungsverfahren wird mit einer intraoral eingeführten Spezial-Hohlanodenröhre ein extraoral angelegter Film belichtet. Der Film mit dem Format 10 × 24 befindet sich in einer flexiblen Kunststoffkassette mit Verstärkerfolie und wird vom Patienten gehalten. Eine Anwendung am liegenden Patienten ist möglich.

Nachteile der Methode ergeben sich aus der für den Patienten unangenehmen intraoralen Röhrenposition, der Verzerrung und unregelmäßigen Vergrößerung durch kleine Fokus-Objekt- und große Objekt-Filmabstände und der beträchtlichen Strahlenbelastung der Schleimhäute. Eine eingehende Beschreibung der Methode und ihre Anwendung in der Zahnheilkunde findet sich in der Monographie von CANIGIANI (1976).

Der von PAATERO entwickelten Pantographie liegt als Prinzip das Rotationsschichtverfahren zugrunde, bei dem sich Strahlenquelle und Bildauffangebene synchron um den fixierten Patientenkopf drehen.

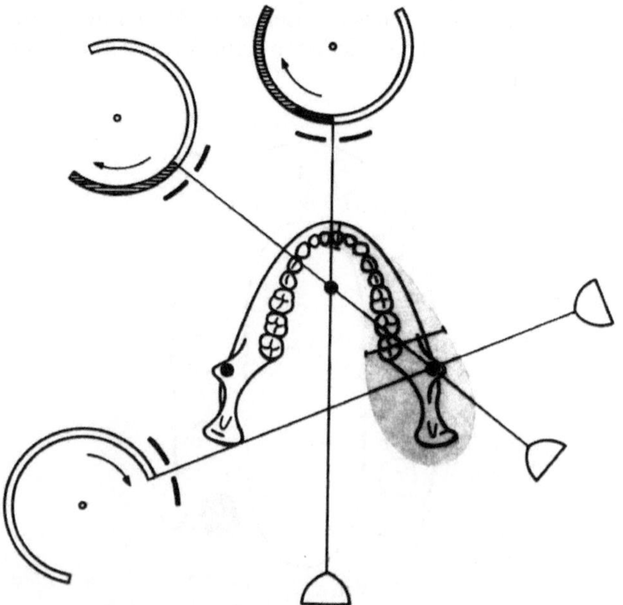

Abb. 6. Funktionsprinzip des OPG

Ohne das hiermit eine Wertung ausgesprochen wird, soll dieses Prinzip am Beispiel des Orthopantomographen (OPG) der Firma Siemens erklärt werden.

Bei diesem Gerät werden Röhre und halbmondförmige Kassette um drei Rotationszentren gedreht. Sie liegen für den Seitenzahnbereich im gegenüberliegenden Kieferwinkel und für den Frontzahnbereich in der Mitte der Verbindungslinie zwischen den Mesialflächen beider Unterkiefersechsjahrmolaren. Auf diese Weise erreicht man eine annähernd orthoradiale Projektion. Bei der Rotation des Systems wird die Filmkassette an einer spaltförmigen Blende vorbeigeführt und so der Film vom Format 15 × 30 Segment für Segment belichtet. Die in Abb. 6 mit einem grauen Raster im Bereich des rechten Unterkiefers markierte Schichtdicke beträgt je nach Gerätetyp 15–20 mm im Seitenzahnbereich und 5–10 mm im Frontzahnbereich. Voraussetzung zur Aufnahme ist, daß der Patient stehen oder sitzen kann und für 15–20 s sich ruhig verhält. Mit dem OPG wird bei geringer Strahlenbelastung eine Gesamtdarstellung des Ober- und Unterkiefers einschließlich der Gelenke in einer Aufnahme erreicht. Die Methode ist daher für eine orientierende Diagnostik in allen zahnärztlichen Fachgebieten gut geeignet.

4 Röntgenanatomie

Prinzip jeder Röntgenaufnahme ist die Summation dreidimensionaler Strukturen in eine zweidimensionale Bildebene. Bildanalyse und Interpretation werden erschwert, wenn eine Vielzahl verschieden dichter Strukturen von unterschiedlicher Form und Größe auf kleinem Raum zusammenliegen. Dies ist für den Bereich der Zähne und des Zahnhalteapparates im besonderen Maße gegeben. Grundlage jeder Auswertung von intra- und extraoralen Röntgenaufnahmen ist daher eine genaue Kenntnis der normalen Röntgenanatomie.

In den Abb. 7 und 8 werden am Ober- und Unterkiefer auftretende Verschattungen (= Opazitäten) und Aufhellungen (= Transparenzen) schematisch dargestellt. Sie entsprechen normal anatomischen Gegebenheiten, geben aber gelegentlich Anlaß zur Verwechslung mit pathologischen Zuständen.

Abb. 1 zeigt die röntgenanatomische Darstellung eines Zahnes in seiner Alveole. Die stärkste Strahlenabsorption findet sich im Schmelzbereich, der haubenförmig das weniger dichte Dentin umschließt, dem im Wurzelbereich eine im Röntgenbild gleich dicht erscheinende Zementschicht aufgelagert ist. Die innen eingeschlossene Pulpa mit Pulpenkavum und den Wurzelkanälen stellt sich als Aufhellung dar. Zwischen Zahnwurzel und Knochen liegt als schmaler dunkler Streifen der Desmodontalspalt. Die daran anschließende helle Linie ist die Alveolarinnenkompakta (Lamina dura). Die Knochenstrukturzeichnung erscheint im Unterkiefer weitmaschiger als im Oberkiefer.

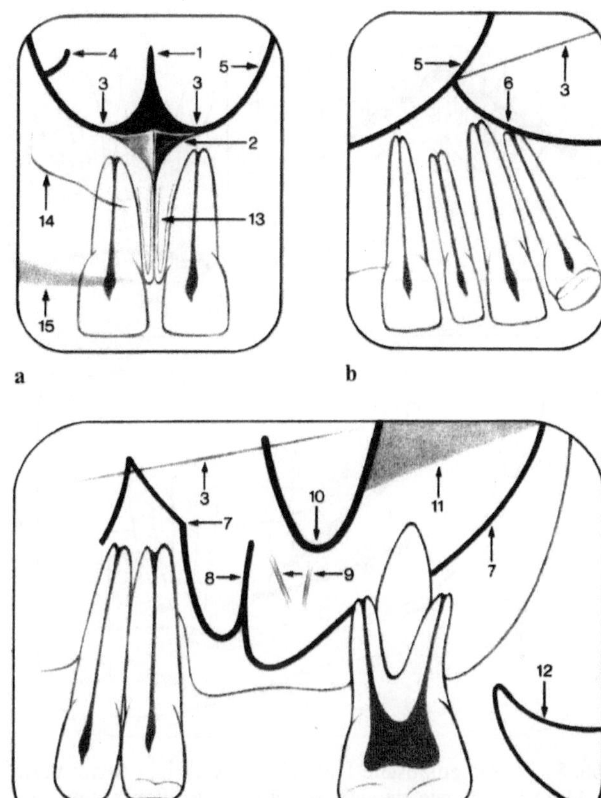

Abb. 7a–c. Schematische Darstellung wichtiger Strukturen im Oberkieferbereich, wie sie sich auf Zahnfilmen des Front- (**a, b**) und Seitenzahnbereiches (**c**) darstellen. *1* Nasenseptum, *2* Spina nasalis anterior, *3* Nasenboden, *4* Untere Nasenmuschel, *5* Laterale Nasenwand, *6* Mediale Kieferhöhlenwand, *7* Antrumlinie, *8* Kieferhöhlenseptum, *9* Gefäßkanäle, *10* Jochbein, *11* Jochbogen, *12* Muskelfortsatz, *13* Canalis incisivus, *14* Nasenweichteile, *15* Oberlippe

Im Oberkiefer werden größere Aufhellungsbezirke von der Nasen- und der Kieferhöhle gebildet, deren Grenzlinien sich als Verschattungen im Bereich der oberen Eckzähne in Form eines „umgekehrten Y" darstellen. Deutliche Opazitäten zeigen sich im Bereich der Spina nasalis anterior, des Nasenbodens und des Nasenseptums. Als Transparenzlinie unterschiedlicher Größe zieht der Canalis incisivus zwischen die beiden mittleren Frontzähne (LANGLAIS u. KASTLE 1980).

Im Prämolaren- und Molarenbereich bieten die Lagebeziehungen zwischen Zahnwurzeln und Kieferhöhle diagnostische Probleme. Die meisten Zahnwurzeln ragen nicht in die Kieferhöhle, sondern werden in sie hinein projiziert. Die Antrumlinie wird häufig als Kieferhöhlenboden fehlgedeutet. Sie entspricht aber im Zahnfilm der Projektion der tangential getroffenen latero-basalen Kieferhöhlenwand.

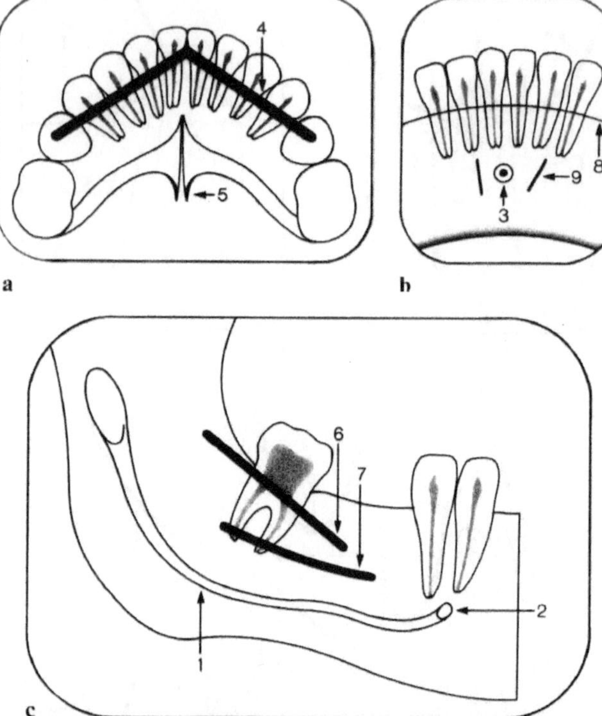

Abb. 8a–c. Schematische Darstellung wichtiger Strukturen im Unterkiefer, wie sie sich auf einer Aufbißaufnahme (**a**) und Zahnfilmen im Front- (**b**) und Seitenzahnbereich (**c**) darstellen. *1* Mandibularkanal, *2* Foramen mentale, *3* Foramen linguale, *4* Protuberantia mentalis, *5* Spina mentalis, *6* Linea obliqua, *7* Linea mylohyoidea, *8* Unterlippe, *9* Gefäßkanal

Weitere Verschattungen, die sich in die luftgefüllte Kieferhöhle projizieren, sind der V-Schatten, der vom Processus cygomaticus des Oberkiefers gebildet wird, an den sich nach distal der Jochbogenschatten anschließt, sowie orthoradial getroffene Kieferhöhlensepten und der Nasenboden am oberen Bildrand. Zarte Transparenzen ergeben sich durch Ernährungskanäle in den Kieferhöhlenwänden. Zur Orientierung dienen kann auch die bei Aufnahmen mit leicht geschlossenem Mund distokaudal vom oberen Weisheitszahn zu beobachtende Verschattung des Processus muscularis des Unterkiefers.

Im Unterkiefer entstehen Transparenzen durch die Abbildung des Kanales des Nervus alveolaris inferior und der Öffnungen der Foramina mentalia im Bereich der Prämolarenwurzeln und des Foramen linguale im Bereich der mittleren Schneidezahnwurzeln. Die Projektion der Protuberantia mentalis ruft eine dichte, im stumpfen Winkel aus der Prämolarenregion zur Symphyse ziehende Verschattungslinie hervor, die sich störend bei der Beurteilung der unteren Frontzähne auswirken kann. Als dichte Knochenausziehung öfter durch die Symphyse des Unterkiefers zweigeteilt, zeigt sich auf Aufbißaufnahmen die lingual gelegene Spina mentalis. Diese Aufnahme dient als sog. Spinaaufnahme in der Kieferorthopädie zur Festlegung der Unterkiefermitte.

Die Linea obliqua externa und die Linea mylohyoidea unterliegen starken anatomischen Schwankungen und stellen sich nicht immer auf den Aufnahmen des Unterkieferseitenzahnbereiches als Verschattung dar. Ihre Lage ist der Abb. 8 zu entnehmen.

5 Pathologische Veränderungen der Zähne und des Zahnhalteapparates im Röntgenbild

5.1 Anomalien und Fehlstellungen

Die im Kieferbereich auftretenden angeborenen oder erworbenen Anomalien manifestieren sich hauptsächlich an den Zähnen, selten einmal im Bereich des Zahnhalteapparates. Fehlbildungen am Gesichtsschädel werden in Kapitel 1, einige zu Veränderungen des Kieferknochens führende Systemerkrankungen in Kapitel 5 besprochen.

Im Rahmen der klinischen Untersuchung können mit Hilfe der Röntgendiagnostik Veränderungen der Zahl, Form, Größe, Stellung und des morphologischen Aufbaues von Zähnen sowie der Entwicklungsstand des Gesamtgebisses aufgezeigt werden. Sowohl im Milch- als auch im bleibenden Gebiß kann jeder Zahn bis hin zur totalen Zahnlosigkeit (Anodontie) nicht angelegt sein. In der Häufigkeit der Nichtanlage von Zähnen läßt sich als Reihenfolge festlegen: Dritte Molaren, zweite Prämolaren und seitliche Schneidezähne im Oberkiefer.

Die Überzahl von Zähnen findet man etwa einmal auf 100 Patienten, dabei acht mal häufiger im Ober- als im Unterkiefer. Diese Zähne sind in der Mehrzahl den Zähnen der Region, in der sie auftreten, nachgebildet. Da nur in einem von fünf Fällen der Durchbruch erfolgt, behindern sie den normalen Zahnwechsel oder führen zu Stellungsanomalien. Ein Beispiel sind die im Oberkieferfrontzahnbereich häufiger auftretenden Mesiodentes.

Transpositionen, Doppelanlagen und Verschmelzungen von Zähnen sowie der Dens in dente (Dens invaginatus) sind seltene Anomalien. Im Bereich der Zahnhartgewebe auftretende Veränderungen können auf Zahnfilmen gut differenziert werden, die Diagnose sollte durch histologische Aufarbeitung endgültig gesichert werden.

Beispiele sind Schmelzperlen im Wurzelbereich, Dentikel in der Pulpa und die Hyperzementose mit kolbigen Auftreibungen im Wurzelbereich, die wie extrem abgeknickte Wurzeln ein Extraktionshindernis darstellen können. Bei der dominant vererbten Amelogenis imperfecta ist die Schmelzschicht aller Zähne sehr dünn ausgebildet oder fehlt ganz. Die anderen Zahngewebe zeigen keine pathologischen Veränderungen. Die ebenfalls dominant auftretende Dentino-

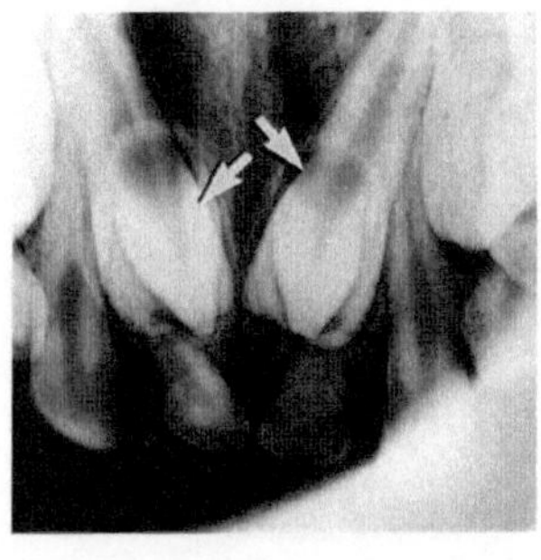

9

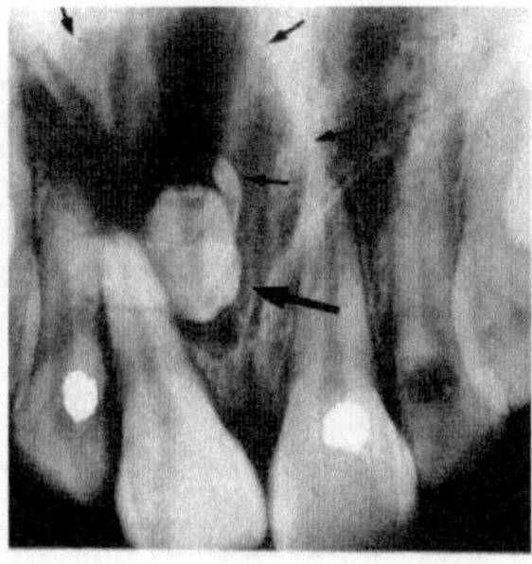

10

Abb. 9. Aufbißaufnahme OK: Mesiodentes, die sich auf den Kronenbereich der bleibenden Zähne 11 und 21 projizieren (*Pfeil*) behindern den Zahndurchbruch dieser Zähne. Persistenz der Milchzähne 51, 61

Abb. 10. Zahnfilm: Zwei unterschiedlich große überzählige Zahngebilde (*Pfeil groß*) von scharf begrenzter rundlicher Aufhellung umgeben (*Pfeil klein*). Diagnose: Follikuläre Zyste

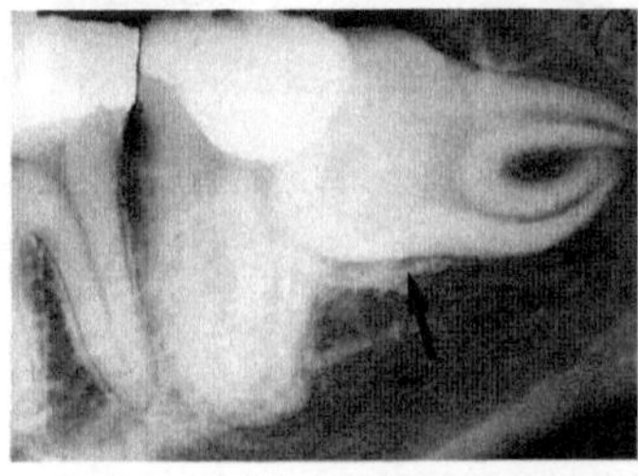

11

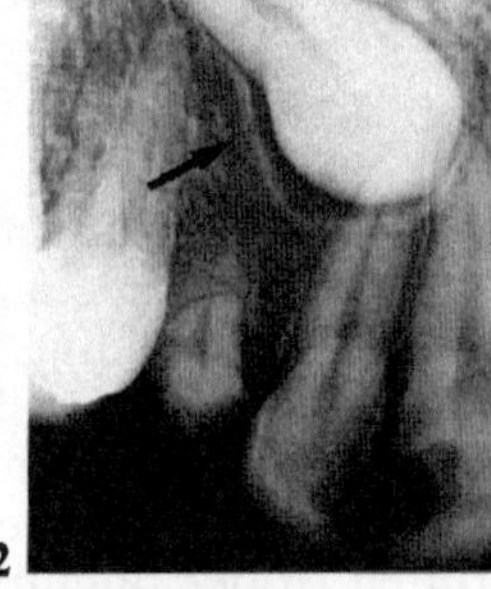

12

Abb. 11. Zahnfilm: Horizontal verlagerter Zahn 38

Abb. 12. Zahnfilm: Hoch verlagerter Zahn 13

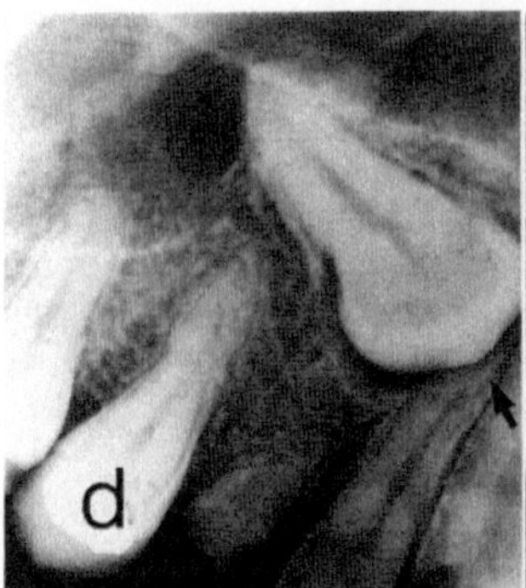

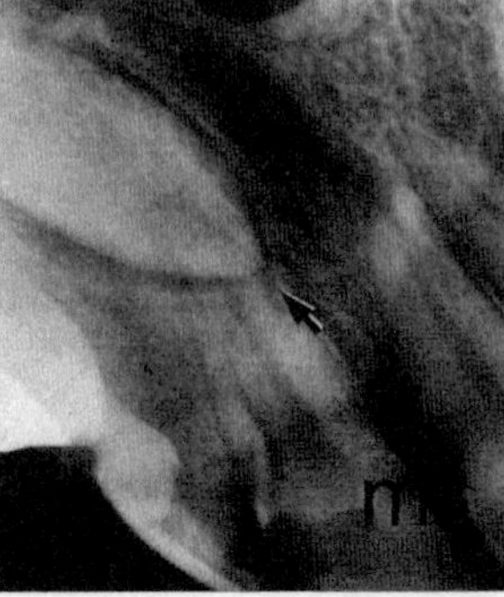

Abb. 13. Zahnfilme: Mesial- (*m*) und distalexzentrische (*d*) Projektionen können zur Lagebestimmung herangezogen werden. Wandert der verlagerte Zahn mit der Röhre, so liegt er filmnah. Im abgebildeten Beispiel scheint die Kronenspitze des verlagerten Zahnes 13 (*Pfeile*) vom Wurzelkanal 12 in Richtung auf die mesiale Wurzelfläche von 11 zugewandert zu sein. Der Zahn liegt also palatinal

genesis imperfecta zeigt im Röntgenbild eine frühzeitige Obliteration der Pulpa, die durch massiven Dentinanbau ausgelöst wird. Der Schmelz ist hier normal ausgebildet.

Im Bereich des Zahnhalteapparates findet man isolierte Hypertrophien im Tuber- und Kieferwinkelbereich sowie am Processus muscularis.

Fehlstellungen der Zähne werden häufig durch retinierte oder impaktierte dritte Molaren und obere Eckzähne verursacht. Ihre genaue Lage im Knochen und ihre Lagebeziehungen zu Nachbarzähnen und zum Nervenkanal im Unterkiefer oder zur Kieferhöhle im Oberkiefer sollte durch Aufnahmen in mehreren Ebenen ermittelt werden. Dann kann entschieden werden, ob eine orthodontische Einordnung möglich oder eine operative Entfernung nötig ist.

5.2 Entzündungen

Von den Zähnen ausgehende Entzündungen im Kiefer-Gesichtsbereich können in vier Hauptgruppen eingeteilt werden (zit. nach STAFNE u. GIBILISCO 1975).

1. Periapikale Entzündungen
2. Perikoronare Entzündungen
3. Entzündungen bei Parodontopathien
4. Osteomyelitiden.

Die Osteomyelitiden werden in Kapitel 5 behandelt.

Der apikalen Parodontitis liegt eine entzündliche Abwehrreaktion im periapikalen Gewebe zugrunde. Ausgangspunkt ist eine Nekrose der Zahnpulpa, von der aus Eitererreger durch die Wurzelkanäle in den periapikalen Raum gelangen. Man unterscheidet akute und chronische Formen. Die primäre akute apikale Parodontitis tritt selten auf und ist im Röntgenbild wegen in der Frühphase fehlender Knochenbeteiligung nicht faßbar. Häufiger ist die sekundär akute apikale Parodontitis, die als akuter Schub einer klinisch bisher unbemerkten chronischen apikalen Parodontitis in vier Phasen ablaufen kann.

In der ersten Phase ist die Entzündung auf den Desmodontalspalt beschränkt. Klinisch erscheint der Zahn verlängert, es besteht axialer Druck- und Klopfschmerz. Röntgenologisches Frühzeichen ist die Erweiterung des Desmodontalspaltes.

In der zweiten Phase breitet sich die Eiterung enostal in Richtung auf die Kortikalis aus. Das Röntgenbild zeigt nun unscharf begrenzte Aufhellungszonen als Zeichen des osteoklastischen Knochenabbaus.

In der anschließenden dritten Phase penetriert die Eiterung durch die Kortikalis unter das Periost. Klinisch findet man derbe, druckschmerzhafte, lokale Weichteilschwellungen und weiche, schmerzlose kollaterale Ödeme (sog. Parulis) bei erheblich reduziertem Allgemeinzustand des Patienten.

Wenn der Eiter in der abschließenden vierten Phase durch das Periost tritt, droht die Ausbreitung der

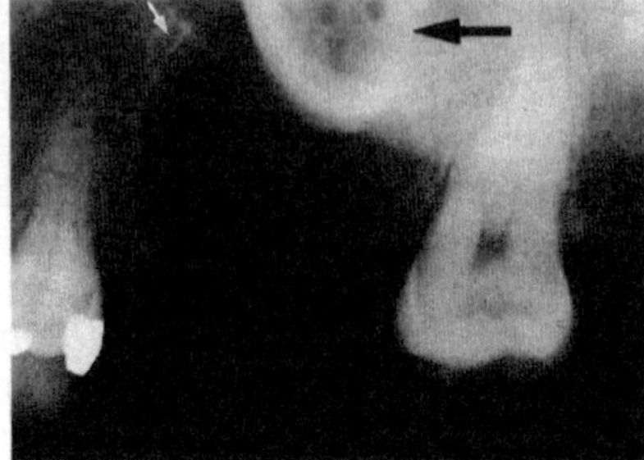
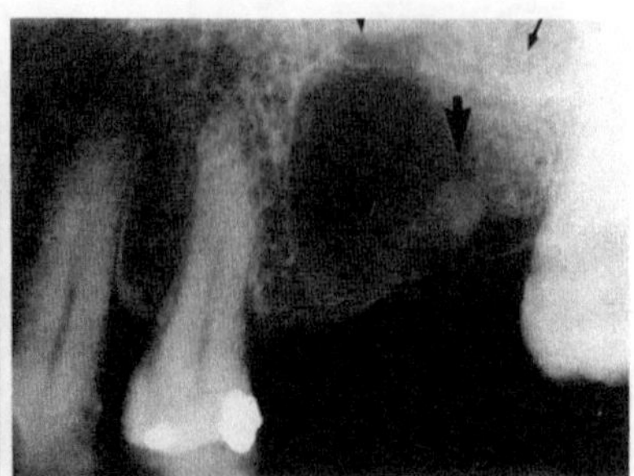

14

Abb. 14. Zahnfilme: Scharf begrenzte Aufhellung im Alveolarfortsatz zwischen 25 und 27. *Li.* ist die obere Begrenzung durch den Jochbeinschatten (*Pfeil*) nicht zu erkennen. Mit der Technik nach LE MASTER gelingt die Gesamtdarstellung des vollständig im Alveolarfortsatz gelegenen Prozesses (*Pfeile*). Diagnose: Residualentzündung, ausgehend von einem Wurzelrest

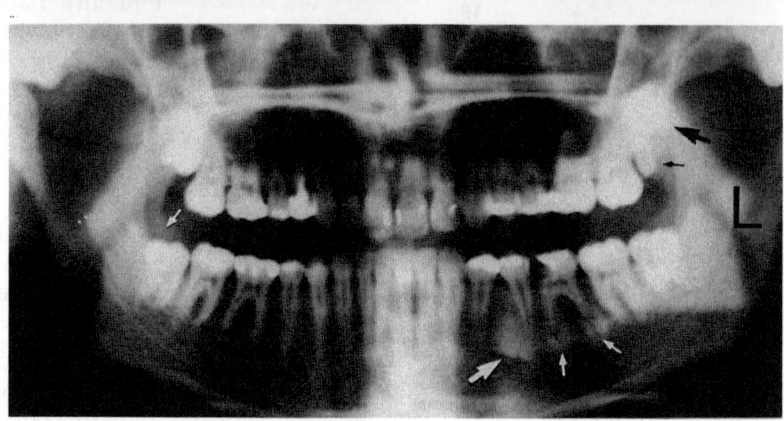

15

Abb. 15. OPG: Patientin mit vier verlagerten Weisheitszähnen und einem zusätzlichen Zahngebilde (Distomolar) (*Pfeile oben*) im linken Oberkiefer. Während der Zahn 48 noch voll von Schleimhaut bedeckt ist (*Pfeil*), ist 38 teilweise durchgebrochen. Die Verschattung im Wurzelbereich von 35 entsprechen einer Sklerosierung im Kieferknochen. Beide Wurzelspitzen des tiefkariösen Zahnes 36 sind anresorbiert und zeigen ebenfalls rundliche Verschattungen (*Pfeile unten*). Diagnose: Chronisch sklerosierende apikale Parodontitis bei 36

Infektion in Spalträume und Logen der Gesichts- und Halsweichteile (BECKER u. MORGENROTH 1979).

Bleibt die Infektion auf den periapikalen Raum beschränkt, kann sich eine chronisch apikale Parodontitis ausbilden. Pathomorphologisches Substrat ist das periapikale Granulom, das sich im Röntgenbild als Aufhellung von unterschiedlicher Form und Größe zeigt. Neben der reinen Aufweitung des Desmodontalspaltes können runde oder ovale Gebilde entstehen. Die Reaktion des umgebenden Knochens erscheint im Röntgenbild als unscharfe Verschattungszone (Osteosklerose), evtl. mit Resorptionen im Wurzelbereich des betroffenen Zahnes oder als kompakte Grenzlinie bei größeren periapikalen Prozessen (D.D. Radikuläre Zyste). Eine Sonderform der periapikalen Entzündung ist die Residualentzündung, die von im Kieferknochen verbliebenen Wurzelresten ausgeht.

Wurzelreste erkennt man im Röntgenbild an ihrer charakteristischen Form, dem Desmodontalspalt und eventuell vorhandenem Wurzelfüllmaterial (D.D. Sklerosierungen im Knochen).

Neben Mund-Antrum-Verbindungen nach Zahnextraktionen sind periapikale Entzündungen oberer Seitenzähne die häufigste Ursache der zu etwa 10% dentogen entstandenen Kieferhöhlenentzündungen.

Perikoronare Entzündungen werden von teilweise durchgebrochenen Zähnen ausgelöst. Am häufigsten betroffen ist der raumbeengte untere Weisheitszahn. Eine sich zwischen Schmelzepithel und dem Mukosabindegewebe ausbildende Tasche ist der Ausgangspunkt der Entzündung, die im allgemeinen als Dentitio difficilis bezeichnet wird. Die zum klinischen Bild gehörende Kieferklemme erschwert eine intraorale

Abb. 16. Zwei Zahnfilme in Rechtwinkel-Paralleltechnik aus dem Unterkieferseitenzahnbereich. Gute Darstellung der Zahnhartsubstanzen und des Alveolarknochens. In beiden Kieferabschnitten horizontaler Knochenabbau, mesial von 36 vertikaler Einbruch (*Pfeil*). Nebenbefund: Karies im Approximalraum der unteren rechten Molaren 46 und 47 (*kleiner Pfeil*)

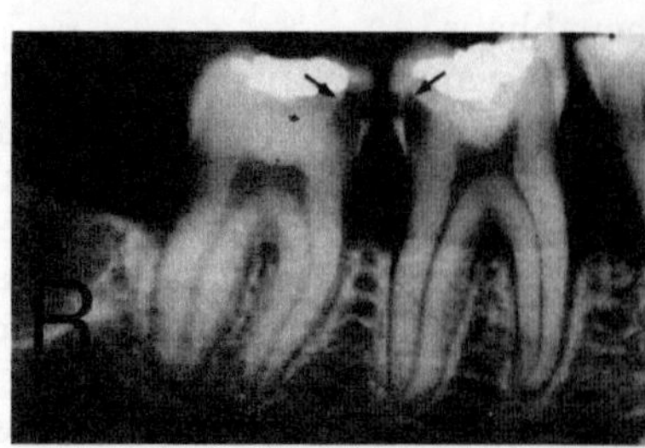

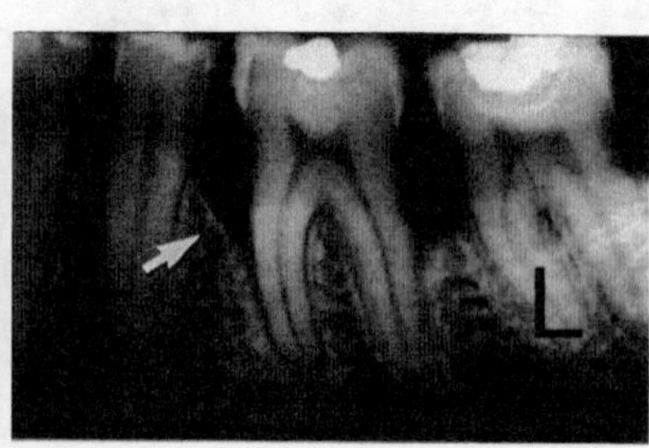

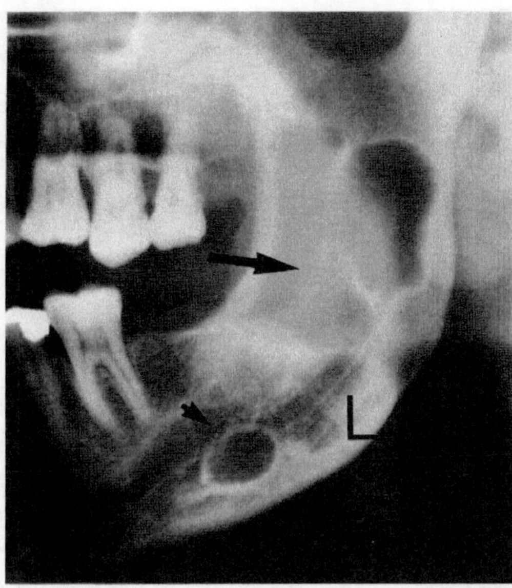

Abb. 17. Ausschnitt OPG: Zustand nach Operation einer mehrkammerigen Zyste im aufsteigenden Ast *li.* (*Pfeil groß oben*). Außerdem scharf begrenzte Aufhellung distal von 36 unterhalb des Mandibularkanals (*Pfeil klein unten*). Diagnose: Latente Knochenhöhle

Röntgendiagnostik, so daß extraorale Aufnahmen erforderlich sind, um die Lage des Zahnes und die Beteiligung des Knochens zu diagnostizieren.

Bei den Parodontopathien werden entzündliche, atrophische (degenerative) und hyperplastische Formen unterschieden. Ein Röntgenstatus in Rechtwinkel-Paralleltechnik (s. Abb. 4) gehört zu jeder parodontologischen Befunderhebung. Auf den limbal projizierten Aufnahmen lassen sich neben den bereits beschriebenen Strukturen schattengebende Zahnsteinablagerungen und Konkremente und Destruktionen des alveolären Knochens gut erkennen. Letztgenannte gehören zum Krankheitsbild der Parodontitis marginalis profunda. Ein Knochenabbau kann entweder horizontal oder in Form von vertikalen Einbrüchen (infraalveoläre Knochentaschen) erfolgen. Um die Darstellung der Knochentaschentiefe vor allem im oralen und vestibulären Wurzelbereich zu erleichtern, kann man die Taschen mit eingebrachten Guttapercha- oder Metallstiften markieren.

5.3 Zysten

Wegen des häufigen Vorkommens und der Bedeutung des Röntgenbefundes bei der Diagnose und Differentialdiagnose müssen einige Zystenformen näher besprochen werden.

Vereinfacht lassen sie sich in Anlehnung an BEKKER u. MORGENROTH (1979) folgendermaßen klassifieren:

1 Zysten im Kieferknochen
1.1 Odontogene Zysten
1.1.1 Radikuläre Zysten
1.1.2 Follikuläre Zysten
1.1.2.1 Zahnhaltige follikuläre Zysten
1.1.2.2 Zahnlose follikuläre Zysten
1.1.3 Parodontale Zysten
1.1.4 Residualzysten
1.2 Nicht odontogene Zysten
1.2.1 Nasopalatinale Zysten
1.2.2 Nasoalveoläre Zysten
1.2.3 Globulomaxilläre Zyste
1.2.4 Mediane alveoläre Zyste
1.3 Nicht epitheliale Kieferzysten (Pseudozysten)
1.3.1 Solitäre Knochenzyste
1.3.2 Aneurysmatische Knochenzyste
1.3.3 Latente Knochenhöhle des Unterkiefers
2 Weichteilzysten
2.1 Schleimzysten der Mundschleimhaut
2.2 Ranula
2.3 Mukozele und Okklusionszyste der Kieferhöhle.

Gemeinsames Merkmal aller Zysten ist die Bildung eines Hohlraumes, der sich im Röntgenbild als scharf umschriebene, rundlich bis ovale, intensiv homogene Aufhellung mit zur Umgebung konvexer Begrenzung manifestiert. Die Verdrängung von Zähnen oder des Mandibularkanales sind zusätzliche Hinweise. Bei der

Tabelle 1. Gutartige Tumoren des Unterkiefers

1.1. Tumoren der osteogenen Reihe
  Osteom
  Osteoid-Osteom
  Osteofibrom
  Chondrome
  Osteochondrome
  Zentrale Fibrome
    Fibroosteom
    Ossifizierendes Fibrom
    Fibromyxom
    Myxom

1.2. Zentrale Riesenzelltumoren

1.3. Zentrale vaskuläre Tumoren

1.4. Tumoren der odontogenen Reihe *epithelialen Ursprungs*:
    Ameloblastom
  Tumoren der odontogenen Reihe *mesenchymalen Ursprungs*:
    odontogene Fibrome
    odontogene Myxome
    Zementoblastome
    Dentinoblastome
  Tumoren der odontogene Reihe *Mischformen*:
    Ameloblastofibrom
    Odontom

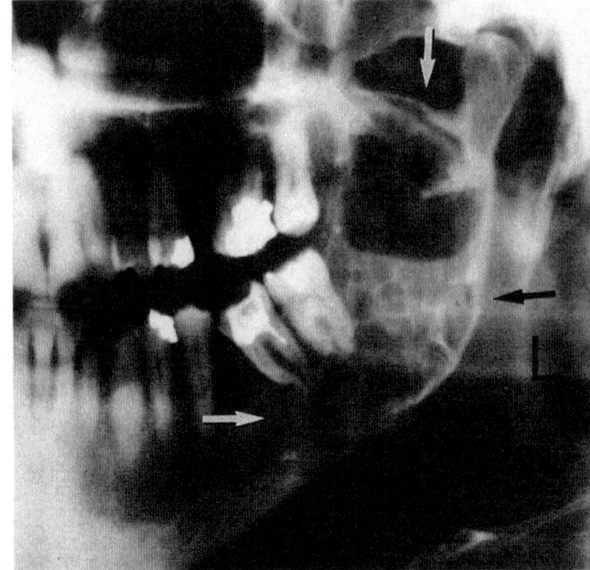

a

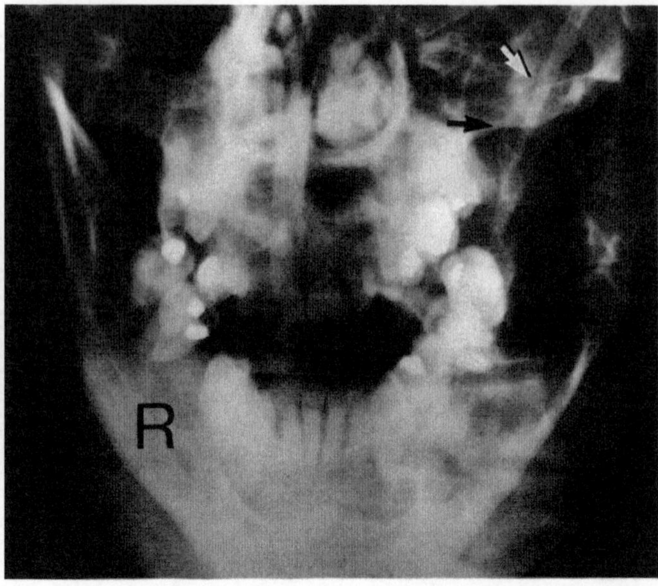

b

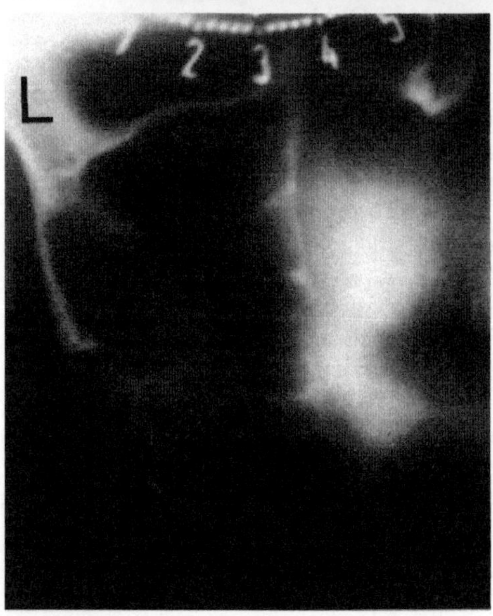

c

Abb. 18. a Ausschnitt OPG: Wabige Aufhellungen im horizontalen und aufsteigenden Unterkieferast links (*Pfeile*). **b** Clementschitsch-Aufnahme: Auftreibung des aufsteigenden Unterkieferastes nach medial und lateral (*Pfeile*). **c** Schichtaufnahme vom linken aufsteigenden Ast. Knochensepten unterteilen die Aufhellung, die bis zur Kollumbasis und in den Processus muscularis reicht. Diagnose: Mehrkammerige Zyste – durch histologische Aufarbeitung gesichert. Klinische Diagnose: Verdacht auf Ameloblastom

latenten Knochenhöhle des Unterkiefers ist der Mandibularkanal nicht verdrängt. Langsam wachsende Zysten haben eine verdichtete Randzone durch Umbauvorgänge im gesunden Knochen (D.D. chronische apikale Parodontitis).

Zur Darstellung der Zystengrenzen, die präoperativ unbedingt bekannt sein müssen, und der umgebenden Gewebe sind gelegentlich extraorale Aufnahmen als Ergänzung erforderlich.

80% aller odontogenen Zysten sind radikuläre Zysten. Hier findet man den Übergang der Lamina dura in die Zystenlinie als relativ sicheres Zystenzeichen.

Bei follikulären Zysten gelingt im Röntgenbild fast immer die Zuordnung zum schuldigen Zahn oder Zahngebilde (s. Abb. 10).

Tabelle 2. Bösartige zentrale Unterkiefertumoren

2.1.	Sarkome der osteogenen Matrix Osteosarkom Osteo-Osteoidsarkom Chondrosarkome Mischformen
2.2.	Sarkome der Bindegewebsanteile des Knochens zentrale Fibrosarkome zentrale Myxosarkome juxtakortikale Sarkome
2.3.	Sarkome der Markanteile des Knochens Retikulumzellsarkom Lymphosarkom Ewing-Sarkom Plasmozytom
2.4.	Sarkome des ossären Gefäßsystems Angiosarkom
2.5.	Unreifzellige Sarkome Spindelzellsarkom Rundzellsarkom
2.6.	Zentrale Karzinome
2.7.	Metastatische Tumoren

Tabelle 3. Gutartige Tumoren der Alveolarfortsatzschleimhaut und des Mundbodens

Fibrom
Papillom
Hämangiom
Epuliden
Lipom
Neurofibrom
Tumoren der kleinen Speicheldrüsen

Tabelle 4. Bösartige Tumoren der Alveolarfortsatzschleimhaut und des Mundbodens

Karzinom
Maligne Speicheldrüsentumoren
Adenoid zystisches Karzinom
Maligner Mukoepidermoidtumor
Karzinom im pleomorphen Adenom

Differentialdiagnostische Probleme können Zysten im Oberkieferseitenzahnbereich und zahnlose Zysten bieten. Im ersten Fall muß man die Zysten untereinander und gegen ein tief in den Alveolarfortsatz reichenden Recessus alveolaris, die Mukozele und Okklusionszyste abgrenzen. Nach Ausschöpfen aller diagnostischen Kriterien kann eine Kontrastfüllung der Zyste oder der Restkieferhöhle weiterhelfen. Im zahnlosen Bereich ergeben Zysten, zentrale Granulationstumoren, Karzinome, Sarkome und Metastasen maligner Tumoren gleichartige Röntgenbefunde. Eine Mehrkammerigkeit der Zyste kann durch orthoradial getroffene Knochensepten vorgetäuscht sein. Im Falle der Mehrkammerigkeit gilt es, Ameloblastome und Keratozysten auszuschließen. Eine endgültige Diagnose kann nur aus der Kombination klinischer, röntgenologischer und operativer Befunde, die immer durch eine histologische Untersuchung ergänzt werden müssen, erfolgen.

5.4 Tumoren

5% aller malignen Tumoren treten im Kiefer-Gesichtsbereich auf. Allgemein üblich ist eine Einteilung der benignen und malignen Geschwülste dieser Region in odontogene und nicht odontogene Formen.

Hier sollen nur die im Zahnhalteapparat vorkommenden Tumoren näher beschrieben werden, wenn das Röntgenbild zu ihrer Diagnose wichtige Informationen liefert.

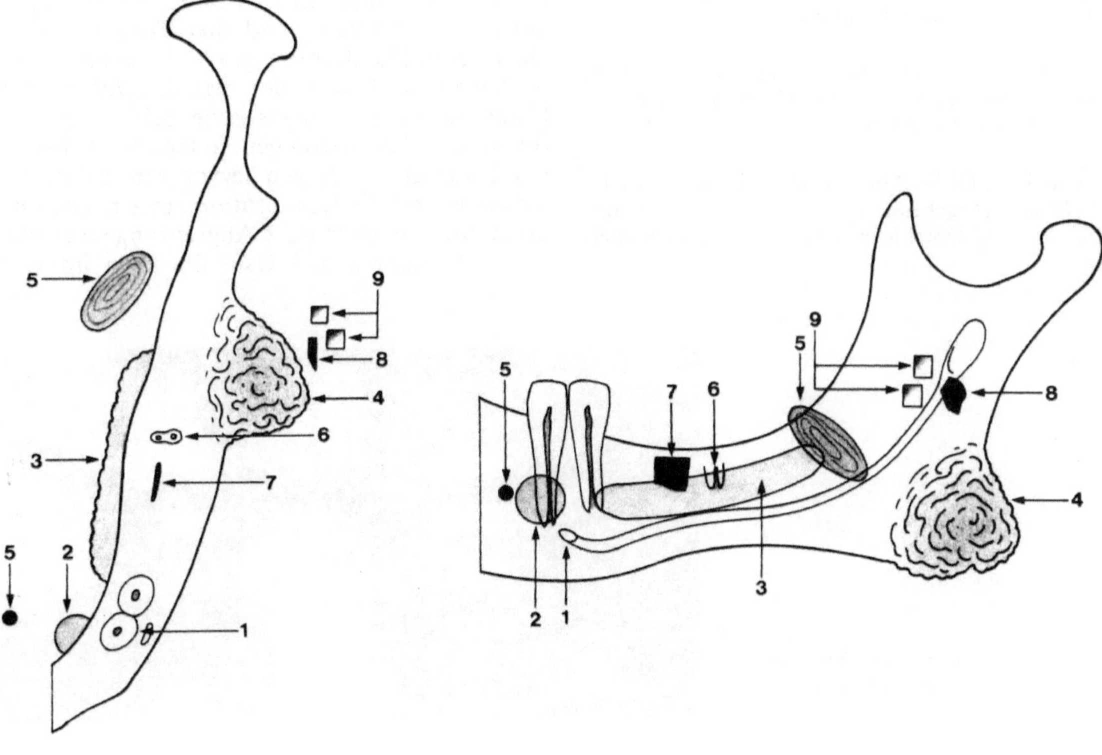

Abb. 19. Die Differentialdiagnostik von Aufhellungen und Verschattungen im Unterkieferseitenzahnbereich und Kieferwinkel. Folgende Befunde werden schematisch in zwei Ebenen dargestellt: *1* Foramen mentale, *2* Exostose, *3* Torus mandibularis, *4* Osteom, *5* Speichelsteine in Papille und Gang, *6* Wurzelreste, *7* Sklerosierung des Knochens, *8* Metallsplitter, *9* Glassplitter

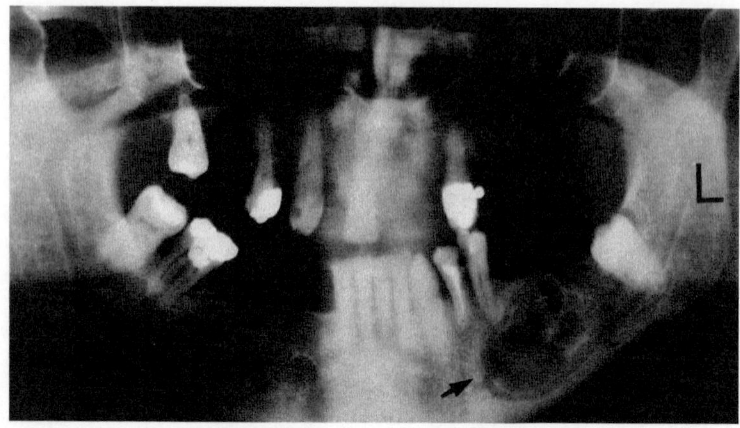

20

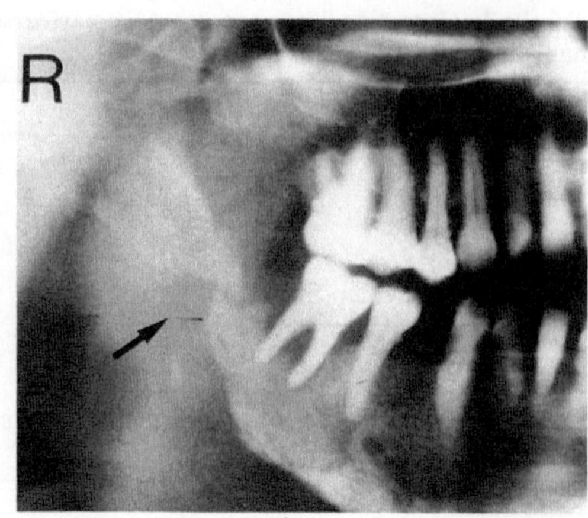

22

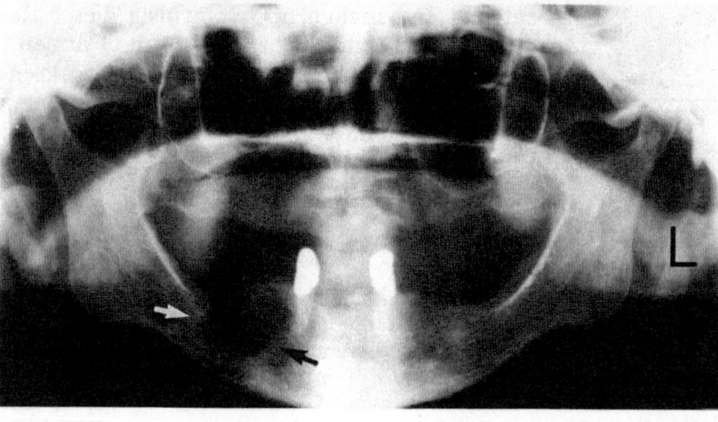

21

Abb. 20. OPG: Zwischen 34 und dem teilretinierten 38 deutlich strukturierter Transparenzbezirk (*Pfeil*). Keine Verdrängung des Nervkanals. Klinische schmerzlose Auftreibung. Diagnose: Ossifizierendes Fibrom

Abb. 21. OPG: Unscharf begrenzte Aufhellung im rechten horizontalen Unterkieferast distal von 43 (*Pfeile*). Diagnose: Infiltrierend wachsendes Sarkom

Abb. 22. Ausschnitt OPG: Spontanfraktur im rechten Kieferwinkel (*Pfeil*), weitgehende Zerstörung des Kieferknochens im Unter- und Oberkiefer. Diagnose: Plattenepithelkarzinom

Zu den nicht odontogenen benignen Tumoren zählt man die häufig als Knochenauftreibung in Erscheinung tretenden Exostosen, die Tori mandibulares im Unterkiefer und den Torus palatinus im Oberkiefer. Durch ihre typische Lage im Oberkiefermedianbereich bzw. an der lingualen Unterkieferwand bieten sie keine diagnostische Schwierigkeiten. Sie treten als Verschattungen unterschiedlicher Dichte und Form in Zahnfilmen hervor. Eine axiale Aufnahme erleichtert die Lokalisation am Knochen und die differential-diagnostische Abgrenzung von Osteosklerosen, Osteomen und Osteofibromen im Knochen

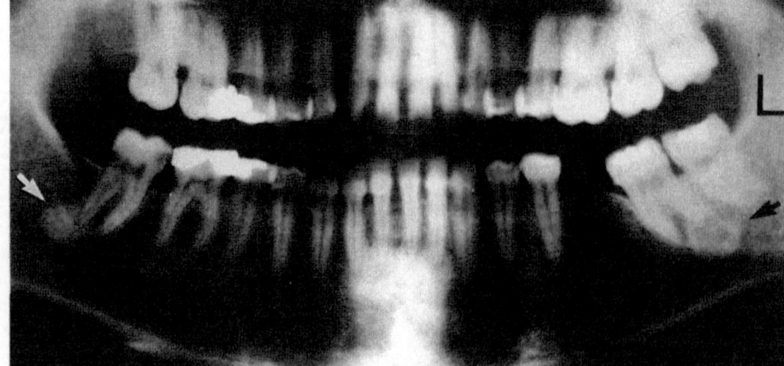

Abb. 23. OPG: Kreisrunde Opazitäten im Bereich der Molarenwurzeln (*Pfeile*). Verdachtsdiagnose: Zementome

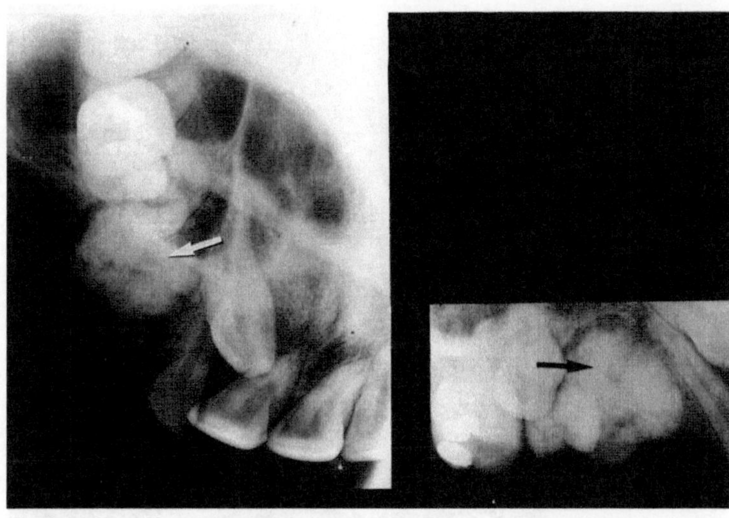

Abb. 24. Zahnfilme: Durch radioluzenten Spalt abgegrenzte Verdichtung im Oberkieferalveolarfortsatz rechts (*Pfeile*). Verlagerte Zähne 13, 14, 15. Diagnose: Komplexes Odontom

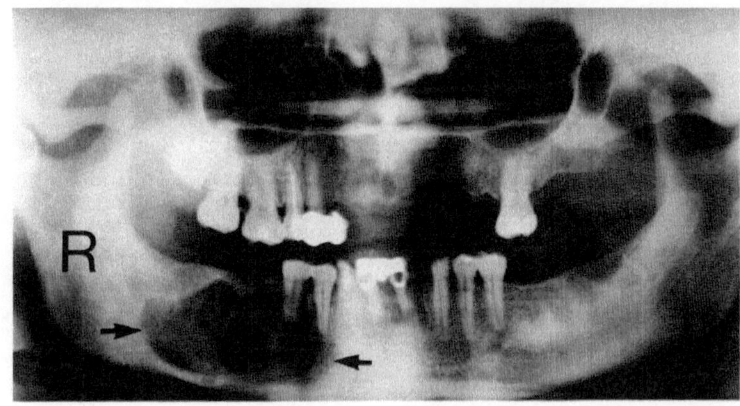

Abb. 25. OPG: Unscharf begrenzte Aufhellung im rechten Unterkiefer (*Pfeile*). Diagnose: Ameloblastom

sowie von auf den Kieferbereich projizierten verkalkten Lymphknoten, schattengebenden Fremdkörpern und Speichelsteinen.

Weniger Opazität als normaler Knochen haben die im ersten und zweiten Lebensjahrzehnt auftretenden ossifizierenden Fibrome. Klinisch zeigen die auf über 5 cm Durchmesser wachsenden Tumoren schmerzlose Auftreibungen im Knochen. Von den bösartigen Geschwulsten finden sich in der Mundhöhle mehr Karzinome als Sarkome. 1 % dieser Tumoren sind Metastasen, die häufiger im Unter- als im Oberkiefer auftreten und in der Mehrzahl Ausdruck einer polyostotischen Metastasierung sind. Je nach Lage und Ausdehnung kann es zu spontanen Kieferfrakturen kommen.

Von den odontogenen Geschwülsten müssen die bindegewebigen Zementome und Odontome und das epitheliale Ameloblastom (Adamantinom) beschrieben werden. Zementome treten einzeln oder multipel gewöhnlich an der Wurzelspitze von Unterkieferprämolaren- oder -Molaren auf. Das Tumorgewebe ist fest mit der Zahnwurzel verbunden und durch einen im Röntgenbild immer sichtbaren Spalt von der Umgebung abgegrenzt. Deutliche Verdichtungen zeigen Odontome, bei denen man komplexe und zusammengesetzte Formen unterscheidet. Während komplexe Odontome ungeordnet aus den verschiedenen Zahnhartgeweben gebildet werden, lassen sich bei den zusammengesetzten Odontomen schon im Röntgenbild multiple zahnähnliche Gebilde erkennen. Beide Tumoren sind von einer scharf begrenzten radioluzenten Kapsel umgeben.

Das überwiegend im 5. Lebensjahrzehnt zu 80 % im Unterkiefer auftretende Ameloblastom ist eine örtlich bösartige, lokal invasiv wachsende Geschwulst aus proliferierendem odontogenen Epithel, das in einem fibrösen Stroma liegt. Ameloblastome wachsen manchmal über Jahre. Sie treten klinisch in Erscheinung, wenn sie Auftreibungen des Knochens oder Lockerung und Stellungsänderung von Zähnen bewirkt haben. Makroskopisch kann man zwischen soliden und zystischen Ameloblastomen unterscheiden. Charakteristisches Zeichen im Röntgenbild ist eine polyzystische, seifenblasenähnliche Auftreibung der Kiefer mit eierschalendünner Kortikalis. Die The-

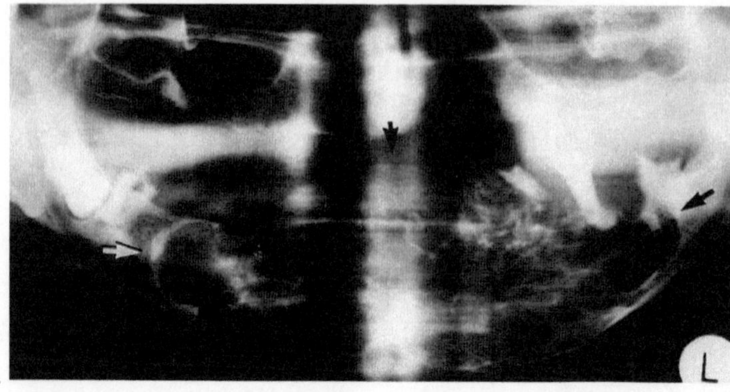

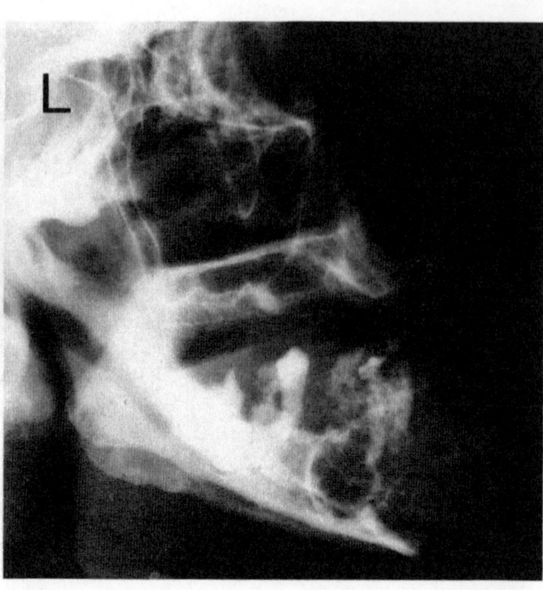

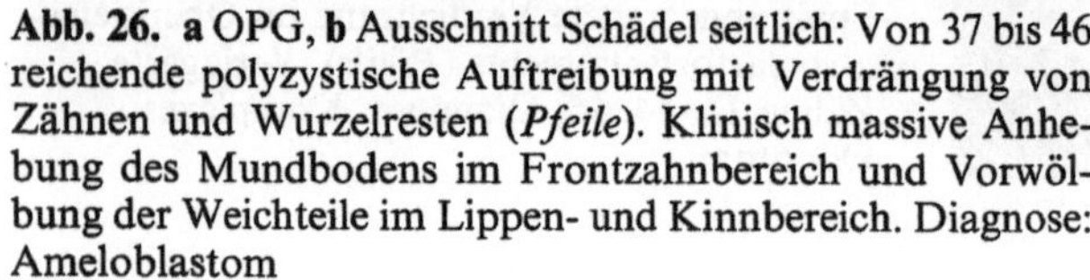

Abb. 26. **a** OPG, **b** Ausschnitt Schädel seitlich: Von 37 bis 46 reichende polyzystische Auftreibung mit Verdrängung von Zähnen und Wurzelresten (*Pfeile*). Klinisch massive Anhebung des Mundbodens im Frontzahnbereich und Vorwölbung der Weichteile im Lippen- und Kinnbereich. Diagnose: Ameloblastom

rapie besteht wegen der Rezidivneigung in der vollständigen Entfernung. 5% der Tumoren wachsen infiltrativ und können Metastasen in Lymphknoten, Lunge und Schädelknochen bilden. Ein Übergang zum Plattenepithel- bzw. Zylinderzellkarzinom ist möglich.

Literatur

Becker R, Morgenroth K (1979) Pathologie der Mundhöhle. Thieme, Stuttgart

Canigiani C (1976) Das Panorama-Aufnahmeverfahren. Thieme, Stuttgart

Heuser H (1974) Röntgendiagnostik in der zahnärztlichen Praxis. Hanser, München

Hielscher W, Sonnabend E (1974) Zähne und Kiefer. In: Schinz H-R, Baensch W-E, Frommhold W, Glauner R, Uehlinger E, Wellauer J (Hrsg) Lehrbuch der Röntgendiagnostik, 6. Aufl Bd III. Thieme, Stuttgart

Lange D-E (1981) Parodontologie in der täglichen Praxis. Quintessenz, Berlin

Langlais R-P, Kastle M-J (1980) Intraorale Röntgendiagnostik. Thieme, Stuttgart

Manson-Hing L-R (1979) Fundamentals of dental radiography. Lea & Felbinger, Philadelphia

Pasler FA (1981) Zahnärztliche Radiologie. Thieme, Stuttgart

Ritter W (1981) Röntgenuntersuchung der Zähne, der Kiefer und des Gesichtsskelettes. In: Schwenzer N, Grimm G (Hrsg) Zahn-Mund-Kieferheilkunde, Bd I. Thieme, Stuttgart, S 243

Sauerwein E (1976) Zahnerhaltungskunde, 3. Aufl. Thieme, Stuttgart

Sonesson A (1963) Die Röntgendiagnostik der Kiefer und Zähne. In: Diethelm L, Strnad F (red von) Röntgendiagnostik des Schädels. Handbuch der medizinischen Radiologie, Bd VII/2. Springer, Berlin Heidelberg New York, S 886

Sonnabend E (1977) Zahnärztliche Röntgenologie. In: Haunfelder D, Hupfauf L, Ketterl W, Schmuth G (Hrsg) Praxis der Zahnheilkunde, Bd IV E 1. Urban & Schwarzenberg, München

Stafne E-C, Gibilisco J-A (1975) Oral roentgenographic diagnosis, 4th edn. Saunders, Philadelphia London Toronto

Tumoren des Gesichtsschädels und Nasopharynx

M. LENZ, T. VOGL und U. MÖDDER

INHALT

1 Einleitung

Maligne Tumoren der Nasennebenhöhlen (NNH) stellen weniger als 1% aller Malignome; mindestens 80% der NNH-Karzinome betreffen die Kieferhöhlen (BATSAKIS 1979; HASSO 1984; KONDO et al. 1982; WEBER et al. 1978). Über 80% sind epithelialen Ursprungs; hiervon sind die Plattenepithelkarzinome die häufigsten. Sie treten oft nach chronischen Entzündungen der NNH auf (BATSAKIS 1979). 80% der Patienten haben bei der Diagnosestellung bereits knöcherne Destruktionen (CONLEY 1979) oder der Tumor wächst in die Nasenhöhle oder in mehrere benachbarte Nebenhöhlen ein. Karzinome der NNH sind meist gut differenziert und setzen spät regionäre Lymphknotenmetastasen (JACKSON et al. 1977); die Prognose des Patienten hängt somit bei NNH-Tumoren vor allem von der Beherrschung des Lokalbefundes ab.

Tumoren des Nasopharynx sind in Europa selten, während sie in China 50% aller Malignome der Kopf-Hals-Region stellen (BATSAKIS 1979). Über 90% der malignen Tumoren sind Karzinome. Sie haben unterschiedliche Differenzierungsgrade, wobei die Verhornungstendenz mit dem Differenzierungsgrad parallel geht (BATSAKIS 1979; DICKINSON 1981; MILLION u. CASSISI 1984). Karzinome des Nasopharynx haben bei Diagnosestellung im Gegensatz zu den NNH-Tumoren in 50–75% Lymphknotenmetastasen; betroffen sind die laterale retropharyngeale Gruppe und die Jugularis-interna-Gruppe des Halses.

Basis der kurativen Therapie maligner Tumoren der NNH und des Nasopharynx ist die vollständige operative Resektion, die jedoch (allgemeine Operabilität des Patienten vorausgesetzt) nur möglich ist, wenn der Tumor noch keine vitalen Strukturen (Schädelbasis, Hirnnerven, Orbita, retropharyngeale Carotisloge) infiltriert hat. Ist dies geschehen, so bleibt die meist nur palliative Strahlentherapie mit einer Gesamtdosis von 65 Gy (FLETCHER 1980; MILLION u. CASSISI 1984; SCHERER 1980) oder ein kombiniertes Vorgehen. Im Gegensatz zu Tumoren der Mundhöhle, des Oropharynx und des Mundbodens ist bei Malignomen dieser Region die exakte Lokalisation und die Feststellung bzw. der Ausschluß einer Infiltration in vitale Strukturen wichtiger als die Bestimmung der Tumorgröße. Die Klassifikation der NNH- und Nasopharynxtumoren berücksichtigt dies deshalb auch in besonderer Weise (DODD et al. 1970; LEDERMAN 1961; SPIESSL et al. 1982).

Entscheidend für die Festlegung des therapeutischen Vorgehens ist in jedem Fall die genaue Kenntnis der Tumorlokalisation und der Infiltrationsrichtung unter Berücksichtigung der Involvierung vitaler Leitstrukturen wie Gefäße und Nerven, Schädelbasis und Orbita (T-Staging). Die Festlegung der Tumorgrenzen allein durch klinische Methoden (Inspektion, Palpation, Panendoskopie) oder durch konventionelle radiologische Methoden, einschließlich der pluridirektionalen Tomographietechniken, ist nicht ausreichend, um als Grundlage einer individuellen, modernen Tumortherapie zu dienen, die neben der kurativen Absicht auch auf ein gutes funktionelles und kosmetisches Ergebnis hinzielen muß.

2 Methoden

2.1 Computertomographie (CT)

Klinischer Standard sind schnelle, hochauflösende CT-Geräte der dritten Generation mit einer Display-Matrix von 512 × 512 und einer Scan-Zeit von weniger als 4 Sekunden. Bei 125 kV und mindestens 280 mAs sollte die Messung mit mindestens 480 Projektionen über 360° erfolgen. Hochauflösende und kantenanhebende Rekonstruktionsalgorithmen sind wichtig. Die

Schichtdicke beträgt 4–5 mm bei kontinuierlicher Schichtung; bei speziellen Fragestellungen (z. B. diskrete Knochenläsionen) sind 2 mm-Schichten, evtl. in Verbindung mit High-bone-resolution sinnvoll. Bessere Ergebnisse sind mit modernen Rotations-Scannern (z. B. Somatom Plus, Siemens) möglich, die bei einer Scan-Zeit von nur 1 Sekunde bei 380 mAs und 480 Projektionen über 360° hochauflösende Bilder auf eine 1024 × 1024-Display-Matrix liefern; Aufhärtungsartefakte durch dichten Knochen oder Zahnfüllungen werden durch eine Multifan-Technik deutlich reduziert.

Das Untersuchungsgebiet erstreckt sich prinzipiell von der kranialen Grenze des Befundes bzw. der Schädelbasis bis zum oberen Mediastinum, um die Lymphknotenstationen mit zu erfassen. Während der Untersuchung liegt der Patient in entspannter Rükkenlage; eine achsensymmetrische Lagerung ist hierbei wichtig. Der Patient wird angewiesen, während der Datenaufnahme nur oberflächlich zu atmen und nicht zu schlucken und, bei Untersuchungen im Bereich der Mundhöhle, die Zunge nicht zu bewegen, um Bewegungsartefakte zu vermeiden.

Für die axialen Schichten wird die Gantry parallel zur Kauebene der Patienten eingestellt, um bei Patienten mit fest sitzendem Zahnersatz die Anzahl der Schichten mit Metallartefakten zu reduzieren. Die entstehende Lücke kann durch leicht angulierte Schnittführung geschlossen werden. Für die CT-Untersuchung der NNH und des Nasopharynx ist die Anfertigung koronarer Schnittbilder als zweite, idealerweise senkrecht zur axialen stehenden Ebene obligat und hat sich inzwischen in der Routine durchgesetzt (BÄHREN et al. 1982; GRABER et al. 1986; HAGEMANN et al. 1983; HAUENSTEIN et al. 1978; HESSELINK et al. 1978a, b; LENZ et al. 1983; LENZ 1987b; LOHKAMP u. CLAUSSEN 1977; MANCUSO et al. 1978, 1980; MÖDDER et al. 1979; MÖDDER u. BERTRAM 1982; OSBORN u. ANDERSON 1978; SILVER et al. 1983a, b); sie erfolgt in Bauchlage mit entsprechender Lagerung des Kopfes oder aber in Rückenlage mit rekliniertem Kopf und maximal nach vorne angulierter Gantry, was weniger Aufwand bedeutet und vom Patienten besser toleriert wird. Direkte sagittale Schnittführungen, wie von OSBORN u. ANDERSON (1978) vorgeschlagen, sind nur bei großer Gantry-Öffnung des CT-Geräts möglich. Alternativ können aus den axialen CT-Schnitten rechnerisch Schnittbilder in sagittaler, koronarer oder paraxialer Orientierung errechnet werden (SILVER et al. 1983a), die jedoch auch bei kleinen Schichtdicken der axialen Ursprungsschichten nicht die Ortsauflösung erreichen, die für eine diffizile Analyse, z. B. diskreter Knochenläsionen, notwendig ist. Hauptvorteil der koronaren Schicht ist die bessere Darstellung transversal ausgerichteter Grenzbereiche wie der Schädelbasis und des Gaumens, die durch die koronare Schicht senkrecht geschnitten und deshalb ohne Teilvolumenphänomene besser beurteilbar sind. Ein weiterer Vorteil der koronaren Schicht ergibt sich aus der Tatsache, daß die Region der Mundhöhle, die axial wegen Metallartefakten nicht beurteilbar war, koronar oder semikoronar artefaktfrei abgebildet werden kann.

Die Untersuchung der interessierenden Region erfolgt nach Festlegung der oberen und unteren Grenzen im Topogramm (Scout-Scan) durch ein automatisches Meßprogramm (Auto-Mode). Die Nativuntersuchung ist bei bekannter Dignität und Histologie der Grunderkrankung nicht notwendig. Obligat ist aber die Untersuchung mit Kontrastmittel, da hierdurch die Abgrenzbarkeit des Tumors in 85% der Fälle verbessert wird (BILANIUK u. ZIMMERMAN 1982; LENZ 1987b; LENZ et al. 1989b; GRABER et al. 1986; MÖDDER et al. 1979; WHYTE u. HOURIHAN 1989). Methode der Wahl bei der KM-Applikation ist die Kombination aus 1/3 Bolus und 2/3 Infusion bei einer Gesamtdosis von mindestens 45 g Jod (= 150 ml Kontrastmittel mit einer Konzentration von 300 mg Jod/ml). Dieses Vorgehen erlaubt eine Abgrenzung der Gefäße über die gesamte Untersuchungszeit (LENZ et al. 1989b).

Die Gesamtuntersuchungszeit der Halsregion beträgt unter Anwendung der standardisierten Technik (Auto-Mode) ungefähr 30 min (ca. 30 bis 40 Scans), bei modernen Hochleistungs-Scannern (Somatom Plus) weniger als 10 min.

2.2 Kernspintomographie (MR)

In der Kernspintomographie liegt ein endgültiger Standard noch nicht vor. Besonders geeignet für diese Region sind supraleitende Magnetsysteme mit Feldstärken von 1,0 bis 1,5 Tesla, wobei durch höhere Feldstärken ein besseres Signal-zu-Rausch-Verhältnis (SNR) erzielt wird. Dies gewährleistet hochauflösende Bilder (geringe Schichtdicke, hoher Gradienten-Zoom) mit guter Bildqualität in akzeptablen Meßzeiten. Gemessen wird am günstigsten mit zirkularpolarisierten Kopfspulen, die Körperspule ist nicht ausreichend; für spezielle Fragestellungen (z. B. Felsenbeinregion) sind Oberflächenspule sinnvoll (CROOKS et al. 1983; LENZ et al. 1985a, b, 1986b). Die Display-Matrix sollte mindestens 256 × 256 Pixel betragen. Das MR-Gerät sollte die Möglichkeit geben, mit unterschiedlichen Spinecho (SE)- und Gradientenecho (GE)-Sequenzen zu messen, wobei die Meßparameter frei einstellbar sein sollten.

Bislang galten T1-gewichtete, Protonen-gewichtete und T2-gewichtete SE-Sequenzen als Standard, wobei diese multislice-fähig sein sollten und die langen Sequenzen (protonen-gewichtet, T2-gewichtet) als Doppelechosequenz in einem Meßgang durchführbar sein müssen. Die Meßzeiten betragen zwischen 3 und 18 min pro Sequenz (DILLON et al. 1984; GRODD et al. 1984; LENZ u. FROMMHOLD 1985; LINDEMANN et al. 1986; LLOYD et al. 1987; LLOYD u. PHELPS 1986b; MÖDDER et al. 1985, 1987; VOGL 1987; VOGL et al.

1987, 1988a). Da Bewegungsartefakte im Bereich des Nasopharynx und der NNH deutlich seltener auftreten als z. B. im Bereich von Oropharynx und Larynx, sind die langdauernden rho- und T2-gewichteten Aufnahmen wegen ihres Signalverhaltens durchaus von Nutzen. Inzwischen lassen sich mit GE-Sequenzen in deutlich kürzeren Meßzeiten Bilder mit sehr gutem SNR erzeugen. Die Meßzeiten betragen zwischen 40 s und 3 min. T1-gewichtete GE-Sequenzen eignen sich besonders gut für den Einsatz zusammen mit dem Kontrastmittel Gadolinium-DTPA (LENZ et al. 1989a; VOGL et al. 1989). Die Einführung des paramagnetischen MR-Kontrastmittels Gadolinium (Gd)-DTPA (Magnevist, Schering) erschließt neue Möglichkeiten für die Kernspintomographie des Nasopharynx. Die Dosierung beträgt 0,1 – 0,2 mmol/kg. Tumoren und Lymphknotenmetastasen, aber auch entzündliche Prozesse, zeigen nach intravenöser Gabe von Gd-DTPA ein deutliches Enhancement in T1-gewichteten SE- und GE-Bildern (FÜRST et al. 1988; LENZ et al. 1989a; ROBINSON et al. 1989; VOGL et al. 1988a, 1989).

Die Messungen erfolgen in axialer und koronarer Schnittorientierung; bei mittellinien-nahen Tumoren kann auch eine sagittale Schnittführung sinnvoll sein. Da zur Abdeckung der gesamten Region und wegen des Gewebekontrastes mehrere Meßsequenzen erforderlich sind, dauert die MR-Untersuchung, auch beim Einsatz von GE-Sequenzen mindestens 40 – 60 min.

2.3 Klassische Röntgendiagnostik

Bei Erkrankungen des Nasopharynx hat die konventionelle Röntgendiagnostik keine Bedeutung; dies gilt nicht für die Diagnostik der Nasennebenhöhlen. Hier dienen nach wie vor bei sitzendem Patienten (Spiegelbildungen!) Aufnahmen in okzipitomentaler (WATER) und in okzipitofrontaler Projektion (CALDWELL) als Basisuntersuchung für die Abklärung der Sinusitis. Ergänzend werden auch Aufnahmen im lateralen Strahlengang, in submentovertikaler Projektion (Schädelbasis) oder in Spezialeinstellungen (CHAMBERLAIN-TOWNE, SCHÜLLER, STENVERS; RHESE) erstellt (LLOYD 1988; CARTER 1988). Bei der Ausdehnungsdiagnostik von Tumoren dieser Region spielen diese Aufnahmen keine Rolle, weil sie nicht in der Lage sind, tiefergehende Infiltrationen sicher auszuschließen oder nachzuweisen. Bereits die total verschattete Kieferhöhle ist ein diagnostisches Dilemma, weil über die Ursache der Verschattung (seröse Flüssigkeit, Schleimhautschwellung, Mukozele, benigner Tumor, Malignom usw.) keine Aussage gemacht werden kann und zudem die knöchernen Begrenzungen nicht mehr sicher abzugrenzen sind. Immer häufiger kommt deshalb auch für die präoperative Abklärung der Sinusitis die CT zum Einsatz (ZINREICH et al. 1987). Keinesfalls sollten aufwendige Verfahren wie die konventionelle Tomographie der NNH zum Einsatz kommen, die bei eingeschränkter Aussagekraft (MANCUSO et al. 1978) im Vergleich zur CT eine unverhältnismäßig hohe Strahlenbelastung für den Patienten bedeutet.

3 Anatomie

Die CT-Anatomie der Nasennebenhöhlen, des Nasopharynx und der umgebenden Kompartimente wurde von mehreren Autoren ausführlich beschrieben (CARTER 1988; CURTIN 1987; DANIELS et al. 1983; LLOYD 1988; MANCUSO u. HANAFEE 1985; MANCUSO et al. 1980; MÖDDER et al. 1979; MÖDDER u. BERTRAM 1982; SILVER et al. 1983a; WHYTE u. HOURIHAN 1989; ZINREICH et al. 1987); auch sind erste kernspintomographische Arbeiten erschienen (DILLON et al. 1984; GRODD et al. 1984; MANCUSO u. HANAFEE 1985). Die Anatomie soll deshalb nur in wesentlichen, für das Verständnis wichtigen Zügen wiedergegeben bzw. oben zitierte Arbeiten ergänzt werden.

Die CT ist ideal geeignet, die knöchernen Wände der Nasennebenhöhlen (NNH) darzustellen. In der Mittellinie liegt der Nasenhauptgang, der durch das knöcherne Septum nasi unterteilt ist und sich über die Choanen nach dorsal in den Nasopharynx öffnet (Abb. 1c). Innerhalb der Nasenhöhle lassen sich die oberen und unteren Chonchae besonders gut im koronaren Schnittbild abgrenzen (Abb. 1b); je nach Schwellungszustand der Schleimhaut ist neben den verkalkten Knorpelanteilen auch Weichteilgewebe nachweisbar. Kranial der Nasenhöhle, zwischen den Orbitae gelegen, befinden sich die Ethmoidalzellen, die durch feine, z. T. kaum sichtbare Knochensepten in Zellen unterteilt sind; ihre Darstellung gelingt am besten, wenn man das Bild im Knochenfenster betrachtet (Window 2000 – 2500, Center 200 bis – 100) (Abb. 1a). Dorsal schließt sich schädelbasisnah der Sinus sphenoidalis an, der durch ein knöchernes Septum unterteilt ist (Abb. 1a, b). Frontokranial folgt die Stirnhöhle. Lateral neben der Nasenhaupthöhle liegt beidseits der Sinus maxillaris (Abb. 1b, c). Die mediale Wand kann, wie auch die Lamina papyracea der Siebbeinzellen (zur Orbita hin), sehr dünn und unregelmäßig verkalkt sein, so daß sie unterbrochen zu sein scheint. Insgesamt unterliegt die Ausprägung der NNH-Pneumatisation und auch die Dicke der knöchernen Wände und Septen ausgeprägten Variationen und Asymmetrien. Während Kieferhöhle und Siebbeinzellen bereits bei der Geburt abgrenzbar sind, sind die Keilbein- und die Stirnhöhle erst ab dem 2.–3. Lebensjahr nachweisbar.

Der Nasopharynx beginnt ventrokranial bei den Choanen und endet dorsokaudal in Höhe des weichen Gaumens. Er stellt somit die Verbindung zwischen Nasenhaupthöhle und Oropharynx dar. Er besteht aus einem Muskelschlauch, der durch den M. constrictor pharyngis superior gebildet wird (Abb. 1d). Dieser Muskelschlauch wird von der pharyngobasilaren Faszie (pharyngeale Aponeurose) umgeben, die nach

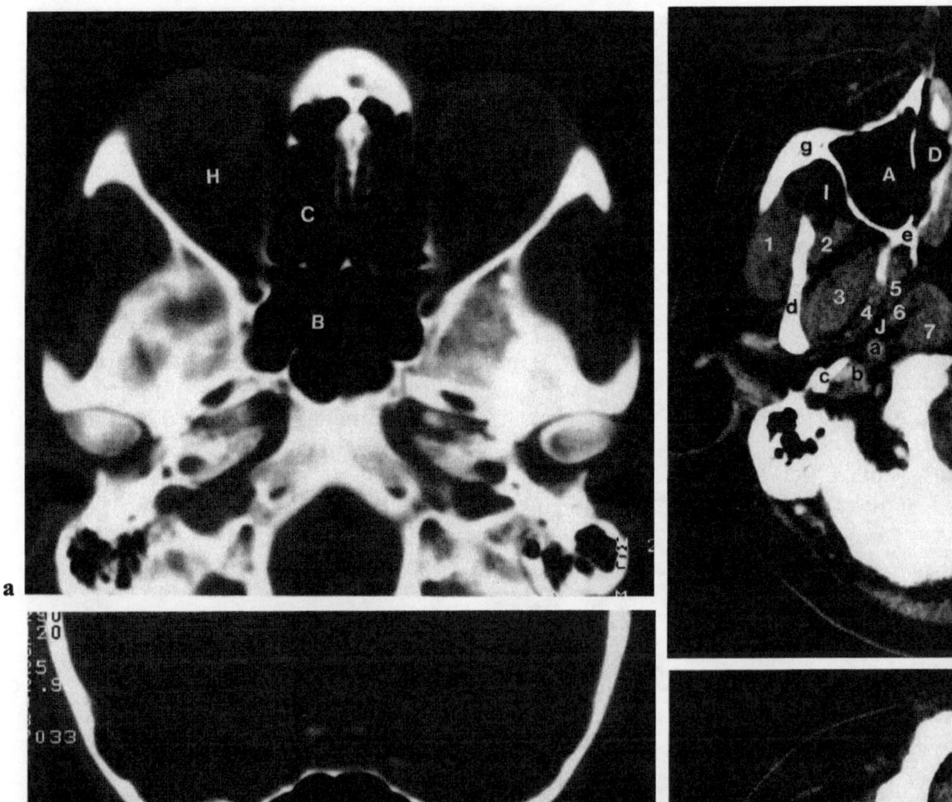

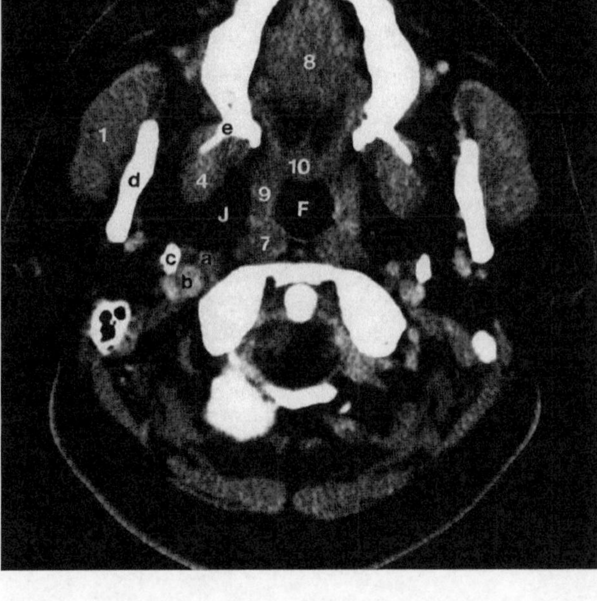

Abb. 1a–d. CT-Anatomie der Nasennebenhöhlen und des Nasopharynx.
A Sinus maxillaris (Kieferhöhle), *B* Sinus sphenoidalis (Keilbeinhöhle), *C* Sinus ethmoidalis (Siebbeinzellen), *D* Cavum nasi (Nasenhöhle), *E* Nasopharynx, *F* Oropharynx, *G* Mastoidzellen, *H* Orbita, *I* Fossa infratemporalis, *J* Parapharyngealer Raum.
1 M. masseter, *2* M. temporalis (tiefer Kopf), *3* M. pterygoideus lateralis, *4* M. pterygoideus medialis, *5* M. tensor veli palatini, *6* M. levator veli palatini, *7* M. longus capitis, *8* Zunge, *9* M. constrictor pharyngis, *10* Weichgaumen mit Uvula.
a A. carotis interna, *b* V. jugularis interna, *c* Processus styloideus, *d* Mandibulaast, *e* Processus pterygoideus, *f* Alveolarkamm der Maxilla, *g* Os zygomaticum (mit Jochbogen).
a Axiale CT-Schicht Höhe Siebbeinzellen und Keilbeinhöhle.
b Koronare CT-Schicht Höhe Kiefer- und Keilbeinhöhle.
c Axiale CT-Schicht Höhe Kieferhöhle und Nasopharynx.
d Axiale CT-Schicht Höhe Alveolarkamm der Maxilla

kranial bis an die Schädelbasis reicht. Die Faszie, die ventral am Processus pterygoideus medialis ansetzt, umschließt kranial den M. levator veli palatini und den M. salpingopharyngeus, während der M. tensor palatini außerhalb der Faszie verläuft. Markante Leitstrukturen sind der Recessus pharyngeus (Rosenmüller-Grube) und ventral hiervon der Tubenwulst am Eingang der Tuba Eustachii (Abb. 1c); Asymmetrien durch unterschiedlich eingelagertes Lymphgewebe sind die Regel (KHOO et al. 1967; MANCUSO u. HANAFEE 1985; MANCUSO et al. 1980). Lateral liegt der

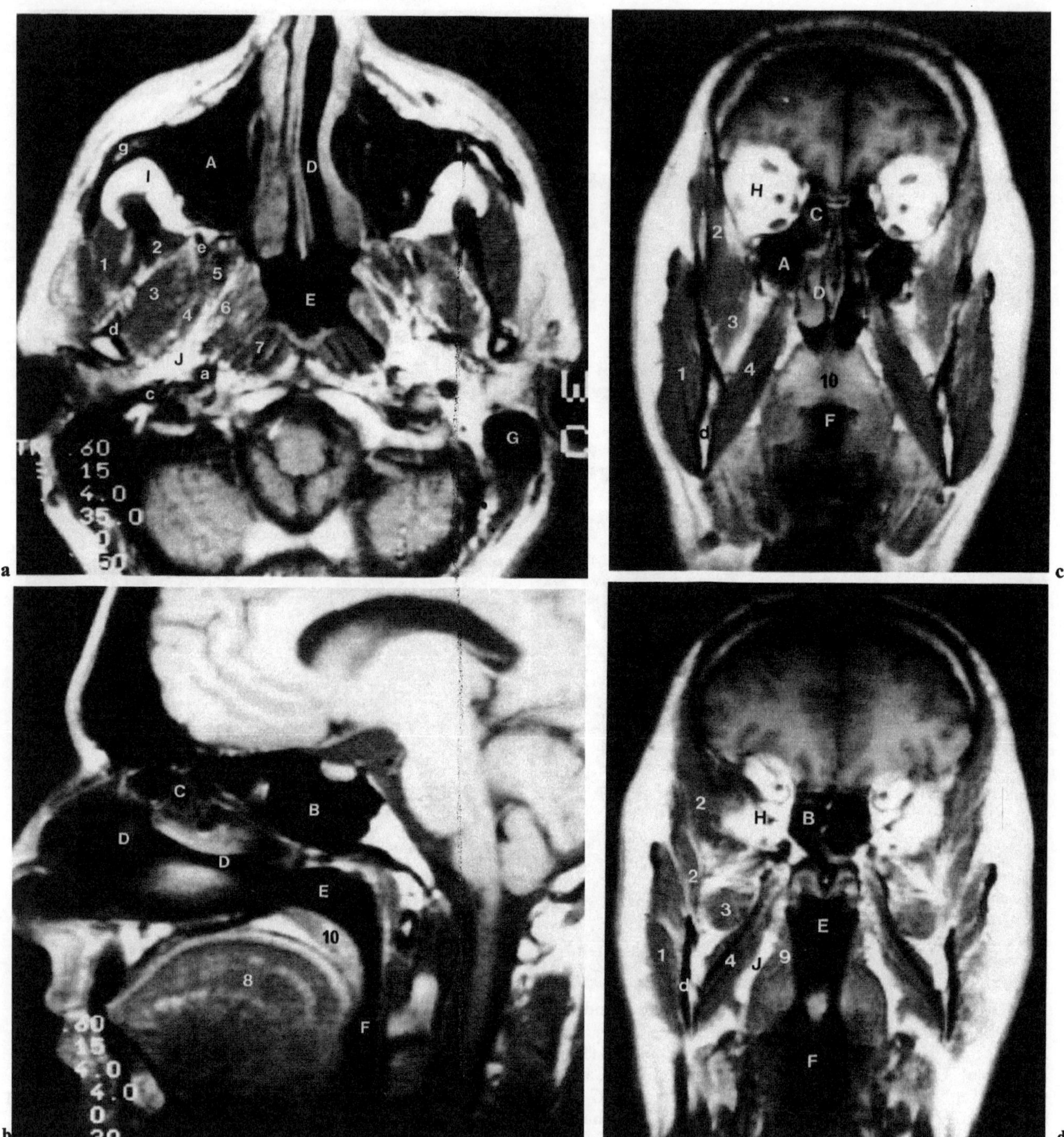

Abb. 2a–d. MR-Anatomie der Nasennebenhöhlen und des Nasopharynx (T1-gewichtete Spinecho-Bilder). Zeichenerklärung s. Abb. 1. **a** Axiale MR-Schicht Höhe Kieferhöhle und Nasopharynx. **b** Sagittale MR-Schicht. **c** Koronare MR-Schicht (ventral). **d** Koronare MR-Schicht (dorsal)

pyramidenförmige parapharyngeale Fettbindegewebsraum, der seinen geringsten Durchmesser ventral im Bereich des Processus pterygoideus hat und sich nach laterodorsal öffnet. Er ist immer symmetrisch ausgebildet. Er wird durch den M. tensor veli palatini und dessen Faszie, die bis zum Procssus styloideus zieht, in einen medialen und einen lateralen Abschnitt unterteilt. Der mediale Abschnitt enthält, von Fettbindegewebe umgeben, die A. carotis interna und die V. jugularis interna, die neben dem Processus styloideus nach Kontrastmittelgabe sicher abgrenzbar sind; normal große Lymphknoten werden bisweilen gesehen (Abb. 1c, d). Der laterale Abschnitt nimmt weiter kaudal den medialen Parotislappen auf (Abb. 1d). Nach ventrolateral ist der parapharyngeale Raum

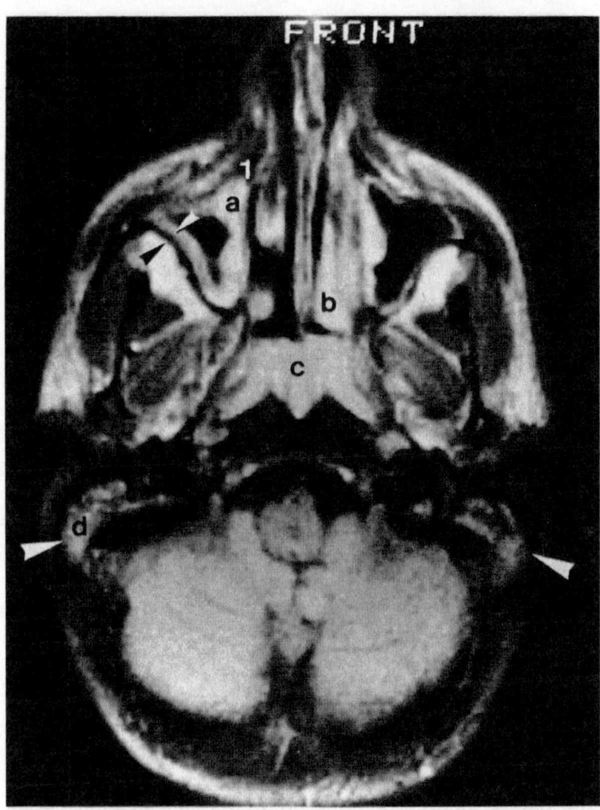

Abb. 3. MR-Bild einer Sinusitis und Lymphgewebshyperplasie (T2-gewichtetes Spinechobild). *1* Knöcherne Kieferhöhlenwand (*Pfeilspitzen*), *a* entzündlich geschwollene Schleimhaut der Kieferhöhle, *b* entzündete Schleimhaut der Concha medialis, *c* Lymphgewebshyperplasie, *d* Erguß in den Mastoidzellen. In der Schleimhaut des Nasopharynx eingelagertes normales oder hyperplastisches Lymphgewebe darf nicht mit Tumoren verwechselt werden. Im T2-gewichteten Spinechobild erscheint entzündlich-ödematöse Schleimhaut signalintensiv. Nur in diesen Fällen lassen sich die signallosen kortikalen Knochenwände gegen den Pneumatisationsraum der Kieferhöhle abgrenzen. Ergußbildungen in den Mastoidzellen sind ebenfalls signalintensiv (*Pfeilspitzen*)

durch die Mm. pterygoidei medialis et lateralis mit ihren Faszien begrenzt. Dorsal des Nasopharynx liegen prävertebral, von der Fascia praevertebralis umgeben, die Mm. longus et rectus capitis. Die Kaumuskulatur um den aufsteigenden Mandibulaast M. masseter, M. pterygoideus medialis und lateralis, M. temporalis) ist wegen des Fettgewebes der Wange und der Fossa infratemporalis im CT-Bild gut abgrenzbar, während die Pharynxmuskulatur als einheitliche Gruppe imponiert.

Die Leitstruktur des kernspintomographischen Bildes ist im Gegensatz zum CT-Bild das Fettgewebe, das wegen seiner hohen Dichte an frei beweglichen Protonen und seiner kurzen T1-Relaxationszeit immer signalintensiv ist. Entsprechend läßt sich das subkutane Fettgewebe gut von den darunter liegenden muskulären und knöchernen Strukturen abgrenzen (Abb. 2). Die Muskulatur hat eine deutlich geringere Signalintensität; die Mm. masseter, temporalis und pterygoideus lateralis lassen sich, unterteilt durch Fett-Bindegewebssepten gut abbilden und vom Fettgewebe der Fossa infratemporalis und des parapharyngealen Raums unterscheiden. Die Schleimhaut des Nasopharynx weist durch das eingelagerte Lymphgewebe eine etwas höhere Signalintensität auf und ist gut gegen die prävertebrale Muskulatur abgrenzbar (Abb. 2a); Lymphgewebshyperplasien, die besonders bei jungen Menschen und während entzündlicher Rachenaffektionen vorkommen, dürfen nicht mit Tumoren verwechselt werden (Abb. 3). Im Gegensatz zur CT ist kompakter Knochen schwarz; er läßt sich nicht von den Pneumatisationsräumen der Kieferhöhlen und Mastoidzellen unterscheiden. Dies gelingt nur, wenn im Falle einer Sinusitis eine Schleimhautschwellung der Kieferhöhlen vorliegt, die hohe Signalintensitäten aufweist (Abb. 3). Zur topographischen Beurteilung der Nasenhaupthöhle, der Kieferhöhlen und der lateralen Pharynxwände eignen sich die axialen Schnittbilder (Abb. 2a). Zur Beurteilung des parapharyngealen Raumes, der Keilbeinhöhle und der Schädelbasis sind vor allem koronare Schnitte sinnvoll (Abb. 2c, d). Die sagittale Schnittführung ist gut geeignet, mittellinien-nahe Raumforderungen der Nasopharynxhinter- und oberwand sowie der Gaumenregion zu zeigen und erlaubt eine sehr gute Beurteilung der Keilbeinhöhle (Abb. 2b).

4 Pathologie

4.1 Plattenepithel-Karzinome

4.1.1 Computertomographie (CT)

Plattenepithelkarzinome der Nasennebenhöhlen imponieren computertomographisch als hyperdense, z. T. inhomogene, meist die Kieferhöhle obliterierende Raumforderungen. Oft liegen Knochendestruktionen der NNH-Wände vor (Abb. 4). Strukturelle Inhomogenitäten sind verursacht durch regressive Tumorverkalkungen und intratumoral persistierende Fragmente zerstörter Skelettanteile sowie durch Nekrosen, Sekretretentionen oder Einblutungen; eine Differenzierung zwischen soliden Tumoranteilen und Sekret gelingt im Bereich der Kieferhöhle nach Kontrastmittelgabe durch die CT meistens, im Bereich der Siebbeinzellen und der Keilbeinhöhle nicht immer (MÖDDER et al. 1979; MANCUSO u. HANAFEE 1985). Die CT profitiert bei der Diagnostik von NNH-Tumoren von ihrer Potenz, sowohl Knochen als auch Weichteilgewebe überlagerungsfrei darstellen zu können. Die Anordnung knöcherner Septen mit hohen Dichtewerten um schwarze Pneumatisationsräume und die seitensymmetrische Anordnung der Kau- und Schluckmuskulatur, unterteilt durch hypodense fett-bindege-

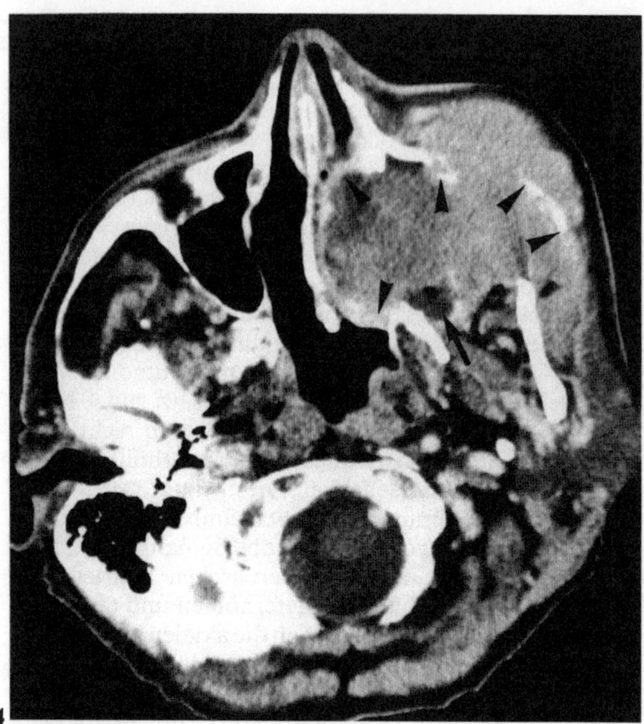

4

Abb. 4. CT-Bild eines ausgedehnten Kieferhöhlenkarzinoms. Knochendestruktionen (*Pfeilspitzen*) und die Infiltration des Tumors in benachbarte Kompartimente werden durch die CT übersichtlich dargestellt. Nach Kontrastmittelgabe kommt es zu einem Enhancement des Tumors. Inhomogenitäten werden verursacht durch Sekretretentionen (*Pfeil*), Tumornekrosen und Knochenfragmente

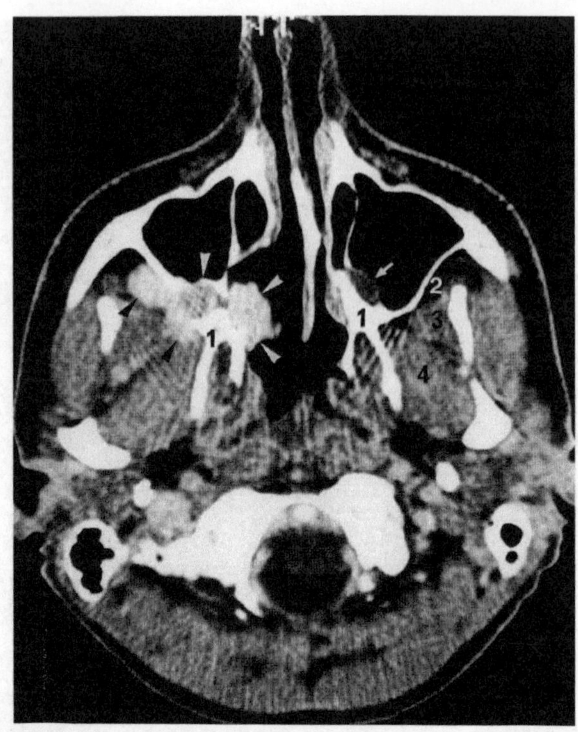

5

Abb. 5. CT-Bild eines kleinen Kieferhöhlenkarzinoms. *1* Processus pterygoideus, *2* Fossa infratemporalis, *3* tiefer Kopf des M. temporalis, *4* M. pterygoideus lateralis. Auch kleine Tumoren der Kieferhöhle können in die Nasenhöhle und die Fossa infratemporalis infiltrieren (*Pfeilspitzen*), ohne daß dies durch klinische oder konventionell-radiologische Methoden aufgedeckt werden kann. Sie zeigen meist ein deutliches Enhancement nach Kontrastmittel, während Schleimhautschwellungen (*Pfeil*) hypodens bleiben

webige Kompartimente wie den parapharyngealen Raum, die Fossa infratemporalis und die Fossa pterygopalatina, erlauben eine übersichtliche Darstellung der Normalanatomie besonders in tiefen, schleimhautfernen Regionen, die der klinischen Inspektion nicht zugänglich sind (Bilaniuk u. Zimmerman 1982; Brant-Zawadzki et al. 1982; Forbes et al. 1978; Graber et al. 1986; Hasso 1984; Hesselink et al. 1978b; Jing et al. 1978; Kondo et al. 1982; Lund et al. 1983; Mancuso et al. 1978; Mödder et al. 1979; Parsons u. Hodson 1979; Silver et al. 1987). Selbst klinisch als klein imponierende Tumoren zeigen häufig bereits eine erhebliche Ausdehnung in tiefer gelegene Kompartimente (Abb. 5). Die CT ist der pluridirek-

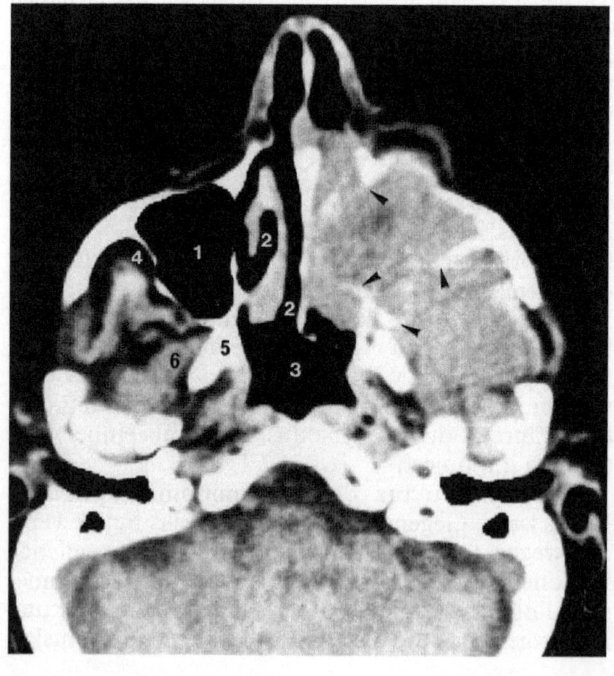

Abb. 6. CT-Bild eines ausgedehnten Ästhesioneuroblastoms. *1* Sinus maxillaris, *2* Cavum nasi mit Concha medialis, *3* Nasopharynx, *4* Fossa infratemporalis, *5* Processus pterygoideus, *6* M. pterygoideus lateralis. Das axiale CT-Bild zeigt die Ausdehnung des Tumors mit den Knochendestruktionen (*Pfeilspitzen*) und die Infiltration in tiefe Kompartimente sehr übersichtlich. Eine Unterscheidung von Plattenepithelkarzinomen und anderen Tumoren (hier Ästhesioneuroblastom) gelingt mit CT meistens nicht ▶

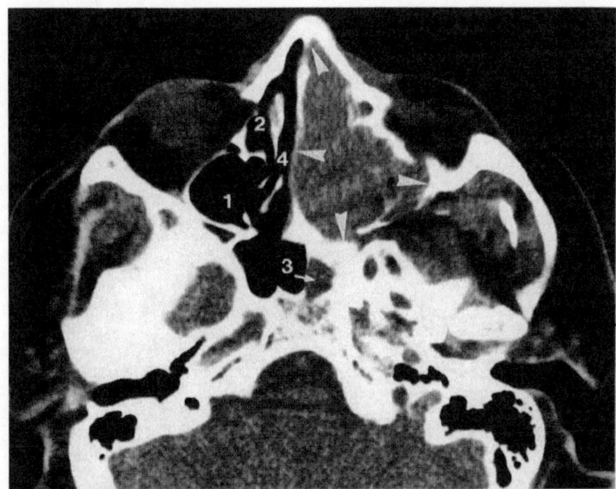

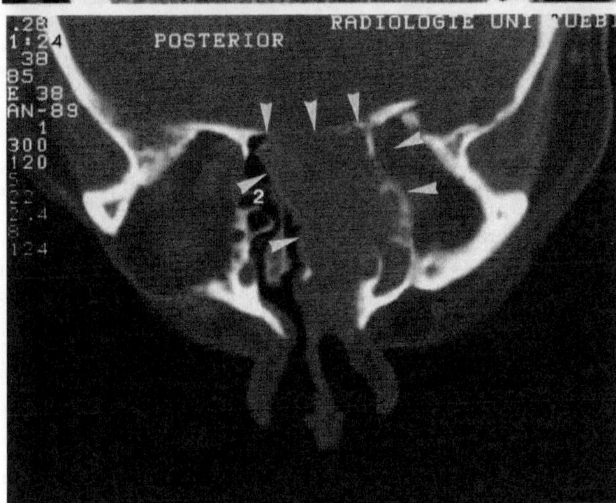

Abb. 7a, b. CT-Bild eines Kieferhöhlenkarzinoms. *1* Kieferhöhle, *2* Siebbeinzellen, *3* Keilbeinhöhle (mit Erguß der einen Seite *Pfeil*). **a** Axiales CT-Bild (Weichteilfenster). Im axialen Schnittbild läßt sich die laterale und sagittale Tumorausbreitung gut darstellen. Im Weichteilfenster und nach Kontrastmittelgabe lassen sich der hyperdensere Tumor (*Pfeilspitzen*) und der hypodensere Erguß (*Pfeil*) meist differenzieren. **b** Koronares CT-Bild (Knochenfenster). Die kraniokaudale Tumorausbreitung wird besser im koronaren oder semikoronaren Schnittbild gesehen. Die Knochendestruktionen werden besonders in Knochenfenster-Darstellung deutlich

tionalen konventionellen Röntgentomographie bei der Beurteilung von NNH-Tumoren überlegen, weil sie die Ausdehnung der Tumoren in alle klinisch wichtigen Areale zeigt. Die posteriore Ausdehnung von Kieferhöhlen- oder NNH-Tumoren geht meist in Richtung Fossa infratemporalis, Fossa pterygomaxillaris und Fossa pterygopalatina (Abb. 6) bzw. des parapharyngealer Raum und Nasopharynx. Die CT ist in der Lage, die Infiltration des Tumors in diese Regionen sicher nachzuweisen. Die Konstanz der Fettschicht innerhalb der Fossa infratemporalis entlang der posterioren Kieferhöhlenwand und im Bereich der Schädelbasis sind entscheidend für eine Beurteilung der Knocheninfiltration. Die Ausbreitung des Tumors in Richtung Siebbeinzellen und Orbita oder die Infiltration der knöchernen Schädelbasis (Abb. 7a, b) und die intrakranielle Ausbreitung (Abb. 8) werden computertomographisch gut erfaßt, wobei hier die koronare Schichtführung von besonderer Bedeutung ist (BILANIUK u. ZIMMERMAN 1982; BRANT-ZAWADZKI et al. 1982; FORBES et al. 1978; HASSO 1984; HESSELINK et al. 1978b; JING et al. 1978; KONDO et al. 1982; LUND et al. 1983; MÖDDER et al. 1979; PARSONS u. HODSON 1979). Bei der Bestimmung des Ursprungsortes eines ausgedehnten Tumors kommt den fett-bindegewebigen Kompartimenten eine wichtige Bedeutung zu: ein Kieferhöhlenkarzinom führt z. B., wie auch metastatische Veränderungen, zu einer Verlagerung des parapharyngealen Raums nach medial, während ein Nasopharynxkarzinom dieses Septum nach lateral verlagert; nach SILVER et al. (1983b) ist eine Destruktion der Pterygoidfortsätze für Kieferhöhlenkarzinome kennzeichnend (Abb. 4, 5, 6).

Nasopharynxkarzinome entstehen zumeist in der Region des lateralen Recessus (Fossa Rosenmülleri); sie zeichnen sich dadurch aus, daß sie früh nach submukös wachsen. Hierdurch sind klinisch feststellbare Ulzerationen zum nasopharyngealen Lumen hin oft wenig ausgeprägt bzw. ein später Befund (LEDER-

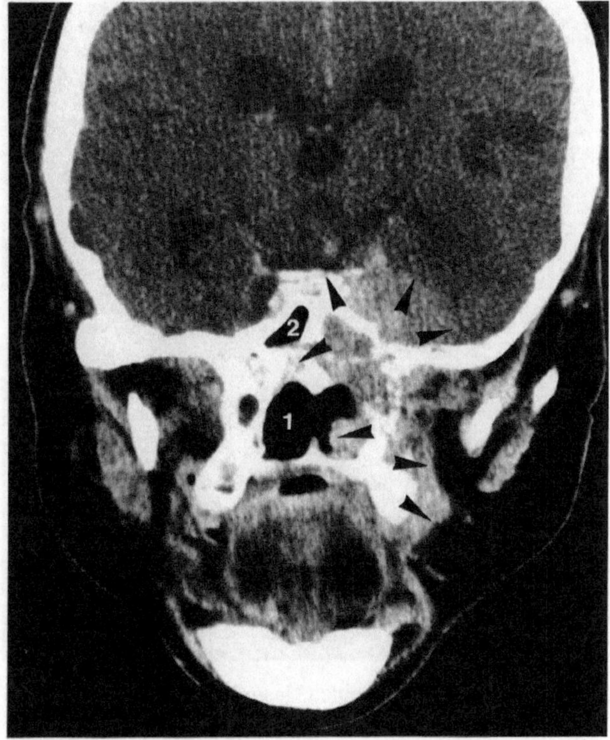

Abb. 8. CT-Bild eines Keilbeinhöhlenkarzinoms. *1* Cavum nasi, *2* Keilbeinhöhle. Nach Kontrastmittel deutliches Enhancement des Tumors. Im koronaren Schnittbild wird die intrakranielle Ausbreitung deutlich (*Pfeilspitzen*)

MAN 1961; SILVER et al. 1983b). Im Gegensatz zu NNH-Tumoren reichern auch größere Nasopharynxtumoren oft kein Kontrastmittel an und sind deshalb mit CT nur schlecht abgrenzbar. Wichtigstes CT-Symptom ist deshalb die Verstreichung des lateralen Rezessus sowie die Verlagerung des parapharyngealen Fettsaums nach lateral (Abb. 9). Erschwert wird die CT-Diagnostik dadurch, daß auch hyperplastisches Lymphgewebe zu einem Verstreichen des Rezessus führen kann (Abb. 3) (BOHMAN et al. 1981; KHOO et al. 1967); nach SILVER et al. (1983a, b) und eigenen Erfahrungen ist jedoch eine Unterscheidung dann möglich, wenn eine zusätzliche Asymmetrie der Schluckmuskulatur vorliegt, die bei benigner Lymphgewebshyperplasie nicht vorkommt. Liegt gar eine tiefer gehende Infiltration des parapharyngealen Raums vor, eventuell mit Penetration der pharyngobasilaren Faszie, ist an der Malignität der Raumforderung nicht mehr zu zweifeln; gleichzeitig vorliegende Lymphknotenmetastasen bestätigen dies (Abb. 10). Die große Bedeutung der CT bei Tumoren des Nasopharynx liegt darin, tiefergehende Infiltrationen in submuköse Kompartimente, speziell in den parapharyngealen Raum, nachzuweisen oder auszuschließen.

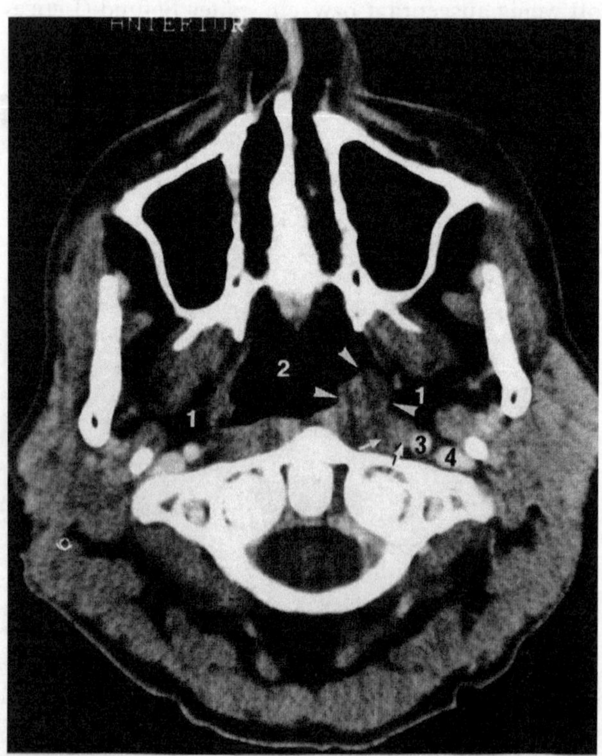

Abb. 9. CT-Bild eines kleinen Nasopharynxkarzinoms. *1* Parapharyngealer Raum, *2* Nasopharynx, *3* A. carotis interna, *4* V. jugularis interna. Kleine Nasopharynxkarzinome (*Pfeilspitzen*) zeigen nach Kontrastmittel meist kein Enhancement und sind dann nur durch ihre raumfordernde Wirkung erkennbar. Sie haben häufig bereits Lymphknotenmetastasen (*Pfeile*), die retropharyngeal gelegen sind

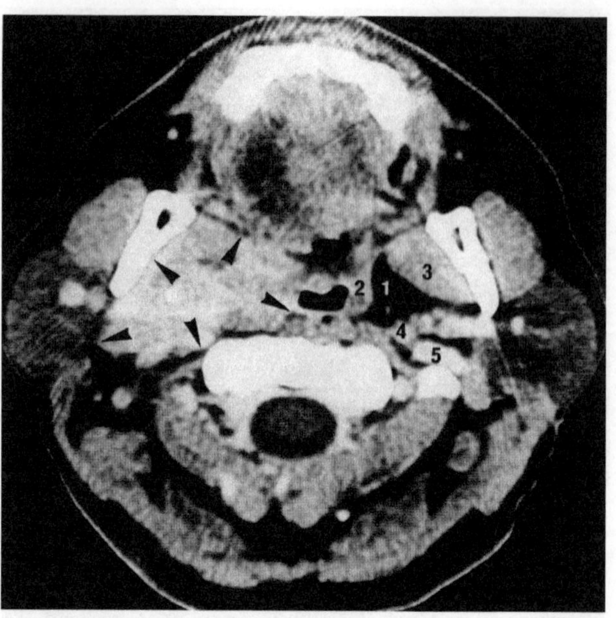

Abb. 10. CT-Bild eines ausgedehnten Nasopharynxkarzinoms. *1* Parapharyngealer Raum, *2* M. constrictor pharyngis, *3* M. pterygoideus medialis, *4* A. carotis interna, *5* V. jugularis interna. Ausgedehnte Nasopharynxkarzinome infiltrieren den parapharyngealen Raum und greifen auf den Gaumen und die Pterygoidmuskulatur über (*Pfeilspitzen*). Periostale Grenzflächen werden sehr lange respektiert. Primärtumor und Lymphknotenmetastasen können hierbei ein gemeinsames untrennbares Konglomerat bilden

Diese tiefen Infiltrationen können weder klinisch noch durch andere, konventionelle radiologischen Methoden erkannt werden. Eine umfassende Übersicht über die Ausbreitung nasopharyngealer Tumoren gibt die Monographie von LEDERMAN (1961); die Ausbreitung der Karzinome erfolgt zunächst im Bereich der Mukosa und Submukosa (Abb. 9), später entlang der parapharyngealen Muskulatur, des Fett-Bindegewebes der parapharyngealen Kompartimente (Abb. 10) und der neurovaskulären Scheide sowie entlang periostaler Knochenoberflächen. Infiltrationen der knöchernen Schädelbasis nach intrakraniell erfolgen immer im Bereich von Muskelansätzen oder präformierter Foramina (Foramen jugulare, ovale, rotundum; Canalis caroticus) (Abb. 11a–c). Der Eingang der Tuba Eustachii ist häufig auch bei kleinen Tumoren obliteriert, was über eine Belüftungsstörung des Mittelohrs zu einem Serotympanon führt. Dieses ist ein klinisches Frühsymptom und stellen eine Indikation zur CT dar. Eine Beteiligung des N. trigeminus (Schmerzen oder Anästhesie im mandibulären Ast) ist ein wichtiges klinisches Zeichen des fortschreitenden Wachstums und wird verursacht durch die Irritation des Nerven im parapharyngealen Raum unmittelbar unterhalb des Foramen ovale. Es kann hierbei zu einer gleichseitigen Muskelatrophie der Pterygoidmuskulatur kommen, die dann richtig gedeutet werden muß

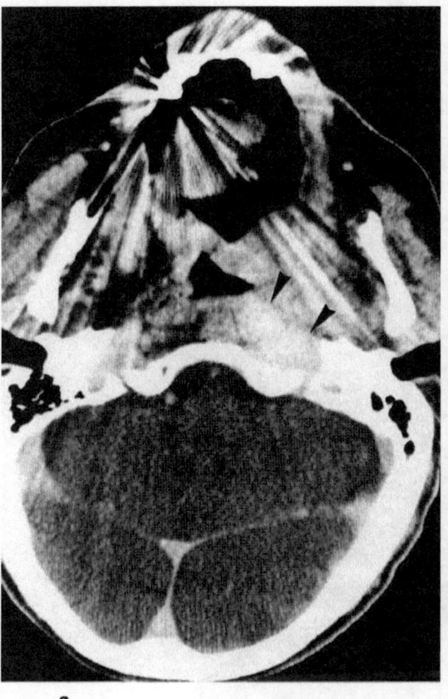
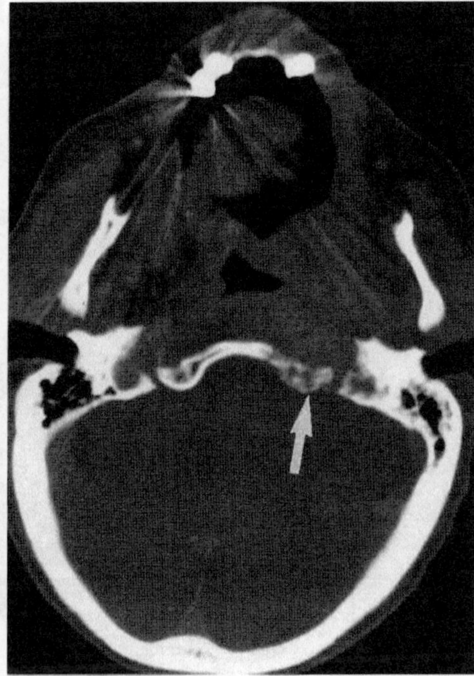
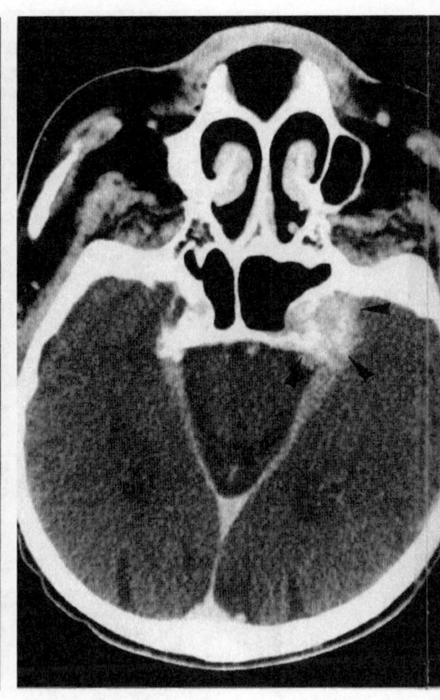

a b c

Abb. 11a–c. CT-Bild eines ausgedehnten Nasopharynxkarzinoms. Die Ausbreitung des Tumors nach intrakraniell erfolgt meist im Bereich präformierter Foramina (hier entlang der A. carotis interna). Diskrete Knochenarrosionen werden im CT-Bild (Knochenfenster *Pfeil*) sicher erkannt. Bisweilen sind hierbei ungewöhnliche Schichtorientierungen hilfreich (z. B. semikoronare Schnittführung). **a** Dorsale semikoronare Schicht (Weichteilfenster). **b** Dorsale semikoronare Schicht (Knochenfenster). **c** Ventrale semikoronare Schicht

(sehr selten!!, ein Fall von SILVER et al. 1983b). Die CT ist gut in der Lage, die Infiltration des Tumors in die tiefen Kompartimente, in die Nasennebenhöhlen, die Orbita und die Schädelbasis aufzuzeigen, wobei besonders knöcherne Destruktionen sicher erkannt werden.

4.1.2 *Kernspintomographie (MR)*

Tumoren des Nasopharynx und der NNH kommen im T2-gewichteten Spinecho-Bild signalintensiv im Vergleich zur Umgebung (Muskulatur, Schleimhaut, Pneumatisationsräume der NNH, Knochen) zur Darstellung; das Signal-zu-Rausch-Verhältnis dieser Aufnahmen ist jedoch schlecht (Abb. 12d). Die Tumoren kleinerer Stadien sind homogen aber unscharf begrenzt, die Tumoren höherer Stadien zeigen überdies Inhomogenitäten und nekrotische Einschmelzungen,

Abb. 12a–f. MR-Bilder eines ausgedehnten Nasopharynxkarzinoms. **a** T1-gewichtetes Spinechobild. Der Tumor (*Pfeilspitzen*) erscheint relativ signalarm. Er ist gut gegen das signalintensive Fettgewebe des parapharyngealen Raums abzugrenzen, nicht jedoch gegen Muskulatur und Schleimhaut (Meßzeit 5 min für 12 Schichten). **b** T1-gewichtetes Spinechobild nach Gadolinium-DTPA. Nach Gadolinium-DTPA zeigt der Tumor (*Pfeilspitzen*) ein deutliches Enhancement, jedoch weniger deutlich als die normale oder entzündete Schleimhaut. Die Abgrenzung gegen Muskulatur und Schleimhaut ist hierdurch verbessert (Meßzeit 5 min für 12 Schichten). **c** rho-gewichtetes Spinechobild. Gegenüber dem T1-gewichteten Bild deutliche Signalzunahme des Tumors (*Pfeilspitzen*), der von Muskulatur gut, von Fettgewebe schlecht und von Schleimhaut nicht abgrenzbar ist. Das Signal-zu-Rausch-Verhältnis ist gut (Meßzeit 15 min für 18 Schichten, zusammen mit T2-gewichteten Bildern). **d** T2-gewichtetes Spinechobild. Flüssigkeiten und ödematöse Schleimhaut haben die höchste Signalintensität, der Tumor ist signalintensiv als Muskulatur, von Fett aber nicht zu unterscheiden. Schlechtes Signal-zu-Rausch-Verhältnis (Meßzeit 15 min für 18 Schichten, zusammen mit rhogewichteten Bildern). **e** Gradientenecho-Bild (FLASH) nach Gadolinium. Deutliches Enhancement des Tumors (*Pfeilspitzen*) nach Gadolinium-DTPA bedingt einen guten Tumorkontrast und eine hohe Sensitivität. Der Tumor ist heller als Muskulatur und als Fett. Fehlende Bewegungsartefakte bei extrem kurzer Meßzeit (Meßzeit 81 s für 2 Schichten). **f** Koronares T1-gewichtetes Spinechobild nach Gd-DTPA. Gute Darstellung der intrakraniellen Infiltration des kontrastangehobenen Tumors (*Pfeilspitzen*) im koronaren Schnittbild

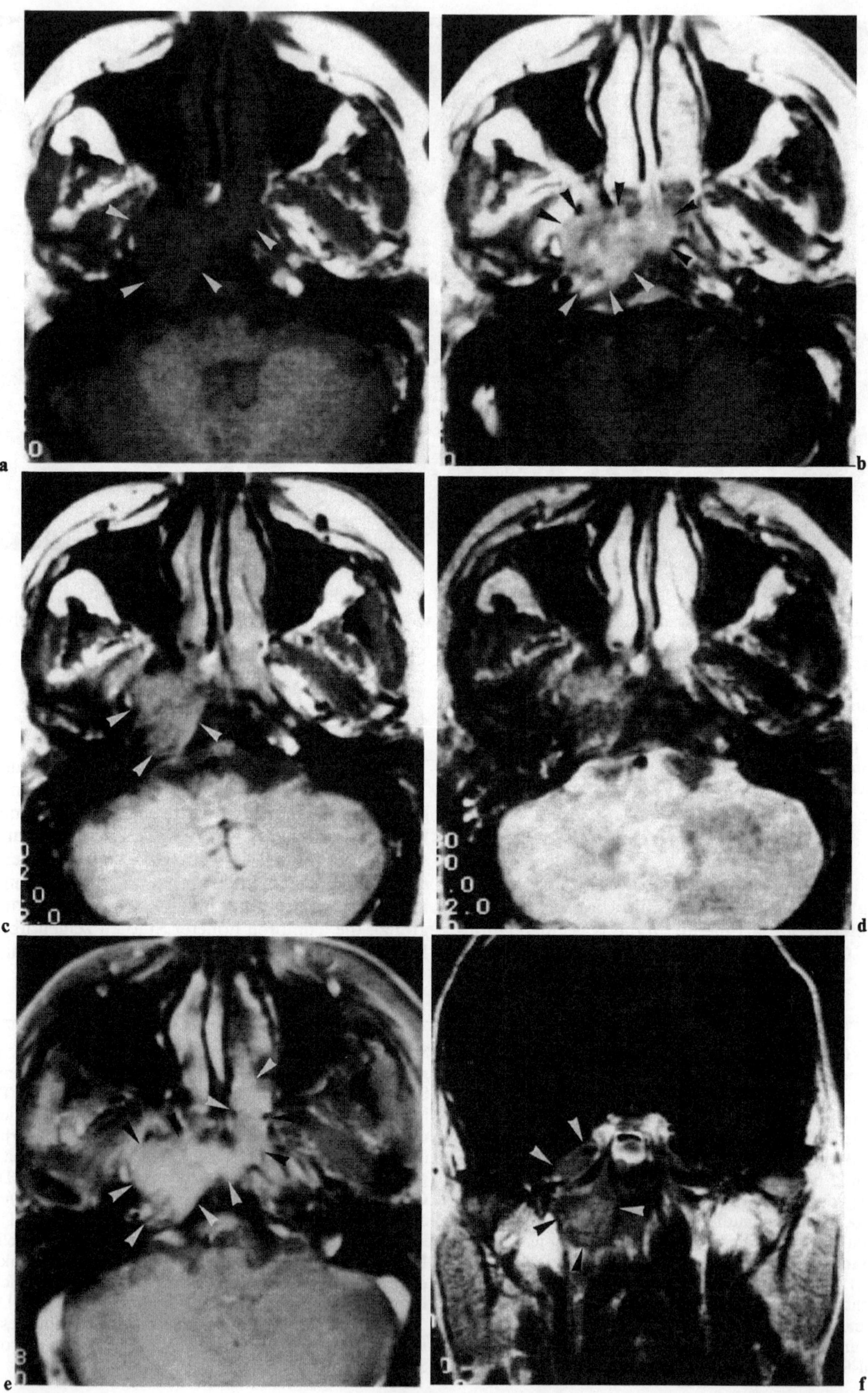

Abb. 12

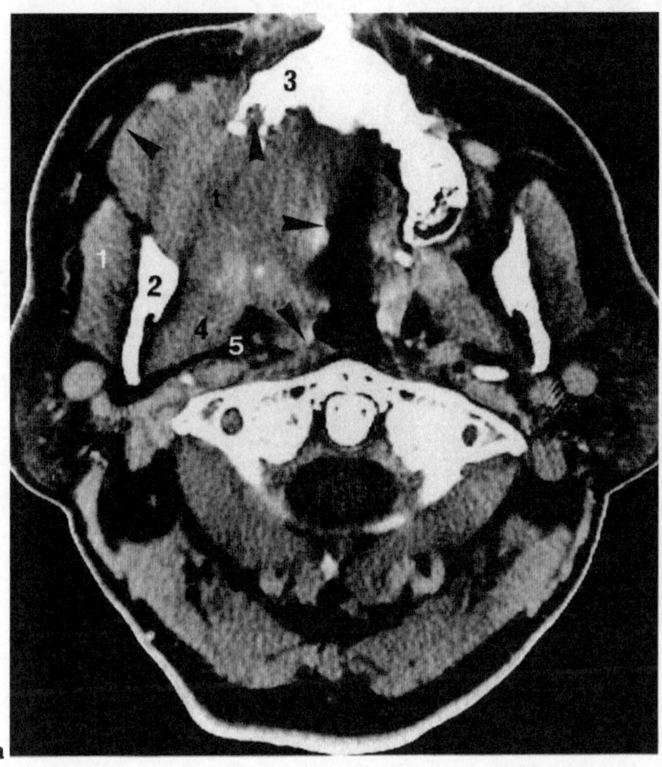

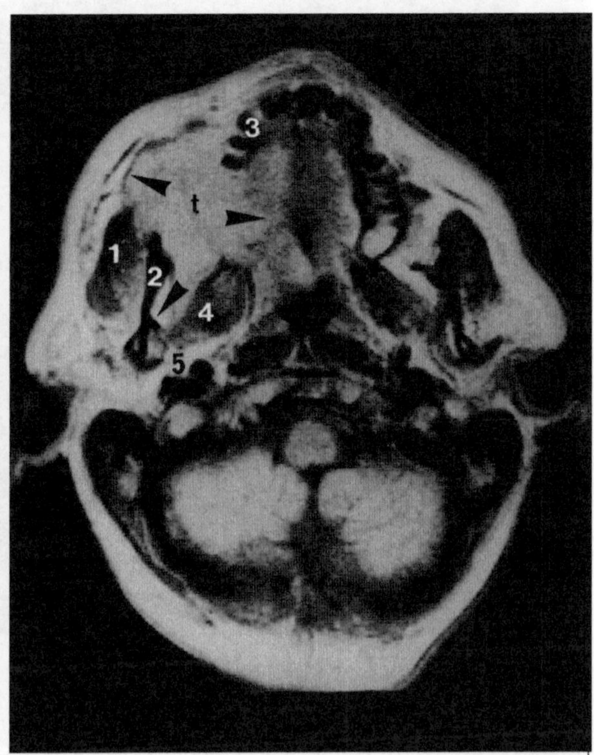

Abb. 13a, b. Ausgedehntes Nasopharynxkarzinom. *1* M. masseter, *2* Mandibula, *3* Alveolarkamm der Maxilla, *4* M. pterygoideus medialis, *5* Parapharyngealer Raum (mit Gefäßen). **a** CT-Bild. Gute Darstellung der Knochendestruktion im CT-Bild, aber die Infiltration der Muskulatur und damit die genauen Tumorgrenzen werden trotz Kontrastmittelgabe nicht eindeutig sichtbar, weil der Tumor (*Pfeilspitzen*) muskelisodens ist. **b** MR-Bild. Die ausgedehnte Knochendestruktion wird im MR-Bild ebenfalls deutlich (Ersatz des signalarmen Knochens durch signalintensives Tumorgewebe (*Pfeilspitzen*)). Besser als im CT-Bild ist der Tumorkontrast gegenüber Muskulatur. Die Gefäße des parapharyngealen Fettgewebsraumes sind signallos schwarz gut abgrenzbar

die eine höhere Signalintensität aufweisen als der solide Tumor. Im rho-gewichteten SE-Bild zeigen kleinere Tumoren des Nasopharynx oft die gleiche Signalintensität wie die Umgebung und sind nur anhand ihrer raumfordernden Wirkung zu diagnostizieren. Größere Tumoren sind meist etwas signalreicher als die umgebende Muskulatur (Abb. 12c) und weisen diskrete Inhomogenitäten auf, wobei nekrotische Einschmelzungen dunkler als der solide Tumor sind. Die Infiltration in das Fettgewebe ist besser beurteilbar als im T2-gewichteten Bild; sie ist am besten beurteilbar im T1-gewichteten SE-Bild, wobei hier die Tumorinfiltrationen signalärmer als Fettgewebe zur Darstellung kommen (Abb. 12a). Eine Abgrenzung zu Muskelgewebe ist aber nicht sicher möglich. Größere Tumoren sind im T1-gewichteten SE-Bild signalärmer als das umgebende Gewebe. Nach der Applikation von Gadolinium-DTPA zeigen alle Tumoren im T1-gewichteten Bild eine deutliche Signalzunahme der soliden Tumoranteile und eine gute Demarkierung nekrotischer Areale, die signalarm blieben (Abb. 12b); die Tumorinfiltration in Fettgewebe ist weniger gut als durch die nativen Aufnahmen nachweisbar. Gradientenecho-Sequenzen nach Kontrastmittel zeigten den Tumor signalintensiv sowohl gegen Muskel- als auch gegen Fettgewebe; die Abgrenzung zur ebenfalls signalintensiven Schleimhaut kann Schwierigkeiten bereiten (Abb. 12e) (FÜRST et al. 1988; LENZ et al. 1989a; LLOYD et al. 1987; VOGL et al. 1987, 1988b, 1989; VOGL 1987).

Für die Kernspintomographie bestehen bei Tumoren der Nasennebenhöhlen a priori wesentliche Einschränkungen der Aussagekraft, weil knöcherne Strukturen nicht abgebildet und somit diskrete Knochenarrosionen übersehen werden; erst bei deutlicher Knochendestruktion wird der signallose Knochen durch signalreiches Tumorgewebe ersetzt und kann so diagnostiziert werden (Abb. 13a, b; 14a, b). Leitkriterium einer Knochenarrosion ist somit nur der Nachweis des einwachsenden Tumors in ein benachbartes, normal von Knochen abgegrenztes Kompartiment. Die CT kann diskrete knöcherne Arrosionen deutlich besser nachweisen (FÜRST et al. 1988; LENZ et al. 1989a; MÖDDER et al. 1987). Überlegen ist die MR immer dann, wenn der Tumor die jeweilige Nasennebenhöhle überschreitet. Die Abgrenzung des Tumors zur normalen Muskulatur ist bereits im rho-gewichte-

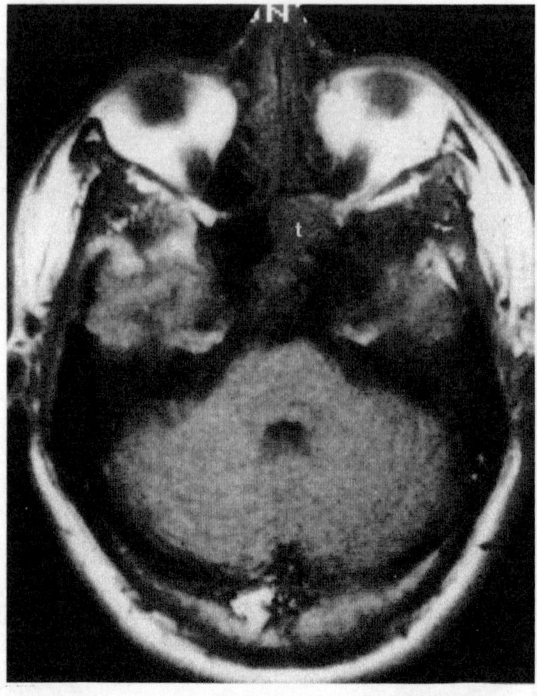

a b

Abb. 14a, b. MR-Bilder eines ausgedehnten Siebbeinzellkarzinoms. **a** T1-gewichtetes Spinechobild. Der Tumor (*t*) erscheint gegenüber der Luft der Siebbeinzellen und der Kompakta der NNH-Wände mit mittlerer Signalintensität. Er überschreitet nach dorsal die anatomischen Grenzen der Siebbeinzellen, was als indirektes Zeichen einer Knochendestruktion zu deuten ist. **b** T1-gewichtetes Spinechobild nach Gadolinium-DTPA. Deutliche Signalzunahme des Tumors (*t*) nach Gadolinium-DTPA. Hierdurch eindeutiger Nachweis der Tumorinfiltration in die Schädelbasis (Clivusregion) und auf die gegenseite (*Pfeilspitzen*). Diffuse Signalzunahmen der Umgebung (*Pfeil*) sprechen für eine reaktive entzündliche Reaktion

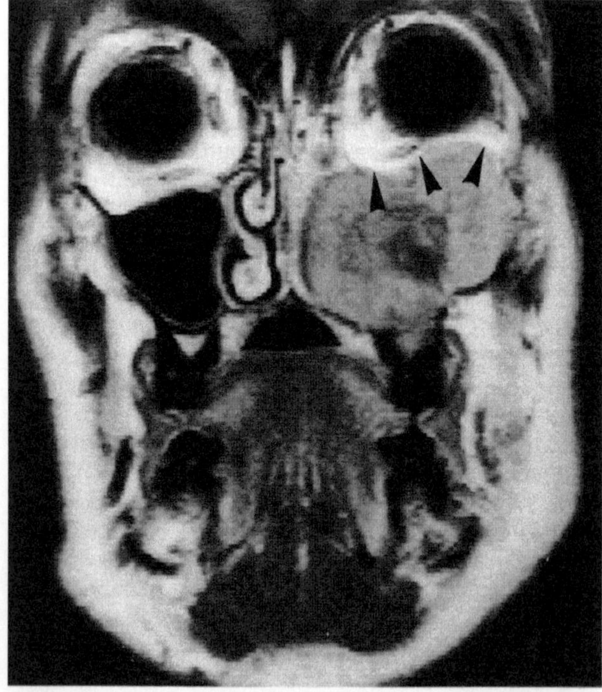

Abb. 15. Koronares MR-Bild eines Kieferhöhlenkarzinoms. Im koronaren MR-Bild Darstellung der kraniokaudalen Tumorausdehnung mit Nachweis der Orbitabodendestruktion (*Pfeilspitzen*)

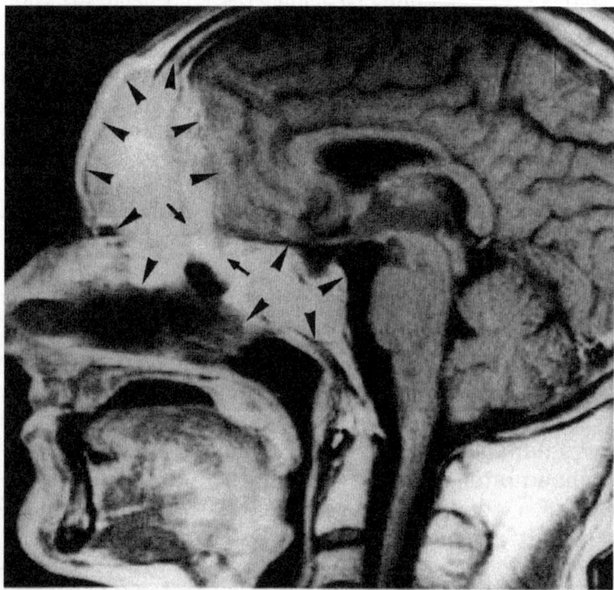

Abb. 16. Sagittales MR-Bild eines ausgedehnten NNH-Tumors. Die sagittale Schnittorientierung ist für Darstellung der Ausdehnung mittelliniennah gelegener, ausgedehnter Tumoren sehr nützlich (*Pfeilspitzen*, *Pfeile*). Der Tumor betrifft die Stirnhöhle mit Destruktion der anterioren und posterioren Wand, Einbruch nach intrakraniell und nach kaudal in die Siebbeinzellen und nach dorsal in die Keilbeinhöhle

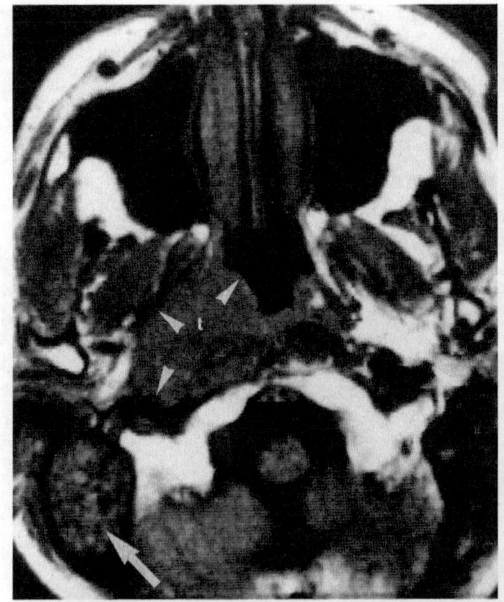

a

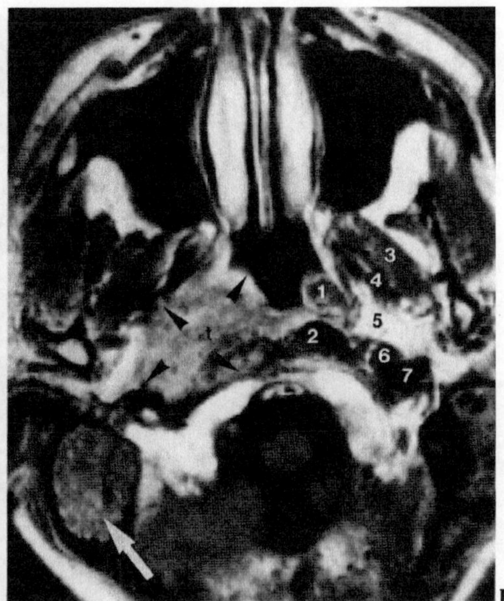

b

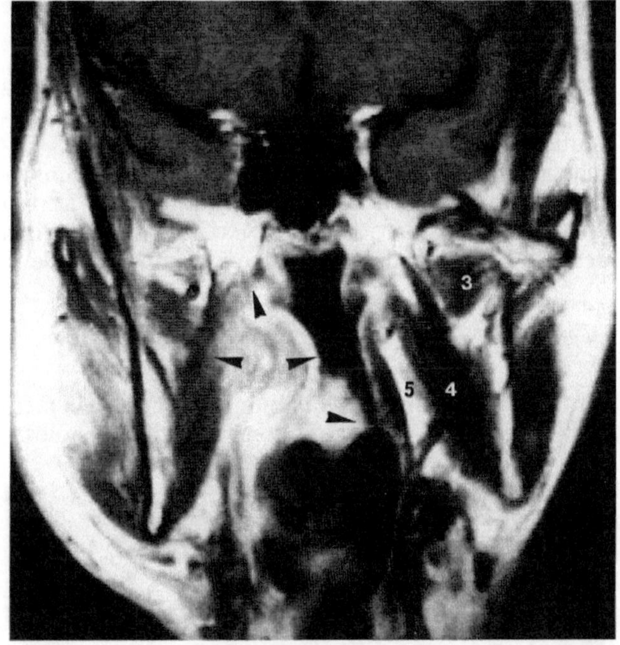

c

Abb. 17a–c. MR-Bilder eines Nasopharynxkarzinoms. *1* M. levator veli palatini (Tubenwulst), *2* M. longus capitis, *3* M. pterygoideus lateralis, *4* M. pterygoideus Medialis, *5* Parapharyngealer Raum, *6* A. carotis communis, *7* V. jugularis interna. **a** T1-gewichtetes Spinecho-Bild. Der Tumor (*t*) imponiert als Raumforderung mit Obliteration des parapharyngealen Fettbindegewebsraums (*Pfeilspitzen*). Die Abgrenzung gegenüber der normalen Schleimhaut gelingt nicht. Gefäße sind auch ohne Kontrastmittel signallos abgrenzbar. Die Mastoidzellen sind aufgrund der fehlenden Tubenbelüftung durch Erguß signalreich (*Pfeile*). **b** T1-gewichtetes Spinechobild nach Gadolinium-DTPA. Nach Gadolinium-DTPA deutliches Enhancement des Tumors, der besser gegen Muskulatur abgrenzbar ist (*Pfeilspitzen*). Der Tumor überschreitet die Mittellinie knapp, der Tubenwulst der Gegenseite ist frei. **c** Koronares T1-gewichtetes Spinechobild nach Gd-DTPA. Die koronare Schnittorientierung erlaubt eine bessere Beurteilung der kraniokaudalen Tumorausdehnung. Die Infiltration des parapharyngealen Raums wird deutlich (*Pfeilspitzen*)

ten Bild besser (Abb. 13b). Nach Gd-DTPA-Applikation zeigen Tumoren der NNH im T1-gewichteten Bild ein deutliches Enhancement, was die Sensitivität und die Abgrenzbarkeit deutlich steigert, so daß auch diskrete Infiltrationen aufgezeigt werden können (Abb. 14b) (FÜRST et al. 1988; LENZ et al. 1989a; ROBINSON et al. 1989; VOGL et al. 1988b, 1989). Ein entscheidender Vorteil der MR ist die multiplanare Darstellungsmöglichkeit pathologischer Raumforderungen ohne daß eine Umlagerung des Patienten notwendig ist (FÜRST et al. 1988; MEES et al. 1985; MÖDDER et al. 1985, 1987; LENZ u. FROMMHOLD 1985; PALING et al. 1987); hierdurch läßt sich nach MEES et al. in 42% eine verbesserte Dokumentation des Befundes erreichen. Die koronare Schichtung eignet sich hierbei vorzüglich, die kraniokaudale Ausdehnung lateral gelegener Raumforderungen aufzuzeigen (z. B. die Infiltration eines Kieferhöhlenkarzinoms in die Orbita; Abb. 12f, 15). Die sagittale Schnittorientierung hat ihre Berechtigung bei mittelliniennahen Prozessen und hilft besonders bei größeren Befunden, die Gesamtausdehnung besser einzuschätzen (Abb. 16).

Der entscheidende Vorteil der Kernspintomographie ist im Nasopharynx der exzellente Gewebekontrast in Abhängigkeit von den unterschiedlichen Meß-

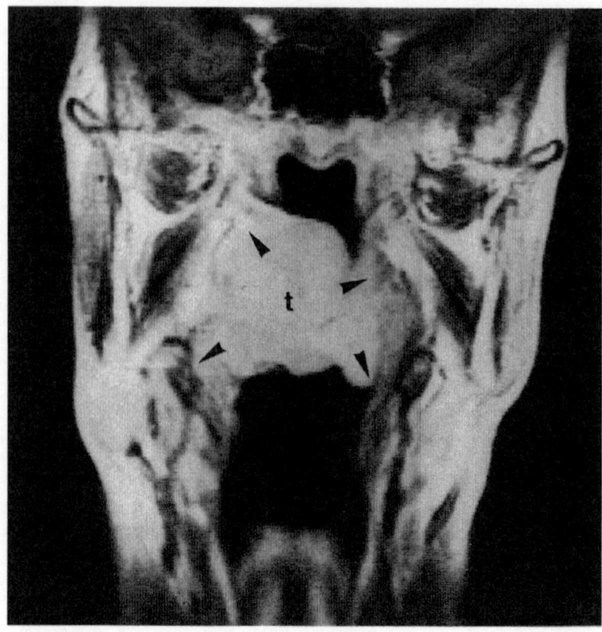

a

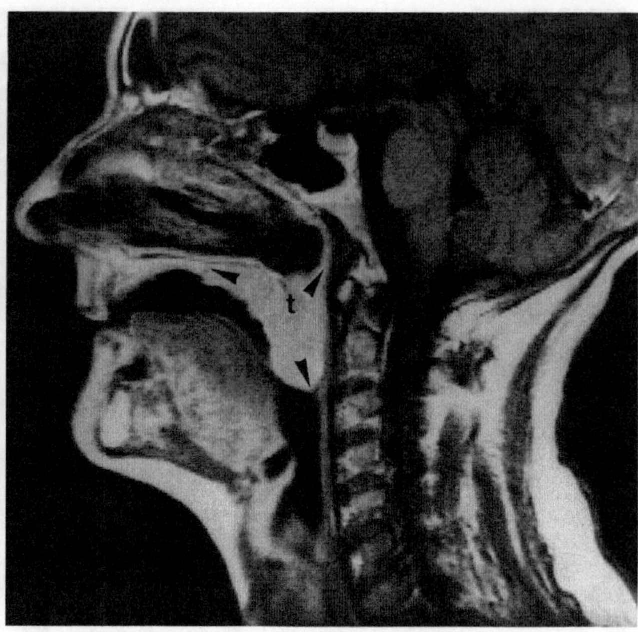

b

Abb. 18 a, b. MR-Bilder eines ausgedehnten Nasopharynxkarzinoms. **a** Koronares MR-Bild. Das koronare Bild zeigt die Ausdehnung des Gaumentumors (*t*) in den parapharyngealen Raum und erlaubt die Festlegung der lateralen und kraniokaudalen Tumorgrenzen (*Pfeilspitzen*). **b** Sagittales MR-Bild. Das sagittale Bild zeigt die ventrodorsale und kraniokaudale Ausbreitung des Tumors innerhalb des Gaumens

sequenzen (Abb. 12). Die transversale Schnittführung erlaubt sowohl in der CT als auch in der MR eine übersichtliche Beurteilung der Ausbreitung in den parapharyngealen Raum und die Fossa pterygopalatina (Abb. 17a, b). Während Tumoren des Nasopharynx in der CT mit Kontrastmittel kaum ein Enhancement aufweisen, zeigen sie nach Gadolinium-Gabe im T1-gewichteten MR-Bild regelmäßig eine Signalanhebung (Abb. 17b, c) und lassen sich so besser von der Umgebung abgrenzen; dies ist vor allem bei mittellinienüberschreitenden Tumoren von entscheidender Bedeutung. Die Infiltration des parapharyngealen Raums und die kraniokaudale Tumorausdehnung wird durch koronare und sagittale Schnitte häufig besser dokumentiert als durch axiale (Abb. 17c; 18a, b); insbesondere sehr kleine, in der Mittellinie gelegene Läsionen werden durch die sagittale Schicht sensitiv erfaßt; sie können im axialen Schnittbild als Partialvolumeneffekt mißgedeutet und so übersehen werden (Abb. 19).

4.2 Differentialdiagnosen

Mehr als 80% der Tumoren der Nasennebenhöhlen und 99% der Nasopharynxtumoren sind Plattenepithelkarzinome (Batsakis 1979; Mancuso u. Hanafee 1985). Eine übersichtliche Zusammenstellung des konventionell-radiologischen, des CT- und des MR-Erscheinungsbildes unterschiedlicher anderer Raumforderungen findet sich in der Monographie von Lloyd (1988) und bei Mancuso u. Hanafee (1985); sie sollen deshalb hier nur stichwortartige Erwähnung finden.

4.2.1 Andere maligne und semimaligne Tumoren

Unter den epithelialen Malignomen der Nasennebenhöhlen sind die Adenokarzinome und die adenoidzy-

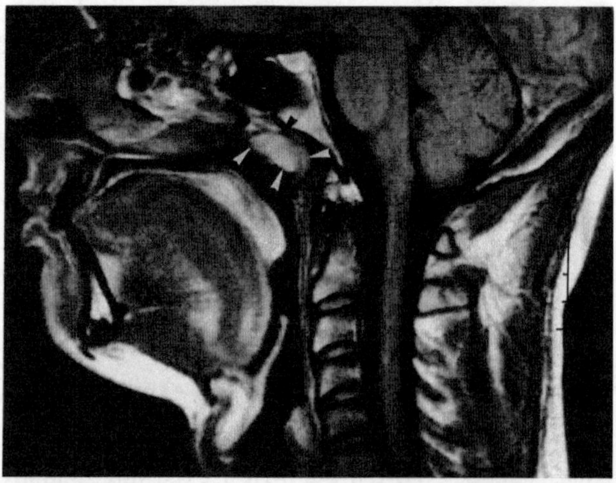

Abb. 19. MR-Bild eines kleinen Nasopharynxkarzinoms. Sagittale Bilder sind besonders geeignet, mittelliniennah in der Kuppe des Nasopharynx gelegene Tumoren sicher nachzuweisen, die im axialen Schnittbild wegen scheinbarer Partialvolumen-Effekte schwer zu diagnostizieren sind

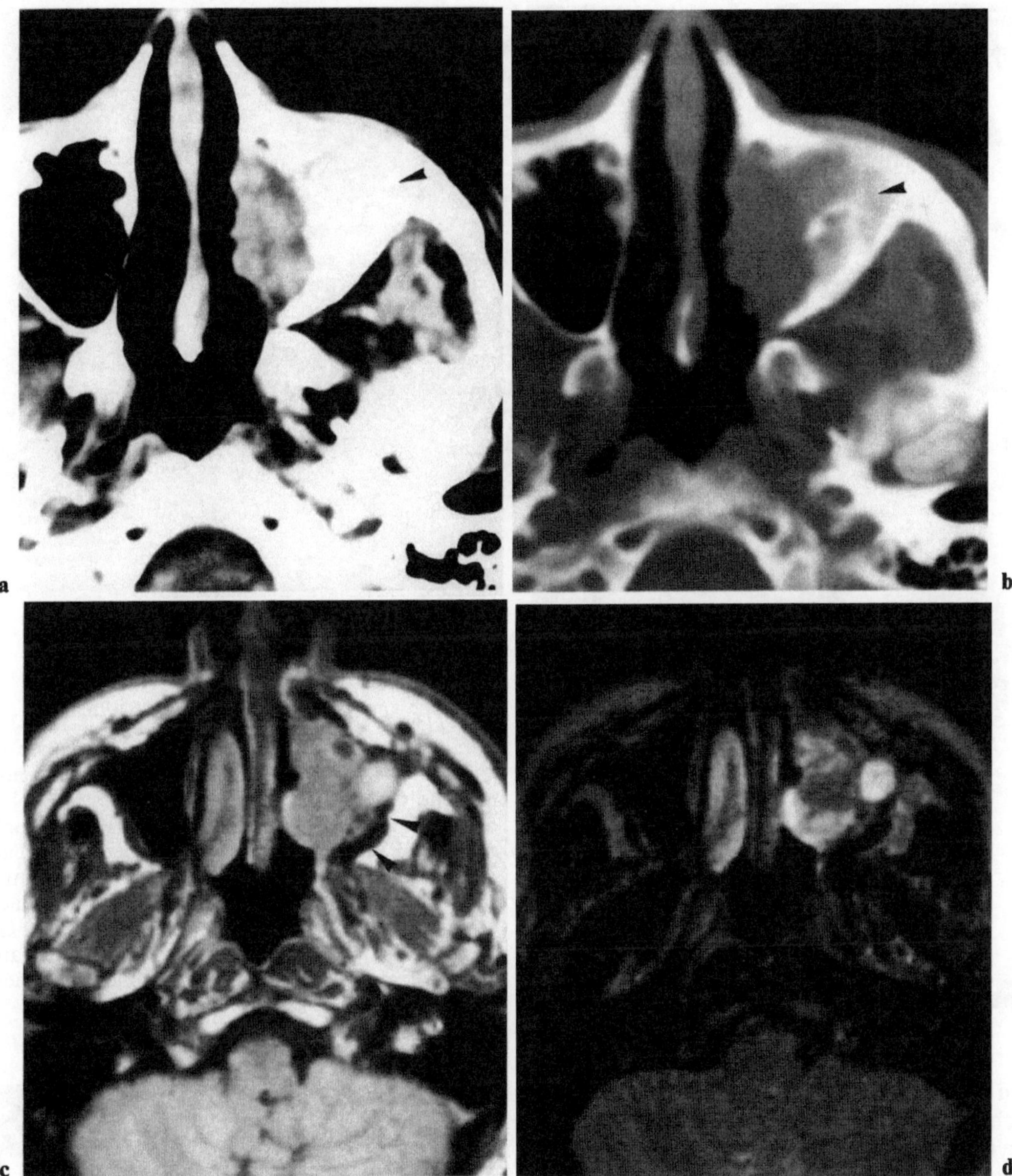

Abb. 20a–d. Invertiertes Papillom. **a** CT-Bild (Weichteilfenster). Unilaterale Ausbreitung des Tumors, der von der Kieferhöhle ausgehend in die Nasenhöhle vorwächst. Deutliche Sklerosierungen der Kieferhöhlenwände (*Pfeilspitze*). **b** CT-Bild (Knochenfenster). Im Knochenfenster deutlichere Darstellung der diagnoseweisenden Wandsklerosierungen (*Pfeilspitze*). **c** rho-gewichtetes Spinechobild. Die Sklerosierungen sind im MR-Bild weniger deutlich als signalarme Wandverdickungen nachweisbar (*Pfeilspitze*). **d** T2-gewichtetes Spinechobild. Im T2-gewichteten Bild imponieren Sekretverhaltungen als signalreiche Inhomogenitäten. Das Signal-zu-Rausch-Verhältnis des Bildes ist sehr schlecht

stischen Karzinome (Zylindrome) zu nennen; letztere sind für ihre Rezidivfreudigkeit bekannt (SPIRO et al. 1974). Das CT- und MR-Erscheinungsbild entspricht dem von Plattenepithelkarzinomen. Eine Sonderstellung nimmt das invertierte Papillom ein; es geht meist vom mittleren Nasengang aus und zeigt eine unilaterale Ausbreitung in die Kieferhöhle; in 30% der Fälle kommt es zur malignen Entartung. Computertomographisch fallen neben druckatrophischen Destruktionen Sklerosierungen der knöchernen Wandstrukturen auf, die auch im MR-Bild als signallose Verdickungen imponieren; der Tumor zeigt im rho- und T2-gewichteten Bild deutliche Inhomogenitäten (Abb. 20a–d) (APPEL et al. 1983; HASSO 1984; LLOYD 1988; LUND u. LLOYD 1984; SOM et al. 1986; WEBER et al. 1978). Unter den Tumoren vaskulären Ursprungs ist das juvenile Angiofibrom der häufigste. Es geht charakteristischerweise von Foramen sphenopa-

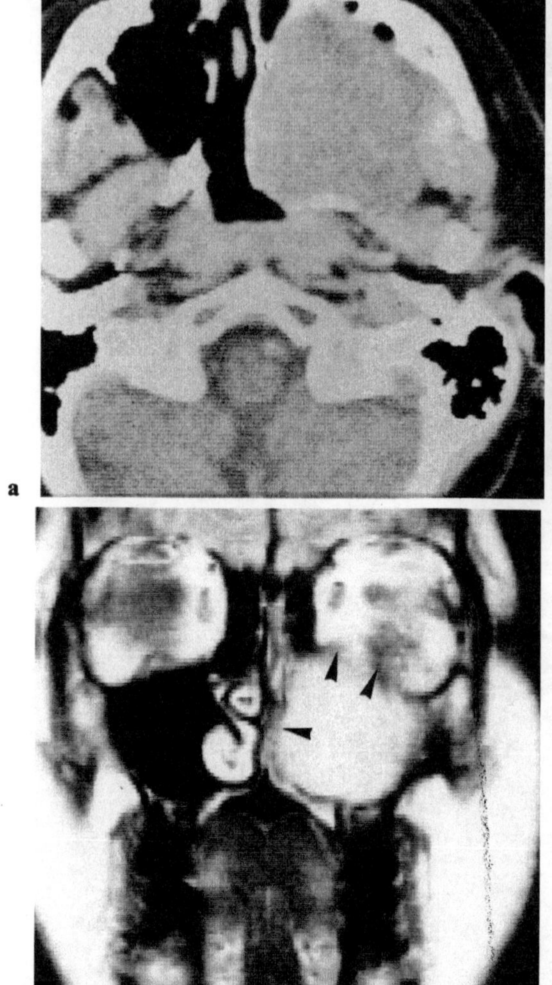

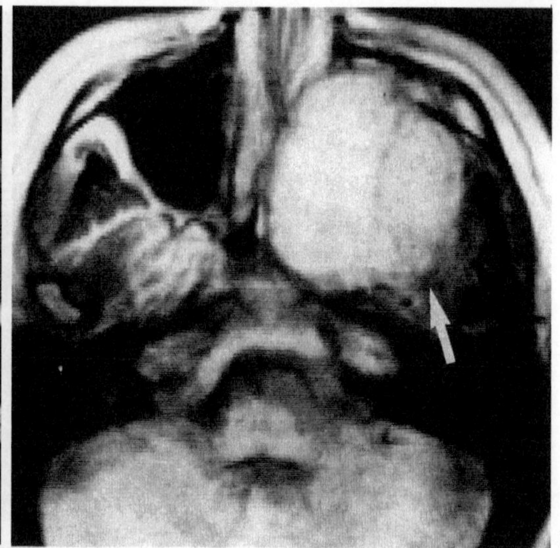

Abb. 21a–c. Juveniles Angiofibrom. **a** CT-Bild. Der Tumor geht von der Fossa pterygopaliatina (Foramen sphenopalatinum) aus. Im CT-Bild Nachweis der Knochendestruktionen und der Ausbreitung im Bereich des Nasopharynx und der Kieferhöhle. **b** T1-gewichtetes MR-Bild nach Gadolinium-DTPA. Deutliches Enhancement des Tumors mit Nachweis der randständigen Tumorvaskularisation (*Pfeil*). Die Knochendestruktionen sind nicht direkt nachweisbar. **c** Koronares T1-gewichtetes MR-Bild nach Gd-DTPA. Bessere Darstellung der kraniokaudalen Tumorausdehnung (*Pfeilspitze*) im koronaren Schnittbild mit Nachweis der Orbitabodendestruktion

latinum in der Fossa pterygopaliatinum aus und breitet sich unter Knochendestruktionen auf den Nasopharynx und die NNH aus. Der Tumor ist reichlich vaskularisiert und zeigt im CT-Bild ein deutliches Enhancement (Bohman et al. 1981; Dukkert et al. 1978; Lloyd 1988; Lloyd u. Phelps 1986a). Im MR-Bild sind die zumeist großen versorgenden Gefäße als signalarme, randständige Strukturen abgrenzbar (Abb. 21a–c) (Lloyd u. Phelps 1986a, b; Vogl et al. 1988a). Wesentlich seltener sind Hämangioperizytome und Hämangioendotheliome (Angiosakrome). Sehr seltene Differentialdiagnosen sind Tumoren, die von fibrösen, knorpeligen und knöchernen Strukturen ausgehen (fibröse Dysplasie, ossifizierende Fibrome); sie zeigen ein raumforderndes Wachstum und charakteristische Verkalkungsfiguren, die im CT-Bild nachweisbar sind. Dies gilt auch für das Chondrosarkom mit den eher wattebauschähnlichen Verkalkungen (Abb. 22) und für die Fibromatose; wegen der besseren Darstellung von Verkalkungen ist die CT bildgebende Methode der

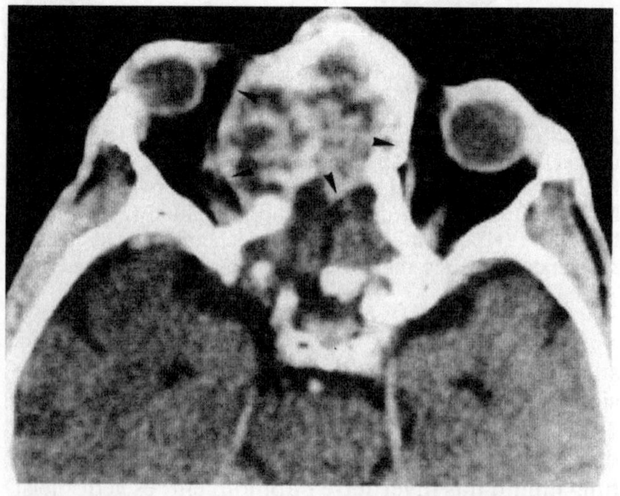

Abb. 22. CT-Bild eines Chondrosarkoms des Siebbeinzellen. Wattebauschartige Verkalkungen des Tumors sind im CT-Bild nachweisbar. Das raumfordernde Wachstum in die rechte Orbita wird deutlich (*Pfeilspitze*)

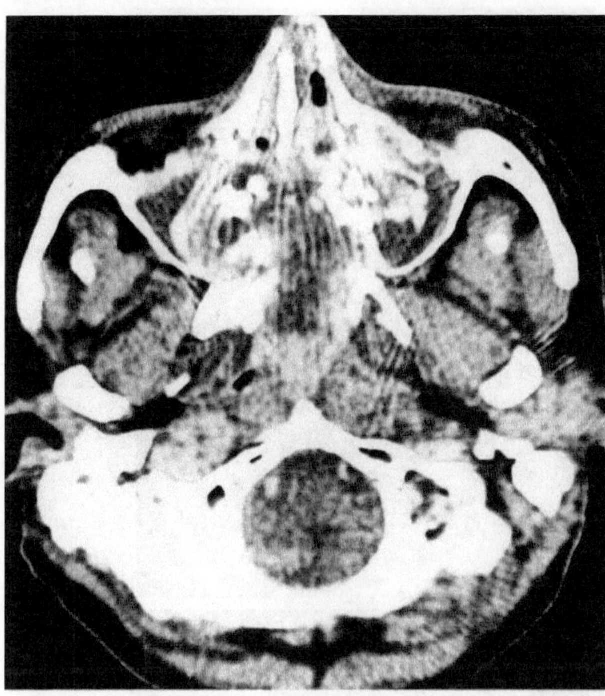

Abb. 23. CT-Bild eines Esthesioneuroblastoms. Wegweisend für die CT-Diagnose ist das destruktive Wachstum im Bereich der Mittellinie mit dem bunten Bild von Knochendestruktion, Enhancement und Tumornekrose. Der Tumor wächst deutlich expansiv mit Tendenz nach intrakraniell

Wahl. Maligne fibröse Histiozytome zeigen hingegen keine Verkalkungen und können mit Mukozelen verwechselt werden. Osteome sind die häufigsten Knochentumoren der NNH, besonders des Sinus frontalis; sie sind homogen knochendicht ohne relevantes Weichteilgewebe, im Gegensatz zu dem in dieser Lokalisation extrem seltenen Osteosarkom oder Ewing-Sarkom. Von den neurogenen Tumoren können Meningeome und, bei Kindern, Kraniopharyngeome die NNH betreffen (LLOYD 1988). Besonders zu erwähnen ist das Esthesioneuroblastom (Neuroblastom des N. olfactorius), das von der Lamina cribrosa des Os ethmoidale ausgeht und dem Verlauf der Olfactoriusfaser folgt; der Tumor befindet sich somit in der Mittellinie. Er wächst expansiv mit deutlicher Tendenz nach intrakraniell und in das NNH-System; er hat im CT-Bild ein deutliches KM-Enhancement mit Tumornekrosen sowie deutliche Skelettdestruktionen (Abb. 23) (BILANIUK u. ZIMMERMAN 1982; HASSO 1984; MÖDDER et al. 1985; WEBER et al. 1978).

Im Bereich des Nasopharynx kommen neben den Plattenepithelkarzinomen (99%) deutlich seltener Adenokarzinome, Schmincketumoren und Zylindrome vor (BATSAKIS 1979). Dagegen sind maligne Non-Hodkin-Lymphome (NHL), die vom Waldayer-Rachenring ausgehen, häufiger zu beobachten; sie sind in der Regel homogen und zeigen im CT-Bild nach KM-Gabe kaum ein Enhancement (LENZ 1986; WHYTE u. HOURIHAN 1989). Im MR-Bild imponieren sie ebenfalls als homogene Raumforderungen. Ihr Signalverhalten ist unterschiedlich; z. T. zeigen sie bereits im T1-gewichteten SE-Bild hohe Signalintensitäten, z. T. sind sie deutlich signalarm (LENZ et al. 1986a); einige zeigen besonders im Gradientenecho-Bild ein deutliches Enhancement nach Gd-DTPA, andere nicht. Wegweisend sind die meist gleichzeitig vorliegenden homogenen, z. T. sehr großen Lymphknotenmanifestationen (HARNSBERGER et al. 1987; LENZ 1986; LEE et al. 1987). Bei Kindern ist das Rhabdomyosarkom der häufigste maligne Tumor des Nasopharynx. Er ist im CT-Bild weitgehend homogen ohne nennenswertes Enhancement (Abb. 24a); im T1-gewichteten SE-Bild hat er homogene mittlere Signalintensitäten (Abb. 24b), weist jedoch nach Gd-DTPA ein Enhancement mit inhomogener Tumorstruktur auf (Abb. 24c) und im nativen T2-gewichteten SE-Bild eine sehr hohe, inhomogene Signalintensität (Abb. 24d). Andere Tumoren, die den Nasopharynx und den parapharyngealen Raum betreffen, sind sehr selten. Sie können epthelialen, mesenchymalen und teratoiden Ursprung haben; z.T. sind sie weiter oben schon besprochen. Ergänzend seien hier die pleomorphen Adenome erwähnt, die von versprengten Drüsenzellen oder dem tiefen Parotislappen ausgehen; sie können sehr ausgedehnt sein und zeigen nach Kontrastmittelgabe ein inhomogenes, mäßiges Enhancement im CT-Bild; im T1-gewichteten SE-Bild sind sie signalarm (Abb. 25a) mit deutlichem Enhancement nach Gd-DTPA (Abb. 25b, d), besonders auch im T1-ewichteten Gradientenecho-Bild (Abb. 25c). Die kraniokaudale Tumorausdehnung wird in der koronaren Schnittorientierung deutlich (Abb. 25d). Signalauslöschungen korrespondieren mit Verkalkungen oder Fibrosen; hohe Signalintensitäten mit Einblutungen (SOM et al. 1984, 1987, 1988a; VOGL et al. 1988a). Alle Tumoren führten zu einer Verlagerung der A. carotis nach dorsal. Neurinome sind im CT-Bild meist hypodens mit peripherem Enhancement; sie lassen sich im CT- und MR-Bild nicht sicher von Adenomen unterscheiden. Beide zeigen nur ein geringes Enhancement; das kernspintomographische Bild ist ähnlich (SOM et al. 1988a). Glomustumoren zeigen ein deutliches Enhancement im CT-Bild (LLOYD u. PHELPS 1986; SOM et al. 1984, 1987). Im MR-Bild haben sie eine mittlere Signalintensität bei allen Sequenzen; z. T. sind signallose Areale nachweisbar, die intratumorösen Gefäßen entsprechen; Glomustumoren führen zu einer Verlagerung der A. carotis interna nach ventral (SOM et al. 1988a; VOGL et al. 1988a). Zuletzt sind noch Metastasen anderer Tumoren zu nennen (Mamma-, Bronchial-, Schilddrüsenkarzinom, Hypernephrom, Melanom, Plasmozytom u. a.), die entweder das Weichteilgewebe oder aber die Knochen der NNH und des Gesichtsschädels betreffen.

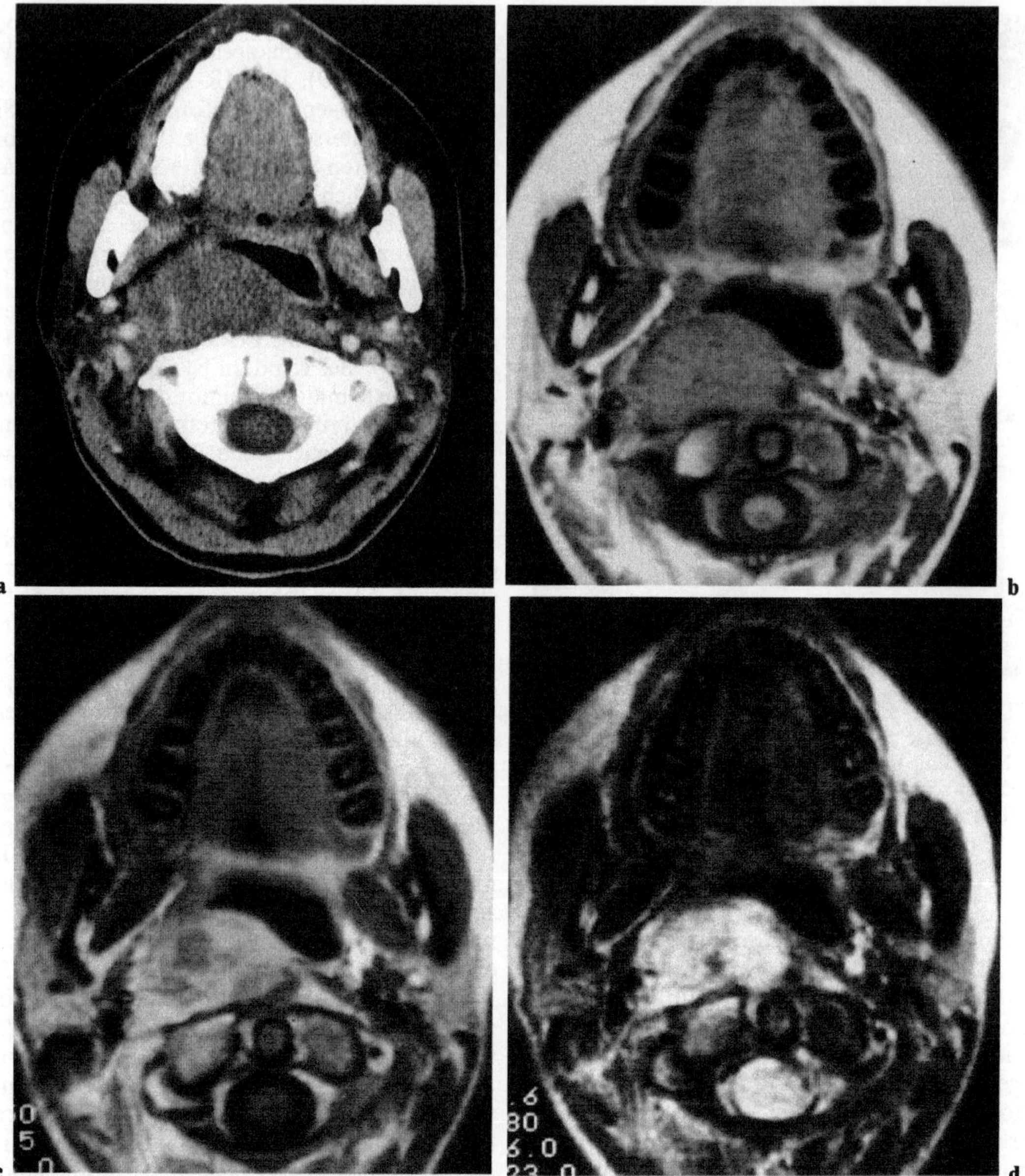

Abb. 24a–d. Rhabdomyosarkom. **a** CT-Bild. Homogene Raumforderung ohne nennenswertes Enhancement nach Kontrastmittel. Eine eindeutige Abgrenzung zur Muskulatur ist nicht möglich. **b** T1-gewichtetes Spinechobild. Mittlere homogene Signalintensität; die Abgrenzung zur Umgebung ist besser möglich als im CT-Bild. **c** T1-gewichtetes Spinechobild nach Gadolinium-DTPA. Nach Gadolinium-DTPA deutlich Inhomogenitäten des Tumors. Die Abgrenzbarkeit des Tumors ist besser als im nativen Bild. **d** T2-gewichtetes Spinechobild. Bester Tumorkontrast im T2-gewichteten Bild bei allerdings schlechter Bildqualität. Der Tumor hat eine sehr hohe Signalintensität mit Inhomogenitäten

4.2.2 Differentialdiagnosen zu Tumoren

Im Bereich der Nasennebenhöhlen sind die Sinusitis und die Mukozele die wichtigsten benignen Differentialdiagnosen zu malignen Tumoren. Die einfache akute Sinusitis imponiert im CT-Bild als hypodense Verschattung der NNH (Abb. 26a) (Carter 1988; Lloyd 1988; Lloyd et al. 1987; Silver et al. 1987; Som et al. 1986), im T2-gewichteten SE-Bild zeigt sie charakteristisch sehr hohe, homogene Signalintensitäten (Abb. 26c). Am häufigsten sind neben den Kieferhöhlen die Siebbeinzellen betroffen, wobei diese Manifestationen oft erst im CT-Bild gesehen werden; die CT hat deshalb eine zunehmende Bedeutung bei der Sinusitisdiagnostik (Zinreich et al. 1987). Komplikationen sind die Osteomyelitis, der frontale Hirnabszeß

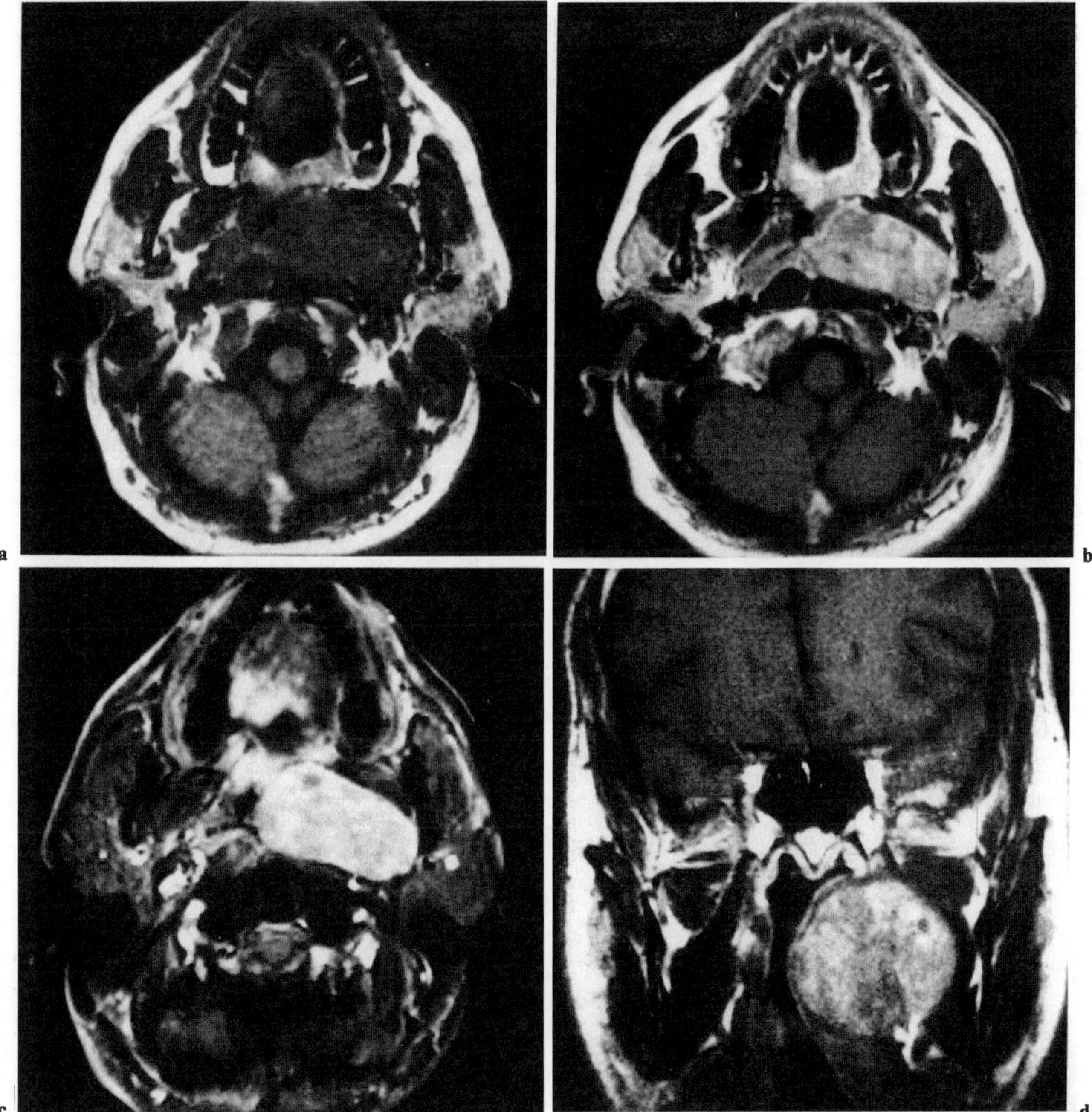

Abb. 25a–d. Pleomorphes Adenom. **a** T1-gewichtetes Spinechobild. Signalarme Darstellung des Tumors mit schlechter Abgrenzbarkeit zur Umgebung. **b** T1-gewichtetes Spinechobild nach Gadolinium-DTPA. Deutliches Enhancement nach Gadolinium-DTPA mit Inhomogenitäten. Der Tumor wächst verdrängend im parapharyngealen Raum ohne Infiltration des Muskels. **c** Gradientenechobild (FISP) nach Gadolinium-DTPA. Hoch kontrastierte Darstellung des Tumors in sehr kurzer Meßzeit (41 s für 2 Schichten). **d** Koronares T1-gewichtetes Spinechobild nach Gd-DTPA. Gute Beurteilung der topographischen Verhältnisse im koronaren Bild. Der benigne Tumor hat eine Pseudokapsel und wächst rein verdrängend

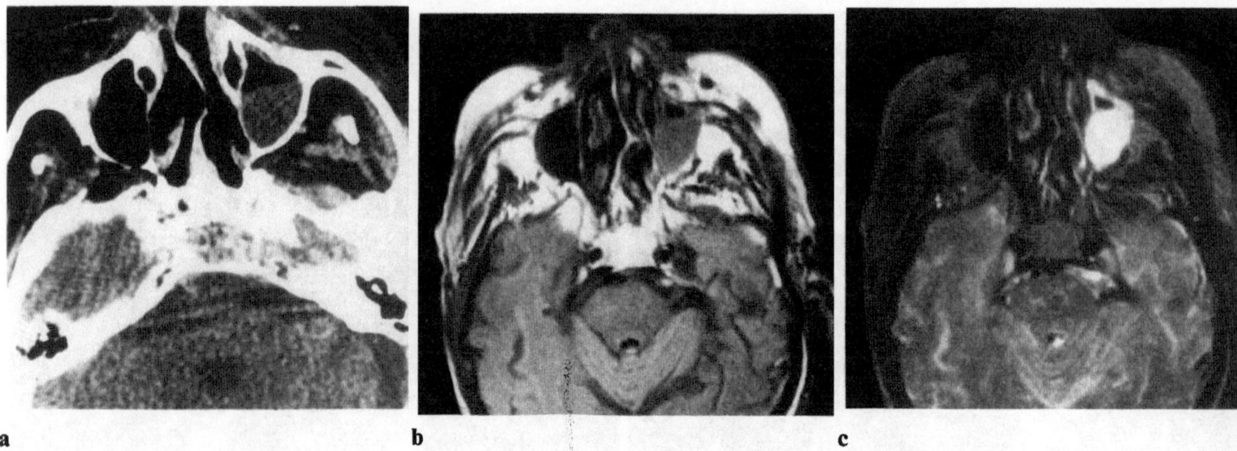

Abb. 26a–c. Einfache polypöse Sinusitis. **a** CT-Bild. Hypodense Raumforderung im Sinus maxillaris ohne Enhancement nach Kontrastmittel. **b** T1-gewichtetes Spinechobild. Signalarme Raumforderung im Sinus maxillaris. **c** T2-gewichtetes Spinechobild. Charakteristisch hohe Signalintensität im T2-gewichteten Bild

Abb. 27a, b. CT-Bild einer komplizierten Sinusitis. *1* Siebbeinzellen, *2* Nasenhöhle, *3* Kieferhöhle, *4* Orbita. **a** Ventrales semikoronares CT-Bild. Deutlicher Übergriff der entzündlichen Infiltration auf das orbitale Fettgewebe (*Pfeilspitzen*). Die knöchernen Septen der Siebbeinzellen und die Membrana papyracea zur Orbita hin sind sklerotisch verdickt. **b** Dorsales semikoronares CT-Bild. Hypodense Verschattung der Kieferhöhle mit sklerotischer Verdickung der Wandstrukturen und partiellen Arrosionen

oder der Überbegriff auf die Orbita in Form einer orbitale Zellulitis (Abb. 27a, b); diese Komplikationen sind Indikation für eine CT- oder MR-Untersuchung, die die Ausdehnung des Prozesses recht gut aufzeigt. Die zunehmend häufiger auftretende allergische Sinusitis geht meist mit einer gleichzeitigen Polyposis des Nasenhauptganges und der NNH einher (LLOYD 1988; WILSON 1978). Diese ödematösen Schleimhautpolypen sind im CT-Bild typischerweise hypodens und zeigen kein Enhancement nach Kontrastmittelgabe (PRICE et al. 1983; SILVER et al. 1987; SOM et al. 1986); im T2-gewichteten MR-Bild zeigen sie eine ausgeprägt hohe Signalintensität und sind so sicher von Malignomen zu unterscheiden (SOM et al. 1988b, 1989a, b). Schwieriger ist die differentialdiagnostische Abgrenzung der chronischen Sinusitis; sie zeichnet sich durch unregelmäßige Schleimhautverdichtungen im Kombination mit zystoiden und polypoiden Prozessen aus, mit reaktiven Skelettverände-

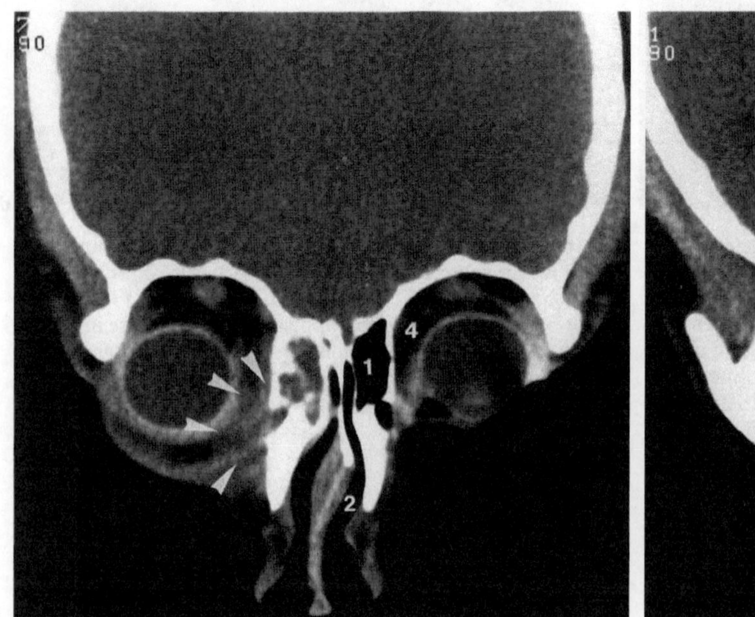

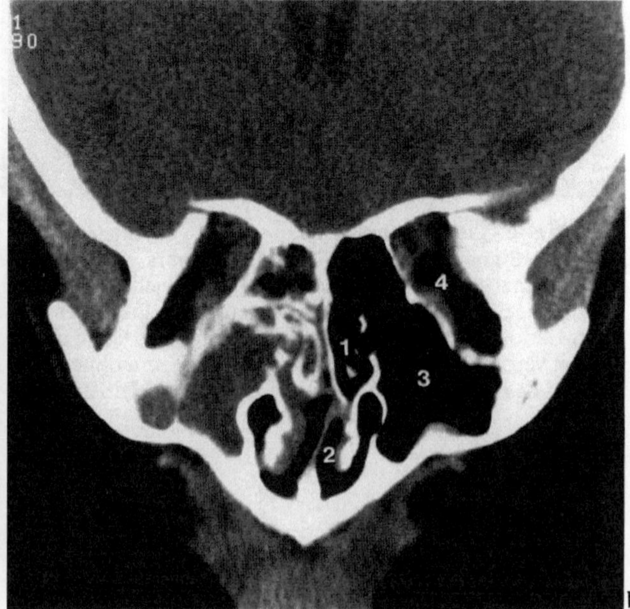

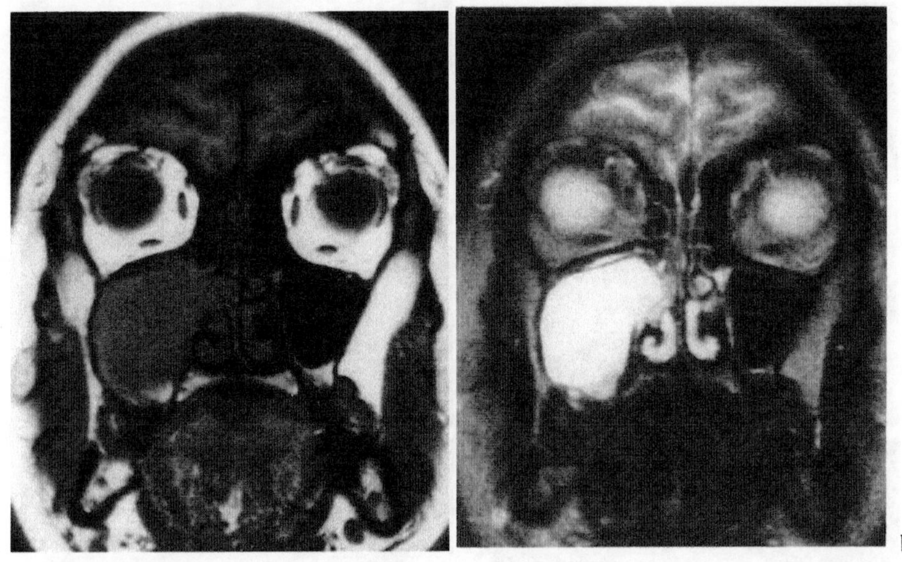

Abb. 28a, b. MR-Bilder einer homogenen Mukozele. **a** T1-gewichtetes Spinechobild. Homogene, signalarme, deutlich raumfordernde Verschattung der rechten Kieferhöhle. **b** T2-gewichtetes Spinechobild. Deutliche relative Signalzunahme (wie entzündete Schleimhaut) im T2-gewichteten Bild

rungen entweder im Sinne einer zirkumskripten Demineralisation oder osteosklerotischer Reaktion (SILVER et al. 1987). Die mykotische Sinusitis (Mukomykose, Aspergillose, Aktinomykose) ist von malignen NNH-Tumoren nicht zu unterscheiden, da sie sowohl als wanddestruierende als auch inhomogene Pseudotumoren imponieren, die zu Verkalkungen neigen; sie zeigen jedoch kein tumoräquivalentes KM-Enhancement (BILANIUK u. ZIMMERMAN 1983; BOHMAN et al. 1981; WEBER et al. 1978; SOM et al. 1986; ZINREICH et al. 1988); z. T. führen sie zu Sklerosen der Knochenwände. Der hohe Kalziumgehalt des entzündeten Gewebes soll dafür verantwortlich sein, daß das Gewebe im T2-gewichteten MR-Bild hypointens zur Darstellung kommt (ZINREICH et al. 1988). Mitteilungen (SOM et al. 1988b, 1989a, b), wonach eine Unterscheidung von malignen und benignen Raumforderungen der NNH durch die MR unproblematisch sind, basieren auf einem sehr kleinen Patientengut, das zudem nicht unter kontrollierten Meßbedingungen

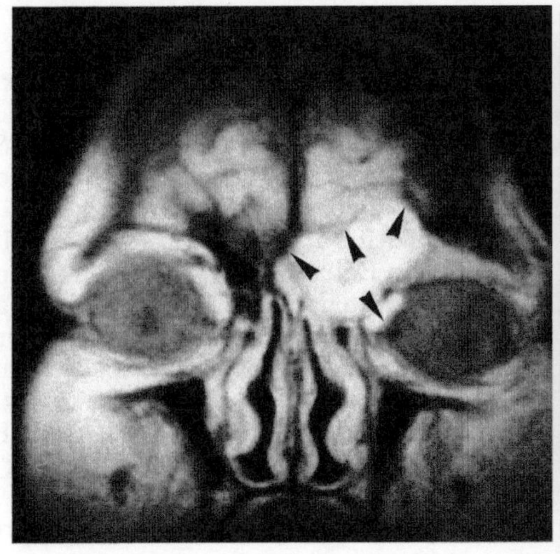

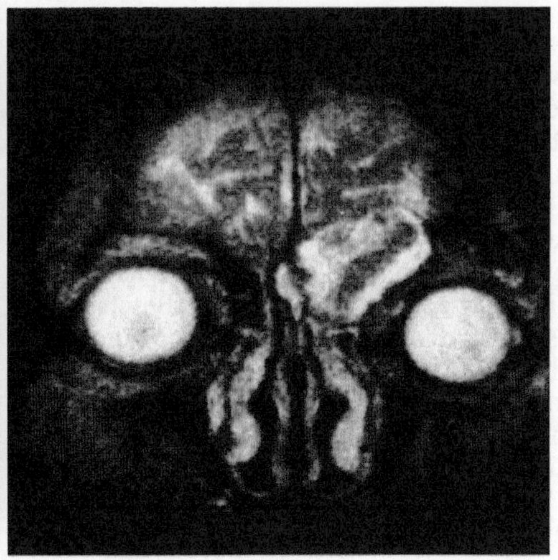

Abb. 29a, b. MR-Bilder einer heterogenen Mukozele. **a** rho-gewichtetes Spinechobild. Signalreiche Raumforderung der linken Stirnhöhle mit Knochendestruktion der Frontobasis und beginnendem Übergriff auf die Orbita (*Pfeilspitzen*). **b** T2-gewichtetes Spinechobild. Heterogenes Bild der Raumforderung, die von einem malignen Tumor nicht zu unterscheiden ist

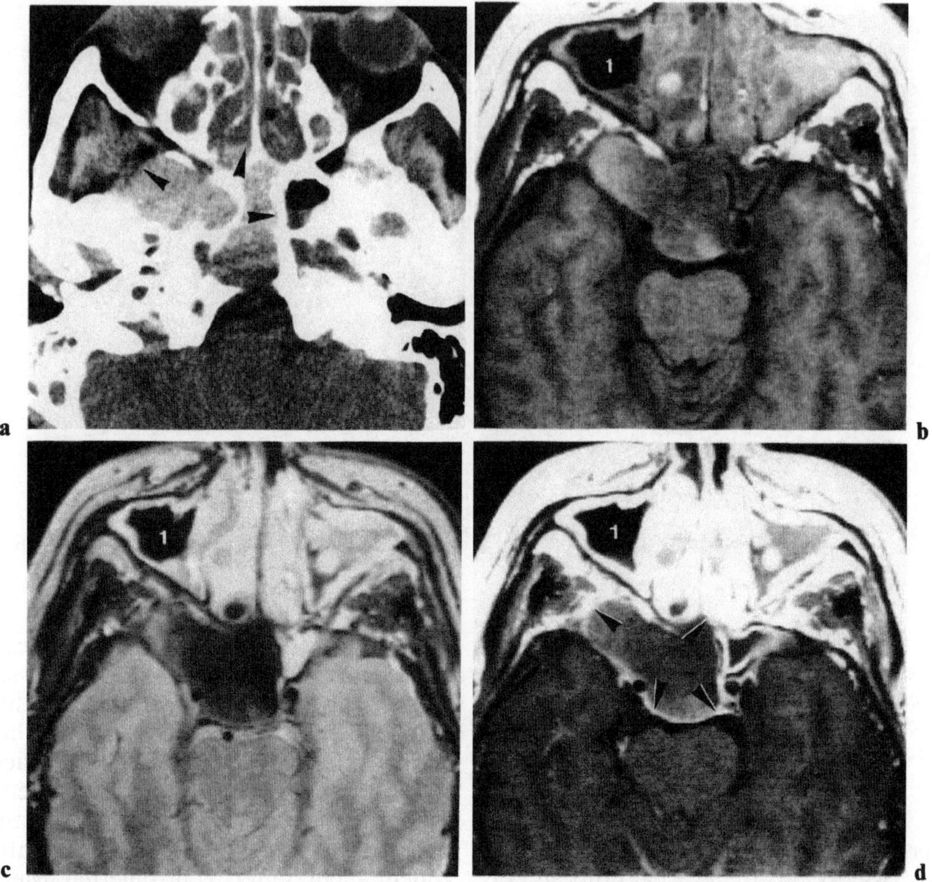

Abb. 30a–d. MR-Bilder einer komplexen Mukozele. *1* Kieferhöhle. **a** CT-Bild. Deutliche chronisch-entzündliche Infiltration der Siebbeinzellen mit auffälliger sklerotischer Verdickung der Knochensepten. Von der rechten Keilbeinhöhle ausgehende hyperdense Raumforderung mit Infiltration der mittleren Schädelbasis (*Pfeilspitzen*). Kein Enhancement der Raumforderung nach Kontrastmittelgabe. **b** T1-gewichtetes Spinechobild. Heterogene, chronisch-entzündliche Verschattung der Kieferhöhlen mit eingedicktem, signalintensivem Sekret. Die von der Keilbeinhöhle ausgehende Mukozele breitet sich raumfordernd im Bereich der mittleren Schädelbasis aus und führt rechts zu einer deutlichen Verlagerung der A. carotis interna. Zentrale Signalreduzierungen sind auf paramagnetische Eiseneinlagerungen nach Einblutung zurückzuführen, die Suszeptibilitätsartefakte verursachen. Die sklerotischen und destruktiven Knochenveränderungen werden in den MR-Bildern nicht deutlich. **c** T1-gewichtetes Spinechobild nach Gadolinium-DTPA. Deutliches Enhancement der entzündeten Schleimhaut der Kieferhöhlen und Siebbeinzellen nach Gadolinium-DTPA. Das Sekret in der linken Kieferhöhle und die Mukozele zeigen kein Enhancement. **d** T2-gewichtetes Spinechobild. Signalintensive Darstellung der entzündeten Schleimhäute, aber signalarme Darstellung der Mukozele (*Pfeilspitzen*)

untersucht wurde; entzündliche Veränderungen sollen sich hiernach durch ein inhomogenes Bild auszeichnen, je nach Flüssigkeitsgehalt des Sekrets, während maligne Raumforderungen im T1- und T2-gewichteten Bild geringe bis intermediäre Signalintensitäten zeigen sollen. Vor allem bei Mukozelen hängen die Signalintensitäten im MR-Bild und die Dichtewerte im CT-Bild ganz entscheidend von der Beschaffenheit und besonders dem Wassergehalt des Mukos ab; sie können homogen sein mit geringer Signalintensität im T1- und sehr hoher Signalintensität im T2-gewichteten SE-Bild (Abb. 28a, b) oder deutliche Inhomogenitäten im T2-gewichteten Bild aufweisen und knöcherne Strukturen destruieren (Abb. 29a, b); sie können im CT- und MR-Bild auch wie maligne Tumoren imponieren, mit Knochendestruktionen im Bereich der Schädelbasis und sehr hohen Dichtewerten (Abb. 30a) und mit eigentümlichen Signalauslöschungen im T2-gewichteten SE-Bild, die sich nur durch Eisen- oder Kalkeinlagerungen erklären lassen (Abb. 30c). Mukozelen zeigen weder im CT- noch im MR-Bild ein Enhancement nach Kontrastmittelgabe, während begleitende entzündliche Schleimhautschwellungen ein Enhancement im T1-gewichteten MR-Bild aufweisen (Abb. 30b, d) (Bilaniuk u. Zimmerman 1982; Digre et al. 1989; Hasso 1984; Herzog et al. 1985; Hesselink et al. 1979; Price et al. 1983; Som et al. 1986, 1989b; van Tassel et al 1989; Zanella et al. 1983). Differentialdiagnostisch von Tumoren abzugrenzen sind auch granulomatöse Erkrankungen

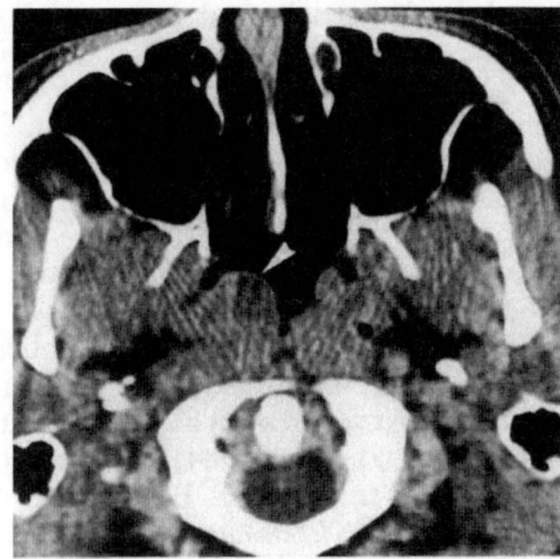

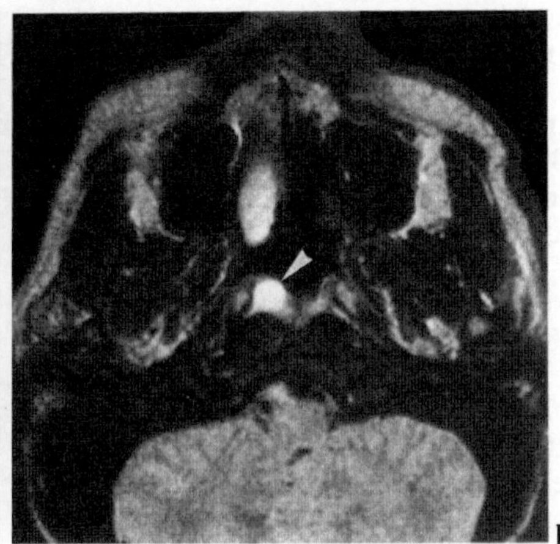

Abb. 31 a, b. Thornwald-Zyste. **a** CT-Bild. Die Zyste ist im CT-Bild nicht sicher abgrenzbar. Sie erscheint diskret hypodens. **b** T2-gewichtetes Spinechobild. Signalreiche Darstellung der Zyste (*Pfeilspitze*)

der NNH wie der M. Wegener, das Mittelliniengranulom und die Sarkoidose; im Zusammenhang mit diessen Erkrankungen können auch osteosklerotische Veränderungen oder Usuren der Nasennebenhöhlenwandungen auftreten, so daß die Erkrankung nur im Zusammenhang mit dem Alter des Patienten und in Kenntnis des Lungenbefundes gedeutet werden kann (LLOYD 1988; MÖDDER et al. 1985; PALING et al. 1985). CT und MR können zwar die Ausdehnung des Prozesses nachweisen, eine Artdiagnose ist zumeist nicht möglich. Die gelingt allenfalls beim Cholesterolgranulom, das aufgrund der kurzen T1-Relaxationszeit bereits im T1-gewichteten MR-Bild mit sehr hoher Signalintensität imponiert (LLOYD 1988). Eher als symptomloser Nebenbefund wird gelegentlich eine Retentionszyste der pharyngealen Bursa (Thornwaldt-Zyste) gefunden, die computertomographische als iso- bis hypodense Struktur schwer abgrenzbar ist (Abb. 31 a), im T2-gewichteten MR-Bild aufgrund der langen T1- und T2-Relaxationszeiten aber ein intensives Signal zeigt (Abb. 31 b).

5 Vergleich von Klinik, CT und MR

Generell muß betont werden, daß weder die CT noch die MR in der Lage sind, die Dignität oder gar die Histologie einer Raumforderung zu bestimmen. Beide Methoden geben aber durch Dichtewerte bzw. Signalintensitäten (bei unterschiedlichen Sequenzen), durch Struktur, Kontrastmittelaufnahme, Verkalkungen und Ausbreitungsweg (mit und ohne Knochendestruktion) wichtige Hinweise auf die Art der Läsion. Entscheidend ist die Möglichkeit beider Methoden, die Ausdehnung einer Läsion in die Umgebung mit großer Sicherheit aufzuzeigen, was für die Prognose des Patienten und für die Therapie von größter Wichtigkeit ist.

Die Computertomographie (CT) mit Kontrastmittel hat sich bei der Diagnose von NNH- und Nasopharynx-Tumoren inzwischen bewährt; sie profitiert von ihrer Potenz, sowohl Weichteilgewebe als auch Knochen überlagerungsfrei und maßstabsgetreu darstellen zu können, was für die Diagnose der Ausbreitung des Tumors in Richtung Siebbeinzellen, Orbita und Schädelbasis von entscheidender Bedeutung ist; auch Tumorausbreitungen in die Fossa infratemporalis, in die Fossa pterygopalatina und in den parapharyngealen Raum werden sicher erkannt (BILANIUK u. ZIMMERMAN 1982; BRANT-ZAWADZKI et al. 1982; FORBES et al. 1978; GRABER et al. 1986; HASSO 1984; HESSELINK et al. 1978b; JING et al. 1978; KONDO et al. 1982; LUND et al. 1983; PARSONS u. HODSON 1979; MANCUSO et al. 1980b; MÖDDER et al. 1979; PALING et al. 1987; SILVER et al. 1983b). Nach eigenen Ergebnissen wurden durch klinische Methoden (Inspektion, Palpation, Endoskopie) nur 51% der Tumoren dem richtigen T-Stadium zugeordnet; in 49% kam es zu einem Understaging. Computertomographisch war die Stadieneinteilung in 79% der Fälle korrekt, in 16% wurde der Tumor fälschlich einem niederen, in 5% der Fälle einem höheren Stadium zugeordnet. Bei kleinen Tumoren (Stadium T1 und T2) war die Klinik mit 80% gegenüber der CT (60%) im Vorteil; bei den größeren Tumoren der Stadien T3 und T4, die mit einem Anteil von über 70% wesentlich häufiger waren, betrug die stadienbezogene Sensitivität der Klinik lediglich 41%, die der CT 85%. Die kombiniert nach dem klinischen und dem CT-Befund durchgeführte Stadieneinteilung (unter Annahme des jeweils höheren Stadiums aus beiden Befunden) erbrachte in 90% ein korrektes Ergebnis (5% wurden über-, 5% unterschätzt). Klinische Methoden und CT ergänzen sich somit komplementär. Nachteil der CT ist der oft trotz Kontrastmittelgabe geringe Weichteilkontrast zwischen Tumor,

Muskel und Schleimhaut, der eine Diagnose kleiner Nasopharynxtumoren erschwert. Aufhärtungsartefakte durch die sehr dichten Knochen der Schädelbasis und durch Zähne oder Zahnfüllungen beeinträchtigen die Bildgebung oft empfindlich.

Die Kernspintomographie (MR) als neueste bildgebende Methode profitiert von ihrem guten Gewebekontrast, bereits ohne Anwendung eines Kontrastmittels (DILLON et al. 1984; FÜRST et al. 1988; LENZ u. FROMMHOLD 1985; LINDEMANN et al. 1986; MEES et al. 1985; MÖDDER et al. 1985, 1987; VOGL et al. 1987, 1989; VOGL 1987). Artefakte durch Knochen kommen nicht vor, Artefakte durch Zahnfüllungen nur ausnahmsweise; sie sind dann als Auslöschungsartefakte (Suszeptibilitätsartefakt) nur in einem Abschnitt des Bildes relevant. Im Bereich der Nasennebenhöhlen bringt der Einsatz der Kernspintomographie keinen wesentlichen Fortschritt. Entscheidend ist in dieser Region die Beurteilung der knöchernen Strukturen, die durch die MR nur in fortgeschrittenen Fällen gelingt, durch die CT aber exzellent möglich ist (DIGRE et al. 1989; LINDEMANN et al. 1986; MÖDDER et al. 1985, 1987; PALING et al. 1987; VOGL 1987). Hinzu kommt ein zur Zeit noch geringeres örtliches Auflösungsvermögen der MR, eine Einschränkung, die sich bei komplexen Strukturen bemerkbar macht. Auch Verkalkungen in tumorösen Prozessen grenzen sich im MR-Bild nicht so gut ab wie im CT-Bild, so daß ihre Existenz oder ihr Fehlen nicht zur Artdiagnose herangezogen werden können. Die CT ist und bleibt hier die Methode der Wahl. Trotz der multiplanaren Darstellungsmöglichkeit ergibt sich bei Prozessen der Nasennebenhöhlen nur in Ausnahmefällen eine Indikation für die MR-Untersuchung (LINDEMANN et al. 1986; MÖDDER et al. 1985, 1987). Ganz im Gegensatz hierzu leistet die Kernspintomographie im Bereich des Nasopharynx einen wesentlichen Beitrag zu einer verbesserten Diagnostik (DILLON et al. 1984; FÜRST et al. 1988; LENZ u. FROMMHOLD 1985; LENZ 1987a; LINDEMANN et al. 1986; VOGL 1987; VOGL et al. 1987, 1989). Entscheidend ist der exzellente Gewebekontrast, der die MR zu einer hochsensitiven, der CT eindeutig überlegenen Methode macht. Die Abgrenzung maligner Tumoren gegen Fettgewebe gelingt bei den CT- und MR-Untersuchungen gleichermaßen gut, wobei T1-gewichtete SE-Bilder allen anderen Sequenzen überlegen sind; an zweiter Stelle rangieren rho-gewichtete SE-Bilder; nach Kontrastmittelgabe wird der Tumor/Fett-Kontrast bei allen Spinecho-Bildern schlechter, während er bei der FISP- oder FLASH-Sequenz im Vergleich zur nativen Untersuchung besser wird. Die Abgrenzung maligner Tumoren gegen umgebende Muskulatur und Schleimhaut ist kernspintomographisch besser möglich als durch CT. Unter den nativen MR-Sequenzen kommt der T2-gewichteten SE-Sequenz bei der Tumorerkennung und -abgrenzung gegen Muskulatur die größte Bedeutung zu, gefolgt vom rho-gewichteten SE-Bild. Nach Gadolinium-DTPA-Gabe ist die Tumorerkennung (auch im Vergleich zu den nativen Untersuchungen) am besten durch die FISP- oder FLASH-Sequenz möglich, während die topographische Zuordnung des Tumors zur Umgebung am besten im T1-betonten SE-Bild gelingt. Im Nachweis von Knochendestruktionen ist die CT der MR überlegen. Ein großer Vorteil der MR ist die Möglichkeit, koronare und auch sagittale Schnittbilder anfertigen zu können, ohne daß der Patient hierzu umgelagert werden muß. Dies erlaubt in vielen Fällen einen besseren Überblick über die kraniokaudale Tumorausdehnung in die Schädelbasis und eine bessere Einsicht in den parapharyngealen Raum (DILLON et al. 1984; LENZ u. FROMMHOLD 1985; LINDEMANN et al. 1986; LLOYD et al. 1987; MÖDDER et al. 1985, 1987; PALING et al. 1987).

Insgesamt gilt die CT nach der klinischen Untersuchung weiter als bildgebende Methode der ersten Wahl, besonders bei der Diagnostik von NNH-Tumoren. Sie ist besser verfügbar und deutlich schneller als die MR; die komplette CT-Untersuchung mit Lymphknotenstaging dauert lediglich 30 min, bei modernen Hochleistungs-Scannern weniger als 10 min, während die MR-Untersuchung zur Zeit noch einen Aufwand von mindestens 60 min nur für die Nasopharynxregion bedeutet; in 10% der Fälle sind die MR-Bilder wegen Bewegungsartefakten (fehlende Compliance des Patienten) nicht verwertbar. Die CT-Untersuchung geht der MR-Diagnostik in jedem Fall voraus; in 80% der Fälle ist sie ausreichend. Die MR ist vor allem indiziert bei sehr kleinen Tumoren des Nasopharynx, die der CT wegen des geringen Dichteunterschieds entgehen, und bei sehr ausgedehnten Prozessen, bei denen die kraniokaudale Tumorausdehnung computertomographisch nicht sicher zu klären ist. Konventionelle Röntgenaufnahmen haben bei der initialen Diagnostik der Nasennebenhöhlen noch ihre Berechtigung. Die konventionelle Tomographie hingegen ist obsolet; sie wiegt den Diagnostiker bei negativem Befund in falscher Sicherheit und kann bei positivem Befund die Gesamtausdehnung des Prozesses nicht erfassen; zudem bedeutet sie bei eingeschränkter Aussagekraft eine deutliche Strahlenbelastung.

Literatur

Appel W, Schulte-Mattler K, Uhlenbrock D (1983) Invertiertes Papillom der Nase und Nasennebenhöhlen. Fortschr Röntgenstr 138:322–330

Bähren W, Haase S, Wierschin W, Lenz M (1982) Wertigkeit der Computertomographie bei der Diagnostik von bösartigen Tumoren der Mundhöhle und ihrer regionären Metastasierung. Fortschr Röntgenstr 136:525–530

Batsakis J (1979) Tumors of the head and neck: clinical and pathological considerations. Williams & Wilkins, Baltimore

Bilaniuk L, Zimmerman R (1982) Computed tomography in evaluation of the paranasal sinuses. Radiol Clin North Am 20:52–66

Bohman L, Mancuso A, Thomason J, Hanafee W (1981) CT approach to benign nasopharyngeal masses. AJR 136:173–180

Brant-Zawadzki M, Minagi H, Federle M, Rowe L (1982) High resolution CT with image reformation in maxillofacial pathology. AJR 138:477–483

Carter B (1988) Paranasal sinuses, nasal cavity, pterygoid fossa, nasopharynx, and infratemporal fossa. In: Valvassori G, Buckingham R, Carter B, Hanafee W, Mafee M (eds) Head and neck imaging. Thieme, Stuttgart New York

Conley J (1979) Concepts in head and neck surgery. Thieme, Stuttgart

Crooks L, Arakawa M, Hoenninger J, Watts J, McCarten B, Sheldon P, Kaufman L, Mills C, Davis P, Margulis A (1983) High resolution NMR imaging. Radiology 150:163–171

Curtin H (1987) Separation of the masticator space from the parapharyngeal space. Radiology 163:195–204

Daniels D, Rauschning W, Lovas J, Williams A, Haughton V (1983) Pterygopalatine fossa: computed tomographic studies. Radiology 149:511–516

Dickinson R (1981) Nasopharyngeal carcinoma: an evaluation of 209 patients. Laryngoscope 91:333–354

Digre K, Maxner C, Crawford S, Yu W (1989) Significance of CT and MR findings in sphenoid sinus disease. AJNR 10:603–606

Dillon W, Mills C, Kjos B, de Groot J, Brant-Zawadzki M (1984) Magnetic resonance of the nasopharynx. Radiology 152:731–738

Dodd G, Dolan, P, Ballantyne A, Ibanez M, Chau T (1970) The dissemination of tumors of the head and neck via cranial nerves. Radiol Clin North Am 8:445–461

Duckert L, Carley R, Hilger J (1978) Computerized axial tomography in the preoperative evaluation of an angiofibroma. Laryngoscope 88:613–618

Fletcher G (1980) Textbook of radiotherapy. Lea & Febinger, Philadelphia

Forbes W, Fawcitt R, Isherwood I, Webb R, Farrington T (1978) Computed tomography in the diagnosis of the paranasal sinuses. Clin Radiol 29:501–511

Fürst G, Zamboglou N, Greven C, Kahn T, Mödder U (1988) Kontrastmitteleinsatz in der Kernspintomographie von Kopf-Halstumoren. Fortschr Röntgenstr 149:489–495

Graber H, Zaunbauer W, Haertel M (1986) Zur computertomographischen Diagnose und Differentialdiagnose maligner Nasennebenhöhlentumoren. Fortschr Röntgenstr 144:405–412

Grodd W, Lenz M, Baumann R, Schroth G (1984) Kernspintomographische Untersuchungen des Gesichtsschädels. Fortschr Röntgenstr 141:517–524

Hagemann J, Witt C, Jend-Rossmann I, Hörmann C, Jend H, Bücheler E (1983) Wertigkeit der Computertomographie bei Tumoren des Epi- und Oropharynx. Fortschr Röntgenstr 139:373–378

Harnsberger H, Bragg D, Osborn A, Smoker W, Dillon W, Davis R, Stevens M, Hill D (1987) Non-Hodgkin's lymphoma of the head and neck: CT evaluation of nodal and extranodal sites. AJR 149:785–791

Hasso A (1984) CT of tumors and tumor-like conditions of the paranasal sinuses. Radiol Clin North Am 22:119–130

Hauenstein H, Mödder U, Pape H, Friedmann G (1978) Computer-tomographische Untersuchungen bei Tumoren im Mund-Kiefer-Gesichtsbereich. Dtsch Z Mund-Kiefer-Gesichtschir 2:23–29

Herzog M, Beyer D, Zanella F (1985) Differentialdiagnose zystischer und zystenähnlicher Läsionen der Kiefer. Fortschr Röntgenstr 143:159–165

Hesselink J, New P, Davies R, Weber A, Roberson G, Taveras J (1978a) Computed tomography of the paranasal sinuses and face: Part I: Normal anatomy. J Comput Assist Tomogr 2:559–567

Hesselink J, New P, Davies R, Weber A, Roberson G, Taveras J (1978b) Computed tomography of the paranasal sinuses and face: Part II: Pathological anatomy. J Comput Assist Tomogr 2:568–576

Hesselink J, Weber A, New P, Davies R, Roberson G, Taveras (1979) Evaluation of mucoceles of the paranasal sinuses with computed tomography. Radiology 133:397–400

Jackson R, Fitz-Hugh G, Constable W (1977) Malignant neoplasms of the nasal cavities and paranasal sinuses (a retrospective study). Laryngoscope 87:726–736

Jing B, Goepfert H, Klose L (1978) Computed tomography of paranasal sinus neoplasms. Laryngoscope 88:1485–1503

Khoo F, Kangasuntheram R, Chia K (1967) Variations of the lateral recesses of the nasopharynx. Arch Otolaryngol 86:456–462

Kondo M, Horiuchi M, Shiga H, Inuyama Y, Dokiya T, Takata Y, Yamashita S, Ido K, Ando Y, Iwata Y, Hashimoto S (1982) Computed tomography of malignant tumors of the nasal cavity and paranasal sinuses. Cancer 50:226–231

Lederman M (1961) Cancer of the nasopharynx. Its natural history and treatment. Thomas, Springfield

Lee Y, van Tassel P, Nauert C, North L, Jing B (1987) Lymphomas of the head and neck: CT findings at initial presentation. AJR 149:575–581

Lenz M (1986) Computertomographie der Halsregion. In: Pirschel J, Hübener K (Hrsg) Radiologische Diagnostik und Strahlentherapie maligner Lymphome. Thieme, Stuttgart

Lenz M (1987a) Neue bildgebende Verfahren im Oro- und Hypopharynx-Bereich. In: Sauer R, Schwab W (Hrsg) Kombinationstherapie der Oropharynx- und Hypopharaynxkarzinome. Urban & Schwarzenberg, München

Lenz M (1987b) Erkrankungen der Halsweichteile. In: Frommhold W, Dihlmann W, Stender H, Thurn P (Hrsg) Schinz, Radiologische Diagnostik, Bd I/1. Thieme, Stuttgart

Lenz M, Frommhold W (1985) MR results from investigation of head and neck tumors. Radiation Med 3:123–126

Lenz M, Bähren W, Haase S, Ranzinger G, Wierschin W (1983) Beitrag der Computertomographie zur Diagnostik maligner Tumoren der Mundhöhle, des Hypopharynx und des Larynx sowie ihrer regionären Lymphknotenmetastasen. Röntgenpraxis 36:333–349

Lenz M, König H, Sauter R, Schrader M (1985a) Kernspintomographie des Felsenbeins und Kleinhirnbrückenwinkels. Fortschr Röntgenstr 143:1–8

Lenz M, König H, Sauter R, Schrader M (1985b) Kernspintomographie bei Erkrankungen im Bereich des Felsenbeins. Fortschr Röntgenstr 143:623–634

Lenz M, Grodd W, Griebel J (1986a) Kernspintomographie der Halsregion. In: Pirschel J, Hübener K (Hrsg) Radiologische Diagnostik und Strahlentherapie maligner Lymphome. Thieme, Stuttgart

Lenz M, Sauter R, König H, Weber H, Requardt H (1986b) Hochauflösende Kernspintomographie mit Oberflächenspulen. Spulendesign und physikalische Grundlagen. Röntgenpraxis 39:81–96

Lenz M, Skalej M, Ozdoba C, Bongers H (1989a) Kernspintomographie der Mundhöhle, des Oropharynx und des Mundbodens: Vergleich mit der Computertomographie. Fortschr Röntgenstr 150:425–433

Lenz M, Bongers H, Ozdoba C, Skalej M (1989b) Klinische Wertigkeit der Computertomographie beim prätherapeutischen T-Staging von orofazialen Tumoren. Fortschr Röntgenstr 151:138–144

Lindemann J, Steinbrich W, Mödder U, Rose K (1986) Magnetische Resonanztomographie (MR) bei Tumoren des Gesichtsschädels und des Halsbereichs. HNO 34:241–247

Lloyd G (1988) Diagnostic imaging of the nose and paranasal sinuses. Springer, Berlin Heidelberg New York Tokyo

Lloyd G, Phelps P (1986a) Juvenile angiofibroma: imaging by magnetic resonance, CT and conventional techniques. Clin Otolaryngol 11:247–259

Lloyd G, Phelps P (1986b) The demonstration of tumours of the parapharyngeal space by magnetic resonance imaging. Br J Radiol 59:675–683

Lloyd G, Lund V, Phelps P, Howard D (1987) Magnetic resonance imaging in the evaluation of nose and paranasal sinus disease. Br J Radiol 60:957–968

Lohkamp F, Claussen C (1977) Die Bedeutung der Computertomographie für die TNM-Klassifikation der Gesichtsschädelmalignome im Bereich der Nasennebenhöhlen, des Nasopharynx und der Parotis. Laryngol Rhinol Otol 56:740–748

Lund V, Lloyd G (1984) Radiological changes associated with inverted papilloma of the nose and paranasal sinuses. Br J Radiol 57:455–461

Lund V, Howard D, Lloyd G (1983) CT evaluation of paranasal sinus tumors for craniofacial resection. Br J Radiol 56:439–446

Mancuso A, Hanafee W (1985) Computed tomography and magnetic resonance imaging of the head and neck. Williams & Wilkins, Baltimore

Mancuso A, Hanafee W, Winter J (1978) Extension of paranasal sinus tumors and inflammatory disease as evaluated by CT and pluridirectional tomography. Neuroradiology 16:449–453

Mancuso A, Bohman L, Hanafee W, Maxwell D (1980) Computed tomography of the nasopharynx. Normal and variants of normal. Radiology 137:113–121

Mees K, Vogl T, Bauer M (1985) MRI in diseases of head and neck – diagnostic possibilities. Laryngol Rhinol Otol 64:177–180

Million R, Cassisi N (1984) Nasopharynx. In: Management of head and neck cancer. A multidisciplinary approach. Lippincott, Philadelphia

Mödder U, Bertram G (1982) Computertomographie des Epipharynx und der Fossa pterygopalatina. Radiologe 22:266–271

Mödder U, Friedmann G, Grode A, Rose K (1979) Computertomographie des Gesichtschädels und des pharyngealen Raumes. Fortschr Röntgenstr 129:249–255

Mödder U, Steinbrich W, Heindel W (1985) Indikationen zur Kernspintomographie bei Tumoren des Gesichtsschädels und Halsbereiches. Digit Bilddiagn 5:55–60

Mödder U, Lenz M, Steinbrich W (1987) MRI of facial skeleton and parapharyngeal space. Eur J Radiol 7:6–10

Osborn A, Anderson R (1978) Direct sagittal computed tomographic scans of the face and paranasal sinuses. Radiology 129:81–87

Paling M, Roberts R, Fauci A (1985) Paranasal sinus obliteration in Wegener granulomatosis. Radiology 144:539–543

Paling M, Black W, Levine P, Cantrell R (1987) Tumor invasion of the anterior skull base: a comparison of MR and CT studies. J Comput Assist Tomogr 5:824–830

Parsons C, Hodson N (1979) Computed tomography of the paranasal sinus tumors. Radiology 132:641–645

Price H, Batnitzky S, Karlin C, Gilmore R (1983) Computed tomography of benign disease of the paranasal sinuses. Radiographics 3:107–140

Robinson J, Crawford S, Teresi L, Schiller V, Lufkin R, Harnsberger H, Dietrich R, Crim J, Duckwiler G, Spickler E, Hanafee W (1989) Extracranial lesions of the head and neck: preliminary experience with Gd-DTPA-enhanced MR imaging. Radiology 172:165–170

Scherer E (1980) Strahlentherapie. Springer, Berlin Heidelberg New York

Silver A, Maward M, Hilal S, Sane P, Ganti S (1983a) Computed tomography of the nasopharynx and related spaces. Part I: Anatomy. Radiology 147:725–731

Silver A, Maward M, Hilal S, Sane P, Ganti S (1983b) Computed tomography of the nasopharynx and related spaces. Part II: Pathology. Radiology 147:733–738

Silver A, Baredes S, Bello J, Blitzer A, Hilal S (1987) The opacified maxillary sinus: CT findings in chronic sinusitis and malignant tumors. Radiology 163:205–210

Som P, Biller H, Lawson W, Sacher M, Lanzièri C (1984) Parapharyngeal space masses: an update protocoll based upon 104 cases. Radiology 153:149–156

Som P, Lawson W, Biller H, Lanzièri C (1986) Ethmoidal sinus disease: CT evaluation in 400 cases. Part I: Nonsurgical patients. Radiology 159:591–597

Som P, Braun I, Shapiro M, Reede D, Curtin H, Zimmerman R (1987) Tumors of the parapharyngeal space and upper neck: MR imaging characteristics. Radiology 164:823–829

Som P, Sacher M, Stollman A, Biller H, Lawson W (1988a) Common tumors of the parapharyngeal space: refined imaging diagnosis. Radiology 169:81–85

Som P, Shapiro M, Biller H, Sasaki C, Lawson W (1988b) Sinonasal tumors and inflammatory tissues: differentiation with MR imaging. Radiology 167:803–808

Som P, Dillon W, Fullerton G, Zimmerman R (1989a) Chronically obstructed sinonasal secretions: observations on T1 and T2 shortening. Radiology 172:512–520

Som P, Dillon W, Sze G, Lidov M, Biller H, Lawson W (1989b) Benign and malignant sinonasal lesions with intracranial extension: differentiation with MR imaging. Radiology 172:763–766

Spiessl B, Scheibe O, Wagner G (1982) UICC (Union International Contre le Cancer), TNM-Atlas. Springer, Berlin Heidelberg New York

Spiro R, Huvos A, Strong E (1974) Adenoid cystic carcinoma of salivary origin. A clinicopathologic study of 242 cases. Am J Surg 128:512

Tassel P van, Lee Y, Jing B, Pena C de (1989) Mucoceles of the paranasal sinuses: MR imaging with CT correlation. AJNR 10:607–612

Vogl T (1987) Gesichtsschädel und Oropharynx. In: Lissner J, Seiderer M (Hrsg) Klinische Kernspintomographie. Enke, Stuttgart

Vogl T, Mees K, Grevers G (1987) Die diagnostische Wertigkeit der Kernspintomographie bei Raumforderungen des Pharynx. Laryngol Rhinol Otol 66:543–546

Vogl T, Bauer M, Schedel H, Brüning R, Mees K, Lissner J (1988a) Kernspintomographische Untersuchungen von Paragangliomen des Glomus caroticum und Glomus jugulare mit Gd-DTPA. Fortschr Röntgenstr 148:38–46

Vogl T, Brüning R, Greves G, Mees K, Bauer M, Lissner J (1988b) MR imaging of the oropharynx and tongue comparison of plain and Gd-DTPA studies. J Comput Assist Tomogr 12:427–433

Vogl T, Dresel S, Schedel H, Markl A, Greves G, Stelzer S, Lissner J (1989) KST des Nasopharynx mit Gd-DTPA: Wertigkeit und differentialdiagnostische Kriterien. Fortschr Röntgenstr 150:516–522

Weber A, Tadmor R, Davis K, Roberson G (1978) Malignant tumors of the sinuses. Radiologic evaluation including CT scanning, with clinical and pathologic correlations. Neuroradiology 16:443–448

Whyte A, Hourihan M (1989) The diagnosis of tumours involving the parapharyngeal space by computed tomography. Br J Radiol 62:526–531

Wilson M (1978) Chronic hypertrophic polypoid rhinosinusitis. Radiology 120:609–613

Zanella F, Mödder U, Friedmann G (1983) CT-Diagnostik der Mukozelen. Röntgenblätter 36:178–183

Zinreich S, Kennedy D, Rosenbaum A, Gayler B, Kumar A, Stammberger H (1987) Paranasal sinusitis: CT imaging requirements for endoscopic surgery. Radiology 163: 769–775

Zinreich S, Kennedy D, Malat J, Curtin H, Epstein J, Huff L, Kumar A, Johns M, Rosenbaum A (1988) Fungal sinusitis: diagnosis with CT and MR imaging. Radiology 169:439–444

Erkrankungen des Schläfenbeines

K.-H. G. MÜLLER, U. MÖDDER, K. SIEVERS, D. ULBRICHT und U. DIETRICH

INHALT

1 Einleitung

Die Befunderhebung in der Otologie gehört zu einem der schwierigsten Teilgebiete der Röntgendiagnostik. Daran hat auch der Einsatz der HR-Computertomographie, die millimeterdünne, überlagerungsfreie Aufnahmen mit hoher Detailauflösung erlaubt, nicht viel geändert. Die diagnostischen Schwierigkeiten haben ihre Ursache z. T. in dem komplizierten anatomischen Bau des Schläfenbeines, z. T. aber auch in der Variationsbreite der Pneumatisation des Felsenbeines. Die genauen Kenntnisse der anatomischen Varianten spielen bei Übersichtsaufnahmen des Schläfenbeines eine große Rolle. Es ist in manchen Fällen kaum festzustellen, ob eine anatomische Variante, eine Pneumatisationsstörung oder ein pathologischer Befund vorliegt. Die Kenntnis des klinischen Befundes ist deshalb für die Wertung der Röntgenaufnahmen des Schläfenbeines oft von ausschlagggebender Bedeutung. So sind im Kindesalter bis zum 5. Lebensjahr die einzelnen Zellbälkchen noch nicht vollkommen durchgebildet und die Pneumatisation noch nicht abgeschlossen. Tritt in dieser Altersstufe eine akute Otitis media auf, so ist auf Übersichtsaufnahmen die differentialdiagnostische Wertung des Fehlens von Knochenbälkchen – Folge einer Pneumatisationsstörung oder Folge einer Knochenzerstörung – ohne klinische Angaben nicht möglich.

Trotz der relativen Kleinheit des Schläfenbeines sind seine topographischen Beziehungen zum Gesamtschädel sehr ausgedehnt. Die Pars tympanica, Pars squamosa und Pars mastoidia bilden einen Teil der äußeren Schale des Gehirnschädels und seine Pars petrosa einen wichtigen Teil der Schädelbasis.

Zur röntgenologischen Darstellung dieser vielgestaltigen Hohlräume eignen sich wegen der zahlreichen Überlagerungen nur wenige der üblichen Schädelübersichtsaufnahmen. Aus der Vielzahl von speziellen Aufnahmerichtungen führt eine Auswahl zu den Standardaufnahmen. Die im deutschsprachigen Raum geläufigsten Aufnahmen nach SCHÜLLER, STENVERS, MAYER und CHAUSSE III geben einen guten Überblick über den größten Teil des pneumatisierten Systems des Warzenfortsatzes, der Pyramide, den Sulcus sinus sigmoidus, das Tegmen tympani, den Kuppelraum und das Labyrinth.

Die hochauflösende Computertomographie (HR-CT) hat heute weitgehend die konventionelle Filmtomographie mit mehrdimensionaler Verwischung abgelöst. Die CT wird eingesetzt zur Klärung komplexer Mißbildungen, zum Nachweis von Frakturen, in der Diagnostik der Cholesteatome und zur Klärung der Ausdehnung benigner und maligner Tumoren. Mit der Kernspintomographie können hervorragend Akustikusneurinome bzw. die Tumoren des Kleinhirnbrückenwinkels festgestellt werden.

2 Anatomie des Schläfenbeines

Das Schläfenbein (Os temporale) ist zwischen dem großen Keilbeinflügel und dem Os occipitale als Bestandteil der Schädelbasis eingefügt und steigt hier seitlich zur Schläfe auf. Das Os temporale besteht aus der Pars petrosa oder dem Felsenbein (Pyramide), der Pars tympanica (Os tympanicum) oder dem Paukenteil, der Pars squamosa oder der Schuppe, der Pars mostoidea oder dem Warzenteil und dem Processus styloideus oder dem Griffelfortsatz.

Die Pars petrosa, die dreikantige Pyramide ist zwischen Keilbein und Hinterhauptsbein so eingefügt, daß sie mit ihrer Längsachse mit der Mediansagittalebene einen nach dorsal offenen Winkel von durchschnittlich 45° bildet, wobei die Spitze des Felsenbeines nach ventral medial gegen die Sella turcica und die Basis nach dorsal-lateral gerichtet ist. Lateral des Apex der Pyramide findet sich an der Vorderfläche und Oberkante die Impressio trigemini für das Ganglion semilunare. Ungefähr in der Mitte der dorsalen Pyramidenfläche findet sich der Porus acusticus internus zum Meatus acusticus internus. Die Stelle, an der vordere und hintere Pyramidenfläche und seitliche Schädelwand zusammentreffen, wird als Cittelli-Winkel bezeichnet. Er bildet den äußersten Teil des Petrosuswinkels, der von der vorderen und hinteren Fläche der Basis der Pyramide gebildet wird.

Die Pars mastoidea bildet die direkte Fortsetzung der Pyramide. Sie geht nach kaudal in den aus der Schädelbasis herausragenden Prozessus mastoideus über. Sie begrenzt den äußeren Gehörgang dorsal.

Die Pars squamosa fügt sich mit ihrem ungefähr halbkreisförmig gestaltetem vertikal verlaufendem Teil in die seitliche Schädelwand ein. An der unteren Seite des Schläfenbeines findet sich die Gelenkgrube (Fossa mandibularis) für den Unterkiefer zwischen beiden Wurzeln des Jochbeinfortsatzes und der vorderen unteren Gehörgangswand, von der sie durch die Fissura pterygotympanica (Glasersche Spalte) getrennt ist. Die Pars tympanica, die beim Erwachsenen mit der Pyramide verschmolzen ist, liegt zwischen Pars mastoidea und Kiefergelenkspfanne. Der Processus styloideus entspringt etwas medial und ventral des Processus mastoideus und liegt dem Os tympanicum dorsal an. Vom inneren Aufbau des Schläfenbeines sollen die für den Radiologen wichtigsten Punkte zusammengefaßt werden. Ausführlicher sollte man sich in der Speziallliteratur informieren (PSENNER 1963; VALVASSORI u. BUCKINGHAM 1982; KÖSTER 1988).

Vom äußeren Ohr ist der knöcherne Anteil des äußeren Gehörganges von Interesse. Er ist ca. 16 mm lang, kreisrund oder oval, durchschnittlich 8–11 mm hoch und 5–8 mm breit. Am Übergang vom äußeren Ohr zum Mittelohr befindet sich das Trommelfell. Daran anschließend folgt die Paukenhöhle. Sie stellt einen von 6 Flächen begrenzten lufthaltigen Raum von 0,8 ccm dar, der zwischen äußerem Ohr und Labyrinth eingeschoben ist. Die engste Stelle zwischen Trommelfell und Promontorium mißt 2,5 mm. In der Pauke befindet sich die Gehörknöchelchenkette (Hammer, Amboß, Steigbügel). Der Hammergriff ist mit seiner Spitze mit dem Trommelfell verwachsen. Der Amboß bildet die Verbindung zwischen Hammer und Steigbügel, der mit seiner ovalen Fußplatte dem ovalen Fenster anliegt. Er bildet die Verbindung zum Labyrinth, das aus Vestibulum, Schnecke und Bogengängen besteht. Das Vestibulum steht mit der Kochlea und den drei dorsal von ihm gelegenen Bogengängen in Verbindung. Die drei Bogengänge (oberer, hinterer, äußerer) stehen in senkrechten Ebenen aufeinander. Der Schneckenkörper besteht aus 2,5 Windungen. Die Höhe des Körpers beträgt 4–4,25 mm, der Querdurchmesser basal 7–7,5 mm, die Spitzenwindung 3 mm. Der innere Gehörgang bildet den Anschluß an den Labyrinthblock nach medial. Er ist durch die Crista transversa in einen kleineren oberen und größeren unteren Abschnitt unterteilt. Die Dimensionen des inneren Gehörganges zeigen starke individuelle Schwankungen sowohl zwischen einzelnen Menschen als auch zwischen den beiden Seiten. Der Meatus acusticus internus liegt mit dem äußeren Gehörgang in der gleichen frontalen, koronalen Ebene. Der Canalis facialis beginnt am Foramen faciale am inneren Gehörgang. Er zieht zunächst quer zur oberen Pyramidenkante, dann zwischen Bogengängen und Schnecke nach lateral und biegt im Bereich des Ganglion geniculi nach dorsal um. Im weiteren Verlauf zieht er durch die mediale Paukenhöhlenwand. Der Kanal verläuft dann unterhalb des Aditus ad antrum weiter zum Foramen stylomastoideum, das dorsal des processus styloideus gelegen ist.

Im Schläfenbein, besonders im Warzenfortsatz findet sich ein System pneumatisierter Zellen (Abb. 1). Im Warzenfortsatz sehen wir vom Antrum ausgehend die Winkelzellen, die zwischen Groß- und Kleinhirndura nach hinten bis zum Sinus ziehen und häufig mit einer großen Zelle (Citelli-Zelle) enden. Daneben reichen unterhalb des Antrums bis zur Mastoidspitze

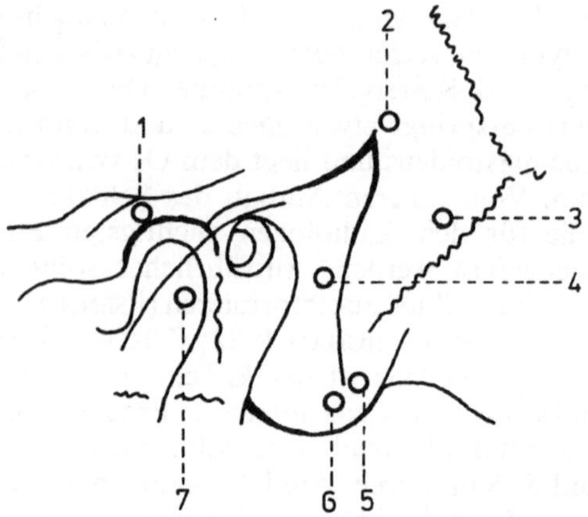

Abb. 1. Übersicht über das Zellsystem im Schläfenbein. (Nach LOEPP u. LORENZ 1971): *1* Zellen in der Zygomatikuswurzel bzw. im Prozessus zygomaticus, *2* Zellen im Petrosuswinkel zwischen Sinus petrosus superior und Sinus sigmoideus, *3* Marginalzellen, lateral vom Sinus (Emissarzellen), *4* Subantral bzw. retrofazial gelegene Zellen, *5* Peribuläre Zellen, *6* Terminalzellen der Warzenfortsatzspitze, *7* Peritubare Zellen

entlang der hinteren Gehörgangswand die Schwellenzellen. Sie können an den Nervus facialis heranreichen. Des weiteren finden sich Zellen im Trautmann-Raum (begrenzt von dorsal durch den Sinus, kranial von der Pyramidenkante und ventral vom lateralen Bogengang) und häufig retrosinöse Zellen. Pneumatische Zellen kommen in der hinteren Wurzel des Processus zygomaticus und perilabyrinthär vor. Die perilabyrinthären Zellen können sich bis zur Pyramidenspitze erstrecken. Es werden vier Zellzüge, von Pauke und Antrum ausgehend, unterschieden:

1. der hintere Zellzug, der vom unteren Antrum aus um und hinter dem hinteren Bogengang zieht, in der hinteren Pyramidenfläche weiter verläuft und bis zur Pyramidenspitze reichen kann;
2. der obere Zellzug, der vom Recessus epitympanicus über das Bogengangsmassiv zur Spitze zieht. Er ist der häufigste;
3. der untere Zellzug, der vom Hypotympanon unter das Labyrinthmassiv und von dort in die untere Wand des inneren Gehörganges zieht und eventuell bis zur Spitze weiterläuft;
4. der vordere Zellzug, der vom vorderen Teil des Paukenkellers ausgeht.

Der untere und vordere Zellzug können direkt ineinander übergehen. Selbstverständlich können sich alle vier Zellzüge vereinigen, die Folge davon ist in der Regel ein sehr ausgedehnt pneumatisiertes Felsenbein.

Die Kenntnis der Pneumatisation, die aus vielen kleinen Zellen oder einzelnen großen Zellen bestehen kann, ist bei den Standardaufnahmen von Bedeutung, da es leicht zu Verwechslungen mit Destruktionen kommen kann.

3 Röntgenaufnahmen des Schläfenbeines

3.1 Aufnahme des Schläfenbeines und Kiefergelenkes nach SCHÜLLER

Die Aufnahme nach SCHÜLLER (1905) läßt die Ausdehnung der lufthaltigen Zellen des Warzenfortsatzes nach dorsal zur Schläfenbeinschuppe erkennen. Die Warzenfortsatzspitze ist frei projiziert und der äußere Gehörgang, die Sinusrinne und das Tegmen kommen in ihrer räumlichen Zuordnung zueinander zur Darstellung.

Bei der Einstellung muß die Sagittalebene des Kopfes filmparallel stehen. Der Zentralstrahl läuft 25° kaudokranial geneigt zum äußeren Gehörgang der filmnahen Seite. Der Eintrittspunkt des Zentralstrahls liegt 2,5–3 cm oberhalb des Oberrandes der filmfernen Ohrmuschel. Die Ohrmuschel des anliegenden Ohres wird nach vorn umgebogen (Abb. 2a, b).

Die Indikationen zur Aufnahme nach SCHÜLLER sind: Ausschluß einer Beteiligung des lufthaltigen Zellsystems bei akuter Otitis, Feststellung der Ausdehnung des Zellsystems vor Operationen bei chronischer Otitis, Nachweis von Destruktionen des Zellsystems bei chronischer Otitis, Verdacht auf Fazialisneurinom, Destruktionen bei Tumoren, Traumafolgen am Felsenbein, im Gehörgang und Kieferköpfchenbereich. Bei Otitis externa necroticans, Kiefergelenksarthrose, Subluxation und Luxation.

3.2 Aufnahme des Felsenbeines nach STENVERS

Die sagittale Aufnahme des Felsenbeines nach STENVERS (1928) in dorsoanteriorer Richtung eignet sich zur Beurteilung des Labyrinthblockes mit den Bogengängen, der Kochlea, des inneren Gehörganges sowie der Pyramidenoberkante und Spitze.

Bei der Einstellung ist der Kopf der Filmebene so zugewandt, daß ihr Nasenspitze, oberer Orbitalrand und Jochbogen der zu untersuchenden Seite anliegen. Median- und Filmebene bilden einen Winkel von 45°. Der Zentralstrahl zieht von dorsal, kaudokranial mit einem Winkel von 12° 2 cm seitlich und unterhalb der Protuberantia occipitalis externa senkrecht auf die Längsachse der Pyramide (Abb. 3a, b).

Die Indikationen zur Aufnahme nach STENVERS sind: Akustikusneurinome und Neurinome des Nervus facialis und Nervus trigeminus, Fehlbildungen des Innenohres, perilabyrinthäre und Pyramidenspitzeneiterungen, ossäre Destruktionen infolge von Epipharynxkarzinom, Metastasen, Plasmozytom, Glomustumor, Meningiom, Felsenbeinquerfrakturen.

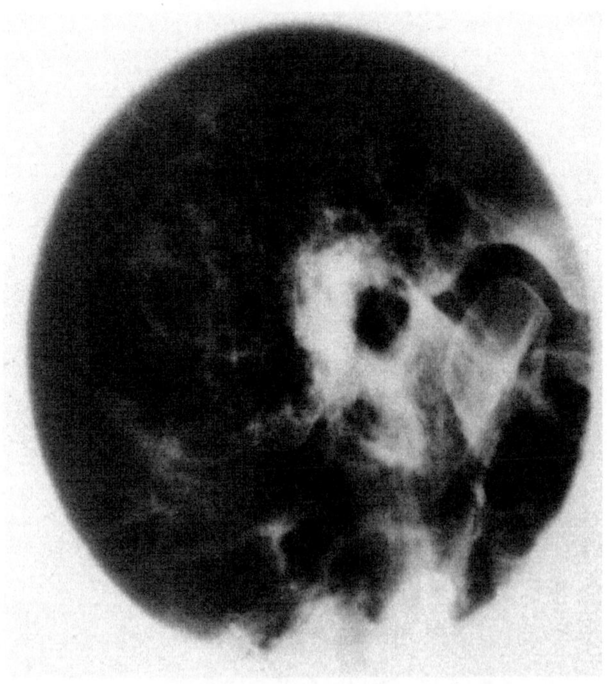

a

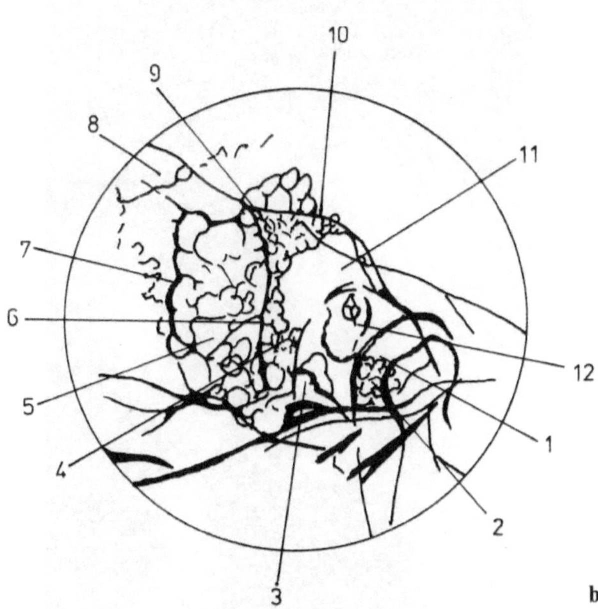

b

Abb. 2. a Aufnahme des Schläfenbeines nach SCHÜLLER. Ausgedehnte Pneumatisation des Mastoids mit stark ausgeprägten retrosinösen Zellen. **b** Schematische Darstellung der Standardaufnahme des Schläfenbeines nach SCHÜLLER. *1* Kiefergelenk, *2* Peritubare Zellen, *3* Foramen jugulare, *4* Retrofaziale Zellen, *5* Marginal- oder Emissarzellen, *6* hintere Grenze der Pyramide, *7* Grenze des pneumatischen Systems, *8* Sulcus sigmoideus, *9* Citelli-Zellen, *10* obere Grenze der Pyramide, *11* Paukenhöhle, *12* äußerer Gehörgang, Paukenhöhle, Basiswindung der Schnecke

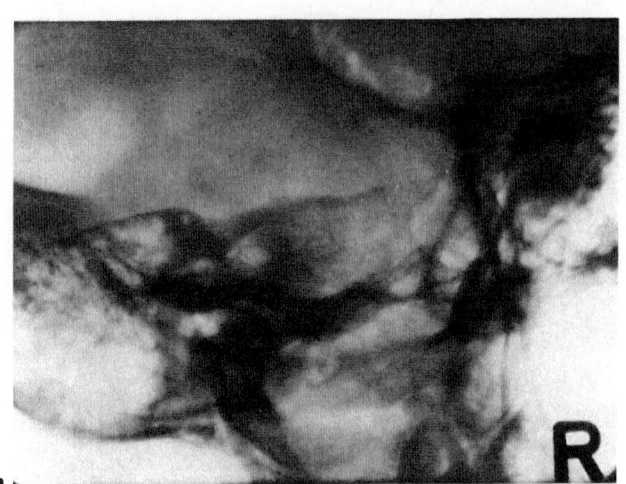

a

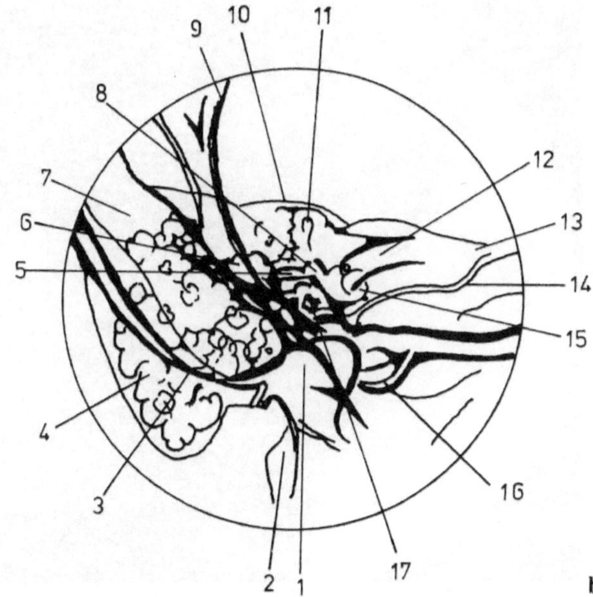

b

Abb. 3. a Aufnahme des Felsenbeines nach STENVERS. **b** Schematische Darstellung der Standardaufnahme des Felsenbeines nach STENVERS. *1* Kiefergelenk, *2* Strukturen der oberen Halswirbel, *3* seitliche Schädelwand, *4* Mastoid, *5* lateraler Bogengang, *6* Antrum mastoideum, *7* Sinus sigmoideus, *8* Vestibulum, *9* Crista sagittalis, *10* Pyramidenoberkante, *11* oberer Bogengang, *12* innerer Gehörgang, *13* Pyramidenspitze, *14* Clivus (Synchondrosis petrooccipitalis), *15* Schnecke, *16* Canalis hypoglossi, *17* Paukenhöhle

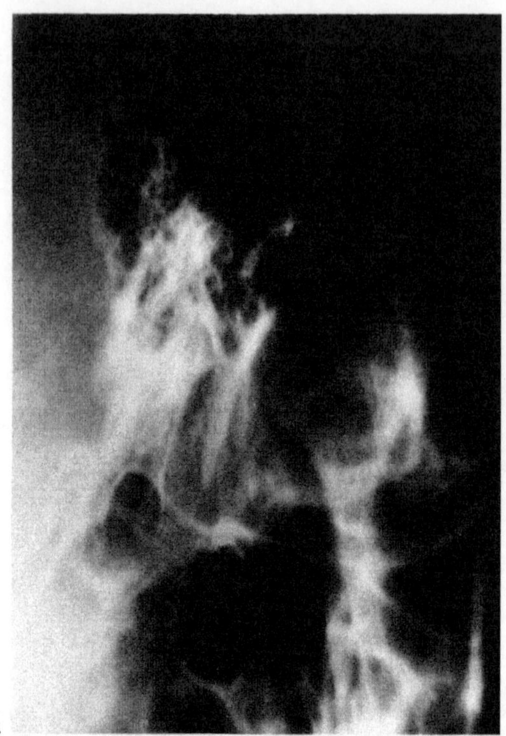

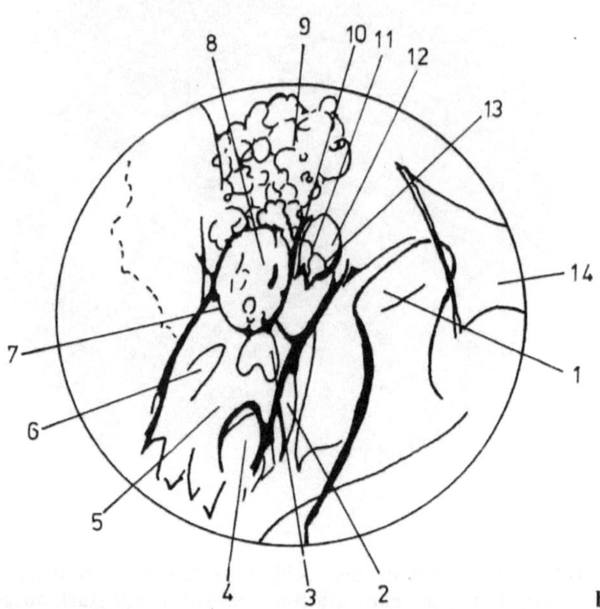

Abb. 4. a Aufnahme des Felsenbeines nach E. G. MAYER. **b** Schematische Darstellung der Aufnahme des Felsenbeines nach E. G. MAYER. *1* Kiefergelenk, *2* Prozessus styloideus, *3* Schnecke, *4* Canalis caroticus, *5* Pyramide, *6* innerer Gehörgang, *7* Warzenfortsatzspitze, *8* Labyrinthblock mit Bogengängen und Vestibulum, *9* oberer Teil des pneumatischen Systems, *10* Os tympanicum, *11* Ossikel (Hammerkopf), *12* Recessus epitympanicus der Paukenhöhle, *13* laterale Attikwand, *14* Processus zygomaticus

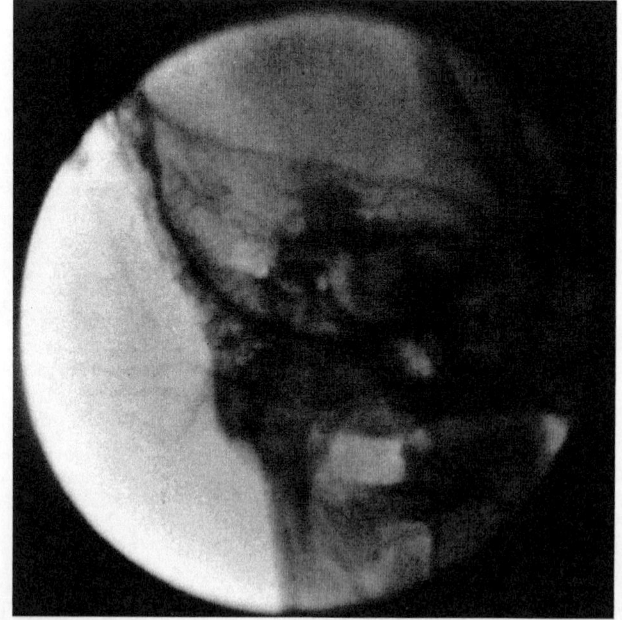

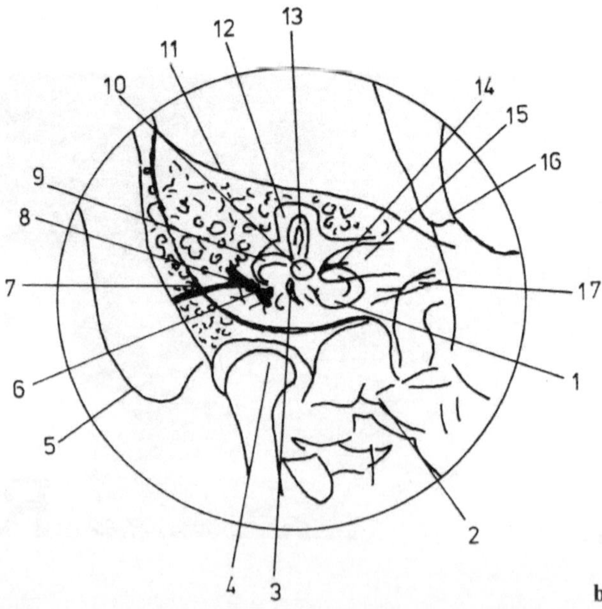

Abb. 5. a Aufnahme des Schläfenbeines nach CHAUSSE III. **b** Schematische Darstellung der Aufnahme des Schläfenbeines nach CHAUSSE III. *1* Schnecke, *2* Strukturen der oberen Halswirbel, *3* hinterer Bogengang, *4* Kiefergelenk, *5* laterale Grenze des Mastoids, *6* Ossikel, *7* innere Begrenzung des Os occipitale, *8* Attiksporn, *9* lateraler Bogengang, *10* Vestibulum, *11* Felsenbeindach, *12* Labyrinthblock, *13* oberer Bogengang, *14* Crista transversa, *15* innerer Gehörgang, *16* lateraler Orbitarand, *17* Sulcus petrosus inferior

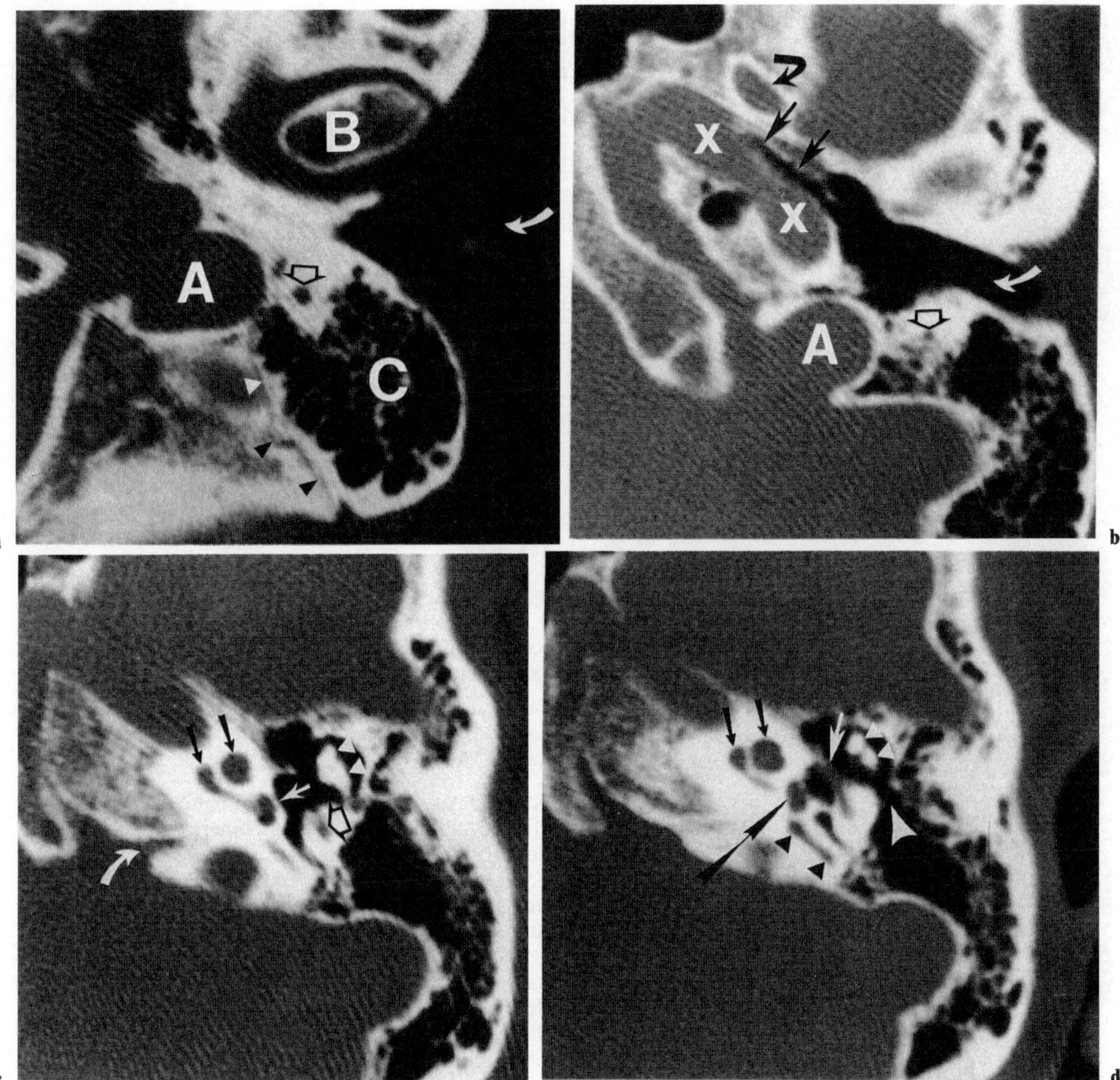

Abb. 6a–g. Normale Anatomie des Schläfenbeines in axialer Ebene im Computertomogramm. **a** *A* Foramen jugulare, *B* Kiefergelenk, *C* Mastoid, *Pfeilspitzen* Sutura occipitomastoidea, *gebogener Pfeil* Meatus acusticus externus, *offener Pfeil* Canalis nervus facialis (mastoidaler Anteil). **b** *A* Bulbus venae jugularis superior, Canalis caroticus, *schwarzer Pfeil* Tuba Eustachii, *gebogener schwarzer Pfeil* Foramen ovale, *gebogener weißer Pfeil* Meatus acusticus externus, ossärer Anteil. **c** *schwarze Pfeile* Kochlea, *weißer Pfeil* Stapes-Fußplatte, *obere und untere weiße Pfeilspitze* Malleus und Incus, *offener Pfeil* Canalis nervus facialis, mastoidaler Anteil, *weißer gebogener Pfeil* Aquaeductus cochleae. **d** *weißer Pfeil* Nervus facialis, tympanaler Anteil, *obere und untere weiße Pfeilspitze* Malleus und Incus, *Pfeilspitze* Antrum mastoideum, *schwarze Pfeile* Kochlea, *langer schwarzer Pfeil* Vestibulum, *schwarze Pfeilspitze* Canalis semicircularis posterior. **e** *gebogener weißer Pfeil* Ganglion geniculi, *schwarzer Pfeil* Durchtritt des Nervus cochlearis, *schwarze Pfeilspitze* Durchtritt des Nervus vestibularis, *oberer offener Pfeil* Canalis semicircularis lateralis, *unterer offener Pfeil* Canalis semicircularis posterior. **f** *schwarzer Pfeil* Nervus facialis (petrosaler Anteil), *schwarze Pfeilspitze* Meatus acusticus internus, *weißer Pfeil* Aquaeductus vestibuli. **g** *schwarze Pfeile* Canalis semicircularis anterior, *offene Pfeile* Canalis subarcuatus

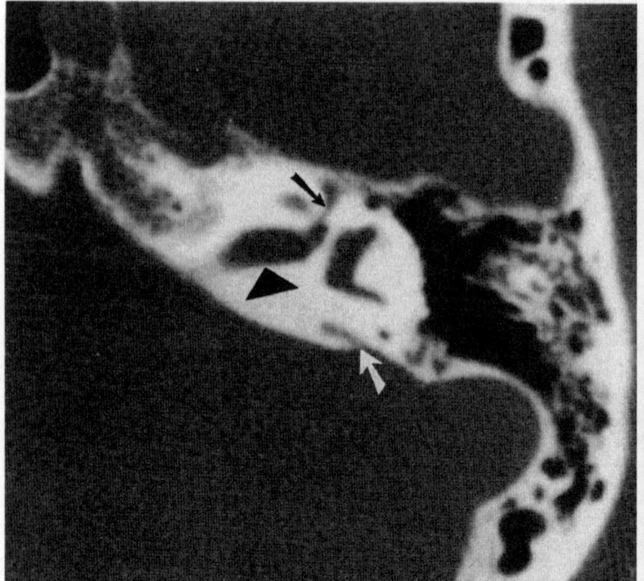

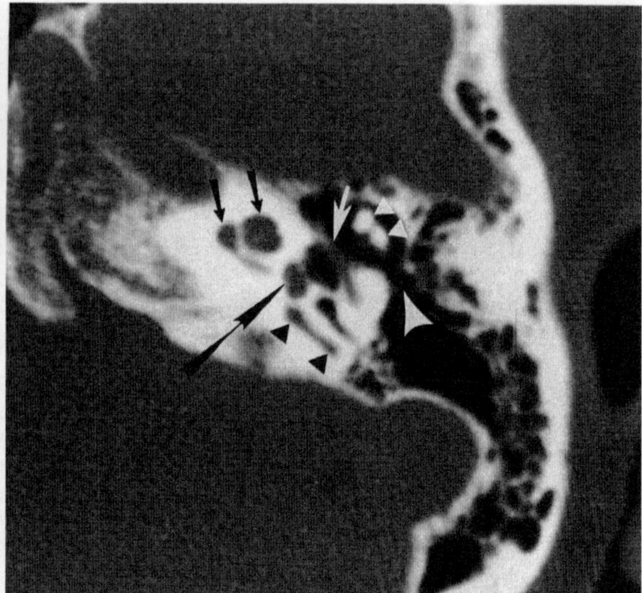

f

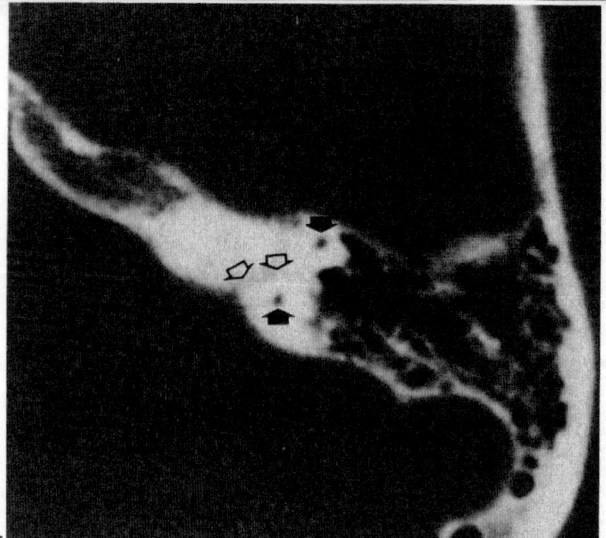

g

Abb. 6e–g

Chronische Entzündungsprozesse des Mittelohres, Restzellen nach Radikaloperationen, Gehörgangsexostosen, Felsenbeinlängsfrakturen.

3.3 Axiale Aufnahme des Felsenbeines nach E. G. Mayer

Bei der axialen Aufnahme des Felsenbeines nach Mayer (1930) sind das Antrum mit Aditus, der Kuppelraum der Paukenhöhle mit Hammer, Amboß und lateraler Attikwand, der äußere Gehörgang, der Karotiskanal und die Zellen des Mastoids gut zu übersehen.

Bei der Einstellung wird der Kopf so zur Filmebene gedreht, daß seine Medianebene mit einem Winkel von 45° zu ihr steht und Hinterhauptsfläche und Warzenfortsatz der zu untersuchenden Seite der Filmkassette anliegen. Der um 45° kaudal geneigte Zentralstrahl tritt an der Stirn-Haar-Grenze der gegenüberliegenden Seite in Richtung auf den filmnahen Gehörgang ein (Abb. 4a, b).

Die Indikationen zur axialen Felsenbeinaufnahme nach Mayer sind:

3.4 Halbsagittale Aufnahme des Schläfenbeines nach Chausse III

Auf der Aufnahme des Schläfenbeines nach Chausse III (1938) kommen außer dem inneren Gehörgang und den Innenohrräumen, der Aditus ad antrum, der Kuppelraum der Pauke mit den Gehörknöchelchen und häufig auch das ovale Fenster gut zur Darstellung.

Bei der Einstellung liegt das Hinterhaupt der Filmkassette an. Der Kopf ist 15° zum Gegenohr gedreht. Der Zentralstrahl tritt mit einem kraniokaudal gerichteten Winkel von 23° auf der Linie zwischen oberem und medialem Augenrand und Gehörgang tangential zur Fossa temporalis an deren Unterrand in die Pauke ein (Abb. 5a, b).

Die Indikationen zu halbsagittalen Schläfenbeinaufnahmen nach Chausse III sind:

Destruktionen des Labyrinthblockes, der Gehörknöchelchen und des Attikspornes bei Cholesteatomen, Pyramidenquerfrakturen.

3.5 Tomographie des Schläfenbeines

Bei der konventionellen Tomographie des Schläfenbeines hatte sich in den letzten Jahren die spiralförmige oder hypozykloidale Verwischung mehr und mehr durchgesetzt. Sie wurde bei komplexen Mißbildungen, im Rahmen der Tumordiagnostik, bei entzündungsbedingten Knochendestruktionen und im Zusammenhang mit schweren Verletzungen und unklaren Frakturen des Os temporale eingesetzt (FREY et al. 1989). Steht eine Hochauflösungs-Computertomographie nicht zur Verfügung, kann sie auch heute noch als geeignetes Verfahren für Erkrankungen des Labyrinthblockes einschließlich der Darstellung des Labyrinthfensters dienen. MÜNDNICH u. FREY (1959) und VIRAPONGSE et al. (1982b) empfehlen sechs Modifikationen in der Schichtebenenwahl zur jeweils optimalen, möglichst überlagerungsfreien Tomographie der Mittel- und Innenohrräume, des Gehörganges, des Warzenfortsatz-Antrums-Bereiches und des Fazialiskanals. Die letzten detaillierten Einführungen in die konventionelle Felsenbein-Tomographie stammen von REISNER u. GOSEPATH (1973) und VALVASSORI u. BUCKINGHAM (1982).

3.6 Hochauflösende Computertomographie des Schläfenbeines (HR-CT)

Die HR-CT bietet im Vergleich zur konventionellen Schichtuntersuchung drei wesentliche Vorteile.

1. Überlagerungsfreie Darstellung knöcherner Strukturen.
2. Deutlichere Abgrenzbarkeit und Differenzierbarkeit von Weichteilstrukturen.
3. Möglichkeit sekundärer Rekonstruktionen zusätzlicher Ebenen.

Neben der Möglichkeit 1–2 mm dünne Schichten anzufertigen gehört zu einem modernen Gerät ein Hochauflösungsknochenalgorithmus, der zu einer stärkeren Betonung von Randstrukturen bei starken Kontrastsprüngen führt. Für die meisten Fragestellungen ist die axiale Ebene ausreichend (MANCUSO u. HANAFEE 1985) (Abb. 6a–g). Bei Einsatz der Hochauflösungsalgorithmien beträgt die geometrische Auflösung ca. 0,5 mm. Lediglich bei Detailfragen wie der kompletten Darstellung des Aquäductus vestibuli oder des mastoidalen Anteils des Canalis facialis kann eine koronare Schnittführung notwendig werden. Voraussetzung für Rekonstruktionen in anderen Schnittebenen sind 1 mm breite bzw. überlappend gefahrene 1,5 oder 2 mm breite Schichten. Bei starker Pneumatisation sind dreidimensionale Rekonstruktionen, die zu einer weiteren Verbesserung der Anschaulichkeit der Schichtbilder führen kann, denkbar.

Die Linsenbelastung ist im Vergleich zur konventionellen hypozykloidalen Tomographie um den Faktor 2,7 bis 5,4 niedriger (FRITZ et al. 1987). Bei symmetrischer Lagerung des Kopfes kann eine ausreichende Diagnostik von Mittel- und Innenohr mit 15 bis 18 Schichten bei 1 mm Schichtbreite erreicht werden. In den allermeisten Fällen wird eine native Untersuchung ohne Einsatz von Kontrastmittel genügen. Eine Kontrastmittelapplikation in „Bolustechnik" kann gegebenenfalls zur Klärung reich vaskularisierter Tumoren eingesetzt werden. Ein deutliches Enhancement wird bei Glomus jugulare Tumoren oder Hämangiomen beobachtet, Meningiome oder Neurinome nehmen in etwas geringerem Maße Kontrastmittel auf. Innerhalb des Schläfenbeines ist eine Unterscheidung zwischen Flüssigkeit und Weichteilstrukturen durch Dichtewertbestimmungen kaum möglich, da aufgrund der Aufhärtungsartefakte und der häufigen Partial-Volumeneffekte die gemessenen Werte nur eingeschränkt verwertbar sind. Weichteile mit geringen Kontrastdifferenzen zeigen bei HR-Algorithmen ein verstärktes Bildpunktrauschen. Dies muß als geringer Nachteil der Hochauflösungsalgorithmen in Kauf genommen werden (RETTINGER et al. 1981a).

Es liegen inzwischen schon umfangreiche Erfahrungen mit der HR-CT des Felsenbeines vor (SHAFFER et al. 1980; BOLLAERT et al. 1981; LITTLETON et al. 1981; LUFKIN et al. 1982; SCHRADER et al. 1987; VALVASSORI u. BUCKINGHAM 1988; KÖSTER 1988).

4 Entzündliche Erkrankungen des Felsenbeines

4.1 Unspezifische Entzündungen

4.1.1 Otitis externa necrotica

Im angloamerikanischen und teilweise auch im deutschen Schrifttum wird diese Erkrankung als Otitis externa maligna bezeichnet. Folgende Faktoren sind für die Manifestation dieses Leidens maßgeblich.

1. Die Krankheit befällt hauptsächlich ältere Diabetiker mit bestehender Mikroangiopathie oder resistenzgeminderte Patienten.
2. Der auslösende Keim ist der opportunistische gramnegative Pseudonomas aeruginosa.
3. Dieser Keim hat die Eigenschaft eine selektive Vaskulitis in Arteriolen, Venolen und Kapillaren hervorzurufen. Es entstehen dadurch Thrombosen in den Gefäßen und schlußendlich Nekrosen des versorgten Knochens.

Die Erkrankung nimmt in einer Entzündung des äußeren Gehörganges ihren Anfang, breitet sich zunächst im Weichteilgewebe aus und führt nach Befall der Knochen des äußeren Gehörganges ohne suffiziente Behandlung über eine Mastoiditis, Fazialisparese, Sepsis, Osteomyelitis der Basis, Thrombose des Sinus sigmoideus und Arrosion des Foramen jugulare mit multiplen Hirnnervenausfällen zum Tode (CHANDLER 1977).

Klinik: Klinisch geben die Patienten Schmerzen speziell während der Manipulation am Ohr und im äußeren Gehörgang an. Je nach Ausbreitung der Erkrankung kommen Beschwerden in der Parotisregion und eine Fixation im Kiefergelenk hinzu. Heiserkeit und Verschlucken sind Zeichen des Befalls bzw. der Arrosion der Pars nervosa des Canalis jugularis. Die Inspektion zeigt ein Aurikelödem, Granulationsgewebe und Furunkel im äußeren Gehörgang. Häufig besteht eine periphere Fazialisparese (BÖNNINGHAUS 1972).

Röntgenuntersuchung: Die erste Beschreibung der Röntgensymptomatik erfolgte durch KIM (1971). Wir können die beschriebenen Anzeichen anhand unserer Fälle nur bestätigen. Das erste radiologische Zeichen ist eine mögliche Verschattung des äußeren Gehörganges und der Mastoidzellen. Tomographisch läßt sich eine Verschattung der Paukenhöhle feststellen. Arrosionen des knöchernen Gehörganges und Osteolysen in den Zellsepten des Mastoids zeigen die Progression der Otitis an (Abb. 7). Die in der Abbildung sichtbare Ventraldislokation des Processus condyloideus der Mandibula ist Folge eines kollateralen Gelenkergusses oder einer Gelenkkapselarrosion nach Zerstörung der Gehörgangsvorderwand durch den nekrotisierenden Prozeß. Tomographisch kann eine Arrosion des Attiksporns, eine Verschattung der Paukenhöhle mit Ossikelluxation bei Ausbreitung der Erkrankung in das Mittelohr festgestellt werden. Das Kieferköpfchen ist infolge der Ausbreitung der Entzündung in das Kiefergelenk häufig destruiert. Als Spätstadium gelten Destruktionen des Tegmen, Foramen jugulare, der Pyramidenspitze und Pyramidenunterfläche.

Differentialdiagnostisch müssen neben malignen Tumoren, bei denen meist Entzündungszeichen fehlen, die heute seltene Tuberkulose und unspezifische Entzündungen des äußeren Ohres (letztere zeigen keine Knochenarrosionen) erwogen werden.

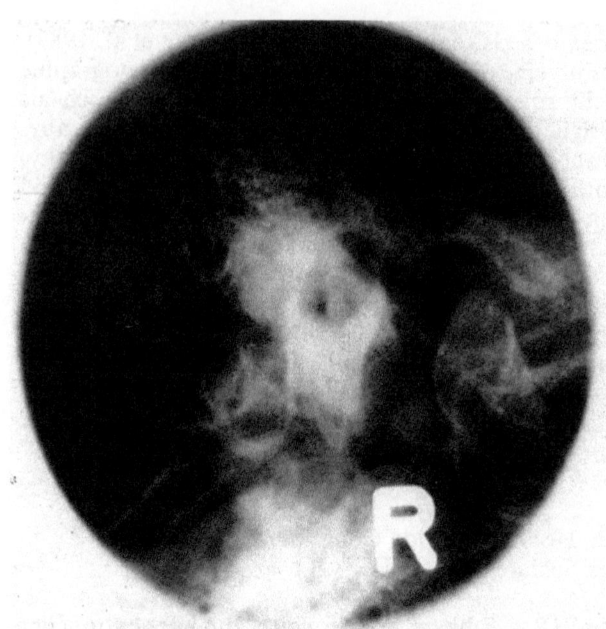

Abb. 7. Aufnahme nach SCHÜLLER bei Otitis externa necroticans. Defekte der vorderen Gehörgangswand im Bereich der Glaser Spalte, Subluxation des Kieferköpfchens durch einen sympathischen Gelenkerguß bzw. Eiter

4.1.2 Otitis media acuta simplex

Unter einer Otitis media acuta versteht man eine Krankheit, die auf eine in der Regel durch Bakterien oder Viren hervorgerufenen Entzündung der die Mittelohrräume auskleidenden Schleimhaut beruht. Bei aller Verschiedenartigkeit des Einzelfalles hinsichtlich der klinischen Symptome und des zeitlichen Ablaufs ist für die Krankheit ihr akuter Beginn, ihre begrenzte Dauer sowie die Aussicht auf völlige Ausheilung charakteristisch. Die Otitis media acuta beginnt mit starken Ohrenschmerzen über wenige Stunden begleitet von Fieber, oft in Kombination mit Infekten der oberen Luftwege. Sie ist in der Regel von Hörstörungen begleitet. Neben der Otitis media acuta simplex können auch eine akute Mittelohrentzündung vom bullösen Typ und eine akute hämorrhagische Mittelohrentzündung unterschieden werden.

Röntgenuntersuchung: Bei dieser Erkrankung kommen keine Knochenveränderungen vor. Somit ist die Röntgenuntersuchung nicht indiziert. Eine seitliche Aufnahme des Schläfenbeines nach SCHÜLLER ist nur in jenen Fällen notwendig, in denen der Verdacht einer Otitis media acuta besteht, der Otologe aber infolge einer Stenose des äußeren Gehörganges nicht otoskopieren kann.

4.1.3 Otitis media purulenta acuta

Die akute exsudative Entzündung der Mittelohrschleimhaut beruht auf eine Infektion durch Bakterien – meist Staphylokokken, seltener Streptokokken und Pneumokokken –. Von besonderem Interesse ist der Streptococcus mucosus, der zu atypischen Otitiden führt. Hierbei ist das Trommelfell wenig tangiert. Es kommt jedoch zu ausgeprägten Knochenveränderungen in der Tiefe des Zellsystems. Nach der räumlichen Ausdehnung unterscheidet man die tubomesotympanale und die epiretrotympanale Form, die auch als vordere und hintere Otitis bezeichnet wird.

Röntgenuntersuchung: Bei der tubomesotympanalen Otitis ist die Verschattung der Pauke das einzige röntgenmorphologische Zeichen. Die epiretrotympanale Form zeigt je nach Ausdehnung der exsudativen Entzündung eine Miterkrankung des Knochens. Es kann durch ein Empyem in einzelnen Fällen zur Resorption an den knöchernen Zellwänden kommen, aber auch durch eine Hyperämie die Knochenresorption eingeleitet werden (KRANZ 1925). Nach PSENNER (1963) soll der Röntgenbefund bei der akuten Mittelohrentzündung auf folgende Punkte eingehen:

- Ausdehnung des pneumatischen Systems,
- Regelmäßigkeit oder Unregelmäßigkeit der Abgrenzung; atypische Ausläufer oder isolierte Zellkomplexe,

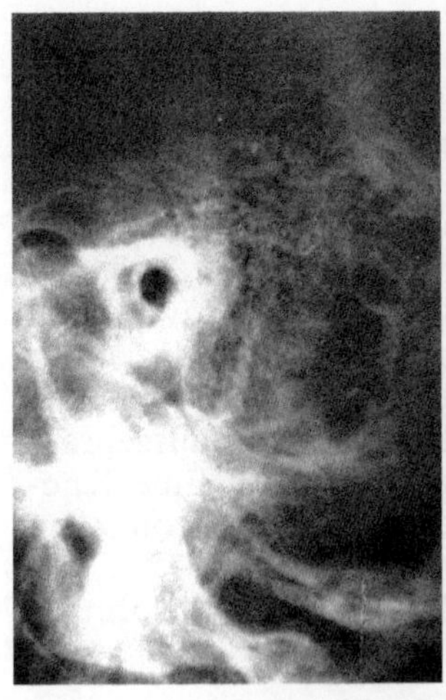
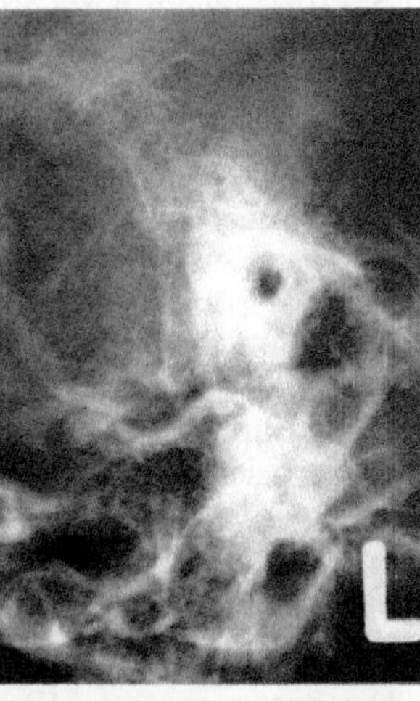

Abb. 8. Aufnahme nach SCHÜLLER. Akute Mastoiditis. Rechts ausgedehnte reguläre Pneumatisation des Warzenfortsatzes, links retrosinös Einschmelzung von Zellsepten. Das pneumatisierte System und die Paukenhöhle sind verschattet. Es besteht eine Arrosion der Sinusschale

- Struktur des pneumatischen Systems und Beschaffenheit der Zellbälkchen,
- Verschattungen des Systems und Knochenveränderungen, ihre Lokalisation und das Ausmaß,
- Verlauf des Tegmen und des Sinus sigmoideus.

Zur Beurteilung des pneumatischen Systems, des Tegmen und des Sinus sigmoideus wird am besten die seitliche Aufnahme des Schläfenbeines nach SCHÜLLER verwendet. Eine Vergleichsaufnahme mit der gesunden Seite in der gleichen Aufnahmetechnik ist in den meisten Fällen erforderlich. Allerdings ist nur bei annähernd identischer Pneumatisation von der rechten und linken Seite eine vergleichende Betrachtung möglich, bei starken Pneumatisationsdifferenzen können aus dem Vergleich von der gesunden mit der kranken Seite keine Schlußfolgerungen gezogen werden.

Zur Darstellung des antralen Gebietes dienen die Aufnahmen nach MAYER u. CHAUSSE III. Sie gestatten eine Beurteilung der Größe und Konfiguration des Antrums und den Nachweis umschriebener Veränderungen in der periantralen Region. Das erste Symptom eines pathologischen Prozesses ist eine Verschattung in den Mastoidzellen. Sie besagt zunächst nur, daß der Luftgehalt der Zellen durch ein anderes, dichteres Medium ersetzt wurde. Auch eine das Schläfenbein durchsetzende Fraktur kann durch eine Blutung eine Verschattung des Zellsystems hervorrufen. Im weiteren Verlauf kommt es entweder zu einer Rückbildung der Verdichtung unter gleichzeitiger Besserung der klinischen Symptome oder es entwickelt sich eine Knochenaffektion bei fortbestehender Verschattung. Treten Knochenaffektionen auf, so lassen sich nicht nur klinisch, sondern in den meisten Fällen auch röntgenologisch Komplikationen abgrenzen:

1. Die Mastoiditis. Da die Zellsepten, in denen die Mastoiditis abläuft, auch Markräume enthalten, handelt es sich eigentlich um eine Osteomyelitis. Im allgemeinen spricht man jedoch erst von einer Osteo-

Abb. 9. **a** Axiale Computertomogramme in Knochenmode. **b** 3jähriges Kind mit akuter Mastoiditis. Einschmelzungen im rechten Warzenfortsatz, Paukenhöhlenerguß im Mittelohr. Ausgeprägte Weichteilschwellung im Bereich des rechten Ohres. Links ebenfalls Verschattung der Paukenhöhle sowie der Mastoidzellen, jedoch ohne Einschmelzung

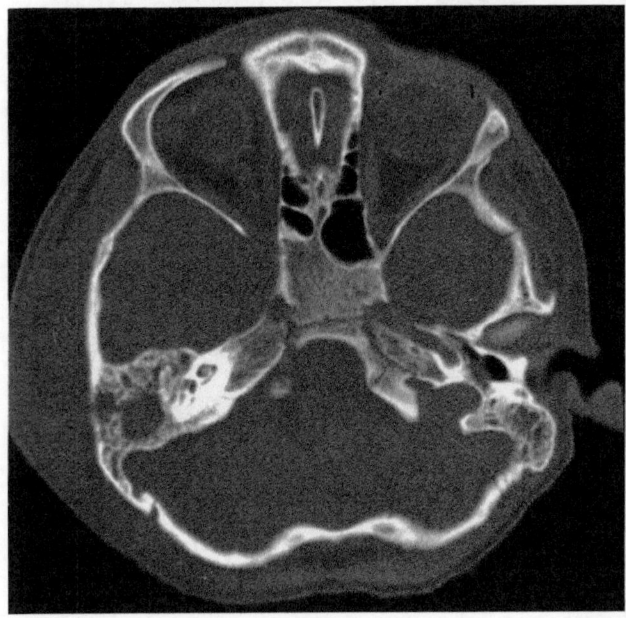
a

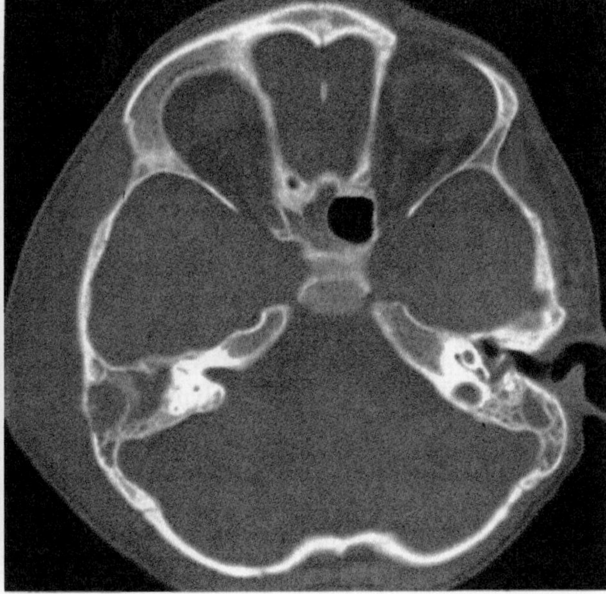
b

myelitis, wenn die Knochenzerstörung die Grenzen des Zellsystems überschritten hat und eine Ausbreitung in die benachbarte Diploe der Kalotte übergegangen ist (Abb. 8, 9a, b).

2. Die Petrositis. Analoge Veränderungen zur Mastoiditis im Warzenfortsatz können auch in der Pyramide im Verlaufe einer Mittelohreiterung auftreten. Klinisch manifestieren sich diese Veränderungen durch den Gradenigo-Symptomenkomplex

- Abduzensparese,
- Trigeminusneuralgie mit Lokalisation der Schmerzen im Auge.

Nach NOVOTNY (1950) können beide Symptome getrennt auftreten und müssen nicht bei jeder Petrositis vorhanden sein. Eine Petrositis tritt nur am pneumatisierten Felsenbein auf. Bei einer Einschmelzung nicht pneumatisierter Pyramiden handelt es sich um eine Osteomyelitis.

Die Abheilung einer Petrositis zeigt sich im Röntgenbild durch Rückgang der Verschattung bei einer pneumatisierten Felsenbeinspitze bzw. einer Rekalzifikation nach abgeheilter Osteomyelitis. Waren die Pyramidenkanten in den Prozeß mit einbezogen und nicht mehr abgrenzbar, so treten sie wieder als scharf konturierte Strukturen in Erscheinung.

4.1.4 Otitis media simplex chronica

Die einfache chronische Mittelohrentzündung läßt sich in drei Krankheitsbilder einteilen:

- Otitis media simplex chronica,
- Adhäsivprozesse,
- Residuen.

Die Otitis media simplex chronica kann sich aus der akuten Form entwickeln, wenn eine langfristige Schädigung vorliegt. Hierbei muß eine abnorme Reaktionsform der Paukenhöhlenschleimhaut vorliegen. Adhäsionen oder bindegewebige Verwachsungen können nach jeder exsudativen Mittelohrentzündung zurückbleiben, wenn sie nicht rasch zur Ausheilung kommt. Bei Residuen zeigt der Spiegelbefund neben einer Perforation im Bereich des Trommelfells noch erhaltene Reste eines verdickten und narbig veränderten Trommelfells. Die Promontorialschleimhaut ist in der Regel entzündlich gerötet, der Hammergriff nicht immer voll zu erkennen.

Röntgenuntersuchung: Wie bei der einfachen Mittelohrentzündung zeigt auch dieses Krankheitsbild keine typischen radiologischen Veränderungen. Nur für die Differentialdiagnose eines Adhäsivprozesses oder einer Otosklerose hat die Schläfenbeinaufnahme nach SCHÜLLER eine gewisse Bedeutung. Eine gute bzw. ideale Pneumatisation spricht mehr für eine Otosklerose, während beim Adhäsivprozeß fast immer eine stärkere Pneumatisationshemmung des Warzenfortsatzes gefunden wird.

4.1.5 Otitis media purulenta chronica

Die chronische Mittelohreiterung läßt sich in eine einfache chronische Schleimhauteiterung und eine epidermisierende chronische Mittelohreiterung unterteilen. Die erste Form entwickelt sich primär chronisch, sie unterscheidet sich von der akuten Verlaufsform nicht prinzipiell, sondern graduell bzw. durch den Verlauf. Auffällig sind die Hyperplasie der Schleimhaut verbunden mit einer starken Pneumatisationshemmung und unterschiedlich stark ausgeprägten Sklerosierung des Warzenfortsatzes. Eine Knochenarrosion kommt bei der einfachen chronischen Schleimhauteiterung nicht vor.

Zur epidermisierenden chronischen Mittelohrentzündung gehören:

1. Die desquamative Mittelohreiterung sowie
2. die Cholesteatombildung.

Beiden Formen ist gemeinsam, daß es in den Mittelohrräumen zum Ersatz des Schleimhautepithels durch verhornendes, geschichtetes Plattenepithel kommt. Die desquamative Form geht mit schweren und schwersten Pneumatisationshemmungen bei gleichzeitiger Schleimhauthyperplasie einher. Durch eine Perforation des Trommelfells dringt Plattenepithel in die Mittelohrräume ein. Es handelt sich hierbei

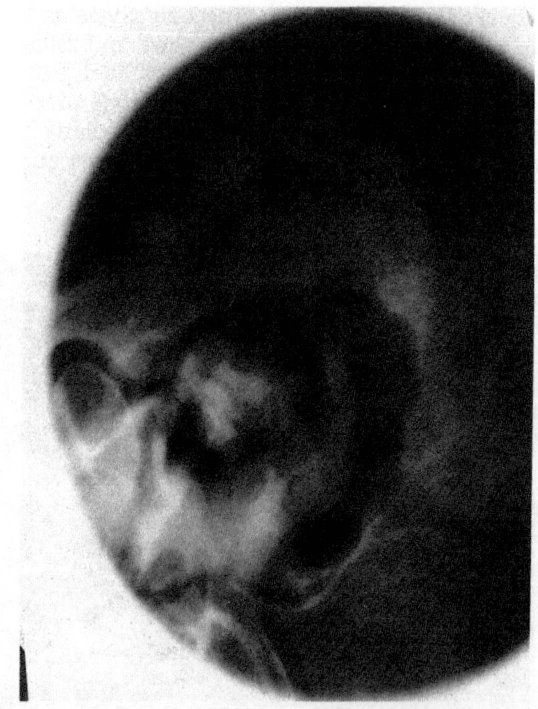

Abb. 10. Aufnahme nach SCHÜLLER. Echtes Cholesteatom: Trommelfell intakt; Sinusschale, die Kortikalis der mittleren Schädelgrube, Pyramidenhinterwand und -Oberkante arrodiert bzw. zerstört. Defekt der hinteren Gehörgangswand. Ausgedehnter Antrum- und Mastoiddefekt

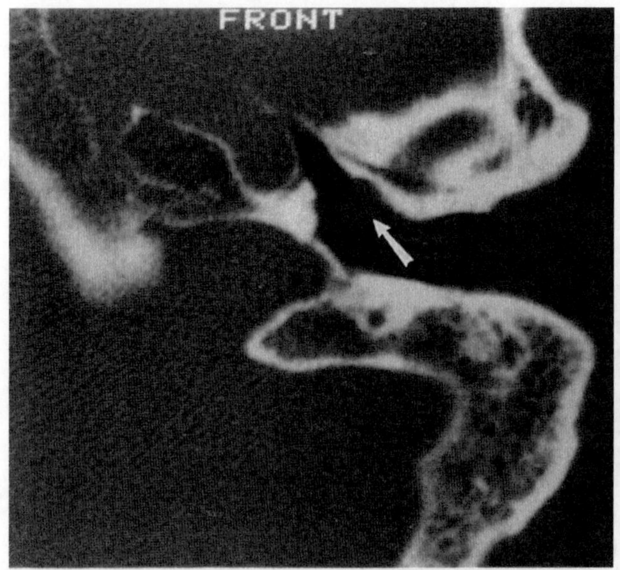

a

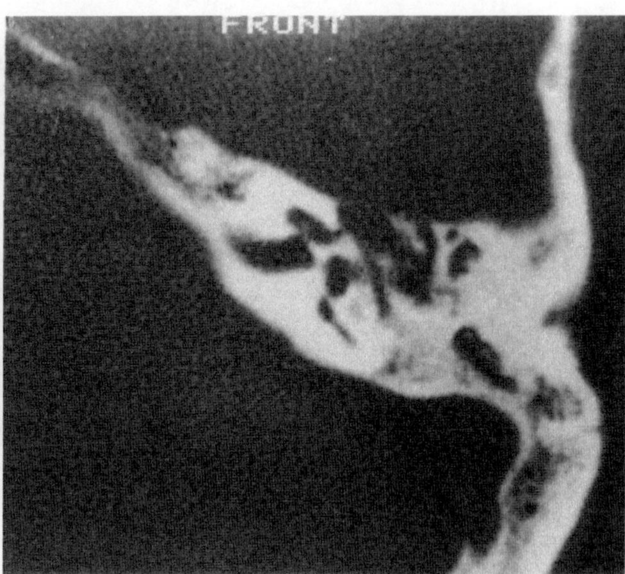

b

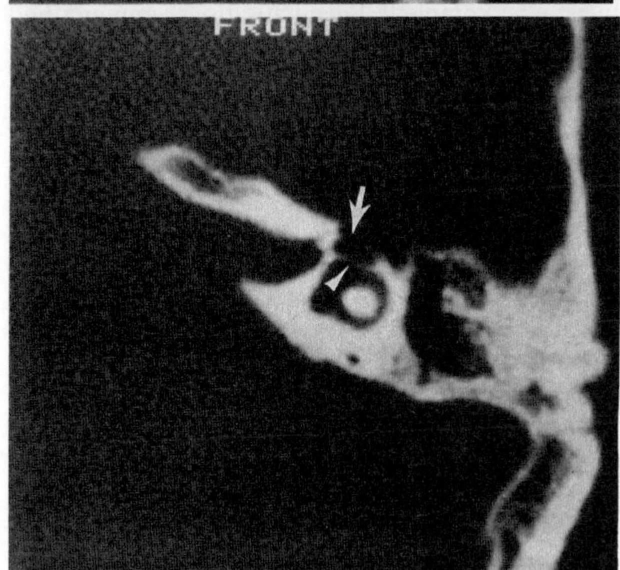

c

Abb. 11a–c. Cholesteatom. **a** Raumforderung (*Pfeil*) im vorderen Anteil des Trommelfells als typischer Ausgangspunkt eines erworbenen Cholesteatoms. **b** Fortsetzung des Cholesteatoms in den Recessus epitympanicus. **c** Die Nische des Ganglion geniculi ist knöchern destruiert (*Pfeil*) und der horizontale Bogengang eröffnet (*Pfeilspitze*)

um ein Überwachsen des Plattenepithels. An der Oberfläche kommt es zu einer stärkeren Epitheldesquamation in Form reichlicher Schuppenbildung verbunden mit Druckusuren am umgebenden Knochen.

Das Cholesteatom besteht aus verhornten, zwiebelschalenartig angeordneten Epidermismassen, Fetttropfen, Fettnadeln und Cholesterinkristallen und wird von einer Membran, der sog. Cholesteatommatrix, umgeben. Diese Matrix entspricht dem Aufbau der äußeren Haut, es fehlen aber Drüsen und Haare. Es verhält sich wie ein geschwulstartiges Gebilde. Es werden echte und falsche bzw. primäre und sekundäre Cholesteatome unterschieden. Bei den echten Cholesteatomen handelt es sich um Epidermoide, die aus embryonalen Keimversprengungen hervorgehen (Abb. 10). Die primären Cholesteatome entstehen durch papilläres Tiefenwachstum mit Bildung von geschichteten Plattenepithelkugeln in der Pars flaccida. In fortgeschrittenen Stadien ergeben primäre und sekundäre Cholesteatome gleiche klinische Bilder (Abb. 11a–c).

Die sekundären Cholesteatome verdanken ihre Entstehung der epithelealen Substitution, d. h. dem Ersatz ortsständigen Epithels durch vordringendes Plattenepithel. Bei andauerndem Wachstum des Cholesteatoms kommt es im Laufe der Zeit zu Destruktionen mit Zerstörung der lateralen Rezessuswand oder der hinteren oberen Gehörgangswand. Der mastoidale Teil, das Tegmen und die knöcherne Sinusschale können in die Arrosion mit einbezogen werden. Durch Destruktion der medialen Paukenhöhlenwand kann es zur Eröffnung des Labyrinthes, d. h. zur Ausbildung einer Labyrinthfistel kommen (Abb. 12a–c). Frische Infektionen mit virulenten Keimen führen zu einer akuten Exazerbation mit tiefreichenden Entzündungsprozessen, die durch Übergreifen auf tiefere Schichten im Knochen zur Miterkrankung des Labyrinthes oder zur Ausbildung von perisinösen oder extraduralen Abszessen führen. Die schwerste Komplikation stellt die Entwicklung einer Meningitis oder eines Hirnabszesses dar.

Röntgenuntersuchung: Bei der desquamativen Mittelohreiterung findet man fast immer höhergradige Pneumatisationshemmungen und nur in ganz seltenen Ausnahmen, bei denen sich der entzündliche Prozeß auf die Paukenhöhle beschränkt, eine gute Pneumatisation. Anfänglich läßt sich die desquamative von der

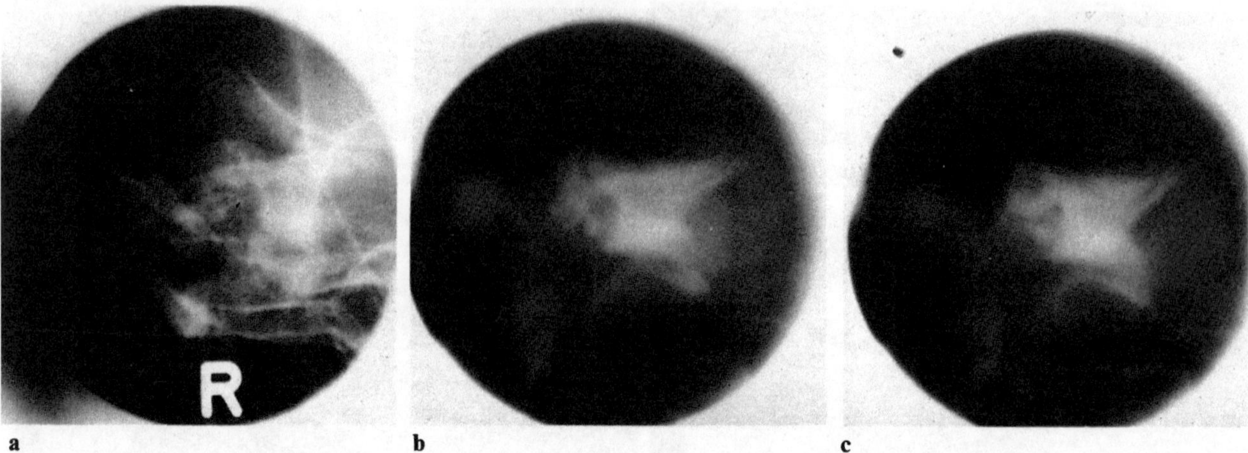

a b c

Abb. 12. **a** Aufnahme nach CHAUSSE III. Der Sklerosemantel des Labyrinthblocks ist aufgehellt. **b, c** Koronares Tomogramm. Der laterale Bogengang weist eine Fistel auf, der Attiksporn ist abgestumpft

einfachen chronischen Schleimhauteiterung nicht unterscheiden. Sind Antrum und Mastoidzellen gut lufthaltig, kann ein entzündlicher Prozeß im Mastoid ausgeschlossen werden. Knochenaffektionen im Schläfenbein weisen auf entzündliche Prozesse hin. Bei kompletter Pneumatisationshemmung ist das Antrum verschattet oder der Attik zeigt eine Ausweitung und Unschärfe. Hier gewährt die Aufnahme nach CHAUSSE III einen guten Überblick über die Belüftung des Mittelohrs. In vielen Fällen kann nicht entschieden werden, ob das Antrum infolge einer Usur oder nur im Zusammenhang mit einer Pneumatisationshemmung geräumig ist. Bei Cholesteatomen besteht meist eine komplette Pneumatisationshemmung und nur selten sind einzelne oder mehrere Mastoidzellen nachweisbar.

Destruktionen der Attikwand und des äußeren Gehörganges sowie der Ossikelkette lassen sich mit der Aufnahme nach CHAUSSE III nachweisen (Abb. 13a, b). Mit zunehmendem Wachstum des Cho-

Abb. 13. **a** Aufnahme nach SCHÜLLER. Destruktion des Warzenfortsatzes, Zerstörung der Hinterwand des äußeren Gehörganges. **b** Aufnahme nach CHAUSSE III. Es fehlt der Attiksporn, die Ossikelkette ist nicht mehr abgrenzbar. Aufhellung der Labyrinthkompakta im Bereich des lateralen Bogenganges

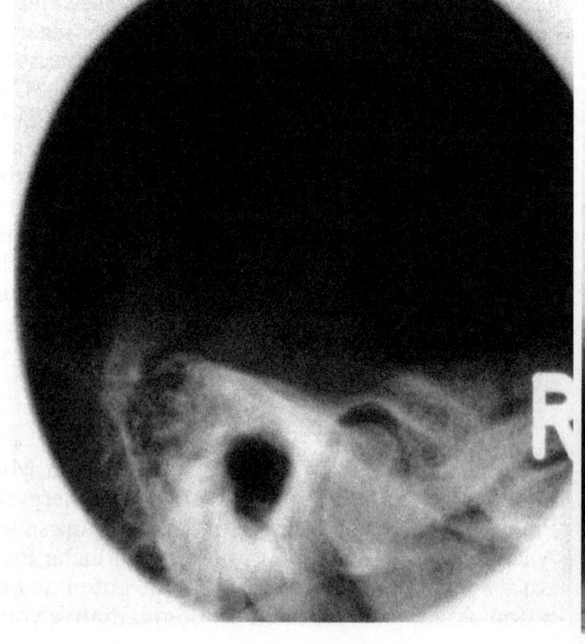

a

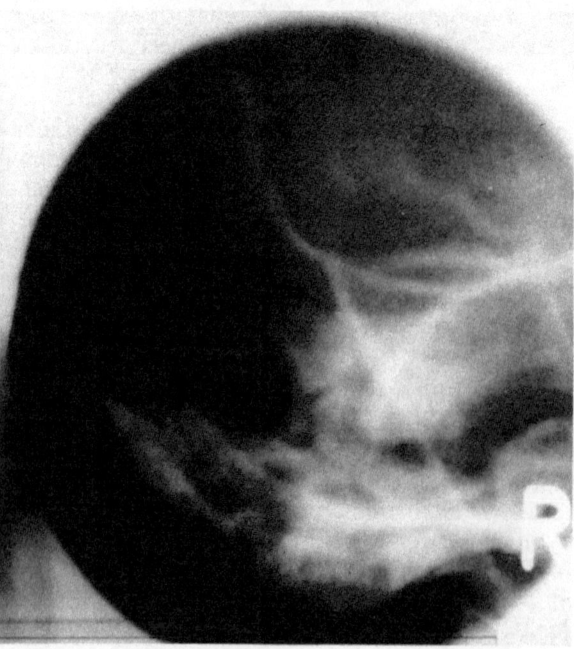

b

lesteatoms vergrößert sich der Antrum-Attik-Rezessusraum zu Lasten des angrenzenden Knochens. Usuren sind hierbei regelmäßig, scharf und oft buchtig begrenzt und mit einem für das Cholesteatom charakteristischen Verdichtungsstreifen markiert. Er wird durch eine dünne Schicht sklerotischen Knochens an der Grenze zwischen Cholesteatommatrix und Knochen gebildet (Abb. 14). Entsteht ein Cholesteatom im Antrum, so erfährt dieses eine gleichmäßige Ausweitung und regelmäßigere und schärfere Begrenzung. Entsteht ein Cholesteatom im Attik, so wird dieser nach oben hin ausgeweitet, bei Entwicklung des Cholesteatoms in die Paukenhöhle wird die laterale Attikwand vollkommen zerstört. Auf der Aufnahme nach CHAUSSE III ist der Attiksporn dann nicht mehr oder nur noch teilweise enthalten. Die fehlende Darstellung der Gehörknöchelchen kann zur Differentialdiagnose eines Cholesteatoms nicht herangezogen werden, da sie auch in Normalfällen nicht immer zur Abbildung gelangen. Erfolgt die Zerstörung der lateralen Attikwand durch ein im Antrum entstandenes Cholesteatom, so ist die Pars mastoidea in geringerem oder größerem Umfang in die Destruktion mit einbezogen. Breitet sich ein Cholesteatom nur im Mastoid aus, führt es zu einer deutlichen Aufhellung zwischen oberer und hinterer Kontur der Pyramide, die sich auf einer Schläfenbeinaufnahme nach SCHÜLLER nachweisen läßt. Fortschreitendes Wachstum führt zu einem Durchbruch in die mittlere oder hintere Schädelgrube. Bei großen Cholesteatomen kann die Kontur des Tegmen und der knöchernen Sinusschale teilweise oder vollständig verschwinden. Defekte werden nur richtig erfaßt, wenn sie tangential zur Aufnahmerichtung liegen. Dies ist bei der Felsenbeinaufnahme nach SCHÜLLER häufig, aber nicht immer der Fall, so daß kleinere, ossäre Destruktionen sich dem Nachweis entziehen können (Abb. 12a, b). Bei stark vorgelagertem Sinus sigmoideus kann selbst eine große Usur sich dem Nachweis entziehen, da sie von den dichten Knochenpartien des Felsenbeines überlagert wird. Mittelohrcholesteatome können auch nach medial in Richtung des Labyrinths sich ausdehnen und zu ausgedehnten Destruktionen der Pyramide führen (Abb. 15). Eine Unterscheidung eines Cholesteatoms mit medialer Ausdehnungsrichtung oder eines Epidermoids mit lateraler Ausdehnung ist allein aus dem

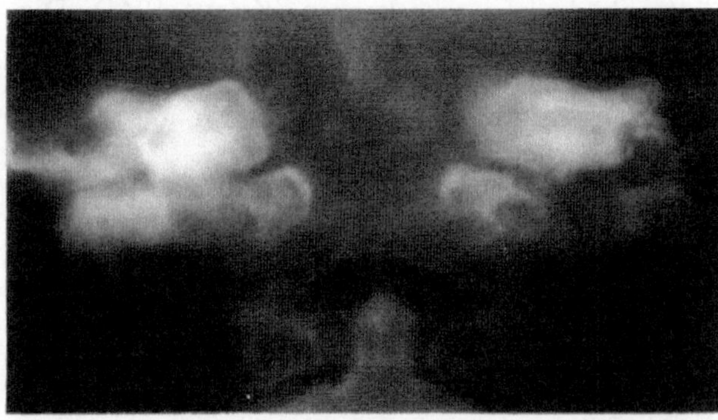

Abb. 15. Koronares Tomogramm. Links normaler innerer Gehörgang, Vestibulum, oberer und lateraler Bogengang. Rechts ausgedehntes Cholesteatom mit Zerstörung der Paukenhöhle, der Felsenbeinspitze und des lateralen Bogenganges

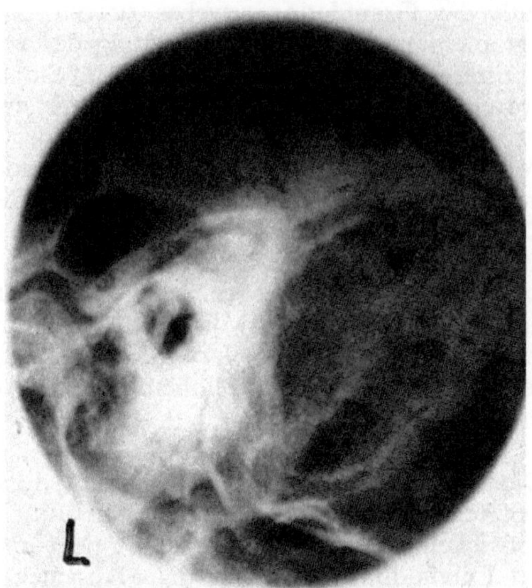

Abb. 14. Aufnahme nach SCHÜLLER. Cholesteatom mit typischem Randsaum, das bis in die Jochbogenwurzel reicht

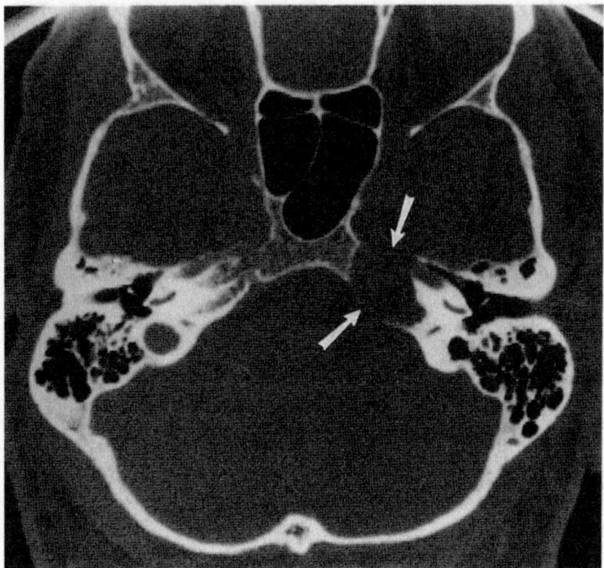

Abb. 16. Epidermoid (echtes Cholesteatom). Scharf begrenzte Destruktion der Pyramidenspitze mit dünner knöcherner Begrenzung (*Pfeile*). Nach Kontrastmittelgabe keine Kontrastmittelanreicherung

Röntgenbild nicht zu erkennen (KRAUS 1941). Die durch Epidermoide an der Pyramide hervorgerufenen Defekte sind die gleichen wie bei Cholesteatomen, sie sind scharf begrenzt und wirken wie ausgestanzt (Abb. 16).

4.1.6 Komplikationen der entzündlichen unspezifischen Erkrankungen

Neben der akuten Exazerbation einer chronischen Mittelohreiterung treten noch seltene Komplikationen wie Subduralabszeß, Hirnabszeß, Sinusthrombose und Meningitis auf. Auch die Exazerbation eines chronischen Entzündungsprozesses, der auf die Paukenhöhle beschränkt ist, wird zu einer Verschattung der pneumatisierten Mastoidzellen führen. Entwickelte sich bei einem mehr oder weniger unvollständig pneumatisiertem Warzenfortsatz eine erneute Entzündung, so wird ein Übergreifen auf den benachbarten Knochen sichtbar. Eine Knochenbeteiligung ist dann zu diagnostizieren, wenn infolge der akuten Knochendestruktion aus einer Sklerose eine Aufhellung wird. In den kompakten Anteilen des Mastoids kann eine akute Osteomyelitis als umschriebene, unscharf begrenzte Aufhellung sichtbar werden. Auch die Exazerbation eines fortgeschrittenen Cholesteatoms führt zu einer unscharfen Aufhellung in den Randgebieten. Der für das Cholesteatom typische Sklerosierungssaum verschwindet. Das Ausmaß der Zerstörung kann sehr unterschiedlich ausgeprägt sein, es können sowohl das Tegmen, als auch die knöcherne Sinusschale zerstört werden.

Beim Extraduralabszeß ist häufiger eine akute, seltener eine chronische Otitis die auslösende Ursache. Durch Zerstörung der Tabula interna kommt es zur Eiteransammlung an der Außenfläche der Dura. Neben makroskopisch und somit auch radiologisch faßbaren Defekten kommen auch kleinste, kaum erkennbare Fisteln vor. Am häufigsten treten Durchbrüche in die hintere Schädelgrube im Bereich des Sinus sigmoideus auf. Das Übersichtsbild kann beim ausgedehnten extraduralen oder perisinuösen Abszeß aber auch vollkommen negativ sein.

Zu achten ist auf ossäre Destruktionen an der knöchernen Sinusschale, der Tegmenplatte, der oberen Pyramidenkante und der Schläfenbeinschuppe. Knochendefekte an der Sinusschale sind auf der Aufnahme nach SCHÜLLER nur erkennbar, wenn sie tangential getroffen sind.

Von einer Osteomyelitis spricht man erst, wenn die Entzündung die Grenzen des pneumatischen Systems überschritten hat und die Diploe einbezogen ist. Dann lassen sich typische Einschmelzungsherde mit kleinen Sequestern sehen. Eine Begleiterscheinung der Osteomyelitis ist die Thrombophlebitis der Knochenvenen, die auf die großen Blutgefäße übergreifen kann. Eine Osteomyelitis kann sich in jedem Lebensalter entwickeln, eine typische perakut verlaufende Form findet man jedoch fast ausschließlich bei Kindern (Abb. 9a, b). Bei Erwachsenen tritt die Osteomyelitis am ehesten nach einer Operation, wie Mastoidektomie und Radikaloperation oder als Folge von Unfällen auf.

4.2 Spezifische Entzündungen des Schläfenbeines

4.2.1 Die Tuberkulose des Schläfenbeines

Tuberkulöse Erkrankungen des Mittel- und Innenohres sind selten geworden. Sie waren bei Kindern zwischen dem 3. und 8. Lebensjahr unter Bevorzugung des männlichen Geschlechtes öfter zu finden als bei Erwachsenen. Die Infektion erfolgte in der Mehrzahl hämatogen und nur selten über die Tube. Die Tuberkulose kann in zwei Formen, der produktiven und exsudativen, auftreten.

Die produktive Form ist durch Neubildung von tuberkulösem Granulationsgewebe charakterisiert. Das Auftreten von Tuberkeln, die sich in großer Zahl in der subepithelealen Schicht der Schleimhaut des Mittelohres finden oder mehr diffus infiltrierend ausdehnen, führt zur infiltrativ-indurativen Form der produktiven Tuberkulose. Die spezifischen Veränderungen der produktiven Form stellen häufig eine Zweiterkrankung der unspezifischen, akuten oder subakuten bzw. chronischen Mittelohrentzündung tuberkulosekranker Kinder dar. Sie sind örtlich begrenzt und greifen selten auf das Zellsystem über. Eine Tuberkulomausbildung ist dagegen häufig mit einer größeren Knochenzerstörung des Mittelohres verbunden.

Bei der exsudativen Form kann es infolge raschen Zerfalls des Granulationsgewebes zu tumorartigen Konglomeraten mit Geschwürsbildung der ulzerösnekrotisierenden Tuberkulose kommen. Sie breitet sich rasch über das gesamte pneumatisierte System aus und führt zu ausgedehnten Knochenveränderungen. Sowohl bei der produktiven als auch der exsudativen Form kommt es zur Beteiligung des Labyrinths.

Die bei einer gewöhnlichen Otitis möglichen Komplikationen wie Extraduralabszeß, perisinuöser Abszeß, Sinusthrombose und Meningitis können auch im Verlauf einer tuberkulösen Mittelohrerkrankung auftreten. Nach MARX (1947) lassen sich klinisch verschiedene Formen der Mittelohrtuberkulose unterscheiden.

1. Die Mittelohrtuberkulose der Säuglinge, die sich in der Regel unter dem Bild einer akuten Otitis media entwickelt, dann rasch zur exsudativ-nekrotisierenden Entzündung mit hochgradiger Knochenzerstörung und zum Exitus in kürzerer Zeit führt.
2. Unter dem Bild der primären Mastoiditis stellt die Mittelohrtuberkulose im Kindesalter eine „gutartige“ Erkrankung dar, die als subakute Ent-

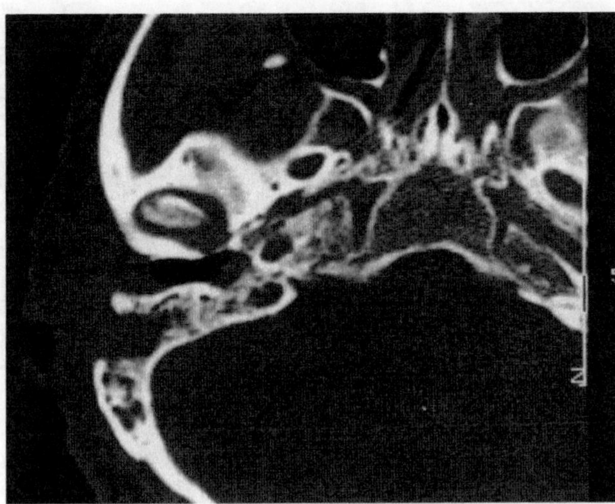

Abb. 17. Exsudative Tuberkulose des Mittelohrs und des Mastoids mit ausgedehnter Knochenzerstörung der Mastoidzellen und der Kortikalis

zündung auftritt. Symptome von seiten der Paukenhöhle treten klinisch oft kaum in Erscheinung.

3. In den letzten Stadien einer Lungentuberkulose kann die exsudativ-nekrotisierende Entzündung bei auffallender Reaktionslosigkeit des Gewebes zu extremen Knochennekrosen mit ausgedehnter Sequesterbildung führen; hierbei ist ein Übergreifen auf das Innenohr häufiger festzustellen.

Beginnt die Erkrankung unter dem Bild einer akuten Mittelohrentzündung in einem gut pneumatisierten Schläfenbein, so findet man im Gegensatz zur unspezifischen Infektion eine über Monate anhaltende Verschattung der Mastoidzellen. Auch bei der exsudativen Form bildet die Verschattung der Mastoidzellen das erste röntgenologische Symptom, es kommt jedoch im weiteren Verlauf rasch zur ausgedehnten Knochenzerstörung, die mit einer unscharfen Konturierung der Zellbälkchen einhergeht und zu einer diffusen Aufhellung führt (Abb. 17). Bei fehlender Pneumatisation manifestiert sich die makroskopisch nachweisbare Knochendestruktion zuerst an einer Ausweitung des Antrums. Ein weiteres Fortschreiten erkennt man an einer Aufhellung des Knochens der Pars mastoidea sowie des Labyrinthblockes. In ausgeprägten Fällen kann sich die Kalksalzminderung auf das gesamte Felsenbein erstrecken, so daß dieses infolge der geringen Schattendichte kaum mehr abgrenzbar ist.

Tritt eine Tuberkulose in einem operierten Schläfenbein auf, so zeigt sich im Röntgenbild eine Arrosion des im operativen Defekt benachbarten Knochens. Der Befund ist differentialdiagnostisch von einem malignen Tumor nicht abgrenzbar.

4.2.2 Aktive Mykose und Lues des Schläfenbeines

Aktive Mykose und Lues des Mittelohres sind sehr seltene Erkrankugen. Radiologisch erkennt man den Pilzbefall an einer chronisch schleichenden Mittelohreiterung. Die endgültige Diagnose gelingt nur durch den Erregernachweis.

Luetypische radiologische Befunde sind nicht zu erwarten.

4.3 Computertomographie bei entzündlichen Erkrankungen

Die Computertomographie des Felsenbeines wird in dieser Körperregion mit ultradünnen Schichten (1–2 mm) und mit einem speziellen Knochenalgorithmus, der mit einer Randbetonung bei größeren Dichtesprüngen einhergeht, durchgeführt. Zur genauen Darstellung von Einzelheiten empfiehlt sich die Benutzung rekonstruktiver Vergrößerungsverfahren. Eine Bildmatrix von mindestens 256 × 256, besser 512 × 512 oder 1024 × 1024 sollte zur Verfügung stehen. Ebenso muß gewährleistet sein, daß ein genügend hoher mAs-Produkt, welches aus Strahlenschutzgründen jedoch nicht mehr als 500 mAs sein sollte, angewendet werden kann.

4.3.1 Entzündliche Veränderungen des Felsenbeines

Bei der *akuten* Entzündung wie Otitis media acuta oder einem entzündlich bedingten Paukenhöhlenerguß besteht keine Indikation zu einer computertomographischen Untersuchung.

Schleimhautschwellungen und die Ansammlung von Flüssigkeit in den vorher pneumatisierten Räumen des Mastoids und der Paukenhöhle stellen das morphologische Substrat der Entzündung dar. Gelegentlich kann eine Spiegelbildung, die bei Positionswechsel ihre Lage verändert, beobachtet werden. Die pathologisch-anatomische Einteilung in seröse, seromuköse und eitrige Entzündung entzieht sich dem computertomographischen Nachweis, da die Dichtemessungen nicht gestatten diese Einteilung nachzuvollziehen.

Bei einer *Otomastoiditis*, die durch eine vollständige oder fast vollständige Verdichtung der Paukenhöhle und der Mastoidzellen charakterisiert ist, zeigen die umgebenden Knochenlamellen unscharfe Konturen und können in fortgeschrittenen Fällen völlig eingeschmolzen sein (Abb. 9a, b).

Die *chronische Mastoiditis* zeigt als auffälligsten Befund eine Pneumatisationshemmung mit deutlicher Verdichtung und Sklerosierung des Mastoids. Der Befund ist besonders dann prägnant, wenn nur eine Seite betroffen ist. Die überlagerungsfreien computer-

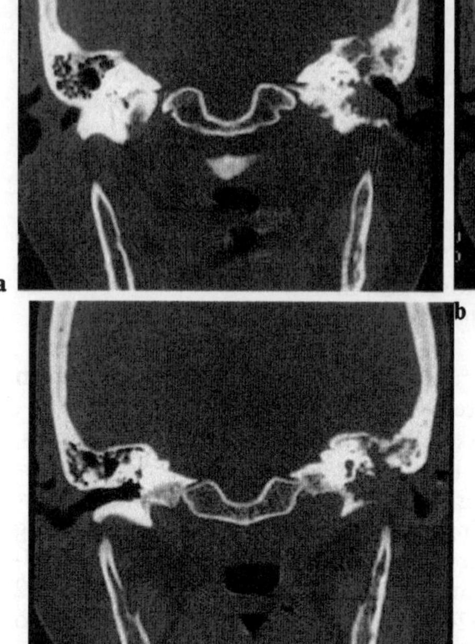

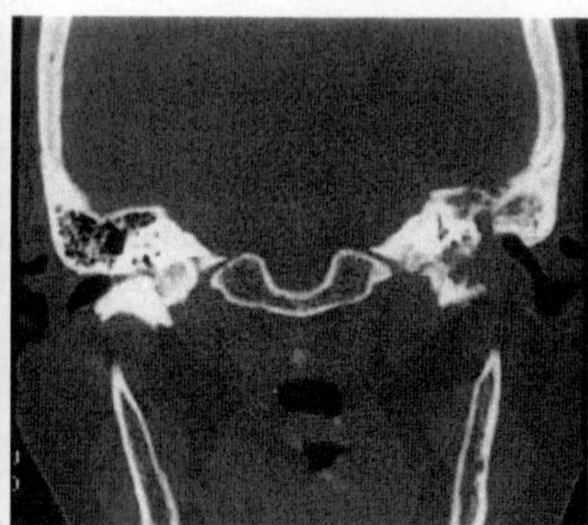

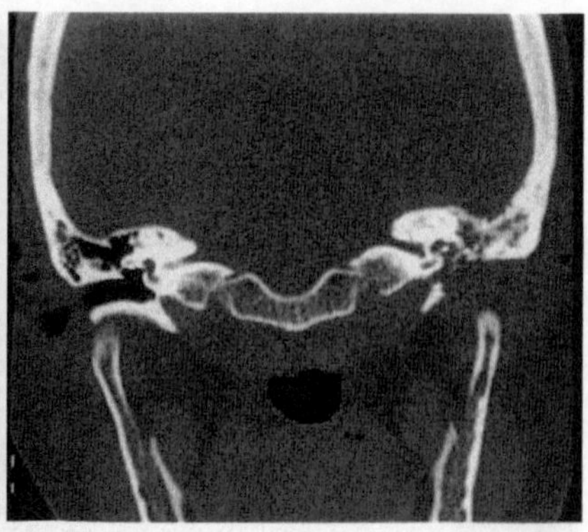

Abb. 18a–d. Koronares CT. Cholesteatom mit Zerstörung des Bodens und der Hinterwand des äußeren Gehörganges, Destruktion von Mastoidzellen und Arrosion des Tegmen tympani. Beginnende Infiltration des Foramen ovale und Vestibulum. Superiorer und horizontaler Bogengang intakt

tomographischen Schichten erlauben eine genaue Abschätzung des Außenmaßes dieser Pneumatisationshemmung, eine Aussage über die zugrundeliegende Ursache kann jedoch meist nicht getroffen werden.

Bei einer chronischen Mastoiditis können unterschiedliche Schleimhautverhältnisse in der Paukenhöhle angetroffen werden. Neben Normalbefunden oder leichten Schleimhautschwellungen werden auch vollständige Verdichtungen und Verschattungen gefunden. Auch in diesem Zusammenhang erlaubt die Dichtemessung keine weiteren Aussagen zur Konsistenz oder Art der Schleimhautschwellung.

Als Folge der chronisch entzündlichen Veränderungen des Mittelohres werden nicht selten strangförmige oder pseudotumoröse Verdichtungen, die zu einer Beeinträchtigung der Beweglichkeit der Gehörknöchelchen oder des Trommelfelles führen, gesehen. Auch Destruktionen an der Gehörknöchelchenkette kommen vor. Direkte Folge des Entzündungsvorganges ist dann eine Schalleitungsstörung. Eine weitere, die Hörfähigkeit beeinträchtigende Folge der chronischen Otitis media ist die Tympanosklerose. Es kommt zu hyalinen Degenerationen der Mittelohrschleimhaut mit Bildung submuköser, sklerotischer Plaques. Das Ausmaß dieser sklerosierenden, degenerativen Veränderungen läßt sich im CT realistisch abschätzen.

Insgesamt kann man festhalten, daß eine computertomographische Untersuchung bei akuter und chronischer Entzündung nur in Problemfällen indiziert ist. Wird die Untersuchung durchgeführt, kann auf eine Kontrastmittelgabe verzichtet werden. Einschränkend ist festzuhalten, daß eine genaue artdiagnostische Zuordnung der Weichteilprozesse nicht gelingt, es lassen sich aber exakte Angaben zum Ausmaß der Pneumatisationshemmung und zum Ausmaß der Schleimhautschwellungen machen.

4.3.2 Cholesteatome

Man unterscheidet zwei Formen der Cholesteatome. Die angeborenen Cholesteatome (identisch mit Epidermoiden) entstehen aus embryonalen Ektodermresten. Sie machen etwa 2% aller Cholesteatome aus.

Die erworbenen Cholesteatome sind Folge chronischer Entzündungen mit fortschreitender Destruktion der angrenzenden ossären Strukturen, daher rührt auch der ältere Name „chronische Knocheneiterung". Voraussetzung ihrer Entstehung ist eine randständige Perforation des Trommelfelles mit einer meist traumatisch bedingten Verschleppung von verhornendem Plattenepithel des äußeren Gehörganges in das Mittelohr. Anamnestisch läßt sich eine Häufung von Otitiden feststellen. Die computertomographische Diagnostik bezieht sich weniger auf die primäre Feststellung eines Cholesteatoms, sondern mehr auf die exakte Aussage zur Ausdehnung, da im Computertomogramm sowohl weichteildichte Anteile wie ossäre Destruktionen in einem Untersuchungsgang dargestellt werden können. Dabei empfiehlt sich die Anfertigung axialer und koronarer Schichtebenen mit Darstellung der komplexen Mittel-Innenohrstrukturen in beiden Ebenen.

In der koronaren Schichtebene kann die obere und untere Paukenhöhlenwand, der vordere Bogengang, die laterale Attikwand und gegebenenfalls der tympanale Fazialiskanal übersichtlich abgebildet werden. Auch Weichteilveränderungen im Meso- und Epitympanon werden optimal erfaßt (Abb. 18a–d). In der axialen Ebene hingegen ist der horizontale Bogengang gut angeschnitten und mögliche Bogengangsfisteln werden direkt dargestellt. Unabhängig von der Schichtebenenwahl lassen sich äußerer Gehörgang und Trommelfell jeweils ausreichend beurteilen.

Für das Cholesteatom ist die ossäre, vom Mittelohr ausgehende Destruktion das entscheidende Leitsymptom. Die weichteildichten Strukturen können auch mittels Dichtemessung nicht weiter differenziert werden. So ist Karzinomgewebe, metastatisches Gewebe, eine polypöse Schleimhautschwellung oder eine muköse Ergußbildung, wenn sie nicht mit einer Spiegelbildung einhergeht, oft voneinander nicht zu trennen (KÖSTER 1988).

4.4 Kernspintomographie bei entzündlichen Erkrankungen

Die akuten entzündlichen Erkrankungen im Mittelohr heben sich vom signalarmen, dunklen Knochen unabhängig von der Aufnahmesequenz im Kernspintomogramm als signalreiche Strukturen ab. Meist gelingt eine gute Abgrenzung zu dem Hirngewebe und den Innenohrstrukturen, während ein direkter Nachweis ossärer Destruktionen kaum möglich ist.

Da sekundäre oder erworbene Cholesteatome aus geschichteten Epithelmassen bestehen, zeigen sie ein dem Fettgewebe ähnliches Signalverhalten mit relativem Signalreichtum in T_1- und T_2-gewichteten Sequenzen. Inwieweit dieses Signalverhalten zu einer in allen Fällen verläßlichen differentialdiagnostischen Eingrenzung gegenüber anderen Raumforderungen im Mittelohr beiträgt, kann noch nicht mit Sicherheit entschieden werden.

5 Tumoren des Schläfenbeines

5.1 Benigne Tumoren

Folgende Gruppen lassen sich unterscheiden:

1. Geschwülste, die vom Knochen und/oder Knorpelgewebe ihren Ursprung nehmen.
2. Geschwülste, die von den Weichteilen der Ohrmuscheln, des äußeren Gehörganges, des Planum mastoideum oder der Fossa temporalis ausgehen.
3. Geschwülste der Nervenzellen: Die Neurinome (Schwannome) des N. akustikus, des N. trigeminus und N. fazialis.
4. Tumoren der Arachnoidea oder Dura: Meningiome.

5.1.1 Osteome und Osteochondrome

Die Osteome und Osteochondrome gehören in dieser Region zu den selteneren Geschwulstbildungen. Sie gehen aus hier lokalisierten oder verlagerten Periostkeimen hervor. Nach SCHRÖDER (1954) sollen bei der Osteombildung chronisch entzündliche Prozesse der Wandungsknochen einen maßgeblichen Anteil haben. Bei Tauchern ist das gehäufte Auftreten von Osteochondromen (Exostosen) im äußeren Gehörgang bekannt. Bei Osteomen unterscheidet man histologisch kompakte, spongiöse und gemischt spongiös-kompakte Formen. Das Wachstum der Osteome und Osteochondrome erstreckt sich über Jahre. Sie können solitär oder multipel, auch symmetrisch auf beiden Seiten auftreten. Die Exostosen des äußeren Gehörganges nehmen von einem der Ränder der Pars tympanica des Schläfenbeines ihren Ursprung. Große Osteome finden sich gelegentlich an der Außenseite des Warzenfortsatzes, seltener im Bereich der Schuppe (Abb. 19).

Im Röntgenbild – Aufnahmen nach SCHÜLLER – sind die Osteome des äußeren Gehörganges und der Pars mastoidea aufgrund ihrer hohen Dichte und glatten Begrenzung leicht zu diagnostizieren. Nimmt ein Osteom den gesamten äußeren Gehörgang ein, so muß differentialdiagnostisch eine Mißbildung mit vollständiger Atresieplatte ausgeschlossen werden.

5.1.2 Weichteiltumoren

Die von den Weichteilen ausgehenden Geschwülste wie Fibrome, Teratome, Atherome, Dermoide und Epidermoide oder Leiomyome haben in der Röntgendiagnostik kaum Bedeutung. Wohl aber können die von den Gefäßen ausgehenden Hämangiome neben der kutanen und subkutanen Lokalisation tief in den

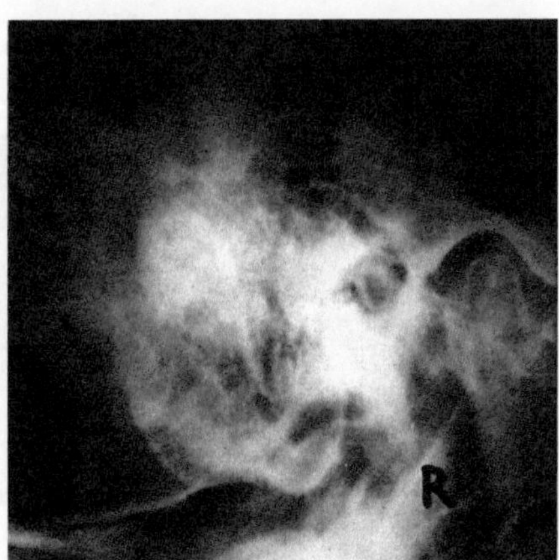

Abb. 19. Aufnahme nach SCHÜLLER. Osteom des Warzenfortsatzes. Dichte Verschattung über dem Warzenfortsatz, die von Zellzeichnung überlagert wird. Klinisch extrakranielle Lage des Osteoms

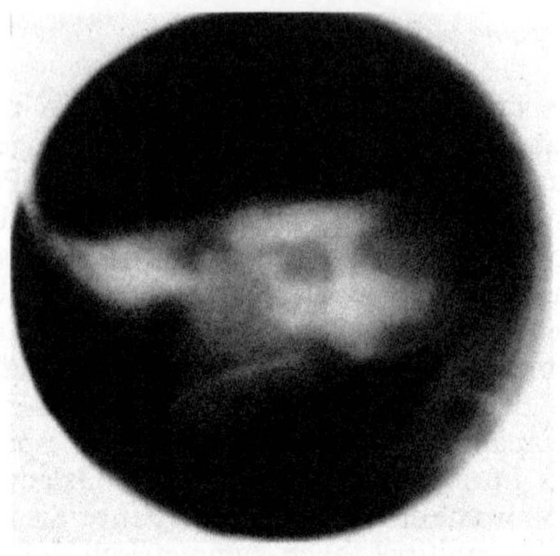

Abb. 20. Konventionelles a.p. Tomogramm des Schläfenbeines. Blutender Tumor, der bis in den äußeren Gehörgang reichte. Tomographisch ca. 1 × 1 × 1 cm großer weichteildichter Tumor im Cavum tympani. Arrosion der Ossikel. Keine Destruktion des Labyrinthblockes. Histologisch: Hämangiom

Knochen hineinreichen, so daß sie einer Röntgendiagnostik gut zugänglich sind.

Angiome sind geschwulstartige Wucherungen von Gefäßgewebe. Sie entwickeln sich aus einer angeborenen Anlage. Pathoanatomisch unterscheidet man ein Angioma cavernosum und Angioma racemosum. Nach TÄNZER (1959) sind Angiome relativ seltene Tumoren und bevorzugen an der Schädelbasis das Felsenbein.

Das kavernöse Angiom stellt makroskopisch einen gut abgrenzbaren Tumor dar, der aus zahlreichen, verschieden großen Bluträumen besteht, die mit Blut oder älteren, z. T. verkalkten Thromben gefüllt sind. Das Angioma racemosum stellt eine echte Geschwulstbildung dar, die mit aneurysmatischen oder varikösen Gefäßveränderungen nicht verwechselt werden darf.

Auf Röntgenaufnahmen sind die Gefäßtumoren gekennzeichnet durch Verkalkungen (selten), Knochenusuren und gegebenenfalls atypischen Gefäßbildungen mit erweiterten Knochenkanälen. Ein Hämangiom der Paukenhöhle wurde von BECKER u. WIELAND (1955) beschrieben. Die eigene Beobachtung eines Hämangioms der Paukenhöhle zeigt Abb. 20. Die Röntgenübersichtsaufnahmen waren in diesem Falle negativ, nur anhand einer Tomographie konnte der Tumor gut dargestellt werden.

5.1.3 Glomustumoren

Die aus den nicht chromaffinen Paragangliomen entstehenden Glomus-jugulare-Tumoren findet man im Bereich des Foramen jugulare, die vom Glomus tympanicum ausgehenden entlang dem Nervus tympanicus bis zum Ganglion geniculatum. Die Glomustumoren stellen die wichtigsten Tumoren des Mittelohrbereiches dar. Sie können in jedem Lebensalter auftreten und zeigen einen Häufigkeitsgipfel zwischen dem 45. und 50. Lebensjahr. Frauen erkranken zweimal so häufig wie Männer (KLEINSASSER u. FRIEDMANN 1959, NEUBERGER 1958). Klinisch klagen die Patienten über pulssynchrone Ohrgeräusche, Druck im Ohr, Schwerhörigkeit und gegebenenfalls Hirnnervenausfällen. Chrakteristisch für die Glomustumoren ist ihre Ausdehnung entlang des Weges mit geringstem Widerstand. So führen die Glomus-jugulare-Tumoren zu einer Zerstörung des Canalis jugulare, einer Infil-

Abb. 21 a, b. Axiales Computertomogramm. Glomus-jugulare Tumor mit Infiltration des Os mastoideum und Os petrosum links. Beginnende Tumorinvasion in das Cavum tympani. Die ausgefransten, mottenfraßähnlichen Destruktionen in Nachbarschaft des Jugularvenenkanals sind typisch für Glomustumoren

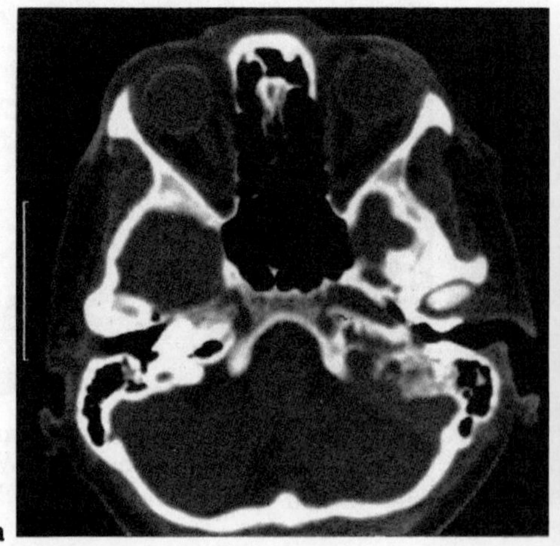

a

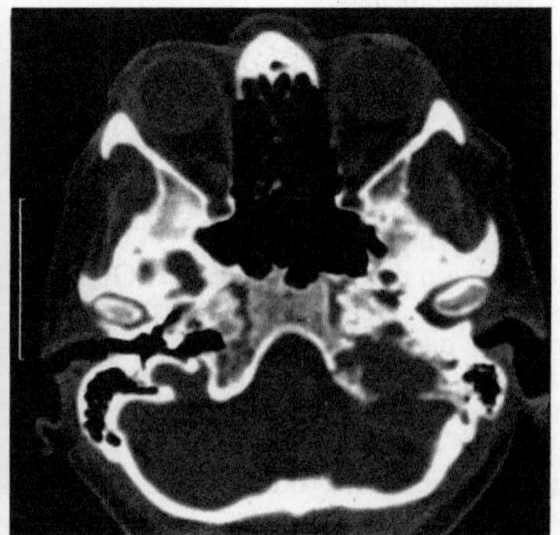

b

tration des Bodens des Hypotympanons und der Tuba auditiva. Sie wachsen in das Mittelohr ein und erscheinen durch das Trommelfell als bläulich, livide Raumforderungen. Auf den Aufnahmen nach SCHÜLLER fallen ein Fehlen der unteren Begrenzung des äußeren Gehörganges und des Cavum tympani auf. Auch Destruktionen im Bereich des Foramen jugulare und der Synchondrosis petrooccipitalis können wegweisend sein. PSENNER (1963) sowie MÜNDNICH u. TERRAHE (1967) fanden, daß bei Auslöschung des kompakten Knochens des Os tympanicum die vordere Begrenzung des Warzenfortsatzes sich ungewöhnlich deutlich von der Umgebung abhob.

Die konventionelle Filmtomographie ist heute von der Computertomographie abgelöst worden. Auch die retrograde Vena-jugularis-Phlebographie, welche den Glomus-jugulare-Tumor als zapfenförmige Aussparung in der V. jugulares zeigte, kann heute durch nichtinvasive Methoden wie Computertomographie und Kernspintomographie ersetzt werden. Die Arteriographie hat im Rahmen der präoperativen Diagnostik und vor einer Embolisationstherapie nach wie vor ihre Berechtigung.

Computertomographisch ist die Auslöschung des glatten Randes des Canalis jugulare verbunden mit einer Tumorinfiltration des Mittelohres und eine partielle Auslöschung des Bodens des Hypotympanons ein charakteristischer Befund (Abb. 21a, b). Die Anwendung dynamischer Kontrastserien mit Aufstellung einer Dichte-Zeit-Kurve erlaubt mit hoher Sicherheit eine artspezifische Zuordnung, wenn das Kurvenbild dem einer arteriovenösen Kurzschlußverbindung entspricht (KÖNIG u. KURTZ 1984).

Differentialdiagnostisch sind Neurinome abzugrenzen. Sie haben insgesamt eine geringere Vaskularisation und im allgemeinen eine glatte Begrenzung. Meningiome gehen häufiger mit Verkalkungen einher und führen an den benachbarten Knochen zu Hyper-

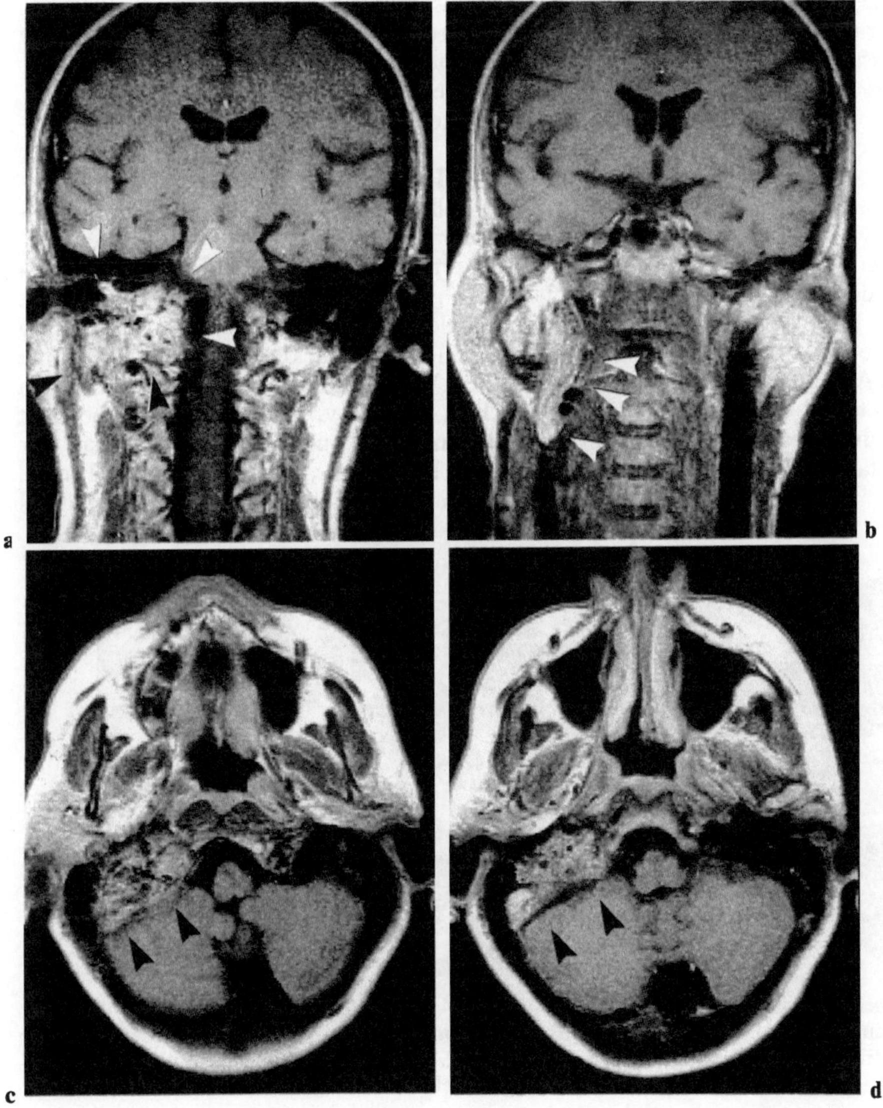

Abb. 22. a, b Koronares, T_1-gewichtetes Kernspintomogramm nach Gadolinium. Signalreicher tumoröser Prozeß links an der Schädelbasis. Zapfenartiger Tumoranteil in die Vena jugularis (*Pfeilspitzen*). **c, d** Axiales Kernspintogramm, T_1-Wichtung nach Gadolinium. Signalreicher tumoröser Prozeß mit breiter Infiltration in das Os mastoideum, Os petrosum und Ausdehnung in den Sinus sigmoideus bzw. Kleinhirnbrückenwinkel (*Pfeilspitzen*)

ostosen. So stellt heute die hochauflösende Computertomographie sowohl zur Festlegung der Ausdehnung, als auch zur artdiagnostischen Charakterisierung von Mittelohrtumoren die Methode der Wahl dar.

Im Kernspintomogramm ist die gut abgrenzbar lobulierte Tumoroberfläche charakteristisch. Darüber hinaus findet man eine inhomogene Binnenstruktur, wobei sich die Gefäße als signalarme, geschlängelt verlaufende Strukturen von der Umgebung abheben. Bei T_2-Wichtung sind die reich vaskularisierten Tumoren signalintensiv, während die Vena jugularis sich signalarm im gleichnamigen Kanal darstellt. Dies erlaubt auch eine Unterscheidung von einem verlagerten oder aneurysmatisch erweiterten Bulbus venae jugularis. Auch in die Vene hineinreichende Tumorzapfen können mit Hilfe der Kernspintomographie zuverlässig bestimmt werden. Nach Gabe von Gadolinium-DTPA ist ein ausgeprägtes Enhancement festzustellen. Ähnlich der dynamischen Computertomographie kann mit Anwendung von Gradienten-Echos ein steiler Signalanstieg und eine schnelle Auswaschphase nach Kontrastmittelgabe festgestellt werden. Die MRT eignet sich deshalb hervorragend als zweites nichtinvasives bildgebendes Verfahren bei differentialdiagnostischen Schwierigkeiten im Computertomogramm (Abb. 22a, d).

5.1.4 Akustikusneurinom

Die Neurinome des N. statoacusticus gehören zu den Kleinhirnbrückenwinkeltumoren, die in der hinteren Schädelgrube zwischen Kleinhirn, Pons und Felsenbein lokalisiert sind. Diese Gruppe umfaßt ca. 10% aller intrakraniellen Tumoren. Die Akustikusneurinome machen davon 73% (Hodes et al. 1951) aus, es folgen die Meningiome mit 10% und Dermoide mit 4%. Der Rest entfällt auf Metastasen, Gliome und verschiedene seltene Tumoren.

Bei Akustikusneurinomen ist der Ursprungsort der intrakanalikuläre, vestibuläre Anteil des VIII. Hirnnerven am Treffpunkt der peripheren Neurolemmscheiden und der Neuroglia des Hirnstamms. Sie wachsen aus dem Meatus acusticus internus in die Kleinhirnbrückenwinkelzisterne und können zu Arrosionen am Porus acusticus internus führen, die auf Stenvers-Aufnahmen als Knochenabbau und unscharfe Begrenzung sichtbar wird. Der normale Meatus acusticus internus hat auf der Übersichtsaufnahme eine Weite bis zu 12 mm. Seitendifferenzen sollen nicht größer als 2 mm sein. Valvassori u. Buckingham (1982) geben an, daß bei 95% die Differenz der Durchmesser der inneren Gehörgänge der rechten und linken Seite nicht mehr als 1 mm beträgt. Die Längsachse unterliegt starken Schwankungen und reicht von 4–15 mm. Die Längendifferenz der inneren Gehörgänge beträgt bei 95% weniger als 2 mm. Die Verkürzung der Hinterwand um mehr als 3 mm ist ein wichtiges Zeichen für ein extrakanalikulär wachsendes Akustikusneurinom. Neben einer Ausweitung des Meatus acusticus internus können in fortgeschrittenen Fällen die Konturen des inneren Gehörganges auch vollständig ausgelöscht sein und/oder eine Destruktion an der Felsenbeinspitze vorliegen (Abb. 23). Durch die frühzeitige Inanspruchnahme der Computertomographie und Kernspintomographie bei der Abklärung von Hörstörungen kommen heute so fortgeschrittene Fälle eines Akustikusneurinoms praktisch nicht mehr vor.

Im Computertomogramm haben Akustikusneurinome nativ die gleiche oder nur geringgradig höhere Dichte im Vergleich zum Hirngewebe. Eine einseitig verstrichene Kleinhirnbrückenwinkelzisterne sollte aber schon den Verdacht auf einen hier lokalisierten Prozeß wecken. Nach i.v. Kontrastmittelgabe hebt sich der Kontrastmittel anreichernde Tumor als hyperdenser, glatt berandeter, meist homogener Prozeß von der Umgebung ab (Abb. 24). Oft sieht man bei

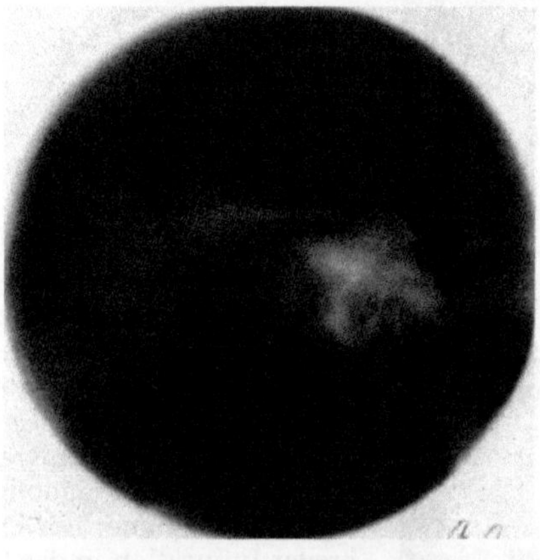

Abb. 23. a.p. Tomogramm des Felsenbeins. Akustikusneurinom mit Destruktion des Meatus acusticus internus und Zerstörung der Pyramidenspitze. Vestibulum, Bogengänge und Kochlea intakt

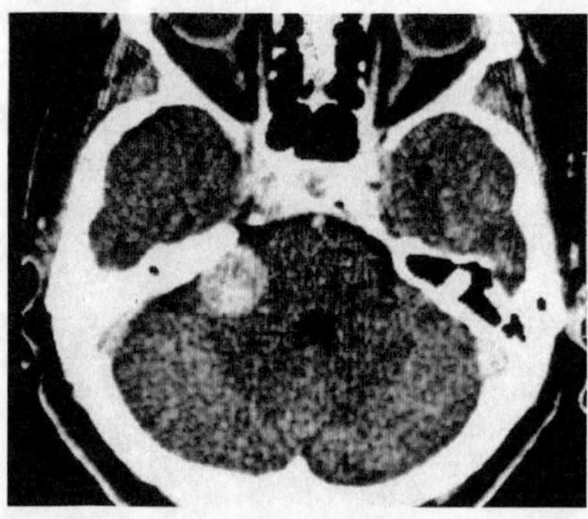

Abb. 24. Axiales Computertomogramm. Rechtsseitiges Akustikusneurinom. Nach intravenöser Kontrastmittelgabe kommt der gut KM-aufnehmende, glatt berandete, im Kleinhirnbrückenwinkel lokalisierte Tumor zur Darstellung

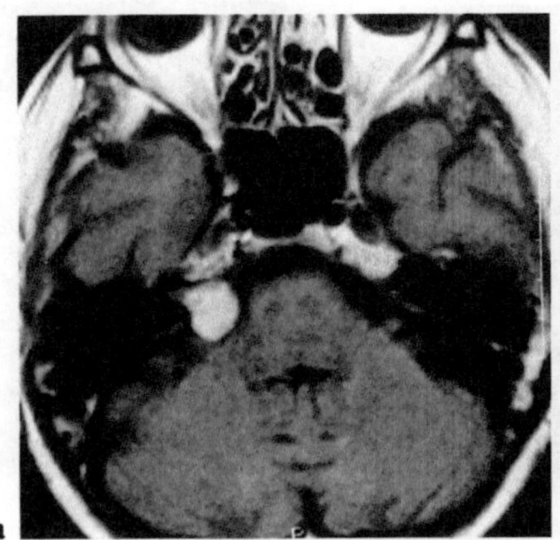
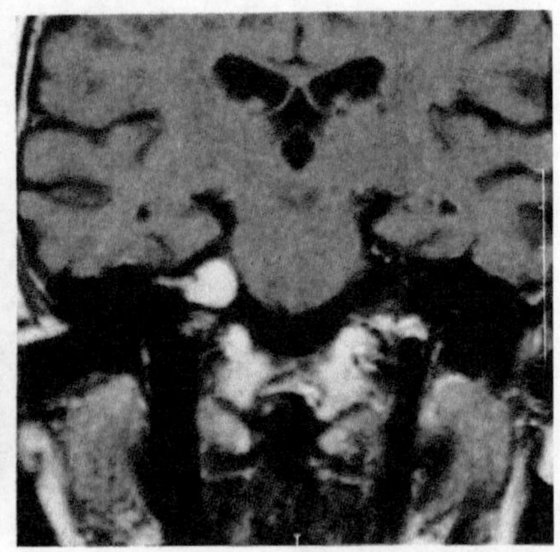

Abb. 25a, b. Axiales und koronares Kernspintomogramm. T_1-Wichtung nach Gadolinium-DTPA-Gabe. Darstellung eines signalreichen relativ homogenen tumorösen Prozesses mit zapfenartigem Tumorausläufer in den Meatus acusticus internus. Diagnose: Akustikusneurinom

Anwendung dünner Schnitte (1–2 mm) noch einen intrameatalen Anteil zapfenförmig in das Lumen des Meatus hineinragen. Die untere Nachweisbarkeitsgrenze liegt bei modernen Geräten etwa bei 5 mm.

Zur Erfassung auch kleinerer Raumforderungen von weniger als 5 mm Größe und vor allem zur Darstellung von intrameatal lokalisierten Akustikusneurinomen wurde die Computertomographie mit einer Luftzisternographie kombiniert (RETTINGER 1981b; PINTO et al. 1982; MÖDDER et al. 1982) oder es wurde intrathekal wasserlösliches Kontrastmittel appliziert und die basalen Zisternen als hyperdense, Kontrastmittel aufnehmende Struktur dargestellt (VALVASSORI u. BUCKINGHAM 1982). Nachteilig wirkten sich arachnitische Verklebungen aus, die verhinderten, daß Kontrastmittel in den inneren Gehörgang eintritt und so ein Akustikusneurinom vortäuschen. Seit Einführung der Kernspintomographie kann auf die positive (nicht-ionischer Kontrastmittel) oder negative (Luft oder CO_2) Zisternographie verzichtet werden, da mit Hilfe der Kernspintomographie nichtinvasiv auch intrameatale Akustikusneurinome erfaßt werden. Sie bilden sich in T_1-gewichteten Sequenzen hypointens, in T_2-gewichteten Sequenzen signalreich ab. Durch Gabe von Gadolinium-DTPA läßt sich die Sensitivität der Kernspintomographie im Nachweis kleinerer Neurinome bzw. bei Verdacht auf einen Rezidivtumor noch weiter verbessern. Untersuchungstechnisch hat es sich deshalb bewährt, ohne und mit Kontrastmittel in T_1-gewichteten Sequenzen mit dünnen Schichten die Felsenbeinregion zu untersuchen (Abb. 25a, b).

Die multiplanare Abbildungsmöglichkeit der MRT ermöglicht die genaue Darstellung der Beziehung des Prozesses zum Kleinhirn, dem 4. Ventrikel, der Ponsregion und der Medulla oblongata. Die differentialdiagnostische Abgrenzung von anderen Tumoren des Kleinhirnbrückenwinkels gelingt durch den Nachweis eines in den inneren Gehörgang reichenden Tumoranteils.

5.1.5 Neurinom des Nervus facialis

Neurinome des N. facialis sind seltener als Akustikusneurinome. Der Häufigkeitsgipfel liegt zwischen dem 15. und 45. Lebensjahr. Männer werden häufiger betroffen als Frauen. Das klinische Leitsymptom ist die langsam progrediente Fazialisparese. Die akut einsetzende, idiopathische, periphere Fazialisparese stellt keine Indikation zur ausgiebigen Röntgendiagnostik dar. Wenn Traumafolgen, chronische Mittelohrentzündungen einschließlich Cholesteatomen oder Tumoren in Betracht kommen, ist heute die Computertomographie die Methode der Wahl.

Das Erscheinungsbild der Neurinome des N. facialis ist abhängig von der Lokalisation.

1. Vor, hinter oder im Bereich des Ganglion geniculi (labyrinthaler und tympanaler Anteil): Einwachsen in die Paukenhöhle, Verlagerung oder Arrosion der Gehörknöchelchen.
2. Mastoidaler Anteil des N. facialis: Umschriebene Zerstörung der Hinterwand des knöchernen Anteils des äußeren Gehörganges. Buckelige Vorwölbung der hinteren Gehörgangswand vor dem Trommelfell.
3. Extrakranieller Teil des N. facialis: Weichteildichte Raumforderung hinter oder unterhalb der Glandula parotis.

Ist der N. petrosus major, der vom Ganglion geniculi abzweigt, betroffen, so kann die Labyrinthkapsel arrodiert werden, da dann die Hauptausdehnung pyramidenwärts gerichtet ist. Differentialdiagnostisch kommen Epidermoide, Meningiome und Metastasen in Betracht (KLEINSASSER u. FRIEDMANN 1959). Je nach Lokalisation findet man im Computertomogramm

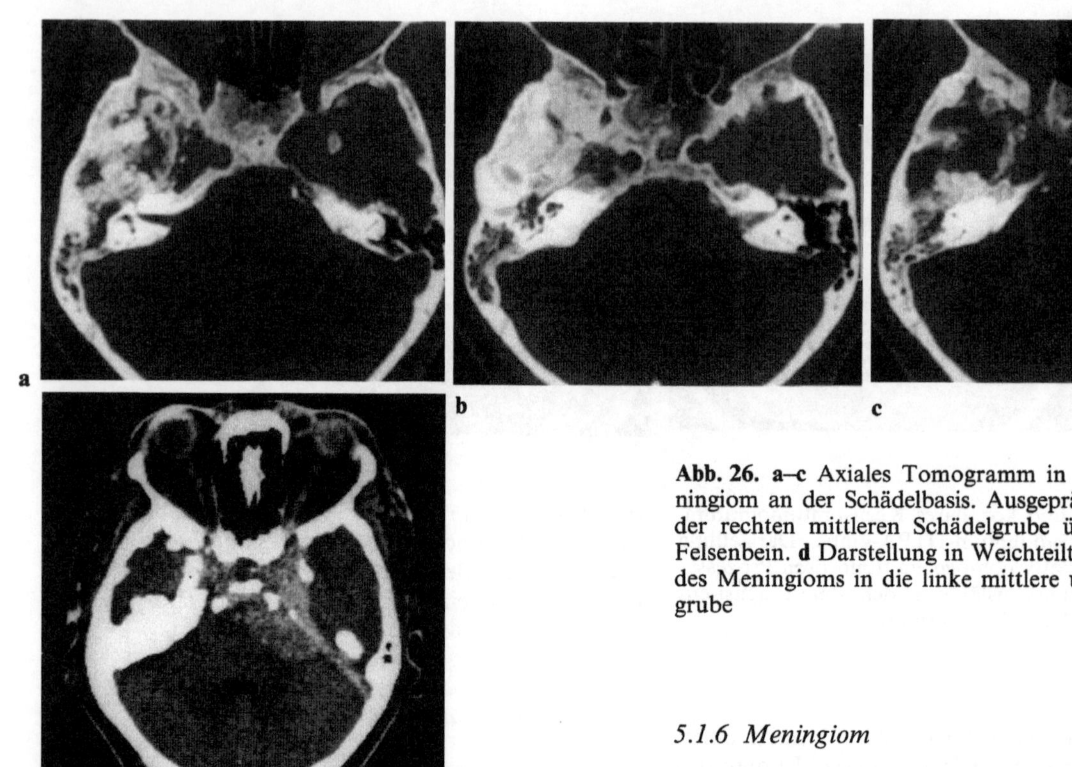

Abb. 26. a–c Axiales Tomogramm in Knochenmode. Meningiom an der Schädelbasis. Ausgeprägte Sklerosierung in der rechten mittleren Schädelgrube übergreifend auf das Felsenbein. **d** Darstellung in Weichteiltechnik. Ausdehnung des Meningioms in die linke mittlere und hintere Schädelgrube

eine glatt berandete, rundliche Osteolyse bzw. einen weichteildichten tumurösen, Kontrastmittel aufnehmenden Prozeß. Die Neurinome können von den knöchernen Spikulae, die für Gefäßmalformationen typisch sind, ausreichend sicher abgegrenzt werden. Es sollte immer in Knochentechnik und Weichteiltechnik eine Ausspielung erfolgen. Da der mastoidale Anteil des Canalis facialis nur in koronarer Ebene optimal erfaßt wird, empfiehlt sich bei der Abklärung einer langsam progredienten Fazialisparese immer die Untersuchung in axialer und koronarer Ebene.

Im Kernspintomogramm findet sich ein im Relaxationsverhalten den Akustikusneurinomen ähnlicher Prozeß je nach Lokalisation in Nachbarschaft des Ganglion geniculi, im Bereich der Paukenhöhle, im Mastoid oder unterhalb der Schädelbasis entlang des Processus styloideus.

Neurinome des N. trigeminus gehen von dem juxtaganglionären Anteil der Nerven oder vom Ganglion Gasseri selbst aus. Sie führen im Bereich der Impressio trigemini zu einem scharf begrenzten Defekt, der sich auf der Aufnahme nach STENVERS als Aufhellung zu erkennen gibt. Computertomographische und kernspintomographische Befunde ähneln denen der Neurinome des N. facialis im Kontrastmittel- und Dichteverhalten.

5.1.6 *Meningiom*

Meningiome können sich primär im oder am Schläfenbein entwickeln. Dabei wird die Pyramide häufiger befallen als die Schläfenbeinschuppe. Ein Übergreifen eines Meningioms von der hinteren oder mittleren Schädelgrube auf das Felsenbein ist ebenfalls möglich. Histologisch unterscheidet man einen endothelartigen, einen fibromatösen und einen angiomatösen Aufbau. Diese Subklassifikation hat für die radiologische Befunderhebung jedoch keine Bedeutung. Das mittlere Lebensalter ist bevorzugt betroffen, Frauen etwa doppelt so häufig wie Männer.

Der Gefäßreichtum der Meningiome führt zur Hypertonie der versorgenden Gefäße, die als erweiterte kanalikuläre Strukturen in der Kalotte sichtbar werden können. Bekannt ist außerdem die Ausbildung einer Hyperostose des Knochens in Nachbarschaft der Meningiome. Es kommt sowohl zur vermehrten Sklerosierung als auch zur Volumenzunahme. Meningiome zeigen in etwa 20% Verkalkungen, die sowohl als schalenförmige Tumorrandverkalkungen, aber auch in Form amorpher zentraler Ablagerungen sichtbar werden. Seltener sind osteoklastische Reaktionen und Usuren im Zusammenhang mit Meningiomen. Im Extremfall kann die Osteolyse so stark ausgeprägt sein, daß sie von einer metastatisch bedingten Destruktion nicht zu unterscheiden ist.

Am häufigsten sind Hyperostosen des Felsenbeines bei ausgedehnten Keilbeinmeningiomen, die über die mittlere Schädelgrube auf das Felsenbein übergreifen sowie bei Meningiomen des Kleinhirnbrückenwinkels (Abb. 26a–d).

Im Kernspintomogramm zeigen die T_1-gewichteten Sequenzen einen relativ geringen Kontrast zum normalen Hirngewebe, nach Gadolinium-DTPA-Gabe kommt es aber zu einem ausgeprägten Enhancement. Verkalkungen in Meningiomen und Hyperostosen bleiben auch nach Kontrastmittelgabe signalarm, lassen sich im Computertomogramm jedoch ohne Schwierigkeiten identifizieren.

5.2 Maligne Tumoren

Die malignen Tumoren des Schläfenbeines gliedern sich in primäre Tumoren des äußeren Ohres, des Mittelohres und der Pyramide sowie sekundäre Tumoren. Zu den primären Tumoren zählen die Karzinome, die adenoid-zystischen Karzinome (Zylindrome), die Sarkome und Plasmozytome. Ferner müssen die per continuitatem auf das Schläfenbein übergreifenden Tumoren des Epipharynx oder der Parotis erwähnt und von den echten Fernmetastasen (z. B. Mammakarzinom, Bronchialkarzinom) unterschieden werden.

5.2.1 Karzinome

Je nach Ausgangsort lassen sich Karzinome des äußeren Ohres von denen des Mittelohes abgrenzen. Im Bereich des äußeren Ohres steht die Ohrmuschel als häufiger Ausgangspunkt im Vordergrund. Histologisch handelt es sich meist um Plattenepithelkarzinome, seltener um Basalzellkarzinome und äußerst selten um Adeno- oder Zylinderzellkarzinome.

Die primären Karzinome des Mittelohres sind in der Regel Plattenepithelkarzinome, die oft auf der Basis langdauernder chronischer Mittelohrentzündungen entstehen. Diese Tumoren sind durch ein langsames, aber stetig fortschreitendes Wachstum charakterisiert, das zu ausgedehnten, regellosen Knochenzerstörungen führt.

Da bei den Karzinomen des Ohres sowohl Mittel- wie Innenohr befallen sein können, sind neben den Standardaufnahmen nach SCHÜLLER und STENVERS Schichtuntersuchungen notwendig. Es sollte nach Möglichkeit eine HR-Computertomographie in Dünnschnittechnik durchgeführt werden, wobei die axiale Ebene ausreicht, um genaue Aussagen zum Ausmaß der Destruktion und dem Stand des Tumorwachstums machen zu können (Abb. 27a–c).

Das Karzinom des äußeren Ohres greift relativ schnell auf benachbarte Knochenpartien über. Gehörgangskarzinome werden zunächst dessen Wände und im weiteren Verlauf die Kiefergelenkspfanne und Teile der Schläfenbeinschuppe infiltrieren. Karzinome des Mittelohres, die oft auf der Basis chronischer Mittelohrentzündungen entstehen sind deshalb nicht selten mit kompletter oder höhergradiger Pneumatisationshemmung kombiniert. In diesen Fällen sind Übersichtsaufnahmen, so lange keine makroskopisch erkennbaren Arrosionen bestehen, uncharakteristisch. Die Ausdehnung des Tumors in die Pars mastoidea führt zu großen, unregelmäßigen, strukturlosen Aufhellungen, die Tegmen, Sinusschale, hintere Gehörgangswand und Os tympanicum erfassen können. Bricht der Tumor in die Pyramide ein, kann er den Labyrinthblock vollkommen zerstören und bis zur Pyramidenspitze eine Osteolyse verursachen.

5.2.2 Sarkome, Mischtumoren und Metastasen

Das primäre Sarkom des Schläfenbeins stellt eine große Seltenheit dar (THEISING 1948). Es handelt sich entweder um primäre, vom Mittelohr, Dura, Periost oder Knochenmark ausgehende Tumoren, oder um solche, die von der Schädelbasis auf das Felsenbein übergegriffen haben. Lokalisation und Art der Knochendestruktionen wechseln je nach Art des Tumorursprungs. So sind die durch ein Sarkom entstandenen Destruktionen kaum oder gar nicht von denen durch Karzinome hervorgerufenen zu unterscheiden.

Abb. 27. a–c Axiales Tomogramm. Gehörgangskarzinom mit Infiltration in die Paukenhöhle, Arrosionen der Ossikel und des Paukenhöhlendaches. Innenohr, Canalis caroticus und Canalis venae jugulares intakt

a

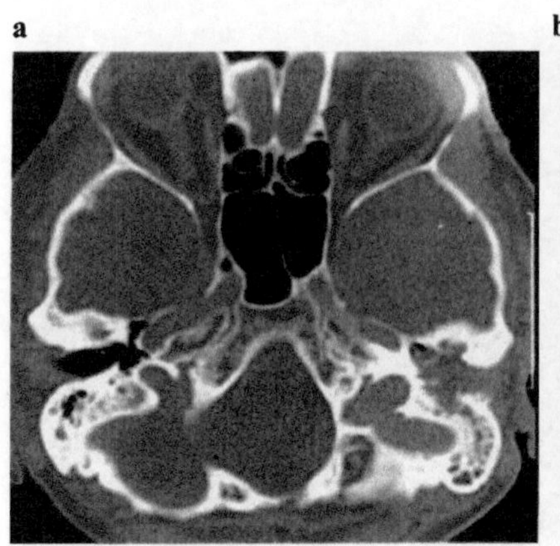

b

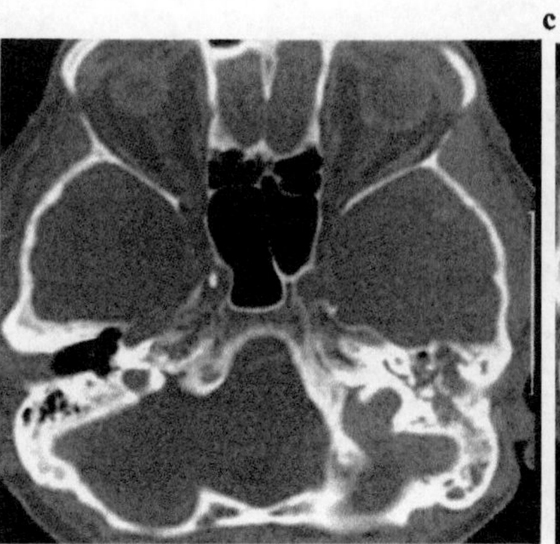

c

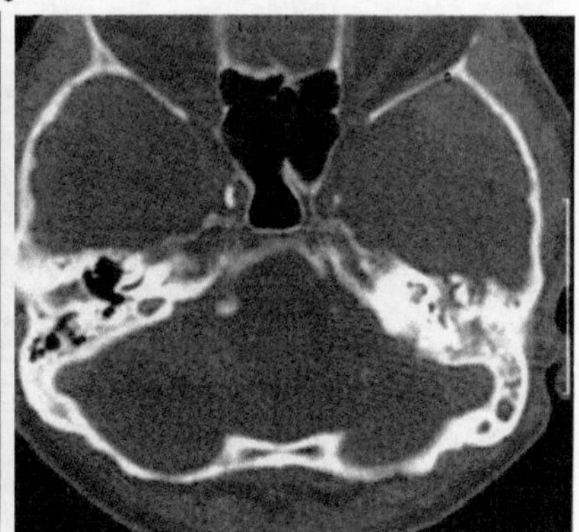

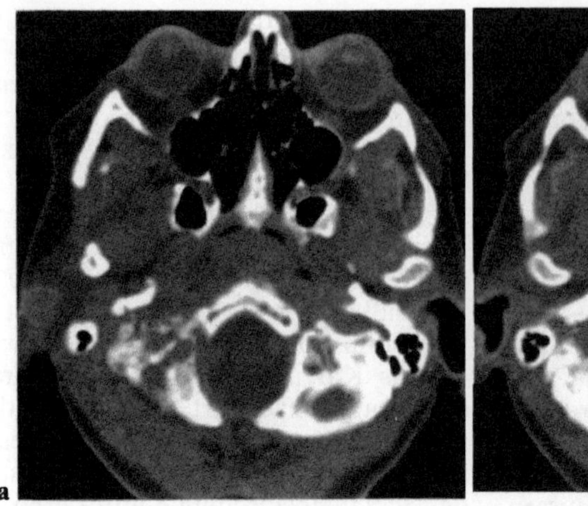

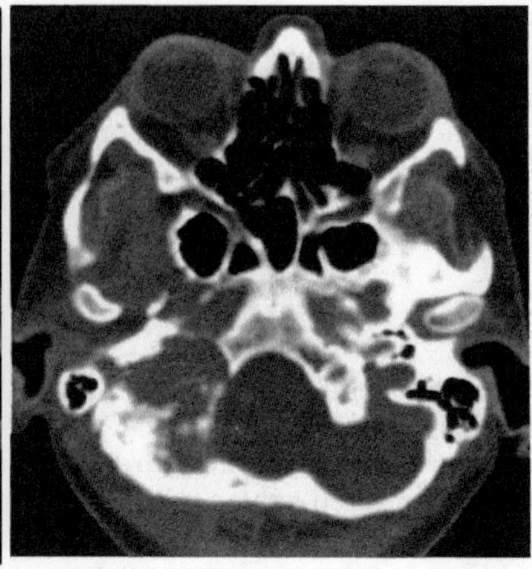

Abb. 28a, b. Axiales Computertomogramm. Metastase eines Mammakarzinoms. Befall der Okzipitalschuppe, des Mastoids und des Felsenbeins

Die Mischtumoren entstehen durch gleichzeitiges Wachstum von Epithel und Bindegewebe. Sie rezidivieren nach operativen Eingriffen sehr häufig, metastasieren aber nur ausnahmsweise. Der in der Paukenhöhle entstehende Tumor kann die Pyramide durchwachsen und sowohl in die mittlere als auch hintere Schädelgrube einbrechen.

Eine Metastasierung in das Felsenbein bzw. die Pyramide wird vor allem bei den Primärtumoren beobachtet, die eine Affinität zu ossären Strukturen aufweisen – Mamma-, Bronchial-, Nierenzell-, Schilddrüsen-, Darm- und Prostatakarzinom. Ferner muß man an den Befall des Felsenbeins im Rahmen eines Plasmozytoms denken. Ein typisches Bild läßt sich nicht beschreiben; die klinische Symptomatik wird vom genauen Sitz der Tumorabsiedelung vorgegeben (Abb. 28a, b).

6 Seltene Systemerkrankungen

6.1 Morbus Paget

Beim M. Paget können alle knöchernen Anteile des Schläfenbeines beteiligt sein und nur geringe Reste in

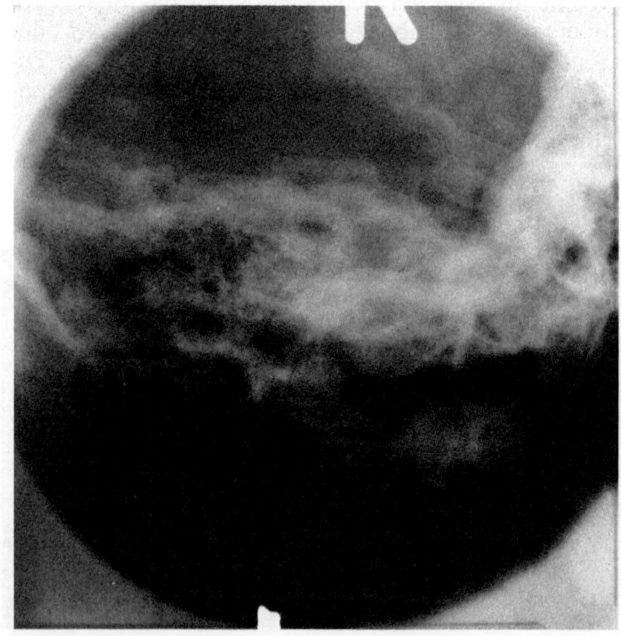

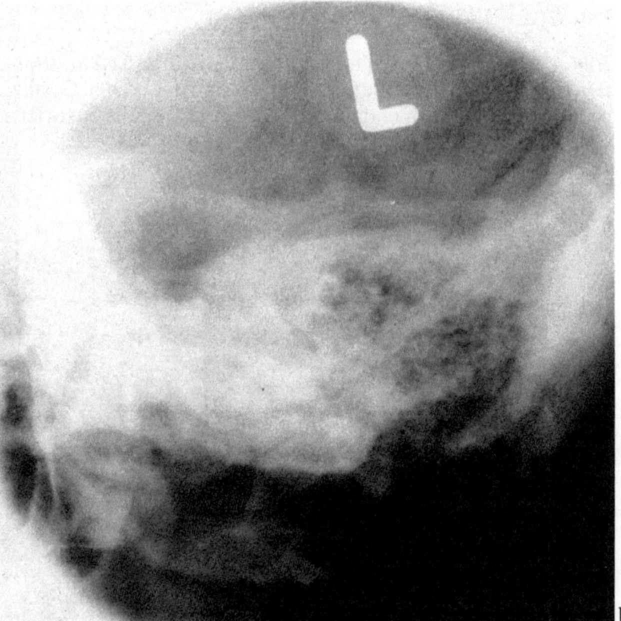

Abb. 29a, b. Aufnahme des rechten und linken Felsenbeins nach Stenvers. Bei bekanntem M. Paget zunehmende Hörminderung. Obliteration des inneren Gehörganges, typische Strukturverdichtung der Felsenbeinspitze, des Labyrinthblockes und der Pars mastoidea. Fleckig sklerotischer Umbau der Schläfenbeine beidseits

der nächsten Nachbarschaft des häutigen Labyrinths und des äußeren Gehörganges ausgespart bleiben. Vorder- und Hinterfläche der Pyramide werden durch appositionellen Knochenumbau verändert, mitunter ohne wesentliche Volumenzunahme der Pyramide (Abb. 29a, b). Eine Verengung des inneren Gehörganges und des Canalis caroticus ist möglich. An der Labyrinthkapsel kann der pathologische Knochenprozeß alle Schichten einbeziehen und zu einer Otitis serosa interna Anlaß geben. Die hierbei auftretenden serösen Ergüsse induzieren eine bindegewebige Organisation, die gegebenenfalls zu einer knöchernen Obliteration der Innenohrhohlräume führt. Somit verursachen die seröse Labyrinthitis und/oder die Einengung des inneren Gehörganges die häufig beim M. Paget beobachteten Gehörstörungen. Eine isolierte Erkrankung des Schläfenbeins im Rahmen eines M. Paget wurde bisher nicht beschrieben. Differentialdiagnostisch ist die fibröse Dysplasie und gegebenenfalls die Hyperostose im Rahmen eines Meningioms abzugrenzen.

6.2 Fibröse Dysplasie

Die fibröse Dysplasie des Felsenbeins bzw. des Os temporale ist durch eine verstärkte Verknöcherung, Sklerose und gelegentlich Volumenzunahme der befallenen Knochenanteile charakterisiert. Meist liegt ein nur einseitiger Befall vor. Das pneumatische System obliteriert und die Schläfenbeinschuppe nimmt an Volumen zu. Stenosen des äußeren Gehörgangs und in späteren Stadien des Canalis acusticus internus kommen deshalb vor. In fortgeschrittenen Krankheitsfällen läßt sich das knöcherne Labyrinth schlecht vom umgebenen Knochen abgrenzen (VALVASSORI u. BUKKINGHAM 1982).

6.3 Marmorknochenkrankheit

Die Marmorknochenkrankheit ist eine Systemerkrankung mit Beteiligung des gesamten Skelettsystems. Schädelbasis und Pyramide zeigen eine außerordentliche Dichte, so daß der kompakte Labyrinthkern vom umgebenen Knochen nicht mehr oder nur unvollständig abzugrenzen ist. Zur Beurteilung von Einzelheiten des Mittelohrs und Innenohrs ist die Computertomographie die Methode der Wahl.

7 Das operierte Schläfenbein

Postoperative Untersuchungen des Schläfenbeins werden aus verschiedenen Gründen durchgeführt: Fahndung nach Zellen, die bei einer Operation nicht ausgeräumt wurden und eine Eiterung weiter unterhalten sowie Ausschluß eines Cholesteatom- oder Tumorrezidivs. Es ist deshalb sinnvoll, vor allem nach Tumoroperationen, Aufnahmen des Schläfenbeins in den 4 Standardaufnahmen als Ausgangsbefund festzuhalten.

7.1 Antrotomie

Bei der Antrotomie werden zur Drainage des Mittelohres und seiner lufthaltigen Nebenräume die Zellen des Warzenfortsatzes ausgeräumt. So findet sich von Fall zu Fall eine verschieden große Operationshöhle in Form eines Trichters, dessen Spitze gegen das Antrum gerichtet ist. Es werden jedoch nicht alle pneumatisierten Räume des Schläfenbeines erfaßt (Abb. 30).

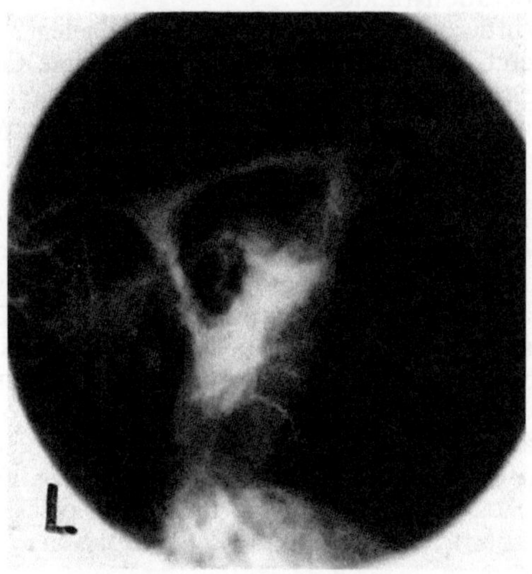

Abb. 30. Aufnahme nach SCHÜLLER. Zustand nach Antrotomie. Kreisrunder Operationsdefekt in der Pars mastoidea bei gering pneumatisiertem Warzenfortsatz

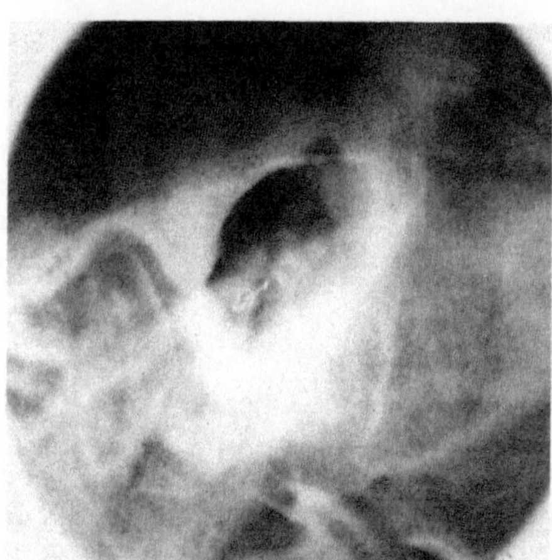

Abb. 31. Aufnahme nach SCHÜLLER. Zustand nach Radikaloperation des linken Schläfenbeines. Zur Wiedererlangung des Hörvermögens wurde ein Titanossikelinterponat zwischen Trommelfell und Stapes eingebracht. Jetzt gutes Hörvermögen

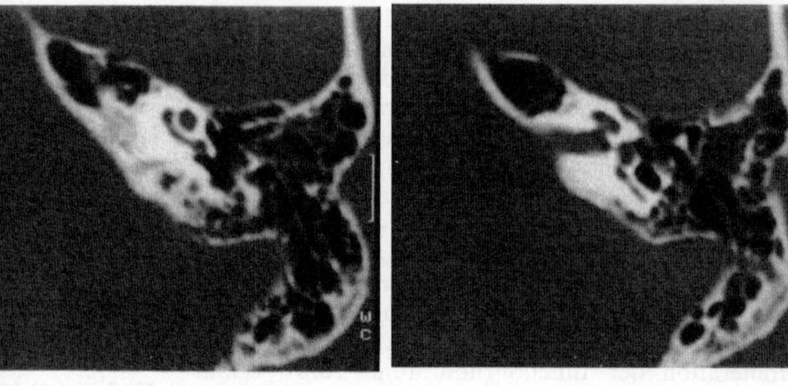

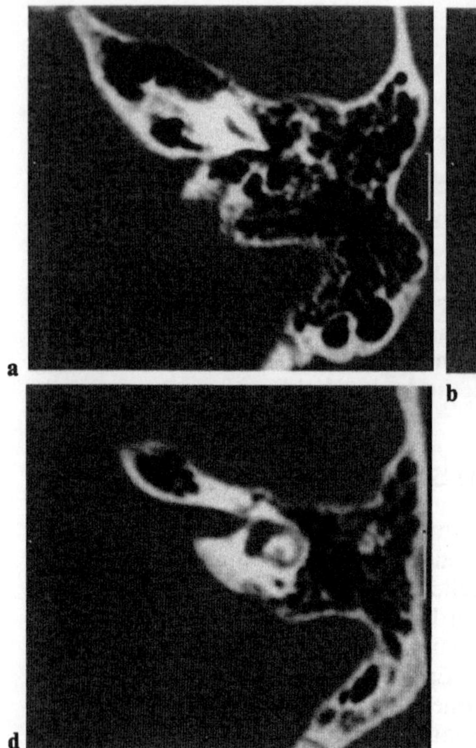

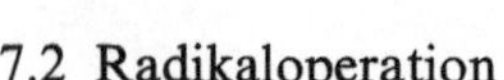

Abb. 32a–d. Axiales Computertomogramm. Knöcherne Atresie des äußeren Gehörganges. Dysplasie der Paukenhöhle und Dysplasie der Ossikelkette. Innenohr und innerer Gehörgang regelrecht angelegt

7.2 Radikaloperation

Bei der Radikaloperation werden alle pneumatisierten Räume zu einer einheitlichen Höhle vereinigt. Diese Höhle ist vom äußeren Gehörgang aus zugänglich und kann daher von hier gut übersehen werden. Es findet sich ein etwa nierenförmiger Operationsdefekt, der Antrum, eventuell vorhanden gewesene Zellen, Aditus ad antrum, Paukenhöhle mit Kuppelraum und äußeren Gehörgang umfaßt (Abb. 31).

7.3 Labyrinthoperation

Zweck einer Labyrinthoperation ist die Herstellung einer Drainage der Bogengänge und Schnecke nach außen. Der Radikaloperation wird eine differenzierte Eröffnung des Innenohres angeschlossen (Uffenorde 1926; Novotny 1947).

7.4 Gehörverbessernde Operationen

Unter der Bezeichnung Tympanoplastik versteht man alle Operationen, die der Wiederherstellung der Schalleitung bei infolge entzündlicher Prozesse entstandenen Schalleitungsstörungen dienen. Durch eine Tympanoplastik soll nicht nur der entzündliche Prozeß im Mittelohr beseitigt, sondern auch eine eingeschlossene, durchlüftete Paukenhöhle und dadurch eine ungestörte Schalleitung hergestellt werden. Bei fast vollständiger Zerstörung der Ossikelkette werden Kunststoff-, Titandraht-, Ossikelkettentransplantate und -interponate verwendet, die sich auf Röntgenaufnahmen nicht immer nachweisen lassen. Die genaue Kenntnis der Lage der Interponate läßt die röntgenologische Diagnose einer Verlegung der metallischen „Ersatzossikel" zu.

Die im postoperativen Verlauf durchzuführenden Röntgenuntersuchungen dienen der Beantwortung folgender Fragen:

1. Welche Operation wurde durchgeführt?
2. Sind noch Zellstrukturen vorhanden?
   – Pneumatisationszellen können an verschiedenen Stellen gefunden werden, so z. B. in der Warzenfortsatzspitze, in der Zygomatikuswurzel, retrofazial, epibulbär und an der oberen Begrenzung des Operationsrandes.
3. Wurde die Dura und der Sinus freigelegt?
4. Zeigt der Operationsdefekt unauffällige Grenzen oder sind Veränderungen vorhanden, die auf ein Fortbestehen der Erkrankung oder auf ein Wiederauftreten einer solchen schließen lassen?

Die Aufnahmen nach Mayer bzw. Chausse III eignen sich am besten zur Klärung der Frage ob eine Antrotomie oder eine Radikaloperation durchgeführt wurde, weil auf ihnen die Verhältnisse der hinteren Gehörgangswand bzw. der lateralen Attikwand klar in Erscheinung treten. Die Aufnahme nach Schüller klärt am besten die Feststellung des Operationsdefektes nach hinten und oben sowie nach vorne, besonders gegen die Zygomatikuswurzel hin. Eine Aufnahme nach Stenvers dient der Klärung eines Fortbestehens einer Eiterung in erkrankten Zellkomplexen der Pyramidenspitze.

Zur Klärung einer Frage eines Tumorrezidivs sollte heute immer die HR-Dünnschnitt-Computertomographie angewendet werden, da computertomographisch am ehesten operationsbedingte Defekte mit relativ glatter Berandung von tumorbedingten Osteolysen unterschieden werden können.

8 Mißbildungen des Schläfenbeines

Angeborene Fehlbildungen des Ohres treten mit einer Häufigkeit von 0,25–0,5% auf (SCHINZ et al. 1966). Rezessiv vererbliche Mißbildungen gehen mit Veränderungen der Kochlea und/oder dem Vestibularorgan einher und führen zu einer Michel-, Mondini- oder einer Scheibedeformität, ein dominanter Erbgang liegt beim Waardenberg-, Usher-, Refsum-, Alport- oder Pendredsyndrom vor. Die innerhalb der ersten drei Schwangerschaftsmonate sich manifestierenden Mißbildungen des Felsenbeins können *genetisch* determiniert sein, wie dies bei der Trisomie 13, 18 oder 21 der Fall ist. Hierbei sind in der Regel Veränderungen des Innenohres im Sinne einer Labyrinthhypoplasie mit Aplasie des cortischen Organs zu beobachten. Auch Mißbildungen des Mittel- und Außenohres oder eine Schädigung des VIII. Hirnnerven können vorliegen. Innenohrfehlbildungen in Verbindung mit Kehlkopfmißbildungen zeigen sich bei dem Cri-Du-Chat Syndrom.

Die Rubeolenembryopathie, verursacht durch eine *Infektion* während des ersten Trimenon, führt unter anderem zu einer Störung der Innen- und Mittelohrentwicklung. Auch die konnatale Lues geht mit einer progredienten Degeneration des Innenohrs einher und zu ähnlichen Veränderungen kommt es bei der Toxoplasmose.

Als *exogene* Ursachen von Mißbildungen des Schläfenbeines sind Diabetes mellitus der Mutter, Strahlenschaden und toxische Schäden nach Einnahme von Thalidomid zu nennen. Auch bei perinataler Hypoxie kann es zu einer Schädigung der Kochlea kommen, ebenso im Zusammenhang mit der perinatalen Hyperbilirubinämie und bei Frühgeburten.

Die Mißbildungen des Schläfenbeines betreffen am häufigsten den äußeren Gehörgang, seltener das Mittel- und Innenohr. Mißbildungen des *äußeren Gehörganges* werden in bindegewebige und knöcherne Formen unterteilt. Die Knochenveränderungen betreffen vor allem das Os tympanicum. Es kann hypoplastisch, also mehr oder weniger verkümmert sein oder ganz fehlen. Hochgradige Atresien des äußeren Gehörganges sind oft mit einer Mißbildung des Mittelohres verbunden. Computertomographisch läßt sich der Ausprägungsgrad der Atresie sowie einer eventuell begleitenden Mißbildung des Mittel- und Innenohres bei axialen Schnitten exakt angeben. Malleolus, Incus, Stapesfußplatte sowie Kochlea und Bogengänge und der Verlauf des N. facialis innerhalb der Paukenhöhle können überlagerungsfrei dargestellt werden (Abb. 32a–d).

Bei den *Mittelohrmißbildungen* lassen sich verschiedene Grade unterscheiden. Leichte Formen haben

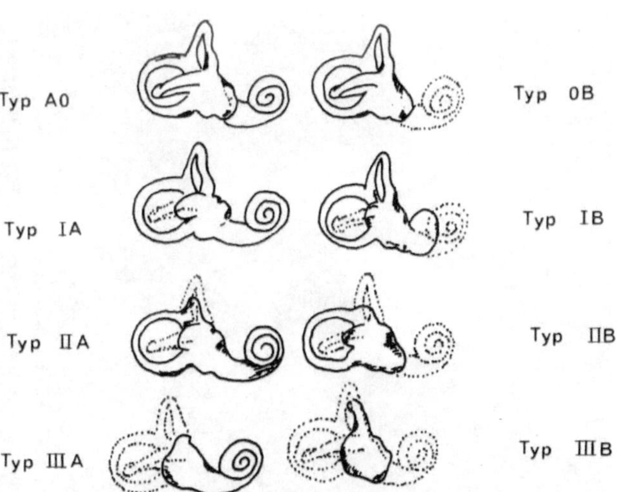

Abb. 33. Verschiedene Mißbildungstypen des Innenohres (mod. nach TERRAHE 1972): *Typ AO:* Normal konfiguriertes Labyrinth. *Typ OB:* Normal ausdifferenziertes Bogengangsystem bei mißgebildeter Schnecke. *Typ IA:* Seitlicher Bogengang dysplastisch oder aplastisch bei sonst normalem Labyrinth. *Typ IB:* Zur Mißbildung des seitlichen Bogengangs treten dysplastische Veränderungen der Schnecke. *Typ IIA:* Seitlicher und oberer Bogengang sind fehlgestaltet, meist als plumpe Evagination des Vestibulums; hinterer Bogengang und Kochlea sind normal. *Typ IIB:* Zur Mißbildung des seitlichen und oberen Bogenganges treten dysplastische Veränderungen der Kochlea. *Typ IIIA:* Bei völlig fehlendem Bogengangsystem sind Vestibulum und Schnecke normal geformt. *Typ IIIB:* Statt eines Labyrinthes rudimentäre Bläschen, oft mit einer fingerförmigen kranialen Ausstülpung. *Typ IV:* Entspricht einer Aplasie des Labyrinthes

eine normal große Paukenhöhle, Trommelfell und Gehörknöchelchen sind dagegen mehr oder weniger stark dysplastisch. Bei schweren Formen ist der Raum der Paukenhöhle gering oder höhergradig verkleinert, die Gehörknöchelchen sind nur rudimentär angelegt oder gar nicht vorhanden. Bei schwersten Mißbildungen ist die Paukenhöhle nur in Form eines spaltförmigen Hohlraumes vorhanden oder fehlt ganz.

Zur Klärung von Mißbildungen des *Innenohres* reichen die üblichen Standardübersichtsaufnahmen nicht aus, Schichtverfahren sind unabdingbare Voraussetzungen einer detaillierten Analyse der vermuteten Defektbildung. Die Computertomographie hat hierbei die konventionelle Tomographie praktisch vollständig abgelöst.

Folgende Fragen müssen geklärt werden:
- Zustand des Labyrinthfensters,
- Anlage und Ausformung der Bogengänge, insbesondere des lateralen Bogenganges,
- Anomalien der Schnecke,
- Hypoplasie oder dysplastische Kammerung der Paukenhöhle mit Knochensepten,
- Identifizierung des N. facialis,
- Seitenvergleich des rechten und linken Ohres.

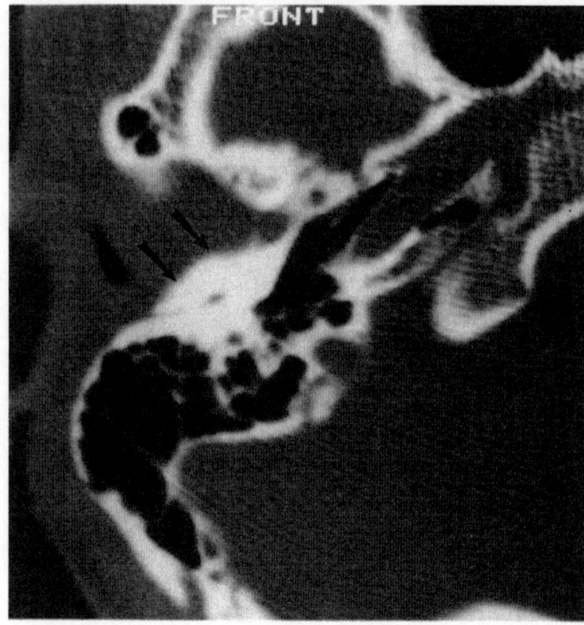

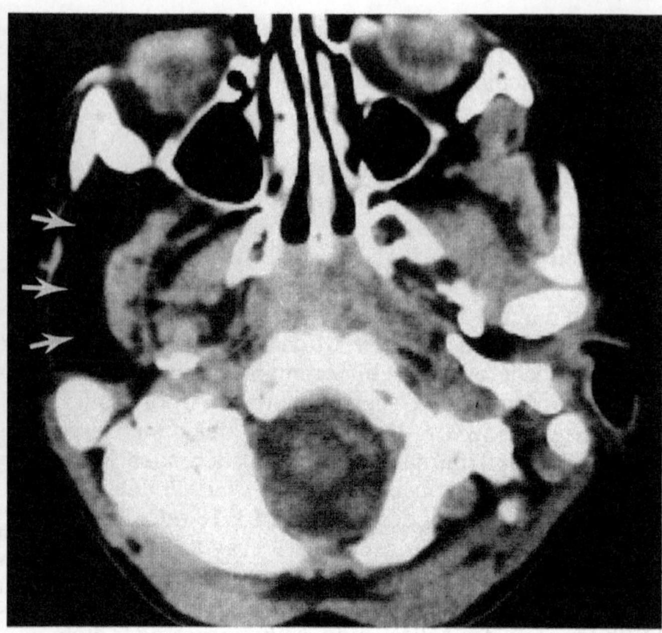

Abb. 34. a Aplasie des Cavum tympani (*Pfeile*). Komplette Atresie der Gehörknöchelchenkette. Der Meatus acusticus externus ist durch eine knöcherne Grundplatte verschlossen. Fehlende Ausbildung auch der Mastoidzellen. **b** Dysplasie des rechten Mandibulaastes mit Aplasie des Jochbogens (*Pfeile*). Diagnose: Dysostosis otomandibularis

In einer schematischen Darstellung werden die bekannten Mißbildungen des Innenohres (Abb. 33) vorgestellt. Ein Beispiel für eine Dyostosis otomandibularis ist in Ab. 34a, b wiedergegeben.

9 Verletzungen des Schläfenbeines nach stumpfen Schädeltraumen

Die Frakturen des Schläfenbeines treten meist infolge eines Verkehrsunfalles, seltener im Rahmen eines Arbeitsunfalles auf. Die Basisfrakturen entstehen überwiegend als Berstungsbrüche durch Fernwirkung bei breit und flächenhaft auftreffender Gewalt. Bönninghaus (1972) hat die Symptome, den pathologisch-anatomischen Befund und die Behandlung der Schädelbasisfrakturen im Ohrbereich ausführlich besprochen.

Zur Sicherung der Diagnose und um sich über den Verlauf der Frakturen zu informieren, sollen außer Schädelübersichtsaufnahmen Aufnahmen nach Schüller, Stenvers und gegebenenfalls nach E. G. Mayer und Chausse III angefertigt werden.

Bei Felsenbeinlängsfrakturen zeigen die Aufnahmen nach Schüller und E. G. Mayer am ehesten den Verlauf der Frakturlinie. Die Aufnahme nach Schüller gibt Hinweise darauf, ob Splitterungen der Sinusschale vorliegen oder ob mit einer Verletzung des Fazialiskanals zu rechnen ist. Bei der Aufnahme nach E. G. Mayer darf eine Längsfraktur des Felsenbeines nicht mit der Sutura parietomastoidea verwechselt werden (E. G. Mayer 1938).

Die Felsenbeinquerfrakturen, die meist perilabyrinthär, seltener durch die Pyramidenspitze verlaufen, sieht man am besten auf den Aufnahmen nach Stenvers und Chausse III. Auf der Stenvers-Aufnahme wird gelegentlich die Sutura sphenosquamosa, die sich auf die Pyramidenspitze projiziert, mit einer Fraktur verwechselt.

Es lassen sich indirekte und direkte Zeichen einer Felsenbeinfraktur unterscheiden. Als indirekte Zeichen müssen Schädelbasisfrakturen gewertet werden, die häufig in das Felsenbein ziehen. Auch intrakranielle Luftansammlungen sowie Einblutungen in die Mastoidzellen könne als indirekte Zeichen einer Felsenbeinfraktur angesehen werden. Das Hämatotympanon mit gleichzeitigem Auftreten einer Hämatorrhoe ist schon ein relativ sicheres Zeichen einer Fraktur, da bei Verletzungen der A. bzw. V. tympanicae oder der tiefer gelegenen A. labyrinthi eine knöcherne Dehiszenz zur Voraussetzung haben. Auch eine durch Durazerreißung hervorgerufene Liquorrhoe ist in diesem Sinne einzustufen. Als weiterer Hinweis auf ein Felsenbeintrauma muß die Liquorrhoe durch die Tuba auditiva in den Nasopharynx gewertet werden.

Typische direkte Frakturzeichen liegen bei einer Dehiszenz und/oder Stufenbildung knöcherner Fel-

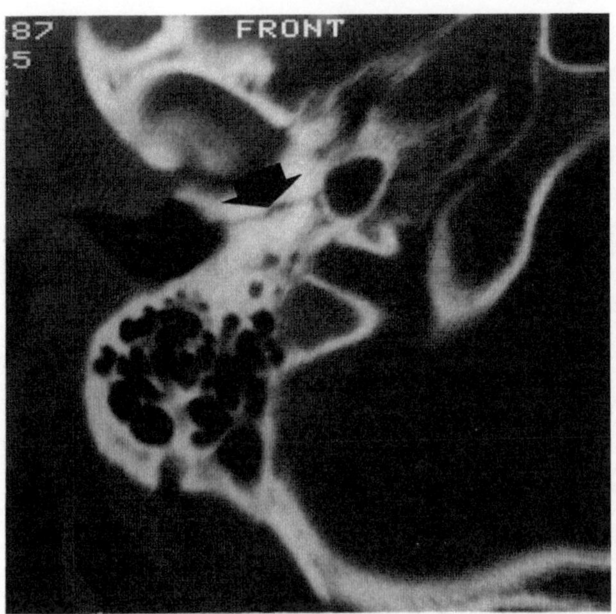

Abb. 35. Längsfraktur im Bereich des Meatus acusticus externus bis zum Canalis caroticus (*Pfeil*)

senbeinanteile vor. Die Kenntnis der hier lokalisierten Suturen einschließlich entwicklungsbedingter Varianten ist zur richtigen Einschätzung von Aufhellungslinien besonders bei Kindern unabdingbar (HARWOOD-NASH 1970).

Bei den Felsenbeinfrakturen wird typischerweise unterschieden zwischen der Querfraktur (20%) und der in etwa 70% vorliegenden Längsfraktur (SCHUBINGER et al. 1986). Letztere zieht entlang der Längsachse des Felsenbeines, wobei in der Regel der äußere Gehörgang und/oder das Mittelohr betroffen sind. Die Frakturlinie zieht nicht selten bis zum Karotiskanal oder zum Os sphenoidale (Abb. 35). Besonders im Bereich des Mittelohres sind Knochenfragmente zu beachten, die sich gelegentlich nur schwer von der Gehörknöchelchenkette abgrenzen lassen. Der Canalis facialis sollte in seinem gesamten Verlauf beurteilt werden, da bei Einengung des Kanals oder einer traumatischen Schädigung des Nervus fazialis gegebenenfalls eine Operationsindikation vorliegt (Abb. 36a, b).

Bei Längsfrakturen findet man gelegentlich eine Unterbrechung, Fraktur oder Luxation der Gehörknöchelchenkette. Der Malleus und Incus zeigen in der axialen Schichtung im Normalfall eine „Eistütenform“, die sich mit einem gleichmäßigen Abstand zur Wandung der Paukenhöhle in den Recessus epitympanicus einfügt. Ist diese Konfiguration nicht mehr gegeben, so ist von einer Dislokation auszugehen. Besonders der Incus neigt aufgrund seiner Aufhängung durch ein einziges Band zur Dislokation. Nach HOUGH u. STUART (1968) kommt dies in 57% der Fälle einer Verletzung der Ossikelkette vor. Eine Dislokation des incudostapialen Gelenkes ist mit 82% jedoch am häufigsten; sie ist durch eine Stellungsände-

Abb. 36. a Querverlaufende Deshiszenz im Bereich des Mittelohres mit Beteiligung des Foramen jugular (*Pfeile*). Im gesamten Cavum tympani Einblutung. Die Fraktur zieht auch durch das Vestibulum (*schwarzer Pfeil*), dem äußeren Anteil des Meatus acusticus internus bis zum Canalis Fallopii (*weißer Pfeil*). **b** Klinisch Schädigung des Nervus vestibulocochlearis, der VII. Hirnnerv war intakt. Zusätzlich Fraktur (*gebogener Pfeil*) und Einblutung in die Mastoidzellen

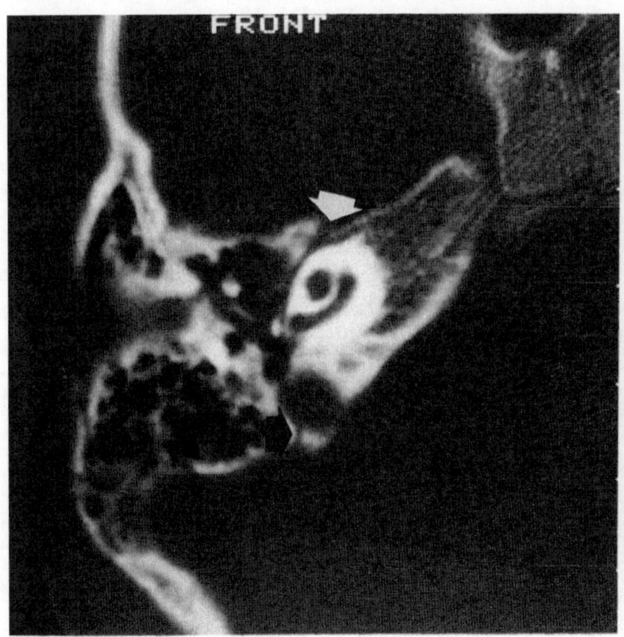

a

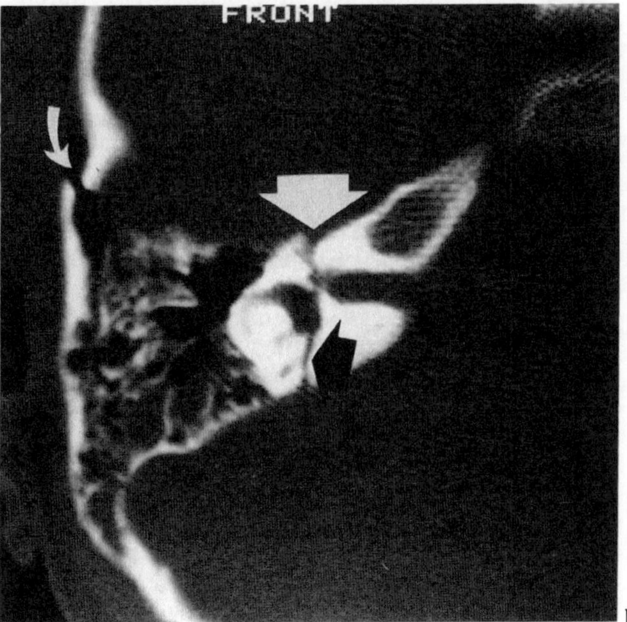

b

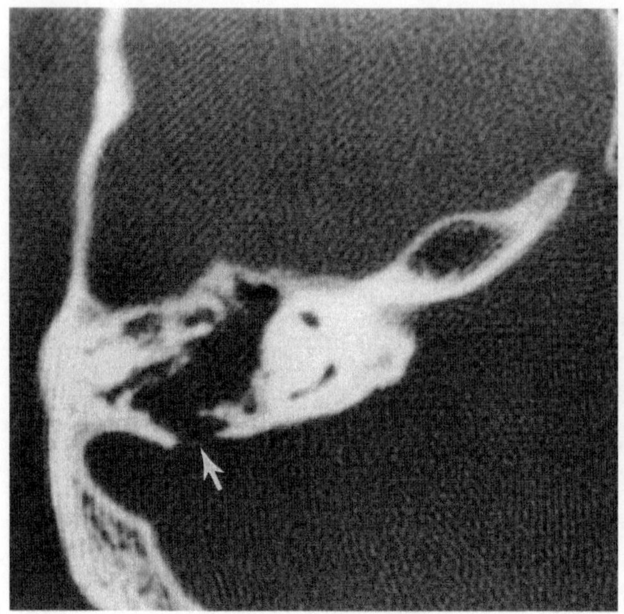
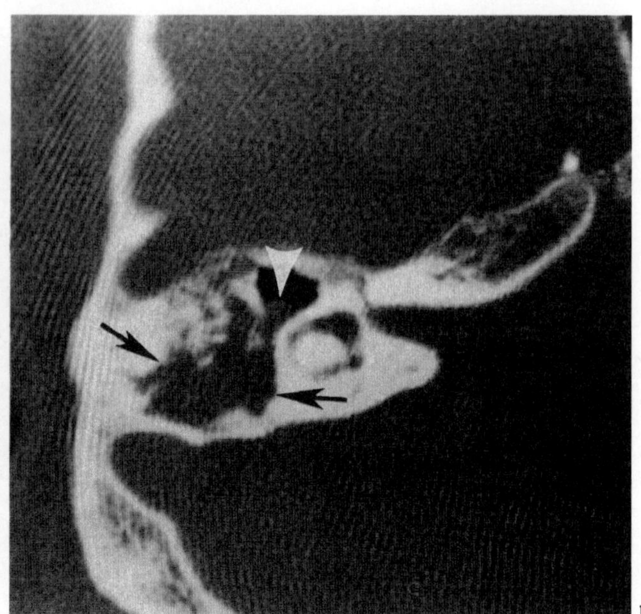

Abb. 37. a Meningozele als Komplikation nach Felsenbeinfraktur vor 17 Jahren. Nach einer abgelaufenen Meningitis Nachweis eines ausgedehnten Destruktionsherdes unter Aufhebung der Zellstruktur innerhalb des Mastoids (*Pfeil*). **b** Scharf abgrenzbare Verdichtung im Cavum tympani (*Pfeilspitze*). An der dorsalen Felsenbeinbegrenzung knöcherner, ca. 5 × 5 mm großer Defekt (*Pfeile*)

rung des Corpus incudis indirekt zu diagnostizieren. Die sehr seltene Stapesfraktur entzieht sich der CT-Diagnostik durch eine zu niedrige Ortsauflösung (Fritz et al. 1987).

Die Querfrakturen ziehen typischerweise durch das Innenohr und in die Fossa jugularis oder das Os occipitale (Abb. 36a, b). Gelegentlich werden diese Frakturen nochmals in eine mediale und eine laterale Form unterteilt, wobei erstere den inneren Gehörgang und die Kochlea und letztere das Vestibulum und die Kochlea betreffen (Boles 1982). Oft kann eine Mitbeteiligung der Hirnnerven (VII, VIII) beobachtet werden sowie eine Innenohrschwerhörigkeit oder Schädigung des Labyrinths. In mindestens 10% muß mit atypischen oder kombinierten Frakturen gerechnet werden (Schubinger 1986). Eine Operationsindikation stellt sich bei den Quer- oder Längsfrakturen mit Dislokation der Gehörknöchelchenkette, bei Einengungen des Canalis faciales oder Einrissen der Dura. Als Spätkomplikation kann nach Verletzung des Trommelfells ein Cholesteatom durch Verschleppung von Epithelzellen des äußeren Gehörganges in die Paukenhöhle auftreten. Auch traumatisch bedingte Meningozelen werden gelegentlich im Felsenbein beobachtet (Abb. 37a, b). Frakturen des Innenohres bleiben meist für das ganze Leben nachweisbar, da sie im Bereich der endchondralen Labyrinthkapsel nur bindegewebig ausheilen. Fremdkörper, die zu Verletzungen des äußeren Gehörganges und des Trommelfelles führen, lassen sich am sichersten im Computertomogramm lokalisieren.

Wenn auch die Diagnostik von Felsenbeinfrakturen meist eine nachgeordnete Rolle in der Versorgung frischer verunfallter Patienten spielt, so kann bei nicht lebensbedrohlich Verletzten sowie den ruhig und gut zu lagernden Patienten auch im Rahmen einer Computertomoraphie des Schädels ohne großen Mehraufwand eine Dünnschnittuntersuchung der Felsenbeine angeschlossen werden. Sie stellt heute die Methode der Wahl zur Diagnostik von Verletzungsfolgen im Bereich des Felsenbeines dar. Die Kernspintomographie ist infolge der schlechten Abbildungsbedingungen für ossäre Strukturen und der fehlenden Abgrenzbarkeit pneumatisierter Räume von Knochen für die Diagnostik ossärer Traumafolgen nicht geeignet.

Literatur

Becker W, Wieland H (1955) Zur Differentialdiagnose und Therapie leicht blutender Mittelohr-Gehörgangstumoren. Z Laryngol Rhinol 34:105

Bönninghaus HG (1972) Hals-Nasen-Ohrenheilkunde. Springer, Berlin Heidelberg New York

Boles R (1982) Facial, auditory and vestibular nerve injure is associated with basilar skull fractures. In: Youmans JR (ed) Neurological surgery, vol 4. Saunders, Philadelphia

Bollaert AF, Hotton F, Smet E de, Baleriaux D (1981) The ear: Conventional tomography versus computed tomography: Over view. In: Donner MW, Heuck FHW (eds) Radiology today, vol 1. Springer, Berlin Heidelberg New York

Chandler JR (1977) Malignant external otitis: Further considerations. Ann Otol 86:417

Chaussé C (1938) Sur une nouvelle technique radiographique applicable en particulier au temporal. J Belge Radiol 27:29

Chaussé C (1953) Acquisitions nouvelles de la radiootologie: Rapports de la Societé francaise d'oto-rhino-laryngologie. Congres de 1953 Libraire

Frey KW, Mees, K, Vogel Th (1989) Bildgebende Verfahren in der HNO-Heilkunde. Enke, Stuttgart

Fritz P, Lenarz T, Haels J, Fehrentz D (1987) Feinstrukturanalyse des Felsenbeines mittels hochauflösender Dünnschicht-Computertomographie. Fortschr Röntgenstr 147:266

Harwood-Nash DC (1970) Fractures of the petrous and tympanic parts of the temporal bone in children: A tomographic study of 35 children. AJR 110:598

Hodes PJ, Dennis JM, Pendergrass EP (1951) Cerebellopontine angle tumors: Their roentgenologic manifestations. Radiology 57:395

Hough JVD, Stuart WD (1968) Middle ear unjuries in skull trauma. Laryngoscope 78:899

Kim BH (1978) Roentgenographic findings of malignant external otitis. AJR 112:366

Kleinsasser O, Friedmann G (1959) Über Neurinome des N. facialis. ZBL Neurochir 19:49

König H, Kurtz B (1984) Hochauflösende Computertomographie der Felsenbeine. Fortschr Rötgenstr 141:129

Köster O (1988) Computertomographie des Felsenbeines. Thieme, Stuttgart New York

Kranz W (1925) Entstehung und Verlauf der Mastoiditis. Z Hals-Nasen-Ohren 12:488

Kraus L (1941) Über große Cholesteatome. Arch Ohr-Nasen-Kehlkopf Heilkd 149:46

Littleton JT, Shaffer KA, Galahan WD, Durizch ML (1981) Temporal bone: Comparison of pluridirectional tomography and high resolution computed tomography. AJR 137:835

Loepp W, Lorenz R (1971) Röntgendiagnostik des Schädels. Thieme, Stuttgart

Lufkin R, Barny JJ, Glenn W, Mancuso A, Canalis R, Hanafee W (1982) Comparison of computed tomography and pluridirectional tomography of the temporal bone. Radiology 143:715

Mancuso AA, Hanafee WN (1985) Computed tomography and magnetic resonance imaging of the head and neck. Williams & Wilkins, Baltimore London Los Angeles Sydney

Marx H (1947) Kurzes Lehrbuch der Ohrenheilkunde. Fischer, Jena

Mayer EG (1930) Otologische Röntgendiagnostik. Springer, Wien

Mayer EG (1938) Über Schädelbasisfrakturen. Röntgenpraxis 10:717

Mödder U, Neumann G, Prömper Ch (1982) Wandel der Röntgendiagnostik bei Neurinomen des VIII. Hirnnerven. Fortschr Röntgenstr 136:432

Mündnich K, Frey KW (1959) Das Röntgenbild des Ohres. Thieme, Stuttgart

Mündnich K, Terrahe K (1967) Röntgenologische Diagnose der Glomustumoren im Ohrenbereich. Z Laryngol Rhinol Otol 46:426

Neuberger F (1958) Drei Frühbeobachtungen tympanaler Paragangliome. Mschr Ohrenheilkd 92:72

Novotny O (1947) Das Röntgenbild des operierten Labyrinthes. Mschr Ohrenheilkd 81:544

Novotny O (1950) Die Labyrintheiterung im Röntgenbild. Wien Klin Wochenschr 62:32

Pinto SR, Kricheff II, Bergeron RT, Cohen N (1982) Small acoustic neuromas: Detection by high resolution gas CT cisternography. AJR 139:129

Psenner L (1963) Röntgendiagnostik des Schläfenbeines. In: Diethelm L, Strnad F (red. von) Röntgendiagnostik des Schädels. Springer, Berlin Göttingen Heidelberg (Handbuch der medizinischen Radiologie, Bd VII/2, S 365–672)

Reisner K, Gosepath J (1973) Schädeltomographie. Thieme, Stuttgart

Rettinger G, Kalender W, Henschke F (1981a) Hochauflösungs-Computertomographie des Felsenbeines. Comput Tomogr 1:109

Rettinger G, Haid CT, Wigand ME (1981b) Die computertomographische Frühdiagnostik des Akustikusneurinoms durch Luftfüllung des inneren Gehörganges. HNO 29:73

Schinz HR, Baensch WE, Frommhold W, Glauner R, Uehlinger E, Wellauer J (1966) Lehrbuch der Röntgendiagnostik, Bd 3. Thieme, Stuttgart

Schrader M, Lenz M, Schroth G, König H (1987) Eine neue bildgebende Diagnostik im Bereich des Felsenbeines. Laryngol Rhinol Otol 66:45

Schröder R (1954) Genetische Betrachtungen über die Knochengeschwulste der Nasennebenhöhlen. Arch Ohr-Nasen-Kehlkopf Heilkd 166:161

Schubinger O, Valavanis A (1982) Die hochauflösende Computer-Tomographie zum Nachweis von Frakturen der Schädelbasis, besonders der Felsenbeine. Fortschr Röntgenstr 137:123

Schubinger O, Valavanis A, Stuckman G, Antonucci F (1986) Temporal bone fractures and their complications. Examination with High Resolution CT. Neuroradiology 28:93

Schüller A (1905) Die Schädelbasisfraktur im Röntgenbild. Lucas, Gräfe & Sillern, Hamburg

Shaffer KA, Haughton VM, Wilson CR (1980) High resolution computed tomography of the temporal bone. Radiology 134:409

Stenvers HW (1925) Röntgenologie des Felsenbeines und des bitemporalen Schädelbildes. Springer, Berlin

Stenvers HW (1928) Die Röntgenologie des Felsenbeines. Springer, Berlin

Tänzer A (1959) Das Hämangiom der Schädelbasis und sein Röntgenbild. Fortschr Röntgenstr 91:633

Theising G (1948) Sarkome des Felsenbeines unter dem Bild einer Pyramidenspitzeneiterung. Z Laryng Rhinol 27:232

Terrahe K (1972) Diagnostik der Mißbildungen des Ohres und des Ohrschädels. Arch klin Exp Ohr-Nas-Kehlkopf Heilkd 202:85

Uffenorde W (1926) Partielle Labyrinthresektion. Z Hals-Nas-Ohr Heilkd 14:542

Valvassori GE, Buckingham ER (1982) Radiology of the ear nose and throat. Thieme, Stuttgart New York

Virapongse C, Rothman SLC, Sasaki C, Kier EL (1982a) The role of high resolution computed tomography in evaluating disease of the middle-ear. J Comput Assist Tomogr 6:711

Virapongse C, Rothman SLC, Kier L, Sarwar M (1982b) Computed tomographic anatomy of the temporal bone. AJR 139:739

Erkrankungen der Speicheldrüsen

P. E. PETERS, K. WERNECKE und R. ERLEMANN

INHALT

1 Einleitung

In der radiologischen Diagnostik von Erkrankungen der großen Kopfspeicheldrüsen hat sich in den letzten Jahren ein grundlegender Wandel vollzogen. Neben die konventionelle Röntgendiagnostik und die Sialographie sind die modernen Schnittbildverfahren Ultraschall (US), Computertomographie (CT) und Magnetresonanztomographie (MRT) getreten. Wie in anderen anatomischen Regionen müssen die Indikationen für einen sinnvollen Einsatz des jeweils besten bildgebenden Verfahrens erst noch erarbeitet werden. Es zeichnet sich jedoch bereits jetzt deutlich ab, daß keine der zu diskutierenden Methoden geeignet ist, alle Erkrankungen der Kopfspeicheldrüsen mit der für die Therapieentscheidung notwendigen Klarheit und Eindeutigkeit allein darzustellen. Aber auch die vielgepriesene „Stufendiagnostik" kann nicht die richtige Problemlösung sein.

Wir haben uns bemüht, für die Erkrankungen der Kopfspeicheldrüsen diagnostische Abläufe mitzuteilen, die die Invasivität, Kosten, Verfügbarkeit und Treffsicherheit der einzelnen bildgebenden Verfahren berücksichtigen. Die wenigsten Empfehlungen sind durch harte Daten einer prospektiven, randomisierten Studie abgesichert, da es hiervon noch zu wenige gibt. Sie basieren vielmehr auf einer langjährigen klinischen Erfahrung und einer vorzüglichen Zusammenarbeit mit der Klinik und Poliklinik für Hals-Nasen- u. Ohren-Heilkunde (Direktor Prof. Dr. Harald Feldmann), der Klinik und Poliklinik für Zahn-Mund- und Kieferheilkunde (Geschf.-Direktor: Prof. Dr. Dr. Rüdiger Becker) und zahlreichen niedergelassenen Kollegen, denen an dieser Stelle auch für viele anregende Diskussionen herzlich gedankt sei.

2 Normale Anatomie und Röntgenanatomie

2.1 Glandula parotis

Die Glandula parotis ist mit einem Gewicht von 15–30 g die größte Kopfspeicheldrüse. Nach ihrem histologischen Aufbau ist sie eine rein seröse Drüse. Sie liegt oberflächlich in der Parotisloge und ist von einer Faszie umgeben, die in die laterale Halsfaszie einstrahlt. Die mediale Faszienbegrenzung ist weniger fest, so daß krankhafte Prozesse sich relativ leicht in

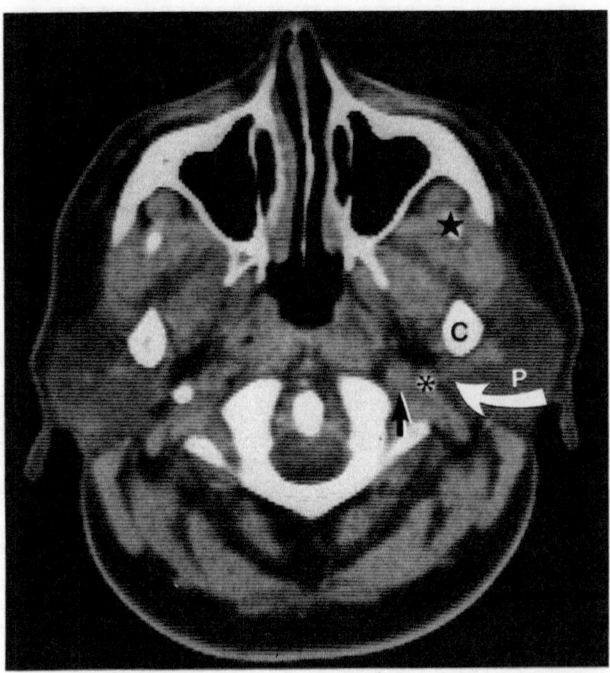

Abb. 1. Normale Anatomie der Gl. parotis. Nativ-CT. Schnitt durch das Collum mandibulae (*C*). Relativ fettreiche Gl. parotis (*P*), deren Dichte im CT deutlich geringer ist als die der umgebenden Muskulatur. *Geschwungener Pfeil* Proc. parapharyngeus („tiefer Lappen"), *Sternchen* Proc. styloideus, *Pfeil* A. carotis int., *Stern* Proc. coronoides mandibulae

den Parapharyngealraum ausbreiten können (O'Hara 1973).

Eingebettet in das Drüsenparenchym finden sich regelmäßig 20–30 Lymphfollikel und -knoten (Conley 1975).

Die Ohrspeicheldrüse projiziert sich im seitlichen Röntgenbild auf den Kieferwinkel und den aufsteigenden Unterkieferast und erreicht mit ihren kranialen Anteilen den Jochbogen. Nach ventral grenzt sie an den M. masseter. Mit einem zapfenförmigen Ausläufer (Processus parapharyngeus) umgreift sie dorsal den aufsteigenden Unterkieferast und reicht in unterschiedlicher Ausprägung in den Parapharyngealraum (Abb. 1).

Die transversalen Schnittbilder erlauben eine Unterteilung der Drüse in einen oberflächlichen und einen tiefen Anteil. Sie werden im chirurgischen Sprachgebrauch als oberflächlicher und tiefer „Lappen" bezeichnet, wobei sich diese Angabe auf den Verlauf des N. facialis bezieht. Embryologisch und anatomisch zeigt die Gl. parotis keinen bilobären Aufbau (Gasser 1970; Rabinov u. Weber 1985).

Der N. facialis tritt durch das Foramen stylomastoideum lateral des computertomographisch leicht erkennbaren Processus styloideus. Er verläuft dann medial und anterior des M. digastricus in ventrolateraler Richtung durch die Ohrspeicheldrüse. Die nach ventral ziehenden Äste liegen lateral der V. retromandibularis, die im CT nach Kontrastmittelgabe als hyperdense Struktur hinter dem aufsteigenden Unterkieferast erkennbar ist (Stone et al. 1981).

Im hochauflösenden MR-Tomogramm kann der N. facialis abschnittsweise als signalarme Struktur abgebildet werden. Der direkte Nachweis im MRT gelingt am besten unmittelbar nach dem Austritt aus dem Foramen stylomastoideum, da der Nerv dort von Fettgewebe umgeben ist. Innerhalb der Drüse ist der N. facialis wegen seines gewundenen Verlaufs und seiner plexiformen Aufzweigungen weniger zuverlässig zu erkennen (Teresi et al. 1987). Für die Operationsplanung genügen die im Kontrast-CT sichtbaren anatomischen Leitstrukturen.

Die Lymphabflußwege der Gl. parotis drainieren in 3 Lymphknotengruppen:

1. in oberflächliche zervikale Lymphknoten,
2. in die tiefen zervikalen Lymphknoten, die die Vena jugularis umgeben (jugulodigastrische Kette),
3. in Lymphknoten innerhalb der Gl. parotis, die ihrerseits Lymphbahnen der Tuba Eustachii, des äußeren Gehörganges und von Teilen des Gesichtes aufnehmen.

Von diesen intraglandulären Lymphknoten gelangt die Lymphe entweder nach ventral in die Lnn. subparotides oder nach dorsal-kaudal entlang der V. retromandibularis in die tiefen zervikalen Lymphknoten (Mancuso u. Hanafee 1982).

Für die Beurteilung von *Sialogrammen* ist der Verlauf und die typische Aufzweigung des Ausführungsgangsystems von Bedeutung. Bei röntgenologischer Betrachtungsweise entsprechend der retrograden Kontrastmittelfüllung verläuft der Ausführungsgang der Gl. parotis (Stenon-Gang) von der Papille aus zunächst kurzstreckig unter der Mundschleimhaut, ehe er in deutlichem Bogen den M. masseter umgreift. Noch vor dem eigentlichen Hilus der Gl. parotis münden in nahezu 50% der Patienten 1–4 Gänge von akzessorischen Drüsen ein (Oppenheim u. Wing 1960) (Abb. 2a–c). Die Aufzweigung des Gangsystems der Gl. parotis erfolgt in ca. 70% baumförmig (dendroid) und in ca. 30% fächerförmig (thamnoid) (Hetzar 1942; Aubert u. Guérin 1950). Pfeiffer (1968) hat altersbedingte Formunterschiede der Gl. parotis beschrieben, die im Kindesalter sialographisch als querovale Figur imponiert und erst nach dem 11. Lebensjahr eine längsovale Form einnimmt. Die altersbedingten Veränderungen am Gangsystem manifestieren sich in einer Vergröberung der intraglandulären Ganganteile mit Verlust der feinen Aufzweigungen und vermehrter Schlängelung der Gänge. Sie werden mit dem Bild der „knorrigen Eiche" treffend beschrieben (Matzker 1953).

2.2 Glandula submandibularis

Die gemischt serös-muköse Glandula submandibularis (Gewicht 7–10 g) liegt mit ihrem überwiegenden

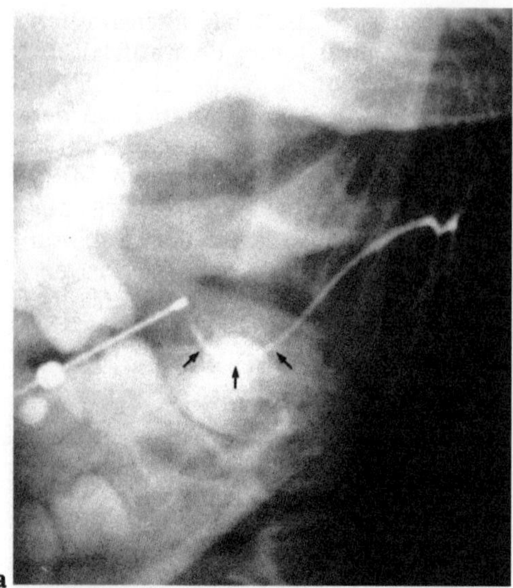

a

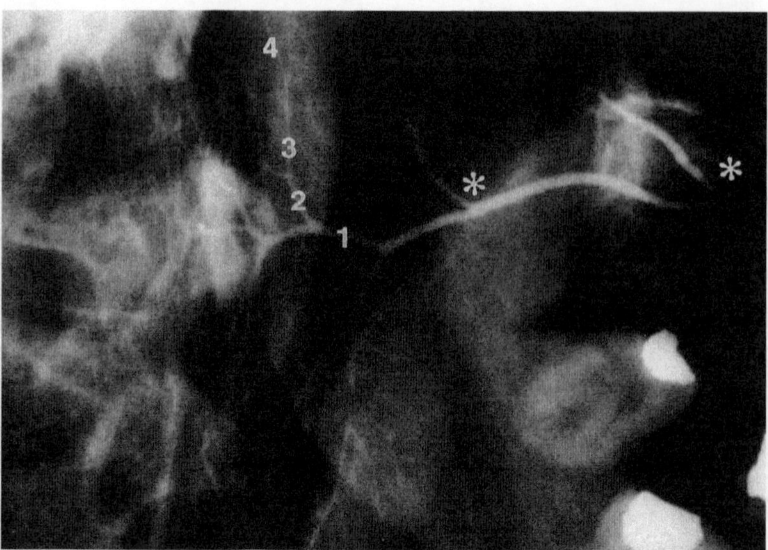

b

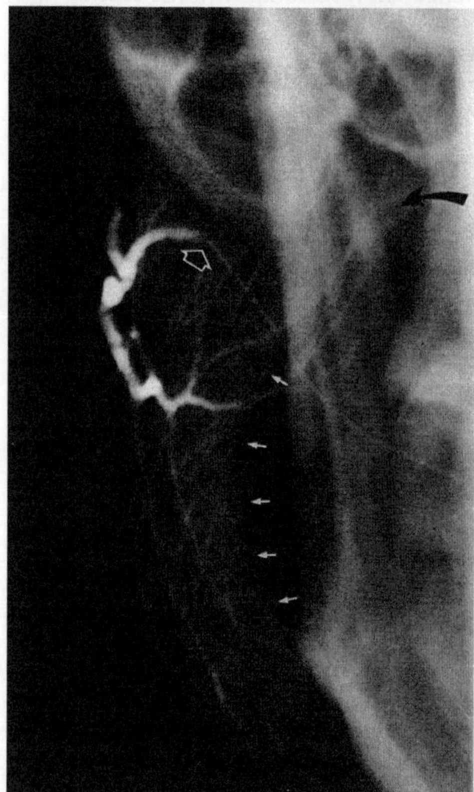

c

Abb. 2a–c. Normale Anatomie der Gl. parotis. Sialographie. **a** Bogenförmiger Verlauf des Stenonganges um den M. masseter (*Pfeile*). **b** Seitliche Ansicht. Einmündung zweier akzessorischer Gänge (*Sternchen*). Dendroider Verzweigungstyp. Gänge 1. bis 4. Ordnung (*1–4*). **c** Frontale Ansicht. Bogige Impression durch den M. masseter. Proc. parapharyngeus (*geschwungener Pfeil*), Katheter bis fast an den Hilus der Drüse eingeführt (*offener Pfeil*)

Anteil kaudal des M. mylohyoideus und wird nach lateral vom horizontalen Unterkieferast, nach medial, ventral und dorsal vom M. digastricus begrenzt (Abb. 3). Ein inkonstanter, schwanzförmiger Drüsenausläufer (Processus uncinatus) umschlingt den Hinterrand des M. mylohyoideus und verläuft auf dem Mundboden bis zur Gl. sublingualis. Sein Ausführungsgang mündet in der Regel von kaudal in den drüsennahen Anteil des Hauptausführungsganges der Gl. submandibularis (Wharton-Gang).

Die oft asymmetrisch entwickelten Drüsen sind auf transversalen Schnittbildern des Mundbodens zwischen Unterkiefer und Zungenbein mühelos zu identifizieren.

Der Hauptführungsgang der Submandibularisdrüse ist ca. 5–6 cm lang und relativ kaliberstark. Bei retrograder Kontrastmittelfüllung verläuft er zunächst von der Papille aus über eine kurze Strecke nahezu senkrecht nach kaudal und zieht dann auf dem Mundbodenmuskel parallel zum horizontalen Unterkieferast nach dorsal (Abb. 4). Die deutliche Richtungsänderung unmittelbar unter der Papille ist für den Untersucher bedeutsam, da hier von kaudal der Ductus sublingualis major (Ductus Bartholini) einmündet, der daher relativ leicht versehentlich sondiert wird.

Der zweite wichtige Orientierungspunkt ist das sog. „Gangknie", an dem der Wharton-Gang über den Hinterrand des M. mylohyoideus in die Tiefe zum Hilus der Drüse zieht. Die intraglanduläre Gangaufzweigung ist wie bei der Gl. parotis großen individuellen Variationen unterworfen. Akzessorische Drüsenanteile sind seltener als bei der Ohrspeicheldrüse (ca. 14%). Doppelbildungen des intraglandulären Gangsystems wurden beobachtet. Altersbedingte Veränderungen finden sich in analoger Weise wie bei der Gl. parotis.

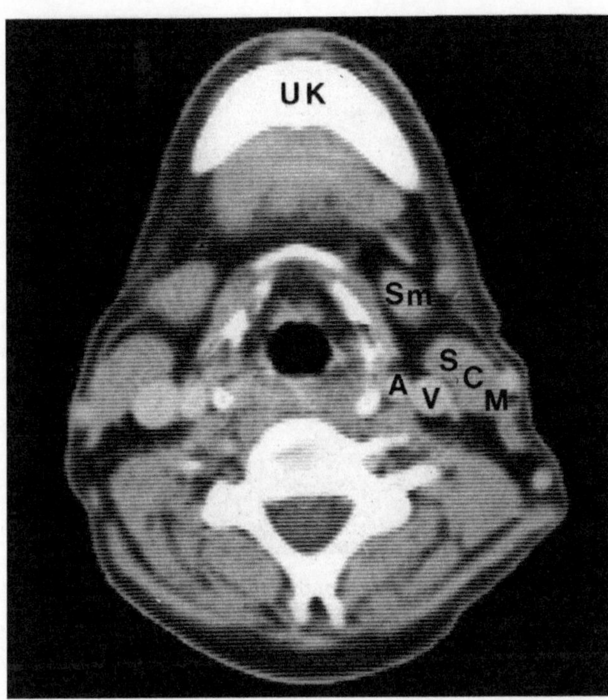

Abb. 3. Normale Anatomie der Gl. submandibularis. Kontrast-CT. Schnitt durch den horizontalen Unterkieferast (*UK*). *Sm* Gl. submandibularis, *SCM* M. sternocleidomastoideus, *V* V. jugularis, *A* A. carotis comm.

2.3 Glandula sublingualis

Die vorwiegend mukösen Speichel sezernierende Gl. sublingualis (Gewicht 2–3 g) ist für sialographische Untersuchungen nicht geeignet. Gelegentlich wird der Hauptausführungsgang bei der Sialographie der Gl. submandibularis mitgefüllt und die kleine Drüse unbeabsichtigt überspritzt. Auf der Plica sublingualis münden 8–20 kleine Ausführungsgänge (Ductus sublinguales minores, Ductus Rivini). Sie sind für eine Sondierung zu fein, können aber von Unerfahrenen bei Sondierungsversuchen verletzt werden (Abb. 5).

Im CT sind die sublingualen Drüsen als kleine, relativ fetthaltige Strukturen lateral des M. geniohyoideus und kranial des M. mylohyoideus sichtbar (RABINOV u. WEBER 1985).

3 Untersuchungstechnik

3.1 Sonographie der Kopfspeicheldrüse

Die oberflächlich gelegenen Drüsen sind für die sonographische Untersuchung bestens geeignet. Eine spezielle Vorbereitung des Patienten ist nicht erforderlich. Die überwiegende Mehrzahl der Autoren empfiehlt das Real-time-Verfahren mit 5,0 oder 7,5 MHz-Schallsonden. Bei Verwendung einer Wasservorlaufstrecke oder eines äquivalenten Kunststoff-Interponates können auch 3,5 MHz-Sonden verwendet werden.

Routinemäßig werden Längs- und Querschnitte angefertigt und auf Röntgen- oder Polaroidfilm dokumentiert. Auch bei einseitigem pathologischen Befund werden grundsätzlich die kontralateralen Drüsen in die Untersuchung einbezogen. Beurteilt werden Form, Größe, Begrenzung und Reflexverhalten der Drüse und der umgebenden Strukturen.

Die *normale Gl. parotis* zeigt ein homogenes echoreiches Reflexmuster, das sich von der Muskulatur des M. masseter und M. sternocleidomastoideus und vom Unterhautfettgewebe deutlich abgrenzen läßt (Abb. 6). Der retromandibuläre Anteil der Drüse ist im Längsschnitt einzusehen, aber nicht verbindlich in allen Anteilen beurteilbar. In der Tiefe wird im Quer- und Längsschnitt die A. carotis externa als Leitstruktur sichtbar. Der N. facialis ist sonographisch nicht darzustellen. Auch der normal weite Ausführungsgang entgeht dem sonographischen Nachweis. Die intra- und periglandulären Lymphknoten werden sonographisch erst dann erfaßt, wenn sich ihre Echo-

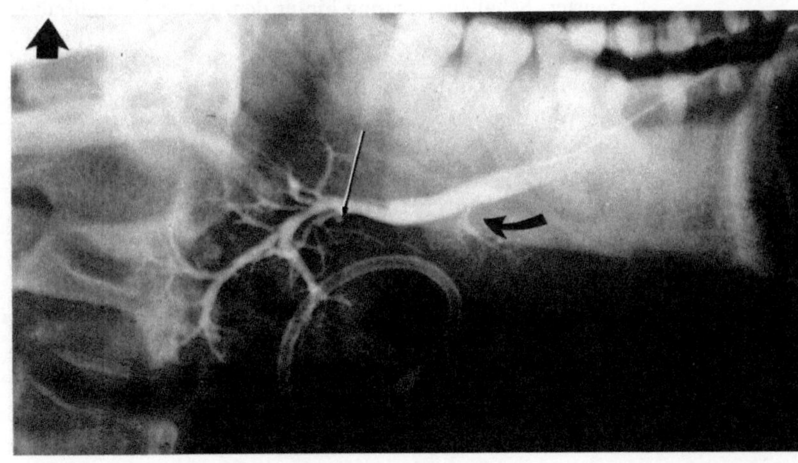

Abb. 4. Normale Anatomie der Gl. submandibularis. Sialographie. Kleines Divertikel am Gangknie (*Pfeil*). Proc. uncinatus (*geschwungener Pfeil*). Tastbare Schwellung markiert. Keine Beziehung zur Drüse

struktur durch einen entzündlichen oder metastatischen Prozeß verändert. Dann heben sie sich als echoarme Raumforderungen deutlich von der Speicheldrüse ab (DIEDERICH et al. 1987; HAELS u. LENARZ 1988).

Die *normale Gl. submandibularis* läßt sich sonographisch als homogene, echoreiche, ca. 30 × 15 mm große Struktur deutlich von der echoärmeren Muskulatur des Mundbodens abgrenzen. Der Ausführungsgang und seine intraglandulären Aufzweigungen sind normalerweise nicht sichtbar. Die Gl. sublingualis kann sonographisch nicht beurteilt werden.

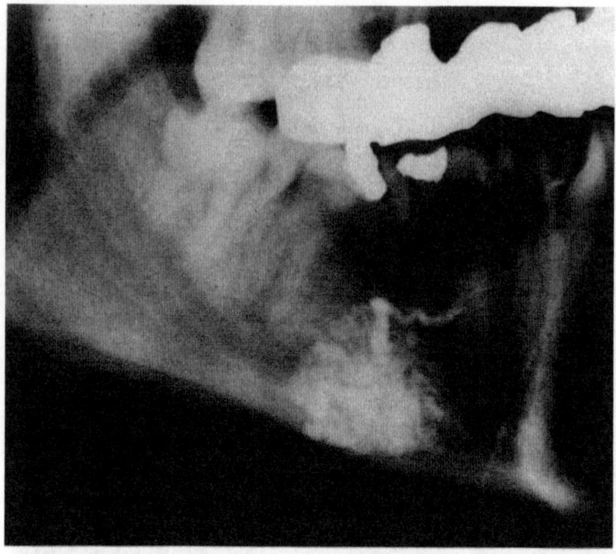

Abb. 5. Unbeabsichtigte Sondierung des D. Bartholini. Überspritzung der kleinen Gl. sublingualis

3.2 Röntgen-Nativaufnahmen

Nativaufnahmen der Kopfspeicheldrüsen werden in der Regel durchgeführt, um kalkhaltige Gangkonkremente darzustellen. Röntgen-Nativaufnahmen der Gl. parotis als alleinige diagnostische Maßnahme sind nicht sinnvoll, da der Ausführungsgang der Drüse in allen denkbaren Projektionen von der Mandibula überlagert wird. Im Rahmen einer Parotis-Sialographie hingegen sollte vor der Kontrastmittelinstillation in das Gangsystem eine gezielte Leeraufnahme erfolgen. Bei Verdacht auf Konkrement im Ausführungsgang der Gl. submandibularis hat sich die *Mundbodenleeraufnahme* mit enoralem Film sehr bewährt. Der Spezialfilm wird durch leichten Aufbiß zwischen Ober- und Unterkiefer gehalten. Die Exposition erfolgt im Sitzen oder im Liegen (Schulter unterpolstern) am reklinierten Kopf. Der Zentralstrahl wird in der Submentalregion senkrecht auf die Mitte des enoralen Films gerichtet (GIBILISCO 1985).

Bei positivem Steinnachweis kann in vielen Fällen nach Rücksprache mit dem Kliniker auf die Sialographie verzichtet werden. Der Versuch einer Gangdarstellung bei bereits nativdiagnostisch nachgewiesenem Konkrement ist dann gerechtfertigt, wenn der Zustand der Speicheldrüse „hinter dem Stein" beurteilt werden soll.

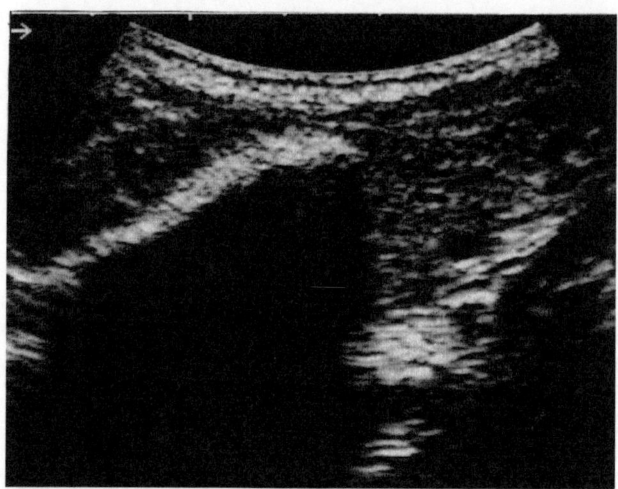

Abb. 6. Sonographie der Gl. parotis. Querschnitt. 5 MHz-Schallkopf. Normalbefund. Homogenes, echoreiches Reflexmuster. Schallauslöschung hinter dem Ramus mandibulae

3.3 Sialographie der Glandula parotis

Der Ausführungsgang der Gl. parotis (Stenon-Gang) mündet in einer Schleimhautpapille in Höhe des 2. oberen Molaren. Vor der Sondierung sollte die Papille schonend dilatiert werden. Hierzu eignen sich Tränengangsdilatatoren, die zur Vermeidung einer Verletzung der Mundschleimhaut kegelförmig abgestumpft sind. Die Gangöffnung wird besonders gut sichtbar, wenn man nach Abtupfen der Papillenregion durch sanften Druck auf die Gl. parotis etwas Speichel exprimiert. Bei Xerostomie, atrophischer Mundschleimhaut und schwierigen anatomischen Verhältnissen kann durch Provokation der Speichelsekretion (Zitronensaft, Brausetablette o. ä.) das Auffinden der Gangöffnung erleichtert werden.

Wir bevorzugen die Sondierung des Ausführungsganges am sitzenden Patienten (Stuhl mit Kopfstütze), jedoch ist die Untersuchung auch am liegenden Patienten im Durchleuchtungsgerät möglich.

Zur Kontrastmittelinstillation werden abgestumpfte Kanülen, Kunststoffkatheter oder spezielle Sialographiebestecke verwandt (Abb. 7). Allgemein gilt, daß die Kanüle oder der Katheter möglichst groß gewählt werden soll, um die Papille gegen zurücklaufendes Kontrastmittel abzudichten. BRANDS hat für diesen Zweck spezielle Kanülen angegeben, bei denen die Abdichtung durch eine Metallolive erreicht wird

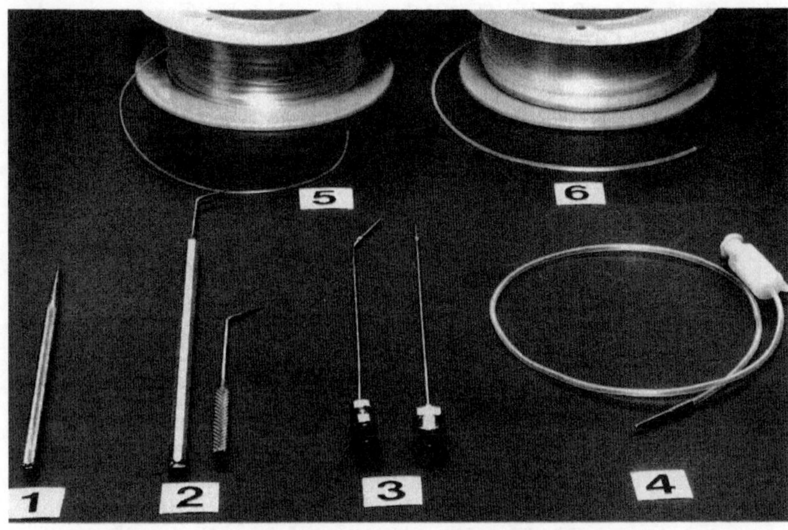

Abb. 7. Instrumentarium zur Sialographie. *1* abgestumpfter Tränengangdilatator *2* abgestumpfte zahnärztliche Sonden *3* Sialographiekanülen nach BRANDS *4* Sialographiebesteck nach RABINOV und JOFFA *5* Polyäthylenkatheter PE 10 *6* Polyäthylenkatheter PE 20

(BRANDS 1972). Während die Sondierung mit starren Kanülen technisch etwas einfacher ist als mit flexiblen Kunststoffschläuchen, bereitet die druckfeste, luftblasenfreie Verbindung der Kanüle mit einem Schlauchsystem mitunter einige Mühe. Ein gelungener Kompromiß zwischen starrem und flexiblem System stellt das Sialographiebesteck nach RABINOV und JOFFA dar, bei dem eine ca. 3 cm lange stumpfe Kanüle mit einem flexiblen Kunststoffschlauch fest verschweißt ist. Die Gefahr einer Gangverletzung ist bei diesem Besteck besonders gering, da die stumpfe Metallkanüle nur eine seitlich angebrachte Öffnung aufweist (RABINOV u. JOFFA 1969).

3.4 Sialographie der Glandula submandibularis

Der Ausführungsgang der Gl. submandibularis (Wharton-Gang) mündet beiderseits am Ende einer leistenförmigen Erhebung des Mundbodens (Plica sublingualis) in unmittelbarer Nähe des Zungenbändchens (Frenulum lingulae) in einer kleinen Papille. Er verläuft in der Plica sublingualis parallel zum Mundboden. Für die Dilatation des Ostiums eignen sich daher abgewinkelte zahnärztliche Instrumente besonders, die allerdings auch zuvor abgestumpft werden müssen. Die Sondierung ist wegen der kleinen Gangöffnung und der ungünstigen anatomischen Gegebenheiten (Lage unter der Zunge, Bewegung des Mundbodens beim Schlucken, Lage hinter den unteren Frontzähnen) insgesamt schwieriger als die der Gl. parotis. Die Notwendigkeit zur Provokation des Speichelflusses ist häufiger gegeben. Die Erfolgsquote liegt niedriger als bei der Sialographie der Gl. parotis.

Im eigenen Krankengut gelang die Sialographie der Gl. parotis in 98% der Fälle, während die Gl. submandibularis nur in 90% erfolgreich kanuliert wurde. Bei der Mehrzahl der nicht sondierbaren Patienten lag ein postoperativer Zustand nach Schlitzung des Ostiums vor (PETERS u. BOLLMANN 1981).

Das ideale *Kontrastmittel* zur Darstellung der feinen intraglandulären Gangaufzweigungen sollte eine möglichst geringe Viskosität bei möglichst hohem Jodgehalt aufweisen. Diese Forderung wurde früher am besten von den öligen Kontrastmitteln erfüllt (z. B. Lipiodol: 480 mg Jod/ml, Viskosität 25 mPa × s bei 37,5 °C). Bei einer versehentlichen paraductalen Injektion können sie allerdings jahrelang in den Weichteilen liegenbleiben und unangenehme Fremdkörperreaktionen bewirken. Bei korrekter Gangfüllung wurden histologische Parenchymveränderungen im Sinne einer Sialadenitis beschrieben (EPSTEEN u. BENDIX 1954). Wir bevorzugen daher seit langem wasserlösliche Kontrastmittel mit hohem Jodgehalt, z. B. Megluminiothalamat (Conray 80) mit 480 g Jod/ml und einer Viskosität von 8 mPa × s bei 37,5 °C). Das nichtionische, dimere Iotrolan (Isovist 300) ist ebenfalls gut geeignet. Wegen seiner hohen Viskosität sollte es jedoch unbedingt vorgewärmt werden.

Die Kontrastmittelmenge richtet sich nach der Größe der Drüse und der Weite des Gangsystems. Im allgemeinen werden für die Gangdarstellung der Gl. parotis 1–2 ml, für die der Gl. submandibularis ca. 1 ml benötigt. Der Patient verspürt ein deutliches Spannungsgefühl, wenn das Gangsystem ausreichend gefüllt ist. Bei der durchleuchtungsgezielten, fraktionierten Sialographie kann der Untersucher den Füllungsgrad am Fernsehmonitorbild beurteilen (BRANDS u. SCHNEPPER 1967).

Die *Röntgenaufnahmetechnik* richtet sich nach der Art des verwandten Kontrastmittels. Das ölige Kontrastmittel verweilt lange im Gangsystem, so daß Übersichtsaufnahmen am Bucky-Tisch, am Bucky-Wandstativ oder an speziellen Schädelgeräten angefertigt werden können. PFEIFFER (1968) hat hierzu eine Reihe von Standard- und Spezialprojektionen zusammengestellt. Bei Verwendung wasserlöslicher Kontrastmittel hat sich die durchleuchtungsgezielte Aufnahmetechnik nach fraktionierter Füllung des Gangsystems bewährt (BRANDS u. SCHNEPPER 1967; PETERS u. BOLLMANN 1981). Die Zielaufnahmen werden bei 75 bis 81 kV (kleiner Fokus) unter Verwendung einer feinzeichnenden Verstärkerfolie in standardisierter Weise angefertigt:

1. Tastbare Schwellung mit Drahtring markieren.
2. Leeraufnahme seitlich.
3. Füllungsaufnahmen unter Durchleuchtungskontrolle im frontalen und sagittalen Strahlengang. Durch Drehen und Kippen des Kopfes werden die Drüse und der Ausführungsgang von überlagernden Skelettanteilen soweit wie möglich frei projiziert. Wir verwenden 2 Filme mit 4facher Unterteilung für die Füllungsaufnahmen.

Unter Durchleuchtung erkennt man gut, ob jeweils vor der Aufnahme eine kleine Menge Kontrastmittel injiziert werden muß. Der Patient, der bei liegender Sonde oder Kanüle ja nicht sprechen kann, wird instruiert, bei Spannungsschmerz zu „knurren".

Schichtaufnahmen des kontrastgefüllten Ausführungsgangsystems mit konventionellen Verfahren, Zonographie und Orthopantomographie wurden von verschiedenen Autoren empfohlen (KUSHNER u. WEBER 1978; PUIG u. RIDOUX 1980; AZOUZ 1978). Ferner wurden photographische und elektronische Subtraktionsverfahren für die Sialographie beschrieben (LILIEQUIST u. WELANDER 1969; O'HARA 1973).

3.5 Computertomographie der Kopfspeicheldrüse

Als Standardeinstellung werden kontinuierliche transversale Schnitte parallel zur Orbitomeatallinie (OML) durchgeführt. Die kraniale Grenze bildet das Tempo-ro-Mandibular-Gelenk, nach kaudal verfolgt man die Drüse bis zum unteren Pol.

Bei Verdacht auf einen malignen Tumor der Gl. parotis sollten die kaudalen Schnitte bis zum oberen Horn des Zungenbeins fortgeführt werden, um die regionären Lymphknoten der jugulodigastrischen Gruppe zu erfassen (MANCUSO u. HANAFEE 1982). Durch metallene Zahnfüllungen und Kronen entstehen oft ausgeprägte Bildartefakte, die eine Untersuchung in Standardprojektionen nicht zulassen. Es empfiehlt sich dann, ein seitliches Topogramm (Scanogramm, Scout View) anzufertigen und individuelle Schnittebenen evtl. mit geöffnetem Mund auszuwählen. Bei überstrecktem Kopf und 15–20° Gantryneigung können Gl. parotis und Gl. submandibularis ohne störende Bildartefakte und ohne vermehrte Strahlenexposition der Linsen untersucht werden (RABINOV u. WEBER 1985). Mit einer ergänzenden koronaren Projektion läßt sich die kraniale Ausdehnung eines raumfordernden Prozesses besser erfassen.

Bei der *CT-Sialographie* wird das Gangsystem der Gl. parotis vor und während der CT-Untersuchung mit öligem oder wasserlöslichem Kontrastmittel gefüllt (SOM u. BILLER 1979; CARTER et al. 1981; MANCUSO u. HANAFEE 1982; PFEIFFER 1987). Die von der Sialographie her bekannten Fehlermöglichkeiten wie Extravasationen, unvollständige Füllung etc. werden damit auf die neue Untersuchungsmethode übertragen und geben dort ebenfalls Anlaß zu Fehlinterpretationen. Mit CT-Geräten neuerer Bauart sind die trennenden Fettlinien so gut zu erkennen, daß nur noch in ausgewählten Einzelfällen von der intraduktalen KM-Instillation eine Befunderweiterung zu erwarten ist.

Allerdings verabreichen wir routinemäßig jodhaltiges, wasserlösliches Kontrastmittel *intravenös*, um die vaskulären Leitstrukturen zu identifizieren und Lymphknoten in ihrer Umgebung zu differenzieren.

Die Gl. submandibularis ist der direkten Palpation gut zugänglich, und auch für die Operationsplanung ist von einer CT-Untersuchung kaum eine relevante Zusatzinformation zu erwarten.

3.6 Magnetresonanztomographie (Kernspintomographie)

Die oberflächliche Lage der Speicheldrüsen erlaubt den Einsatz spezieller Oberflächenspulen, deren Empfindlichkeit jedoch zur Tiefe hin rasch abfällt. Wir bevorzugen die zirkulär-polarisierte Kopfspule und wählen in der Regel transversale Schnittebenen wegen des Seitenvergleichs mit der kontralateralen Drüse. Bei ausgedehnten Prozessen sind koronare Schnitte für die Operations- oder Bestrahlungsplanung hilfreich.

Für die Beurteilung raumfordernder Prozesse haben sich Schichtdicken von 5–10 mm bewährt, spezielle anatomische Studien erfordern dünnere Schichten. Das Standardprogramm umfaßt T1-gewichtete (T1W), Protonendichte – (PD) und T2-gewichtete (T2W) Spin-Echo-Sequenzen mit folgenden Parametern:

T1W:	TR	500 msec	TE	15 msec
PD:	TR	2.500 msec	TE	15 msec
T2W:	TR	2.500 msec	TE	70/90 msec

Zur Reduzierung von Artefakten durch die Pulsationen der arteriellen Halsgefäße werden rephasierende Sequenzen eingesetzt. Bewegungsartefakte durch Schlucken sind leider oft sehr störend. Im Rahmen des Aufklärungsgespräches wird der Patient daher besonders darauf hingewiesen, während der Meßsequenzen so wenig wie möglich zu schlucken. Entsprechend positionierte Sättigungspulse können zur Reduzierung von Schluckartefakten beitragen. Die Möglichkeiten der 3-D-Bildgebung und der MR-Angiographie bei Kopf-Hals-Tumoren werden gegenwärtig bearbeitet.

4 Entzündliche Erkrankungen der Kopfspeicheldrüsen

4.1 Einleitung

Entzündliche Erkrankungen der großen Kopfspeicheldrüsen sind nach RAUCH (1959) 10 × häufiger als Sialadenosen, 20 × häufiger als Steinleiden und 100 × häufiger als Tumoren. Sie können durch Bakterien, Viren und Pilze hervorgerufen werden. Pilzerkrankungen betreffen vorwiegend die Gl. submandibularis und die kleinen Speicheldrüsen, während bakterielle und virogene Entzündungen bevorzugt die Gl. parotis befallen (s. Tabelle 1).

Nach dem klinischen Bild werden akute, subakute und chronische Verlaufsformen unterschieden, die durch Schwellung, Schmerz und Funktionseinschränkung unterschiedlichen Ausmaßes gekennzeichnet sind. Der entzündliche Prozeß kann eine, mehrere oder alle Kopfspeicheldrüsen einbeziehen. Nicht selten liegt zugleich eine Sialolithiasis vor. Sialographische Untersuchungen sind im akuten Stadium kontraindiziert. Die virogenen Entzündungen (z. B. Mumps) sind durch das klinische Bild und durch Laboruntersuchungen einschließlich Serologie in der Regel zu diagnostizieren. Die chronisch-rezidivierende Sialadenitis ist hingegen nach dem klinischen Untersuchungsbefund nicht immer eindeutig von einer Sialadenose oder einem Tumor zu differenzieren. Aus diesem Grund erfolgt die Zuweisung zur bildgebenden Diagnostik.

Entzündliche Speicheldrüsenerkrankungen betreffen Frauen häufiger als Männer und zeigen 2 Altersgipfel (EICHNER 1978):

1. im Kindesalter (jugendliche, chronisch-rezidivierende Sialadenitis),
2. zwischen dem 45. und 55. Lebensjahr.

Pathologisch-anatomisch findet sich ein Abbau des Drüsenparenchyms und eine unterschiedlich stark ausgeprägte Zerstörung des intraglandulären Gangsystems als Folge des chronisch-entzündlichen Prozesses.

Tabelle 1. Entzündliche Speicheldrüsenerkrankungen. (Mod. nach RABINOV u. WEBER 1985)

I. *Nicht-obstruktive Form*
   1. virusbedingt
   2. bakteriell
      a. akut/subakut
      b. chronisch
      c. Abszedierung
   3. nach chirurgischen Eingriffen
   4. nach Strahlentherapie
   5. Pneumoparotitis (Trompeter, Glasbläser)

II. *Obstruktive Form*
   1. Steine (Sialolithiasis)
   2. Strikturen

III. *Rezidivierende Parotitis*

IV. *Granulomatöse Erkrankungen*
   1. Tuberkulose
   2. Sarkoidose (Heerfordt-Syndrom)
   3. Pilzinfektion
   4. Katzenkratzkrankheit
   5. Syphilis
   6. Toxoplasmose

V. *Sjögren-Syndrom*

4.2 Sonographie

Die *akute Speicheldrüsenentzündung* führt zu einer Größenzunahme, die sonographisch gut beurteilt und dokumentiert werden kann. Da ohnehin bei der Sonographie immer beide Seiten untersucht werden, kann bei einseitiger Erkrankung die Größendifferenz zur gesunden Seite angegeben werden. Das Reflexmuster ist inhomogen und relativ echoarm. In der Umgebung der erkrankten Drüse lassen sich meist zusätzlich echoarme noduläre Strukturen abgrenzen, die entzündlich veränderten Lymphknoten entsprechen. Bei der Gl. parotis können Lymphknoten auch innerhalb der umgebenden Kapsel oder sogar verstreut im Drüsenkörper auftreten.

Die *chronische Speicheldrüsenentzündung* zeigt hingegen eine Zunahme der Echodichte des Drüsengewebes, welches sich deutlich schlechter vom umgebenden Gewebe abhebt. Die Drüse kann normal groß, verkleinert oder vergrößert sein. Bei ausgeprägter Ektasie wird das Gangsystem als echofreie, bandförmige Struktur sichtbar.

Abszesse imponieren als echofreie Raumforderungen mit verdicktem Randsaum. Je nach dem Stadium der Einschmelzung erkennt man grobschollige Binnenechos, die dem nekrotischen Inhalt der Abszeßhöhle entsprechen (PIRSCHEL 1982). Die Diagnose wird klinisch gestellt. Die Sonographie ist zur Kontrolle des Therapieerfolges besonders gut geeignet.

4.3 Sialographie

Die *akute* Speicheldrüsenentzündung gilt als Kontraindikation für die Sialographie. Da bei entsprechendem klinischem Verdacht ohnehin zunächst ein konservativer Therapieversuch unternommen wird, besteht auch keine Notwendigkeit zur bildgebenden Diagnostik.

Bei der *chronischen* Speicheldrüsenentzündung werden im Sialogramm folgende Formen unterschieden (BLATT et al. 1956; PFEIFFER 1968):

1. Chronisch rezidivierende Sialadenitis mit überwiegender Manifestation am Gangsystem
   a) obstruktive Form
   b) nicht-obstruktive Form
2. Chronisch rezidivierende Sialadenitis mit überwiegender Manifestation am Parenchym

Die chronisch rezidivierende Sialadenitis mit Obstruktion durch Speichelsteine betrifft vorwiegend die Gl. submandibularis (s. Sialolithiasis). Strikturen als Ursache der chronischen Speicheldrüsenentzündung werden an den Ausführungsgängen beider großer Kopfspeicheldrüsen gesehen. Sie unterhalten durch den Sekretstau den chronischen Entzündungsprozeß. Bei umschriebener Striktur in der Papillenregion führt bereits die Dilatation oder Schlitzung des Ostiums zu einer raschen Abheilung der Entzündung.

Fürstenberg und Blatt haben darauf hingewiesen, daß schlecht sitzender Zahnersatz mit Druckulcera an der Wangenschleimhaut in der Gegend der Papille eine chronische Sialadenitis hervorrufen kann (Fürstenberg u. Blatt 1958). Auch die Hypertrophie des Massetermuskels führt gelegentlich durch Abklemmung des Stenonganges zur chronisch rezidivierenden Parotitis (Blatt 1969). Bei der Mehrzahl der Patienten mit Masseterhypertrophie ist allerdings das Sialogramm unauffällig. Die symmetrische laterale Gesichtsschwellung kann klinisch jedoch als Erkrankung der Ohrspeicheldrüse imponieren (Peters u. Bollmann 1981).

Die *nicht-obstruktive* Form der entzündlichen Speicheldrüsenerkrankungen ist sialographisch gekennzeichnet durch Veränderungen am intra- und extraglandulären Gangsystem, die mit einigen Einschränkungen eine Beurteilung des Schweregrades der Erkrankung zulassen.

Im frühen Stadium werden *punktförmige* Erweiterungen der Gangenden beobachtet, deren Durchmesser 1 mm nicht überschreitet (Blatt et al. 1956) (Abb. 8a). Der Hauptausführungsgang ist hierbei unverändert. Die Anzahl der intraglandulären Gangaufzweigungen ist jedoch bereits vermindert. Nach Yune und Klatte bewirkt das entzündliche Ödem in der eng eingekapselten Drüse eine Drucksteigerung, die die zarten Endaufzweigungen teilweise komprimiert (Yune u. Klatte 1972). In den fortgeschrittenen Fällen der chronisch rezidivierenden Sialadenitis sieht man im Sialogramm *kugelige Gangektasien* von 1–2 mm Durchmesser (Abb. 8b). Bei weiterhin meist unverändertem Hauptausführungsgang liegt jetzt auch eine hochgradige Rarefizierung der intraglandulären Ganganteile vor, die mit dem Bild des entlaubten Baumes verglichen wird. Der Verlust der zarten intraglandulären Verzweigungen ist nunmehr vorwiegend Ausdruck der Parenchymdestruktion. Das Endstadium der chronischen Sialadenitis ist gekennzeichnet durch weiteren Parenchymuntergang, Ausbildung von Einschmelzungshöhlen und ausgeprägte Wandkonturveränderungen am gesamten verbliebenen Ausführungsgangsystem.

Som et al. (1981) sprechen von „*Pseudosialektasie*", da nach ihren Untersuchungen keine echten Gangerweiterungen vorliegen. Nach Meinung dieser Autoren werden die sialographischen Befunde durch Kontrast-

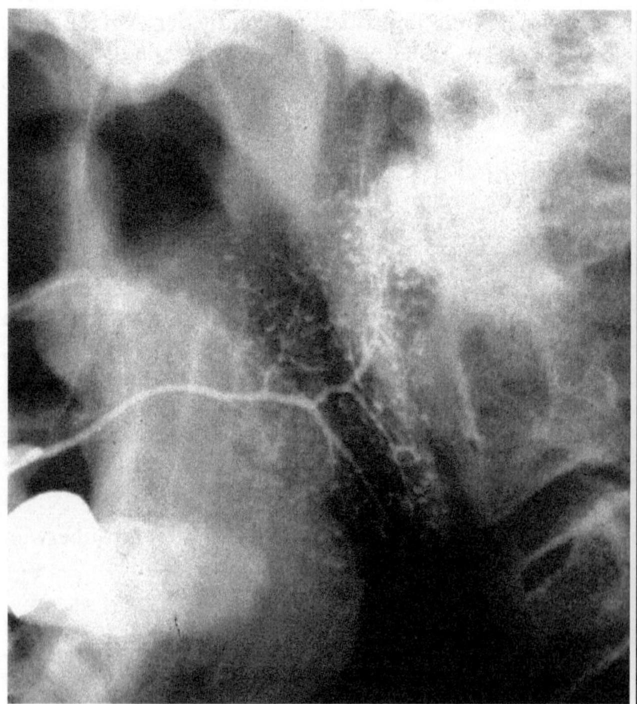

a

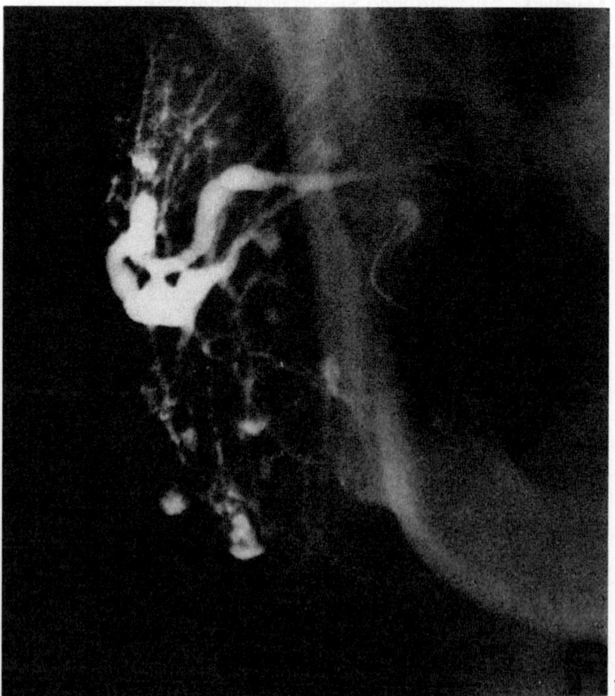

b

Abb. 8a, b. Nicht-obstruktive Sialadenitis der Gl. parotis. **a** Punktförmige Gangektasien und Rarefizierung der intraglandulären Gangverzweigungen. **b** Kugelige Gangektasien und Kaliberschwankungen des Ausführungsganges

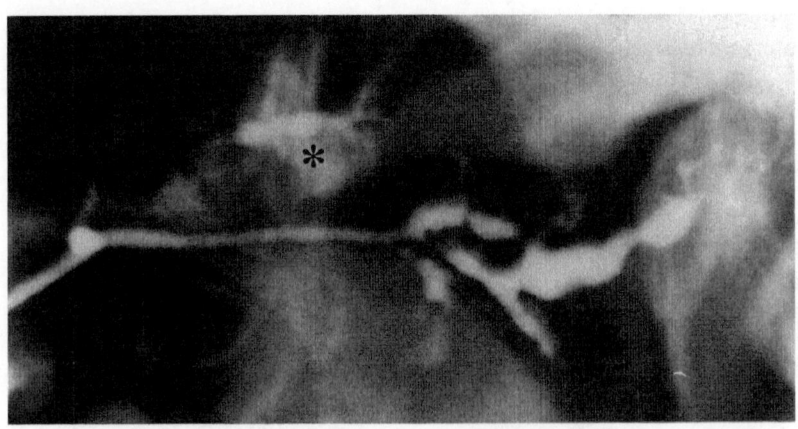

Abb. 9. Chronisch-rezidivierende Sialadenitis der Gl. parotis. Destruktion des Drüsenparenchyms. Einschmelzungshöhlen. Auch der akzessorische Drüsenanteil (*Sternchen*) ist entzündlich verändert

mittelextravasate unterschiedlicher Ausprägung hervorgerufen.

Histologische Untersuchungen lassen danach den Schluß zu, daß es sich bei den punktförmigen und kugeligen Pseudogangerweiterungen um Folgen einer Autoimmunerkrankung handelt, die mit einer Lymphozyteninfiltration der Drüse einhergeht. Durch die lymphozytäre Infiltration würden Azini komprimiert, atrophisch und schließlich zerstört. Dies würde erklären, warum die Sialadenitis im Kindesalter und das Sjögren-Syndrom das gleiche sialographische Bild hervorrufen wie die rezidivierende Sialadenitis (SOM et al. 1981).

Aus röntgenmorphologischer Sicht bleibt bei dieser Argumentation ungeklärt, warum sich das wasserlösliche Kontrastmittel punkt- oder kugelförmig anordnet, ohne sich wie sonst bei Extravasationen diffus im Gewebe zu verteilen. Die fortgeschrittenen Veränderungen am Parenchym wie Einschmelzungshöhlen und Gangdestruktionen werden als Folgen einer sekundären Infektion angesehen.

Die Bedeutung der Parenchymanfärbung im Sialogramm ist außerordentlich kontrovers. Das Spektrum reicht von der Empfehlung, eine Parenchymdarstellung in jedem Fall zu erzielen (OSMER u. PLEASANTS 1956; OLLERENSHAW u. ROSE 1951), bis zur gegenteiligen Aussage, die eine Parenchymdarstellung wegen nachgewiesener Zellschädigung zumindest für ölige Kontrastmittel entschieden ablehnt (EPSTEEN u. BENDIX 1954). Für jodhaltige wasserlösliche Kontrastmittel sind entsprechende Schädigungen nicht bekannt, dennoch bleibt auch hierbei die Parenchymdarstellung umstritten, da Details von Gangveränderungen überlagert werden. Ob eine „pathologische", d.h. zu frühzeitige, Parenchymanfärbung vorliegt, kann strenggenommen nur entschieden werden, wenn der Füllungsdruck standardisiert ist, wie z.B. bei der hydrostatischen Sialographie mit 30–40 cm Wassersäule (GULLMO u. BÖÖK-HEDERSTROM 1958).

In der Praxis richtet man sich bei der Kontrastmittelinstillation nach dem Durchleuchtungsbild des Füllungszustandes und den Angaben des Patienten über den Spannungsschmerz der Drüse. Damit werden Überspritzungseffekte in aller Regel vermieden. Kommt es dennoch zu einer intensiven Parenchymanfärbung, darf dieser Befund als Ausdruck einer vermehrten Vulnerabilität des Gangsystems gewertet werden. Entsprechende Beobachtungen werden bei sehr jungen und sehr alten Patienten als normale Variante angesehen („Fragilität des Gangsystems", PFEIFFER 1968). Diskrete entzündliche Prozesse mit vorwiegender Manifestation am Drüsenparenchym werden von PFEIFFER als „Rauhreifbild" bezeichnet.

Bei fortgeschrittenen Speicheldrüsenentzündungen ist die am Gangsystem erkennbare Rarefizierung durch den Parenchymuntergang bedingt. In dieser Phase und bei Nachweis von Einschmelzungshöhlen kommt es immer wieder zu fleckförmigen oder wolkigen Kontrastmittelextravasaten in das Parenchym (Abb. 9). Sehr ähnliche Bilder werden auch bei tumorbedingter Parenchymdestruktion gesehen.

4.4 Computertomographie

Die Computertomographie der Kopfspeicheldrüsen ist keine diagnostische Routineuntersuchung. Bei der klinischen Fragestellung einer Sialadenitis wird die Indikation zur CT nur gestellt, wenn das Ausmaß der Schwellung an eine tumoröse Raumforderung denken läßt.

Der *Speicheldrüsenabszeß* ist im CT-Bild durch eine Zone herabgesetzter Dichte mit einem verdickten Randsaum charakterisiert, der nach intravenöser Kontrastmittelgabe eine kräftige Anreicherung zeigt. Diese Diagnose ist computertomographisch zuverlässig zu stellen, wohingegen die Differenzierung einer entzündlichen von einer tumorösen Raumforderung sehr problematisch sein kann. Die entzündlich veränderte Drüse ist meist vergrößert, der betroffene Drüsenanteil oder die ganze Drüse relativ hyperdens, oft finden sich vergrößerte Lymphknoten in der Umgebung. Alle genannten Zeichen sind jedoch für die Entzündung nicht spezifisch. Anamnese, Laborbefunde, klinische Befunde und oft die konventionelle Sialographie können dazu beitragen, die Diagnose der Sialadenitis zu sichern.

Die CT-Diagnostik ist besonders wertvoll, wenn der Entzündungsprozeß die Drüse überschritten und die umgebenden Faszien erreicht hat. Mit Hilfe der transversalen Schnittbilder können dann das Ausmaß der Entzündung bestimmt und das Ansprechen auf eine antibiotische Therapie engmaschig überprüft werden.

4.5 MR-Tomographie

Spezielle Vorzüge der MR-Diagnostik entzündlicher Speicheldrüsenprozesse im Vergleich zur Computertomographie wurden bisher nicht mitgeteilt (Mandelblatt et al. 1987).

4.6 Sonderformen entzündlicher Speicheldrüsenerkrankungen

4.6.1 Chronisch rezidivierende Sialadenitis im Kindesalter

Chronisch rezidivierende Speicheldrüsenerkrankungen im Erwachsenenalter sind meist durch Gangstrikturen oder Steine bedingt. Da das Krankheitsbild jedoch bereits bei Kleinkindern und Säuglingen auftritt, wird eine anlagebedingte Fehlbildung diskutiert (Becker et al. 1960). Für diese Annahme spricht auch der häufig symmetrische Befall beider Parotiden und die relative Symptomarmut. Ferner wurden frühkindliche oder intrauterine Infektionen diskutiert.

Der sonographische Befund ist unspezifisch. Im Sialogramm finden sich kugelige Gangektasien in allen betroffenen Drüsen, wie beim Sjögren-Syndrom (Abb. 10).

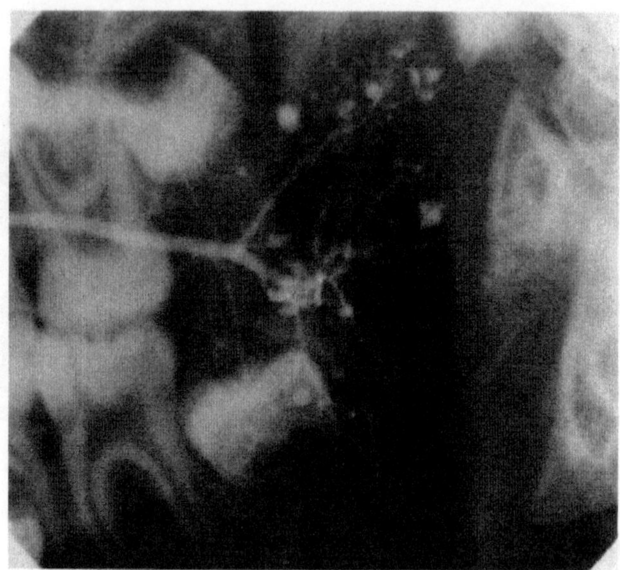

Abb. 10. Chronisch-rezidivierende Sialadenitis im Kindesalter. Gl. parotis. Punktförmige und kugelige Gangektasien. Rarefizierung der intraglandulären Gangverzweigungen

4.6.2 Pneumoparotitis

Erweiterungen der Ausführungsgänge der Kopfspeicheldrüsen mit sekundär entzündlichen Veränderungen am Drüsenparenchym und inkonstanter Luftfüllung wurden bei Glasbläsern und Blasmusikanten beschrieben. Die Erkrankung ist als Berufskrankheit anerkannt (Baader 1960).

4.6.3 Tuberkulose

Die tuberkulöse Sialadenitis ist ein seltenes Krankheitsbild. 70% der Fälle betreffen die Gl. parotis, 27% die Gl. submandibularis und 3% die Gl. sublingualis (Allen-Mersh u. Florsythe 1958).

Die produktive Form ist ebensowenig wie die käsig einschmelzende Form von unspezifischen Entzündungen nach sono- oder sialographischen Kriterien zu unterscheiden. An die Möglichkeit eines tuberkulösen Befalls intraparenchymaler Lymphknoten ist zu denken, wenn andere Halslymphknoten befallen sind, und ein raumfordernder Prozeß in der Region der Ohrspeicheldrüse besteht. Der Nachweis von krümeligen Kalkeinlagerungen im Nativbild oder Computertomogramm sollte den Verdacht auf eine spezifische Infektion lenken (Machtens u. Brands 1972).

4.6.4 Sarkoidose

Die Gl. parotis ist bei 10–30% der Patienten mit systemischer Sarkoidose (M. Boeck) beteiligt. (Batsakis 1979).

Die Erkrankung der Speicheldrüsen ist meist beidseitig und kann die erste Manifestation der Sarkoidose sein.

In 5–10% der Fälle treten die Parotisschwellungen zusammen mit einer Uveitis oder Iritis und undulierendem Fieber auf. Die Symptomentrias wurde von dem dänischen Augenarzt Heerfordt 1909 als „Febris uveo-parotidea" beschrieben (Heerfordt-Syndrom).

Histologisch finden sich nicht-verkäsende epitheloidzellige Granulome. Das sialographische Bild ähnelt dem der Speicheldrüsentuberkulose (Pfeiffer 1968) (Abb. 11).

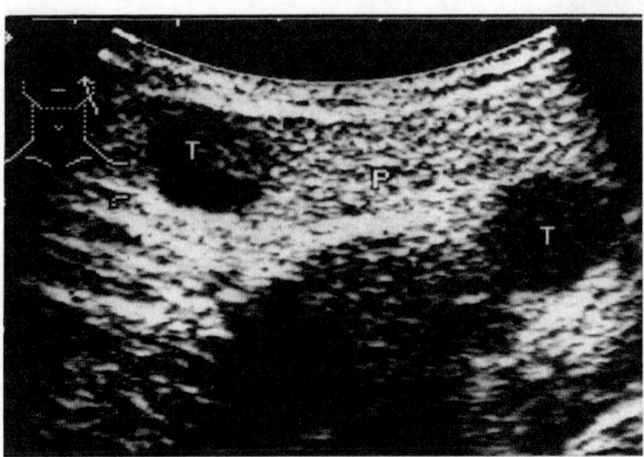

Abb 11. Sarkoidose intraglandulärer Lymphknoten (operativ gesichert). Am kranialen und kaudalen Pol der Gl. parotis (*P*) je eine ca. 1 cm große echoarme Raumforderung. *T* Tumor

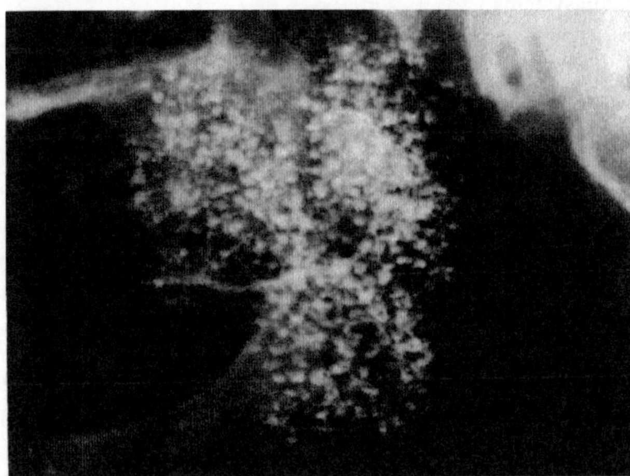

Abb. 12. Sjögren-Syndrom. Multiple kugelige Gangektasien. Rarefizierung der intraglandulären Gangverzweigungen. Identischer Befund auf der Gegenseite

Computertomographisch erkennt man nach Kontrastfüllung der Drüse zahlreiche, scharf begrenzte Füllungsdefekte. Die CT-Sialographie ist zum Nachweis der Erkrankung besser geeignet, als die konventionelle röntgenologische Gangdarstellung (Som et al. 1981).

4.6.5 Aktinomykose

Die seltene Erkrankung betrifft beim Menschen in erster Linie die Kopf-Hals-Region, da der Infektionsweg über die Mundhöhle erfolgt. Während alle anderen entzündlichen Prozesse die Gl. parotis bevorzugen, sind Aktinomyces-Infektionen an der Gl. submandibularis und ihrer Umgebung (Mundboden) lokalisiert. Pathognomonische Befunde der bildgebenden Diagnostik fehlen.

4.6.6 Sjögren-Syndrom (myoepitheliale Sialadenitis)

Nach der Definition von Bloch et al. (1965) liegt ein Sjögren-Syndrom vor, wenn mindestens 2 der folgenden 3 Symptome nachweisbar sind: (1) Keratoconjunctivitis sicca, (2) Xerostomie, (3) eine Kollagenkrankheit. Somit werden auch diejenigen Patienten dem Sjögren-Syndrom zugeordnet, die nur die Zeichen der verminderten exokrinen Funktion der Tränen- und Speicheldrüsen aufweisen („Sicca-Syndrom").

In Sjögren's Beschreibung des auch früher schon bekannten Krankheitsbildes (Gougerot 1925, Houwer 1927) lagen bei 2/3 seiner Fälle Gelenkbeschwerden vor (Sjögren 1933). Rheumatoide Arthritis, Lupus erythematodes, Sklerodermie und Polymyositis – in der Reihenfolge der Häufigkeit – sind die wesentlichen Systemerkrankungen des Sjögren-Syndroms (Kassan u. Gardy 1978). Vorherrschendes klinisches Symptom ist die Mund- und Augentrockenheit (50 %), gefolgt von den Gelenkbeschwerden (40 %). Schwellungen der Speicheldrüsen (vornehmlich der Gl. parotis) treten nur bei ca. 21 % der Erkrankten auf (Rauch 1959). Ätiologisch wird eine Autoimmunkrankheit angenommen (Dijkstra 1980).

Pathologisch-anatomisch handelt es sich um eine myoepitheliale Sialadenitis mit ausgeprägten lymphoiden Infiltrationen und Atrophie der Azini (Kassan u. Gardy 1978).

Das Sjögren-Syndrom wird ganz überwiegend (90 % und mehr) bei Frauen gefunden. Der Altersgipfel liegt jenseits des 40. Lebensjahres, d.h. in vielen Fällen beginnt die Erkrankung mit dem Eintritt in die Menopause (Bloch et al. 1965; Eichner 1978).

Das Sjögren-Syndrom kann gemeinsam mit einer malignen lymphatischen Systemerkrankung auftreten. Die Prognose dieser Kombination gilt als besonders schlecht (Cummings 1971). Das Risiko einer malignen Lymphomerkrankung ist für Sjögren-Patienten 43,8 × höher, als für ein Normalkollektiv (Kassan et al. 1978).

Sonographisch wurden bilaterale zystische Aufhellungen beschrieben, die allerdings nur bei einem kleinen Teil der Patienten nachweisbar sind. Bei gesicherter Diagnose kann der Schallbefund auch völlig normal sein (Bradus et al. 1988).

Typische sialographische Befunde sind bilaterale kugelige Gangektasien verschiedener Ausprägung, wie sie auch bei der chronisch rezidivierenden Sialadenitis beobachtet werden (Abb. 12). Daneben werden zylindrische Erweiterungen der zentralen Gangabschnitte und des Hauptganges sowie eine Rarefizierung der feinen intraglandulären Aufzweigungen beschrieben. Die Veränderungen betreffen in erster Linie die Gl. parotis. Zum Nachweis des bilateralen Befalles muß die Gegenseite in gleicher Sitzung untersucht werden, auch wenn keine oder nur eine geringe Schwellung besteht. Die Gl. submandibularis ist meist ebenfalls beteiligt, jedoch werden sialographisch eher diskrete Befunde im Sinne einer Rarefizierung der Gangaufzweigungen erhoben.

Im CT wird eine symmetrische oder asymmetrische Vergrößerung der Drüsen beobachtet. Im Vergleich zur sonst relativ hypodensen Darstellung der Kopfspeicheldrüsen kommt es zu einem meist inhomogenen Dichteanstieg. Ein spezifisches Muster – wie etwa in der Sialographie – gibt es in der Computertomographie jedoch nicht.

5 Sialadenose

Die Sialadenose (Synonym: Sialose) ist in der allgemein anerkannten Definition von SEIFERT eine „nichtentzündliche parenchymatöse Speicheldrüsenerkrankung, die auf Stoffwechsel- und Sekretionsstörungen des Drüsenparenchyms beruht und meist mit einer rezidivierenden, schmerzlosen doppelseitigen Speicheldrüsenschwellung, besonders der Gl. parotis, einhergeht" (SEIFERT 1964). Die Patienten haben keinerlei Beschwerden. Das kosmetische Problem des „hamsterartigen" Aussehens ist meist der einzige Grund zum Arztbesuch (HAUBRICH u. CHILLA 1978). Die Schwellung ist unabhängig von der Nahrungsaufnahme. Bei der klinischen Untersuchung sind die Öffnungen der Ausführungsgänge unauffällig, die Mundschleimhaut ist normal feucht, das Sekret wässrig klar. Männer und Frauen werden gleichermaßen betroffen. Die Erkrankung kann in jedem Lebensalter auftreten, statistisch liegt der Häufigkeitsgipfel zwischen dem 40. und 60. Lebenjahr (EICHNER 1978).

Die Sialadenosen sind kein eigenständiges Krankheitsbild sondern Symptom einer anderweitigen Allgemeinerkrankung. Die klinische Einteilung erfolgt daher nach der zugrundeliegenden Allgemeinerkrankung:

1. Sialadenose bei endokrinen Störungen
2. Dystrophisch-metabolische Sialadenose
3. Neurogene Sialadenose.

Zur ersten Gruppe zählen nahezu alle Erkrankungen der endokrinen Drüsen: Diabetes mellitus, Schilddrüsenfunktionsstörung, Dysfunktion der Keimdrüsen etc. In Einzelfällen tritt das Symptom der schmerzlosen symmetrischen Speicheldrüsenschwellung vor der klinischen Manifestation des Grundleidens auf.

Die dystrophisch-metabolische Sialadenose wird bei Vitamin- und Eiweißmangelzuständen beobachtet (z.B. Mangelernährung des chronischen Alkoholikers). Neurogene Sialadenosen werden bei Störungen des vegetativen Nervensystems angetroffen, aber auch als Nebenwirkung von Medikamenten: Psychopharmaka, Antihypertensiva und andere (HAUBRICH u. CHILLA 1978).

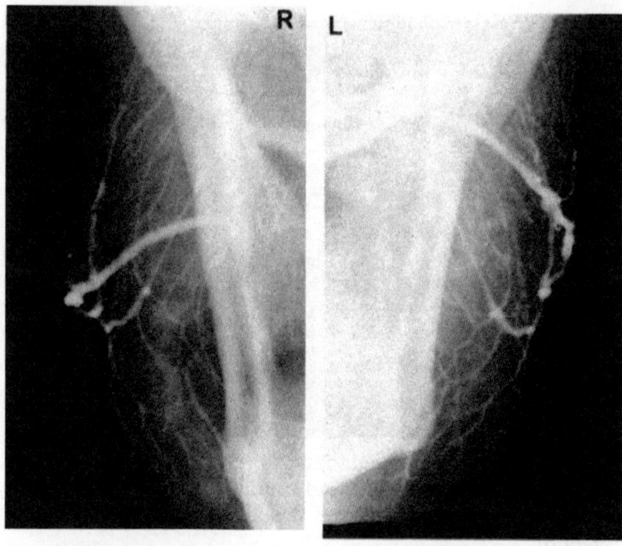

Abb. 13. Sialadenose. Homogene, schmerzlose Vergrößerung der Gl. parotis beidseits. Harmonische Darstellung des Gangsystems

Pathologisch-anatomisch finden sich Schwellungen der Azinuszellen, jedoch keinerlei Entzündungszeichen. Elektronenmikroskopisch sind Veränderungen am vegetativen Nervensystem beschrieben worden (DONATH et al. 1974). Ein Zusammenhang mit der Polyneuropathie bei Diabetes mellitus, chronischem Alkoholabusus und Vitaminmangel wird diskutiert (HAUBRICH u. CHILLA 1978).

Sonographisch findet man vergrößerte Drüsen, die durch die Fetteinlagerung homogen oder herdförmig echoreicher sind als normal.

Der führende sialographische Befund ist die harmonische bilaterale Vergrößerung der befallenen Drüsen. Das Gangsystem ist in der Regel zart und unauffällig, allerdings sind die peripheren Ganganteile durch Kompression innerhalb der vergrößerten Drüse oft nicht zu füllen (Abb. 13a, b).

Computertomographisch ist ebenfalls die harmonische bilaterale Drüsenvergrößerung das führende Symptom (Abb. 14). Die Angaben über die CT-Dichte sind unterschiedlich. Vermehrte Fetteinlagerungen können zum Abfall der Dichtewerte führen, überwiegt hingegen die Fibrosierung des Drüsengewebes, werden hyperdense Werte gemessen. Die Diagnose einer Sialadenose kann daher nicht mit CT-Dichtemessungen begründet werden.

6 Sialolithiasis-Speichelsteine

Speichelsteine werden vorwiegend im Ausführungsgang der Gl. submandibularis angetroffen. Die statistischen Angaben über die Häufigkeit dieser Lokalisation variieren zwischen 60 und 90% (O'HARA 1973).

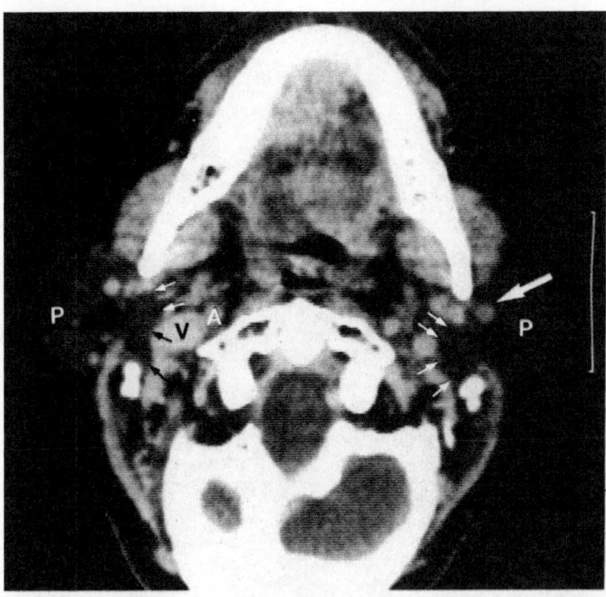

Abb. 14. Sialadenose. Kontrast-CT. Fettreiche Vergrößerung der Gl. parotis beidseits, die dem Patienten ein „hamsterartiges Aussehen" verleiht. *P* – Gl. parotis, *A* – A. carotis int., *V* – V. jugularis, *dicker Pfeil* V. retromandibularis, *dünne Pfeile* Begrenzung des Proc. parapharyngeus

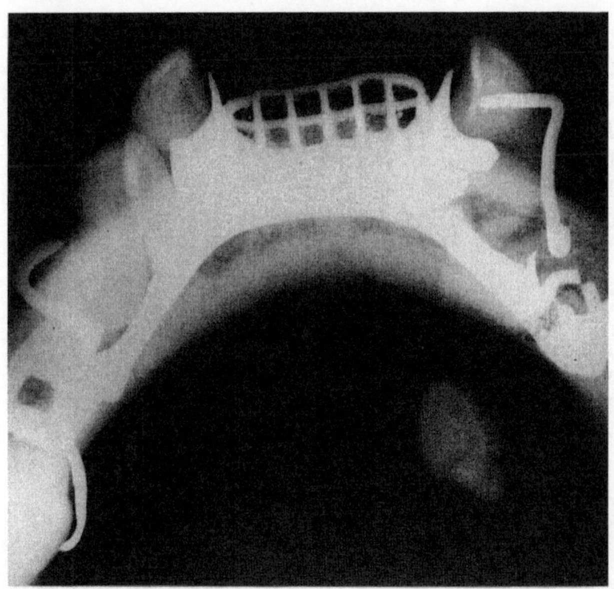

Abb. 15. Mundbodenleeraufnahme mit enoralem Film. Mandelförmiger Speichelstein im Wharton-Gang links

Als Ursache für den bevorzugten Befall der Submandibularisdrüse werden die ungünstigen Abflußbedingungen des unter dem Niveau des Mundbodens gelegenen Ausführungsganges und die höhere Viskosität des mukösen Speichels angesehen.

Bis zu 20% der Speichelsteine sind in der Gl. parotis oder ihrem Ausführungsgang lokalisiert, wobei hier multiple Steine gehäuft nachweisbar sind, und der Anteil röntgennegativer Konkremente relativ hoch ist (YUNE u. KLATTE 1972). Speichelsteine der Gl. sublingualis sind selten. RAUCH (1959) gibt in einer Sammelstatistik eine Inzidenz von 7% an. Auch die kleinen Ausführungsgänge der Gl. sublingualis (Ductus sublinguales min.) können Speichelsteine enthalten (LAUDENBACH et al. 1977). Der Steinbefall mehrerer großer Kopfspeicheldrüsen ist ungewöhnlich (O'HARA 1973).

Der Anteil der anorganischen Kalziumsalze entscheidet darüber, ob das Konkrement bereits auf dem Nativbild („röntgenpositives Konkrement" = ca. 80%) oder erst als Füllungsdefekt im Sialogramm („röntgennegatives Konkrement" = ca. 20%) sichtbar ist. Speichelsteine können einzeln oder in Gruppen auftreten und eine beträchtliche Größe erreichen. Nach ihrer Form werden kugelige und walzenförmige Konkremente unterschieden.

Das klinische Bild der Sialolithiasis ist gekennzeichnet durch kolikartige Schmerzen beim Essen mit sofort einsetzender Schwellung der betroffenen Drüse. Größere Steine in den Ausführungsgängen können am Mundboden bzw. in den Wangenweichteilen getastet werden.

Die Röntgenuntersuchung bei Verdacht auf Speichelstein beginnt mit der *Mundbodenleeraufnahme*, mit der die meist röntgenpositiven Konkremente im Wharton-Gang diagnostiziert werden können (Abb. 15).

Die Indikation zur *Sialographie* ist gegeben, wenn klinisch der Verdacht auf eine chronisch-obstruktive Sialadenitis besteht und die Entfernung der Speicheldrüse erwogen wird. Die Kontrastdarstellung der Drüse gelingt jedoch nicht, wenn der Stein den Gang vollständig blockiert. Die Sialographie ist ferner angezeigt, wenn die Analyse der Mundbodenleeraufnahme Zweifel aufkommen läßt, ob die erkennbare Verschattung auch tatsächlich durch ein intraduktales Konkrement hervorgerufen wird. Die Liste differentialdiagnostischer Möglichkeiten bei Verdacht auf röntgenpositive Konkremente umfaßt: (1) verkalkende Lymphknotentuberkulose, (2) Phlebolithen, insbesondere beim kavernösen Hämangiom der Gl. parotis im Kindesalter, (3) Tumorverkalkung, (4) Fremdkörper. Seltenere Verkalkungen in der Parotisregion sind bedingt durch Zystizerken, verkalkte Akneherde, Myositis ossificans und versprengte Zahnanlagen (ANNEROTH et al. 1978).

Röntgennegative Konkremente können nur sialographisch erkannt und lokalisiert werden. Allerdings muß bei der Füllung des Gangsystems sorgfältig darauf geachtet werden, daß keine Luftblasen injiziert werden, die röntgennegative Konkremente vortäuschen können (Abb. 16). Intraduktale Tumoren, die differentialdiagnostisch von röntgennegativen Konkrementen abzugrenzen wären, sind extrem selten.

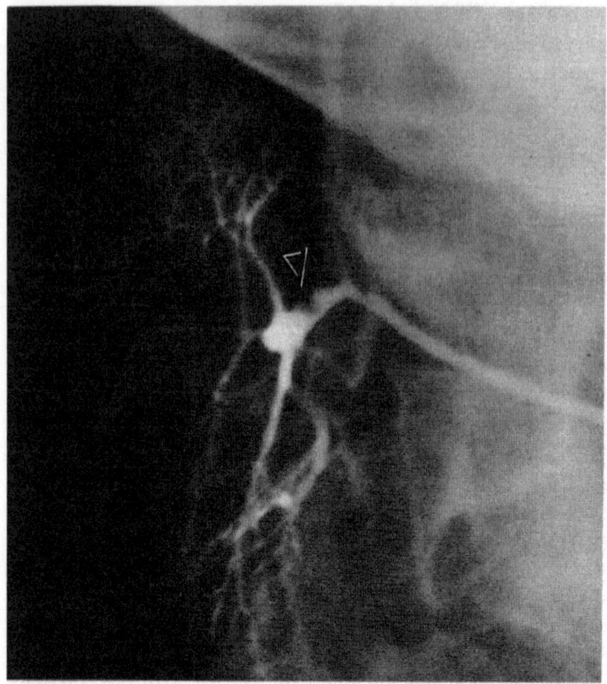

Abb. 16. Häufigste Fehlerquelle der Sialographie: Luftblase *Pfeilspitze*. Täuscht röntgennegatives Konkrement im Stenon-Gang vor. Kriterien der Luftblase: im Sitzen oder Stehen am Oberrand des gefüllten Ganges lokalisiert. Kreisrund. Inkonstante Lage. Bei Wiederholungsuntersuchung nicht mehr nachweisbar

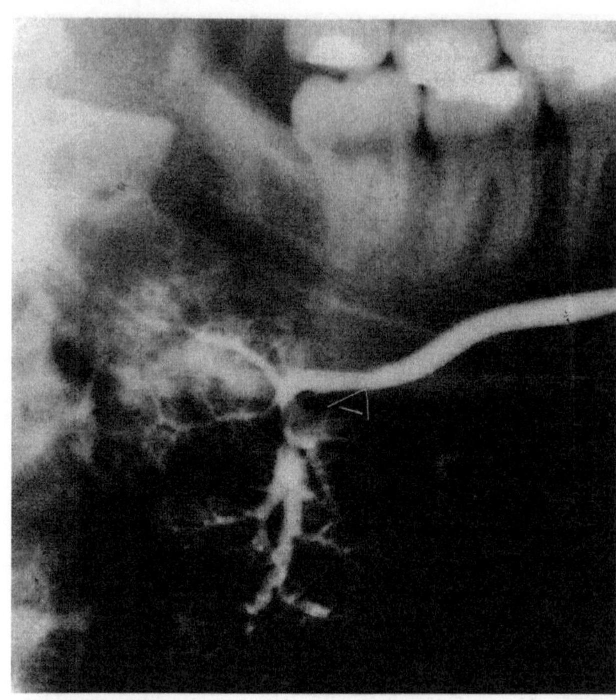

Abb. 17. Röntgennegativer Speichelstein am Hilus der Gl. submandibularis (*Pfeilspitze*) Partielle Gangobstruktion. Sekundäre Entzündungszeichen in den kaudalen Drüsenanteilen

Nach ihrem Sitz werden extraglanduläre und intraglanduläre Konkremente unterschieden, die je nach Größe eine Aufstauung des vorgeschalteten Gangsystems bewirken (Abb. 17). Größere Sialolithen wirken im Sinne eines Kugelventils und verursachen so die charakteristischen Schmerzen bei Stimulation der Speichelsekretion. Die steinbedingte Abflußbehinderung ist die häufigste Ursache der chronisch-obstruktiven Sialadenitis (Abb. 18, 19).

Sonographisch gelingt der Steinnachweis bei Konkrementen über 3 mm Größe mit großer Zuverlässigkeit (GRITZMANN et al. 1985) (Abb. 20). In einer eigenen vergleichenden Studie konnten sonographisch 10/14 Konkrementen, sialographisch nur 9/14 Konkrementen nachgewiesen werden. Dieses relativ schlechte Ergebnis für die Sialographie war dadurch bedingt, daß in 5/14 Patienten der Gang wegen papillennaher

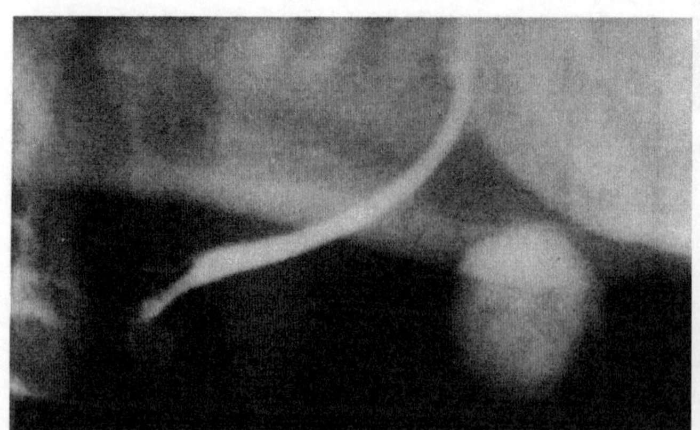

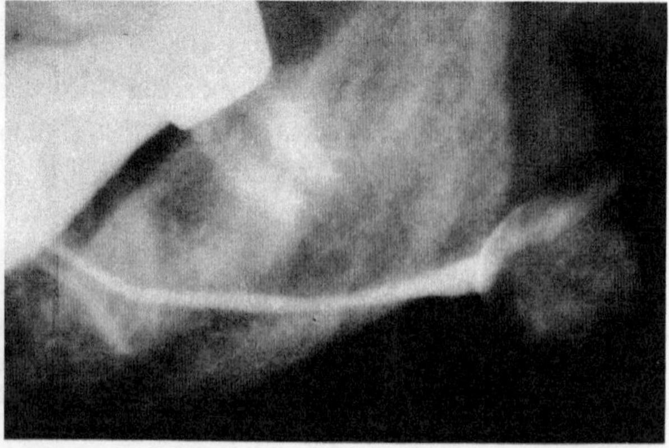

Abb. 18. Sialolithiasis beidseits. *Rechts* kirschkerngroßes geschichtetes Konkrement am Knie des Wharton-Ganges, vollständig okkludierend. *Links* haselnußgroßes Konkrement. Auch hier keine Beurteilung der Gl. submandibularis „hinter dem Stein" möglich

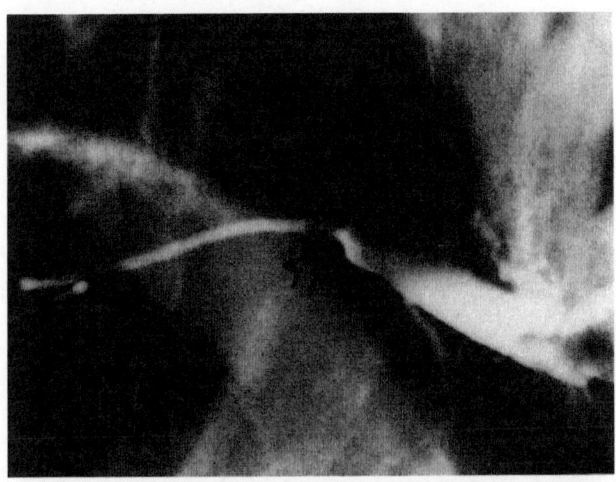

Abb. 19. Sialolithiasis im Stenon-Gang. Reiskorngroßer röntgennegativer Ventilstein (*offener Pfeil*) mit deutlicher prästenotischer Gangaufweitung und Zeichen der chronisch-obstruktiven Sialadenitis

Lage des Konkrementes nicht sondiert werden konnte (DIEDERICH et al. 1987). Für diese Situation ist die Sonographie eine wirkungsvolle Alternative. Da aber meist nach dem Zustand der Drüse „hinter dem Stein" gefragt ist, bevorzugen wir weiterhin die Sialographie als nächste Untersuchung nach der Mundbodenleeraufnahme.

Computertomographisch können schattengebende Konkremente ebenfalls hervorragend identifiziert werden. Bei der guten Treffsicherheit der einfachen Methoden besteht jedoch selten eine Indikation zur CT.

Die Therapie der Speichelsteine im Ausführungsgang der Gl. submandibularis besteht meist in der operativen Entfernung der Drüse, zumal wenn sie sialographisch Zeichen einer sekundären Entzündung aufweist. Daneben wurden verschiedene „interventionelle Verfahren" zur Steinextraktion beschrieben: Ballondilatation von Strikturen, Steinextraktion mit Dormia-Körbchen, Ultraschallzerstörung der Steine etc. (RABINOV u. WEBER 1935; ADLER u. MAIER 1988).

7 Verletzungen der Kopfspeicheldrüsen

Penetrierende Verletzungen der Kopfspeicheldrüsen nach Verkehrsunfällen (Windschutzscheibenverletzung), durch Messerstiche und durch Schnittverletzungen werden in zunehmendem Maße registriert. Die Läsion des Ausführungsganges oder des Drüsenparenchyms wird bei der Primärversorgung leicht übersehen. Erst Tage später wird die sich entwickelnde innere oder äußere Fistel oder die posttraumatische Zyste (Sialozele) erkannt. Die häufigsten sialographischen Befunde sind der komplette Gangabbruch und die mit dem Gangsystem in Verbindung stehende posttraumatische Sialozele (Abb. 21). Gelegentlich werden intraglanduläre Gangabbrüche und später sekundär entzündliche Gangveränderungen beschrieben (JOFFE 1967). Die sialographische Dokumentation der Verletzungsfolgen ist Voraussetzung für die chirurgische Wiederherstellung (YOVINO u. STRATIGOS 1974). Falls erforderlich, erfolgt die röntgenologische Kontrastdarstellung über die innere oder äußere Fistelöffnung (Abb. 22). Auch das direkte stumpfe Trauma führt zu sialographisch erkennbaren Veränderungen. SHETTY u. RINK (1974) berichteten über Gangverdrängungen, pathologische Parenchymdarstellung und Gangabbrüche.

Abb. 20. Sonographie der Gl. submandibularis rechts. 5 MHz Schallkopf. Speichelstein im erweiterten Ausführungsgang (*Pfeil*) mit typischem Schallschatten. Größenzunahme und kugelige Umformung der Drüse. Vermehrte Echodichte: Sialadenitis

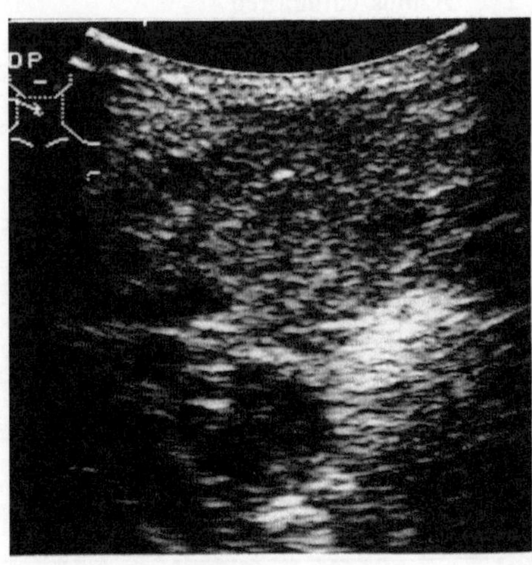

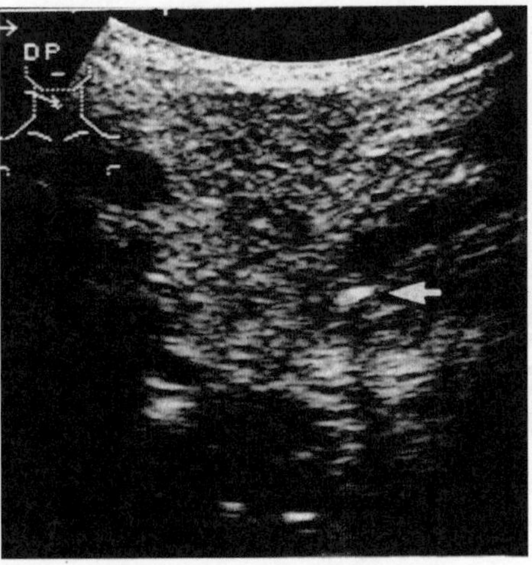

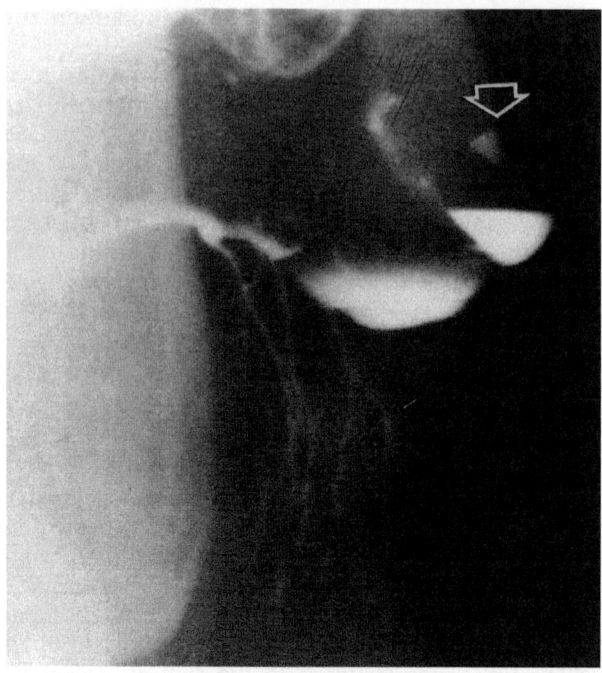

Abb. 21. Posttraumatische Sialozele nach Windschutzscheibenverletzung. Glassplitter (*offener Pfeil*)

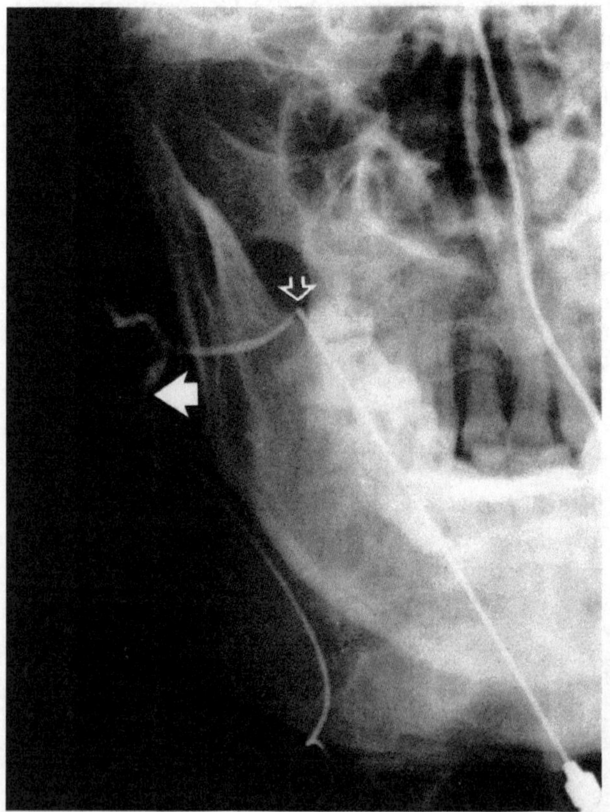

Abb. 22. Sialographie der Gl. parotis und Fistelfüllung einer äußeren Speichelfistel. Zustand nach Schnittverletzung mit Durchtrennung des Stenon-Ganges

Verletzungen der Speicheldrüsen und ihrer Ausführungsgänge werden auch nach großen operativen Eingriffen in der Halsregion gesehen. Nach einer hochdosierten Strahlentherapie (Schwellenwert etwa 30 Gy) ist die Speichelsekretion irreversibel geschädigt, das Parenchym der Drüse fibrosiert. Bis zu einer Dosis von etwa 15 Gy erfolgt eine temporäre Ausschaltung der Drüsenfunktion. Die sialographischen Befunde nach aktinischer Schädigung richten sich nach dem Grad des Parenchymunterganges (PFEIFFER 1968).

8 Tumoren der Kopfspeicheldrüsen

8.1 Einleitung

Primäre Speicheldrüsentumoren (Sialome) nehmen einen Anteil von ca. 3–5% an allen Tumoren des Menschen ein (BECKER 1958). Sie sind nach übereinstimmenden Mitteilungen zahlreicher Autoren ca. 10 × häufiger in der Gl. parotis als in der Gl. submandibularis lokalisiert (KOBLIN u. KOBERG 1972; PFEIFFER 1968; EICHNER 1978). Die Gl. sublingualis ist sehr selten tumorös verändert, während der Befall der kleinen Speicheldrüsen der Mundhöhle nach neueren kieferchirurgischen Arbeiten weitaus häufiger ist als früher angenommen. Im Krankengut von KOBLIN u. KOBERG entfallen ca. 1/3 der Tumoren auf die kleinen Speicheldrüsen. Tumoren der Gl. parotis sind in 18–30% maligne. Für die

Tabelle 2. Tumoren der großen Kopfspeicheldrüsen. Pathohistologische Klassifikation (SEIFFERT 1972)

Tumorgruppe	rel. Häufigkeit
I. Pleomorphe Adenome („Mischtumoren")	48%
II. Adenolymphome	10%
III. Monomorphe Adenome	7,5%
IV. Azinuszelltumoren	3%
V. Mukoepidermoidtumoren	3,5%
VI. Karzinome	19%
1. Adenokarzinome	
a) Adenoid-zystische Karzinome („Zylindrome")	
b) Papilläre Adenokarzinome	
c) Oxyphile Adenokarzinome	
d) Andere Adenokarzinome	
2. Plattenepithelkarzinome	
3. Undifferenzierte Karzinome	
4. Karzinome in pleomorphen Adenomen	
VII. Mesenchymale Tumoren	8%
1. Benigne Tumoren	
2. Sarkome	
VIII. Nichtklassifizierte Tumoren	1%

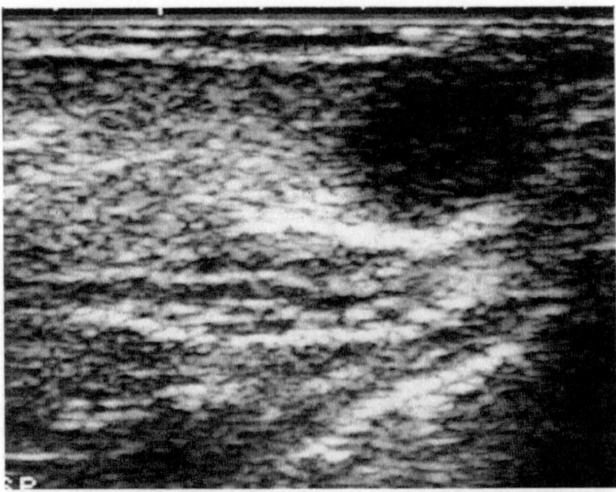

Abb. 23. Pleomorphes Adenom der Gl. parotis. Sonographisch ca. 1,5 cm große echoarme Raumforderung mit unscharfen Randkonturen. Uncharakteristischer Befund

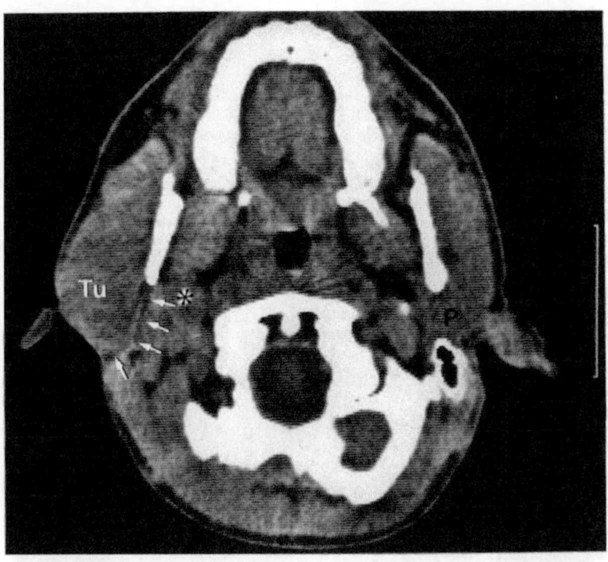

Abb. 25. Pleomorphes Adenom der Gl. parotis, auf die oberflächlichen Drüsenanteile beschränkt (*Pfeile*). Im Nativ-CT relativ hohe Dichtewerte der Gl. parotis beidseits, die sich kaum von der Muskulatur abgrenzen lassen. *Tu* Tumor, pleomorphes Adenom, *P* Gl. parotis, *Stern* Proc. styloideus

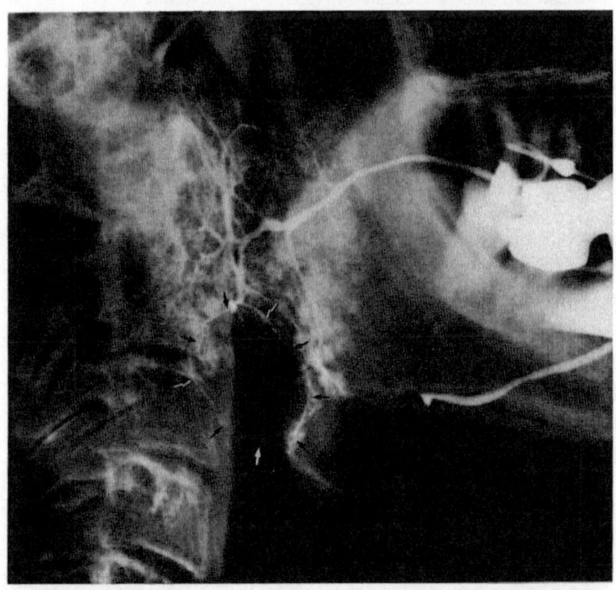

Abb. 24. Pleomorphes Adenom der Gl. parotis. Sialographie der Gl. parotis und submandibularis. Expansive Raumforderung am unteren Pol der Drüse. Gangfreies Areal (*Pfeile*)

Gl. submandibularis beträgt der Anteil maligner Neubildungen bereits bis zu 74%, Tumoren der kleinen Speicheldrüsen sind in ca. 65% bösartig. Das mittlere Erkrankungsalter für Patienten mit gutartigen Speicheldrüsentumoren liegt bei ca. 42 Jahren, maligne Tumoren treten im Mittel ca. 8 Jahre später auf (KOBLIN u. KOBERG 1972; EICHNER 1978).

Pathologisch-anatomisch sind über 99% der Speicheldrüsengeschwülste den epithelialen Tumoren zuzuordnen, unter den verbleibenden Neubildungen mesenchymaler Abstammung entfällt das Hauptkontingent auf Parotis-Hämangiome des Kindesalters (Seifert 1972). SEIFERT hat eine pathohistologische Klassifikation mitgeteilt, die an den Vorschlägen der WHO ausgerichtet ist (s. Tabelle 2).

Zahlenmäßig an erster Stelle steht in allen statistischen Zusammenstellungen das *pleomorphe Adenom* (früher Mischtumor), welches durch eine Vielgestaltigkeit des feingeweblichen Aufbaus gekennzeichnet ist (Abb. 23–26). Die Dignität des Tumors war jahrelang umstritten; verschiedene Autoren haben sie zu der unscharf definierten Gruppe der semimalignen Neubildungen gerechnet (Übersicht bei ENEROTH 1965). Der Grund für diese Einschätzung ist in der relativ hohen Rezidivquote zu sehen, die bei nicht radikalen Operationen beobachtet wird. Diese Rezidive sind in der Tat häufig maligne entartet (UNGERECHT 1974).

Nach SEIFERT sind die pleomorphen Adenome benigne Neubildungen, in denen sich in seltenen Fällen (3–5%) ein sekundäres Karzinom entwickeln kann. Das Karzinom in einem pleomorphen Adenom kann als Adenokarzinom, Plattenepithelkarzinom oder undifferenziertes Karzinom wachsen (SEIFERT 1972). Bei langem Krankheitsverlauf und in Rezidiven kann der Anteil maligner Neubildungen beim pleomorphen Adenom auf 15–27% ansteigen (UNGERECHT 1974; LENTRODT 1972). Daraus ergibt sich die klare Forderung nach einer frühzeitigen und sachgerechten operativen Entfernung des pleomorphen Adenoms.

Das pleomorphe Adenom und das Karzinom in einem pleomorphen Adenom werden beim weiblichen

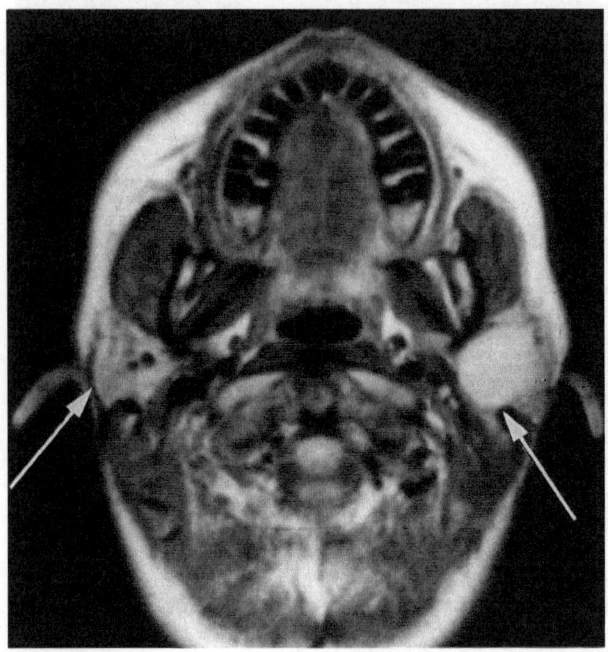

Abb. 26. Pleomorphes Adenom. MR-Tomographie. TR 2500, TE 30 msec. Signalintensive glatt begrenzte Raumforderung der linken Gl. parotis (*Pfeil*). Normalbefund rechts (*Pfeil*)

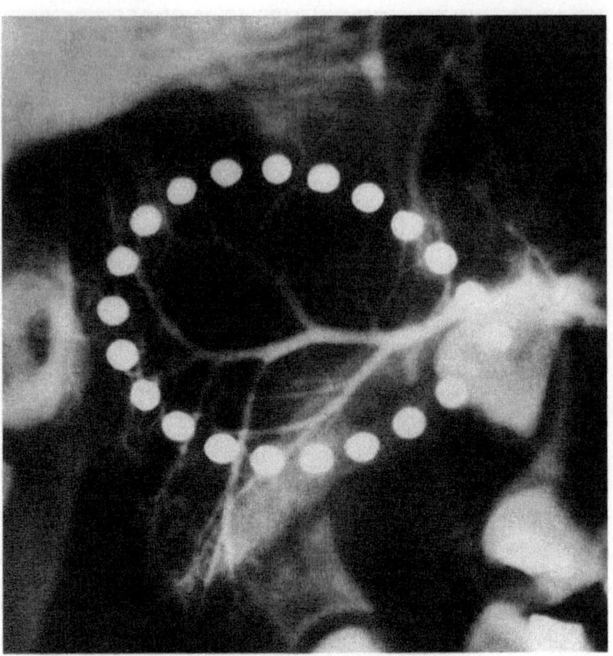

Abb. 27. Zystadenolymphom der Gl. parotis. Im Sialogramm das Bild des expansiven Wachstums. Bogige Gangverdrängung. Zentraler gangfreier Bezirk

Geschlecht gehäuft angetroffen (ca. 65%). Der Altersgipfel für das benigne pleomorphe Adenom liegt zwischen dem 40. und 50. Lebensjahr, während das Karzinom in einem pleomorphen Adenom ca. 10 Jahre später auftritt (SEIFFERT 1972).

Die *papillären Zystadenolymphome* (Whartin-Tumoren) nehmen mit einer Inzidenz von 10% den zweiten Rang ein (Abb. 27, 28). Diese immer gutartigen Speicheldrüsentumoren leiten sich von Abschnitten des Ausführungsgangsystemes her, welche in intra- oder paraglanduläre Lymphome eingelagert sind. Sie können daher sowohl innerhalb als auch außerhalb des Drüsenparenchyms entstehen und treten in 10–15% doppelseitig auf. Männer in höherem Lebensalter überwiegen (SEIFERT 1972; PAPE 1972; MACHTENS u. WANNENMACHER 1972).

Monomorphe Adenome (Häufigkeit ca. 8%) weisen ein relativ einheitliches Zellbild auf. Sie werden nach der Anordnung der Epithelzellen und nach Zelltyp in zahlreiche Geschwulstformen untergliedert. Eine dieser Unterformen des monomorphen Adenoms ist das Onkozytom, welches bei Frauen in höherem Lebensalter bevorzugt auftritt (SEIFERT 1972) (Abb. 29).

Die *Azinuszelltumoren* (Häufigkeit ca. 3%) werden als fakultativ maligne angesehen. Der Versuch, histologisch gutartige Azinuszelladenome von bösartigen Azinuszellkarzinomen zu differenzieren, ist außerordentlich schwierig. Da diese Tumoren zu Rezidiven, Entdifferenzierung und Lymphknotenmetastasen neigen können, werden sie therapeutisch wie maligne Prozesse behandelt. Ihre Prognose ist jedoch relativ günstig. Azinuszelltumoren betreffen vorwiegend Frauen (70%) im mittleren Lebensalter (SEIFERT 1972) (Abb. 30).

Mukoepidermoidtumoren (Häufigkeit 3–4%) werden ebenfalls pathologisch-anatomisch zu den fakultativ malignen Speicheldrüsentumoren gerechnet und wie ein Malignom therapeutisch angegangen. In prognostischer Hinsicht sind sie etwas weniger günstig

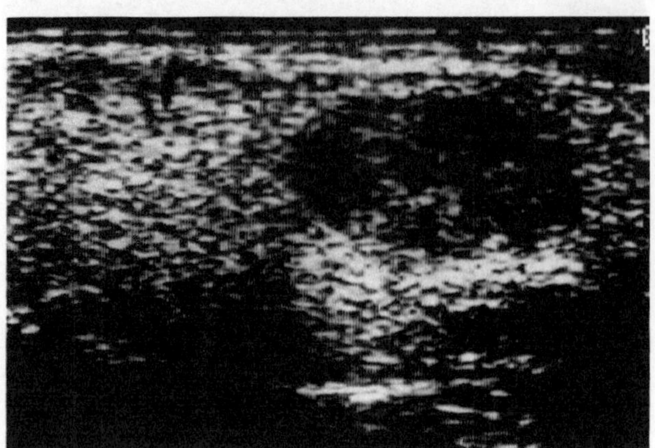

Abb. 28. Zystadenolymphom. Sonographisch ovaläre, echoarme Raumforderung mit deutlichen Binnenechos. Relativ glatt begrenzt

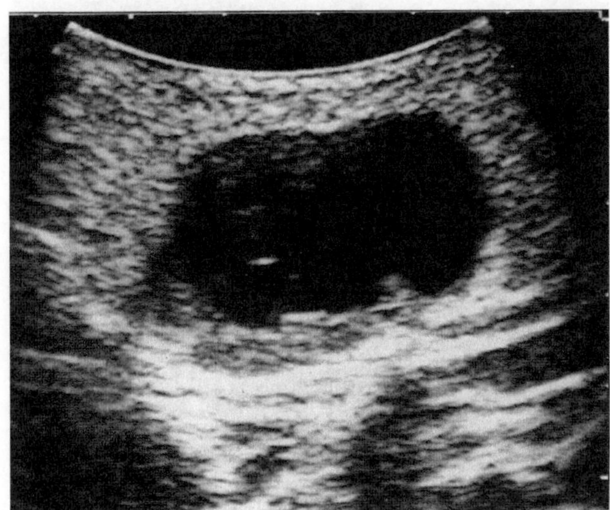

Abb. 29. Monomorphes Adenom der Gl. parotis. Fast echofreie Raumforderung mit dorsaler Schallverstärkung. Abschnittsweise knollige Verdickung der Wand

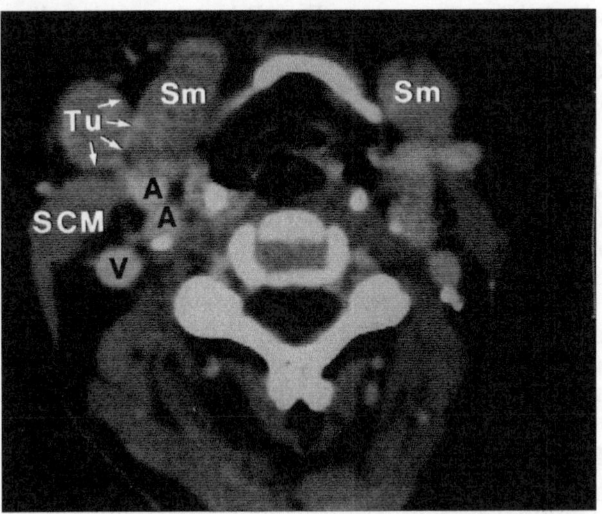

Abb. 31. Mukoepidermoides Karzinom der Gl. parotis mit weit nach kaudal reichendem Tumorausläufer (*Tu*). In enger Nachbarschaft zur Gl. submandibularis (*Sm*). *SCM* M. sternocleidomastoideus, *AA* Karotisbifurkation, *V* V. jugularis

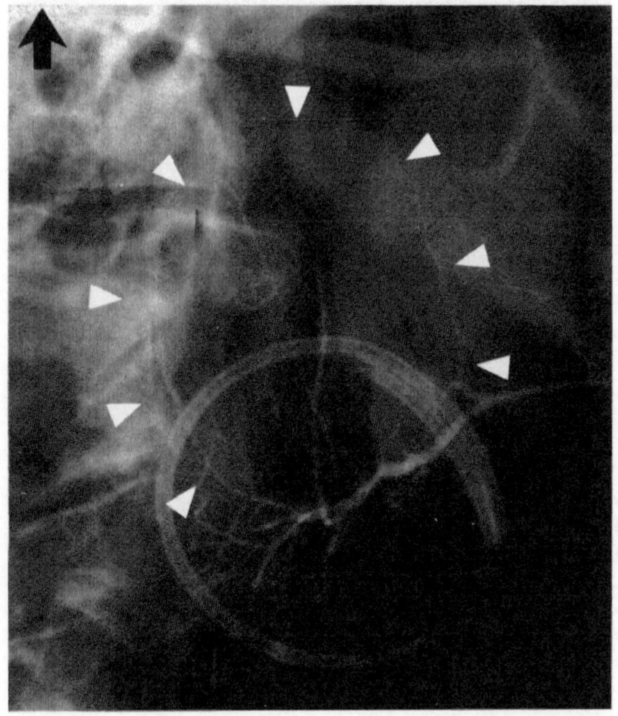

Abb. 30. Azinuszelltumor der Gl. parotis. Sialographisch expansives Wachstum (*Pfeilspitzen*). Artdiagnose nicht möglich

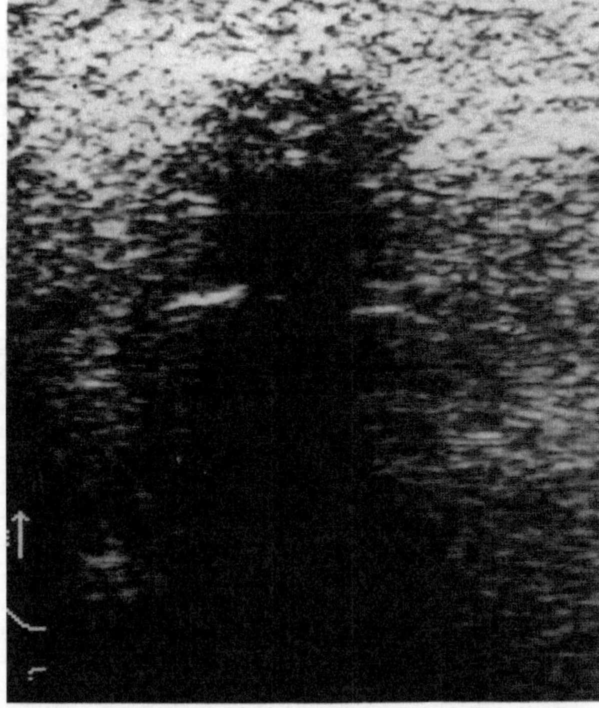

Abb. 32. Adenokarzinom der Gl. parotis. Sonographisch unscharf begrenzte, relativ echoarme Raumforderung. Die starken Binnenechos stammen von einer Tumorverkalkung, die nativdiagnostisch gesichert wurde

als Azinuszelltumoren. Das Erkrankungsalter liegt zwischen dem 40 und 50. Lebensjahr. Das weibliche Geschlecht überwiegt geringfügig (SEIFERT 1972) (Abb. 31).

Die *Speicheldrüsenkarzinome* lassen sich pathologisch-anatomisch in 4 Hauptformen unterteilen: (1) Adenokarzinom (7%), (2) Plattenepithelkarzinom (4%), (3) undifferenziertes Karzinom (4%), (4) Karzinom im pleomorphen Adenom (4%) (Abb. 32–34, 35a–c).

In der Gruppe der Adenokarzinome sind die adenoidzystischen Karzinome enthalten, die früher unter dem Namen „Zylindrom" als semimaligne angesehen wurden. Aufgrund ihres infiltrativen Wachstums in die perineuralen Lymphscheiden, in das perivaskuläre Bindegewebe und die Knochenkanälchen werden sie jetzt zweifelsfrei zu den malignen Tumoren gezählt. Alle Karzinome treten im höheren Lebensalter beim männlichen Geschlecht bevorzugt auf (ca. 65%) (SEIFERT 1971).

Mesenchymale Tumoren der Speicheldrüsen umfassen Hämangiome, Lymphangiome, Lipome und andere. Maligne Verlaufsformen wie Fibrosarkome, Chondrosarkome und Retikulumzellsarkome sind extrem selten (UNGERECHT 1974). Zu den seltenen Speicheldrüsentumoren zählen ferner Neurinome und Hämangioperizytome.

Metastasen können die Speicheldrüse oder die im Parenchym der Speicheldrüse eingebetteten Lymphknoten befallen. Unter den Primärtumoren ist hier besonders an das Karzinom des Gehörganges, der Haut, des Ober- und Unterkiefers zu denken. Auch Melanome der Kopfschwarte metastasieren in die Gl. parotis (Abb. 36). Schließlich können Tumoren der Nachbarregion in die Parotisloge einwachsen (UNGERECHT 1974) (Abb. 37).

Mikulicz-Syndrom. Der Breslauer Chirurg v. MIKULICZ beschrieb 1888 eine „eigenartige Erkrankung der Tränen- und Mundspeicheldrüsen", die als schmerzlose bilaterale derbe Schwellung imponierte. Aufgrund dieser Veröffentlichung wurden vor allem im angloamerikanischen Schrifttum nahezu alle bilateralen Parotisschwellungen mit dem Eigennamen von Mikulicz versehen. Man findet noch Differenzierungen zwischen „Mikulicz-Krankheit" und „Mikulicz-Syndrom" (O'HARA 1973), wobei unter Mikulicz-Krankheit das Sjögren-Syndrom verstanden wird. DIJKSTRA möchte den Begriff des Mikulicz-Syndroms für die Sarkoidosen vorbehalten, während die Mehrzahl der europäischen Autoren darunter eine Beteiligung der Tränen- und Speicheldrüsen bei lymphatischer und myeloischer Leukämie versteht (EICHNER 1978; DIJKSTRA 1980).

Die maligne Grunderkrankung betrifft das lymphatische Gewebe innerhalb und außerhalb des Drüsenparenchyms. In aller Regel sind daher auch zervikale Lymphknotenschwellungen vorhanden, die auf die lymphatische Systemerkrankung hinweisen. Die Indikation zur bildgebenden Diagnostik wird nur

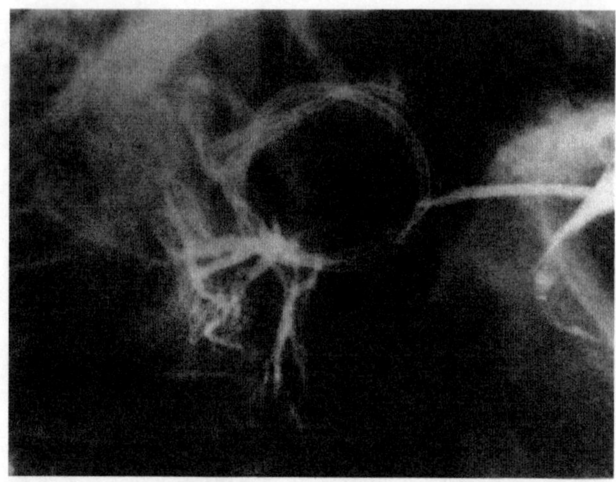

Abb. 33. Adenoid-zystisches Karzinom (früher: Zylindrom) der Gl. parotis. Tastbare Schwellung markiert. In diesem Bereich ist der Stenon-Gang ummauert und unregelmäßig konturiert

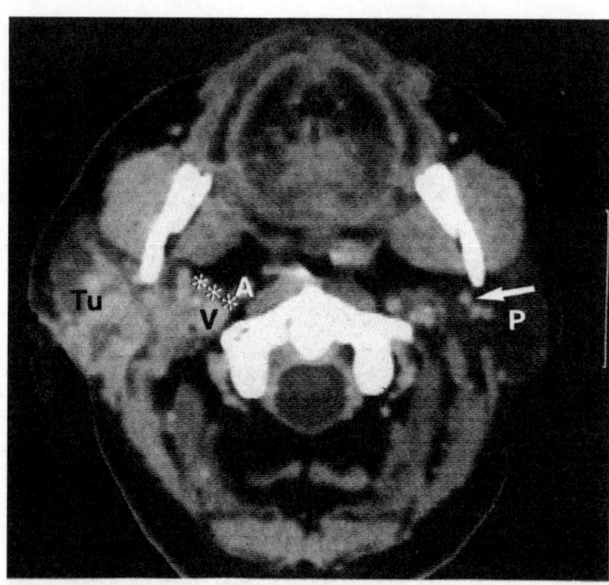

Abb. 34. Adeno-Karzinom der Gl. parotis. Kontrast-CT. Fleckige Kontrastmittel-Anreicherung in der befallenen Drüse (*Tu*). Lymphknotenvergrößerungen in der Umgebung der A. carotis int. (*A*) und der V. jugularis (*V*). Linke Gl. parotis unauffällig. *Pfeil* V. retromandibularis und Äste der A. carotis ext. (*Sternchen*)

selten gestellt. Man erkennt multiple intra- und extraglanduläre Raumforderungen mit meist symmetrischem Befall aller großen Kopfspeicheldrüsen.

8.2 Sonographie

Sonographisch sind die Speicheldrüsentumoren unabhängig von ihrem histologischen Aufbau meist solide,

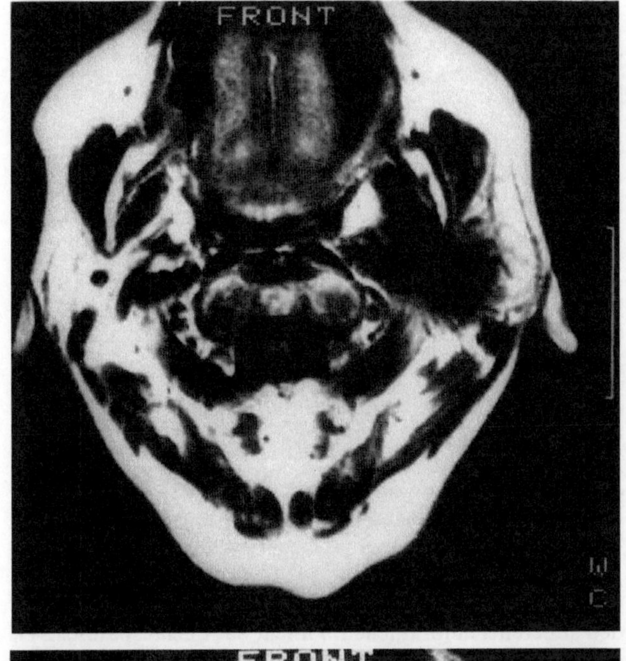

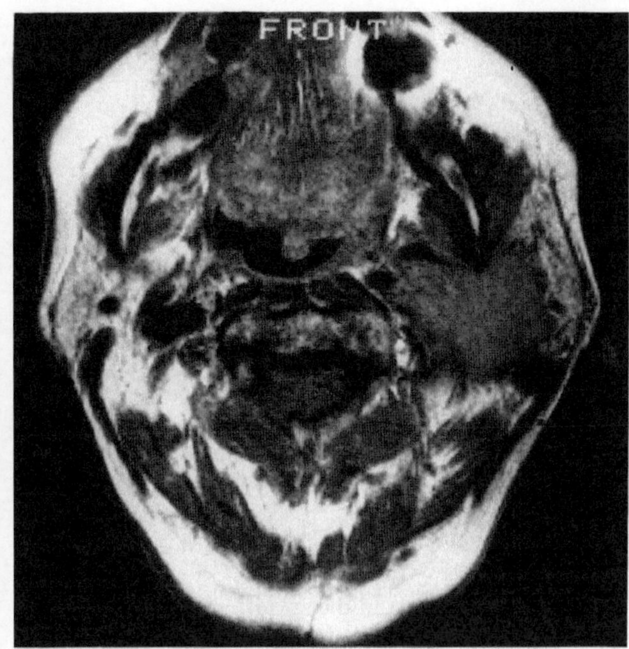

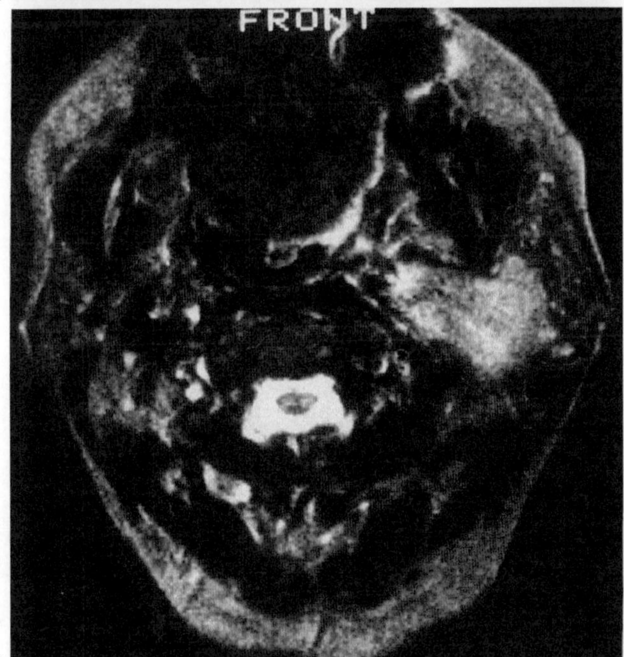

Abb. 35 a–c. Undifferenziertes Karzinom der rechten Gl. parotis. MR-Tomographie. **a** T1-gewichtete Spin-Echo-Sequenz (TR 600/TE 15). Der Tumor ist gegenüber der fetthaltigen Drüse signalarm. Der oberflächliche Drüsenanteil ist nicht betroffen, wohl aber der Proc. parapharyngeus und die Region des N. facialis. **b** Protonendichte-gewichtete Spin-Echo-Sequenz (TR 2500/TE 15). Der Tumor ist von mittlerer Signalintensität. Die Drüse erscheint immer noch heller. Man erkennt deutlich die Tumorausläufer in den Parapharyngealraum. **c** Im T2-gewichteten Bild leuchtet der Tumor auf, erreicht aber nicht die Signalintensität des Liquors

echoarme Raumforderungen mit teils scharfer, teils unscharfer Randbegrenzung. Vereinzelt werden jedoch auch echoreiche oder komplex strukturierte Raumforderungen angetroffen.

Die Treffsicherheit der Sonographie in der Diagnostik von Speicheldrüsentumoren ist sehr hoch. Im eigenen Krankengut wurden bei 130 vergleichend untersuchten Patienten 39/40 Tumoren sonographisch zutreffend diagnostiziert (Sensitivität 97,5%) ohne einen falsch positiven Befund (Spezifität 100%). Im Vergleich dazu wurden sialographisch nur 21/40 Tumoren zutreffend diagnostiziert (Sensitivität 52,5%) bei einer Spezifität von 94,4%.

Eine genaue Analyse der Sonomorphologie ergab jedoch im eigenen Krankengut keine verläßlichen Dignitätskriterien, insbesondere erwies sich das sonographische Muster des infiltrativen Wachstums – die unscharfe oder durchbrochene Randbegrenzung – als unzuverlässig. BRUNETON et al. (1983) kamen hier zu anderen Ergebnissen: Sie fanden in einer retrospektiven Studie eine zutreffend richtige Diagnose einer gutartigen Raumforderung in 90 von 110 Fällen

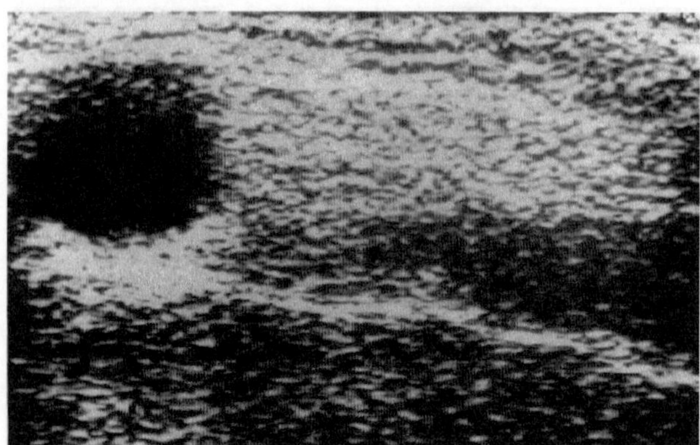

Abb. 36. Metastase eines malignen Melanoms in der Gl. parotis. Die ca. 1,5 cm große echoarme Raumforderung ist sonographisch eindeutig zu identifizieren. Eine Artdiagnose ist nicht möglich

(Sensitivität 81,8 %) und die zutreffend richtige Diagnose einer malignen Raumforderung in 21 von 31 Fällen (61,8 %). Somit konnten sie in 79,8 % durch die sonographische Untersuchung die Dignität zutreffend angeben.

Aus klinischer Sicht ist die Dignitätsbeurteilung nach Meinung unserer klinischen Partner allerdings weniger wichtig als der Nachweis der Raumforderung. Für die Therapieentscheidung genügt es zu wissen, daß die Drüsenschwellung durch einen Tumor hervorgerufen wurde und nicht durch eine chronische Entzündung.

Die benigne unkomplizierte Parotiszyste und das Lipom der Gl. parotis erlauben eine sonographische Artdiagnose. In allen anderen Fällen begnügen wir uns mit der Beschreibung der Sonomorphologie und machen keine Versuche, die Artdiagnose oder die Dignität anzugeben. Angesichts der eingangs geschilderten Probleme, die sogar der Pathologe am Präparat haben kann, ist ein solches Vorgehen sicher ratsam, wenngleich man nicht ausschließen kann, daß mit den neuen hochauflösenden Schallgeräten in Zukunft eine gut begründete, detailliertere Diagnose möglich wird.

Der Wert der sonographisch gezielten Feinnadel-Punktionsbiopsie (FNP) ist bei den Klinikern noch umstritten. O'Dwyer et al. (1986) stehen dem Verfahren skeptisch gegenüber, da die Rate falsch negativer Befunde zu hoch sei. In Deutschland wird die FNP der Parotistumoren an zahlreichen Zentren sehr positiv beurteilt (Feichter et al. 1988).

8.3 Sialographie

Im Sialogramm werden Tumoren mit expansivem Wachstum und solche mit infiltrativem Wachstum unterschieden (Rubin u. Holt 1957; Schulz 1969).

Kriterium des expansiven Geschwulstwachstums sind die bogigen Gangverlagerungen, wobei durch

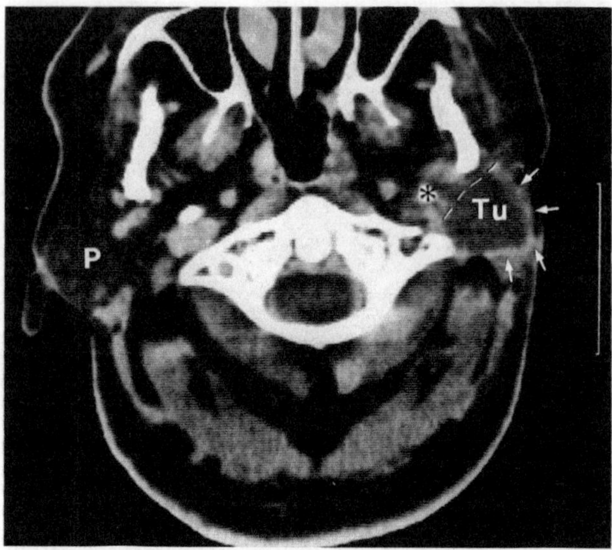

Abb. 37. Rezidiv eines Basalioms mit Einbruch in die Gl. parotis. Kontrast-CT. Ringförmiges Enhancement in den äußeren Tumoranteilen. Patient hat Facialisparese. Der Verlauf des N. facialis nach anatomischen Bezugspunkten ist eingezeichnet (*gestrichelte Linie*). *Tu* Basaliomrezidiv, *P* kontralaterale Gl. parotis, *Sternchen* Proc. styloideus, *Pfeil* Ringenhancement

Kompression an den verlagerten Gängen Kaliberschwankungen auftreten können (Abb. 38). Durch den intraglandulären raumfordernden Prozeß werden sekundär entzündliche Veränderungen in der Nachbarschaft unterhalten. Die Mehrzahl der pleomorphen Adenome, papillären Zystadenolymphome und monomorphen Adenome zeigen sialographisch ein expansives Wachstum („zwiebelschalenartige Gangverdrängungen"). Aber auch andere eingekapselte Neubildungen weisen entsprechende sialographische Befunde auf, ohne daß hieraus ein verbindlicher

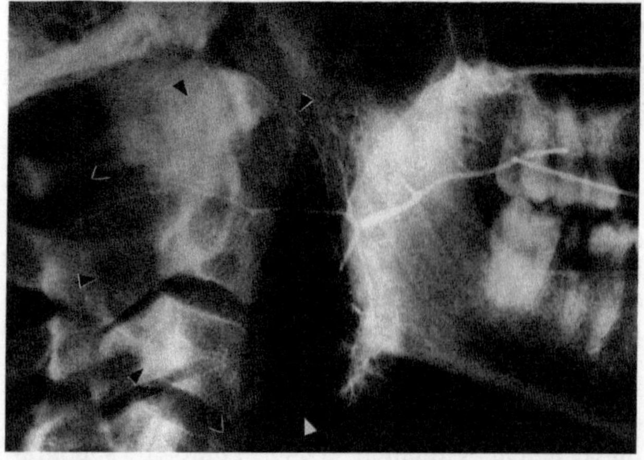

Abb. 38. Angeborene Parotiszyste. Expansives Wachstum im Sialogramm, von anderen Raumforderungen sialographisch nicht zu unterscheiden. *Pfeilspitzen* Grenzen der Zyste

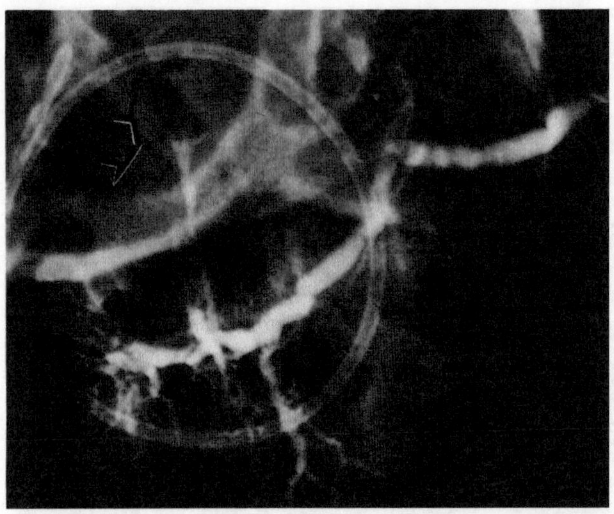

Abb. 39. Undifferenziertes Karzinom am oberen Pol der Gl. parotis. Infiltratives Wachstum mit Ummauerung und Abbruch eines Ganges im Tumor (*offener Pfeil*). Verlagerung der Drüse nach kaudal. Tastbare Schwellung markiert

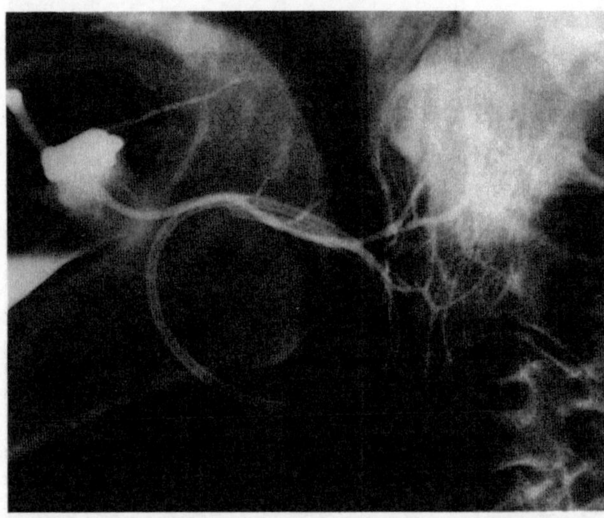

Abb. 40. Extraglanduläre Raumforderung im Sialogramm. Tastbefund durch Ring markiert. Intraoperativ zeigte sich jedoch, daß die Raumforderung doch von der Drüse ausging: pleomorphes Adenom

Schluß auf die Art des Tumors und seine Dignität gezogen werden darf. Nach DU PLESSIS waren 56% der malignen Tumoren seines Krankengutes eingekapselt (DU PLESSIS 1961).

Infiltrativ wachsende Tumoren sind gekennzeichnet durch Gangabbrüche, zerstörte Drüsenstrukturen und Kontrastmittelextravasate als Folge des Tumoreinbruchs in das Gangsystem (Abb. 39). Der Tumor selbst ist in der Regel nicht abgrenzbar. Verdrängungen und entzündliche Nachbarschaftsveränderungen sind weniger stark ausgeprägt. Die Mehrzahl der Speicheldrüsenkarzinome zeigt im Sialogramm ein infiltratives Wachstum. Jedoch ist diese Information hinsichtlich Dignität und Artdiagnose ebenfalls nur von eingeschränkter Aussagefähigkeit (SCHULZ 1969). Bei der Beurteilung sialographischer Untersuchungen sollte man sich darauf beschränken, die Lokalisation und die vorherrschende Wachstumsform zu beschreiben. Die Abschätzung der Dignität nach dem Sialogramm ist mit einer hohen Fehlerquote belastet (PETERS u. BOLLMANN 1981).

Eine weitere wichtige Aufgabe der Sialographie ist der Nachweis eines extraglandulären raumfordernden Prozesses (Abb. 40). Zeigt die mit einem Drahtring markierte tastbare Schwellung keine Beziehung zum Gangsystem der Drüse, ist die extraglanduläre Lage bewiesen. Problematisch sind jedoch raumfordernde Prozesse in unmittelbarer Nachbarschaft der Drüse, die auf den Hauptausführungsgang oder die kleineren Gänge im Sinne eines Pelotteneffektes einwirken. Hierbei ist oft eine präzise Differenzierung zwischen einem peripher gelegenen intraglandulären Tumor und einem drüsennahen extraglandulären Tumor sialographisch nicht möglich. Nach BLATT et al. (1956) sollen intraglanduläre Raumforderungen zu einer Entleerungsverzögerung des instillierten Kontrastmittels führen, während extraglanduläre Prozesse diese Entleerung nicht behindern. In der Praxis hat sich dieses Zeichen nicht bewährt. Die modernen Schnittbildverfahren sind der Sialographie im Nachweis intra- und extraglandulärer Raumforderungen weit überlegen.

8.4 Computertomographie

In der Diagnostik raumfordernder Prozesse der Gl. parotis ist die Computertomographie aus 3 Gründen angezeigt:

1. Differenzierung glandulärer und extraglandulärer Raumforderungen
2. Bestimmung der Tumorausdehnung
3. Beziehung des Tumors zum N. facialis.

Ehe wir jedoch die Leistung der CT in der Tumordiagnostik der Gl. parotis besprechen, sollen einige allgemeine Vorbemerkungen zur CT-Anatomie und zu den CT-typischen Diagnosekriterien gemacht werden.

Dichtemessung: Die Dichte der Gl. parotis beträgt im Nativ-CT −30 bis +30 Hounsfield-Einheiten (GOLDING 1982). Höhere Dichtewerte findet man bei rezidivierenden Sialadenitiden, bei benignen und malignen Tumoren und nach intraduktaler oder intravenöser Kontrastmittelgabe. Mit Ausnahme der seltenen Lipome der Gl. parotis (−100 HE und weniger) ist die Dichtemessung ohne differentialdiagnostische Bedeutung (Abb. 41).

Konturen: Wie bei anderen Organen sind gutartige Prozesse im CT oft rund und scharf begrenzt, während

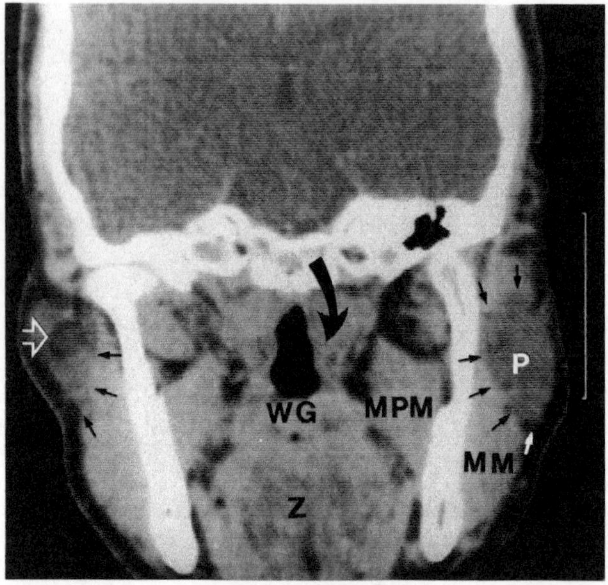

Abb. 41. Lipom der rechten Gl. parotis (*offener Pfeil*). Nativ-CT. Koronare Projektion. *MPM* M pterygoideus medialis, *MM* M. masseter, *WG* weicher Gaumen, *Z* Zunge, *geschwungener Pfeil*, M. tensor et levator veli palatini, *P* normale Gl. parotis, *Pfeile* Grenze zur Muskulatur

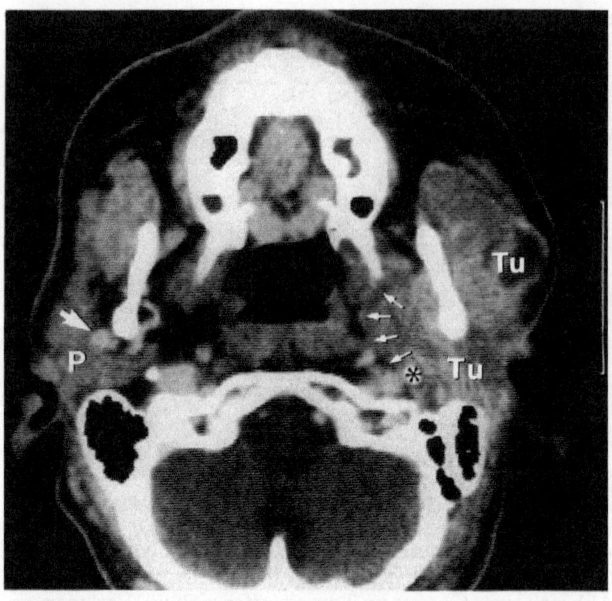

Abb. 42. Adenokarzinom der Gl. parotis links. Ausdehnung in den Parapharyngealraum (*Pfeile*). Inhomogene Kontrastmittelanreicherung. *P* – Gl. parotis rechts, *Tu* – Adenokarzinom der Gl. parotis links, (*großer Pfeil*) V. retromandibularis rechts, (links ist sie im Tumorgewebe nicht mehr abzugrenzen), *Sternchen* Proc. styloideus

irreguläre und unscharfe Konturen eher Zeichen einer malignen Neubildung sind (Mancuso u. Hanafee 1982). Allerdings sind diese Zeichen gerade bei der Gl. parotis wenig aussagekräftig.

„Der typische Speicheldrüsentumor ist ein Tumor, bei dem die benigne Variante weniger benigne ist, als sonst bei benignen Tumoren, und die maligne Variante weniger maligne als sonst bei malignen Tumoren" (Ackermann u. Del Regato 1962).

Einzig der Nachweis vergrößerter regionärer Lymphknoten zusammen mit einer Raumforderung der Gl. parotis kann im CT mit ausreichend hoher Wahrscheinlichkeit als Malignitätskriterium gewertet werden.

Enhancement: Tumoröse Prozesse der Gl. parotis zeigen ein unterschiedliches Dichteverhalten nach intravenöser Kontrastmittelgabe. Die Mehrzahl der gutartigen Neubildungen weist keine Dichtezunahme auf, während schnell wachsende maligne Tumoren oft durch eine fleckförmige, inhomogene Anreicherung gekennzeichnet sind. Die avaskulären Bezirke dürften hierbei nekrotischen Tumoranteilen entsprechen (Abb. 42). Lymphknotenmetastasen zeigen gelegentlich eine umschriebene Dichtezunahme in den Randabschnitten nach Kontrastmittelgabe (Ring-Enhancement). Reich vaskularisiert sind Karotissinustumoren, Glomustumoren, Neurinome und juvenile Angiofibrome, die somit nach ihrer Lage und ihrem Kontrastverhalten im CT differenziert werden können.

Fettlinien und Faszienräume: Große diagnostische Bedeutung kommt den Fettlinien und Faszienräumen zu. Der im CT immer leicht erkennbare lufthaltige Pharynx wird von außen von der kräftigen Fascia pharyngobasilaris umgeben, die im CT nicht abzugrenzen ist. Nach lateral schließt sich der mit Fettgewebe und lockerem Bindegewebe gefüllte *Parapharyngealraum* (PPR) an, umgeben von der Fascia buccopharyngialis. Der retromandibuläre Ausläufer der Gl. parotis (Prozessus parapharyngeus, „tiefer Lappen") grenzt an diesen fetthaltigen Raum.

Ein Tumor, der vom Prozessus parapharyngeus ausgeht, kann diese Fettlinie nach medial verlagern, oder sie verschwindet durch Tumorinfiltration (Som u. Biller 1979).

Umgekehrt würde ein raumfordernder Prozeß des Parapharyngealraumes zu einer Verlagerung der Fettlinie nach lateral führen und sogar die Gl. parotis nach lateral herausdrängen. In der Differenzierung tumoröser Neubildungen des tiefen Lappens der Gl. parotis von Tumoren des Parapharyngealraumes ist mitunter die CT-Sialographie erforderlich, wenn die Analyse der Fettlinien im Nativ-CT keinen eindeutigen Befund ergibt (Som u. Biller 1979).

Zwischen dem vertikal verlaufenden Blatt der Fascia pharyngobasilaris und der praevertebralen Faszie liegt der *Retropharyngealraum* (RPR). Hier verlaufen beiderseits der Mittellinie 2 Lymphknotenketten, deren Befall zu einer gut erkennbaren Weichteilvermehrung im RPR führt (Abb. 43).

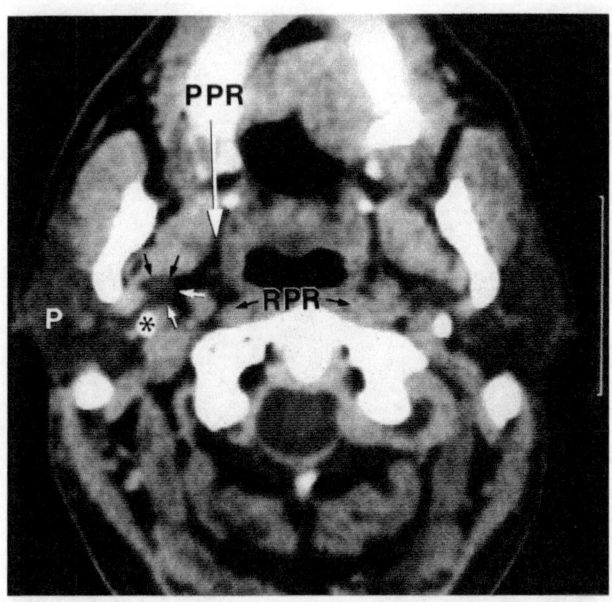

Abb. 43. Die parapharyngealen Faszienräume. *PPR* – Parapharyngealraum, *RPR* – Retropharyngealraum, *P* – Gl. parotis, *Pfeile* – pilzförmiger Drüsenausläufer in den Parapharyngealraum (Proc. parapharyngeus), *Sternchen* – Proc. styloideus

Die A. carotis ist von einer Zone herabgesetzter Dichte umgeben, in der die Hirnnerven IX, X, XI und XII und der N. sympathicus verlaufen. Die V. jugularis und die sie begleitenden Lymphbahnen und Lymphknoten liegen posterolateral der A. carotis. Tumoren im Gefäßnervenstrang oder vergrößerte Lymphknoten löschen die Zone herabgesetzter Dichte aus (MANCUSO u. HANAFEE 1982).

Die *Differenzierung glandulärer und extraglandulärer Raumforderungen* der Gl. parotis ist mit der Sialographie nur in beschränktem Umfange möglich. Die Leistungen der Sonographie in diesem Punkt sind bereits deutlich besser. Im eigenen Krankengut wurde nur eine von 19 extraglandulären Raumforderungen sonographisch übersehen gegenüber 11/19 in der Sialographie (DIEDERICH et al. 1987).

Je stärker sich jedoch der tumoröse Prozeß in die Tiefe ausdehnt, um so unsicherer wird die sonographische Aussage.

Die CT hat in dieser Fragestellung entscheidende Vorteile. Durch die transversale Schnittführung und die beschriebenen anatomischen Kennlinien können extraglanduläre Tumoranteile zuverlässig abgegrenzt werden. Ausgenommen hiervon sind lediglich Tumoren, die innerhalb der gemeinsamen Kapsel in Lymphknoten entstehen. Diese sind auch computertomographisch nicht von echten Neubildungen des Drüsenparenchyms zu unterscheiden.

Die praktisch wichtigste Aufgabe der Computertomographie ist die *Differenzierung der Tumoren des parapharyngealen Raumes* (PPR).

PPR-Tumoren können neurogen (Schwannom), vaskulär (Glomustumor) oder lymphogen (malignes Lymphom) entstehen. Sie können von der Pharynxwand ausgehen (Mischtumor der akzessorischen Speicheldrüsen) oder von Muskel- bzw. Bindegewebe (Sarkome, Leiomyome). Im PPR kommen kongenitale Zysten vor (Kiemengangzysten); außerdem können sich Tumoren der Schädelbasis in diesen Raum ausdehnen. Schließlich müssen noch die Tumoren des tiefen Lappens der Gl. parotis differentialdiagnostisch erwogen werden (SOM u. BILLER 1979) (Abb. 44a–d).

Ca. 10–12% aller Parotistumoren entstehen im Prozessus parapharyngeus. Dieser Prozentsatz entspricht der Menge Drüsengewebe, die durchschnittlich dem tiefen Lappen zugerechnet wird. Die statistische Verteilung der Tumoren ist somit in allen Anteilen der Drüse gleich (MANCUSO u. HANAFEE 1982).

Klinisch können alle genannten Prozesse zu einer Vorwölbung der Gl. parotis nach außen und somit zum Bild des Parotistumors führen. Allein durch die CT ist eine exakte Differenzierung möglich, die natürlich auch therapeutische Konsequenzen hat.

Die Bestimmung der *Tumorausdehnung* ist in erster Linie für die Therapieplanung und Prognose bedeutsam. Nach intravenöser Kontrastmittelgabe stellen sich die A. carotis und die V. jugularis kontrastreich dar, so daß die Lagebeziehung des Tumors zum Gefäßnervenstrang beurteilt werden kann. Auch Lymphknotenvergrößerungen sind in der Regel im CT abzugrenzen (Abb. 45).

Die Tumorausdehnung kann auch bei primär gutartigen Prozessen für den Operateur wichtig sein, dann nämlich, wenn man zeigen kann, daß der Befund auf den oberflächlichen Anteil der Drüse beschränkt ist, der dann ohne Gefahr für den N. facialis entfernt werden kann.

Bei einem Lymphangiom der linken Halsseite konnte in der CT nachgewiesen werden, daß sich Tumorausläufer beiderseits des M. sternocleidomastoideus und unter der Halsfaszie befanden. (Abb. 46a, b).

Beziehung des Tumors zum N. facialis. Der Verlauf des N. facialis kann computertomographisch aus anatomischen Bezugspunkte recht präzise angegeben werden, obwohl der direkte Nachweis nicht gelingt. Die anatomischen Bezugspunkte sind:

- der Prozessus styloideus,
- das Foramen stylomastoideum (lateral des Prozessus styloideus),
- der M. digastricus,
- die V. retromandibularis.

Der N. facialis tritt aus dem Foramen stylomastoideum lateral des im CT gut sichtbaren Proc. styloideus in die Gl. parotis ein. Dabei bleibt er medial der Spitze des Proc. mastoideus und vor und über dem hinteren Bauch des M. digastricus. Der M. digastricus ist im CT medial vom M. sternocleidomastoideus abgrenzbar. Die Aufzweigung der

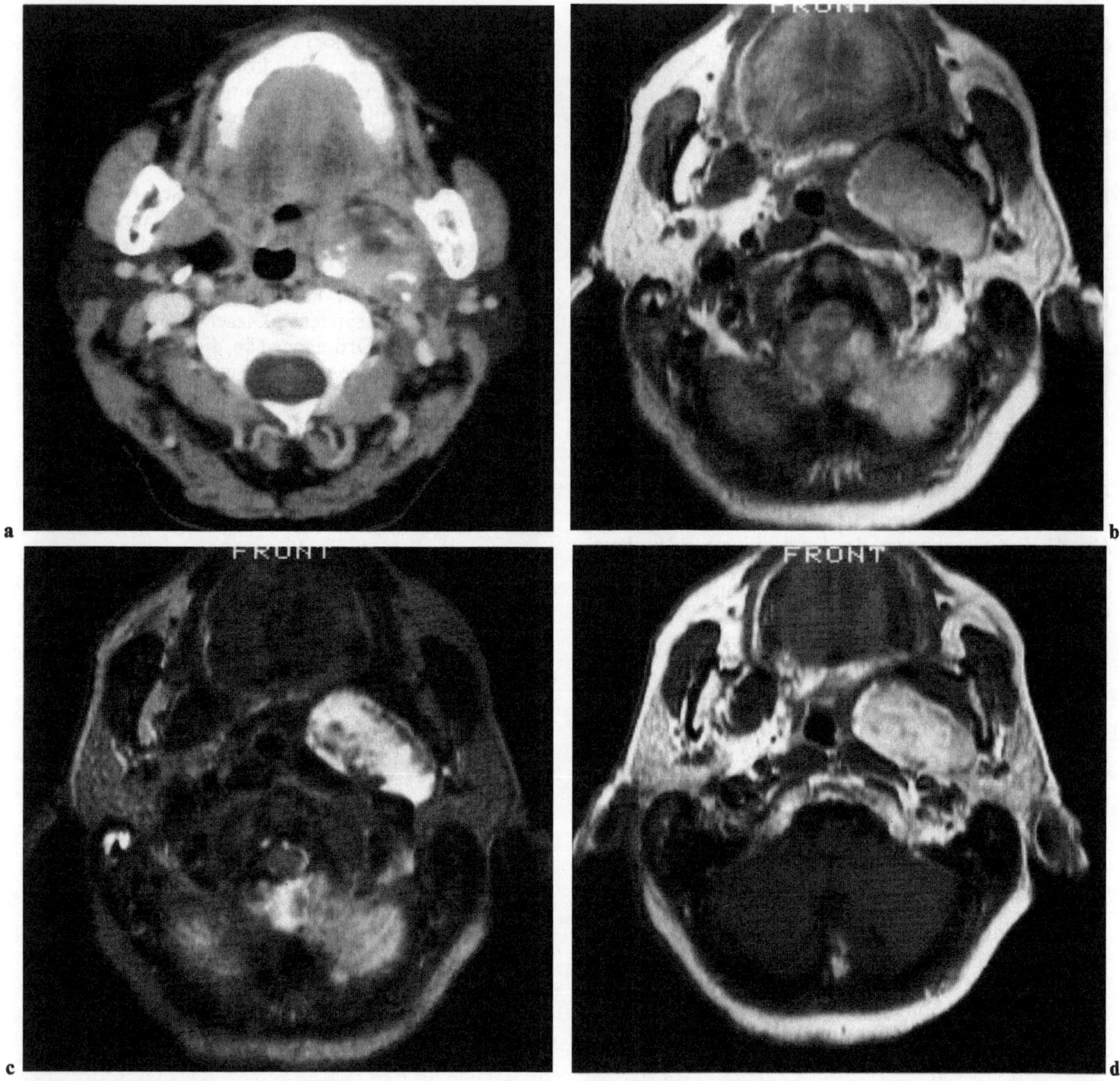

Abb. 44a–d. Kavernöses Hämangiom im Parapharyngealraum. **a** Kontrast-CT. Glatt begrenzte, z. T. von einer Kapsel umgebene Raumforderung mit inhomogener Kontrastaufnahme. Verkalkungen. Differenzierung vom „tiefen Lappen" nicht einwandfrei möglich. **b** MR-Tomographie. Protonendichte-gewichtete Spin-Echo-Sequenz (TR 2500/TE 22). Tumor von mittlerer Signalintensität, deutlich abzugrenzen von der signalreicheren Gl. parotis. **c** T2-gewichtete SE-Sequenz zeigt zusätzlich inhomogene Signalauslöschungen innerhalb des sonst sehr signalintensiven Tumors. Dabei dürfte es sich um Verkalkungen handeln. **d** T1-gewichtete SE-Sequenz nach intravenöser Gabe von Gd-DTPA. Die Differenzierung zwischen Drüse und Tumor wird nicht verbessert

Äste des N. facialis erfolgt in der Weise, daß alle nach vorn ziehenden Anteile lateral der Vena retromandibularis liegen (Stone et al. 1981). Die Kenntnis der Lagebeziehung von Tumor und Nervus facialis erlaubt es dem Operateur, bereits im Aufklärungsgespräch den Patienten zu informieren, ob eine Schonung des Nerven möglich ist oder nicht (s. Abb. 37).

8.5 Magnetresonanztomographie

Die Magnetresonanztomographie (MRT) hat im Vergleich zur Computertomographie ein verbessertes Kontrastauflösungsvermögen, so daß die normale Anatomie der Drüse und der umgebenden Strukturen noch klarer abgebildet wird. So konnten Teresi et

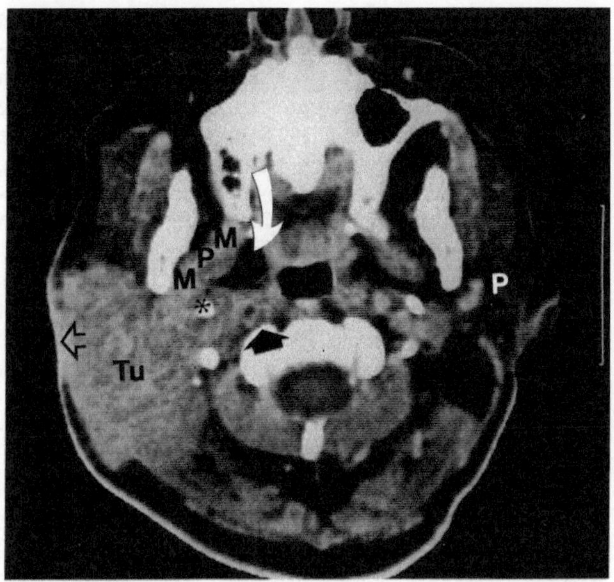

Abb. 45. Plattenepithelkarzinom der Gl. parotis mit Infiltration der Haut (*offener Pfeil*). Kontrast-CT. Parapharyngealraum (*geschwungener Pfeil*) frei, jedoch dringender Verdacht auf Lymphknotenvergrößerung in der Umgebung der A. carotis int. (*geschlossener Pfeil*). *MPM* M. pterygoideus medialis, *P* kontralaterale Gl. parotis, *Tu* Tumor, *Sternchen* Proc. styloideus

al. (1987) den N. facialis innerhalb der normalen Gl. parotis darstellen und seine Beziehung zu pathologischen Prozessen definieren.

Die Beziehung des Tumors zu den Gefäßen ist auch ohne Kontrastmittelgabe exakt festzulegen, da fließendes Blut in der MR-Tomographie eine Signalauslöschung bewirkt.

Von besonderer Bedeutung ist das Fehlen von Bildartefakten durch metallene Zahnkronen oder -Füllungen, die die CT-Diagnostik der Region oft stark beeinträchtigen. Metallene Zahnkronen und -Füllungen führen in der MRT zum umschriebenen Signalverlust, aber nicht zum Streifenartefakt.

Die Möglichkeit der multiplanaren Rekonstruktion wird in der operativen oder strahlentherapeutischen Planung sehr geschätzt, da kein anderes bildgebendes Verfahren die Tumorausdehnung so exakt zu beschreiben vermag.

Noch unzureichend erforscht sind die Möglichkeiten der Magnetresonanz-Spektroskopie (MRS), für die sich die oberflächlich gelegenen Speicheldrüsentumoren gut eignen würden.

T1- und T2-Relaxationszeitmessungen sind nach unserem heutigen Kenntnisstand nicht in der Lage, einen Beitrag zur Artdiagnose oder zur Dignitätsabschätzung zu geben (MANDELBLATT et al. 1987), aber vielleicht gelingt dies in Zukunft mit paramagnetischen Kontrastmitteln und dynamischen MR-Untersuchungen.

8.5.1 Normale MR-Anatomie der Gl. parotis

Im T1-gewichteten Bild ist die Gl. parotis wegen ihres Fettgehaltes verhältnismäßig signalintensiv und von der umgebenden Muskulatur und vom noch signalrei-

Abb. 46 a, b. Lymphangiom der linken Halsseite. **a** Nativ-CT. Hypodenser Tumor beiderseits des M. sternocleidomastoideus (*SCM*). *P* Gl. parotis, *Pfeil* tiefer Ausläufer des Lymphangioms **b** Kontrast-CT bei dem gleichen Patienten. Schnitte durch die Region der Gl. submandibularis. Lagebeziehung des gelappten Tumors (*Ly*) zur Gl. submandibularis (*Sm*), zur Muskulatur und zur Halsfaszie eindeutig dokumentiert. *UK* Unterkiefer, *Pfeil* tiefer Ausläufer des Lymphangioms

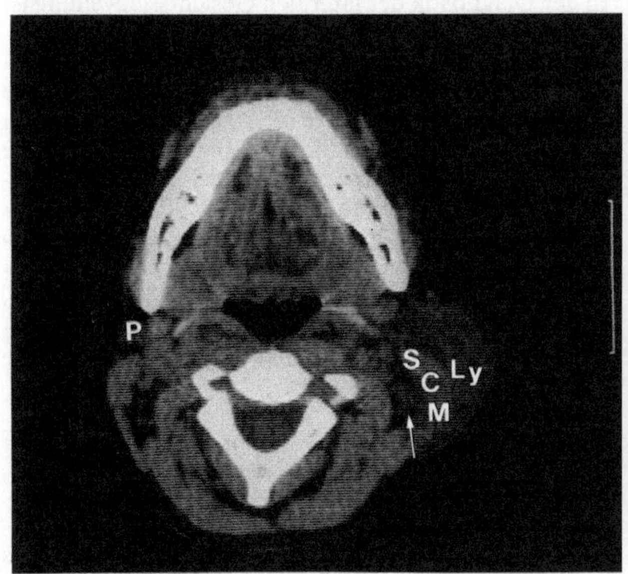

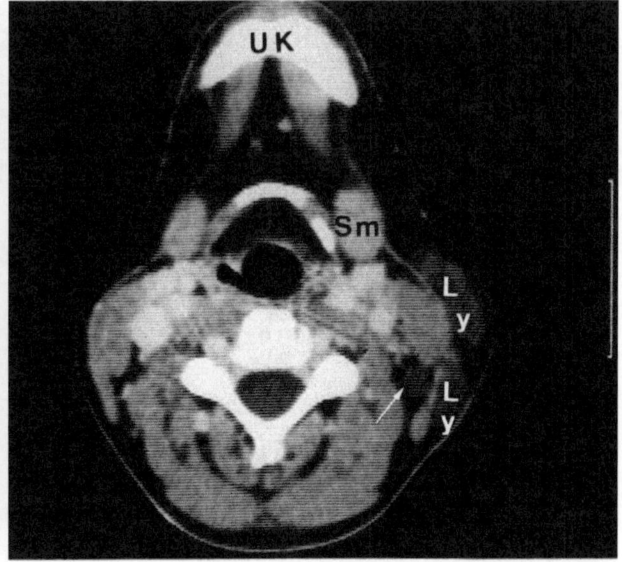

cheren Unterhautfettgewebe gut abzugrenzen. Die V. retromandibularis und A. carotis externa sind als signalfreie runde Strukturen sichtbar. Auch der Ausführungsgang der Gl. parotis ist bei MRT-Bildern, die mit der Oberflächenspule gewonnen wurden, subkutan lateral des M. masseter nachweisbar.

Zur direkten Darstellung des *N. facialis* empfehlen TERESI et al. einen Winkel von $-35°$ zur Orbitomeatallinie für die transversalen Schnitte. Man erkennt den Nerv dann nach seinem Austritt aus dem Foramen stylomastoideus als signalarme Struktur umgeben von einer fetthaltigen, signalreichen Manschette. Innerhalb der Drüse teilt sich der N. facialis auf und bildet den sog. pes anserinus. Diese feinsten Strukturen müssen vom Geflecht der kleinen Venen und von Ästen der A. carotis externa differenziert werden.

8.5.2 Pathologische Befunde und diagnostische Kriterien

Die MR-Charakteristik pathologischer Prozesse hängt von deren Zusammensetzung ab. Zysten, zystische Strukturen und andere Formen von retinierter Flüssigkeit sind im T2-betonten Bild stark signalintensiv, wenn die Flüssigkeit überwiegend Wasser enthält. Eingedickter Zysteninhalt eines Zystandenolymphoms kann auch im T2-betonten Bild relativ signalarm bleiben (GADEMANN et al. 1988).

Pleomorphe Adenome sind im T1-gewichteten und Protonendichtebild kaum vom normalen Drüsengewebe abzugrenzen, nehmen aber mit zunehmender T2-Wichtung an Signalintensität zu (s. Abb. 26).

In ähnlicher Weise verhalten sich die bisher untersuchten malignen Speicheldrüsentumoren. Wie im CT überprüft man die Konturen der Raumforderung, wobei in der MRT oft eine signalarme Kapsel nachweisbar ist. Diese ist häufig Zeichen einer gutartigen Neubildung, schließt den malignen Tumor jedoch nicht aus. Umgekehrt ist ein infiltrativer Prozeß im MRT auch bei einem histologisch gutartigen Tumor möglich (TERESI et al. 1987).

Vergleichende CT/MRT-Untersuchungen liegen bisher kaum vor. Eine frühe Studie bescheinigt der MRT geringe Vorteile gegenüber der CT bei der Diagnostik umschriebener raumfordernder Prozesse, während die CT besser geeignet war, diffuse und entzündliche Erkrankungen der Speicheldrüsen zu diagnostizieren (CASSELMAN u. MANCUSO 1987).

9 Andere bildgebende Verfahren

9.1 Szintigraphie

Intravenös injiziertes ^{99m}Tc-Pertechnetat wird von den Speicheldrüsen sezerniert. Die Radionuklidkonzentration in den Speicheldrüsen erlaubt morphologische und funktionelle nuklearmedizinische Untersuchungen. Das Auflösungsvermögen ist auch beim Einsatz der Gamma-Kamera limitiert. Raumfordernde Prozesse werden erst ab einer Größe von ca. 2 cm erkannt. Sie bewirken eine reduzierte oder fehlende Radionuklidspeicherung („kalter Knoten“). Eine Ausnahme bildet lediglich das Zystadenolymphom, welches die Radioaktivität vermehrt aufnimmt („heißer Knoten“) (SCHALL u. DI CHIRO 1972). Abgesehen vom Sonderfall des Zystadenolymphoms ist eine Artdiagnose oder eine Abschätzung der Dignität eines Speicheldrüsentumors mit der Szintigraphie nicht möglich (MAGNUS et al. 1979).

Wegen der schlechten Ortsauflösung wurde die morphologische Speicheldrüsenszintigraphie verlassen, als Funktionsszintigraphie mit ^{99m}Tc-Pertechnetat hat sie jedoch ihren Stellenwert behalten (BIHL u. MAIER 1988).

Die Galliumszintigraphie (^{67}Ga) und die Szintigraphie mit markierten Tumorantikörpern sind zum gegenwärtigen Zeitpunkt in der präoperativen Dignitätsbeurteilung noch nicht zuverlässig genug.

9.2 Thermographie

Dank ihrer oberflächlichen Lage sind die großen Kopfspeicheldrüsen auch zur thermographischen Untersuchung geeignet. Abszesse und akute Speicheldrüsenentzündungen können durch ihre erhöhte Wärmeabstrahlung von anderen Drüsenschwellungen differenziert werden, auch maligne Tumoren und Metastasen sollen wegen ihrer vermehrten Durchblutung eine erhöhte Wärmeabstrahlung aufweisen (BRANDS 1972). Die Methode ist allenfalls in Ergänzung zu anderen bildgebenden Verfahren aussagekräftig (CHAMPY et al. 1974).

9.3 Angiographie

In der Diagnostik der lateralen Gesichtsschwellung ist die Angiographie der A. carotis communis oder externa angezeigt, wenn der Verdacht auf einen primären Gefäßprozeß besteht oder wenn die räumliche Beziehung des Tumors zu den großen Halsarterien untersucht werden soll. In der Differentialdiagnose der Parotistumoren sind es in erster Linie die Chemodektome (sog. Glomustumoren des Glomus caroticum), die durch ihre Lage und ihren Gefäßreichtum angiographisch abgegrenzt werden können. Pulsierende Tumoren des Halses, z.B. Aneurysmen. A.V.-Fisteln und Hämangiome der Glandula parotis, sind weitere Indikationen zur Angiographie (TSAI et al. 1974).

10 Indikationen zur bildgebenden Diagnostik

Das Arsenal der bildgebenden Verfahren zur Diagnostik von Speicheldrüsenerkrankungen ist groß. Das

Spektrum reicht von der nicht-invasiven, wenig zeitintensiven, nahezu überall durchführbaren, kostengünstigen Sonographie bis zur heute fast noch exotischen Magnetresonanztomographie.

Wer die Wahl zwischen allen Verfahren hat, sollte wissen, welches er unter rationellen Gesichtspunkten einsetzen sollte. Wer die Qual der Wahl nicht hat, da ihm nur ein oder zwei Verfahren zur Verfügung stehen, sollte wissen, wo die Grenzen seiner Methoden liegen.

Es gibt nur wenige Studien, die sich mit der rationellen bildgebenden Diagnostik von Speicheldrüsenerkrankungen befassen, so daß die nachfolgenden stark vereinfachten Empfehlungen durchaus subjektiv und anfechtbar sind: Als Leitmotiv seien 2 Kernsätze vorangestellt:

1. Kein bildgebendes Verfahren löst alle Probleme der Speicheldrüsendiagnostik in idealer Weise.
2. Alle 4 (oder mehr) Verfahren sind zur bildgebenden Diagnostik von Speicheldrüsenerkrankungen *nie* notwendig.

Nach Anamnese, klinischer Untersuchung und ggf. Laborergebnissen wird man in der Mehrzahl der Fälle in der Lage sein, das diagnostische Problem einer der folgenden 3 Gruppen zuzuordnen.

– Verdacht auf entzündliche Erkrankungen,
– Verdacht auf Sialolithiasis,
– Verdacht auf raumfordernden Prozeß.

Bei Verdacht auf eine *entzündliche* Speicheldrüsenerkrankung unterscheiden wir die akute Entzündung, den chronisch-entzündlichen Prozeß und den Verdacht auf Abszedierung.

Die akute Speicheldrüsenentzündung gilt als Kontraindikation für die Sialographie, daher bleibt nur die Sonographie, wenn überhaupt eine bildgebende Diagnostik erforderlich ist.

Die chronische Speicheldrüsenentzündung führt zu charakteristischen Gangveränderungen im Sialogramm, während alle anderen Methoden nur sekundäre Zeichen bieten, daher empfehlen wir als Erstuntersuchung die konventionelle Sialographie.

Abszesse werden sonographisch mit hoher Treffsicherheit aufgedeckt. Nur bei Verdacht auf Einbruch in den Parapharyngealraum ist die Computertomographie erforderlich.

Konkremente der Gl. submandibularis werden schnell, einfach und treffsicher mit der Mundbodenleeraufnahme diagnostiziert. Die Sialographie ist angezeigt, wenn der Zustand der Drüse „hinter dem Stein" beurteilt werden soll. Bei Steinverdacht im Ausführungsgang der Gl. parotis und bei negativem Befund der Mundbodenleeraufnahme ist die Sonographie der fraglichen Region der zweite diagnostische Schritt.

Raumfordernde Prozesse der beiden großen Kopfspeicheldrüsen werden sonographisch mit hoher Treffsicherheit aufgedeckt und ggf. mit der sonographisch gezielten Feinnadelpunktionsbiopsie definitiv histologisch diagnostiziert.

Die Computertomographie oder Magnetresonanztomographie sind angezeigt, wenn der sonographische Befund fraglich ist und wenn eine Ausdehnung des Prozesses in den Parapharyngealraum vermutet wird.

Die Domäne der CT/MRT-Untersuchungen ist die detaillierte Operations- und Therapieplanung. Spezielle Indikationen für die MRT im Vergleich zur CT müssen noch erarbeitet werden. Nach gegenwärtigem Kenntnisstand ist die MRT als einziges Verfahren in der Lage, den Verlauf des N. facialis direkt nachzuweisen.

Literatur

Ackerman ZV, Del Regato JA (1962) Cancer – diagnosis, treatment and prognosis, 3rd edn. Mosby, St. Louis

Adler D, Maier H (1988) Moderne Therapie der Sialolithiasis. In: Weidauer H, Maier H (Hrsg) Speicheldrüsenerkrankungen. Springer, Berlin Heidelberg New York Tokyo, S 37–44

Allen-Mersh MG, Florsythe DM (1958) Primary tuberculosis of the parotid gland. Tubercle 39:108

Anneroth G, Eneroth CM, Isacsson G (1978) Angiolithiasis in the parotid gland. Int J Oral Surg 7:113–118

Aubert JA, Guérin J (1950) Diagnostic radiologique des affections des glandes salivaires. Rev Stomat (Paris) 51:646

Azouz EM (1978) The panoramic view in sialography. Radiology 127:267–268

Baader EW (1960) Berufskrankheiten. Urban & Schwarzenberg, Berlin München

Batsakis JG (1979) Tumors of the head and neck. Williams & Wilkins, Baltimore

Beauvillain C, Lemort JP, Leroy G, Roux R, Legent F (1980) Apport de la scintigraphie des glandes salivaires à l'O.R.L. A propos de 70 observations. Ann Otolaryngol Chir Cervicofac 97:305–323

Becker W (1958) Die Klinik der Erkrankungen der großen Kopfspeicheldrüsen. Z Laryngol Rhinol Otol 37:211

Becker W, Matzker J, Ruckes J (1960) Zur Morphologie der diffusen, kugelförmigen Gangektasien in der Glandula parotis. Z Laryngol Rhinol 39:479–492

Bihl H, Maier H (1988) Szintigraphie der großen Kopfspeicheldrüsen. In: Weidauer H, Maier H (Hrsg) Speicheldrüsenerkrankungen. Springer, Berlin Heidelberg New York Tokyo, S 97

Blatt JM (1969) The parotid-masseter hypertrophy – traumatic occlusion syndrome. Laryngoscope 79:624–637

Blatt JM, Rubin P, French AJ, Maxwell JH, Holt JF (1956) Secretory sialography in diseases of the major salivary glands. Ann Otol Rhinol 65:295

Bloch KJ, Buchanan WW, Wohl MJ et al. (1965) Sjögren's syndrome: a clinical, pathological, serological study of 62 cases. Medicine (Baltimore) 44:187

Bradus RJ, Hybarger P, Gooding GAW (1988) Parotid gland: US findings in Sjögren syndrome. Radiology 169:749–751

Brands T (1972) Diagnose und Klinik der Erkrankungen der großen Kopfspeicheldrüsen. Urban & Schwarzenberg, München Berlin Wien

Brands T, Schnepper E (1967) Zur Technik der gezielten, fraktionierten Sialographie. Röntgenpraxis 10:221

Bruneton JN, Sicart M, Roux P et al. (1983) Indications for ultrasonography in parotid pathologies. RöFo 138:22–24

Carter BL, Karmofy CS, Blickman JR, Panders AK (1981) Computed tomography and sialography: 1. Normal anatomy. J Comput Assist Tomogr 5:42–45

Carter BL, Karmody CS, Blickman JR, Panders AK (1981) Computed tomography and sialography: 2. Pathology. J Comput Assist Tomogr 5:46–53

Casselman JW, Mancuso AA (1987) Major salivary gland masses: Comparison of MR imaging and CT. Radiology 165:183–189

Champy M, Bourjat P, Schnebelen JM (1974) Exploration thermographique de la region parotidienne. Rev Stomatol (Paris) 75:522–525

Conley J (1975) Salivary glands and the facial nerve. Thieme, Stuttgart

Cummings NA (1971) Sjögren's syndrome newer aspects of research, diagnosis, and therapy. Ann Intern Med 75:937–950

Diederich S, Wernecke K, Peters PE (1987) Sialographische und sonographische Diagnostik von Erkrankungen der Speicheldrüsen. Radiologe 27:255–261

Dijkstra PF (1980) Classification and differential diagnosis of sialographic characteristics in Sjoegren syndrome. Semin Arthritis Rheum 10:10–17

Donath K, Spillner M, Seifert G (1974) The influence of the autonomic nervous system on the ultrastructure of the parotid acinar cells. Experimental contribution to the neurohormonal sialadenosis. Virchows Arch 364:15–33

Eichner H (1978) Speicheldrüsen-Erkrankungen. Klinisches Bild, Diagnostik. Folge 1. Fortschr Med 96:149–152

Eichner H (1978) Speicheldrüsen-Erkrankungen. Klinisches Bild, Diagnostik. Folge 2. Fortschr Med 96:208–211

Eichner H (1978) Speicheldrüsen-Erkrankungen. Klinisches Bild, Diagnostik. Folge 3. Fortschr Med 96:265–268

Eneroth CM (1965) Zur Frage der Semimalignität bei Mischtumoren der großen Speicheldrüsen. Arch HNO Heilkd 184:430–442

Epsteen CM, Bendix R (1954) Effect of non-volatile substances on salivary glands in sialography. Plast Reconstr Surg 13:299

Feichter G, Maier H, Born IA (1988) Zum Stellenwert der Feinnadelpunktions-Zytologie in der Diagnostik der Glandula parotis. In: Weidauer H, Maier H (Hrsg) Speicheldrüsenerkrankungen. Springer, Berlin Heidelberg New York Tokyo, S 85–96

Fürstenberg AC, Blatt JM (1958) Intermittent parotid swelling due to ill-fitting dentures – an entity: its diagnosis and treatment. Laryngoscope 68:1165–1181

Gademann G, Semmler W, Lenarz T (1988) Einsatz der Kernspintomographie bei Speicheldrüsenerkrankungen. In: Weidauer H, Maier H (Hrsg) Speicheldrüsenerkrankungen. Springer, Berlin Heidelberg New York Tokyo, S 123–140

Gasser RF (1970) The early development of the parotid gland around the facial nerve and its branches in man. Anat Rec 167:63–78

Gibilisco JA (ed) (1985) Oral radiographic diagnosis, 5th edn. Saunders, Philadelphia London Toronto

Golding St (1982) Computed tomography in the diagnosis of parotid gland tumors. Br J Radiol 55:182–188

Gougerot M (1925) Insuffisance progressive et atrophie des glandes salivaires et muqueuses de la bouche des conjunctives (et parfois des muqueuses, nasale, laryngée, vulvaire). Bull Soc Franc Derm Syph 32:376

Gullmo A, Böök-Hederstrom G (1958) A method of sialography. Acta Radiol 49:17

Gritzmann N, Hajek P, Karnel F et al. (1985) Sonographie bei Speichelsteinen – Indikation und Stellenwert. RöFo 142:559–562

Haels J, Lenarz T (1988) Die Ultraschalldiagnostik benigner und maligner Parotistumoren. In: Weidauer H, Maier H (Hrsg) Speicheldrüsenerkrankungen. Springer, Berlin Heidelberg New York Tokyo, S 111–122

Haubrich J, Chilla R (1978) Die Sialosen. Dtsch Ärztebl 75:297–300

Hetzar W (1942) Die Sialographie. Thieme, Leipzig

Houwer AWM (1927) Keratitis filamentosa and chronic arthritis. Trans Ophthal Soc UK 47:88

Joffe N (1967) Some sialographic findings in traumatic lesions of the parotid duct and gland. Radiology 100:656–663

Kassan SS, Gardy M (1978) Sjögren's syndrome: an update and overview. Am J Med 64:1037–1046

Kassan SS, Thomas TL, Moutsopoulos HM et al. (1978) Increased risk of lymphoma in sicca syndrome. Ann Intern Med 89:888–892

Koblin J, Koberg W (1972) Statistik der Speicheldrüsentumoren. Fortschr Kiefer Ges Chir 15:31–41

Kushner DC, Weber AL (1978) Sialography of salivary gland tumors with fluoroscopy and tomography. Am J Roentgenol 130:941–944

Laudenbach P, Boudiere JP, Maleplate F (1977) Lithiase des glandes salivaires accessoires. Rev Stomatol (Paris) 78:407–411

Lebowitz MS, Laskin JL (1978) A simple method for sialography. J Oral Surg 36:400

Lentrodt J (1972) Zur malignen Entartung der Parotismischtumoren. Fortschr Kiefer Ges Chir 15:101–103

Liliequist B, Welander U (1969) Sialography. New application of the subtraction technique. Acta Radiol 8:228–234

Machtens E, Brands T (1972) Zur Abgrenzung der Tuberkulose von den Geschwülsten der großen Speicheldrüsen. Fortschr Kiefer Ges Chir 15:120–124

Machtens E, Wannenmacher MF (1972) Klinik und Diagnostik des Zystadenolymphoms. Dtsch Zahnärztl Z 27:149–153

Magnus L, Schmitt G, Teske HJ (1977) Aussagewert der Sialographie (Auswertung von 251 Fällen). Röntgenblätter 30:598–606

Mancuso AA, Hanafee WN (1982) Computed tomography of the head and neck. Williams & Wilkins, Baltimore London

Mandelblatt SM, Braun IF, Davis PC et al. (1987) Parotid masses: MR imaging. Radiology 163:411–414

Matzker J (1953) Beitrag zur Sialographie. Arch HNO Heilkd 162:324–331

Mikulicz J (1888) Über eine eigenartige Erkrankung der Tränen- und Mundspeicheldrüsen. Berl Klin Wochenschr 25:759

O'Dwyer P, Farrar WB, James AG et al. (1986) Needle aspiration biopsy of major salivary gland tumors. Its value. Cancer 57:554–557

O'Hara AE (1973) Sialography: past, present and future. CRC Crit Rev Clin Radiol 4:87–139

Ollerenshaw RGW, Rose SS (1951) Radiological diagnosis of salivary gland disease. Br J Radiol 24:538

Oppenheim H, Wing M (1960) Sialography and surface anatomy of the parotid duct. Arch Otolaryngol 71:80–83

Osmer JC, Pleasants JE (1956) Distention sialography. Radiology 87:116

Pape HD (1972) Zur Klinik, Pathologie und Histogenese der papillären Zystadenolymphome. Fortschr Kiefer Ges Chir 15:111–118

Peters PE, Bollmann F (1981) Ergebnisse der Sialographie. Röntgenblätter 34:113–120

Pfeiffer K (1968) Die Röntgendiagnostik der Speicheldrüsen und ihrer Ausführungsgänge. In: Diethelm L (red. von) Röntgendiagnostik der Weichteile. Springer, Berlin Heidelberg New York (Handbuch der medizinischen Radiologie, Bd VIII, S 308–521)

Pfeiffer K(1987) Computertomographie und Speicheldrüsendiagnostik. Radiologe 27:262–268

Pirschel J (1982) Die Erkrankung der Parotis im hochauflösenden real-time-Schnittbild. RöFo 137:503–508

Plessis DJ du (1961) The value of sialography in the diagnosis of parotid tumors. S Afr Med J 35:189

Puig JR, Ridoux G (1980) Intérêt de la zonographie dans la sialographie parotidienne. Rev Stomatol Chir Maxillofac 80:311–312

Rabinov KR, Joffa N (1969) A blunt-tip side-injecting cannula for sialography. Radiology 92:1438

Rabinov K, Weber AL (1985) Radiology of the salivary glands. Hall Medical Publ, Boston

Rauch S (1959) Die Speicheldrüsen des Menschen. Thieme, Stuttgart

Rubin P, Holt JF (1957) Secretors sialography of the major salivary glands. Am J Roentgenol 77:575–598

Schall GL, Di Chiro G (1972) Clinical usefulness of salivary gland scanning. Semin Nucl Med 2:270–277

Schulz HG (1969) Das Röntgenbild der Kopfspeicheldrüsen. Barth, Leipzig

Seifert G (1964) Die Sekretionsstörungen (Dyschylien) der Speicheldrüsen. Ergebn Allg Path Path Anat 44:103–188

Seifert G (1972) Die epithelialen Tumoren der Speicheldrüsen. Fortschr Kiefer Ges Chir 15:2–18

Shetty DK, Rink B (1974) Die Einwirkungen des direkten, stumpfen Traumas auf die Glandula parotis. Dtsch Zahn Mund Kieferheilkd 62:148–157

Sjögren H (1933) Zur Kenntnis der Keratoconjunctivitis sicca (Keratitis filiformis bei Hypofunktion der Tränendrüsen). Acta Ophthal, Suppl II:1–153

Som PM, Biller HF (1979) The combined computerized tomography-sialogram. A technique to differentiate deep lobe parotid tumors from extra-parotid pharyngomaxillary space tumors. Ann Otol Rhinol Laryngol 88:590–595

Som PM, Shugar JM, Biller HF (1981) Parotid gland sarcoidosis and the CT sialogram. J Comput Assist Tomogr 5:674–677

Som PM, Shugar JM, Train JS, Biller HF (1981) Manifestations of parotid gland enlargement: radiographic, pathologic, and clinical correlations. Part I: The autoimmune pseudosialectasis. Radiology 141:415–419

Stone DN, Mancuso AA, Rice D, Hanafee WN (1981) Parotid CT sialography. Radiology 138:393–397

Teresi LM, Lufkin RB, Wortham DG (1987) Parotid masses: MR imaging. Radiology 163:405–409

Tsai FY, Goldstein JC, Parhad IM (1974) Angiographic features of lateral cervical masses. Trans Am Acad Ophthalmol Otolaryngol 84:840–850

Ungerecht K (1974) Diagnostik und Therapie der Parotiserkrankung. Münch Med Wochenschr 116:439–446

Yovino S, Stratigos GT (1984) Traumatic pseudocyst of the parotid gland. J Oral Surg 32:121–124

Yune HY, Klatte EC (1972) Current status of sialography. Radiology 115:420–428

Erkrankungen der Mundhöhle und des Oropharynx

M. Lenz, M. Skalej und G. Maatman

INHALT

1 Einleitung

Bösartige Geschwülste des Oropharynx, des Mundbodens und der Mundhöhle kommen mit einer Häufigkeit von 2–5% aller Malignome vor. 90% sind Plattenepithelkarzinome (Batsakis 1979; Fayos 1981; Koch 1974; Million et al. 1982; Spiessl 1966). Tumoren anderer Histologie sind selten.

Die Therapie von Tumoren im Bereich der Mundhöhle, des Oropharynx und des Mundbodens ist abhängig von der Histologie und dem Differenzierungsgrad des Tumors, von seiner Lokalisation und Größe, von Ausmaß und Richtung der Tumorinfiltration und vom Ausmaß der regionären Lymphknotenmetastasierung. Entsprechend werden die Tumoren dieser Region prätherapeutisch nach dem TNM-Schema der UICC klassifiziert (Spiessl et al. 1982). Ein möglichst genaues, prätherapeutisches Staging ist unumgänglich, um das Konzept einer stadiengerechten Therapie zu verwirklichen. Hierbei ist besonders die Infiltration tieferer Kompartimente und die Beziehung des Tumors zu Gefäßstrukturen (A. und V. lingualis, N. hypoglossus) bzw. ein evtl. mittellinienüberschreitendes Wachstum von Bedeutung. Diese wichtigen Informationen sind durch die klinische Untersuchung allein nicht zu erhalten.

In den letzten Jahren hat deshalb die Computertomographie (CT) im prätherapeutischen T-Staging eine wichtige Position eingenommen, die jedoch durch die Konkurrenz anderer bildgebender Methoden wie der Sonographie (US) und der Kernspintomographie (MR) nicht unumstritten ist. Andere bildgebende Methoden spielen kaum noch eine Rolle.

2 Methoden

2.1 Computertomographie (CT)

Klinischer Standard sind schnelle, hochauflösende CT-Geräte der dritten Generation mit einer Display-Matrix von 512 × 512 und einer Scan-Zeit von weniger als 4 s. Bei 125 kV und mindestens 280 mAs sollte die Messung mit mindestens 480 Projektionen über 360° erfolgen. Hochauflösende und kantenanhebende Rekonstruktionsalgorithmen sind wichtig. Die Schichtdicke beträgt 4–5 mm bei kontinuierlicher Schichtung; bei speziellen Fragestellungen (z. B. diskrete Knochenläsionen) sind 2 mm-Schichten, evtl. in Verbindung mit High-bone-resolution sinnvoll. Bessere Ergebnisse sind mit modernen Rotations-Scannern (z. B. Somatom Plus, Siemens) möglich, die bei einer Scan-Zeit von nur 1 s bei 380 mAs und 480 Projektionen über 360° hochauflösende Bilder auf eine 1024 × 1024-Display-Matrix liefern. Bewegungsartefakte sind dann nahezu ausgeschlossen und der Kontrastmitteleffekt wird zeitlich besser ausgenutzt; Aufhärtungsartefakte durch Knochen oder Zahnfüllungen werden durch eine Multifan-Technik deutlich reduziert.

Das Untersuchungsgebiet erstreckt sich prinzipiell von der Schädelbasis bis zum oberen Mediastinum, um die Lymphknotenstationen mit zu erfassen. Während der Untersuchung liegt der Patient in entspannter Rückenlage; eine achsensymmetrische Lagerung ist hierbei wichtig. Der Patient wird angewiesen, während der Datenaufnahme den Atem anzuhalten oder nur oberflächlich zu atmen, nicht zu schlucken und, bei Untersuchungen im Bereich der Mundhöhle, die Zunge nicht zu bewegen, um Bewegungsartefakte zu vermeiden. Bei Untersuchungen im Bereich der Mundhöhle oder des Oropharynx sollte die Gantry, besonders bei Patienten mit fest sitzendem Zahnersatz, parallel zur Kaufläche geneigt sein, um die Anzahl der Schichten mit Metallartefakten zu reduzieren; die entstehende Untersuchungslücke wird durch leicht angulierte Schnittführung geschlossen. Die Untersuchung der interessierenden Region erfolgt nach Festlegung der oberen und unteren Grenzen im Topogramm (Scout-Scan) durch ein automatisches Meßprogramm (Auto-Mode). Die Nativuntersuchung ist bei bekannter Dignität und Histologie der Grunderkrankung nicht notwendig. Obligat ist aber die Untersuchung mit Kontrastmittel, da hierdurch die Abgrenzbarkeit des Tumors in 85% der Fälle verbessert wird (LENZ 1987; LENZ et al. 1989a; COOKE u. PARSONS 1989). Methode der Wahl bei der KM-Applikation ist die Kombination aus 1/3 Bolus und 2/3 Infusion bei einer Gesamtdosis von mindestens 45 g Jod (= 150 ml Kontrastmittel mit einer Konzentration von 300 mg Jod/ml). Dieses Vorgehen erlaubt eine Abgrenzung der Gefäße über die gesamte Untersuchungszeit (LENZ et al. 1989a). Zur Beurteilung der kraniokaudalen Tumorausdehnung und zur Umgehung von Metallartefakten und des Teilvolumeneffekts sind direkte koronare oder semikoronare Schichten besonders bei größeren Tumoren mit Ausdehnung zur Schädelbasis oder in den Gaumen obligat.

Die Gesamtuntersuchungszeit der Halsregion beträgt unter Anwendung der standardisierten Technik (Auto-Mode) ungefähr 30 min (ca. 30–40 Scans), bei modernen Hochleistungs-Scannern (Somatom Plus) 10 min.

2.2 Kernspintomographie (MR)

In der Kernspintomographie liegt ein endgültiger Standard noch nicht vor; entsprechend unterschiedlich ist die Bildqualität der einzelnen Autoren. Besonders geeignet für diese Region sind supraleitende Magnetsysteme mit Feldstärken von 1,0–1,5 Tesla, wobei durch höhere Feldstärken ein besseres Signal-zu-Rausch-Verhältnis (SNR) erzielt wird. Dies gewährleistet hochauflösende Bilder (geringe Schichtdicke, hoher Gradienten-Zoom) mit guter Bildqualität in akzeptablen Meßzeiten. Gemessen wird am günstigsten mit zirkularpolarisierten Kopfspulen oder mit speziell für diese Region designten Oberflächenspulen; die Körperspule ist nicht ausreichend (FÜRST et al. 1988; Lenz et al. 1989b). Bei geringeren Feldstärken (unter 0,5 Tesla) sind Oberflächenspulen obligat. Die Display-Matrix sollte mindestens 256 × 256 Pixel betragen. Das MR-Gerät sollte die Möglichkeit geben, mit unterschiedlichen Spinecho (SE)- und Gradientenecho (GE)-Sequenzen zu messen, wobei die Meßparameter frei einstellbar sein sollten.

Bislang galten T1-gewichtete, Protonen(rho-)-gewichtete und T2-gewichtete SE-Sequenzen als Standard, wobei diese multislicefähig sein sollten und die langen Sequenzen (protonen-gewichtet, T2-gewichtet) als Doppelecho-Sequenz in einem Meßgang durchführbar sein müssen. Die Meßzeiten betragen zwischen 3 und 18 min pro Sequenz (FÜRST et al. 1988; LENZ et al. 1989b; RAFTO u. WARREN 1988; ROBINSON et al. 1989; VOGL et al. 1989a, b). Inzwischen lassen sich mit GE-Sequenzen in deutlich kürzeren Meßzeiten Bilder mit sehr gutem SNR erzeugen. Die Meßzeiten betragen zwischen 40 s und 3 min. Bewegungsartefakte sind hierdurch signifikant reduziert. T1-gewichtete GE-Sequenzen eignen sich besonders gut für den Einsatz zusammen mit dem Kontrastmittel Gadolinium-DTPA (LENZ et al. 1989a). Die Einführung des paramagnetischen MR-Kontrastmittels Gadolinium Gd-DTPA (Magnevist, Schering) erschließt neue Möglichkeiten für die Kernspintomographie der orofazialen Region. Die Dosierung beträgt 0,1–0,2 mmol/kg. Tumoren und Lymphknotenmetastasen, aber auch entzündliche Prozesse, zeigen nach intravenöser Gabe von Gd-DTPA ein deutliches Enhancement in T1-gewichteten SE- und GE-Bildern (FÜRST et al. 1988; LENZ et al. 1989a; ROBINSON et al. 1989; VOGL et al. 1989a, b). Die Messung mit langen rho- und T2-gewichteten SE-Sequenzen wird hierdurch unnötig.

Die Messungen erfolgen vorzüglich in axialer Schnittorientierung; koronare Bilder sind bei größeren Tumoren zur Beurteilung der kraniokaudalen Ausdehnung obligat. Bei mittellinien-nahen Tumoren kann auch eine sagittale Schnittführung sinnvoll sein. Da zur Abdeckung der gesamten Region und wegen des Gewebekontrastes mehrere Meßsequenzen erforderlich sind, dauert die MR-Untersuchung, auch beim Einsatz von GE-Sequenzen, mindestens 40–60 min.

2.3 Sonographie (US)

Für die Sonographie eignen sich moderne hochauflösende Realtime-Geräte mit 5–7,5 MHz-Schallköpfen. Sektor-Scanner sind zu bevorzugen, weil mit ihnen sonographisch undurchdringliche Stukturen, wie die Mandibula, besser zu umgehen sind. Die Auflösung ist dann ausreichend, wenn die A. lingualis und der Ductus submandibularis zu erkennen sind. Der sonographische Zugang zur Zunge, zum Mundboden und zu den Tonsillen erfolgt von submental. Der Patient wird in Rückenlage mit maximal überstrecktem Hals gelagert. Der Schallkopf kann entweder direkt auf die Haut, oder auf eine zwischengeschaltete echofreie Kunststoffvorlaufstrecke gesetzt werden. Die Region zwischen den Unterkieferästen und dem Hyoid wird mit sagittalen und koronaren Schnitten durchgemustert. Die Tonsillenregion stellt sich am besten von lateral her mit gekippten Schnittebenen dar. Gaumen, Alveolarkamm und Pharynxhinterwand bleiben der perkutanen sonographischen Untersuchung unzugänglich (FRÜHWALD 1988a, b; GRITZMANN 1989).

2.4 Klassische, native Röntgendiagnostik

Standard ist die seitliche Zielaufnahme des Pharynx und der Halsregion, die sowohl in klassischer Filmtechnik als auch xeroradiographisch erfolgen kann. Die xeroradiographische Untersuchungstechnik hat, bei allerdings höherer Strahlenbelastung, wegen der Anhebung des Randkonturenkontrastes einen Vorteil gegenüber der klassischen Röntgentechnik (MOMOSE u. MCMILLIAN 1978). Die seitliche Übersichtsaufnahme ist in der Lage, auf größere Raumforderungen hinzudeuten und gröbere Verlagerungen anatomischer Strukturen nachzuweisen; sie erlaubt damit eine grobe Orientierung. Eine weitergehende Bedeutung hat sie nicht. Um störende Überlagerungen zu reduzieren wurde früher die Übersichtsaufnahme durch die Röntgentomographie im seitlichen Strahlengang ergänzt. Die Untersuchung ist, im Vergleich zu ihrer diagnostischen Aussagekraft, aufwendig und bringt eine erhebliche Strahlenbelastung mit sich. Im Zeitalter der Computertomographie ist sie obsolet.

3 Anatomie

Die CT-Anatomie von Mundhöhle, Oropharynx, Mundboden und Submandibularregion wurde von mehreren Autoren ausführlich beschrieben (BÄHREN et al. 1982; HAGEMANN et al. 1983; LARSSON et al. 1982; LENZ et al. 1983; LENZ 1987; MANCUSO u. HANAFEE 1985); auch sind kernspintomographische Arbeiten erschienen (GLAZER et al. 1986; GRODD et al. 1984; LUFKIN et al. 1983; STARK et al. 1984a, b; UNGER 1985). Die Anatomie soll deshalb nur in wesentlichen, für das Verständnis wichtigen Zügen wiedergegeben bzw. oben zitierte Arbeiten ergänzt werden.

Die Mundhöhle umfaßt kranial den harten Gaumen, rostral und lateral die Mukosa der Lippen und der Backen sowie die Alveolarkämme des Ober- und Unterkiefers mit der Zahnschleimhaut und die retromolare Region. Sie enthält die ventralen 2/3 der Zunge (oraler Abschnitt). Anatomisch wird kaudal auch der Mundboden der Mundhöhle zugerechnet. Im Bereich der Mundhöhle können Aufhärtungsartefakte durch den sehr dichten Knochen oder durch Metallfüllungen der Zähne die Beurteilung des CT-Bildes sehr stark beeinträchtigen oder sogar verunmöglichen (Abb. 1a). Diese Artefakte können durch eine geschickte Schichtführung z. T. umgangen werden. Das MR-Bild zeigt keine Aufhärtungsartefakte durch dichte Knochen, durch Zähne oder durch Amalganfüllungen (Abb. 1b); lediglich paramagnetische Substanzen wie Eisen u. ä. bei Zahnprothesen können lokal begrenzte Auslöschungsphänomene verursachen.

Der Oropharynx schließt dorsal und kaudal an die Mundhöhle an. Er reicht kranial vom Übergang des harten zum weichen Gaumen bis kaudal zur Höhe des Bodens der Valleculae glossoepiglotticae. Ihm wird der weiche Gaumen und das hintere 1/3 der Zunge (Zungengrund) zugerechnet (Abb. 1c, d). Nach rostral ist der Oropharynx durch die Zunge und nach lateral durch die Rachenmandeln begrenzt (Abb. 1b). Die posterolaterale Wand wird durch die Pars glossopharyngea, mylopharyngea und buccopharyngea des M. constrictor pharyngis superior gebildet, die obere Wand durch die Muskulatur des weichen Gaumens und die Uvula. Nach kaudal wird der Oropharynx gegen Hypopharynx und Larynx durch die Epiglottis, die Valleculae glossoepiglotticae und die pharyngoepiglottischen Falten abgegrenzt (Abb. 1e, f).

Die Mandibula bildet den knöchernen Rahmen des Mundbodens. Knochen sind die hellen Leitstrukturen des CT-Bildes (Abb. 1c, e). Im MR-Bild ist kompakter Knochen signallos schwarz; das gleiche gilt für die Zähne. Lediglich das fetthaltige Knochenmark gibt im MR-Bild ein Signal (Abb. 1b, d, f). Signalreiche Leitstruktur des MR-Bildes ist das Fettgewebe. Im Gegensatz zur Zunge zeigt der Mundboden eine streng seitensymmetrische Organisation der Muskulatur in Muskelbündel, die durch Fettbindegewebsräume voneinander getrennt sind (Abb. 1c–g). Die Kenntnis dieser Strukturierung und die Beachtung der Symmetrie ist besonders bei der Erkennung kleiner Tumoren Grundlage der Diagnostik; eine streng achsensymmetrische Patientenlagerung ist unbedingte Voraussetzung. Die Muskulatur hat im CT-Bild nach Kontrastmittel Dichtewerte von 70 HE (nativ 60 HE). Im MR-Bild zeigt die Muskulatur, in Abhängigkeit von der Meßsequenz, mittlere bis geringe Signalintensitäten, die relativ zu Fettgewebe bei 25% (T1- und T2-gewichtetes SE-Bild) bis 40% (rho-gewichtetes SE-Bild) liegen. Der paarig seitensymmetrisch angelegte M. mylohyoideus, der plattenförmig zwischen Mandibula und Zungenbein ausgespannt ist, trägt als Diaphragma die Strukturen des Mundbodens und trennt als schräge Wand das kraniomedial gelegene Spatium sublinguale von der laterokaudal gelegenen Submandibularloge (Abb. 1c, d, g). Oberflächlich zum M. mylohyoideus liegt der vordere Kopf des M. digastricus (Abb. 1e, f, g). An der oralen Seite des M. mylohyoideus liegt der paarige M. geniohyoideus (Abb. 1c, d, g). Als symmetrische, mittelliniennahe Struktur des unteren Mundbodens strahlt er nur mit wenigen Muskelzügen in die Zunge ein und läßt sich so vom M. genioglossus, dem stärksten Muskel des Mundbodens, unterscheiden. Der M. genioglossus, im kaudalen Zungenbereich noch abgrenzbar, breitet sich fächerförmig gegen den Zungengrund und den Zungenrücken aus (Abb. 1h) und verschmilzt mit dem paarigen M. hypoglossus und der zungeneigenen Intrinsic-Muskulatur zum fleischigen Massiv der Zunge (Abb. 1e–h). Lateral des M. genioglossus liegen die Mm. hyoglossus und styloglossus, die den M. genioglossus bogenförmig von lateral einhüllen und die laterale Begrenzung der Luftwege bilden (Abb. 1c, d). Zwischen diesem Bogen liegt als unstrukturierter Gewebsball die Intrinsic-Muskulatur der Zunge. Im CT-Bild erscheint sie wegen Fetteinlagerungen hypodenser (Abb. 1c, e) und im T1-gewichteten MR-Bild signalintensiver als die übrige Muskulatur (Abb. 1d, f).

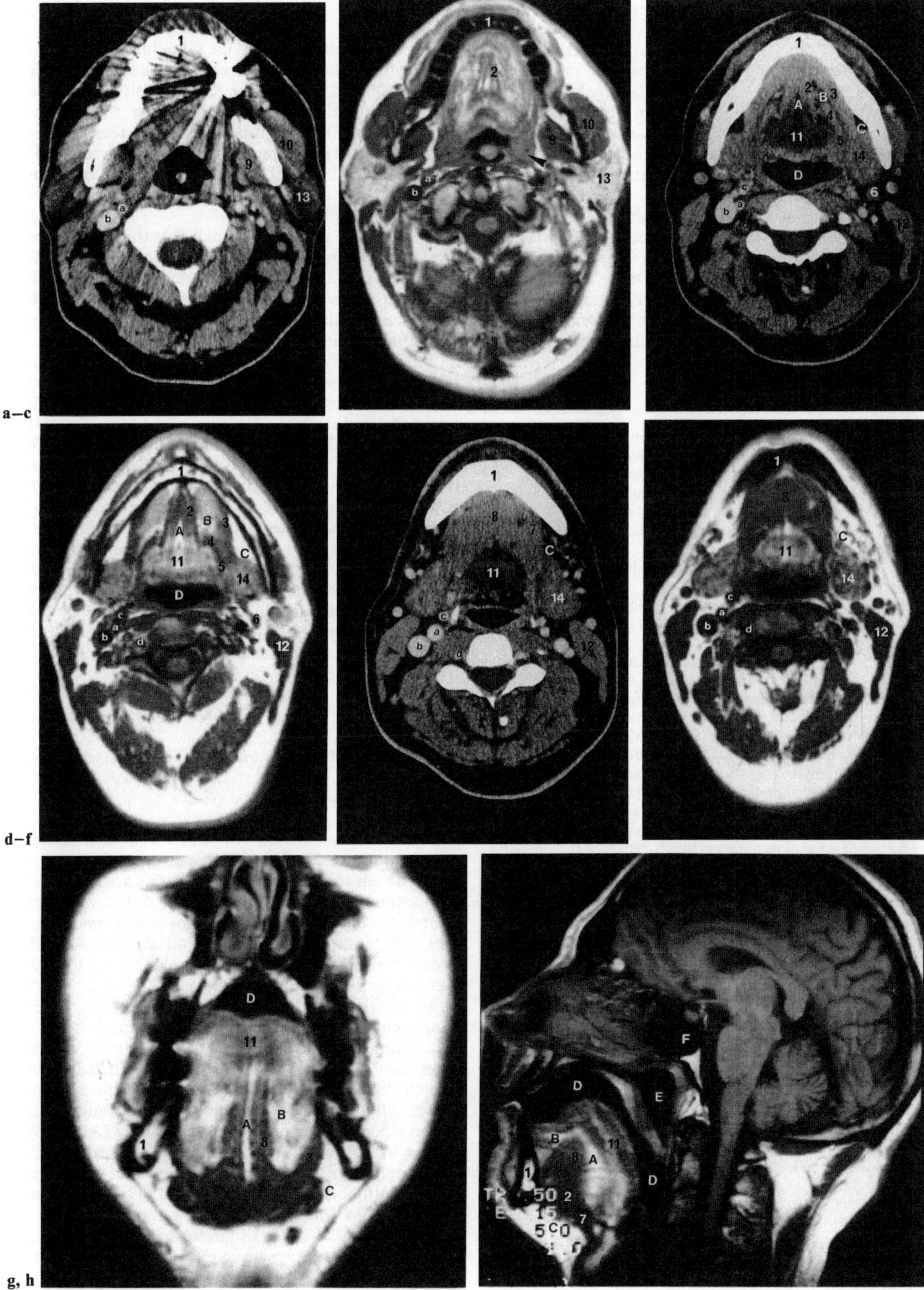
a–c
d–f
g, h

Kaudal der Zungenmuskulatur, medial vom M. hyoglossus bzw. M. geniohyoideus und lateral vom M. mylohyoideus begrenzt, liegt submukös der sublinguale Fettbindegewebsraum. Er enthält den N. lingualis und den N. hypoglossus, die A. und V. lingualis und den Gang der Glandula submandibularis sowie die kleinen sublingualen Speicheldrüsen (Abb. 1 c, d, g).

Lateral und kaudal vom schräg verlaufenden M. mylohyoideus liegt das Spatium submandibulare mit der meist dreieckig geformten Glandula submandibularis; ein geringer Teil dieser Drüse, der Processus uncinatus, liegt mediokranial dieses Muskels, was bei der Beurteilung von pathologischen Veränderungen zu beachten ist. Die Glandula submandibularis enthält weniger Fettgewebe als die Glandula parotis und weist somit höhere Dichtewerte auf; sie liegen nativ zwischen 40 und 60 HE, nach Kontrastmittel zwischen 70 und 110 HE; das Enhancement ist mit durchschnittlich 45 HE sehr groß (Abb. 1 c, e). Kernspintomographisch ist sie in allen Sequenzen signalreicher als Muskulatur (Abb. 1 d, f). Die Glandula submandibularis dehnt sich unter der Mandibula bis in Höhe des Zungenbeins aus.

Gefäße sind im CT-Bild nach Kontrastmittelgabe regelmäßig als helle Strukturen abgrenzbar. Im MR-Bild erscheinen sie, bedingt durch den Blutfluß, signallos schwarz und sind auch ohne Kontrastmittel regelmäßig zu identifizieren, während sie in Gradientenecho-Bildern die hellsten Strukturen sind.

Im Bereich des Weichgaumens und der Gaumenbögen, besonders in der lateralen Pharynxwand aber auch im Bereich des Zungengrundes, ist submukös reichlich lymphatisches Gewebe vorhanden, das das Innenrelief des Pharynx ganz entscheidend beeinflußt (GROMET et al. 1982) (Abb. 1 b–d). Seitenasymmetrien sind die Regel und dürfen nicht als pathologisch gewertet werden. Auch nach Kontrastmittelgabe ist eine Differenzierung des Lymphgewebes von der Muskulatur im CT-Bild kaum möglich. Im T1-gewichteten SE-Bild ist eine Abgrenzung ebenfalls nicht sicher möglich, im rho- und T2-gewichteten SE-Bild nimmt das Lymphgewebe deutlich an Signalintensität zu und ist kernspintomographisch gut von der Muskulatur der Pharynxwand zu unterscheiden.

Abb. 1 a–h. *1* Mandibula, *2* M. geniohyoideus, *3* M. mylohyoideus, *4* M. hyoglossus, *5* M. styloglossus, *6* M. digastricus (venter posterior), *7* M. digastricus (venter anterior), *8* M. genioglossus, *9* M. pterygoideus medialis, *10* M. masseter, *11* Intrinsic-Muskulatur der Zunge, *12* M. sternocleidomastoideus, *13* Glandula parotis, *14* Glandula submandibularis.

a A. carotis interna, *b* V. jugularis interna, *c* A. carotis externa, *d* A. vertebralis.

A Septum linguae, *B* Spatium sublinguale, *C* Spatium submandibulare, *D* Mundhöhle und Oropharynx, *E* Nasopharynx, *F* Sinus sphenoidale

a CT-Schnitt in Höhe Mundhöhle. Aufhärtungsartefakte durch dichten Knochen und vor allem durch Zahnfüllungen führen im CT-Bild zu erheblichen Artefakten. Diese Artefakte lassen sich durch angulierte Schichten umgehen. **b** MR-Schnitt in Höhe Mundhöhle. Das MR-Bild kennt keine Knochenartefakte; die üblichen Zahnfüllungen (Gold, Amalgam) beeinflussen das Bild nicht. Das laterale Relief des Oropharynx wird maßgeblich durch eingelagertes lymphatisches Gewebe bestimmt (*Pfeilspitze*). **c** CT-Schnitt in Höhe Mundboden. Der Mundboden ist durch Muskelbündel und Fettbindegewebslogen übersichtlich strukturiert. Die Intrinsic-Muskulatur der Zunge ist wegen Fetteinlagerungen hypodens. Leitstruktur ist die Mandibula. **d** MR-Schnitt in Höhe Mundboden. Im MR-Bild ist Fettgewebe die signalintensive Leitstruktur. Die Intrinsic-Muskulatur der Zunge ist wegen Fetteinlagerungen signalreicher als die übrige Muskulatur. Die Mandibula zeigt die typische Dreischichtung von signalarmer Kompakta und signalreichem Fettmark. **e** CT-Schnitt in Höhe Submandibularloge. Die Gefäße sind nach intravenöser Kontrastmittelgabe hyperdens und lassen sich sicher von kleinen Lymphknoten unterscheiden. **f** MR-Schnitt in Höhe Submandibularloge. Bedingt durch den Blutfluß sind Gefäße auch ohne Kontrastmittel im Spinecho-Bild als fast signallose Strukturen abgrenzbar. **g** Koronarer MR-Schnitt durch den Mundboden. Die Organisation des Mundbodens durch strukturierte Muskelbündel und Fettsepten wird besonders im koronaren Schnittbild aufgezeigt. Diese Schichtorientierung erlaubt eine besonders gute Beurteilung der kraniokaudalen Ausdehnung pathologischer Prozesse. **h** Mediosagittales MR-Schnittbild. Die mediosagittale Schnittführung ist bei mittelliniennah gelegenen Prozessen sehr hilfreich, um die kraniokaudale Ausdehnung aufzuzeigen

4 Pathologie

4.1 Plattenepithelkarzinome

4.1.1 Computertomographie (CT)

Entscheidendes CT-Leitsymptom für kleine Mundbodentumoren (Stadium T1) ist die Obliteration des Spatium sublinguale (Abb. 2 a), das normal absolut symmetrisch als hypodense Zone zwischen M. mylohyoideus und M. geniohyoideus erscheint; eine Obliteration ist in jedem Fall als pathologisch anzusehen (BÄHREN et al. 1982; LARSSON et al. 1982; LENZ et al. 1983, 1989 a; MURAKI et al. 1983; STUTLEY et al. 1989). Oft stören Aufhärtungsartefakte durch sehr dichte Knochen und Zähne oder durch metallische Zahnfüllungen das CT-Bild empfindlich. Ventral gelegene Mundbodenkarzinome zeigen in fast allen Fällen durch Irritation des Ausführungsganges eine Mitbeteiligung der Glandula submandibularis in Form einer meist hypodensen Schwellung (Abb. 2 b). Dieses Symptom verdient Beachtung, obwohl es computertomographisch weniger deutlich ist als in der Kernspintomographie (LENZ et al. 1989 a, b). Kleine Tumoren der Mundhöhle, insbesondere der Zunge, werden durch CT nur erkannt, wenn sie nach intravenöser Kontrastmittelgabe ein Enhancement aufweisen

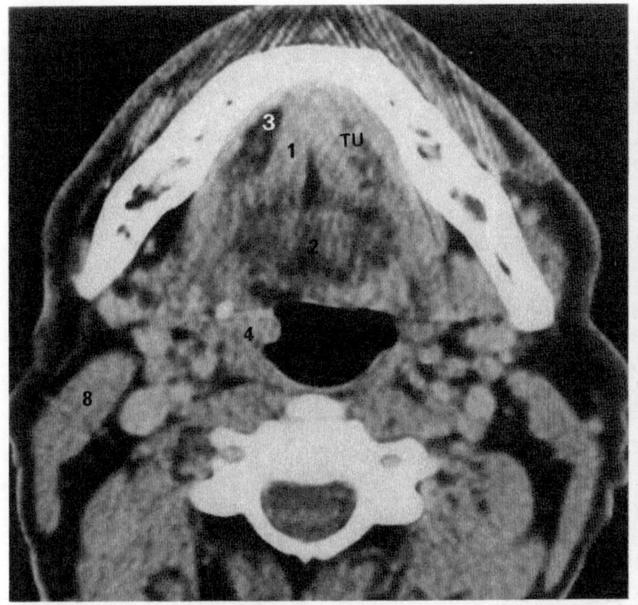

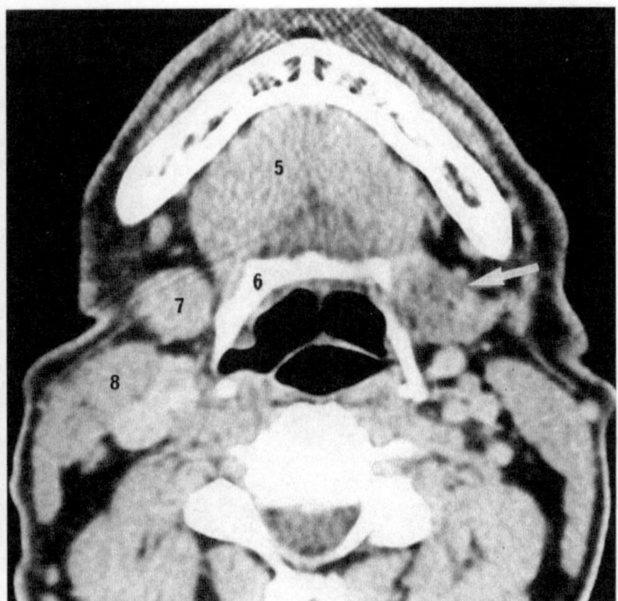

Abb. 2a, b. CT-Bild eines kleinen Mundbodenkarzinoms. *1* M. geniohyoideus, *2* Intrinsic-Muskulatur der Zunge, *3* Spatium sublinguale (mit Gefäßen), *4* Lymphgewebseinlagerungen der Tonsillenloge, *5* M. genioglossus, *6* Zungenbein, *7* Glandula submandibularis, *8* M. sternocleidomastoideus **a** CT-Schnitt in Höhe Mundboden. Die Obliteration des Spatium sublinguale ist bei kleinen Mundbodentumoren (*TU*) oft einziges CT-Kriterium. **b** CT-Schnitt in Höhe Submandibularloge. Der Ausführungsgang der Glandula submandibularis ist auch bei kleinen, ventral gelegenen Mundbodentumoren meist mitbetroffen; es kommt dann zu einer hypodensen Schwellung der Submandibulardrüse (*Pfeil*). Dieses indirekte Zeichen hat eine große Bedeutung; die Schwellung ist oft nur diskret, so daß nach ihr gesucht werden muß

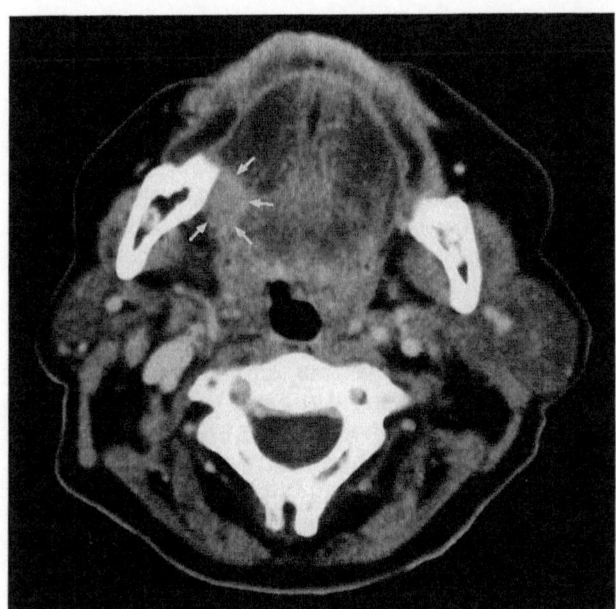

Abb. 3. CT-Bild eines kleinen Zungenrandkarzinoms. Kleine Karzinome der Zunge zeigen häufig kein Enhancement nach intravenöser Kontrastmittelgabe. Sie sind dann durch CT nur zu erkennen, wenn die Zunge deutlich Fettgewebe eingelagert hat, so daß der Tumor auch ohne KM-Enhancement hyperdens erscheint (*Pfeile*)

oder der Tumor aufgrund einer fettigen Atrophie der Zunge auch ohne Enhancement dichter ist als die Intrinsic-Muskulatur der Zunge (Abb. 3). Zungentumoren sind durch die CT umso besser zu erfassen, je weiter dorsal (in Richtung Zungengrund) sie liegen (LENZ 1987; LENZ et al. 1989a). Besondere Schwierigkeiten ergeben sich prinzipiell bei Tonsillentumoren; dies liegt an der Asymmetrie der Pharynxwände, die auch bei Gesunden durch das unterschiedlich angeordnete Tonsillengewebe regelmäßig zu beobachten ist (Abb. 2a) (GROMET et al. 1982; MANCUSO u. HANAFEE 1985).

T2-Mundbodenkarzinome zeigen in fast allen Fällen ein Enhancement nach Kontrastmittelgabe (Abb. 4). Dies erleichtert die Abgrenzung des Tumors und erlaubt eine genaue Beurteilung der Infiltration der Mundbodenmuskulatur. Auch Zungen- und Zungenrandtumoren zeigen meist ein deutliches Enhancement und bereiten wenig Schwierigkeiten bei der CT-Diagnose, während Tumoren des Weichgaumens und der Tonsillen kaum enhancen und meist nur an ihrer raumfordernden Wirkung erkennbar sind (Abb. 5). Tiefer gehende Infiltrationen, besonders in die fettgewebshaltigen Gewebekompartimente können durch die CT nachgewiesen werden (BÄHREN et al. 1982; COOKE u. PARSONS 1989; LENZ 1987; LENZ et al. 1983, 1989a). Fast alle T3-Tumoren zeigen nach Kontrast-

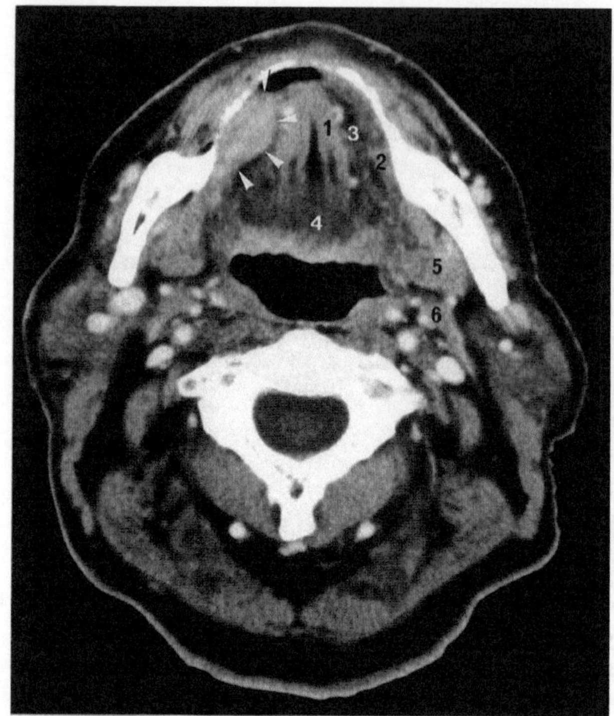

Abb. 4. CT-Bild eines Mundbodenkarzinoms. *1* M. genoihyoideus, *2* M. mylohyoideus, *3* Spatium sublinguale, *4* Intrinsic-Muskulatur der Zunge, *5* Glandula submandibularis, *6* M. digastricus (venter posterior). Größere Mundbodentumoren zeigen nach Kontrastmittel meist ein deutliches Enhancement und sind so sicher gegen die Muskulatur abgrenzbar (*Pfeilspitzen*); die topographische Beziehung zu den Mundbodengefäßen wird sicher aufgezeigt. Wichtiges Leitkriterium ist auch hier die Obliteration des Spatium sublinguale. Der hintere Kopf des M. digastricus darf nicht mit einer Lymphknotenmetastase verwechselt werden

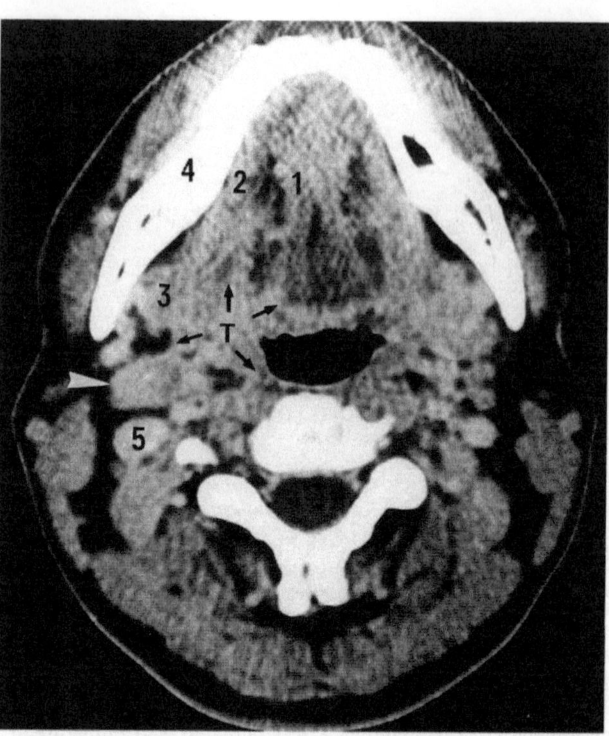

Abb. 5. CT-Bild eines Tonsillenkarzinoms. *1* M. geniohyoideus, *2* M. mylohyoideus, *3* Glandula submandibularis, *4* Mandibula, *5* V. jugularis interna. Trotz Kontrastmittelgabe zeigen Tonsillenkarzinome (*T*) oft kein Enhancement und sind durch CT nur aufgrund ihrer raumfordernden Wirkung nachweisbar. Sicher nachweisbar ist eine homolaterale Lymphknotenmetastase (*Pfeilspitze*)

mittelgabe ein Enhancement und sind deshalb gegen die Umgebung gut abzugrenzen. Je nach Durchblutungssituation der einzelnen Tumorabschnitte treten besonders bei größeren Tumoren zunehmend Inhomogenitäten oder hypodense Tumornekrosen auf. Hoch oder mittelhoch differenzierte Plattenepithelkarzinome zeigen häufiger Inhomogenitäten als wenig differenzierte Tumoren (Cooke u. Parsons 1989; Lenz et al. 1989a). Der große Wert der Computertomographie liegt in der Möglichkeit, die Tumorgröße zuverlässig zu bestimmen und die Infiltration des Tumors von seinem Ausgangsort in andere Regionen zu beurteilen. Tonsillenkarzinome infiltrieren häufig den Zungengrund (Abb. 6a) und können hier die Mittellinie überschreiten, was für die Planung einer Operation von großer Bedeutung ist; sie können aus der Tonsillenloge über den Gaumenbogen auf den Weichgaumen übergreifen und den parapharyngealen Fettraum infiltrieren (Abb. 6b). Zur Bestimmung der Tumorausdehnung in kraniokaudale Richtung und auch zur Beurteilung einer Beteiligung des parapharyngealen Raums kann die direkte koronare Schichtung von großer Bedeutung sein (Abb. 7a, b); rechnerische Rekonstruktionen koronarer Bilder aus den axialen Schichten haben eine deutlich schlechtere Ortsauflösung, können aber eine orientierende Hilfe sein. Andererseits greifen Tumoren des Zungengrundes und Zungenrandes auf die Tonsillenloge über, infiltrieren nach lateral den parapharyngealen Raum und wachsen nach kaudal und ventral in den Mundboden ein; eine Unterscheidung zwischen direkter Tumorinfiltration per continuitatem in die benachbarten Fettbindegewebsräume und begleitenden Lymphknotenmetastasen ist durch die CT meist gut möglich (Abb. 8) (Lenz 1987; Lenz et al. 1989a).

Leitsymptome von T4-Tumoren sind die Infiltration in tiefere Kompartimente mit Obliteration von fettbindegewebige Logen und Destruktion von knöchernen Leitstrukturen (Abb. 9a, b). Zunehmend sind neben einem Enhancement Inhomogenitäten, Nekrosen und Ulzerationen zu beobachten (Abb. 10). Die CT ist bei T4-Tumoren in hohem Maße geeignet, die

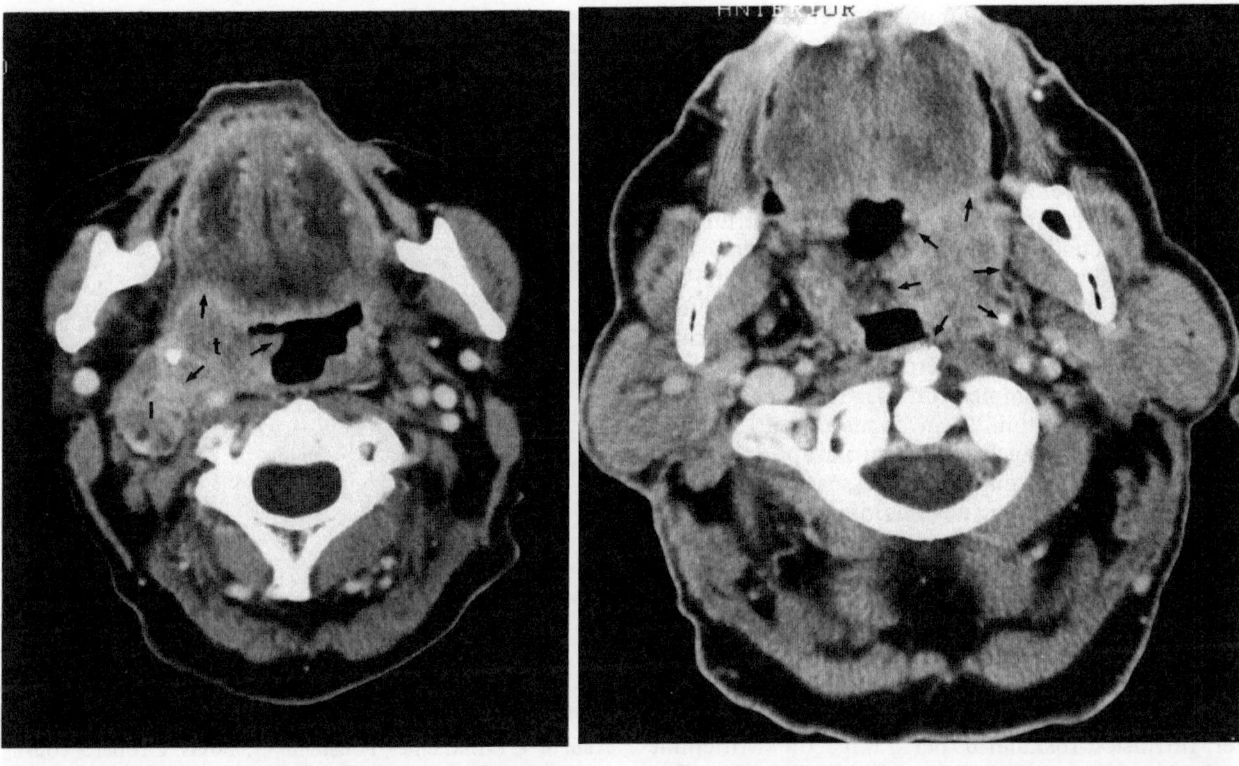

Abb. 6 a, b. CT-Bilder fortgeschrittener Tonsillenkarzinome. **a** CT-Bild einer Zungengrundinfiltration. Größere Tonsillenkarzinome (*t*) zeigen ein inhomogenes Kontrastmittel-Enhancement und sind dann besser abgrenzbar. Sie können den Zungengrund infiltrieren und in den parapharyngealen Fettbindegewebsraum vorwachsen. Lymphknotenmetastasen (*l*) werden sicher erkannt. CT-Bild einer Gaumenbogeninfiltration. Tonsillenkarzinome können auf den Gaumenbogen und den Weichgaumen übergreifen und dort die Mittellinie überschreiten. Die CT zeigt besonders gut die Infiltration in den parapharyngealen Raum

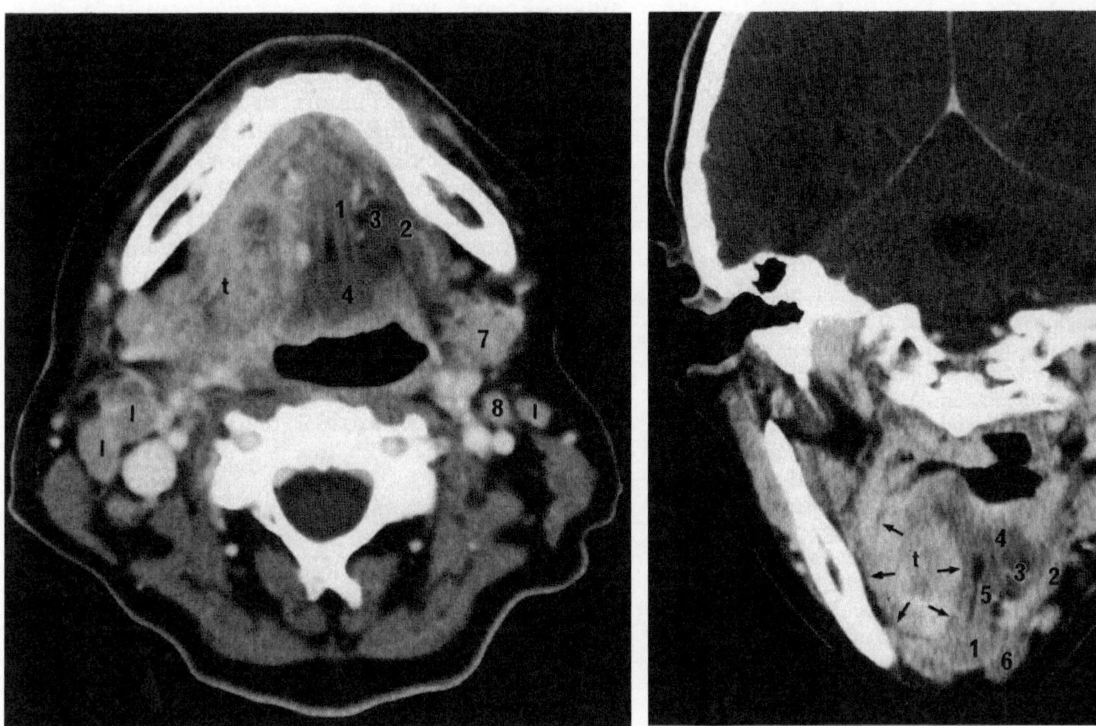

genaue Ausdehnung der Tumoren zu erfassen. Tumoren des Weichgaumens und des Oropharynx infiltrieren bevorzugt nach lateral den parapharyngealen Fettbindegewebsraum und greifen auf das dort befindliche Gefäß-Nervenbündel über; der Kieferwinkel ist oft obliteriert (Abb. 11). Mit zunehmender Größe greifen die Tumoren nach medial auf Weichgaumen über und überschreiten die Mittellinie, infiltrieren Zungengrund und Zungenrand, destruieren nach lateral den Mandibulaast und verlassen nach kaudal den Oropharynx in Richtung Hypopharynx mit Infiltration der Vallecula und Übergriff auf die Epiglottis. Lymphknotenmetastasen werden miterfaßt (Abb. 10, 11), sind aber nicht immer von ausgedehntem Tumorwachstum per continuitatem abzugrenzen. Die kraniokaudale Tumorausbreitung im parapharyngealen Raum mit Umwachsung des Processus styloideus und besonders die Beziehung des Tumors zur Schädelbasis wird mit direkten koronaren oder semikoronaren Schnittbildern besser erfaßt als mit axialen; die koronare Schnittführung ist deshalb bei ausgedehnten Tumoren dieser Region obligat. Tumoren der Zunge und des Zungengrundes infiltrieren in den höheren Stadien ebenfalls den parapharyngealen Raum und die submandibuläre Loge; sie überschreiten innerhalb der Intrinsic-Muskulatur der Zunge die Mittellinie und greifen bevorzugt auf den Mundboden über. Der Ursprung des Tumors ist bei ausgedehntem Befall oft nicht mehr eindeutig festzulegen, da die Ausbreitungswege identisch sind. Tumoren des Mundbodens breiten sich zunächst entlang der Mundbodenmuskulatur aus; sie obliterieren das Spatium sublinguale und brechen nach kaudal in die Submandibularloge ein. Nach medial überschreiten sie die Mittellinie und nach dorsal und kranial infiltrieren sie die Intrinsic-Muskulatur der Zunge; knöcherne Destruktionen der Mandibula sind häufig (Lenz et al. 1989a; Cooke u. Parsons 1989). Knochendestruktionen werden durch die CT in idealer Weise aufgedeckt (Abb. 9, 10, 11), wobei die Betrachtung des CT-Bildes im Knochenfenster (z. B. Window 2000–3000, Center um 100–300) nützlich ist. Tumornekrosen werden zunehmend häufig beobachtet, Lufteinschlüsse innerhalb des Tumors deuten auf eine Verbindung des Tumors zur Mundhöhle im Sinne einer Ulzeration hin, die natürlich auch bei der klinischen Inspektion gut gesehen wird. Auch bei Mundbodentumoren kann die halbkoronare Schichtung oder die Schichtung entlang der Mandibula Zusatzinformationen über die kraniokaudale Ausdehnung des Tumors und das Ausmaß der Knochendestruktion bringen; insbesondere die Aufhebung der muskulären Mundbodenarchitektur mit ihren Muskelbündel und fettbindegewebigen Räumen wird besser gesehen als in der axialen Schicht (Lenz et al. 1989a; Cooke u. Parsons 1989).

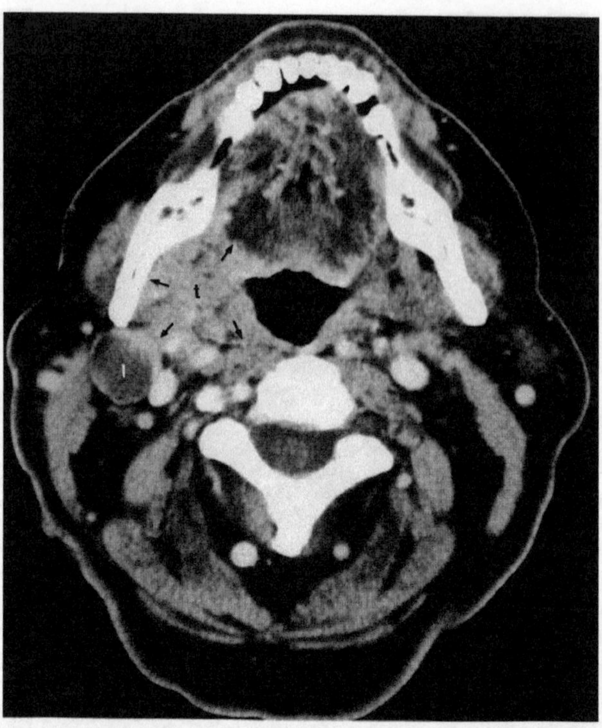

Abb. 8. CT-Bild eines Tonsillenkarzinoms. Größere Tonsillentumoren (*t*) zeigen ein Enhancement nach Kontrastmittel. Die Infiltration des parapharyngealen Fettraums und der Submandibularloge wird durch CT gut erkannt. Lymphknotenmetastasen (*l*) sind gut zu identifizieren

Abb. 7a,b. CT-Bild eines Mundbodenkarzinoms. *1* M. geniohyoideus, *2* M. mylohyoideus, *3* Spatium sublinguale, *4* Intrinsic-Muskulatur der Zunge, *5* M. genioglossus, *6* M. digastricus (venter anterior), *7* Glandula submandibularis, *8* M. digastricus (venter posterior). *l* Lymphknotenmetastasen, *t* Tumor. **a** Axiales CT-Bild. Das axiale CT-Bild zeigt die ventrodorsale und laterale Ausbreitung des Tumors (*t*) mit Infiltration des parapharyngealen Raums und der Submandibularloge. Lymphknotenmetastasen (*l*) lassen sich in der jugulodigastrischen Region beidseits abgrenzen und von den kontrastierten Gefäßen unterscheiden. **b** Koronares CT-Bild. Auch bei Mundbodentumoren ist die koronare Schichtung angezeigt, um die kraniokaudale Tumorausdehnung besser zu beurteilen. Der Tumor (*t*) ist in diesem Fall auf eine Seite beschränkt, infiltriert aber nach lateral in den parapharyngealen Raum und durch den M. mylohyoideus in die Submandibularloge

4.1.2 *Kernspintomographie (MR)*

Bei der Kernspintomographie hängt das Signalverhalten anatomischer und pathologischer Strukturen ganz wesentlich von gewebespezifischen Parametern (Protonendichte, Relaxationszeiten T1 und T2, Fluß, chemical shift etc.) und von methodischen Parametern (Art der Meßsequenz, Meßparameter, Kontrastmit-

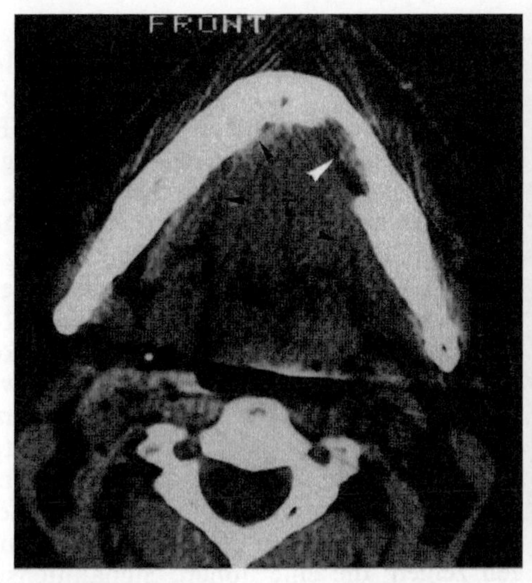

Abb. 9. CT-Bild eines ausgedehnten Mundbodenkarzinoms. **a** CT-Bild mit Weichteilfenster. **b** CT-Bild mit Knochenfenster. Die Abbildung mit Knochenfenster zeigt die Knochendestruktion der Mandibula deutlicher als die mit Weichteilfenster

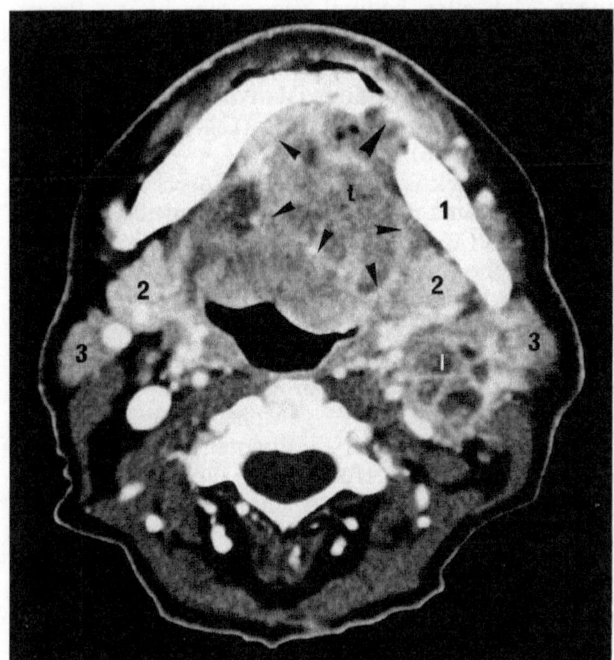

Abb. 10. CT-Bild eines ausgedehnten Mundbodenkarzinoms. *1* Mandibula, *2* Glandula submandibularis, *3* Glandula parotis, *t* Tumor, *l* Lymphknotenmetastasen. Große Tumoren zeigen nach Kontrastmittelgabe, wie auch die Lymphknotenmetastasen, meist ein inhomogenes Enhancement mit hypodensen Bereichen der Tumornekrose. Die Destruktion der Mandibula wird deutlich

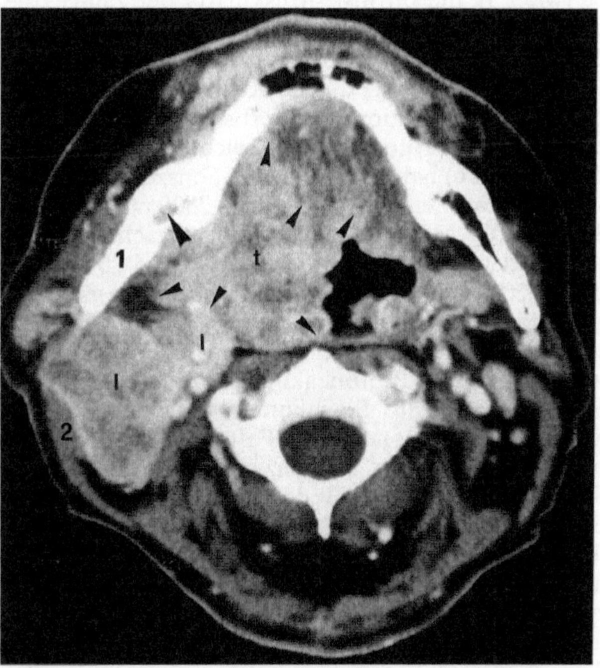

Abb. 11. CT-Bild eines ausgedehnten Zungengrundkarzinoms. *1* Mandibula, *2* M. sternocleidomastoideus. Die CT ist im hohen Maße geeignet, die Ausdehnung großer Tumoren (*t*) in den Mundboden, den parapharyngealen Raum, die Mandibula und in die Tonsillenloge aufzuzeigen; der Ursprung ist bisweilen nicht mehr sicher zu bestimmen. Der Tumor läßt sich meist von Lymphknotenmetastasen (*l*) unterscheiden

tel) ab. Dies gilt auch für die MR des Oropharynx und der Mundhöhle. Die größten Erfahrungen liegen mit Spinecho-Sequenzen vor, die von den meisten Autoren angewandt wurden (FÜRST et al. 1988; GADEMANN et al. 1986; LENZ et al. 1989b; LUFKIN u. HANAFEE 1988; MÖDDER et al. 1985, 1987; RAFTO u. WARREN 1988; ROBINSON et al. 1989; STEUDEL et al. 1987; VOGL et al. 1989a, b). Nur wenige Autoren haben Erfahrungen mit schnellen Gradientenecho-Sequenzen (LENZ et al. 1989b; VOGL et al. 1988) und mit der Anwendung von Gadolinium-DTPA als Kontrastmittel (FÜRST et al. 1988; LENZ et al. 1989b; ROBINSON et al. 1989; VOGL et al. 1989a, b).

T1-gewichtete SE-Sequenzen (Abb. 12b) haben eine kurze Repetitionszeit TR und eine kurze Echozeit TE (TR 300–600 msec; TE 10–25 msec). Die Meßzeiten betragen zwischen 3 und 7 Minuten für bis zu 16 Schichten. Fettgewebe mit einer kurzen Relaxationszeit T1 ist die alles überragende, signalintensive Leitstruktur; Muskulatur hat geringe Signalintensitäten und Flüssigkeiten mit langen Relaxationszeiten T1 und T2 (z. B. Liquor) sind sehr dunkel. Das Signal-zu-Rausch-Verhältnis (SNR) und damit die Bildqualität ist gut. Tumoren erscheinen in T1-gewichteten SE-Bildern mit gleicher oder etwas geringerer Signalintensität als die Umgebung. Sie sind, ähnlich wie in der CT (Abb. 12a), vor allem aufgrund ihrer raumfordernden Wirkung erkennbar. Enthält die Umgebung Fettgewebe (wie z. B. die Intrinsic-Muskulatur der Zunge, die umgebenden Fett-Bindegewebsräume des Mundbodens, der parapharyngeale Fettbindegewebsraum), so sind die Tumoren als dunkle Regionen gut abgrenzbar. Tumorinfiltrationen in Fettgewebe werden optimal sichtbar. Protonen(rho)-gewichtete Spinechobilder (Abb. 12c) haben lange Repetitionszeiten TR und kurze Echozeiten TE (TR 1600–2500 ms; TE 10–25 ms). Die Meßzeiten betragen, je nach TR und Anzahl der Mittelungen, zwischen 10 und 20 min für bis zu 20 Schichten. Sie werden zusammen mit T2-gewichteten SE-Bildern in einem Meßgang (Doppelecho-Sequenz) gemessen. Die Signalintensität hängt vor allem von der Protonenkonzentration und der T2-Relaxationszeit ab. Signalintensive Leitstruktur ist auch hier das protonenreiche Fettgewebe. Alle Gewebe haben bei dieser Sequenz die höchste absolute Signalintensität, so daß das SNR und damit die Bildqualität sehr gut sind. Flüssigkeiten haben, wegen ihrer langen T2-Relaxationszeit, relativ weniger Signal als andere Gewebe. Tumoren zeigen im Vergleich zum T1-gewichteten SE-Bild höhere Signalintensitäten; da die Umgebung jedoch ebenfalls heller ist, wird der Kontrast schlechter. Rho-gewichtete SE-Sequenzen eignen sich deshalb vor allem zur Darstellung der Anatomie. Tumore imponieren vor allem durch ihre raumfordernde Wirkung, nicht aber durch einen guten Gewebekontrast. Durch die langen Meßzeiten kommen Bewegungsartefakte häufig vor. T2-gewichtete Spinechobilder (Abb. 12d) haben lange Repetitionszeiten TR und lange Echozeiten TE (TR 1600–2500 ms; TE 80–100 ms). Die Meßzeiten betragen, je nach TR und Anzahl der Mitteilungen, zwischen 10 und 20 min für bis zu 20 Schichten. Sie werden zusammen mit rho-gewichteten SE-Bildern in einem Meßgang (Doppelecho-Sequenz) gemessen (s. oben). Die Signalintensität der Gewebe hängt vor allem von der T2-Relaxationszeit ab. Die höchsten relativen Signalintensitäten haben Flüssigkeiten (z. B. Liquor) mit langen T2-Relaxationszeiten. Tumore haben meist längere Relaxationszeiten T1 und T2 als die umgebende Muskulatur; deshalb kommen sie signalintensiver zur Darstellung. T2-gewichtete SE-Bilder zeigen von allen Spinecho-Sequenzen den besten Tumorkontrast gegenüber Muskulatur. Die Tumoren kleinerer Stadien sind homogen aber unscharf begrenzt, die Tumoren höherer Stadien können überdies Inhomogenitäten und nekrotische Einschmelzungen zeigen, die eine höhere Signalintensität aufwiesen als der solide Tumor. Wegen ihrer hohen Sensitivität für Tumoren und andere pathologische Veränderungen galten sie bislang als Methode der Wahl für das Auffinden von Tumoren (FÜRST et al. 1989; LENZ et al. 1989b; RAFTO u. WARREN 1988; LUFKIN u. HANAFEE 1988). T2-gewichtete SE-Bilder haben aber erhebliche Nachteile. Das SNR ist sehr gering und die Bildqualität deshalb sehr eingeschränkt. Die örtliche und anatomische Auflösung des Bildes ist sehr schlecht, und das bei sehr langen Meßzeiten. Durch die langen Meßzeiten bedingt treten sehr häufig Bewegungsartefakte auf, die die Bildqualität weiter beeinträchtigen. Peritumoröse Ödemzonen zeigen ebenfalls eine hohe Signalintensität, so daß die Ausdehnung des Tumors z. T. überschätzt wird (LENZ et al. 1989b; VOGL et al. 1989a).

Neue Perspektiven haben sich durch die Einführung des paramagnetischen Kontrastmittels Gadolinium-DTPA (MAGNEVIST, Schering) ergeben. Gd-DTPA reichert sich in Tumoren an, ähnlich, wie jodhaltiges Kontrastmittel bei der CT. Es führt zu einer Verkürzung der T1-Relaxationszeit und damit zu einer Signalanhebung des Tumors im T1-gewichteten Bild. Messungen nach Gd-DTPA sollten deshalb vor allem mit T1-gewichteten Spinecho-Sequenzen (Abb. 12e) oder Gradientenecho-Sequenzen (Abb. 12f) (s. unten) erfolgen. Die Dosierung beträgt 0,1–0,2 mmol/kg Körpergewicht. Im T1-gewichteten SE-Bild nach Gd-DTPA (Abb. 13b) zeigen alle Tumoren ein Enhancement und sind so besser abzugrenzen als im nativen z. B. rho-gewichteten MR-Bild (FÜRST et al. 1988; LENZ et al. 1989b; VOGL et al. 1989a, b). Das SNR ist vorzüglich und die anatomische Auflösung besser als im rho-gewichteten SE-Bild, und das bei deutlich reduzierter Meßzeit (5 statt 15 min). Kleinere Tumoren des Mundbodens zeigen ein charakteristisches ringförmiges Enhancement der besser durchbluteten Randstrukturen (Abb. 14a), während bei größeren Tumoren Inhomogenitäten und Nekrosen sichtbar werden (Abb. 15b), die wegen des schlechteren Kontrastes oder des schlechteren SNR in nativen

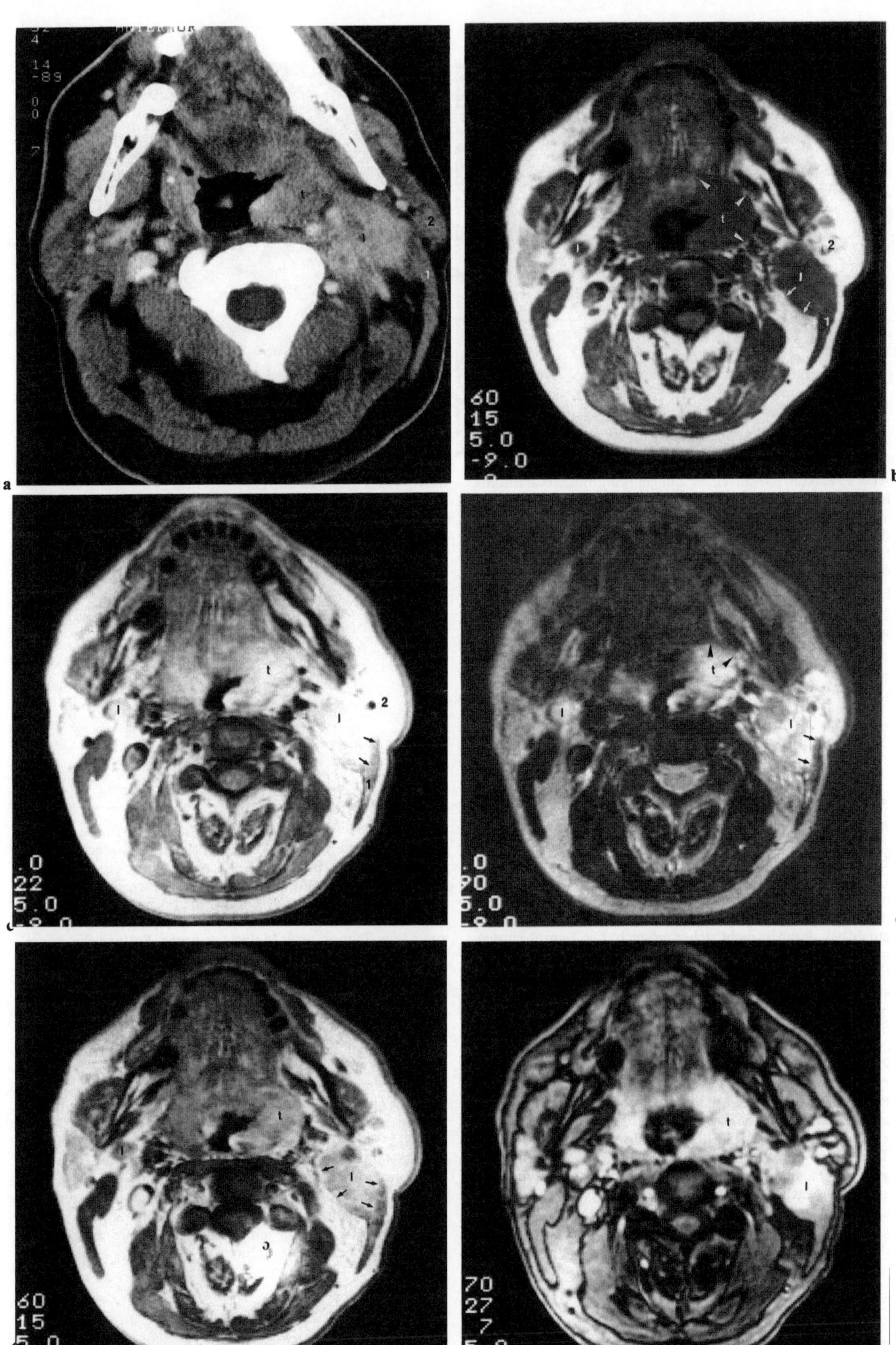

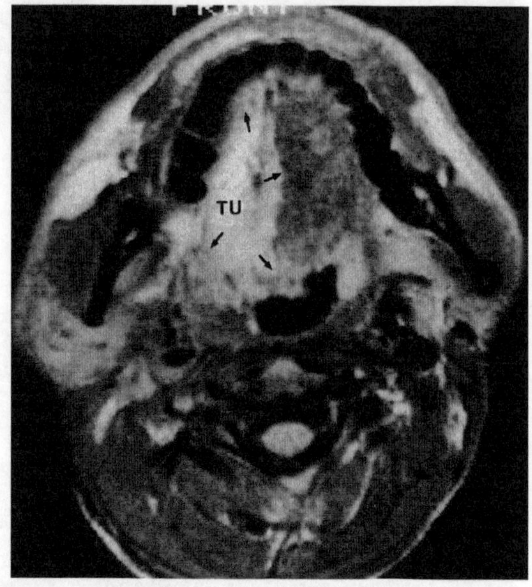

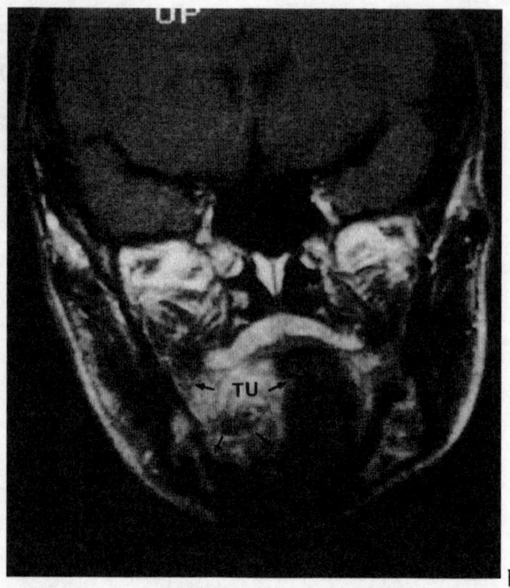

Abb. 13a, b. MR-Bild eines Zungenmundbodenkarzinoms. **a** rho-gewichtetes MR-Bild (1,0 Tesla; Spinecho; TR 1,6 s; TE 30 ms; 7 mm Schichtdicke). Signalintensive Darstellung des Tumors (*TU*) mit guter Beurteilbarkeit der ventrodorsalen und lateralen Tumorausdehnung in transversaler Schichtorientierung (Meßzeit 14 min). **b** T1-gewichtetes MR-Bild (1,0 Tesla; Spinecho; TR 0,6 s; TE 30 ms; 7 mm Schichtdicke) nach Gadolinium-DTPA. Gute Beurteilung der kraniokaudalen Tumorausdehnung und des parapharyngealen Raums in koronarer Schichtorientierung, ohne daß der Patient hierzu umgelagert werden muß. Nach Gadolinium-DTPA ist der Tumor (*TU*) auch im T1-gewichteten Spinecho-Bild inhomogen-signalintensiv (Meßzeit 5 min)

Abb. 12a–f. CT- und MR-Bilder eines Tonsillenkarzinoms. *1* M. sternocleidomastoideus, *2* Glandula parotis, *t* Tumor, *l* Lymphknotenmetastase. **a** CT-Bild nach Kontrastmittel. Der Tumor (*t*) ist aufgrund seiner raumfordernden Wirkung nachweisbar. Deutlich ist die Infiltration des parapharyngealen Fettbindegewebsraumes zu erkennen. Die Abgrenzung zur Muskulatur ist nicht sicher möglich. Die Lymphknotenmetastase (*l*) zeigt ein deutliches Enhancement; die Infiltration des M. sternocleidomastoideus ist eindeutig, die Gefäße sind abgrenzbar (Meßzeit 1 s für 1 Schicht). **b** T1-gewichtetes MR-Bild (1,5 Tesla; Spinecho, TR 0,6 s; TE 15 ms; 4 mm Schichtdicke; Kopf-Resonator). Im T1-gewichteten SE-Bild ist der Tumor (*t*) signalärmer als das Tonsillengewebe und die Zungengrundmuskulatur; auch die Infiltration des parapharyngealen Fettgewebes wird deutlich. Die Lymphknotenmetastase (*l*) ist gut gegen das Fettgewebe abgrenzbar, jedoch nicht gegen die Muskulatur (Meßzeit 5 min für 14 Schichten). **c** rho-gewichtetes MR-Bild (1,5 Tesla; Spinecho, TR 2,0 s; TE 22 ms; 4 mm Schichtdicke; Kopf-Resonator). Im rho-gewichteten Bild deutliche Signalzunahme des Tumors, der sich gegen das Fettgewebe kaum mehr abgrenzen läßt. Auch die Lymphknotenmetastase ist im Fettbindegewebe der Halsgefäßscheide kaum mehr nachzuweisen. Deutlich wird jedoch die Infiltration der Muskulatur. Das Bild ist durch Bewegungsartefakte unscharf (Meßzeit 17 min für 22 Schichten, zusammen mit den T2-gewichteten SE-Bildern). **d** T2-gewichtetes MR-Bild (1,5 Tesla; Spinecho, TR 2,0 s; TE 90 ms; 4 mm Schichtdicke; Kopf-Resonator). Tumor (*t*) und Lymphknotenmetastase (*l*) haben die höchste Signalintensität. Das SNR der Aufnahme ist jedoch schlecht, die Abgrenzung von Tumor und Metastase gegen Fettgewebe kaum möglich (Meßzeit 17 min für 22 Schichten, zusammen mit den rho-gewichteten SE-Bildern). **e** T1-gewichtetes MR-Bild (1,5 Tesla; Spinecho, TR 0,6 s; TE 15 ms; 4 mm Schichtdicke; Kopf-Resonator) nach Gadolinium-DTPA. Nach intravenöser Gabe von Gd-DTPA zeigen der Tumor (*t*) und die Lymphknotenmetastase (*l*) ein deutliches Enhancement. Die Abgrenzung gegen Fettgewebe ist hierdurch etwas eingeschränkt, die Infiltration der signalärmeren Muskulatur wird gut gesehen. Das SNR ist sehr gut (Meßzeit 5 min für 14 Schichten). **f** T1-gewichtetes Gradientenecho-Bild (1,5 Tesla, FLASH, Flipwinkel 70°, TR 0,27 s; TE 7 ms; 4 mm Schichtdicke; Kopf-Resonator) nach Gadolinium-DTPA. T1-gewichtete Gradientenecho-Bilder sind sehr sensitiv gegenüber Gd-DTPA. Tumor und Lymphknotenmetastasen zeigen ein deutliches Enhancement und sind sowohl gegen Fettgewebe als auch gegen Muskulatur sicher abgrenzbar (Meßzeit 4,6 min für 16 Schichten)

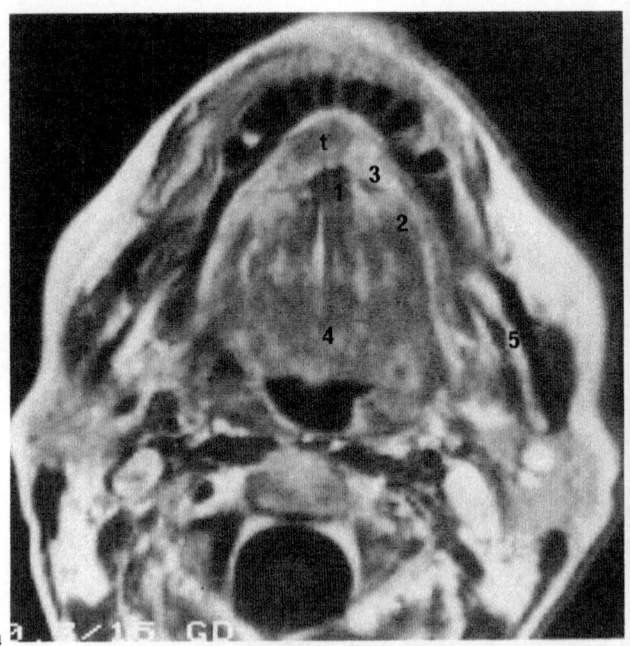

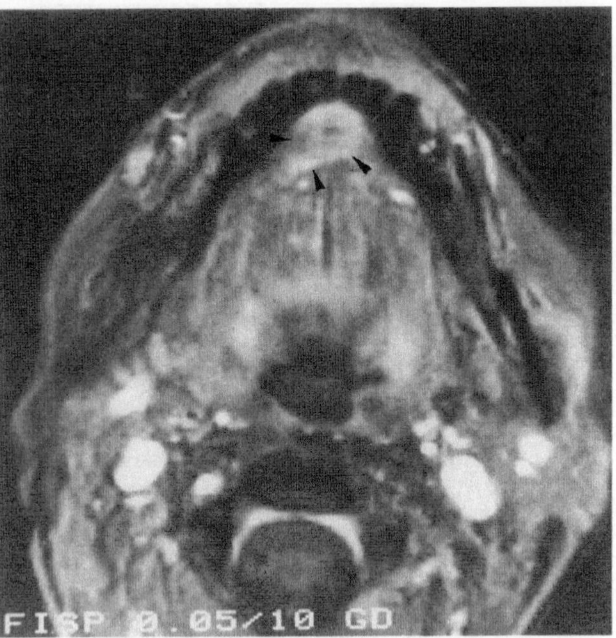

a b

Abb. 14a, b. MR-Bild eines kleinen Mundbodenkarzinoms. *1* M. geniohyoideus, *2* M. mylohyoideus, *3* Spatium sublinguale, *4* Zungenmuskulatur, *5* Mandibula (mit signalreichem Fettmark). **a** T1-gewichtetes MR-Bild (1,5 Tesla; Spinecho; TR 0,5 s; TE 15 ms; 4 mm Schichtdicke) nach Gadolinium-DTPA. Der kleine Tumor (*t*) zeigt nach Gd-DTPA ein diskretes Randenhancement; er überschreitet die Mittellinie. Im CT-Bild war er wegen Aufhärtungsartefakten nicht nachweisbar (Meßzeit 5 min für 12 Schichten). **b** T1-gewichtetes Gradientenecho-Bild (1,5 Tesla; FISP; Flipwinkel 75°; TR 0,05 s; TE 10 ms; 4 mm Schichtdicke) nach Gadolinium-DTPA. Im Gradientenecho-Bild sind Gefäße, auch ohne Kontrastmittel, extrem signalintensiv. Die Aufnahmen sind hoch sensitiv für Gd-DTPA; der Tumor zeigt ein deutliches Enhancement und ist gut zu diagnostizieren (Meßzeit 41 s für 2 Schichten)

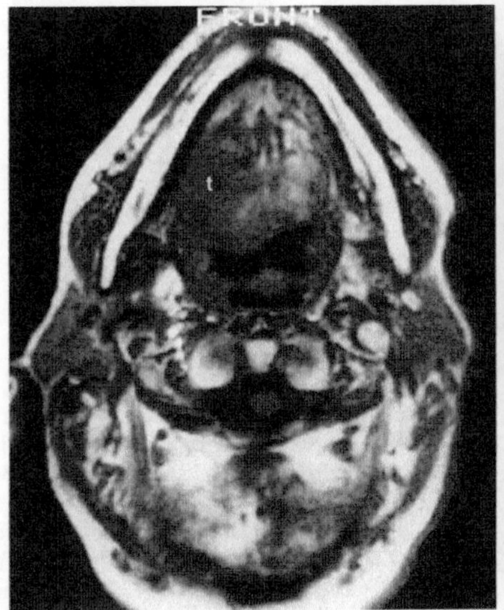

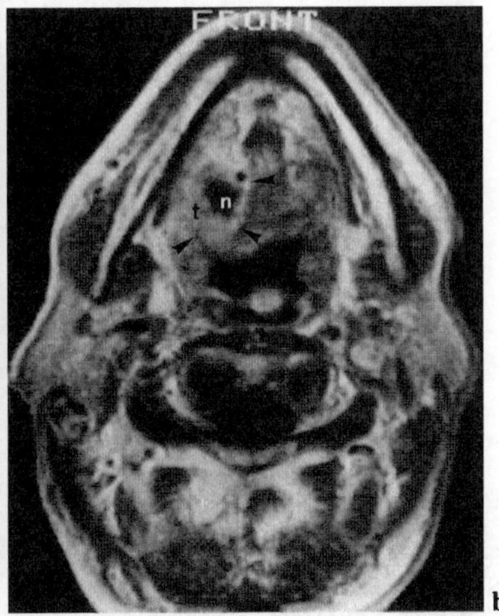

a b

Abb. 15a, b. MR-Bild eines großen Mundbodenkarzinoms. **a** T1-gewichtetes MR-Bild (1,5 Tesla; Spinecho; TR 0,5 s; TE 22 ms; 4 mm Schichtdicke). Wegen der verlängerten T1- und T2-Relaxationszeit des Tumorgewebes erscheint der Tumor (*t*) im Vergleich zur Umgebung signalärmer und ist gut abgrenzbar. **b** T1-gewichtetes MR-Bild (1,5 Tesla; Spinecho; TR 0,5 s; TE 22 ms; 4 mm Schichtdicke) mit Gadolinium-DTPA. Nach der intravenösen Applikation von Gadolinium-DTPA erscheint der Tumor (*t*) bereits im T1-gewichteten Bild signalreich; die zentrale Nekrose (*n*) des Tumors wird sichtbar

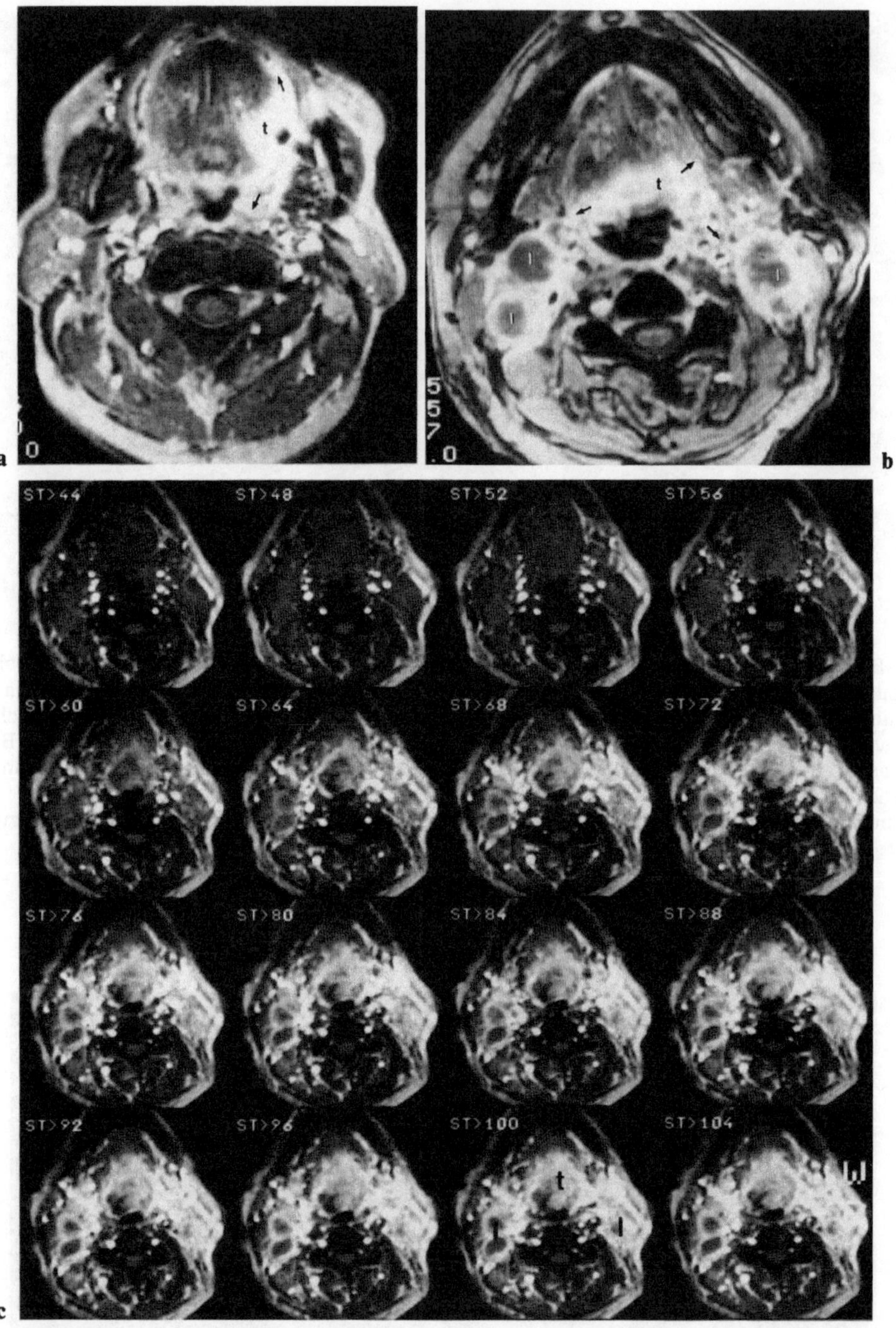

Abb. 16a–c. Gradientenecho-MR-Bilder nach Gd-DTPA. **a** Zungenrandkarzinom (1,5 Tesla, FISP, Flipwinkel 75°; TR 0,05 s; TE 10 ms; 4 mm Schichtdicke) nach Gd-DTPA. In einer Meßzeit von nur 41 s für 2 Schichten gelingt der Nachweis eines Zungenrandkarzinoms mit deutlich sichtbarer Infiltration der Tonsillenloge. **b** Zungengrundkarzinom (1,5 Tesla, FLASH, Flipwinkel 70°; TR 0,25 s; TE 7 ms; 4 mm Schichtdicke) nach Gd-DTPA. Größere Abschnitte der Kopf-Hals-Region lassen sich durch eine FLASH-Sequenz mit längerer TR-Zeit untersuchen, die in 2,2 min 16 Schichten liefert. Nach Gd-DTPA hochkontrastierte Darstellung eines Zungengrund-Tumors (*t*) mit Infiltration der Tonsillenloge und des Mundbodens. Lymphknotenmetastasen (*l*) zeigen ein ringförmiges Enhancement mit zentralen signalarmen Nekrosezonen (analog der Kontrastmittel-CT). Die verkürzte Meßzeit im Vergleich zu Spinecho-Sequenzen führt zu einer Reduktion von Bewegungsartefakten. **c** Zungengrundkarzinom (1,5 Tesla, FISP, Flipwinkel 70°; TR 0,05 s; TE 7 ms; 4 mm Schichtdicke; Matrix 128 × 128); dynamische sequentielle Aufnahmeserie unter der Bolusgabe von Gd-DTPA. Durch schnelle Gradientenecho-Sequenzen ist es bei reduzierter Bildmatrix (128 × 128 Pixel) erstmals möglich, die Anflutung von Gd-DTPA in Form einer dynamischen Untersuchungsserie aufzuzeigen. Die Meßzeit der Einzelaufnahme beträgt 6,4 s. Deutlich ist das Enhancement des Tumors (*t*) und der Lymphknotenmetastasen (*l*) sichtbar

MR-Bildern nicht nachweisbar sind (Abb. 15a). Insgesamt wird durch die Anwendung von Gd-DTPA eine schnellere Untersuchung bei besserer Bildqualität möglich. Die Tumorinfiltration in Fettgewebe ist allerdings weniger gut als durch die nativen Aufnahmen nachweisbar.

Eine weitere Beschleunigung läßt sich durch die Anwendung schneller Gradientenecho-Sequenzen erreichen (z. B. FLASH = Fast Low Angle Shot oder FISP = Fast Imaging with Steady Precession). Diese Sequenzen zeichnen sich dadurch aus, daß sie zur Anregung einen Flip-Winkel unter 90° benutzen und die Refokussierung nicht durch einen 180°-Puls sondern durch das Negativ-Schalten von Gradienten erreicht wird. Der eine Vorteil ist, daß die applizierte Energie geringer als bei Spinecho-Sequenzen ist, was besonders bei Hochfeld-Anlagen von Bedeutung ist. Der entscheidende Vorteil ist jedoch, daß die Repetitionszeit TR und damit die Meßzeit deutlich reduziert werden kann. So hat eine T1-gewichtete FISP-Sequenz bei einem Flip-Winkel von 70° eine TR-Zeit von nur noch 40 ms und eine TE von 10 ms. Bei 4 Mittelungen für eine gute Bildqualität können 2 Schichten in 41 s gemessen werden (Abb. 14b, 16a). Analog dauert die Messung mit einer T1-gewichteten FLASH-Sequenz (Flip-Winkel 30°, TR 80 ms; TE 10 ms) für zwei Schichten 82 s (LENZ et al. 1989b). Möchte man einen größeren Bereich mit mehreren Schichten abdecken, so kann man z. B. 16 Schichten in 2,2 min messen (FLASH, 70°, TR 250 ms, TE 7 ms, 2 Acquisitionen) (Abb. 16b). T1-gewichtete GE-Sequenzen sind ausgesprochen sensibel für Gadolinium-DTPA. Tumoren zeigen eine größere Signalintensität als alle anderen Gewebe, einschließlich Fettgewebe

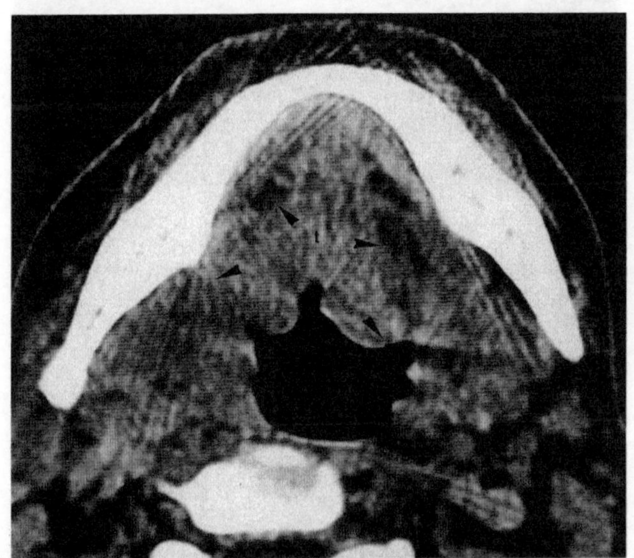

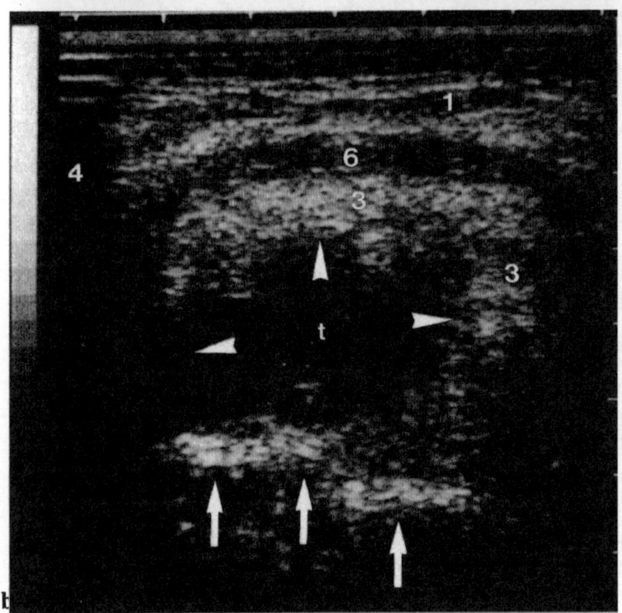

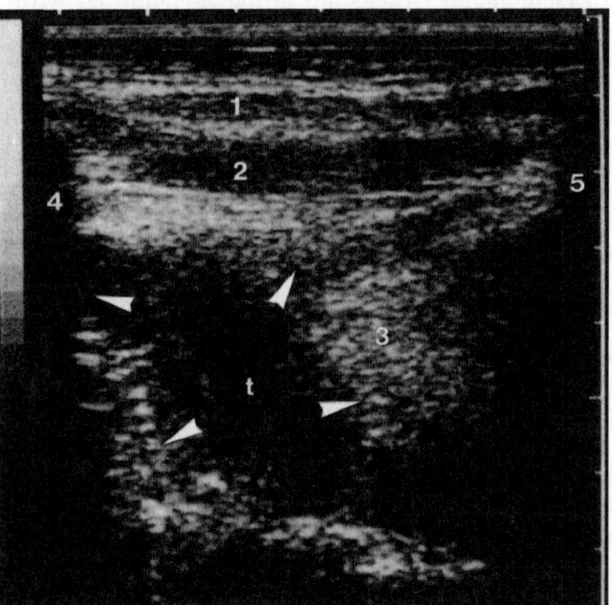

Abb. 17a–c. Sonographie bei einem Zungen-Mundboden-Karzinom. *1* M. digastricus (venter anterior), *2* M. geniohyoideus, *3* Intrinsic-Muskulatur der Zunge (reflexreich), *4* Schallschatten der Mandibula, *5* Schallschatten des Hyoids, *6* M. mylohyoideus. **a** CT-Bild nach Kontrastmittel. Trotz Kontrastmittelgabe grenzt sich der große, exulzerierte Zungengrundtumor im CT-Bild nicht sicher zur Umgebung ab. **b** Koronares Sonogramm. Im Ultraschallbild läßt sich der Tumor (*t*) als echoarme Struktur gut kontrastiert gegen die reflexreiche Zungenmuskulatur abgrenzen. Deutliche Echobänder im Bereich der Zungenoberfläche mit einer Stufenbildung (*Pfeile*) beweisen die Ulzeration. **C** Sagittales Sonogramm. Die sagittale Schnittführung zeigt die Beziehung des Tumors (*t*) zur Mandibula und die ventrodorsale Ausdehnung

(LENZ et al. 1989b). T1-gewichtete GE-Sequenzen zusammen mit Gd-DTPA haben eine deutlich höhere Sensitivität als native T2-gewichtete SE-Bilder oder T1-gewichtete SE-Bilder nach Gd-DTPA. Wegen ihrer hohen Sensitivität und ihrer schnellen Durchführbarkeit eignen sie sich vorzüglich für die orientierende Suche nach Tumoren und Lymphknotenmetastasen und können die langen T2-gewichteten Spinecho-Sequenzen ersetzen. Die Zeitersparnis beträgt einen Faktor von 7 bis 16, und das bei besserer Bildqualität. Erstmals lassen sich durch GE-Bilder (bei reduzierter Bildmatrix) auch dynamische Kontrastmittelstudien erstellen (Abb. 16c) (LENZ et al. 1989b; VOGL et al. 1989a). Ein Nachteil von GE-Sequenzen sind ihre Anfälligkeit für Suszeptibilitätsartefakte und Spuleninhomogenitäten. Suszeptibilitätsartefakte treten besonders im Grenzbereich zwischen Luft, Knochen und protonenhaltigen Geweben (z. B. im Bereich der Oberkieferknochen und Nasennebenhöhlen) auf oder im Bereich paramagnetischer Materialien (z. B. eisenhaltiger Zahnersatz). Es kommt dann zu lokalen Auslöschungsphänomenen oder zu Streifenartefakten, die die Bildbeurteilung deutlich erschweren.

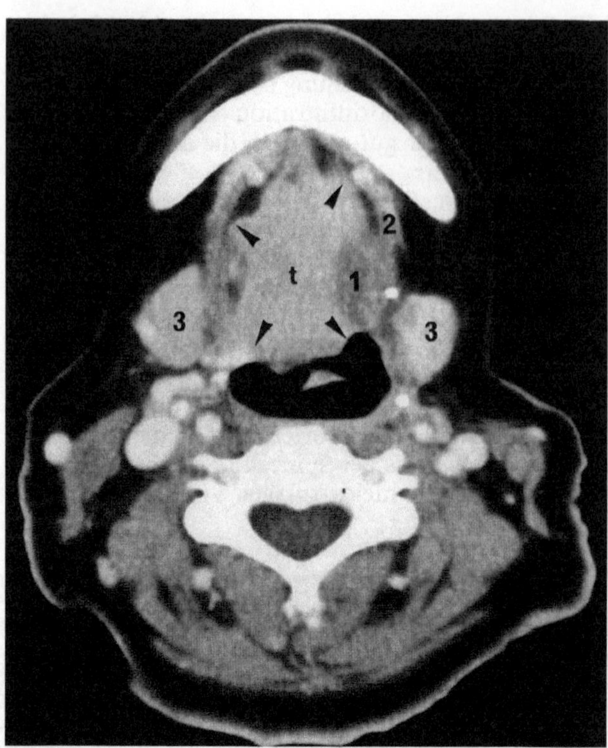

Abb. 18. CT-Bild eines adenoidzystischen Karzinoms. *1* M. genioglossus, *2* M. digastricus (venter anterior), *3* Glandula submandibularis. Der Tumor (*t*) zeigt nach Kontrastmittelgabe ein homogenes Enhancement

4.1.3 Sonographie (US)

Die Sonographie hat ihre besondere Bedeutung bei der Untersuchung der Speicheldrüsen (GRITZMANN 1989). Auch der Mundboden, die Tonsillenregion und die dorsalen Abschnitte der Zunge sind sonographisch gut beurteilbar (FRÜHWALD 1988), die Mundbodenmuskulatur läßt sich in koronaren und sagittalen Schnittbildern gut abgrenzen. Tumoren imponieren als echoarme Raumforderungen im regelmäßigen Schallmuster der Zunge (Abb. 17b, c). Der Kontrast des Tumors zur Umgebung soll z. T. besser sein als in der CT. Besonders das klinisch wichtige mittellinienüberschreitende Wachstum größerer Tumoren wird sicher erkannt (Abb. 17b). Ulzerationen zeigen sich an Kontursprüngen an der Oberfläche der Zunge in Verbindung mit bandförmigen echoreichen Signalanhebungen.

4.2 Differentialdiagnosen

4.2.1 Andere maligne Erkrankungen

90% aller malignen Tumoren des Oropharynx und der Mundhöhle sind Plattenepithelkarzinome. Andere Malignome sind sehr selten. Eine eindeutige differentialdiagnostische Abgrenzung ist weder durch CT noch durch MR möglich.

Adenoidzystische Karzinome (Zylindrome) stammen von den kleinen Speicheldrüsen oder von akzessorischem Drüsengewebe und zeichnen sich dadurch aus, daß sie entlang von Nerven infiltrieren und eine außerordentlich hohe Rezidivquote haben (DODD et al. 1970; SPIRO et al. 1974). Im CT-Bild sind sie nach Kontrastmittel meist homogen mit hohen Dichtewerten (Abb. 18). Häufiger sind extranodale Manifestationen von malignen Lymphomen. Im CT-Bild sind sie nach Kontrastmittelgabe meist homogen mit einer Dichte von 47 HE und einem nur geringen Enhancement von 24 HE. Inhomogenitäten oder nekrotische Einschmelzungen sind meist nur nach Therapie zu beobachten (LENZ 1986). Wegweisend sind, neben der homogenen Struktur, vor allem multiple, z. T. sehr große Lymphknotenmanifestationen, die ebenfalls homogen sind (HARNSBERGER et al. 1987; LEE et al. 1987; LENZ 1986). Im MR-Bild sind sie ebenfalls homogen; z. T. zeigen sie bereits im T1-gewichteten Bild hohe Signalintensitäten (LENZ et al. 1986), z. T. kommen sie signalarm zur Darstellung. Auch die Aufnahme von Gd-DTPA ist unterschiedlich; meist ist sie gering, so daß das Lymphomgewebe als dunkle Struktur gegen das besser durchblutete Tonsillengewebe abgrenzbar ist (Abb. 19). Sarkome sind weitaus seltener. Sie können von den mesenchymalen Weichteilgeweben ausgehen und imponieren dann im CT-Bild als z. T. sehr große und schnell wachsende Raumforderungen mit ausgedehnten Nekrosen. Vom Knochen ausgehende Sarkome (z. B. das Osteosarkom der Mandibula) zeigen im CT-Bild einen geringeren Weichteilgewebsanteil, dafür aber knöcherne Destruktionen mit Auftreibung des Knochens

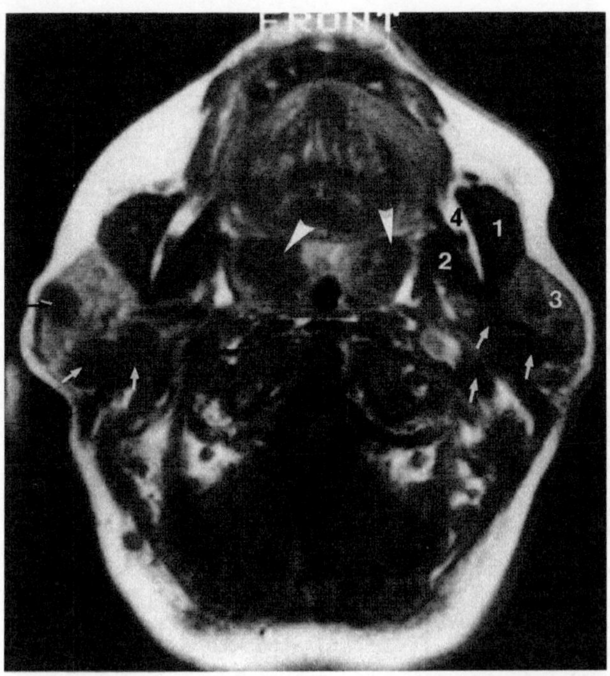

Abb. 19. MR-Bild eines Non-Hodgkin-Lymphoms. *1* M. masseter, *2* M. pterygoideus medialis, *3* Glandula parotis, *4* Mandibulaast (mit hellem Fettmark). Im T1-gewichteten Spinecho-Bild nach Gadolinium-DTPA zeigt das NHL in diesem Fall kein Enhancement. Es ist hierdurch als dunkle raumfordernde Masse im Bereich beider Tonsillenlogen nachweisbar (*Pfeilspitzen*). Signalarm gegenüber dem Parotisgewebe und dem Fettgewebe der Halsgefäßscheide erscheinen auch die homogenen Lymphknotenmanifestationen (*Pfeile*)

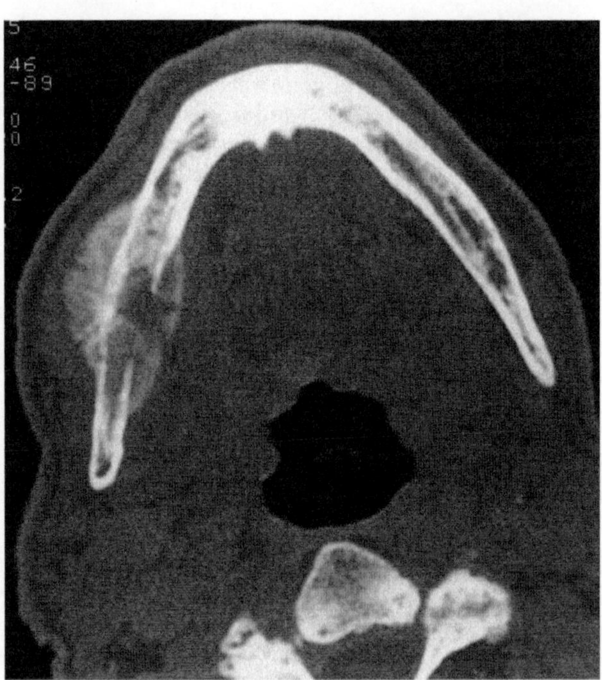

Abb. 20. CT-Bild eines Osteosarkoms der Mandibula. Sarkome der Orofazialregion sind sehr selten. Das hier abgebildete Osteosarkom der Mandibula zeichnet sich durch eine Knochendestruktion mit starker Periostreaktion in Form von strahlenförmigen Verkalkungen aus. Ein relevanter Weichteil-Anteil fehlt im Unterschied zu Mundbodenkarzinomen

und unstrukturierte Kalkablagerungen (Abb. 20). Zwiebelschalenartige Periostformationen kommen vor. In der Kindheit ist das Rhabdomyosarkom der häufigste maligne Tumor dieser Region (MANCUSO u. HANAFEE 1985; BATSAKIS 1979). Neben den Primärtumoren muß bei entsprechender Anamnese auch an Metastasen außerhalb der Kopf-Halsregion gelegener Malignome gedacht werden. So können vor allem Mamma- und Bronchialkarzinome aber auch Hypernephrome Weichteilmetastasen setzen. Häufiger sind die Knochen des Gesichtsschädels, die Mandibula und vor allem die Halswirbelsäule an einer lokalisierten oder diffusen Knochenmetastasierung beteiligt; dies trifft auch für das Plasmozytom zu.

Eine Sonderstellung zwischen den benignen Fibromen und dem malignen Fibrosarkom nimmt die aggressive Fibromatose ein. Sie wächst lokal infiltrierend und destruierend, führt aber nicht zu lokalen oder generalisierten Metastasen (FRITZMEIER et al. 1981; STILLER u. KATENKAMP 1972). Die Läsionen sind meist sehr ausgedehnt mit Knochendestruktionen. Im CT-Bild zeigt sich bei homogener Grundstruktur meist ein ausgeprägtes Enhancement nach Kontrastmittelgabe, obwohl die Vaskularisierung des Tumors im histologischen Präparat gering ist (HUDSON et al. 1984; SIGMUND et al. 1985).

4.2.2 Andere benigne Erkrankungen

Benigne Tumoren der orofazialen Region sind selten. Zu nennen sind Lipome, die im CT-Bild charakteristisch hypodense Dichtewerte um −100 HE aufweisen und im T1-gewichteten MR-Bild mit für das Fettgewebe typisch hoher Signalintensität erscheinen. Sie sind differentialdiagnostisch kein Problem. Verkalkungen kommen vor (SOM et al. 1986). Fibrome und Granulome haben im CT-Bild geringere Dichtewerte nach Kontrastmittelgabe als Plattenepithelkarzinome. Schwierig ist die Differenzierung zwischen Narbe und Tumorrezidiv bzw. -persistenz nach operativer oder Strahlentherapie. Tumoren und tumorähnliche Raumforderungen können von den Zahnfächern des Unter- und Oberkieferalveolarkammes ausgehen. Grundlage der radiologischen Diagnose ist die Panoramaschichtaufnahme (OPG), die in Form einer Übersichtsaufnahme die simultane Darstellung von Ober- und Unterkiefer einschließlich der Kiefergelenke und großer Teile der Kieferhöhlen im direkten Seitenvergleich erlaubt. Allerdings ist eine genaue Lokalisation und sichere Zuordnung zystischer Läsionen durch Überlagerungen besonders in der Frontalregion nicht immer möglich, so daß ergänzende Aufnahmen wie Einzelzahnfilme, NNH-Aufnahmen und auch die CT herangezogen werden. Die banalen odontogenen, follikulären und radikulären Zysten zeigen sich als scharf begrenzte Läsionen mit erhaltener Kompakta, wobei der Knochen aufgetrieben sein kann. Durch Zystenwachstum, besonders aber durch Infektion, kann die Knochenlammelle destruiert werden und es kann sich z. B. ein Kieferhöhlenempyem ausbilden (HERZOG et al. 1985). Die Darstellung von Zysten kann durch die CT bisweilen sehr schwierig sein, weil Zahnfüllungen oder der sehr dichte Zahnschmelz und der Knochen zu Aufhärtungsartefakten führen. Die MR kennt diese Probleme nicht und bringt deshalb bessere Ergebnisse, obwohl die Knochendarstellung durch MR weniger gut möglich ist (BELKIN et al. 1988); in den meisten Fällen dürfte bei dieser Fragestellung eine OPG ausreichend sein. Das Ameloblastom, eine semimaligne Geschwulst, zeigt im CT-Bild im typischen Fall bienenwabenartige oder seifenblasenartige Osteolysen im Kiefer (Abb. 21). Wie auch die Myxome neigen sie zur Resorption von Zahnwurzeln und zeigen auffällig niedrige Dichtewerte (HERTZNAU et al. 1984). Adenome des Oropharynx bzw. des parapharyngealen Raums entstehen aus versprengtem Drüsengewebe der kleinen Speicheldrüsen. Sie haben im CT mittlere Dichtewerte und sind z. T. inhomogen. Neurinome des parapharyngealen Raums zeigen im CT-Bild charakteristisch niedrige Dichtewerte, kombiniert mit dichteren Gewebeanteilen. Nach intravenöser Kontrastmittelgabe weisen sie schlierenartig enhancende Inhomogenitäten auf. Die lokalisierte Invasion und Destruktion ist eine markante Eigenart dieser Tumoren, wobei die lokalen Weichteilinfiltrationen computertomographisch gut beurteilt werden können. Daneben bleibt die Angiographie mit dem Nachweis der Variationen der arteriellen und venösen Versorgung eine wichtige diagnostische Untersuchungsmethode (DUCAN et al. 1979; SCHADEL et al. 1982; LENZ 1987; MANCUSO u. HANAFEE 1985). Im T1-gewichteten MR-Bild weisen sie mittlere, im T2-gewichteten MR-Bild hohe Signalintensitäten auf, wobei deutliche Inhomogenitäten nachweisbar sind (LLOYD u. PHELPS 1986; SOM et al. 1984, 1987). Nach intravenöser Gd-DTPA-Gabe zeigen sie eine inhomogene Signalzunahme.

Das kavernöse Lymphangiom und das zystische Hygrom sind vielkammerige tumoröse Gebilde und stellen echte benigne Neubildungen dar. In 80% sind sie im Halsbereich gelegen, in 65% imponieren sie bereits bei der Geburt und treten ansonsten innerhalb des ersten Lebensjahres auf. Es handelt sich um abnorme Entwicklungen des lymphatischen Embryonalsacks in der jugularen Region (BATSAKIS 1979). Computertomographisch imponieren diese Gebilde als wasserdichte Gewebsmassen, die mit Septen durchzogen sind, die nach intravenöser KM-Gabe enhancen, während der Resttumor hypodens bleibt (Abb. 22). Obwohl die Sonographie eine gute und schnell durchführbare Screening-Untersuchungsmethode ist, bleibt die Darstellung unspezifisch. Differentialdiagnostisch kann die CT hier weiterhelfen (MANCUSO u. HANAFEE 1985, LENZ 1987).

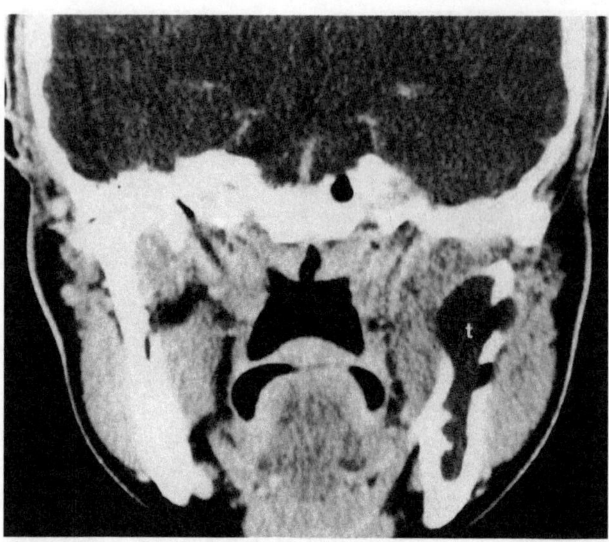

Abb. 21. CT-Bild eines Ameloblastoms der Mandibula. Typisch seifenblasenartig-zystische Osteolysen mit Ausbreitung dieser semimalignen Geschwulst im Markraum der Mandibula (*t*)

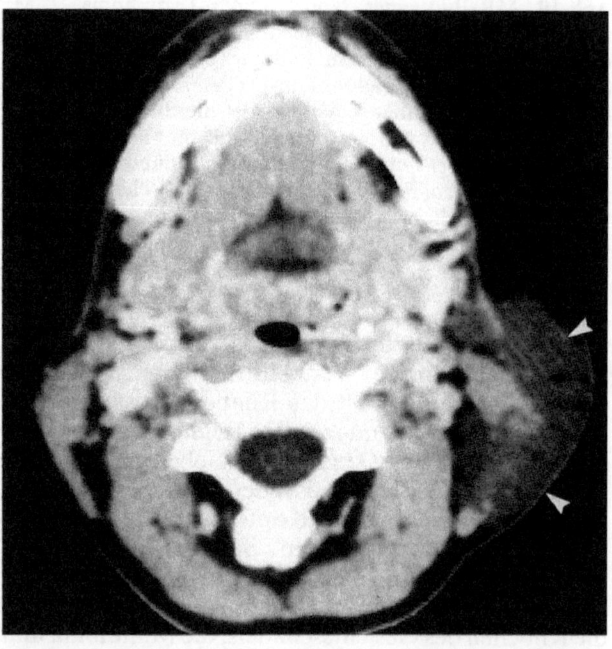

Abb. 22. CT-Bild eines Lymphangioms. Für das Lymphangiom sind die zystisch-hypodensen Dichtewerte der Raumforderung typisch. Nach Kontrastmittelgabe kann ein Enhancement von Bindegewebssepten auftreten, während der Hauptteil des Tumors keine Dichtezunahme zeigt

Von benignen und malignen Tumoren sind normale anatomische Gewebe und entzündliche Raumforde-

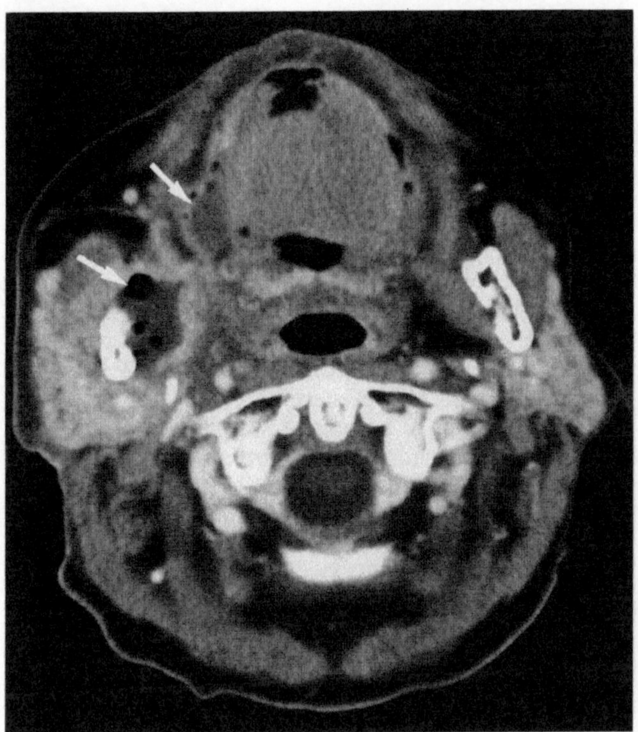

a

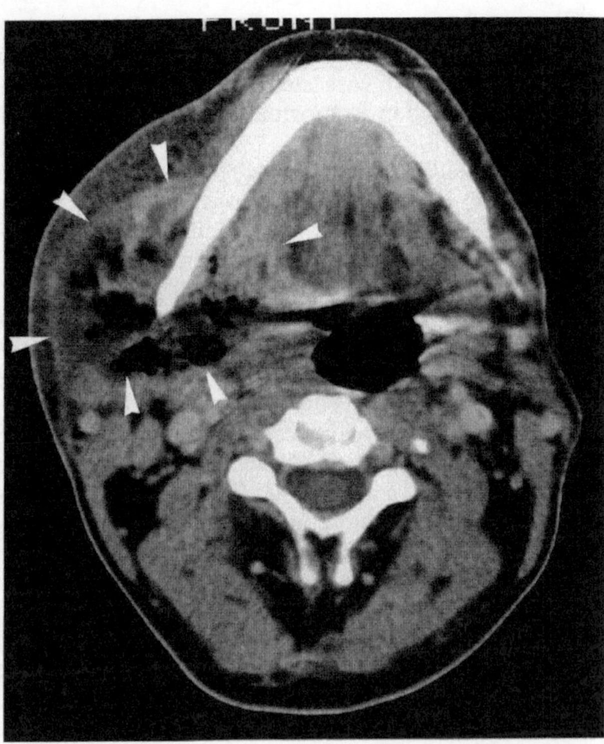

Abb. 23a, b. CT-Bilder von Abszessen. **a** Kieferwinkelabszeß als odontogene Komplikation. Abszesse sind im CT- und MR-Bild primär nicht von nekrotisch einschmelzenden Tumoren zu unterscheiden. Trotz kürzerer Anamnese, geringerem Alter und der typischen Klinik (Fieber) muß letztlich die Histologie entscheiden. Typisch ist die hypodense Einschmelzung mit einem ringförmigen Kontrastmittel-Enhancement, das der gut durchbluteten Abszeßmembran entspricht. Die Umgebung ist meist im Sinne einer Mitreaktion geschwollen und verdichtet (in diesem Fall die Glandula parotis). Luftblasen innerhalb der Einschmelzung sprechen für eine Verbindung nach außen (in diesem Fall zur Mundhöhle). **b** Primärer Anaerobier-Abszeß der Halsregion. Luftblasen im Weichteilgewebe können auch für eine Infektion mit Anaerobiern sprechen

rungen abzugrenzen. Selbst bei Kenntnis des Alters und der Anamnese des Patienten kann dies erhebliche Schwierigkeiten bereiten, weil trotz aller Erwartungen und Bemühungen sowohl die CT als auch die MR sehr unspezifisch bezüglich der Dignität und Histologie einer Läsion sind. Alle anders lautenden Berichte mußten in der Folgezeit im wesentlichen zurückgenommen oder zumindest korrigiert werden. Im Zweifelsfalle ist die Abklärung durch Probebiopsie mit histologischer Aufarbeitung des Präparats immer zu empfehlen. Die einfachste Entzündung im Oropharynx ist die Tonsillitis. Sie zeichnet sich im CT-Bild durch eine homogene Betonung der Tonsillenloge aus, die vermehrt Kontrastmittel aufnimmt. Die Entzündung kann sich, je nach Erreger und Abwehrlage des Patienten, phlegmonös ausbreiten. Dies führt zu einer unscharfen Durchtränkung auch umgebender, tiefer gelegener Gewebekompartimente. Das CT-Bild dieser Entzündung ist nicht von dem eines diffus infiltrierenden malignen Tumors zu unterscheiden. Die regionären Lymphknoten sind meist homogen vergrößert; das Kontrastmittelverhalten der Lymphknoten ist unterschiedlich: sie können leicht hypodens im Sinne einer ödematösen Schwellung sein, oder auch hyperdens durch eine Blut-Gewebs-Schrankenstörung. Besonders bei jungen Patienten kann es unter einem akuten fiebrigen Krankheitsbild zu einem retrotonsillären Abszeß kommen, der im CT-Bild ähnlich wie ein abszedierender maligner Tumor imponiert. Gewinnt der Abszeß Anschluß zur Mundhöhle, so kann er neben Eiter auch Luft enthalten (Abb. 23a). Primäre und massive Gasansammlungen im entzündlichen Gewebe sprechen für gasbildende Erreger (Abb. 23b).

5 Vergleich von Klinik, CT, MR und US

Die klinische Wertigkeit der bildgebenden Methoden untereinander und im Vergleich zu den klinischen Methoden (Inspektion und Palpation) wird unterschiedlich eingeschätzt. Dies liegt zum einen an den unterschiedlichen technischen Voraussetzungen in der Geräteausstattung und Methodik, die vor allem bei der Kernspintomographie, aber auch bei der Computertomographie evident sind. Die Notwendigkeit eines standardisierten Vorgehens wird hier deutlich. Auch der unterschiedliche Erfahrungsstand in den Methoden (großes Patientengut bei CT, kleines Patientengut bei MR und US) ist zu beachten. Zum anderen werden Patientenkollektive vorgestellt, die sich in den Tumorstadien und in den Tumorlokalisationen unterscheiden.

Weder die CT, noch die MR oder die US können anhand von Kriterien wie Homogenität, Signalintensität, Kontrastmittelverhalten ect. maligne und benigne Raumforderungen unterscheiden (Bähren et al. 1982; Belkin et al. 1988; Lenz 1987; Lenz et al. 1989a, b; Mancuso u. Hanafee 1985). Für Gutartigkeit sprechen scharf begrenzte Ränder und gut markierte Grenzen, für Malignität unscharfe, irreguläre Raumforderungen, die infiltrieren und destruieren. Ausgenommen sind hier seltene Raumforderungen mit charakteristischen Dichtewerten im CT-Bild, wie z. B. das Lipom. In allen Fällen ist bei jeder Raumforderung eine Biopsie vorzunehmen, um zu einer histologischen Diagnose zu kommen.

Insgesamt wird deutlich, daß die Wertigkeit der bildgebenden beim Staging maligner Tumoren umso größer ist, je größer der Tumor ist und je weiter er in tiefer gelegene Gewebskompartimente infiltriert, die der Palpation und Inspektion nicht zugänglich sind. Oberflächlich wachsende, kleine Tumoren (besonders der Mundhöhle) werden klinisch besser erkannt. In einer vergleichenden Analyse von 174 Patienten fanden Lenz et al. (1989a) bei kleinen Tumoren des Stadiums T1 und T2 (UICC = Union International Contre Cancer) eine Sensitivität der Klinik von 90% bei der Stadieneinteilung, die der CT wurde mit nur 53% angegeben. Bei Tumoren der Stadien T3 und T4 hat die Klinik eine Sensitivität von nur noch 34%, die CT von 91%. Insgesamt beträgt die Sensitivität der Klinik 47%, die der CT 82%. Fürst et al. (1988) gaben bei 35 Patienten eine Sensitivität der CT von 80% (für die MR 89%) an. Frühwald (1988) berichtete bei Zungentumoren von einer Sensitivität der CT von 80% (für die US 94%). Beklagt wird von allen Autoren, daß durch den fehlenden Gewebekontrast die Tumorabgrenzung besonders bei kleinen Tumoren durch die CT schlechter möglich ist als durch die MR und die US. Oberflächlich wachsende Tumoren sind computertomographisch prinzipiell nicht sichtbar, zumal die Oberfläche des Schleimhautreliefs durch Einlagerungen von Lymphgewebe starken Variationen unterliegen. Erschwerend kommt hinzu, das kleine Tumoren kein Kontrastmittel-Enhancement zeigen und deshalb nur durch ihre raumfordernde Wirkung oder durch sekundäre Tumorzeichen (gestaute Glandula submandibularis, Obliteration des spatium sublinguale) zu erkennen sind. In 70% der Fälle gehören die Tumoren dem Stadium T3 oder T4 an; sie zeigen im CT-Bild meist ein deutliches Enhancement. Besser als durch Inspektion und Palpation kann dann die Infiltration des Tumors in die Umgebung und Destruktionen von Knochen und Knorpel durch die CT übersichtlich dargestellt werden. Dies gilt vor allem für mittellinienüberschreitendes Tumorwachstum und für die Infiltration tiefer gelegener Fettbindegewebskompartimente (z. B. Spatium sublinguale und submandibulare, para- und retropharyngealer Raum bis hin zur Schädelbasis). Die genaue Kenntnis dieser Tumorausdehnungen sind für eine kurative und gleichzeitig auf Rekonstruktion und Funktionserhaltung ausgerichtete, moderne Tumortherapie unerläßlich. Die Sensitivität der CT ist in der Mundhöhle (mit Zunge) mit nur 54% deutlich geringer als im Mundboden (85%) und im Oropharynx (90%) (Lenz et al. 1989a). Dies liegt daran, daß in der Mundhöhle Tumoren früher, in kleineren Stadien, erkannt werden, Artefakte durch dichte Knochen oder Zahnfüllungen die Beurteilung des CT-Bildes erschweren und der Gewebekontrast im Bereich der Zunge unzureichend ist.

Kleine Tumoren und Tumoren der Mundhöhle sind deshalb Indikationen für die Kernspintomographie, die bei geeigneter Technik in jedem Fall einen besseren Gewebekontrast hat als die Computertomographie (Fürst et al. 1988; Lenz et al. 1989b; Rafto u. Warren 1988; Vogl et al. 1989a). Entscheidend sind T1-gewichtete Spinecho-Bilder vor und nach intravenöser Applikation von Gd-DTPA, die bei guter Bildqualität ein hohes Maß an anatomischer Information erbringen (Lenz et al. 1989b; Vogl et al. 1989a) und T1-gewichtete Gradientenecho-Bilder nach Gd-DTPA, die eine außergewöhnliche Sensitivität für Tumorgewebe aufweisen (Lenz et al. 1989b). Rho- und T2-gewichtete Spinecho-Sequenzen mögen in anderen Körperregionen (besonders im Bereich des Gehirns) von großem Nutzen sein, sind aber wegen der langen Meßzeit sehr unökonomisch. Bedingt durch die lange Meßzeit sind Bewegungsartefakte häufig und die T2-gewichteten SE-Bilder wegen des schlechten SNR oft wenig informativ. Neben dem guten Gewebekontrast ist von Vorteil, daß ohne Umlagerung des Patienten Aufnahmen in allen Schichtorientierungen angefertigt werden können; koronare Schichten (auch bei der CT) sind besonders bei Tumoren des Gaumens und zur Beurteilung des parapharyngealen Raums wichtig, aber auch bei Zungen und Mundbodentumoren sinnvoll; sagittale Schichten haben bei mittelliniennahen Tumoren eine Bedeutung. Ein weiterer Vorteil der MR gegenüber der CT im Bereich der Mundhöhle ist die Tatsache, daß durch die allgemein üblichen Zahnfüllungen (Amalgam, Gold) und durch Knochen keine Artefakte erzeugt werden. Diskrete kortikale Knochenläsionen werden durch die CT sicherer erfaßt als durch die MR. Dies gilt besonders auch für kleine Verkalkungen in Tumoren, die differentialdiagnostisch bedeutsam sein können (Fürst et al. 1988; Lenz et al. 1989b; Belkin et al. 1988). Das Tumorwachstum im Knochen selbst wird durch die MR besser gesehen. Insgesamt ist die Kernspintomographie im Bereich der Mundhöhle, des Mundbodens und des Oropharynx sensitiver als die CT, besonders bei kleinen Tumoren. Die Beurteilung der Tumorausdehnung und die Erfassung der Tumorgrenzen ist mit MR besser möglich als durch CT. Durch die Gabe von Gd-

DTPA werden bessere Ergebnisse erzielt, weil bei gutem Gewebekontrast das SNR von T1-gewichteten SE-Bildern nach Gd-DTPA besser ist als das SNR nativer T2-gewichteten SE-Bilder, und das bei kürzerer Meßzeit. Bei der gleichzeitig wichtigen Suche nach Lymphknotenmetastasen, vor allem in den unteren Halsregionen, hat die CT jedoch Vorteile, was bei der Gesamteinschätzung der Methoden zu berücksichtigen ist. Außerdem ist mit modernen Hochleistungs-Scanner der Untersuchungsaufwand mit der CT (von Schädelbasis bis zum Jugulum 10 min Untersuchungszeit) deutlich geringer als mit der MR (mindestens 40 min nur für den Oropharynx). Bewegungsartefakte, besonders bei unkooperativen Patienten, führen bei der MR häufig zu diagnostisch nicht verwertbaren Untersuchungen, während bei Scanzeiten von 1–3 s mit der CT in allen Fällen verwertbare Ergebnisse erzielt werden. Insgesamt werden durch Klinik und CT gemeinsam 90% aller Tumoren richtig eingeschätzt; die MR brachte nur in 5% der Fälle Informationen, die zu einer Stadienänderung geführt haben (LENZ et al. 1989b). Nach der klinischen Untersuchung ist somit die standardisierte CT mit Kontrastmittel nach wie vor die Methode der Wahl für die Diagnostik maligner Tumoren und ihrer Lymphknotenmetastasen. Die CT ist bei allen Tumorpatienten obligat, in den meisten Fällen ist sie ausreichend, in jedem Fall geht die CT als schnellere und einfachere Untersuchung der MR im Procedere voraus. Die MR ist indiziert:

- bei Tumoren der Mundhöhle und des Oropharynx (vor allem Tonsillen- und Zungentumoren), wenn im CT-Bild der Dichteunterschied zwischen Tumor und Umgebung ungenügend ist (in 12–15% der Fälle trifft dies zu);
- bei metallartefakten durch Zahnfüllungen in der interessierenden Region, die den Tumor verdecken;
- wenn bei kleinen Tumoren der Stadien T1 und T2 nach UICC der Tumor durch die CT nicht oder nur ungenügend gesehen wird;
- wenn durch die CT die kraniokaudale Tumorausdehnung nicht sicher beurteilt werden kann; hier sollten koronare oder sagittale MR-Bilder angefertigt werden.

Die Sonographie zeigt besonders bei Tumoren der Zunge gute Ergebnisse (FRÜHWALD 1988). Großer Vorteil ist ihre Verfügbarkeit und der geringe Geräteaufwand im Vergleich zur CT und MR. In der Hand des geübten Untersuchers kann sie im Rahmen der klinischen Untersuchung wichtige Zusatzinformationen erbringen. Größere Tumorausdehnungen in den para- und retropharyngealen Raum, Richtung Schädelbasis und Hypopharynx und Knochendestruktionen werden jedoch nicht sicher erfaßt. Ein komplettes Lymphknoten-Staging unter Mitbetrachtung der wichtigen retropharyngealen Lymphknotenstationen ist nicht möglich. Damit ist die Sonographie als alleinige Untersuchungsmethode nicht ausreichend.

Die klassische Röntgenaufnahme und die Röntgentomographie spielen bei der Diagnostik von Malignomen der Mundhöhle und des Oropharynx keine Rolle mehr.

Literatur

Bähren W, Haase S, Wierschin W, Lenz M (1982) Wertigkeit der Computertomographie bei der Diagnostik von bösartigen Tumoren der Mundhöhle und ihrer regionären Metastasierung. Fortschr Röntgenstr 136:525–530

Batsakis J (1979) Tumors of the head and neck: clinical and pathological considerations. Williams & Wilkins, Baltimore

Belkin B, Papageorge M, Fakitsas J, Bankoff M (1988) A comparative study of magnetic resonance imaging versus computed tomography for the evaluation of maxillary and mandibular tumor. J Orol Maxillofac Surg 46:1039–1047

Cooke J, Parsons C (1989) Computed tomographic scanning in patients with carcinoma of the tongue. Clin Radiol 40:254–256

Dodd G, Dolan P, Ballantyne A, Ibanez M, Chau T (1970) The dissemination of tumors of the head and neck via cranial nerves. Radiol Clin North Am 8:445–461

Ducan A, Lack E, Deck M (1979) Radiological evaluation of paragangliomas of the head and neck. Radiology 132:31–35

Fayos J (1981) Carcinoma of the oropharynx. Radiology 138:675–681

Fritzmeier F, Kronsbein H, Draf W (1981) Zur Diagnostik und Therapie der Fibromatosen im Kopf- und Halsbereich. HNO 29:105

Frühwald F (1988a) Clinical examination, CT and US in tongue cancer staging. Eur J Radiol 8:236–241

Frühwald F (1988b) Mundhöhle und Oropharynx (Zunge, Mundboden, Tonsillen) In: Czembirek H, Frühwald F, Gritzmann N (Hrsg) Kopf-Hals-Sonographie. Springer, Berlin Heidelberg New York Tokyo

Fürst G, Zamboglou N, Greven C, Kahn T, Mödder U (1988) Kontrastmitteleinsatz in der Kernspintomographie von Kopf-Halstumoren. Fortschr Röntgenstr 149:489–495

Gademann G, Haels J, König R, Mende U, Lennarz T, Kober B, van Kaick G (1986) Kernspintomographisches Staging von Tumoren der Mundhöhle, des Oro- und Hypopharynx sowie des Larynx. Fortschr. Röntgenstr. 145:503–509

Glazer H, Niemeyer J, Balfe D, Devineni V, Emami B, Hayden R, Aronberg D, Levitt R, Ward M, Sagel S, Lee J (1986) Neck neoplasms: MR imaging. Radiology 160:343–348

Gritzmann N (1989) Sonography of the salivary glands. AJR 153:161–166

Grodd W, Lenz M, Baumann R, Schroth G (1984) Kernspintomographische Untersuchungen des Gesichtsschädels. Fortschr Röntgenstr 141:517–524

Gromet M, Homer M, Carter B (1982) Lymphoid hyperplasia at the base of the tongue. Radiology 144:825–828

Hagemann J, Witt C, Jend-Rossmann I, Hörmann C, Jend H, Bücheler E (1983) Wertigkeit der Computertomographie bei Tumoren des Epi- und Oropharynx. Fortschr Röntgenstr 139:373–378

Harnsberger H, Bragg D, Osborn A, Smoker W, Dillon W, Davis R, Stevens M, Hill D (1987) Non-Hodgkin's lymphoma of the head and neck: CT evaluation of nodal and extranodal sites. AJR 149:785–791

Hertzanu Y, Mendelsohn D, Cohen M (1984) Computed tomography of the mandibular ameloblastoma. J Comput Assist Tomogr 8:220–223

Herzog M, Beyer D, Zanella F (1985) Differentialdiagnose zystischer und zystenähnlicher Läsionen der Kiefer. Fortschr Röntgenstr 143:159–165

Hudson T, Vandergriend R, Springfield D, Hawkins I, Spanier S, Enneking W, Hamlin D (1984) Aggressive fibromatosis: Evaluation by computed tomography and angiography. Radiology 150:495

Koch H (1974) Karzinome der Mundhöhle. Westdeutscher Verlag, Opladen

Larsson S, Mancuso A, Hanafee W, (1982) Computed tomography of the tongue and the floor of the mouth. Radiology 143:493–500

Lee Y, Tassel P Van, Nauert C, North L, Jing B (1987) Lymphomas of the head and neck: CT findings at initial presentation. AJR 149:575–581

Lenz M (1986) Computertomographie der Halsregion. In: Pirschel J, Hübener K (1986) Radiologische Diagnostik und Strahlentherapie maligner Lymphome. Thieme, Stuttgart

Lenz M, Bähren W, Haase S, Ranzinger G, Wierschin W (1983) Beitrag der Computertomographie zur Diagnostik maligner Tumoren der Mundhöhle, des Hypopharynx und des Larynx sowie ihrer regionären Lymphknotenmetastasen. Röntgenpraxis 36:333–349

Lenz M (1987) Erkrankungen der Halsweichteile. In: Frommhold W, Dihlmann W, Stender H, Thurn P (Hrsg) Schinz, Radiologische Diagnostik, Bd I/1. Thieme, Stuttgart

Lenz M, Grodd W, Griebel J (1986) Kernspintomographie der Halsregion. In: Pirschel J, Hübener K (Hrsg) Radiologische Diagnostik und Strahlentherapie maligner Lymphome. Thieme, Stuttgart

Lenz M, Bongers H, Ozdoba C, Skalej M (1989a) Klinische Wertigkeit der Computertomographie beim prätherapeutischen T-Staging von orofazialen Tumoren. Fortschr Röntgenstr 151:138–144

Lenz M, Skalej M, Ozdoba C, Bongers (1989b) Kernspintomographie der Mundhöhle, des Oropharynx und des Mundbodens: Vergleich mit der Computertomographie. Fortschr Röntgenstr 150:425–433

Lloyd G, Phelps P (1986) The demonstration of tumours of the parapharyngeal space by magnetic resonance imaging. Br J Radiol 59:675–683

Lufkin R, Larsson S, Hanafee W (1983) NMR anatomy of the larynx and tongue base. Radiology 148:173–175

Lufkin R, Hanafee W (1988) MRI of the head and neck. Magn Reson Imaging 6:69–88

Mancuso A, Hanafee W (1985) Computed tomography and magnetic resonance imaging of the head and neck. Williams & Wilkins, Baltimore

Million R, Cassis N, Wiltes R (1982) Cancer in the head and neck. In: Vita V de, Hellmann S, Rosenberg S (eds) Cancer. Lippincott, Philadelphia

Mödder U, Steinbrich W, Heindel W (1985) Indikationen zur Kernspintomographie bei Tumoren des Gesichtsschädels und Halsbereiches. Digit Bilddiagn 5:55–60

Mödder U, Lenz M, Steinbrich W (1987) MRI of facial skeleton and parapharyngeal space. Eur J Radiol 7:6–10

Momose K, Mcmillian A (1978) Roentgenoligic investigations of the larynx and trachea. Radiol Clin North Am 2:321–341

Muraki A, Mancuso A, Harnsberger H, Johnson L, Meads G (1983) CT of the oropharynx, tongue base, and floor of the mouth: normal anatomy and range of variations, and applications in staging carcinomas. Radiology 148:725–731

Rafto S, Warren W (1988) MRI of the upper aerodigestive tract and neck. Radiol Clin North Am 26:547–571

Robinson J, Crawford S, Teresi L, Schiller V, Lufkin R, Harnsberger H, Dietrich R, Crim J, Duckwiler G, Spickler E, Hanafee W (1989) Extracranial lesions of the head and neck: preliminary experience with Gd-DTPA-enhanced MR imaging. Radiology 172:165–170

Schadel A, Thiede G, Galanski M (1982) CT-Diagnostik der Glomus-jugulare-Tumoren. Fortschr Röntgenstr 136:291–295

Sigmund G, Bähren W, Wahls M, Wierschin W (1985) Computertomographische Diagnostik bei aggressiver Fibromatose des Halses. Fortschr Röntgenstr 142:467–468

Som P, Biller H, Lawson W, Sacher M, Lanzièri C (1984) Parapharyngeal space masses: an update protocoll based upon 104 cases. Radiology 153:149–156

Som P, Scherl M, Rao V, Biller H (1986) Rare presentations of ordinary lipomas of the head and neck. AJNR 7:657–664

Som P, Braun I, Shapiro M, Reede D, Curtin H, Zimmerman R (1987) Tumors of the parapharyngeal space and upper neck: MR imaging characteristics. Radiology 164:823–829

Spiessl B (1966) Plattenepithelkarzinome der Mundhöhle. Thieme, Stuttgart

Spiessl B, Scheibe O, Wagner G (1982) UICC (Union International Contre le Cancer), TNM-Atlas Springer, Berlin Heidelberg New York

Spiro R, Huvos A, Strong E (1974) Adenoid cystic carcinoma of salivary origin. A clinicopathologic study of 242 cases. Am J Surg 128:512

Stark D, Moss A, Gamsu G, Clark O, Gooding G, Webb W (1984a) Magnetic resonance imaging of the neck. Part I: Normal anatomy. Radiology 150:447–454

Stark D, Moss A, Gamsu G, Clark O, Gooding G, Webb W (1984b) Magnetic resonance imaging of the neck. Part II: Pathologic findings. Radiology 150:455–461

Steudel A, Leipner N, Köster O, Rösing C, Straehler-Pohl H (1987) Malignome der Mundhöhle und des Pharynx – MR-Tomographie mit Oberflächenspulen. Fortschr Röntgenstr 146:273–277

Stiller D, Katenkamp D (1972) Die Fibromatosen: Klinik, Morphologie und Klassifizierung. Virchows Arch (Pathol Anat) 369:155

Stutley J, Crooke J, Parsons C (1989) Normal CT anatomy of the tongue, floor of the mouth and oropharynx. Clin Radiol 40:248–253

Unger J (1985) The oral cavity and tongue: magnetic resonance imaging. Radiology 155:151–153

Vogl T, Bauer M, Schedel H, Brüning R, Mees K, Lissner J (1988) Kernspintomographische Untersuchungen von Paragangliomen des Glomus caroticum und Glomus jugulare mit Gd-DTPA. Fortschr Röntgenstr 148:38–46

Vogl T, Brüning R, Greves G, Mees K, Bauer M, Lissner J (1989a) MR imaging of the oropharynx and tongue: comparison of plain and Gd-DTPA studies. J Comput Assist Tomogr 12:427–433

Vogl T, Dresel S, Schedel H, Markl A, Greves G, Stelzer S, Lissner J (1989b) KST des Nasopharynx mit Gd-DTPA: Wertigkeit und differentialdiagnostische Kriterien. Fortschr Röntgenstr 150:516–522

Erkrankungen des Hypopharynx und Larynx

M. LENZ, R. KLIER, CHR. OZDOBA und G. MAATMAN

INHALT

1 Einleitung

Malignome des Hypopharynx und Larynx kommen mit einer Häufigkeit von 2% aller Malignome vor (BATSAKIS 1979). Sie bilden keine Einheit; gemeinsam haben sie nur ihre Lokalisation im Übergangsbereich des Oropharynx zu den tiefer gelegenen Abschnitten der Luftwege und des Verdauungstraktes. Wegen dieser anatomischen Nähe, und weil Tumoren des Larynx in den Hypopharynx infiltrieren können und umgekehrt, sollen sie gemeinsam besprochen werden.

Tumoren des Larynx sind in 90–95% hoch- oder mittelhoch-differenzierte, meist verhornende Plattenepithelkarzinome (BATSAKIS 1979; KIRCHNER 1977; KLEINSASSER 1987; MILLION et al. 1982). Im Gegensatz hierzu sind Hypopharynxkarzinome, die meist vom Sinus piriformis ausgehen, wesentlich häufiger gering differenziert (KLEINSASSER 1987; OLOFSON u. VAN NOSTRAND 1973).

Die beiden Tumorgruppen unterscheiden sich auch in ihrem Metastasierungsverhalten: die glottischen Larynxkarzinome metastasieren erst in fortgeschrittenem Stadium; im eigenen Patientengut (N=119) fanden sich in den Stadien T1a, T1b und T2 keine Lymphknotenmetastasen und die Gesamtfrequenz der Metastasierung betrug nur 18%, während die Hypopharynxkarzinome in 65% Lymphknotenmetastasen aufwiesen; eine Abhängigkeit vom Tumorstadium scheint bei letzteren nicht vorzuliegen.

Für ein gezieltes, stadiengerechtes Therapiekonzept und für die Beurteilung der Prognose des Patienten sind möglichst genaue diagnostische Informationen unverzichtbar. Neben der Art und Dignität eines Prozesses interessieren hierbei vor allem der Ursprung, die Lokalisation, die Größe und die Ausdehnung der Läsion. Dies gilt um so mehr, als seit den sechziger Jahren die radikalen Operationstechniken zunehmend durch konservativ-funktionserhaltende operative oder kombiniert operativ-strahlentherapeutische Konzepte abgelöst wurden (BAILEY u. CALCATERRA 1971; BILLER et al. 1971; FLETCHER 1980; LESINSKI et al. 1980; OGURA u. BILLER 1965, 1969; OGURA u. HEENEMAN 1973), die hohe Anforderungen an das prätherapeutische Staging maligner Tumoren der Halsregion stellen. Postoperative histologische Kontrollen von Operationspräparaten zeigten, daß trotz sorgfältiger präoperativer Untersuchung bei größeren Karzinomen 50–60% der Tumoren falsch klassifiziert worden waren (GLANZ 1984; KLEINSASSER 1985; PILISBURY u. KIRCHNER 1979). Die klinischen Methoden führten hierbei durchweg zu einer Unterschätzung der wirklichen Tumorausdehnung. Dies macht deutlich, wie wichtig der Einsatz moderner Schnittbildtechniken für das Staging und damit für das therapeutische Vorgehen ist, insbesondere dann, wenn die klinischen Stadien mit T1 und T2 angegeben werden.

2 Methoden

2.1 Computertomographie (CT)

Die CT-Standarduntersuchung ist in den Kapiteln „Erkrankungen der Mundhöhle und des Oropharynx“ (S. 207f) und „Erkrankungen der Halsweichteile“ ausführlich beschrieben.

Obligat sind bei Raumforderungen des Hypopharynx und des Larynx neben der Basisaufnahme während ruhiger Atmung Aufnahmen in unterschiedlichen Funktionsstellungen (E-Phonation, Valsalva-Preßversuch), weil die Schnittbildmorphologie in hohem Maße von der Funktionsstellung abhängig ist (GAMSU et al. 1981a, b; HAGEMANN et al. 1981; LENZ et al. 1983, 1989b; LENZ 1987b; MANCUSO et al. 1979, 1980; ZAUNBAUER u. HAERTEL 1983, 1985).

2.2 Kernspintomographie (MR)

Auch die Kernspintomographie ist in den Kapiteln „Erkrankungen der Mundhöhle und des Oropharynx" (S. 208) und „Erkrankungen der Halsweichteile" (S. 257ff.) ausführlich besprochen. Obligat für eine gute Bildqualität sind Oberflächenspulen, die der Halsregion angepaßt sind (z. B. Helmholtz-Spulen mit einem dorsal und ventral gelegenen Spulenanteil) (LENZ et al. 1986; LUFKIN u. HANAFEE 1985, 1986, 1988; LUFKIN et al. 1983, 1986; REQUARD et al. 1987; STEUDEL et al. 1987). Bei Niederfeldgeräten mit vertikalem Hauptmagnetfeld finden solinoide Oberflächenspulen Anwendung, die um den Hals gelegt werden.

Bislang galten T1-gewichtete, Protonen(rho)-gewichtete und T2-gewichtete SE-Sequenzen als Standard, wobei diese multislice-fähig sein sollten und die langen Sequenzen (rho-gewichtet, T2-gewichtet) als Doppelecho-Sequenz in einem Meßgang durchführbar sein müssen. Die Meßzeiten betragen zwischen 3 und 18 min pro Sequenz (CASTELIJNS et al. 1985, 1987a, b; LUFKIN u. HANAFEE 1985, 1986, 1988; LUFKIN et al. 1983, 1986; RAFTO u. WARREN 1988). Die rho- und T2-gewichteten Sequenzen haben den entscheidenden Nachteil, daß wegen der langen Meßzeiten regelmäßig Bewegungsartefakte auftreten (Atmung, Schluckbewegungen), die besonders bei Patienten mit Erkrankungen im Larynx/Hypopharynx kaum zu vermeiden sind. Es kommen deshalb vorzüglich die kürzeren T1-gewichteten Spinecho-Sequenzen zur Anwendung. Inzwischen lassen sich mit GE-Sequenzen in deutlich kürzeren Meßzeiten Bilder mit sehr gutem SNR erzeugen (LENZ et al. 1989a; VOGL 1989). Die Meßzeiten betragen zwischen 40 s und 3 min. Bewegungsartefakte sind hierdurch signifikant reduziert. Sie haben jedoch den Nachteil, daß sie sehr anfällig für Suszeptibilitätsartefakte sind, die an der Grenze zwischen Luftsäule der Atemwege und den protonenhaltigen Weichteilgeweben auftreten. T1-gewichtete GE-Sequenzen eignen sich besonders gut für den Einsatz zusammen mit dem Kontrastmittel Gadolinium-DTPA (LENZ et al. 1989a; VOGL 1989).

2.3 Klassische Röntgendiagnostik

Standard ist die seitliche Zielaufnahme des Pharynx und der Halsregion, die sowohl in klassischer Filmtechnik als auch xeroradiographisch erfolgen kann (MOMOSE u. MCMILLIAN 1978). Die xeroradiographische Untersuchungstechnik hat, bei allerdings höherer Strahlenbelastung, wegen der Anhebung des Randkonturenkontrastes einen Vorteil gegenüber der klassischen Röntgentechnik (DOUST u. TIG 1974). Die seitliche Übersichtsaufnahme ist in der Lage, auf größere Raumforderungen hinzudeuten und gröbere Verlagerungen anatomischer Struktur nachzuweisen; sie erlaubt damit eine grobe Orientierung. Eine weitergehende Bedeutung hat sie nicht.

Um störende Überlagerungen zu reduzieren wurde früher die Übersichtsaufnahme durch die Röntgento-

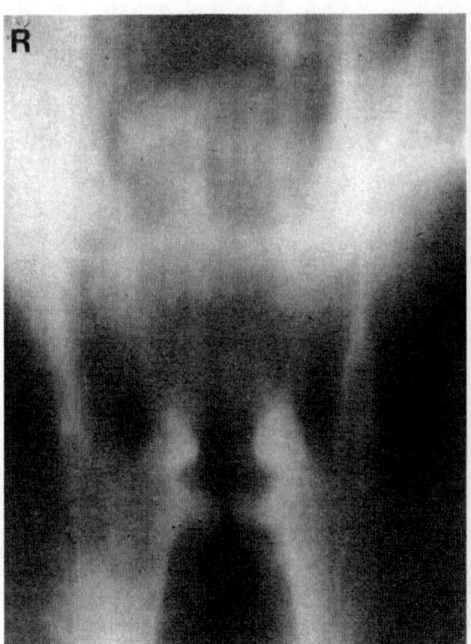

a

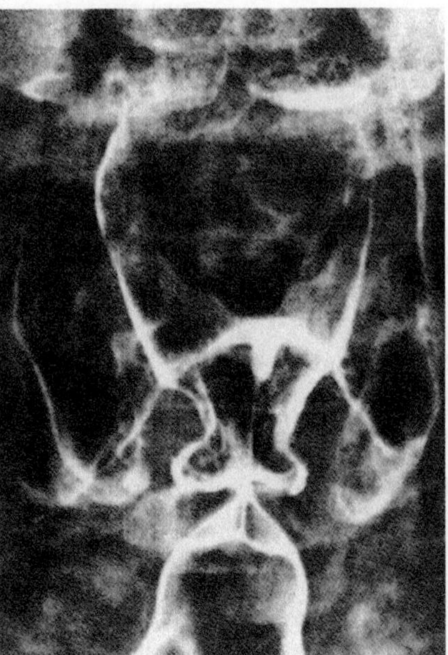

b

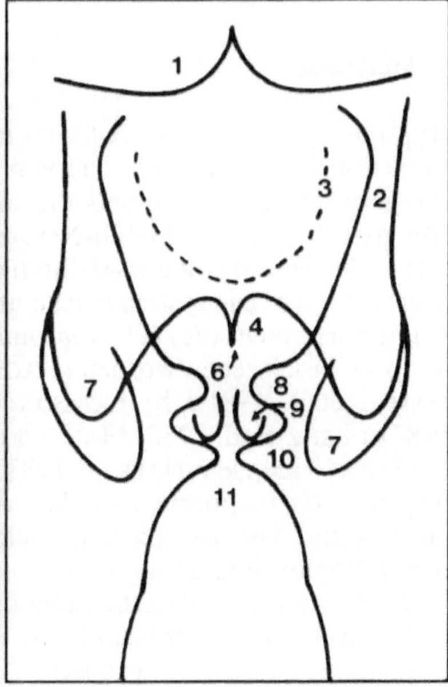

c

Abb. 1a–c. Konventionelle Röntgendiagnostik. *1* Vallecula glossoepiglottica, *2* Margo lateralis vestibulum laryngis, *3* Plica aryepiglottica, *4* Cartilago arytenoidea, *6* Linea interarytenoidea, *7* Sinus (recessus) piriformis, *8* Plica vestibularis (Taschenband), *9* ventriculus laryngis (Morgagni), *10* Plica vocalis (Stimmband), *11* infraglottisch Trachea. **a** Tomogramm des Larynx bei E-Phonation. **b** Laryngogramm bei E-Phonation. **c** Schemazeichnung

mographie im a.p.-Strahlengang ergänzt (HANAFEE 1982; JING 1978). Die Aufnahmen erfolgten bei ruhiger Atmung und während Phonation bzw. modifiziertem Valsalva-Manöver (VOEGELI 1968), wobei bei letzterer Taschen- und Stimmbänder, getrennt durch den Ventriculus laryngis (Morgagni), gut abgrenzbar sind (Abb. 1a). Die Untersuchung ist, im Vergleich zu ihrer deutlich begrenzten diagnostischen Aussagekraft, aufwendig und bringt eine erhebliche Strahlenbelastung mit sich.

Modifizieren läßt sich die native Röntgenuntersuchung durch die endolaryngeale Kontrastmittelgabe nach lokaler Oberflächen-Anästhesie. Es kommt zu einem filmartigen Kontrastmittelbeschlag der Schleimhautoberfläche, die eine bessere Abgrenzbarkeit der endolaryngealen Strukturen und des Hypopharynx erlaubt (Abb. 1b, c). Unter Durchleuchtung lassen sich die Funktion des Hypopharynx und Larynx während ruhiger Atmung, Phonation und Valsalva-Manöver überprüfen und Zielaufnahmen anfertigen (ARCHER et al. 1981; HANAFEE 1982; JING 1981; PASTORE et al. 1964). Verdickungen und Mukosairregularitäten des Stimmbandes sprechen für einen Tumor. Der Ventriculus laryngis (Morgagni) ist gut zu erkennen, der Übergriff von Tumoren auf das Taschenband wird aufgedeckt; Funktionsprüfungen erlauben Aussagen über eine Stimmbandfixation. Auch Obliterationen des Sinus piriformis durch Tumorwachstum werden erkannt (Abb. 2a); die wirkliche Ausdehnung des Tumors in die tieferen Kompartimente hingegen wird durch die Computertomographie besser gesehen (Abb. 2b). Letztlich gibt die Laryngographie bei Tumoren nur Informationen, die durch die obligate Endoskopie bereits bekannt sind (HANAFEE 1982; ARCHER et al. 1981; MANCUSO u. HANAFEE 1979). Im Zeitalter der Computertomographie kann auf die konventionellen Röntgenmethoden weitgehend verzichtet werden.

3 Anatomie

Hypopharynx und Larynx liegen in einem viszeralen Funktionskompartiment, das von ventral durch die Zungenbeinmuskulatur und die mittlere Halsfaszie, von lateral durch den Gefäß-Nerven-Strang der Halsgefäßscheide und von dorsal durch die tiefe Halsfaszie begrenzt wird. Die systematische und topographische Anatomie, auch die CT-Anatomie, ist von vielen Autoren beschrieben worden (HAGEMANN et al. 1981; GAMSU et al. 1981a, b; LARSSON et al. 1981; LENZ 1987b; LENZ et al. 1983; MANCUSO u. HANAFEE 1979, 1985; ZAUNBAUER u. HAERTEL 1983, 1985); sie soll hier nur insoweit besprochen werden, als sie für die Diagnostik und Therapie pathologischer Veränderungen dieser Region Bedeutung hat.

Das Kehlkopfskelett (Schildknorpel, Ringknorpel, Aryknorpel) ist vorwiegend aus hyalinem Knorpel aufgebaut, der bereits vor dem 20. Lebensjahr verkalkt, später sogar regelrecht verknöchert. Der Mineralisationsgrad der knorpligen Strukturen ist unterschiedlich ausgeprägt, je nach Alter des Patienten und nach Geschlecht (ARCHER et al. 1978a, b; ARCHER u. YAEGER 1979; FRIEDMANN et al. 1981; HAGEMANN et al. 1981; LENZ et al. 1983; LENZ 1987b; MANCUSO et al. 1977; MANCUSO u. HANAFEE 1985; ZAUNBAUER u. HAERTEL 1985). In der Altersgruppe von 15–35 Jahren zeigen Männer ausgeprägtere Verknöcherungen der Schildknorpelplatten als Frauen; in den Altersgruppen darüber sind diese geschlechtsspezifischen Unterschiede nicht mehr augenfällig. Die Variationen können insbesondere im Zusammenhang mit dem Teilvolumeneffekt (partial volume) die Entscheidung erschweren, ob eine Tumorinfiltration oder eine Destruktion der knorpeligen Strukturen vorliegt oder nicht.

Knöcherne Leitstruktur der Hypopharynx und des supraglottischen Larynx ist das Zungenbein; es besteht aus drei Abschnitten: Das Korpus liegt vor dem supraglottischen Larynx, die zwei größeren Hörner liegen posterolateral (Abb. 3a, b). Eine Zone verminderter Dichte entspricht den fibrösen Syndesmosen, die die Hörner mit dem Korpus verbinden. Sie können auch verknöchert sein. Ventral finden sich die Plica glossoepiglottica als Umschlagsfalte der Schleimhaut vom Zungengrund auf die Epiglottisvorderseite und die dorsal des Zungenbeins gelegenen Valleculae glossoepiglotticae. Sie liegen ventral vom freien Rand der Epiglottis (Abb. 3a). Häufig erscheinen sie durch tief eintauchendes lymphatisches Gewebe asymmetrisch, wobei diese Asymmetrie nicht als tumorös fehlgedeutet werden darf (GROMET et al. 1982; LENZ et al. 1983; MANCUSO u. HANAFEE 1985). Die freie Epiglottis läßt sich als nach ventral konvexe Sichel abgrenzen und ragt mit ihrem oberen Rand über die Zungenbeinebene hinaus. Zwischen Zungenbein (ventral) und Epiglottiswurzel (dorsal) liegt der präepiglottische Raum (Abb. 3b), der durch CT als hypodenses, homogenes Areal sehr gut beurteilbar ist. Auffälligste Leitstruktur des supraglottischen Larynx sind die aryepiglottischen Falten, die die Sinus piriformes vom Vestibulum laryngis trennen. Scans unter Phonation oder unter modifiziertem Valsalvamanöver führen zu einer ballonartigen Aufblähung der Sinus piriformes und machen so die Interpretationen von Abnormalitäten einfach (Abb. 3b, d), während sie bei ruhiger Atmung kollabiert sind (Abb. 3c) (LENZ et al. 1989b). Diese Region wird bei der Laryngoskopie nur ungenügend eingesehen und läßt sich durch die CT gut darstellen. Ein Höhertreten der hinteren Anteile der Taschenbänder führt bei E-Phonation zu einer scheinbaren Gewebsverdickung der hochtretenden aryepiglottischen Falten, die nicht als Tumor fehlgedeutet werden darf (Abb. 3b) (LENZ et al. 1983, 1989b; LENZ 1987b).

Beherrschende Leitstruktur des Larynx ist der Schildknorpel, der ein nach hinten offenes V bildet. Infraglottisch artikulieren die Unterhörner des Schild-

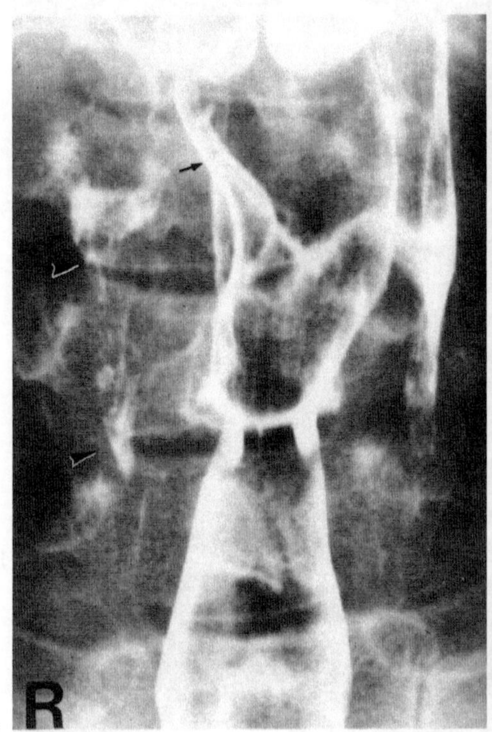
a

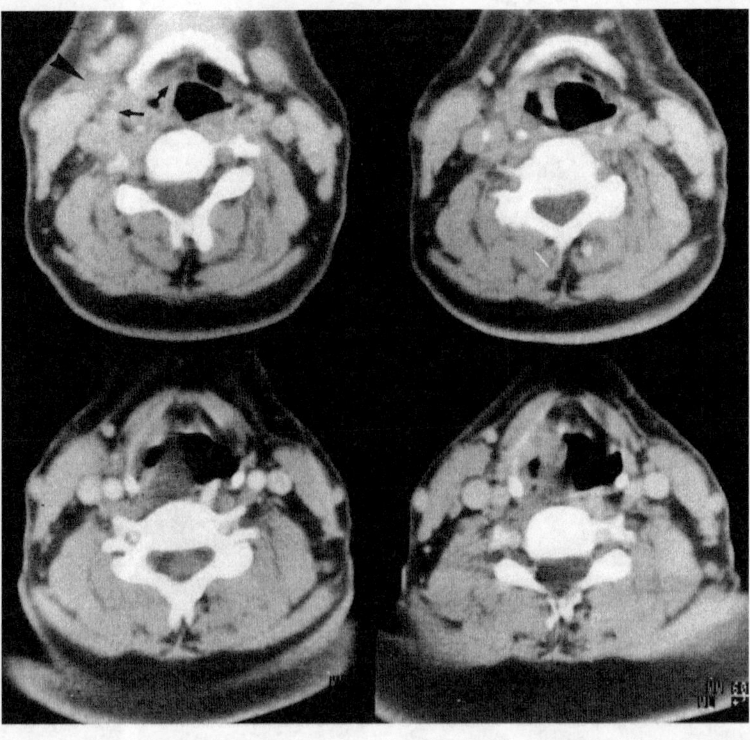
b

Abb. 2 a, b. Karzinom des Sinus piriformis. **a** Laryngogramm. Nachweis einer Raumforderung im Bereich des rechten Sinus piriformis mit großbogiger Verdrängung der aryepiglottischen Falte (vgl. **b**). **b** CT-Bilder. Mit der CT gelingt im überlagerungsfreien Schnittbild die Darstellung des Tumors selbst, der zu einer Obliteration des rechten Sinus piriformis führt. Der Tumor infiltriert in den präepiglottischen Fettraum und in die Halsgefäßscheide (*Pfeil*). Lymphknotenmetastasen sind nachweisbar (*Pfeilspitzen*)

Abb. 3e–f. CT-Anatomie des Hypopharynx und Larynx. ▶ *1* Mandibula, *2* Cartilago thyroidea (Schildknorpel), *3* Incisura thyroidea, *4* Os hyoideum (Zungenbein), *5* Cartilago arytenoidea (Aryknorpel), *6* Processus vocalis des Aryknorpels, *7* Plica vocalis (Stimmband), *8* Epiglottis, *9* Vallecula glossoepiglottica, *10* Aryepiglottische Falte, *11* Sinus piriformis, *12* Präepiglottischer Fettbindegewebsraum, *13* Glandula submandibularis, *14* M. sternocleidomastoideus. *a* A. carotis communis, *b* A. carotis interna, *c* A. carotis externa, *d* V. jugularis interna, *e* V. jugularis externa. **a** CT-Schnitt in Höhe Vallecula (E-Phonation). Während E-Phonation sind die Valleculae glossoepiglotticae vollständig entfaltet; die Epiglottis ist als Sichel nachweisbar. Die Gefäße grenzen sich nach Kontrastmittel gut ab. **b** CT-Schnitt in Höhe Zungenbein. Dorsal des Zungenbeins liegt als hypodenses, homogenes Areal der präepiglottische Fettbindegewebsraum. Er wird dorsal begrenzt durch die Epiglottiswurzel, die als etwas dichtere Verdickung nachweisbar ist. **c** CT-Schnitt in Höhe Sinus piriformis (ruhige Atmung). Während ruhiger Atmung ist der Sinus piriformis kollabiert und nicht beurteilbar. Die zusammengefallenen Schleimhautfalten können sogar einen Tumor vortäuschen. **d** CT-Schnitt in Höhe Sinus piriformis (E-Phonation). Während E-Phonation und Valsalva-Preßversuch sind die Sinus piriformes komplett entfaltet und optimal zu beurteilen. Der dorsal zwischen den Sinus nachweisbare Verdichtungsbezirk entspricht den nach kranial getretenen Taschenbändern und darf nicht mit einem Tumor verwechselt werden. **e** CT-Schnitt in Höhe Glottis (ruhige Atmung). Während ruhiger Atmung sind die Stimmlippen abduziert; die Stimmbandränder und die Kommissuren sind optimal beurteilbar. **f** CT-Schnitt in Höhe Glottis (E-Phonation). Während E-Phonation sind die Stimmlippen adduziert; die freie Beweglichkeit wird so dokumentiert. Optimal beurteilbar sind die Aryknorpel und der Processus vocalis

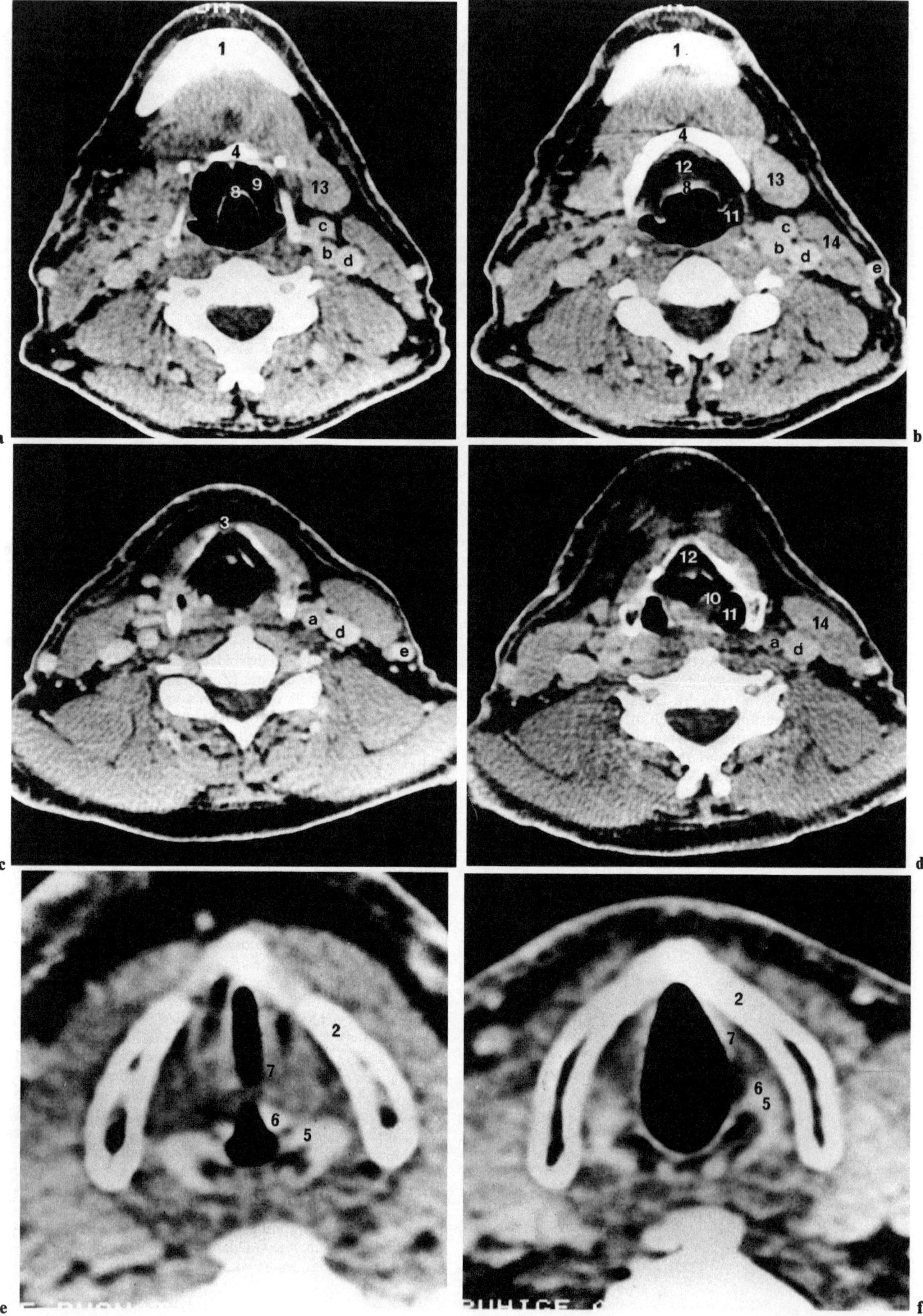
a
1
4
8
9
13
c
b
d
b
1
4
12
8
11
13
c
b
d
14
e
c
3
a
d
e
d
12
10
11
14
a
d
e
2
7
6
5
f
2
7
6
5

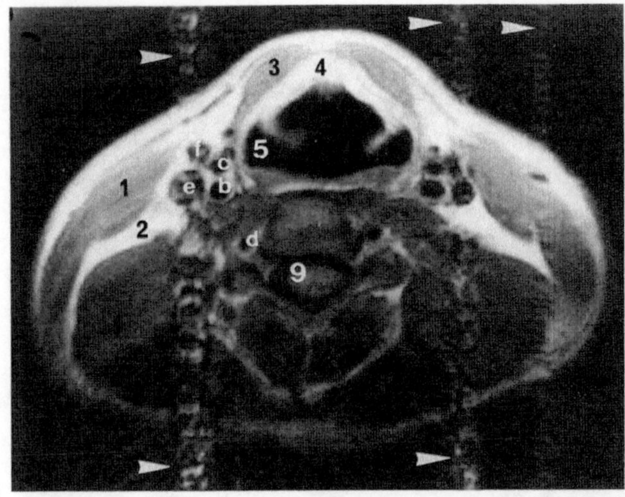

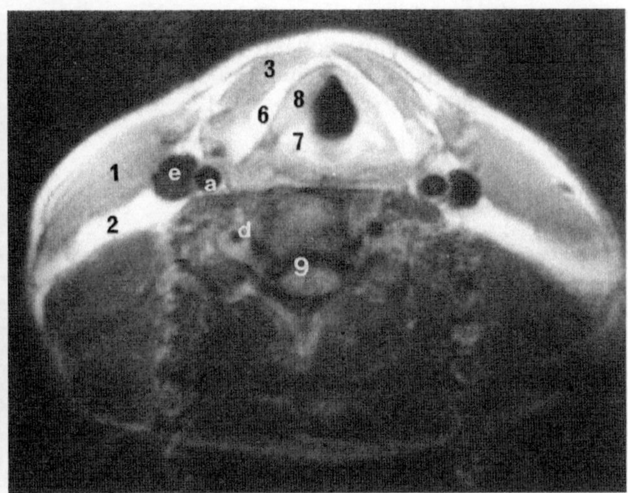

Abb. 4a, b. MR-Anatomie des Hypopharynx und Larynx. *1* M. sternocleidomastoideus, *2* Fettbindegewebe der Halsgefäßscheide, *3* Prälaryngeale Muskulatur (Mm. stylohyoideus, thyreohyoideus, omohyoideus), *4* präepiglottischer Fettbindegewebsraum, *5* Sinus piriformis, *6* Schildknorpel (signalreiches Mark, umgeben von einer dünnen Lamelle signalarmen, verkalkten Knorpels), *7* Aryknorpel, *8* Stimmlippe, *9* Spinalkanal mit Rückenmark. *a* A. carotis communis, *b* A. carotis interna, *c* A. carotis externa, *d* A. vetrebralis, *e* V. jugularis interna, *f* V. facialis communis. (*Pfeilspitzen*) Artefakt durch Blutfluß in den Gefäßen. **a** MR-Bild in Höhe des Sinus piriformis (Hypopharynx) (0,5 Tesla; Spinecho; TR 1,2 s; TE 28 ms; 6 mm Schichtdicke; flexible Oberflächenspule). **b** MR-Bild in Höhe der Glottis (Larynx) (0,5 Tesla; Spinecho; TR 1,2 s; TE 28 ms; 6 mm Schichtdicke; flexible Oberflächenspule)

knorpels mit der Lamina articulata des Ringknorpels. Auf den axialen Schichten kann der Ventriculus laryngis (Morgagni) bisweilen als luftgefüllter Raum gesehen werden; er stellt jedoch keine konstante Leitstruktur dar. Er entfaltet sich während der Phonation und ist hier am besten bei koronaren Rekonstruktionen nachweisbar. In Stimmbandmitte sitzen die Aryknorpel auf der lateralen Lamina des Ringknorpels auf. Der Processus vocalis wird ventral sichtbar und ist mit dem hinteren Ende der Stimmlippe verbunden (Abb. 3f). Die Stimmlippe zieht nach ventral und verbindet sich mit der Innenfläche des Schildknorpels zur vorderen Kommissur. Für die Darstellung der Stimmlippen und somit der Festlegung der Glottisebene ist die Funktionsstellung des Kehlkopfes von großer Bedeutung (LENZ et al. 1989b). Bei ruhiger Atmung und insbesondere unter Inspiration sind die Stimmlippen abduziert (Abb. 3e), bei exspiratorischem Atemstillstand, bei Phonation (Abb. 3f) oder bei Valsalva-Preßversuch sind sie adduziert. Eine Identifikation der Glottis durch die CT ist immer möglich. Wenn die Stimmlippen abduziert sind (ruhige Atmung), ist im Bereich der vorderen Kommissur kein Gewebe sichtbar, weil die Mukosa hier dem Perichondrium unmittelbar aufliegt; die Kommissuren und die freien Stimmbandränder sind optimal beurteilbar. Bei der Adduktion der Stimmlippen (Phonation) können Veränderungen der vorderen Kommissuren und diskrete Veränderung der Stimmlippen selbst maskiert werden (MANCUSO et al. 1977, 1980; MANCUSO u. HANAFEE 1985; LENZ 1987b; LENZ et al. 1983, 1989b). Die hintere Kommissur liegt zwischen den Aryknorpeln an der Vorderfläche des hinteren Ringknorpels. Bei abduzierter Glottis ist hier ebenfalls kein Weichteilgewebe zu sehen, während bei Adduktion Schleimhautfalten aufgeworfen werden, die fälschlicherweise als Tumor gedeutet werden können. Noch zur Glottisebene zugerechnet wird eine maximal 5–10 mm breite Zone, die von der Unterfläche der Stimmlippe bis zur Glottismitte reicht.

Während in der Computertomographie die z.T. verknöcherten Elemente des Larynxskeletts und in der supraglottischen Region das Zungenbein die entscheidenden Leitstrukturen sind, ist in der Kernspintomographie das Fettgewebe der Halsweichteile einschließlich der prä- und paraepiglottischen und -laryngealen Räume bildbeherrschend (Abb. 4a, b). Verkalkte Strukturen sind signallos schwarz, nachweisbar ist lediglich das helle Fettmark der verknöcherten Knorpel. Hierdurch ist die anatomische Beurteilung dieser komplexen Region erschwert. Andererseits erlaubt die bessere Abgrenzbarkeit der einzelnen zervikalen Muskelbündel und der Schleimhaut eine Verbesserung der Aussagekraft, die zudem noch durch die Möglichkeit gesteigert wird, Schnittbilder in beliebigen Orientierungen anzufertigen, ohne daß hierzu der Patient umgelagert werden muß (CASTIJNS et al. 1985; LUFKIN u. HANAFEE 1985, 1988; LUFKIN et al. 1983, 1986; VOGL 1987; VOGL et al. 1987). Bessere Ergebnisse sind in Zukunft von schnellen Gradientenecho-Sequenzen zu erwarten, die Meßzeiten im Sekundenbereich haben. Eventuell sind dann auch mit der Kernspintomographie Funktionsaufnahmen möglich (LENZ et al. 1989a; VOGL et al. 1988).

4 Pathologie

4.1 Plattenepithelkarzinome

4.1.1 Computertomographie (CT)

Malignome des Larynx und Hypopharynx werden durch die CT als solide, gegenüber Muskulatur isodense oder hypodense Gewebebezirke mit raumforderndem Charakter erkennbar. Symmetrieaufhebende Deformierungen, Formänderungen endolaryngealer Konturen, Destruktionen am Knorpelgerüst und Infiltrationen fettgewebehaltiger Räume sind die wesentlichen Kriterien bei der computertomographischen Diagnostik laryngealer und hypopharyngealer Läsionen. Größere Tumoren zeigen ein deutliches Enhancement nach intravenöser Kontrastmittelgabe und weisen Inhomogenitäten auf.

Die überwiegende Zahl der Hypopharynxkarzinome nimmt vom Sinus piriformis ihren Ausgang. Meist sind es wenig differenzierte oder undifferenzierte Plattenepithelkarzinome, die sehr früh zervikale Lymphknotenmetastasen setzen. Diese oft sehr kleinen Tumoren, die zudem tief im Sinus piriformis sitzen und oft submukös in den paralaryngealen Raum infiltrieren, entziehen sich häufig dem laryngoskopischen Zugriff. Die CT kann solche kleinen Tumoren aufdecken. Voraussetzung sind Aufnahmen in E-Phonation oder bei Valsalva-Manöver, weil dann der Sinus piriformis vollständig entfaltet ist (Abb. 5). Tumoren des Hypopharynx breiten sich auf die laterale Wand des Sinus aus und können über die pharyngoepiglottische Falte auf den Zungengrund übergreifen (Abb. 8a). Sie können nach lateral die Wand des Sinus piriformis infiltrieren (Abb. 6) und in das Weichteilgewebe des Halses vorwachsen (Abb. 7); z. T. wachsen sie hierbei über oder durch den Schildknorpel, wobei diese Manifestationen oft weder klinisch noch konventionell radiologisch evident sind. Die CT zeigt die Tumorausbreitung vom Sinus piriformis nach vorn in präepiglottischen Raum (Abb. 7, 8b), wobei die Tumoren sehr häufig die Mittellinie überschreiten, ohne daß klinische Veränderungen einen Hinweis geben. Solche okkulten Ausdehnungen bringen jedoch jeden Versuch einer partiellen Laryngopharyngektomie zu Fall (BILLER et al. 1971; OGURA u. HENEMAN 1973). Der einzige klinische Hinweis auf eine tiefe Ausdehnung ist oft eine eingeschränkte Stimmbandmobilität, die jedoch schon ein fortgeschrittenes Stadium indiziert. Die CT kann solche Ausdehnungen sehr akkurat aufzeigen und ist in dieser Region wie bei der Abklärung des präepiglottischen Raumes Methode der ersten Wahl. Neben der intravenösen Kontrastmittelgabe sind Funktionsaufnahmen unter E-Phonation oder modifiziertem Valsalva-Preßmanöver notwendig, die zu einer Aufblähung der Sinus piriformis führen und so eine Abklärung auch subtiler Veränderungen erlauben (GAMSU et al. 1981a, b; LENZ et al. 1983, 1989b; MANCUSO u. HANAFEE 1985).

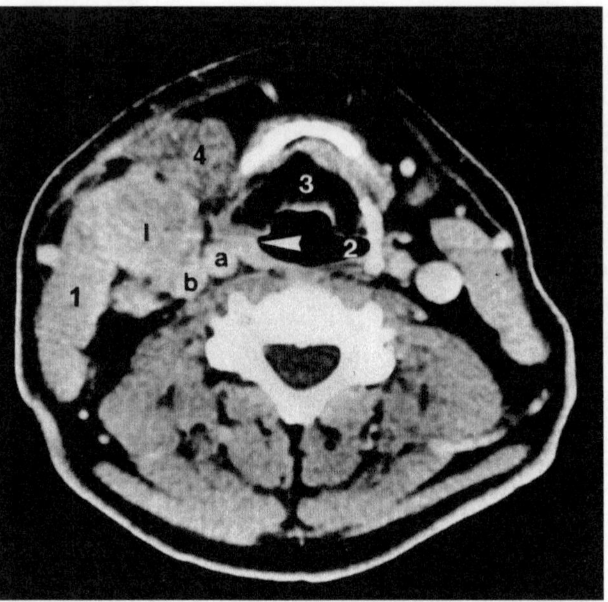

Abb. 5. CT-Bild eines kleinen Karzinoms des Sinus piriformis. *1* M. sternocleidomastoideus, *2* Sinus piriformis, *3* präepiglottischer Fettgewebsraum, *4* Glandula submandibularis, *l* Lymphknotenmetastase. Kleine Tumoren (*Pfeilspitze*) des Sinus piriformis sind durch die CT während E-Phonation gut zu diagnostizieren. Sie setzen früh Lymphknotenmetastasen (*l*), die sehr ausgedehnt sein können

Supraglottische Larynxkarzinome (Epiglottis) zeigen sich als Verdickungen der freien Epiglottis. Weiter fortgeschrittene Läsionen breiten sich über die laryngeale Schleimhaut der aryepiglottischen Falte aus und betreffen so den Aditus ad laryngeum (Abb. 9); sie können nach vorn in die Valleculae oder direkt in die Zungenbasis infiltrieren. Es ist dann computertomographisch schwierig zu differenzieren, ob die Läsion von der Vallekula ausgeht oder sich nur pelottierend in diese Region vorwölbt. Eine klinische Untersuchung mit Palpation der Zungenbasis bringt hier leicht eine Aufklärung. Weiter tendieren fortgeschrittene Läsionen zu einer Ausbreitung nach laterokaudal in den paralaryngealen Spalt. Tief ulzerierende Tumoren dringen in den präepiglottischen Raum ein und dehnen sich nach kaudal aus, wo sie den Schildknorpel im Bereich der vorderen Kommissur und der paramedianen Region involvieren. Schildknorpelinvasionen sind jedoch bei echten supraglottischen Tumoren sehr ungewöhnlich. Auch eine Infiltration des Zungenbeins ist sehr selten. Es wird eher verlagert als destruiert.

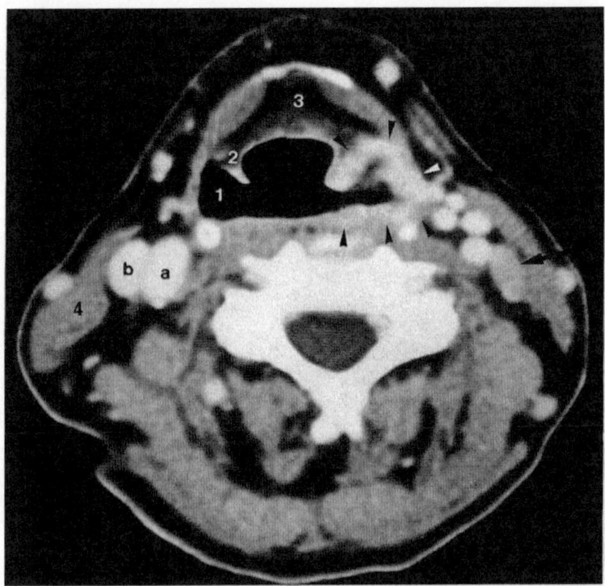

Abb. 6. CT-Bild eines Karzinoms des Sinus piriformis. *1* Sinus piriformis (bei E-Phonation entfaltet), *2* aryepiglottische Falte, *3* präepiglottischer Raum, *4* M. sternocleidomastoideus. *a* A. carotis communis, *b* V. jugularis interna. Nach intravenöser Kontrastmittelgabe sind die Gefäße gut kontrastiert; größere Tumoren (*Pfeilspitzen*) zeigen ein Enhancement und sind gegen Fettgewebe und Muskulatur abgrenzbar. Die Aufnahme während E-Phonation führt zu einer kompletten Entfaltung des Sinus piriformis und somit zu einer besseren Beurteilung der tumorösen Wandinfiltrationen. Auch kleine, nicht tastbare Lymphknotenmetastasen (*Pfeil*) werden sicher erkannt

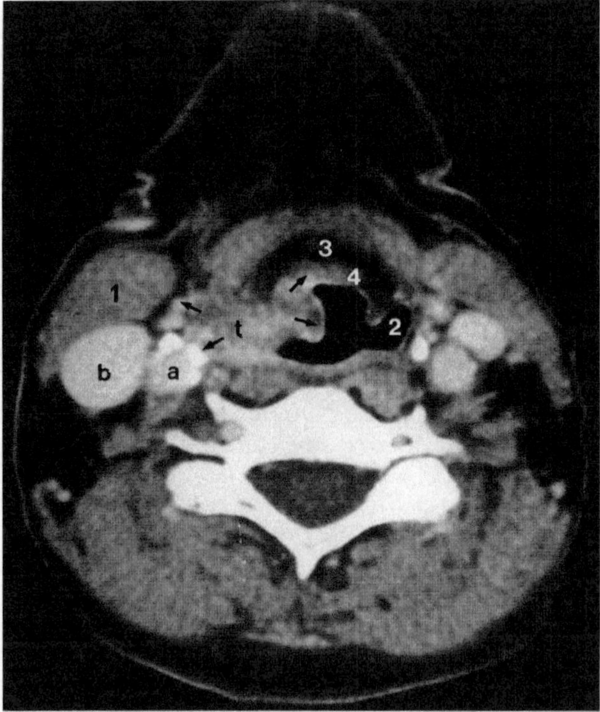

Abb. 7. CT-Bild eines Hypopharynxkarzinoms. *1* M. sternocleidomastoideus, *2* Sinus piriformis, *3* präepiglottischer Raum, *4* Epiglottiswurzel. *a* A. carotis communis, *b* V. jugularis interna. Die Infiltration des Tumors (*t*) in den präepiglottischen Raum und die Epiglottiswurzel und die Ausbreitung in die Halsgefäßscheide mit beginnender Infiltration der Karotiswand werden durch CT aufgedeckt

Infrahyoidale Epiglottiskarzinome neigen besonders zum frühen Einbruch in den präepiglottischen Raum und können von dort auf den Zungengrund übergreifen. Die korrekte Beurteilung des präepiglottischen Raumes ist von entscheidender Bedeutung für das weitere therapeutische Vorgehen und für die Prognose des Patienten. Er ist durch keine klinische oder konventionell radiologische Methode beurteilbar. Die CT identifiziert den präepiglottischen Raum als niedrig dichte Region mit fettiger Konsistenz (Abb. 3b, e). Eine Zunahme der Densität ist hierbei bereits Indikator für eine Tumorinfiltration. Lateral gelegene Läsionen tendieren zu einer Verdickung der aryepiglottischen Falte und wachsen in den paralaryngealen Spalt, wo sie die Dichte erhöhen. Sie haben eine Tendenz, sich nach dorsal und kaudal zu den Aryknorpeln auszudehnen, können jedoch auch nach ventral infiltrieren und die Mittellinien im Bereich des präepiglottischen Raumes überkreuzen. In diesen Fällen ist es computertomographisch schwer zu entscheiden, ob eine Läsion ursprünglich vorn oder lateral gelegen war (GAMSU et al. 1981b; LARSSON et al. 1981; LENZ 1987b; LENZ et al. 1983; LLOYD et al. 1981; MANCUSO u. HANAFEE 1985).

Bei glottischen Larynxkarzinomen handelt es sich meist um gut differenzierte Plattenepithelkarzinome, die in der Mehrzahl am freien Rand und an der Oberfläche der Stimmlippen ihren Ausgang nehmen (MILLION et al. 1982). Die zunehmende Verbesserung der Bildqualität durch hochauflösende Bildmatrix, schnelle Scanner und die Möglichkeit, dünne Schichten anzufertigen, erlaubt es, auch kleine Läsionen der Glottis computertomographisch nachzuweisen. Generell verursachen reine Mukosaläsionen nur eine kleine Raumforderung der Schleimhautoberfläche. T1a-Läsionen beschränken sich auf eine Stimmlippe, die eine normale Beweglichkeit aufweist, bei T1b-Läsionen sind beide Stimmlippen befallen. Die CT-Untersuchung zeigt dann normale Verhältnisse oder eine fokal oder diffus verdickte Stimmlippe (Abb. 10). Oft kann angegeben werden, in welchem Bereich die Infiltration liegt. Densitätsunterschiede zwischen Tumor und Muskel sind nicht groß genug, um zwischen beiden unterscheiden zu können. Ausgedehntere Tumoren müssen nicht notwendigerweise tief infiltrieren sondern können hauptsächlich exophytisch wachsen. Das Ziel der CT ist bei minimalen T1-Läsionen, eine tiefergehende Infiltration auszuschließen. Die Unter-

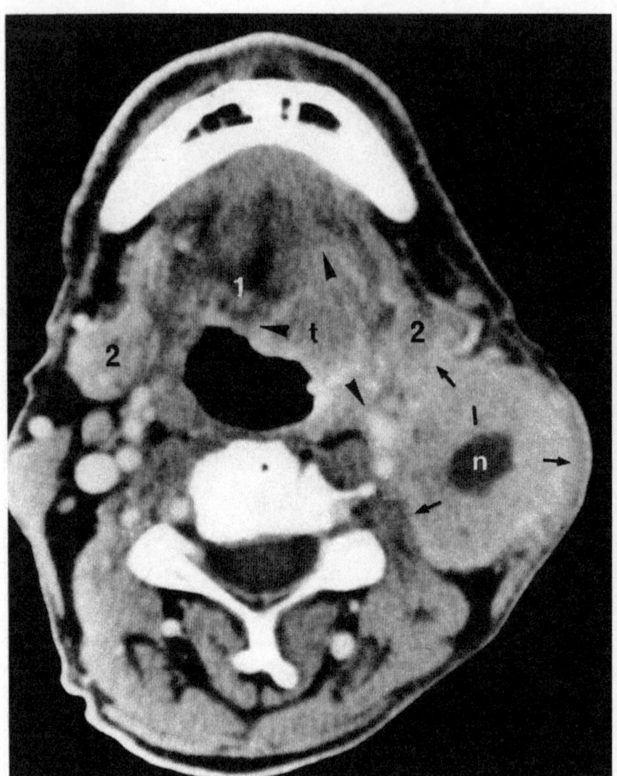

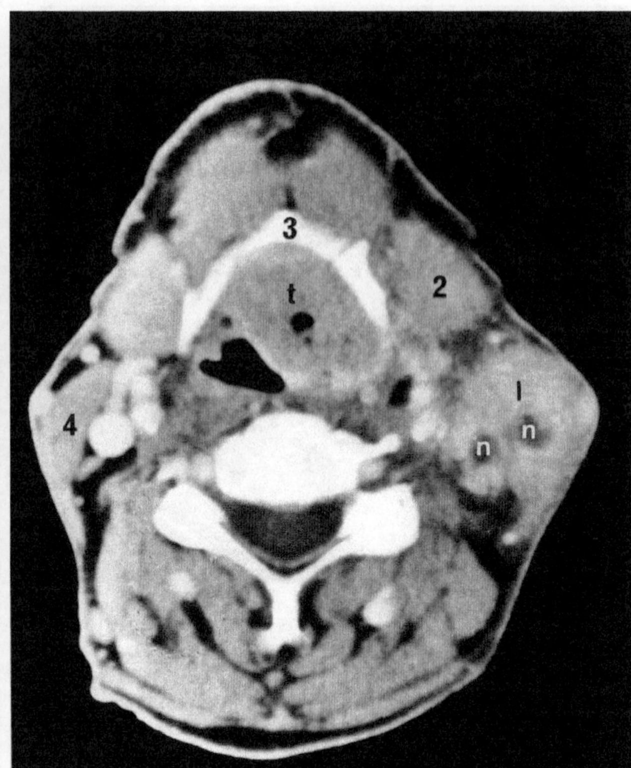

Abb. 8a, b. CT-Bild eines ausgedehnten Hypopharynxkarzinoms. *1* Intrinsic-Muskulatur der Zunge (Zungengrund), *2* Glandula submandibularis, *3* Zungenbein, *4* M. sterocleidomastoideus. **a** CT-Schnitt in Höhe Zungengrund. Größere Tumoren (*t*) des Hypopharynx wachsen nach kranial und ventral in den Zungengrund und die Tonsillenloge. Sie infiltrieren in den paralaryngealen Fettbindegewebsraum und können auf die Glandula submandibularis übergreifen. Eine Abgrenzung zu den meist ausgedehnten Lymphknotenmetastasen (*l*) ist durch CT gut möglich. Nach Kontrastmittelgabe zeigen die Tumoren ein Enhancement und sind besser abgrenzbar; nekrotische Einschmelzungen (*n*) in Lymphknotenmetastasen werden sichtbar. **b** CT-Schnitt in Höhe Zungenbein. Hypopharynxkarzinome infiltrieren den präepiglottischen Raum und die Valleculаregion. Das Zungenbein ist hierbei nur selten destruiert

suchung sollte in ruhiger Atmung bei abduzierten Stimmlippen erfolgen, da eine Adduktion der Stimmlippen kleinere Tumoren maskieren kann (Olofsson u. van Nostrand 1973; Sagel et al. 1981; Zaunbauer u. Haertel 1982; Lenz et al. 1983, 1989b). Die Ausbreitung erfolgt entweder über die Mukosa und ist so laryngoskopisch sichtbar, oder sie erfolgt submukös und über tiefere Gewebsschichten; dann ist sie nur computertomographisch faßbar. Glottische Tumoren infiltrieren bevorzugt in die Aryregion oder über die vordere Kommissur hinweg auf die Gegenseite. Wenn die Stimmlippe eine verminderte Mobilität aufweist, jedoch nicht fixiert ist, handelt es sich um T2-Tumoren (Abb. 11a, b). Die CT erlaubt eine exquisite Sicht auf die vordere Kommissur und ihre Beziehung zu den supraglottischen und subglottischen Kompartimenten. Da die Mukosa im Bereich der vorderen Kommissur fest mit dem Perichondrium des Schildknorpels verbunden ist, sind Gewebsverdickungen in diesem Bereich Beweis für mittellinienüberschreitendes Tumorwachstum. Andererseits können auf ein Stimmband begrenzte Tumoren so ausgedehnt sein, daß sie über die Mittellinie hinwegragen und klinisch die Gegenseite zu infiltrieren scheinen. Die CT beantwortet diese Fragestellungen. Auch ausgedehnte Läsionen, die meist zirkumferent im Bereich der Glottis wachsen und so ein symmetrisches laryngoskopisches Erscheinungsbild haben, können computertomographisch anhand der Mittellinienverdickung erkannt werden (Archer et al. 1981; Mancuso u. Hanafee 1985). Glottische Tumoren können sich nach dorsal ausdehnen und führen so zu einer Gewebsverdikkung im paralaryngealen Spalt (zwischen Aryknorpel und Schildknorpel) und neben dem Ösophagus (Abb. 12a, b). Computertomographisch muß jede Verdickung über das Krikoid hinaus und medial der Aryregion als abnormal gewertet werden. Eine weitere Ausbreitung des Tumors vom Stimmband in die infraglottischen und supraglottischen Kompartimente fixiert das Stimmband und führt zu einer T3-Läsion. Die häufigste Ursache für eine Glottisfixation ist die

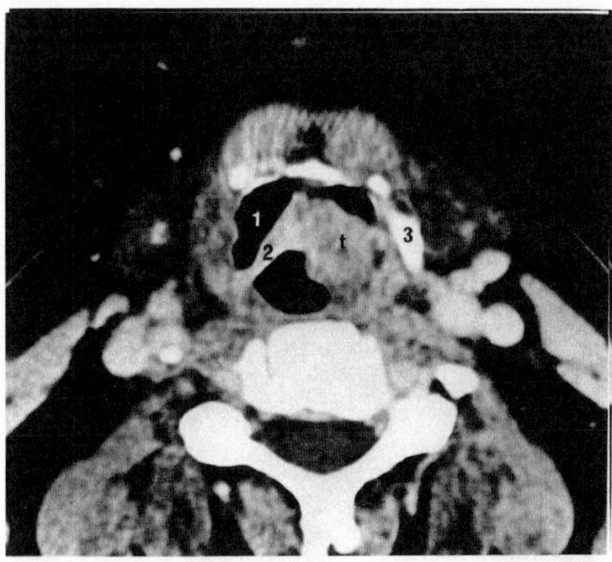

Abb. 9. CT-Bild eines supraglottischen Larynxkarzinoms. *1* Vallecula glossoepiglottica, *2* Epiglottis, *3* Zungenbein. Supraglottische Larynxtumoren (*t*) führen zu einer Auftreibung der Epiglottis. Sie breiten sich über die laryngeale Schleimhaut der Epiglottis aus (Richtung Aditus ad laryngeum), wachsen aber auch nach ventral in die Valleculae und nach lateral in den paralaryngealen Raum

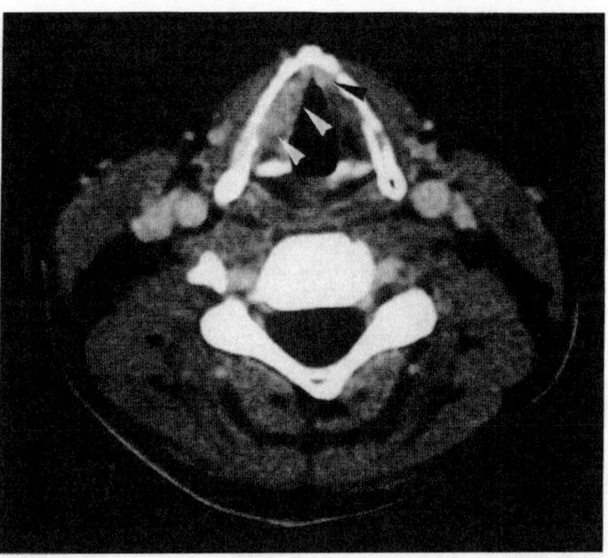

Abb. 10. CT-Bild eines kleinen glottischen Larynxkarzinoms. Kleine glottische Larynxkarzinome sind, wenn sie oberflächlich wachsen, computertomographisch schwer nachweisbar. Sie führen allenfalls zu einer diskreten Verdickung und/oder Verdichtung des betroffenen Stimmbandes. Verdickungen der Kommissuren (*Pfeilspitzen*) sind Beweis für einen Übergriff auf die Gegenseite (in diesem Fall Stadium T1b)

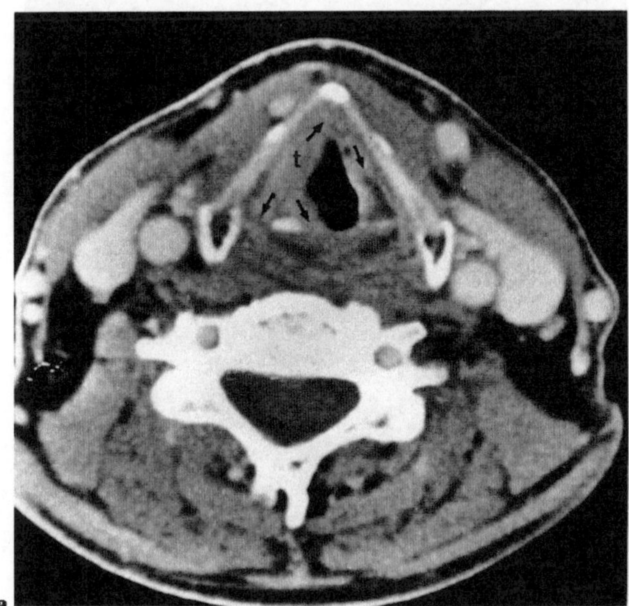

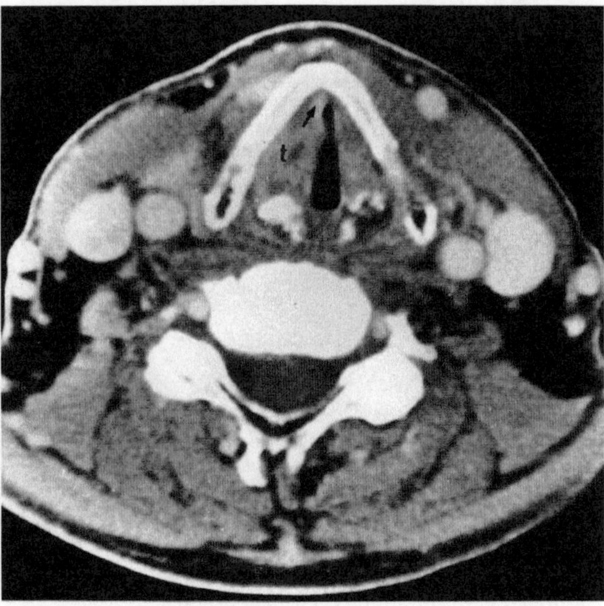

Abb. 11 a, b. CT-Bild eines glottischen Larynxkarzinoms. **a** CT-Schnitt in Höhe Taschenband. Der Tumor (*t*) hat auf das Taschenband übergegriffen und wächst in dieser Höhe auf die Gegenseite. Er reicht nach dorsal bis an den Aryknorpel und beginnt den paralaryngealen Raum nach dorsolateral zu infiltrieren, was an einer Aufweitung des Spalts zwischen Aryknorpel und Schildknorpel sichtbar wird. **b** CT-Schnitt in Höhe Stimmband. Der Tumor (*t*) führt zu einer Verdickung des gesamten Stimmbandes. Die Stimmbandoberfläche ist unregelmäßig

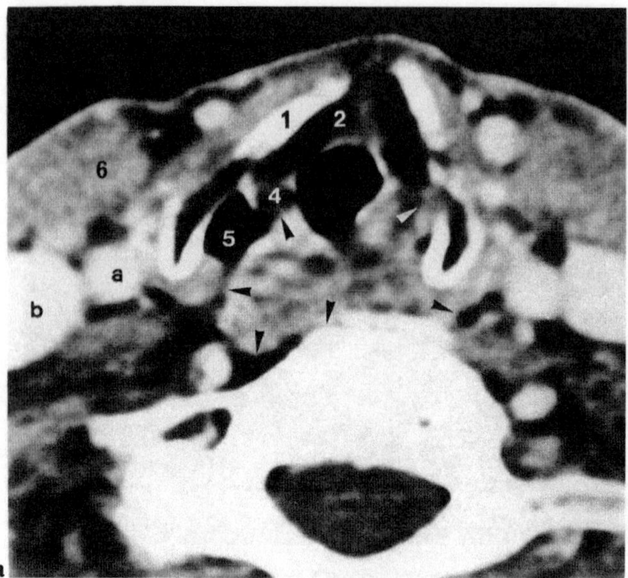

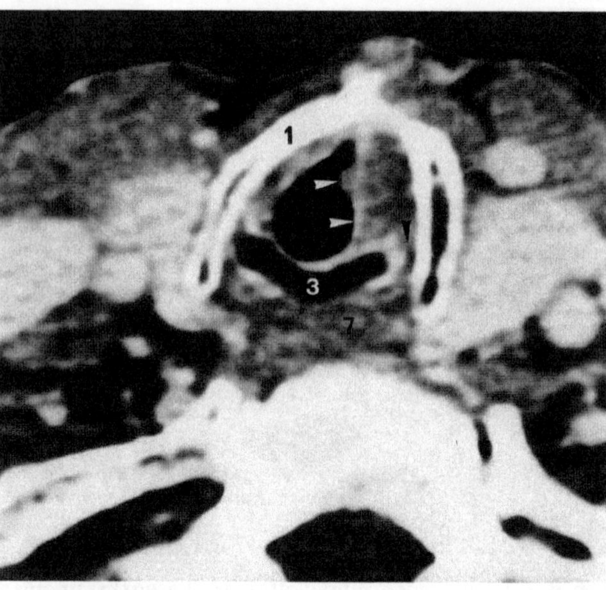

Abb. 12a, b. CT-Bild eines ausgedehnten Larynxkarzinoms. *1* Schildknorpel, *2* präepiglottischer Raum, *3* Ringknorpel, *4* aryepiglottische Falte, *5* Sinus piriformis, *6* M. sternocleidomastoideus, *7* Ösophagus. *a* A. carotis, *b* V. jugularis interna. **a** CT-Schnitt in Höhe Hypopharynx. Der Tumor infiltriert über das Taschenband und die aryepiglottischen Falten den Hypopharynx, überschreitet dorsal die Mittellinie und bricht nach dorsal in den para- und retrolaryngealen Raum ein, er endet erst an der prävertebralen Faszie. Solche Tumorausdehnungen sind endoskopisch nicht zu beurteilen. **b** CT-Schnitt in Höhe Glottis. Die CT zeigt die Verdickung des Stimmbandes mit exophytischen Tumorabschnitten

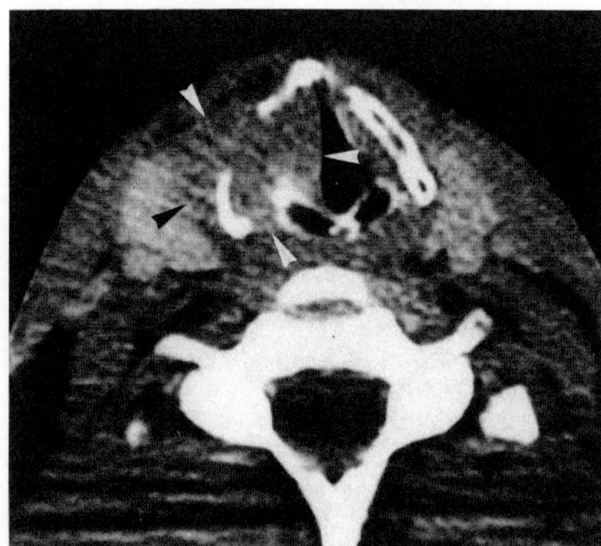

Abb. 13. CT-Bild eines ausgedehnten Larynxkarzinoms. Die exakte Ausdehnung großer Larynxtumoren mit Knorpeldestruktionen wird durch die CT sicher erfaßt

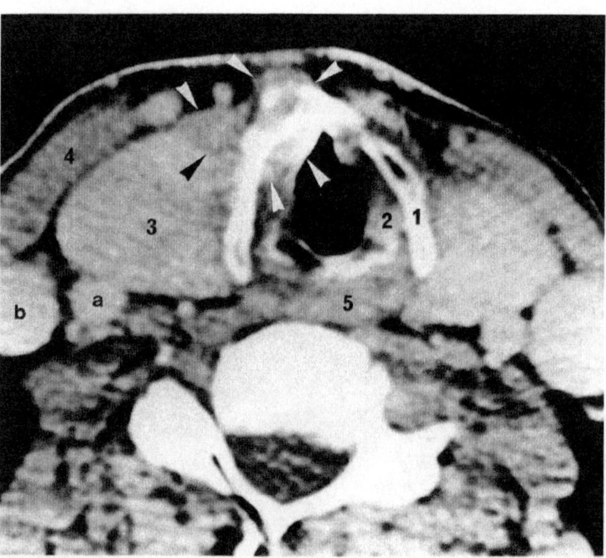

Abb. 14. Nachweis einer Knorpeldestruktion durch CT. *1* Schildknorpel, *2* Stimmband, *3* Schilddrüse, *4* M. sternocleidomastoideus, *5* Ösophagus. *a* A. carotis communis, *b* V. jugularis interna. Auch kleine glottische Larynxkarzinome können zu Knorpelläsionen führen und extralaryngeales Tumorwachstum aufweisen; dies kann nur mit CT diagnostiziert werden. Klinisch wurde dieser Tumor als T1a eingestuft; korrekte Diagnose: Stadium T4

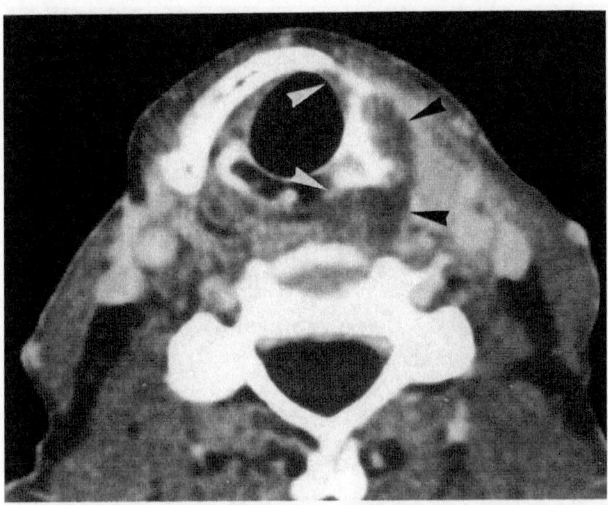

Abb. 15. Nachweis einer Knorpeldestruktion durch CT. Auch ausgedehnte Destruktionen des Knorpelskeletts können der klinischen Untersuchung entgehen. In diesem Fall war endoskopisch lediglich eine diskrete glottische Läsion nachweisbar (T1a); die CT demonstriert den wahren, ausgedehnten Befund (T4)

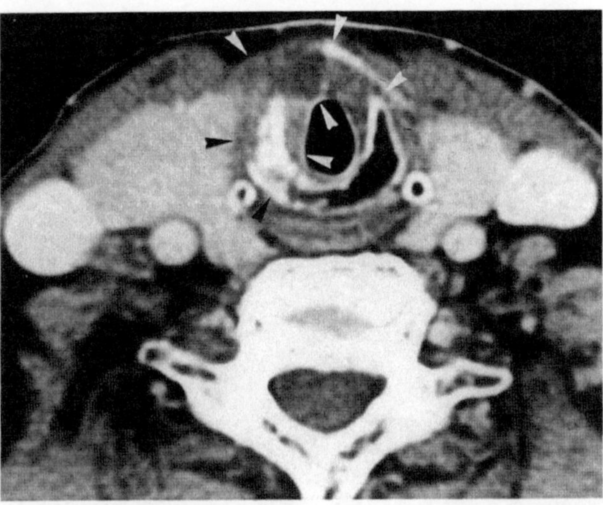

Abb. 16. CT-Bild eines infraglottischen Larynxkarzinoms. Infraglottische Larynxkarzinome werden computertomographisch sicher erfaßt. Sie neigen früh zur Destruktion des Ringknorpels, die durch CT besser nachweisbar ist als durch klinische Methoden

Invasion und der komplette tumoröse Ersatz des M. vocalis. Ausgedehntere Tumoren einer Seite können ebenfalls die Mobilität stark herabsetzen. Eine eigentliche, prognostisch bedeutsame Fixation ist jedoch erst dann gegeben, wenn der Tumor in den Schildknorpel oder in den Aryknorpel eingedrungen ist oder sich infra- oder supraglottisch fortgesetzt hat (Abb. 13). In der Regel erfordert ein wirklich fixiertes Stimmband ein aggressives therapeutisches Vorgehen in Form einer totalen Laryngektomie. Die Entscheidung zwischen beiden ist oft sehr schwierig; die CT leistet hier einen wichtigen diagnostischen Beitrag. Sie zeigt eine Invasion des Schildknorpels (Abb. 14), die auch bei kleinen Tumoren auftreten kann und eine Kontraindikation für die partielle Laryngektomie ist. Sie kann auch die Tumorausbreitung in den paralaryngealen Raum und außerhalb des Krikoids in die Weichteile des Halses nachweisen. Was noch wichtiger ist: Sie klärt die Tumorbeziehung zum Ringknorpel auf (Abb. 15), der Fundament einer laryngealen Rekonstruktion ist. Nur seine Erhaltung gewährleistet eine Rekonstruktion ohne die Gefahr einer postoperativen Aspiration (OGURA u. BILLER 1965, 1969; BILLER et al. 1971; MANCUSO et al. 1980; MANCUSO u. HANAFEE 1985). Differentialdiagnostisch ist zu beachten, daß Pseudofixationen der Stimmlippen auch durch Rekurrensparese oder alte laryngeale Traumen mit Fraktur des Krikoids oder Luxation der Aryknorpel bedingt sein können. Computertomographisch gelingt es in der Regel, die Ursache einer Motilitätsstörung zu definieren. Die seltenen infraglottischen Larynxkarzinome, die von einer Zone 5 mm unterhalb der Glottis ihren Ausgangspunkt nehmen, führen relativ schnell zu einer Knorpelläsion am Krikoid (Abb. 16). Meist ist die Unterfläche der Stimmlippe involviert, woraus eine Mobilitätseinschränkung resultiert, deren Ursache computertomographisch nachweisbar ist. Der Conus elasticus spielt eine große Rolle bei der Ausdehnung von infraglottischen Tumoren, weil er die Tumorinvasion kanalisiert. Insbesondere mukös oder submukös sich ausbreitende Tumoren halten sich auf der Mukosaseite dieser natürlichen Grenze, wobei tief infiltrierende, meist transglottische Tumoren häufig in der tiefen Region des paralaryngealen Raumes verbleiben. Die tiefe, posteroinferiore Ausdehnung ist klinisch hierbei meistens inaparent und kann nur durch die CT gesehen werden. Man findet dann in Stimmbandhöhe die Aryknorpel nach medial verdrängt und sieht eine Aufweitung des Raumes zwischen Ringknorpel und Schildknorpel. Wenn der Tumor infraglottisch zwischen Krikoid und Schildknorpel wächst, gewinnt er Zugang zum Weichteilgewebe des Halses und muß als T4-Läsion klassifiziert werden.

Transglottische Larynxkarzinome sind als Tumoren definiert, die über den Ventriculus laryngis hinwegwachsen und mindestens zwei der drei Regionen des Larynx, der Subglottis und der Supraglottis infiltrieren (Abb. 17–d). In der Regel liegt eine Stimmlippenfixation vor. Die transglottische Ausdehnung kann hierbei über die Schleimhaut oder aber submukös über tiefere Schichten erfolgen. Meist liegt eine kombinierte Ausdehnung vor. Die klinischen Untersuchungen einschließlich Laryngoskopie führen mei-

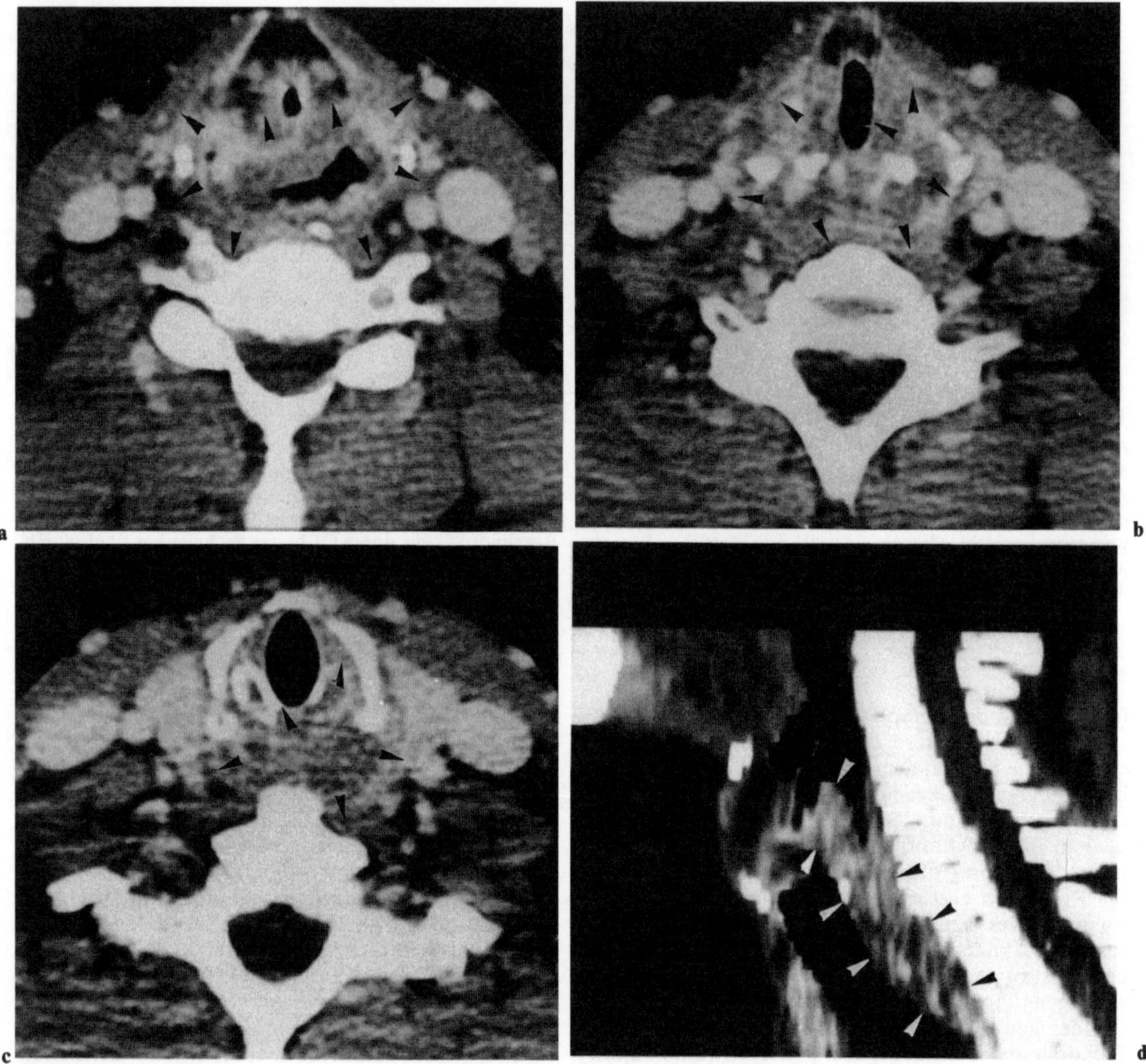

Abb. 17 a–d. CT-Bild eines transglottischen Larynxkarzinoms. Transglottisch wachsende Larynxkarzinome sind klinisch schwer zu beurteilen, weil tiefer gehende Infiltrationen nicht sicher erfaßt werden. Auch in der Computertomographie muß die gesamte Bildserie zugrunde gelegt werden, um das Ausmaß der Läsion richtig einzuschätzen. Sekundäre sagittale und/oder koronare Bildrekonstruktionen aus den axialen Schnittbildern können hierbei trotz eingeschränkter Bildauflösung sinnvoll sein (**d**)

stens zu einem Understaging solcher Tumoren, da tiefe Infiltrationen nicht erkannt werden. Transglottische Tumoren haben ebenfalls eine höhere Inzidenz von Schildknorpelinvasionen und okkulten, extralaryngealen Ausdehnungen durch den krikothyroidalen Spalt. Die CT ist hier in der Lage, das richtige Tumorstadium zu definieren, so daß diese Patienten durch eine totale Laryngektomie mit Neck dissection, kombiniert mit einer perkutanen Strahlentherapie, behandelt werden können.

4.1.2 *Kernspintomographie (MR)*

Karzinome des Larynx und Hypopharynx zeichnen sich gegenüber Muskulatur durch eine verlängerte T1- und T2-Relaxationszeit aus. Dies gilt jedoch auch für andere Tumoren und für entzündliche Erkrankungen. Im T1-gewichteten Bild (Abb. 18a) erscheint der Tumor deshalb homogen mit geringer bis mittlerer Signalintensität und läßt sich so gegen die dunklere Muskulatur und das hellere Fettgewebe abgrenzen. Im

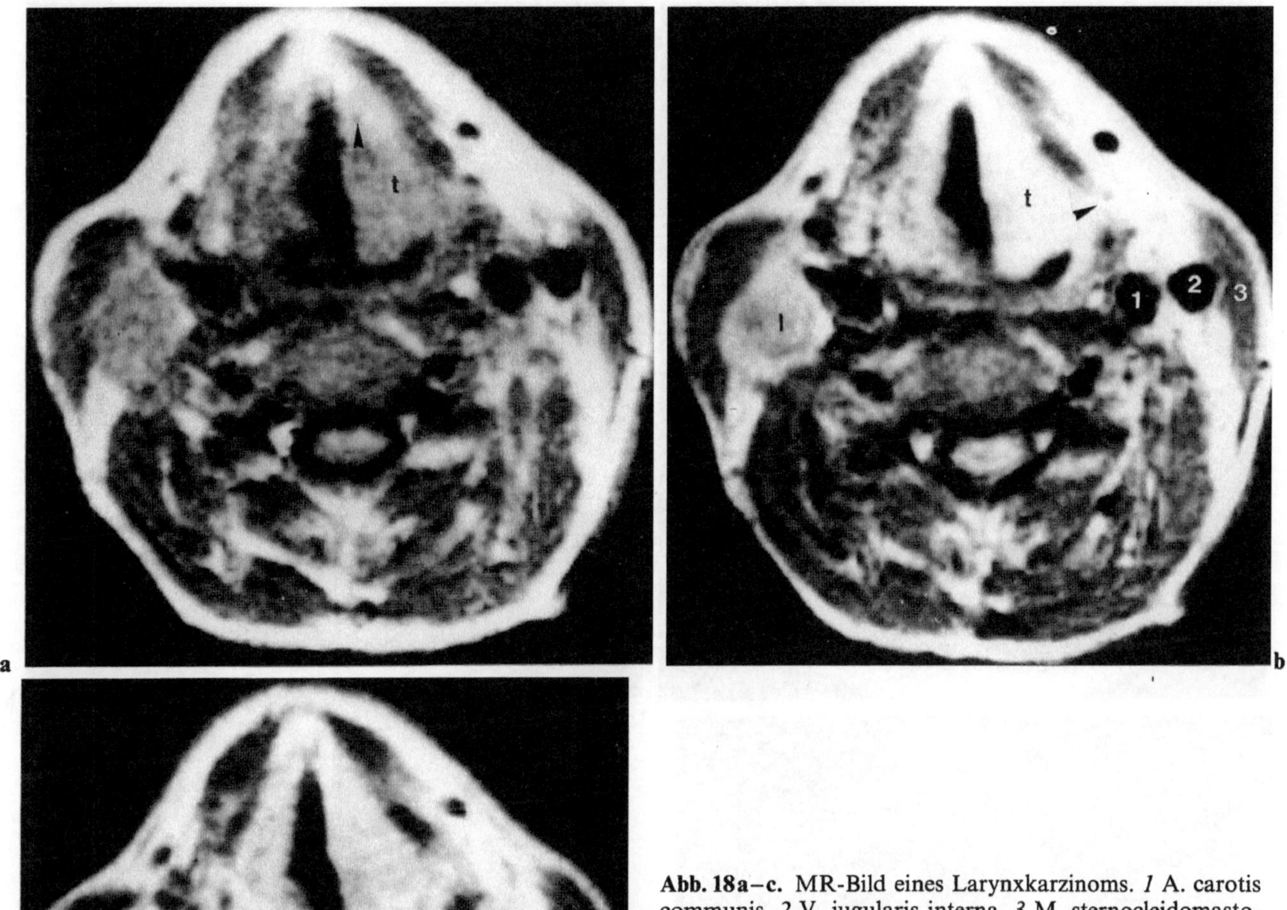

Abb. 18a–c. MR-Bild eines Larynxkarzinoms. *1* A. carotis communis, *2* V. jugularis interna, *3* M. sternocleidomastoideus. **a** T1-gewichtetes MR-Bild (0,5 Tesla; Spinecho; TR 0,5 s; TE 30 ms; 10 mm Schichtdicke; Kopfspule). Im T1-gewichteten MR-Bild erscheint der Tumor (*t*) und die Lymphknotenmetastase (*l*) mit mittlerer bis geringer Signalintensität. Die Abgrenzung gegen das helle Fettgewebe ist gut. Verkalkter Knorpel ist schlecht zu erkennen. Insgesamt eingeschränkte Bildqualität bei Niederfeldsystem und Kopfspule. **b** rho-gewichtetes MR-Bild (0,5 Tesla; Spinecho; TR 1,6 s; TE 23 ms; 10 mm Schichtdicke; Kopfspule). Der Tumor gewinnt an Signalintensität; eine Abgrenzung von Fettgewebe wird unmöglich. Auch die Lymphknotenmetastase ist nicht mehr sicher gegen Fett abzugrenzen. Nachweis einer Knorpeldestruktion. **c** T2-gewichtetes MR-Bild (0,5 Tesla; Spinecho; TR 1,6 s; TE 80 ms; 10 mm Schichtdicke; Kopfspule). Schlechtes Signal-zu-Rausch-Verhältnis mit entsprechend schlechter Bildqualität

rho-gewichteten Bild gewinnt der Tumor an Signalintensität, so daß der Kontrast zu Muskelgewebe zunimmt; die Abgrenzung gegen das ebenfalls signalintensive Fettgewebe gelingt nicht mehr (Abb. 18b). Im T2-gewichteten MR-Bild gewinnt der Tumor weiter an relativer Signalintensität; der Kontrast zur normalen Muskulatur ist optimal, der Kontrast zu Fettgewebe fehlt. Das Signal-zu-Rausch-Verhältnis (SNR) ist jedoch schlecht, so daß diese Aufnahmetechnik meist zu schlechten Ergebnissen führt (Abb. 18c). Rho- und T2-gewichtete Aufnahmen haben zudem sehr lange Meßzeiten (10–20 min), so daß die Bildqualität durch Bewegungsartefakte (Atmung, Schlucken) zusätzlich negativ beeinflußt wird. Insgesamt werden heute T1-gewichtete Spinechobilder (Meßzeit 3–5 min) als Standard angesehen (CASTELIJNS et al. 1985, 1987a, b;

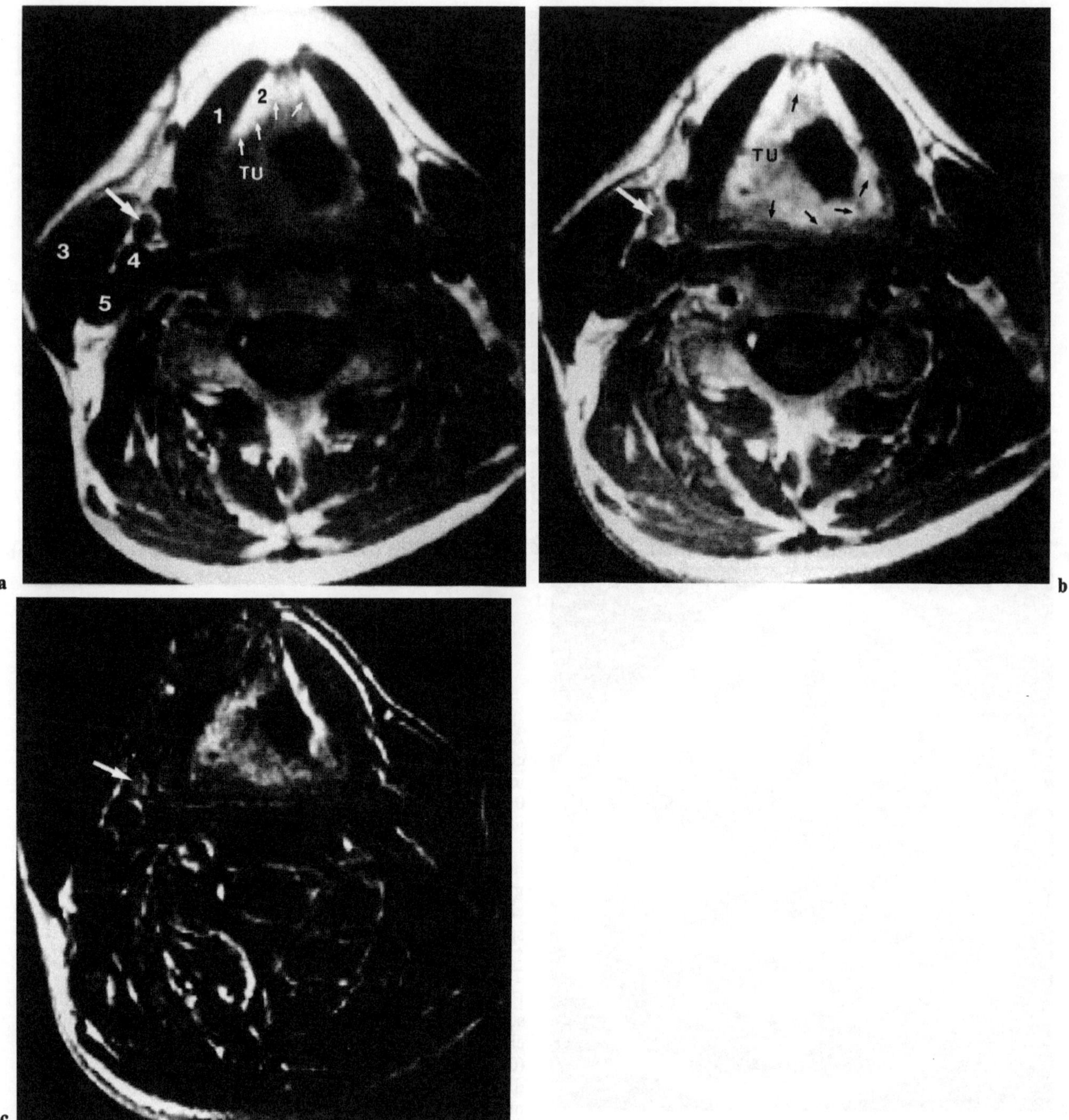

Abb. 19a–c. MR-Bild eines supraglottischen Larynxkarzinoms. *1* prälaryngeale Muskulatur, *2* präepiglottischer Fettbindegewebsraum, *3* M. sternocleidomastoideus, *4* A. carotis communis, *5* V. jugularis interna. **a** T1-gewichtetes MR-Bild (1,0 Tesla; Spinecho; TR 0,5 s; TE 23 ms; 6 mm Schichtdicke). Der Tumor (*TU*) ist signalarm. Die Infiltration in das Fettgewebe des präepiglottischen Raums wird deutlich, die Abgrenzung zur Muskulatur ist schlecht möglich. Eine 6 mm große Lymphknotenmetastase (*großer Pfeil*) grenzt sich gegen die hohe Signalintensität der fettbindegewebigen Halsgefäßscheide ab. **b** T1-gewichtetes MR-Bild (1,0 Tesla; Spinecho; TR 0,5 s; TE 23 ms; 6 mm Schichtdicke) nach Gadolinium-DTPA. Nach i.v.-Injektion von Gadolinium-DTPA nimmt der Tumor deutlich an Signalintensität zu und läßt sich jetzt von der Muskulatur unterscheiden (*Pfeil*). Das submuköse Wachstum auf die Gegenseite wird deutlich. Die Abgrenzung zu Fettgewebe ist jetzt weniger gut möglich. **c** Subtraktionsbild (gewonnen aus der rechnerischen Subtraktion von **b** minus **a**). Die rechnerische Subtraktion zeigt nur die Strukturen, die nach Gadolinium-DTPA an Signalintensität zugenommen haben. Der Tumor und die kleine Lymphknotenmetastase (*Pfeil*) sind signalreich. Signalintensive Bereiche der Halsgefäßscheide sind durch kleine Verlagerungen des Patienten zwischen den beiden Aufnahmeserien bedingt

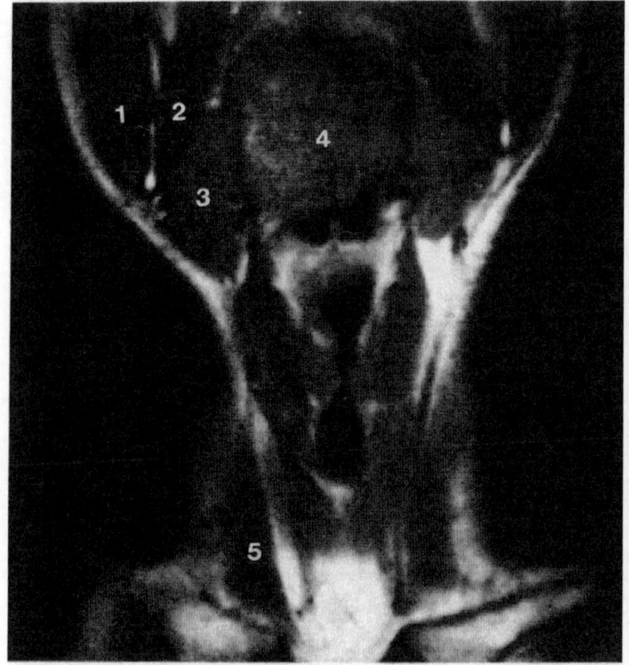

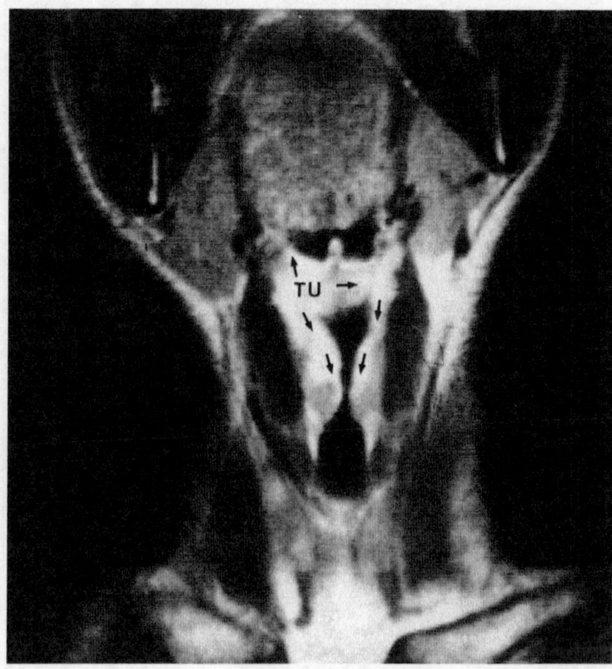

a b

Abb. 20a, b. MR-Bild eines supraglottischen Larynxkarzinoms. *1* M. masseter, *2* M. pterygoideus medialis, *3* Glandula submandibularis, *4* Zunge, *5* M. sternocleidomastoideus. **a** T1-gewichtetes MR-Bild (1,0 Tesla; Spinecho; TR 0,5 s; TE 23 ms; 6 mm Schichtdicke). In der koronaren Schichtführung wird die kraniokaudale Ausdehnung des Tumors vom supraglottischen Kompartiment bis in Höhe Stimmband und der Übergriff auf die Gegenseite deutlich. Der Tumor ist signalarm. **b** T1-gewichtetes MR-Bild (1,0 Tesla; Spinecho; TR 0,5 s; TE 23 ms; 6 mm Schichtdicke) nach Gadolinium-DTPA. Nach Gadolinium-DTPA deutliche Signalzunahme des Tumors (*TU*); hierdurch gelingt der Nachweis des Tumorwachstums auf die Gegenseite

Abb. 21a–e. CT- und MR-Bild eines supraglottischen Larynxkarzinoms. *1* M. genioglossus, *2* Glandula submandibularis, *3* M. sternocleidomastoideus, *4* Mandibula (im MR-Bild mit hellem Fettmark). **a** CT-Bild nach Kontrastmittel. Nach Kontrastmittelgabe zeigen Tumor (*t*) und Lymphknotenmetastasen (*l*) ein deutliches Enhancement mit Inhomogenitäten und z. T. Nekrosen. Beide sind gut gegen die Muskulatur, das Fettgewebe und die deutlich kontrastierten Gefäße abgrenzbar. Die Aufnahmezeit für eine Schicht betrug 1 s. **b** T1-gewichtetes MR-Bild (1,5 Tesla; Spinecho; TR 0,3 s; TE 15 ms; 5 mm Schichtdicke; Helmholtz-Spule). Im stark T1-gewichteten SE-Bild erscheint der Tumor mit geringer Signalintensität. Eine Abgrenzung, auch der Lymphknotenmetastasen, zum Fettgewebe ist optimal möglich, eine Unterscheidung von Muskulatur ist nicht möglich. Die Messung von 12 Schichten benötigt eine Meßzeit vom 5 min. **c** T1-gewichtetes MR-Bild (1,5 Tesla; Spinecho; TR 0,3 s; TE 15 ms; 5 mm Schichtdicke; Helmholtz-Spule) nach Gd-DTPA. Nach der intravenösen Gabe von Gd-DTPA zeigen Tumor und Lymphknotenmetastasen, analog zum CT-Bild nach Kontrastmittel, ein inhomogenes Enhancement. Die Abgrenzung zur Muskulatur gelingt besser, die nekrotischen Lymphknotenareale werden sichtbar. **d** T1-gewichtetes Gradientenecho-Bild (1,5 Tesla; FLASH, Flip-Winkel 75°; TR 0,2 s; TE 7 ms; 5 mm Schichtdicke; Helmholtz-Spule) nach Gd-DTPA. FLASH-Sequenzen sind sehr sensitiv für Gd-DTPA. Tumor und Lymphknotenmetastasen zeigen ein Enhancement, insbesondere der gut durchbluteten Randpartien. Sie erlauben eine schnelle Bildgebung (hier 16 Schichten in 3,5 min). **e** Sagittales T1-gewichtetes MR-Bild (1,5 Tesla; Spinecho; TR 0,3 s; TE 15 ms; 5 mm Schichtdicke; Helmholtz-Spule). Die sagittale Schichtorientierung erlaubt eine bessere Beurteilung der kraniokaudalen Tumorausdehnung

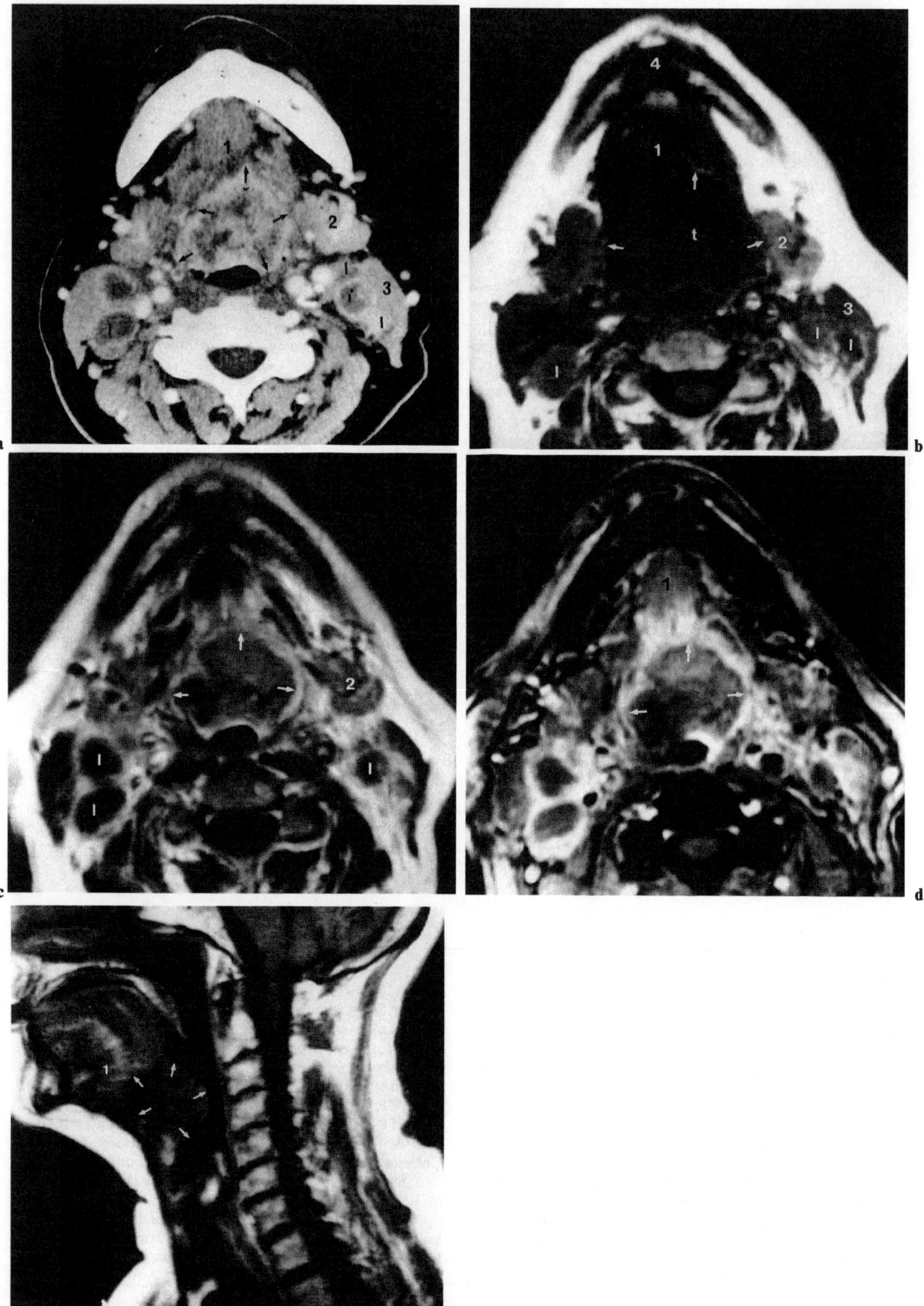

a
1
2
3
b
4
1
t
2
3
c
2
d
1
e
1

GADEMANN et al. 1986; GLAZER et al. 1986a, b; LUFKIN u. HANAFEE 1986, 1988; VOGL 1987, 1989; VOGL et al. 1987). Fortschritte brachte die Einführung des paramagnetischen MR-Kontrastmittels Gadolinium-DTPA (Gd-DTPA), das zu einer Verkürzung der T1-Relaxationszeiten führt. Tumoren reichern Gd-DTPA an und zeigen ein deutliches Enhancement (Abb. 19b) im Vergleich zum nativen T1-gewichteten SE-Bild (Abb. 19a); rho- und T2-gewichtete SE-Aufnahmen werden dadurch überflüssig. Besonders sensitiv gelingt die Abgrenzung in Subtraktionsaufnahmen aus Bildern, die in gleicher Position vor und nach Kontrastmittelgabe gewonnen wurden (Abb. 19c) (LENZ et al. 1989a; VOGL et al. 1988). Von Vorteil ist die Möglichkeit der MR, Aufnahmen in unterschiedlichen Schichtorientierungen zu erhalten, ohne daß der Patient hierzu umgelagert werden muß. Die koronare Schnittführung eignet sich hierbei vorzüglich, z. B. bei transglottischen Tumoren die kraniokaudale Ausdehnung exakt zu erfassen (Abb. 20a, b) und vor allem die Position des Tumors zum Ventriculus laryngis aufzuzeigen. Besonders bei mittelliniennahen supraglottischen Larynxtumoren kann mit Hilfe von mediosagittalen Schnittbildern (Abb. 21e) die Beziehung des Tumors zum Zungengrund aufgezeigt werden. In Zukunft werden sicher die sehr schnellen T1-gewichteten Gradientenecho-Sequenzen in Verbindung mit Gd-DTPA eine zunehmende Rolle spielen (Abb. 21d). Im Vergleich zu den T1-gewichteten Spinecho-Bildern vor und nach Kontrastmittelgabe (Abb. 21b, c) zeichnen sie sich durch eine hohe Sensitivität für pathologische Gewebe aus. Bewegungsartefakte kommen bei Meßzeiten von 40 s bis 2,5 min deutlich seltener vor als bei den langen SE-Sequenzen (LENZ et al. 1989a).

4.2 Differentialdiagnosen

4.2.1 Andere maligne Erkrankungen

Plattenepithelkarzinome stellen mehr als 90% aller Tumoren des Hypopharynx und Larynx. Entsprechend selten sind andere Tumoren. Zu nennen sind hier Karzinosarkome, die neben Plattenepithelien auch mesenchymale Zellen enthalten. Anaplastische Karzinome, pleomorphe Karzinome, Adenokarzinome und adenoidzystische Karzinome können den Larynx involvieren (BATSAKIS 1979; MANCUSO u. HANAFEE 1985). Aus der Weltliteratur sind insgesamt 32 Fibrosarkome und 62 Chondrosarkome bekannt,

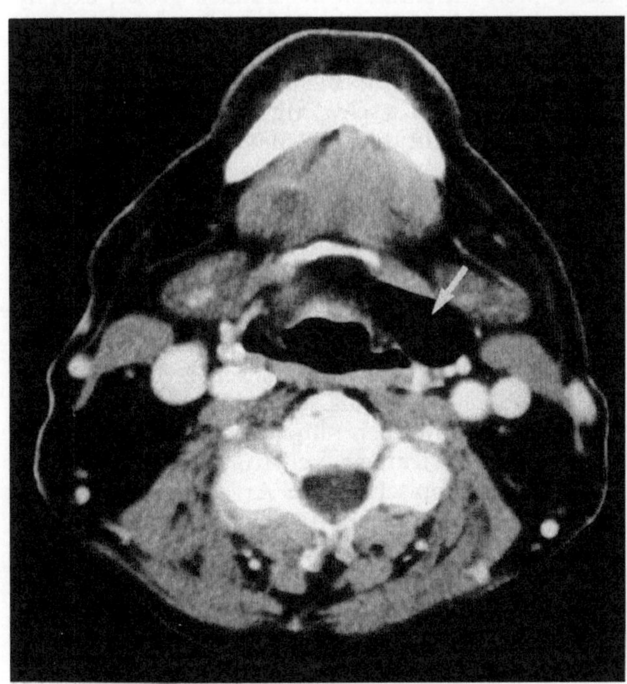
a

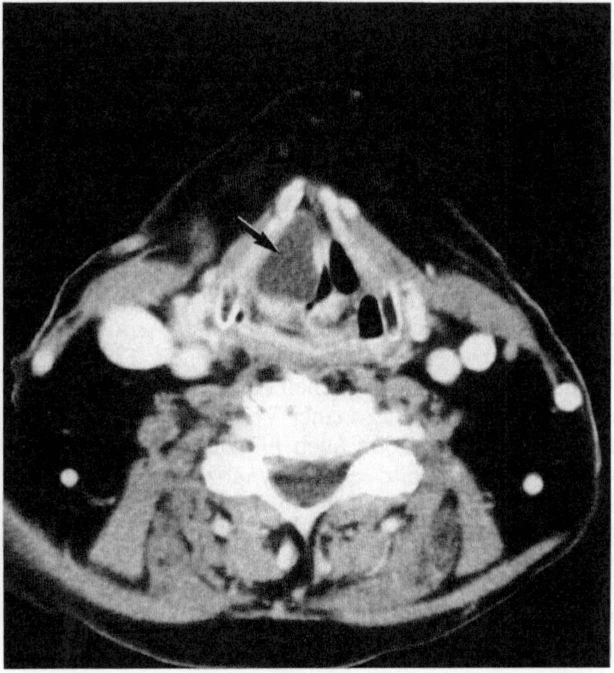
b

Abb. 22a, b. CT-Bild einer Laryngozele. **a** Lufthaltige Laryngozele. Laryngozelen sind Aussackungen des Ventriculus laryngis. Sie machen ähnliche klinische Beschwerden wie Larynxkarzinome. In diesem Fall einer kombiniert inneren und äußeren Laryngozele enthält die Aussackung Luft (*Pfeil*). **b** Flüssigkeitshaltige Laryngozele. Bisweilen enthält die Laryngozele (in diesem Fall eine innere Laryngozele) Flüssigkeit (*Pfeil*). Die Dichte kann dann zwischen 5 bis zu 80 Hounsfield-Einheiten betragen, je nach Wassergehalt des Mukos. Entsprechend schwer kann die differentialdiagnostische Abgrenzung zu Larynxkarzinomen sein

die zumeist vom Krikoid ihren Ausgang nahmen (Batsakis 1979; Cocke 1962). Im eigenen Patientengut konnten 3 Schmincke-Tumoren des Hypopharynx beobachtet werden, die weder durch die Struktur noch durch Dichtewerte und Kontrastmittelverhalten von Plattenepithelkarzinomen zu unterscheiden waren. Je eine extranodale Manifestation eines M. Hodgkin und eines NHL waren homogen und wuchsen eher verdrängend als infiltrativ; sie zeigten ein geringes KM-Enhancement und fielen zudem durch große, homogene LK-Manifestationen auf.

4.2.2 Andere benigne Erkrankungen

Ein Chemodektom zeigte ein sehr starkes KM-Enhancement (über 80 HE), während zwei Lipome durch ihr fehlendes Enhancement und durch ihre negativen Dichtewerte (um -100 HE) sicher zu diagnostizieren waren.

Differentialdiagnostisch nicht abgrenzbar von malignen Tumoren sind aggressive Entzündungen des Larynx, wobei besonders Pilzinfektionen alle Zeichen eines aggressiven Malignoms einschließlich Knorpeldestruktion aufweisen können und auch klinisch zunächst als Larynxkarzinom verdächtigt werden.

Von differentialdiagnostischer Bedeutung sind Laryngozelen, die evtl. mit Tumoren des Larynx und Hypopharynx verwechselt werden können. Laryngozelen sind Aussackungen des Ventriculus laryngis; sie können angeboren oder erworben sein (Jensen u. Samuelsen 1964; Donegan et al. 1980; Stell u. Maran 1975). Man unterscheidet, je nach Ausbreitungsrichtung, zwischen äußeren und inneren oder kombinierten Laryngozelen. Die inneren Laryngozelen führen hauptsächlich zu Verdrängungserscheinungen im Kehlkopfinneren, die je nach Ausdehnung als Auftreibung des Taschenbandes, der aryepiglottischen Falte oder Verstreichung der Valleculae und des Sinus piriformis in Erscheinung treten. Klinisch stehen Heiserkeit, Atembeschwerden und Schluckstörungen im Vordergrund. Die äußere Laryngozele erstreckt sich entlang der Innenseite des Schildknorpels über seine Oberkante durch die Membrana thyreohyoidea hindurch in die Halsweichteile. Es besteht eine ventilartige Verbindung zum Kehlkopflumen, wodurch die in den Laryngozelensack eindringende Luft nicht wieder vollständig entweichen kann. Dadurch kommt es im Laufe der Zeit zu einer Vergrößerung der Zele. Dies kann sich jedoch auch plötzlich ereignen. Das CT-Erscheinungsbild der Laryngozele differiert erheblich. Neben einer rein lufthaltigen Erweiterung (Abb. 22a) können flüssigkeitsgefüllte Laryngozelen gefunden werden (Abb. 22b), oder sogar Zelen mit soliden Dichtewerten, verursacht durch eingedickten Mukos (Giovanniello et al. 1970; Glazer et al. 1983; Lenz 1987b).

5 Vergleich von Klinik, CT und MR

Das Wachstumsverhalten des Tumors und die Prognose des Patienten hängen ganz entscheidend von der Lokalisation bzw. dem Ursprungsort des Tumors (Hypopharynx, supraglottischer, glottischer, subglottischer Larynx) und vom Stadium der Erkrankung ab. Hierdurch bedingt wurden für diese Region sehr vielfältige und differenzierte Therapiemöglichkeiten entwickelt, die, wo immer möglich, eine sowohl kurative als auch konservativ-stimmerhaltende Zielsetzung haben. Die Therapiemöglichkeiten reichen von der partiellen Laryngektomie oder der alleinigen Radiatio bei kleinen Tumoren, über die Laryngektomie bei höheren Tumorstadien bis hin zur palliativen Radio-Chemotherapie bei infausten Fällen (Bailey u. Calcaterra 1971; Biller et al. 1971; Bocca u. Pignataro 1967; Fletcher 1980; Kirchner u. Som 1975; Kremen 1967; Ogura u. Biller 1965, 1969; Ogura u. Heeneman 1973). Alle Behandlungspläne erfordern eine akkurate Festlegung der Tumorausdehnung, des Tumorursprungs und der Lymphknotenmetastasierung.

Die klinische Untersuchung und insbesondere die Laryngoskopie ermöglichen es, die glottischen Funktionen und fast alle wichtigen Mukosa-Areale zu beurteilen; die Gewebsbiopsie führt zur korrekten histologischen Diagnose (Gaafar 1983; Kleinsasser 1962, 1976, 1987; Welch 1982; Yamashita et al. 1984). Die genaue Stadieneinteilung der Hypopharynx- und Larynxtumoren bietet jedoch erhebliche Probleme, da in vielen Fällen weder klinisch-endoskopisch noch konventionell-radiologisch die Ausbreitung in die Submukosa, in den präepiglottischen Raum und in das paraglottische Gewebe zuverlässig erkannt werden. Andererseits können große, exophytische, supraglottische Tumorvorwölbungen die Sicht auf daruntergelegene Kehlkopfabschnitte behindern, so daß es zu Tumorüberschätzungen kommt (Sagel et al. 1981). Oft ist es schwierig oder gar nicht möglich, eine Tumorinfiltration in das Knorpelstützgerüst nachzuweisen. Auch von routinierten Untersuchern können Läsionen, die an der hinteren Pharynxwand und in der Tiefe des Sinus piriformis gelegen sind, bei der indirekten Laryngoskopie übersehen werden. Sekretansammlungen oder Ödeme der Aryregion können die Sicht in die Tiefe des Sinus piriformis behindern.

Komplementär zu den klinischen Methoden erlaubt die CT besser als jede andere Methode, die Tiefenausdehnung der tumorösen Prozesse in ihrer Beziehung zu wichtigen Leitstrukturen aufzudecken und laryngoskopisch blinde Areale im Bereich der Subglottis, des präepiglottischen Raumes, des Sinus piriformis und des Ventriculus laryngis zu untersuchen. Im eigenen Patientengut (N = 119) konnte durch die klinische Untersuchung (einschließlich Endoskopie) nur bei 49% ein korrektes Tumorstadium erhoben werden; in 61 von 119 Fällen wurde das Stadium zu gering angegeben. Computertomographisch konnte in 98 von 119 Fällen (82%) das Tumorstadium korrekt ermittelt werden, in 16 Fällen wurde es zu gering (Tumor zu oberflächlich oder Bewegungsartefakte), in 5 Fällen zu hoch angegeben (Ödem; scheinbare Knorpelinvasion, vorgetäuscht durch Partialvolumeneffekt). Die kombiniert nach dem klinischen und dem CT-Befund durchgeführte Stadieneinteilung (unter Annahme des jeweils höheren Stadiums aus beiden Befunden) erbrachte in 111 von 119 Fällen (93%) ein korrektes Ergebnis; 3 Fälle wurden zu gering, 5 zu hoch eingestuft. Dies macht deutlich, daß sich Klinik und CT beim Staging von Tumoren des Hypopharynx und Larynx ideal ergänzen. Durch die Endoskopie werden hierbei die Tumorstadien T1 und T2 besser erkannt, die besonders bei oberflächlich wachsenden Stimmbandkarzinomen durch CT nicht nachweisbar sind, während bei den höheren Tumorstadien T3 und T4 die CT der klinischen Untersuchung weit überlegen ist. Die stadienbezogene Sensitivität der Klinik betrug für die Tumoren niedriger Stadien 75%, die der CT 69%; die Kombination aus Klinik und CT 94%. Bei den höheren Tumorstadien wurden klinisch nur 29% dem richtigen T-Stadium zugeordnet, durch die CT aber 93%. Oberflächlich wachsende Tumoren können sich dem computertomographischen Zugriff entziehen; verwertbare Densitätsdifferenzen zwischen normalem Stimmband und Karzinomgewebe fehlen (LENZ et al. 1983; LENZ 1987a, b; PARSONS et al. 1980; ZAUNBAUER u. HAERTEL 1982). Nur die Laryngoskopie kann solche Tumoren nachweisen. Liegt ein exophytisches Tumorwachstum vor, so kann die CT den Tumor direkt nachweisen. Das Übergreifen des Tumors, meist über die vordere Kommissur, auf das kontralaterale Stimmband und auf die Subglottis werden computertomographisch sicher erkannt (ARCHER et al. 1981; MANCUSO u. HANAFEE 1985; SILVERMAN et al. 1984). Schwieriger ist es, den Übergriff eines Tumors vom Stimmband auf das Taschenband im Bereich des Sinus Morgagni zu definieren (ARCHER u. YAEGER 1982; SAGEL et al. 1981). Bei T1-Tumoren des Larynx ist es das Ziel der CT, eine tiefergehende Infiltration auszuschließen. Die Untersuchung sollte in ruhiger Atmung bei abduzierten Stimmlippen erfolgen, da eine Adduktion der Stimmlippen kleinere Tumoren maskieren kann (LENZ et al. 1989b). Eines der hauptsächlichen Kriterien in der klinischen Stadieneinteilung von Larynxtumoren ist die Stimmbandfixation; sie verbietet meist ein konservativ-chirurgisches Vorgehen und führt zur Laryngektomie (BILLER et al. 1971; KIRCHNER u. SOM 1975). Die Feststellung einer Stimmbandfixation wird subjektiv bei der Endoskopie gemacht; die Fixation des Stimmbandes unter laryngoskopischer Sicht hat sich jedoch als dürftiges prognostisches Kriterium für die Indikation der chirurgischen Intervention erwiesen (AGHA 1983; KIRCHNER u. SOM 1975; LESINSKI et al. 1980). Die Fixation kann verursacht sein durch:

- die subglottische Ausdehnung eines Tumors mit echter Fixation und Infiltration in den Knorpel,
- Invasion des Schildknorpels mit echter Fixation,
- Invasion des Krikoarythenoidgelenks,
- die Verdrängung des M. vocalis durch einen Tumor ohne echte Fixation,
- eine Rekurrensparese (z. B. nach Schilddrüsenoperation),
- ein okkultes Trauma.

Diese Gründe der Stimmbandfixation können präoperativ nicht unterschieden werden und die Auswahl der Patienten für eine totale Laryngektomie oder eine partielle Hemilaryngektomie ist somit nicht eindeutig möglich (LESINSKI et al. 1980). Das Vorhandensein differenzierter OP-Techniken mit konservativer Zielsetzung erfordert eine vermehrte Präzision in der Wertung der verschiedenen Ursachen der Mobilitätseinschränkung eines Stimmbandes. Untersuchungen von MANCUSO et al. (1980) und ZAUNBAUER u. HAERTEL (1983, 1985) sowie eigene Studien (LENZ et al. 1983, 1989b; LENZ 1987b) haben gezeigt, daß die Computertomographie einen wesentlichen Beitrag bei der Fragestellung „Fixation" leisten kann. Die Ursache einer echten Stimmbandfixation (Infiltration des paralaryngealen Spalts und/oder Tumorinvasion in den Knorpel) werden direkt sichtbar. MANCUSO et al. (1980) konnten überdies nachweisen, daß auch bei im CT nachweisbarer und histologisch verifizierter tiefer Tumorinfiltration nicht immer eine Motilitätseinschränkung der Stimmbänder bei der klinischen Untersuchung festzustellen war. Ebenso bedeutsam ist die Erkennung einer Knorpeldestruktion, weil sie eine konservative partielle Laryngektomie unmöglich macht. Die Beurteilung kleiner Knorpelinvasionen ist extrem schwierig, auch wenn man hochauflösende CT-Geräte benutzt, da die Ossifikation der Strukturen unregelmäßig ist und unkalzifizierte Knorpelanteile als Erosionen fehlgedeutet werden; andererseits werden mikroskopische Knorpelinvasionen durch CT prinzipiell nicht gesehen (ARCHER u. YAEGER 1979; LLOYD et al. 1981; NATHAN et al. 1980). Trotz der Schwierigkeiten bei der Beurteilung der Knorpelinvasionen können aufgrund des Erscheinungsbildes und der anatomischen Ausbreitung Aussagen mit der CT gemacht werden, die in jedem Fall besser sind als die durch die Klinik. Ein intaktes Perichondrium dient als relative Barriere für den Tumor. Histologische Studien laryngealer Knorpel haben gezeigt, daß die Tumorinfiltration in den Regionen geschieht, in denen kollagene Fasern das Perichondrium durchdringen (YAEGER u. ARCHER 1982; YAEGER u. HERBOLD 1983); diese Areale entsprechen der Kreuzungsstelle des vorderen 1/4 und der hinteren 3/4 der Lamina thyreoidea, der vorderen Kommissur, den Hinterrändern des Schildknorpels, dem Krikoarythenoid-Gelenk und dem Ansatz der Membrana cricothyroidea und cricotrachealis (ARCHER et al. 1983). Einige Autoren betrachten einen scheinbaren, hypodensen Saum zwischen Larynxweichteilen und Schildknorpel als wichtigen Indikator; sie meinten, daß es sich um einen Fettsaum handele, dessen Aufhebung eine mögliche Knorpelinvasion anzeige (ARCHER u. YAEGER 1979; GREGOR u. MICHAELS 1981; LLOYD et al. 1981; MANCUSO et al. 1977). Dieser „Fettsaum" war im eigenen Patientengut selten nachweisbar, weder bei Patienten mit Larynxtumoren, noch bei Normalbefunden; dies entspricht auch Befunden von REID (1984), der diese hypodense Zone als Artefakt bezeichnete. CT-Kriterien für einen Knorpelbefall sind:

- dem Tumor benachbarte Durchbrüche der Knorpelgrenzlinie,
- gefensterte Formationen an der Knorpelgrenze,
- bei fortgeschrittenen Fällen eine Auftreibung des Knorpels,
- Sklerosierungen von Knorpelabschnitten.

Die Erfahrungen mit der Kernspintomographie des Larynx und Hypopharynx sind sehr gering. Vergleichende Studien mit CT (insbesondere mit modernen CT-Geräten) liegen noch nicht vor. Oberflächenspulen sind notwendig, um eine hochauflösende Bildgebung im Bereich der Halsweichteile, des Larynx und Hypopharynx zu ermöglichen (CASTELIJNS et al. 1985; LUFKIN et al. 1983; LUFKIN u. HANAFEE 1985, 1986, 1988; MCARDLE et al. 1986; MANCUSO u. HANAFEE 1985; STEUDEL et al. 1987; VOGL 1987). Nach Untersuchungen von CASTELIJNS et al. (1987a, b) werden kleine T1-Larynxkarzinome mit MR in über 60% der Fälle nicht gesehen. Größere Tumoren lassen sich gut abgrenzen. Tumorrezidive sind nicht von Nachbargewebe oder Ödem zu unterscheiden. Bei der Beurteilung von tumorösen Knorpelinvasionen scheint die MR der CT überlegen zu sein. Der Einsatz von Gd-DTPA und die Anwendung schneller Gradientenecho-Sequenzen versprechen eine Verbesserung der MR-Bildgebung in der Zukunft (LENZ et al. 1989a; VOGL 1989; VOGL et al. 1988). Hervorzuheben sind die Möglichkeiten der multiplanaren Abbildung, ohne daß der Patient umgelagert werden muß. Es scheint dennoch fraglich, ob die MR für das primäre Staging von Larynx- und Hypopharynxtumoren Methode der ersten Wahl sein wird. Die Ortsauflösung der MR ist, verglichen mit der CT, in dieser Region trotz Oberflächenspulen um den Faktor 4–6 geringer; Bewegungsartefakte haben bei den langen Meßzeiten der MR von mindestens 1 min bei schnellen GE-Sequenzen (gegenüber 1–3 s bei der CT) einen erheblichen negativen Einfluß. Da die Patienten krankheitsbedingt häufig unter Dyspnoe leiden, sind ca. 30% aller Untersuchungen aufgrund von Bewegungsartefakten nicht verwertbar. Die schlechte Darstellbarkeit des verkalkten Knorpels spielt besonders bei der klinisch wichtigen Feststellung diskreter Knorpelläsionen eine negative Rolle und wird kaum von dem besseren Gewebekontrast aufgewogen. Funktionsstudien sind mit der MR zur Zeit noch nicht realisierbar (GLAZER et al. 1986a, b).

Die Computertomographie bleibt somit das bildgebende Verfahren der ersten Wahl bei der Diagnostik und Stadieneinteilung von Tumoren des Hypopharynx und Larynx. Sie ist der klinischen Untersuchung (einschließlich Endoskopie) beigeordnet und ergänzt diese komplementär. Auch wenn klinisch ein Stadium T1 diagnostiziert wurde, ist die CT indiziert, weil die klinische Diagnose in über 40% der Fälle falsch ist. Der Aufwand der CT ist sehr gering; mit modernen Rotationsscannern ist die Untersuchung (Schädelbasis bis oberes Mediastinum) in weniger als 10 min abgeschlossen. Die Kernspintomographie ist deutlich aufwendiger (mindestens 30–40 min, nur für die Larynxregion). Sie ist der CT-Untersuchung in jedem Fall nachgeschaltet. Ihre Bedeutung liegt zur Zeit vor allem beim Nachweis okkulter Knorpelinvasionen. Schnellere Meßsequenzen und der Einsatz von Gd-DTPA können diese Einschätzung in Zukunft ändern. Konventionelle radiologische Methoden spielen keine Rolle mehr.

Literatur

Agha F (1983) Recurrent laryngeal nerve paralyses: a laryngoscopic and computed tomographic study. Radiology 148:149–155

Archer C, Yeager V (1979) Evaluation of laryngeal cartilages by computed tomography. J Comput Assist Tomogr 3:604–611

Archer C, Yeager V (1982) Computed tomography of laryngeal cancer with histopathological correlation. Laryngoscope 92:1173–1180

Archer C, Yeager V, Friedman W, Katsantonis G (1978a) Computed tomography of the larynx. J Comput Assist Tomogr 2:404–411

Archer C, Friedman W, Yeager V, Katsantonis P (1978b) Evaluation of larynx cancer by computed tomography. J Comput Assist Tomogr 2:618–624

Archer C, Sagel S, Yeager V, Martin S, Friedman W (1981) Staging of carcinomas of the larynx: comparative accuracy of CT and laryngography. AJR 136:571–575

Archer C, Yeager V, Herbold D (1983) Improved accuracy in the TNM staging of laryngeal cancer using a new definition of regions based on computed tomography. J Comput Assist Tomogr 7:610–617

Bailey B, Calcaterra T (1971) Vertical, subtotal laryngectomy and laryngoplasty. Arch Otolaryngol 93:232–237

Batsakis J (1979) Tumors of the head and neck: clinical and pathological considerations. Williams & Wilkins, Baltimore

Biller H, Ogura J, Pratt L (1971) Hemilaryngectomy for T2 glottic cancers. Arch Otolaryngol 93:238–243

Bocca E, Pignataro O (1967) A conservative technique in radical neck dissection. Ann Otol Rhinol Laryngol 76:975–987

Castelijns J, Doornbos J, Verbeeten B, Vielvoye G, Bloem J (1985) MR imaging of the normal larynx. J Comput Assist Tomogr 9:919–925

Castelijns J, Kaiser M, Valk J, Gerritsen G, Hattum A van, Snow G (1987a) Magnetic resonance imaging of laryngeal cancer. J Comput Assist Tomogr 11:134–140

Castelijns J, Gerritsen G, Kaiser M, Valk J, Jansen W, Meyer C, Snow G (1987b) MRI of the normal and cancerous laryngeal cartilages: histopathologic correlation. Laryngoscope 97:1085–1093

Cocke E (1962) Benign cartilaginous tumors of the larynx. Anal Otol Rhinol Laryngol 72:167

Donegan J, Strife J, Cotton R, Seid A, Dunbar J (1980) Internal laryngocele and saccular cysts in children. Ann Otol 89:409–413

Doust B, Tig V (1974) Xeroradiography of the larynx. Radiology 110:727–730

Fletcher G (1980) Textbook of radiotherapy. Lea & Febinger, Philadelphia

Friedman W, Archer C, Yeager V, Katsantonis G (1981) Computed tomography vs laryngography: a comparison of relative diagnostic value. Otoloaryngol Head Neck Surg 89:579–586

Gaafar H (1983) The fibreoptic bronchoscope in the diagnosis and investigation of laryngeal disorders. Clin Otolaryngol 8:103–107

Gademann G, Haels J, König R, Mende U, Lennarz T, Kober B, Kaick G van (1986) Kernspintomographisches Staging von Tumoren der Mundhöhle, des Oro- und Hypopharynx sowie des Larynx. Fortschr Röntgenstr 145:503–509

Gamsu G, Mark A, Webb W (1981a) Computed tomography of normal larynx during quite breathing and phonation. J Comput Assist Tomogr 5:353–360

Gamsu G, Webb W, Shallit J, Moss A (1981b) CT in carcinoma of the larynx and pyriformis sinus: value of phonation scans. Am J Roentgenol 136:577–584

Giovanniello J, Grieco R, Bartone N (1970) Laryngocele. AJR 108:825–829

Glanz H (1984) Growth, p-classification and grading of vocal cord carcinomas. Adv Otorhinolaryngol 32:1–123

Glazer H, Mauro M, Aronberg D, Lee J, Johnston D, Sagel S (1983) Computed tomography of laryngoceles. AJR 140:549–552

Glazer H, Niemeyer J, Balfe D, Devineni V, Emami B, Hayden R, Aronberg D, Levitt R, Ward M, Sagel S, Lee J (1986a) Neck neoplasms: MR imaging. Part I. Radiology 160:343–348

Glazer H, Niemeyer J, Balfe D, Devineni V, Emami B, Hayden R, Aronberg D, Levitt R, Ward M, Sagel S, Lee J (1986b) Neck neoplasms: MR imaging. Part II. Radiology 160:349–354

Gregor R, Michaels L (1981) Computed tomography of the larynx: a clinical and pathological study. Head Neck Surg 3:284–296

Gromet M, Homer M, Carter B (1982) Lymphoid hyperplasia at the base of the tongue. Radiology 144:825–828

Hagemann J, Heller M, Lemke T (1981) Die Computertomographie des normalen Larynx. Fortschr Röntgenstr 134:512–516

Hanafee W (1982) Radiography of the pharynx and the larynx: In: Valvassori G, Potter G, Hanafee W, Carter B, Buckingham R (eds) Radiology of the ear, nose and throat. Thieme, Stuttgart New York, pp 242–301

Jensen A, Samuelsen U (1964) On laryngocele. Acta Otolaryngol 57:475–483

Jing B (1978) Malignant tumors of the larynx. Radiol Clin North Am 16:247–260

Kirchner J (1977) Two hundred laryngeal cancers: patterns of growth and spread as seen in serial section. Laryngoscope 87:474–482

Kirchner J, Som M (1975) The anterior commissure technique of partial laryngectomy: clinical and laboratory observation. Laryngoscope 85:1308–1317

Kleinsasser O (1962) Die Laryngomikroskopie (Lupenlaryngoskopie) und ihre Bedeutung für die Erkennung der Vorerkrankungen und Frühformen des Stimmlippenkarzinoms. Arch Ohrenheilkd 180:724–727

Kleinsasser O (1976) Mikrolaryngoskopie und endolaryngeale Mikrochirurgie. Technik und typische Befunde. Schattauer, Stuttgart

Kleinsasser O (1985) TNM-Klassifikation und Vorschläge zur Neugestaltung. In: Hermanek P (Hrsg) Bedeutung des TNM-Systems für die klinische Onkologie. Zuckschwerdt, München

Kleinsasser O (1987) Tumoren des Larynx und Hypopharynx. Thieme, Stuttgart

Kremen A (1967) The case for elective (prophylactic) neck dessection. In: Conley J (ed) Cancer of the head and neck. Butterworth, Washington

Larsson S, Mancuso A, Hoover L, Hanafee W (1981) Differentiation of pyriform sinus cancer from supraglottic laryngeal cancer by computed tomography. Radiology 141:427–432

Lenz M (1987a) Neue bildgebende Verfahren im Oro- und Hypopharynx-Bereich. In: Sauer R, Schwab W (Hrsg) Kombinationstherapie der Oropharynx- und Hypopharynxkarzinome. Urban & Schwarzenberg, München

Lenz M (1987b) Erkrankungen der Halsweichteile. In: Frommhold W, Dihlmann W, Stender H, Thurn P, (Hrsg) Schinz, Radiologische Diagnostik, Bd I/1. Thieme, Stuttgart

Lenz M, Bähren W, Haase S, Ranzinger G, Wierschin W (1983) Beitrag der Computertomographie zur Diagnostik maligner Tumoren der Mundhöhle, des Hypopharynx und des Larynx sowie ihrer regionären Lymphknotenmetastasen. Röntgenpraxis 36:333–349

Lenz M, Sauter R, König H, Weber H, Requardt H (1986) Hochauflösende Kernspintomographie mit Oberflächenspulen. Spulendesign und physikalische Grundlagen. Röntgenpraxis 39:81–96

Lenz M, Skalej M, Ozdoba Chr, Bongers H (1989a) Kernspintomographie der Mundhöhle, des Oropharynx und des Mundbodens. Vergleich mit der CT. Fortschr Röntgenstr 150:425–433

Lenz M, Ozdoba Chr, Bongers H, Skalej M (1989b) CT-Funktionsaufnahmen des Larynx und Hypopharynx. Fortschr Röntgenstr 150:509–515

Lesinski S, Bauer W, Ogura J (1980) Hemilaryngectomie for T3 (fixed cord) epidermoid carcinoma of larynx. Laryngoscope 86:1563–1571

Lloyd G, Michaels L, Phelps P (1981) The demonstration of cartilaginous involvement in laryngeal carcinoma by computed tomography. Clin Otolaryngol 61:171–177

Lufkin R, Hanafee W (1985) Applications of surface coils to MR anatomy of the larynx. AJR 145:483–489

Lufkin R, Hanafee W (1986) MR reveals subtileties of head and neck pathology. Diagnostic Imaging 8:90–102

Lufkin R, Hanafee W (1988) MRI of the head and neck. Magn Reson Imaging 6:69–88

Lufkin R, Larsson S, Hanafee W (1983) NMR anatomy of the larynx and tongue base. Radiology 148:173–175

Lufkin R, Hanafee W, Wortham D, Hoover L (1986) Larynx and hypopharynx: MR imaging with surface coils. Radiology 158:747–754

Mancuso A, Hanafee W (1979) A comparative evaluation of

computed tomography and laryngography. Radiology 133:131–138

Mancuso A, Hanafee W (1985) Computed tomography and magnetic resonance imaging of the head and neck. Williams & Wilkins, Baltimore

Mancuso A, Hanafee W, Juillard J, Winter J, Calcaterra T (1977) The role of computed tomography in the management of cancer of the larynx. Radiology 124:243–244

Mancuso A, Tamakawa Y, Hanafee W (1980) CT of the fixed vocal cord. AJR 135:529–534

McArdle C, Bailey B, Amparo E (1986) Surface coil magnetic resonance imaging of the normal larynx. Arch Otolaryngol Head Neck Surg 112:616–622

Million R, Cassis N, Wiltes R (1982) Cancer in the head and neck. In: Vita V de, Hellmann S, Rosenberg S (eds) Cancer. Lippincott, Philadelphia

Momose K, McMillian A (1978) Roentgenologic investigations of the larynx and trachea. Radiol Clin North Am 2:321–341

Nathan M, Gammal T El, Hudson J (1980) Computerized axial tomography in the assessment of thyroid cartilage invasion by laryngeal carcinoma; a prospective study. Otolaryngol Head Neck Surg 88:726–733

Ogura J, Biller H (1965) Glottic reconstruction following subtotal glottic-supraglottic laryngectomy. Laryngoscope 75:866–878

Ogura J, Biller H (1969) Conservation surgery in cancer of the head and neck. Otolaryngol Clin North Am 2:641–665

Ogura J, Heeneman H (1973) Conservation surgery of the larynx and hypopharynx – selection of patients and results. Can J Otolaryngol 2:11–16

Olofsson J, Nostrand A van (1973) Growth and spread of laryngeal and hypopharyngeal carcinoma with reflections on the effect of preoperative irradiation. 139 cases studied by whole organ serial sectioning. Acta Otolaryngol Suppl 308:1–84

Parsons C, Chapman P, Counter R, Grundy A (1980) The role of computed tomography in tumours of the larynx. Clin radiol 31:529–533

Pastore R, May M, Gildersleeve G (1964) The laryngopharyngogram as a diagnostic aid. Laryngoscope 74:723–737

Pilisbury H, Kirchner J (1979) Clinical versus histopathologic staging in laryngeal cancer. Arch Otolaryngol 105:157–159

Rafto S, Warren W (1988) MRI of the upper aerodigestive tract and neck. Radiol Clin North Am 26:547–571

Reid M (1984) Laryngeal carcinoma: high-resolution computed tomography and thin anatomic sections. Radiology 151:689–696

Requard H, Sauter R, Bayer J, Weber H (1987) Helmholtzspulen in der Kernspintomographie. Electromedica 55:61–67

Sagel S, Auf der Heide J, Aronberg D, Stanley R, Archer C (1981) High resolution computed tomography in the staging of carcinoma of the larynx. Laryngoscope 91:292–300

Silverman P, Bossen E, Fisher S, Cole T, Korobkin M, Halvoersen R (1984) Carcinoma of the larynx and hypopharynx: computed tomographic-histopathologic correlations. Radiology 151:697–702

Stell P, Maran A (1975) Laryngocele. J Laryngol Otol 89:915–923

Steudel A, Leipner N, Köster O, Rösing C, Straehler-Pohl H (1987) Malignome der Mundhöhle und des Pharynx – MR-Tomographie mit Oberflächenspulen. Fortschr Röntgenstr 146:273–277

Voegeli E (1968) Die Röntgenuntersuchung bei Hypopharynxtumoren mit dem modifizierten Valsalvatest. Fortschr Röntgenstr 109:740–751

Vogl T (1987) Hals. In: Lissner J, Seiderer M (Hrsg) Klinische Kernspintomographie. Enke, Stuttgart

Vogl T (1989) Erkrankungen des Aerodigestivtraktes und der Halsweichteile. Vergleich MRI und CT. Röntgenblätter 42:199–209

Vogl T, Mees K, Grevers G (1987) Die diagnostische Wertigkeit der Kernspintomographie bei Raumforderungen des Pharynx. Laryngol Rhinol Otol 66:543–546

Vogl T, Brüning R, Grevers G, Mees K, Bauer M, Lissner J (1988) MR imaging of the oropharynx and tongue: comparison of plain and Gd-DTPA studies. J Comput Assist Tomogr 427:427–433

Welch A (1982) The practical and economic value of flexible system laryngoscopy. J Laryngol Otol 96:1125–1129

Yamashita K, Mertens J, Rudert H (1984) Die flexible Fiberendoskopie in der HNO-Heilkunde. HNO 32:378–384

Yeager V, Archer C (1982) Anatomical routes for cancer invasion of laryngeal cartilages. Laryngoscope 92:449–452

Yeager V, Herbold D (1983) Computed tomography vs histology of laryngeal cancer: their value in predicting laryngeal cartilage invasion. Laryngoscope 147:93–140

Zaunbauer W, Haertel M (1982) Zur computertomographischen Diagnostik maligner Larynxtumoren. Fortschr Röntgenstr 136:694–699

Zaunbauer W, Haertel M (1983) Computertomographische Funktionsdiagnostik des Larynx. Fortschr Röntgenstr 138:561–565

Zaunbauer W, Haertel M (1985) Zervikale Computertomographie. Thieme, Stuttgart

Erkrankungen der Halsweichteile

M. Lenz, T. Vogl und H. Bongers

INHALT

1 Einleitung

Die Halsregion fand in der bildgebenden Diagnostik lange Zeit wenig Beachtung. Dies liegt daran, daß krankhafte Veränderungen der Halsweichteile der Inspektion und der Palpation gut zugänglich schienen, tumoröse Erkrankungen von Hypopharynx und Larynx als Domäne der indirekten und zunehmend der direkten Laryngoskopie angesehen wurden und konventionelle röntgenologische Verfahren keinen therapieentscheidenden Beitrag leisten konnten. Allein die Schilddrüse ist ein Organ, bei dem der nuklearmedizinisch tätige Radiologe durch die Szintigraphie einen morphologischen und auch funktionellen Beitrag zur Erkennung von Erkrankungen leisten konnte. Die Situation hat sich in den letzten Jahren grundlegend geändert. Differenziertere Therapiemethoden besonders maligner Erkrankungen der Kopf-Hals-Region stellen höhere Anforderungen an das prätherapeutische T-N-Staging; erwähnt seien exemplarisch die stimmerhaltenden Operationsmethoden bei Hypopharynx- und Larynxtumoren und die moderne operativstrahlentherapeutische Kombinationsbehandlung von Lymphknotenmetastasen der Halsregion. Die hohen diagnostischen Anforderungen der operativ tätigen Kliniker können inzwischen durch die Entwicklung moderner bildgebender Methoden und ihre Anwendung in der Kopf-Hals-Region erfüllt werden.

Mit Einführung der Computertomographie (CT) 1972 durch Hounsfield und Ambrose (Hounsfield 1973; Ambrose 1973) steht ein röntgenologisches Verfahren zur Verfügung, das sowohl Knochen- als auch Weichteilgewebe überlagerungsfrei und maßstabsgetreu darstellen kann. Die Geräteentwicklung mit Scan-Zeiten von 1–3 s, Dünnschichtaufnahmen von 1–4 mm und hochauflösender Bildmatrix sowie spezieller Auswertesoftware haben inzwischen zu einer Verbesserung der Bildqualität geführt, so daß die CT als Methode der Wahl beim Staging von Tumoren und Lymphknotenmetastasen angesehen werden kann und in größeren Zentren ihren festen Platz im diagnostisch-therapeutischen Vorgehen einnimmt (Lenz 1987; Mancuso u. Hanafee 1985).

Länger schon als die CT hat die Ultraschallsonographie (US) im Bereich der Schilddrüse eine große Bedeutung erlangt und wird zunehmend auch bei der orientierenden Suche nach Lymphknotenmetastasen und anderen Raumforderungen des Halses eingesetzt. Eine rassante Verbesserung der Gerätetechnologie hat den Weg für den breiten Einsatz in der diffizilen Halsregion geebnet. Vorteile der US sind der geringe Geräteaufwand (im Vergleich zur CT und MR) und die unproblematische, schnelle Durchführbarkeit der Untersuchung. Dies macht die US zu einer idealen Methode besonders für Verlaufsbeobachtung von zervikalen Raumforderungen (Bruneton et al. 1984; Bruneton u. Norman 1987; Chembirek et al. 1988; Kuhn et al. 1983).

Die Kernspintomographie (KST oder Magnetic Resonance = MR) ist das jüngste und gleichzeitig auch aufwendigste bildgebende Verfahren, das jedoch in der Kopf-Hals-Region bereits erste Erfolge aufweisen kann (DILLON et al. 1984; GADEMANN et al. 1986; GLAZER et al. 1986; GRODD et al. 1984; LENZ u. FROMMHOLD 1985; LENZ et al. 1986; MANCUSO u. HANAFEE 1985; MÖDDER et al. 1985, 1987; VOGL 1987a, b, VOGL et al. 1984). Insbesondere hier bleibt abzuwarten, inwieweit diese technisch aufwendige und teure Methode klinisch relevante Zusatzinformationen bringen kann.

2 Methoden

2.1 Computertomographie (CT)

Die besten Voraussetzungen für eine sichere Diagnostik bieten moderne CT-Geräte der nunmehr 3. Generation. Sie erlauben kurze Scan-Zeiten von 1–5 s, so daß dynamische Kontrastmittel-Untersuchungen möglich sind. Die Ortsauflösung liegt in der Größenordnung von 0,5 * 0,5 mm bei einer Display-Matrix von 512 * 512 und einer Schichtdicke von 4 mm. Bei speziellen Fragestellungen kann auch eine Schichtdicke von 2 oder 1 mm gewählt werden. Der interessierende Bildausschnitt wird direkt aus den Rohdaten um einen Faktor 2,0 bis 4,5 vergrößert, so daß das Bild formatfüllend ist.

Die von uns angewandte Standarduntersuchung wurde speziell für das TN-Staging bei Patienten mit Plattenepithelkarzinomen im Kopf-Hals-Bereich entwickelt (BÄHREN et al. 1982, 1983, 1984; LENZ et al. 1983; LENZ 1986, 1987). Sie ist unmittelbar auf die Untersuchung von Patienten mit anderen Läsionen in dieser Region übertragbar. Zunächst wird ein seitliches Übersichtsradiogramm (Topogramm; Scout-Scan) angefertigt; in dieses Topogramm kann das Untersuchungsgebiet markiert und gleichzeitig bei Bedarf die Gantry-Neigung ermittelt werden. Das Untersuchungsgebiet erstreckt sich prinzipiell von der Schädelbasis bis in Höhe des Jugulum (Abb. 1a, b).

Während der Untersuchung liegt der Patient in entspannter Rückenlage; eine achsensymmetrische Lagerung ist hierbei wünschenswert. Der Patient wird angewiesen, während der Datenaufnahme den Atem anzuhalten oder nur oberflächlich zu atmen, nicht zu schlucken und, bei Untersuchungen im Bereich der Mundhöhle, die Zunge nicht zu bewegen, um Bewegungsartefakte zu vermeiden. Bei Untersuchungen im Bereich der Mundhöhle oder des Oropharynx sollte die Gantry, besonders bei Patienten mit fest sitzendem Zahnersatz, parallel zur Kauebene geneigt sein, um die

Abb. 1a, b. Seitliches Topogramm (Scout-Scan). **a** Standard-Schichtführung. Die Untersuchung erstreckt sich, in Abhängigkeit von der Tumorlokalisation, von dessen kranialer Grenze bis in Höhe des Jugulum. Bei Patienten mit festsitzendem Zahnersatz wird die Gantry-Neigung parallel zur Kauebene geneigt, um die Anzahl der Schichten mit Metallartefakten zu reduzieren. Bei Untersuchung des Larynx sollte die Schichtführung Stimmlippen-parallel erfolgen. Die Messung erfolgt mit einem automatischen Meßprogramm (Auto-Mode). **b** Ergänzende Schichtführung (semi-koronar). Ergänzend werden bei dorsal flektiertem Kopf und nach ventral geneigter Gantry Aufnahmen angefertigt, um die durch Metallartefakte entstandene Untersuchungs-Lücke bei der Standard-Projektion (s. **a**) zu schließen

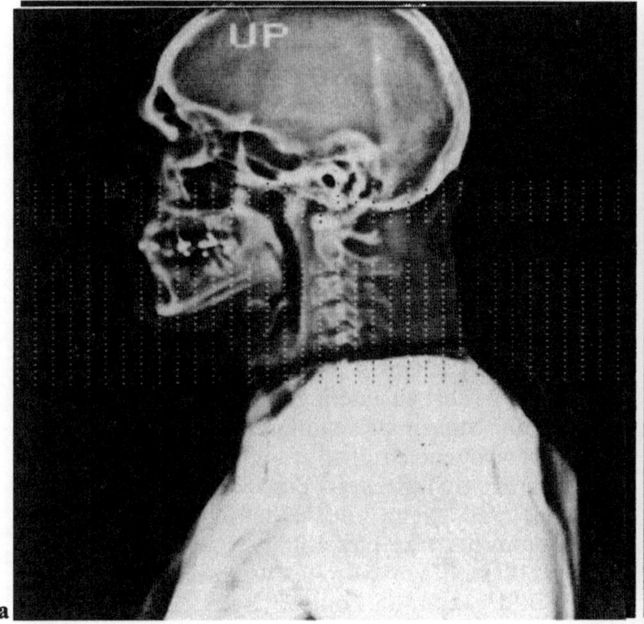

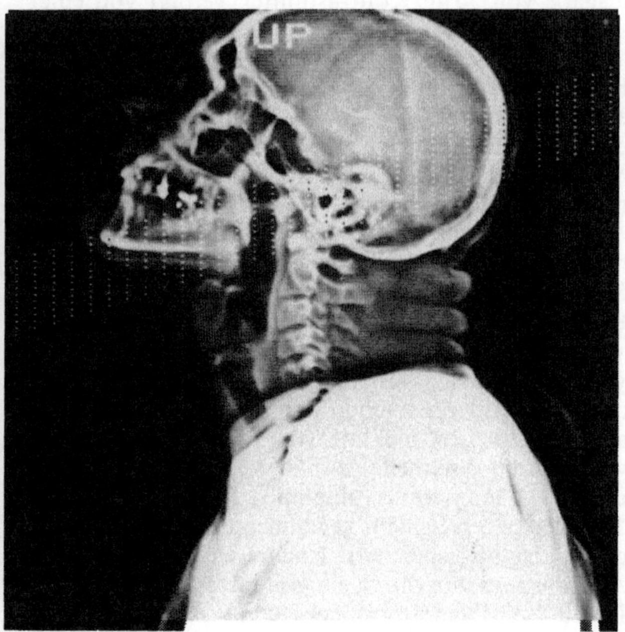

Anzahl der Schichten mit Metallartefakten zu reduzieren (Abb. 1a), die entstehende Lücke kann nach Angulierung der Gantry geschlossen werden (Abb. 1b). Die Untersuchung der interessierenden Region erfolgt nach Festlegung der oberen und unteren Grenzen im Topogramm durch ein automatisches Meßprogramm (Auto-Mode).

Bei bekannter Histologie, besonders beim Plattenepithelkarzinom, kann auf eine Nativuntersuchung verzichtet werden. Obligat ist die Untersuchung während intravenöser Kontrastmittelgabe. Die Schichtdicke beträgt 4 mm bei einem Tischvorschub von 4–6 mm. Die Kontrastmittelgabe führt zu einer starken Kontrastierung der Gefäße, später auch der Muskulatur einschließlich tumoröser Veränderungen und erleichtert so die Differenzierung der Strukturen von normalen und pathologisch veränderten Lymphknoten. Wichtig ist die Kontrastmittelgabe deshalb, weil Lymphknotenmetastasen von Plattenepithelkarzinomen häufig Inhomogenitäten bzw. eine hypodense zentrale Zone bei peripherem, ringförmigem Kontrastmittel-Enhancement aufweisen (Bähren et al. 1984; Harnsberger et al. 1984; Lenz et al. 1983; Lenz 1987), während z.B. zervikale Manifestationen lymphatischer Systemerkrankungen homogene Lymphknotenvergrößerungen mit einem späten Enhancement zeigen. Eine gewisse Dignitätsbeurteilung ist somit möglich. Weiter erlaubt die Kontrastmittelgabe die sichere Differenzierung von Lymphknotenbefall, zystischer Raumforderung und Gefäßprozessen. Die besten Ergebnisse erzielt man durch eine sog. dynamische CT (= Angio-CT; s. unten). Praktikabler, besonders wenn die gesamte Region mit Kontrastmittel untersucht werden soll, ist die schnelle Schichtung unter intermittierender Gabe von jeweils 30 ml Kontrastmittel (3–4 mal) oder, noch einfacher und von gleicher diagnostischer Wertigkeit, die einmalige Bolusgabe von 50 ml Kontrastmittel, gefolgt von einer schnellen Infusion von 100 ml Kontrastmittel. Die alleinige Infusion hat sich bei Untersuchungen der Kopf-Hals-Region in der Praxis nicht bewährt (Lenz et al. 1983; Lenz 1987). Die Gesamtuntersuchungszeit der Halsregion beträgt unter Anwendung des Auto-Modes ungefähr 30 min, bei modernen Rotationsscanner weniger als 10 min.

Ist die Dignität einer zervikalen Raumforderung nicht bekannt, so kann mit Hilfe einer dynamischen Kontrastmittel-CT die Kontrastmitteleigenschaft des Prozesses weiter untersucht werden und auf Grund von Dichte-Zeit-Diagrammen zusätzliche Aussagen gemacht werden. Man wählt nach der Nativuntersuchung die interessierende Schicht an; unter bolusartiger, schneller Injektion von 50 ml Kontrastmittel werden dann 6 schnelle Aufnahmen (Zwischenzeit 5 s) und 6–10 langsame Aufnahmen (Zwischenzeit 10–15 s) der selben Schicht gewonnen und die Rohdaten der Bilder abgespeichert. Nach Rekonstruktion der Aufnahmen kann durch ein geeignetes Programm ein Dichte-Zeit-Diagramm einer ROI (= Region of Interest) erstellt werden. Hierbei haben Raumforderungen bestimmter Histologie einen z.T. sehr charakteristischen Kurvenverlauf. Außerdem werden die Bilder der Angio-Serie auch morphologisch ausgewertet.

2.2 Kernspintomographie (MR)

Die besten Voraussetzungen für eine sichere Diagnostik bieten supraleitende Hochfeld-Magnetsysteme mit Magnetfeldstärken von 1,0–1,5 Tesla (42–64 MHz Resonanzfrequenz für die Protonenbildgebung). Für die Kopf- und die obere Halsregion können sattelförmige Kopfspulen bzw. Kopfresonatoren eingesetzt werden, die aufgrund ihres günstigen Füllfaktors ein gutes Signal-zu-Rausch-Verhältnis (SNR = Signal to Noise Ratio) gewährleisten. Es sind so Schichtdicken von 3–4 mm bei einer In-plane-Auflösung 1,2 × 1,2 bis 1,0 × 1,0 mm pro Pixel und einer Display-Matrix von 256 × 256 möglich. Die tiefere Halsregion kann bei den meisten Geräte-Fabrikaten durch die Kopfspule nicht mehr abgedeckt werden; sie wird mit der Körperspule aufgenommen, deren SNR jedoch deutlich schlechter ist. Eine entscheidende Verbesserung (Faktor 4–6 gegenüber der Kopfspule) bringt hier der Einsatz von Oberflächenspulen (OFS). Oberflächenspulen sind kleine HF-Antennen, die von einer Seite so nah wie möglich an das interessierende Organ gebracht werden. Bei geeigneter, an die jeweilige Anwendung orientierter Dimensionierung besitzen solche speziell konstruierten Spulen bei der Abbildung oberflächennaher Organe eine den Ganzkörper- und Kopfspulen überlegene Empfindlichkeit (Axel 1984; Lenz et al. 1985a–c; Lenz u. König 1986; Lufkin u. Hanafee 1985; Lufkin et al. 1986). Der SNR-Gewinn im Vergleich zur Standard-Kopfspule beträgt einen Faktor 4 an der Oberfläche und einen Faktor 2 bis in 4 cm Tiefe; die Oberflächenspule ist bis zu einer Eindringtiefe von 8 cm der Kopfspule überlegen. Mit Hilfe der Halsspule kann demnach für die Halsweichteile die Steigerung der räumlichen Auflösung ohne eine Verlängerung der Aufnahmezeit erreicht werden (Abb. 2a–c). Die gebräuchlichsten Meß-Sequenzen sind Spinecho(SE)-Sequenzen, die je nach Repetitionszeiten TR und Echozeiten TE eine unterschiedliche Gewebedifferenzierung im T1-, T2- und rho-gewichteten Bild zulassen. Inversion-recovery(IR)-Sequenzen haben sich in der Halsregion nicht durchsetzen können.

Sowohl SE- als auch IR-Sequenzen benötigen sehr lange Meßzeiten in der Größenordnung von 4–16 min. Dies führt zu einem geringen Patientendurchsatz. Zudem stehen Bewegungsartefakte, z.B. durch Schluckbewegungen und Atmung, in enger Beziehung zu den langen Meßzeiten. Besonders deshalb ist es wünschenswert, wenn mit Sequenzen gemessen werden könnte, die eine Gesamtdauer von wenigen Sekunden und nicht von Minuten wie bislang aufweisen, so daß Bilder, z.B. im kontrollierten Atemstillstand,

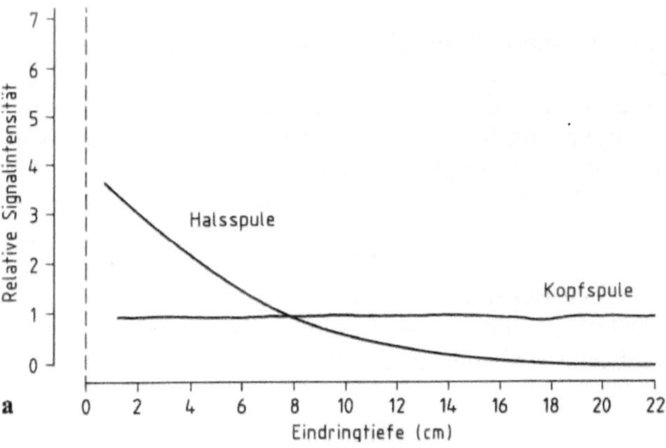

a

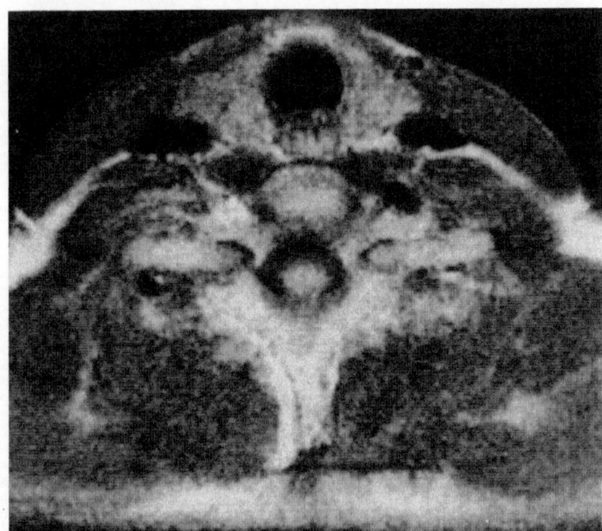

b

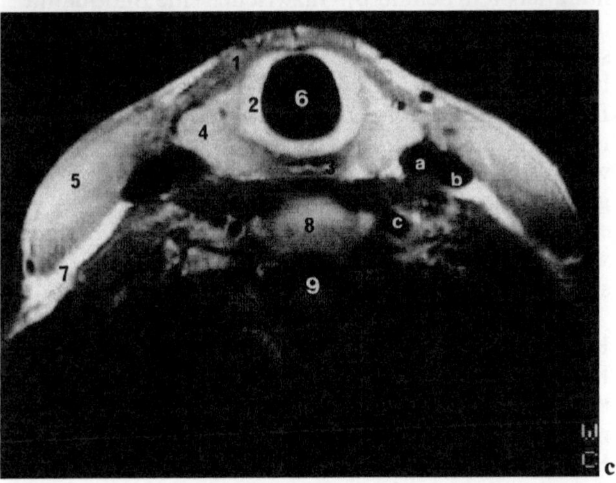

c

Abb. 2a–c. Hochauflösender MRI der Halsweichteile mit Oberflächenspulen (OFS). **a** Diagramm (Signalintensität gegen Eindringtiefe). Die flexible Oberflächenspule (Hals-OFS) ist der Standard-Kopfspule bis zu einer Eindringtiefe von 8 cm überlegen. Tiefer gelegene Strukturen werden durch die Kopfspule besser dargestellt. **b** MR-Bild in Höhe der Schilddrüse (0,5 Tesla, Spinecho; TR 1,0 s; TE 35 ms; Kopfspule). Die mit der Kopfspule gemessene Aufnahme hat ein deutlich schlechteres SNR als die Oberflächenspulen-Aufnahmen (**c**). Vorteil dieser Aufnahme ist die homogene Verteilung der Signalintensität über den gesamten Querschnitt des Bildes, auch in den dorsalen Abschnitten. **c** MR-Bild in Höhe der Schilddrüse (0,5 Tesla, Spinecho; TR 1,0 s; TE 35 ms; ventral aufgelegte flexible Oberflächenspule). Die Oberflächenspule ist der Standard-Kopfspule in den ventralen, oberflächennahen Abschnitten deutlich überlegen (Faktor 2–4). Das verbesserte SNR läßt sich in eine bessere Ortsauflösung und damit auch bessere Bildqualität umsetzen. Von Nachteil ist die geringe Eindringtiefe; die dorsalen Abschnitte des Bildes sind nicht zu beurteilen.
1 Prälaryngeale Muskulatur (Mm. sternohyoideus, omohyoideus, thyrohyoideus), *2* Signalintensives Mark des Ringknorpels, *3* Ösophagus, *4* Schilddrüse, *5* M. sternocleidomastoideus, *6* Trachea, *7* Fettbindegewebe der Halsgefäßscheide, *8* Wirbelkörper mit signalintensivem Fettmark, *9* Spinalkanal mit Rückenmark, *a* A. carotis communis, *b* V. jugularis interna, *c* A. vertebralis

aufgenommen werden können. Mit kurzen Sequenzen wäre es auch möglich, funktionelle Studien anzufertigen, z. B. indem man durch mehrere Bilder das Signalverhalten einer Struktur unter der intravenösen Gabe einer paramagnetischen Substanz beobachtet (Angio-MR in Analogie zur Angio-CT).

Die schnelle Bildgebung in der Kernspintomographie befindet sich erst in der Entwicklung. Die von uns verwendeten „schnellen" Sequenzen wurden unabhängig von einander von FRAHM et al. (FRAHM et al. 1985; HAASE et al. 1986) und von VAN DER MEULEN et al. (1985a, b) entwickelt. Sie basieren auf dem Prinzip des Gradientenechos. Im Gegensatz zu der konventionellen Spin-Echo-Technik werden hierbei einerseits Signalechos durch die Umkehr des Auslesegradienten erzeugt und andererseits Anregungsimpulse verwendet, die sehr kleine Flip-Winkel aufweisen. Der bei der Spin-Echo-Sequenz übliche 180-Grad-Impuls entfällt, wodurch die vom Körper des Patienten aufgenommene HF-Energie sehr klein gehalten werden kann. Dies ist besonders bei Hochfeld-Magnetsystemen von Vorteil. Diese Technik ermöglicht extrem kurze Repetitionszeiten TR, so daß je nach Matrixgröße Meßzeiten in der Größenordnung von Sekunden resultieren.

Allerdings ist der Kontrast pathologischer Veränderungen gegenüber der anatomischen Umgebung bei den schnellen Sequenzen eingeschränkt. Hier und bei kurzen, T1-gewichteten SE-Sequenzen kann die Anwendung des MR-Kontrastmittels Gadolinium-DTPA eine grundlegende Verbesserung bringen. Gadolinium-DTPA (MAGNEVIST, Schering) ist ein Metallkomplex der seltenen Erde Gadolinium, der zur Beschleunigung der renalen Ausscheidung und zur besseren Verträglichkeit des an sich toxischen Metalls fest an den Liganden DTPA gebunden ist. Gadolinium wirkt durch seine ungepaarten Elektronen als paramagnetische Substanz und führt über eine Interaktion mit den Gewebeprotonen zu einer Verkürzung der Relaxationszeiten T1 und T2; für den Bildkontrast bedeutsam ist vor allem die Verkürzung der T1-Zeit. Analog eines jodhaltigen Kontrastmittels bei der Röntgen-CT, das eine Dichteanhebung (Enhancement) bestimmter Strukturen bewirkt, verursacht Gadolinium-DTPA bei T1-gewichteten SE-Aufnahmen und bei schnellen Gradienten-Echo-Sequenzen eine selektive Signalanhebung von Geweben mit gestörter Gefäß-Gewebs-Schranke, die dann gegenüber normalen Strukturen eine höhere Signalintensität zeigen. Hierdurch wird die Sensitivität und z.T. auch die Spezifität der MRI besonders bei der Diagnostik kleiner Läsionen deutlich verbessert.

2.3 Sonographie (US)

In der klinischen Routinediagnostik haben sich Realtime-Verfahren mit Schallfrequenzen von 5–7,5 MHz durchgesetzt. Linear-Scanner erreichen bei wesentlich handlicherem Schallkopf inzwischen eine Bildqualität, die mechanischen Sektorscannern weitgehend entspricht. Der Vorteil der Sektorscanner liegt in der besseren Überschaubarkeit der untersuchten Region. Da die zu untersuchenden Strukturen z.T. sehr oberflächennah liegen, müssen die Ultraschallgeräte entweder über eine Nahfokussierungsmöglichkeit verfügen, oder es muß eine Wasser-Vorlaufstrecke bzw. ein entsprechender Kunststoffvorsatz (Silikonelastomer) verwendet werden; hierdurch läßt sich die anatomische Ankoppelung deutlich verbessern.

Die Untersuchung erfolgt am dorsalflektierten Hals im Sitzen oder in Rückenlage mit Nackenrolle. Die Hals-Gefäß-Scheiden werden systematisch in transversalen und longitudinalen Orientierungen (parallel zum M. sternocleidomastoideus) untersucht. Besonders viel Sorgfalt verlangt die Untersuchung der Submandibularregion, die sowohl transversal von ventral als auch parallel zu den Unterkieferästen erfolgt. Wird ein pathologischer Befund gefunden, so wird dieser bezüglich seiner Verschieblichkeit, seiner Kompressibilität und bezüglich seiner Lage zu anatomischen Leitstrukturen (Gefäße, Muskeln) geprüft und in mindestens zwei Ebenen unter Größenausmessung dokumentiert (Sofortbild, Diafilm oder Hardcopy). Ferner werden ultraschallspezifische Kriterien wie die Homogenität, die Echogenität und spezielle Qualitäten wie Schallauslöschung oder Schallverstärkung überprüft. Moderne Ultraschallgeräte erlauben weitergehende Bildanalysen durch Messung der Signalintensitäten und ihrer Standardabweichungen in Form eines sog. Histiogramms in einer ROI (= Region of Interest); diese Meßdaten sind ohne Standardisierung innerhalb des Bildes (z.B. mit der Schilddrüse oder einem Muskel als Referenz) jedoch nur als relativ anzusehen und ändern sich je nach Gerätetyp, Qualität der Ankoppelung und Frequenz und Energie des Schallkopfes; ihr diagnostischer Wert ist deshalb eingeschränkt.

Besonderer Wert sollte auf die Möglichkeiten des Realtime-Verfahrens gelegt werden, das nicht nur die statische Abbildung erlaubt, sondern eine interaktive Abbildung und somit bessere Zuordnung zu der Umgebung und die Ermittlung besonderer funktioneller Eigenschaften einer Struktur (z.B. Pulsation von Gefäßen und Gefäßaneurysmen).

Die Sonographie ist eine Methode, die in hohem Maße von der Erfahrung des Untersuchers abhängig ist. Deshalb ist eine sorgfältige Dokumentation pathologischer Befunde besonders wichtig. Gerade in der sehr komplexen Zervikalregion sollten Befunde durch erfahrene Kollegen nachuntersucht werden.

3 Anatomie

3.1 Vorbemerkungen zur Kernspintomographie

3.1.1 Bildinformation und Untersuchungsparameter

In der konventionellen Röntgendiagnostik und in der Röntgen-Computertomographie hängt die in Dichtewerten kodierte Bildinformation im Wesentlichen von einem Faktor ab, nämlich der relativen Strahlenabsorption der unterschiedlichen Gewebe. Dieses Kontrastverhalten kann durch die Gabe eines intravenösen Kontrastmittels verändert werden.

Im Gegensatz hierzu hängt die Bildinformation in der Protonen-Kernspintomographie vor allem von drei gewebespezifischen Faktoren ab, nämlich der Protonendichte (Spindichte) rho, der longitudinalen Spin-Gitter-Relaxationszeit T1 und der transversalen Spin-Spin-Relaxationszeit T2. Durch die Wahl spezieller Aufnahmemodalitäten (Spin-Echo, Inversion recovery, FLASH, FISP) und durch die Veränderung der Aufnahmeparameter (z.B. Repetitionszeit TR und Echozeit TE) lassen sich die Kontraste der unterschiedlichen Gewebe zueinander in vielfältiger Weise modulieren (DILLON et al. 1984; EDELSTEIN et al. 1983; GRODD et al. 1984; LENZ u. FROMMHOLD 1985; LENZ u. KÖNIG 1986; LENZ 1986; MANCUSO u. HANAFEE 1985; ORTENDAHL et al. 1984; PERMAN et al. 1984; PYKETT et al. 1982; STARK et al. 1984a, b; WEHRLI et al. 1984a, b).

Spin-Echo-Aufnahmen mit kurzen TR-Zeiten (0,1–0,4 s) zeigen eine starke T1-Gewichtung, d.h. Gewebe mit kurzen T1-Relaxationszeiten (z.B. Fett) kommen hell, Gewebe mit langen T1 (z.B. Liquor oder Zystenflüssigkeit) kommen dunkel zur Darstellung (Abb. 8b; 9a; 10b; 11a). Bei Verlängerung der TR-Zeiten (1,6–2,0 s) beeinflußt die T1-Relaxationszeit kaum noch das Signal, weil alle Teilvektoren der Magnetisierung genug Zeit hatten, um in z-Richtung zu relaxieren. Hier spielt die Echozeit TE eine zunehmende Rolle. Bei kurzen TE-Zeiten (25–35 ms) erscheinen Gewebe mit kurzen und mittellangen T2-Relaxationszeiten hell (Protonengewichtung), bei langen TE-Zeiten (länger als 70 ms) werden dann Gewebe mit langer T2 (Liquor, Zystenflüssigkeit, eingeschmolzene Lymphknotenmetastasen) zunehmend heller, während Strukturen mit kurzer T2

(Muskel) signalarm bleiben (T2-Gewichtung) (Abb. 8d, e; 10d, e; 11b). Insgesamt ist die Signalintensität bei längerer TR und kurzer TE am höchsten.

Die MRI ist somit prinzipiell in der Lage, ohne Kontrastmittel bei Wahl einer geeigneten Aufnahmesequenz zwischen zwei Geweben zu differenzieren, wenn diese sich wenigstens in einem der drei gewebespezifischen Parametern unterscheiden.

3.1.2 Halsgewebe im kernspintomographischen Bild

Aufgrund der verschiedenen Protonendichten und Relaxationszeiten kommen die Gewebe der Kopf-Hals-Region je nach Aufnahmetechnik mit unterschiedlichen Gewebekontrasten zur Darstellung. Die Kenntnis der Aufnahmesequenz ist somit unbedingte Voraussetzung für die Beurteilung der anatomischen und pathologischen Strukturen und umgekehrt ist es wichtig, eine geeignete Sequenz auszuwählen, um z. B. pathologische Veränderungen gut kontrastiert nachzuweisen, die bei anderen Sequenzen evtl. maskiert werden.

STARK et al (1984a, b) haben die Relaxationszeiten der verschiedenen, im Halsbereich relevanten Gewebe tabellarisch zusammengefaßt (Tabelle 1). Wenn auch diese Werte wegen ihrer interindividuellen Variabilität und ihrer Abhängigkeit vom Maschinenfabrikat und von der Magnetfeldstärke nicht als absolut angesehen werden dürfen, so vermitteln sie doch einen recht guten Eindruck von den zu erwartenden Signalintensitäten der interessierenden Strukturen bei unterschiedlichen Sequenzen und erlauben eine Voraussage der Bildkontraste.

Kompakter Knochen ist wegen seiner Armut an beweglichen Spins immer signalarm-schwarz, unabhängig von der Aufnahmesequenz. Das gleiche gilt für die kortikal verkalkten Knorpelanteile des Larynxskeletts, für die Zähne und für nicht paramagnetische Zahnfüllungen. Während Knochen die signalintensive Leitstruktur des CT-Bildes ist, wird er im MR-Bild nur schlecht dargestellt; knöcherne Destruktionen sind weniger gut erkennbar. Allerdings erwachsen hieraus auch Vorteile: So gibt es in der Kernspintomographie keine Knochenaufhärtungsartefakte, die besonders im Bereich der hinteren Schädelgrube, des Spinalkanals und der Mundhöhle die CT-Diagnostik erheblich einschränken. Amalgamfüllungen der Zähne stören das MR-Bild ebenfalls nicht (Abb. 10). Fibröses Bindegewebe, wie z. B. Faszien und auch Narben, kommen mit geringer Signalintensität zur Darstellung; oft lassen sie sich jedoch wegen der geringen Ortsauflösung der MRI oder wegen des fehlenden Kontrastes gegen die ebenfalls dunkle Muskulatur nicht abgrenzen. Vollkommen schwarz sind die lufthaltigen Räume der Nasennebenhöhlen, des Pharynx und Larynx und der Trachea. Das signalintensive Extrem der MRI-Helligkeitsskalierung ist das Fettgewebe mit einer extrem kurzen T1- und einer mittellangen bis langen T2- Relaxationszeit; es beherrscht besonders bei T1-betonten Sequenzen (Spin-Echo mit kurzer Repetitionszeit TR und kurzer Echozeit TE oder bei Inversion recovery) als dominante Leitstruktur das Bild. Das fettgewebsreiche Knochenmark zeigt ein ähnliches Verhalten wie das Fettbindegewebe der Halsweichteile. Die Darstellung von Knorpel im Bereich des Larynxskeletts variiert besonders bei jungen Patienten sehr stark, wenn die oberen und unteren Grenzen des Schildknorpels zu verkalken beginnen. Bei älteren Patienten mit dicht verkalkten Knorpeln erlaubt der Signalverlust dieser Strukturen eine gute Abgrenzung. Das helle Signal von hyalinem Knorpel erreicht fast die Intensität von Fett. Schild-, Ring- und Aryknorpel haben einen individuell unterschiedlich ausgeprägten Markraum, der ein helleres

Tabelle 1. T1- und T2-Relaxationszeiten der Halsgewebe. (Nach STARK et al. 1984a, b)

	T1 (ms)	T2 (ms)
Fett	292	55
Thymus	460	71
Schilddrüse	621	45
Muskel	693	30
Lymphknoten	818	54
Schilddrüsenknoten	817	57
pathologischer LK	879	50
NSD-Adenom	1160	67
Kolloidzyste	1557	130

Abb. 3a–e. Sagittale, paraxiale und koronare Anatomie der Kopf-Hals-Region. (0,5 Tesla, TR 1,6 s; TE 43 ms). *1* Fettmark des Wirbelkörpers, *2* Myelon (signalintensiv), umgeben von dunklem Liquor, *3* Mandibula, *4* Intrinsic-Muskulatur der Zunge, *5* M. geniohyoideus, *6* Fettgewebe der Fossa infratemporalis, *7* Keilbeinhöhle, *8* Hypophyse mit Dorsum sellae, *9* Muskelschlauch des Pharynx, *10* Glandula parotis, *11* Glandula submandibularis, *12* M. sternocleidomastoideus, *13* Mm. iliocostalis et longissimus cervicis, *14* präepiglottischer und paralaryngealer Raum, *15* Ventrikulus laryngis, *16* Epiglottis. (*Pfeil*) Schädelbasis, (*Pfeilspitze*) normal große Lymphknoten. *a* A. carotis communis, *b* carotis externa, *c* A. carotis interna, *d* A. vertebralis, *e* V. jugularis interna.

Koronare Schnitte erlauben eine besonders gute Beurteilung der Schädelbasis (**c**–**e**) und der Hals-Gefäß-Scheide (**b**–**e**). Sagittale Schnitte (**a**) sind eher für neuroradiologische Fragestellungen bedeutsam. Paraxiale Schnitte erlauben die Darstellung schräg verlaufender Gefäße (**b**).

a Mediosagittaler Schnitt durch die Halsregion

b Paraxialer, schräger Schnitt durch die rechte Halsregion

c Koronarer Schnitt durch die vordere Halsregion

d Koronarer Schnitt durch die mittlere Halsregion

e Koronarer Schnitt durch die hintere Halsregion

Signal als der hyaline Knorpel gibt (Abb. 2c). Fibroelastischer Knorpel wie die Epiglottis gibt eine mittlere Signalintensität (Abb. 3e). Die Schleimhaut von Mundhöhle, Pharynx und Larynx und auch des Ösophagus und lymphatisches Gewebe, z. B. die Tonsillen, kommen aufgrund ihrer relativ langen T2-Zeiten und ihres Wasserreichtums besonders in T2-gewichteten Bildern und im Kontrast zu Muskelgewebe signalintensiv zur Darstellung. Im rho- und T2-gewichteten Bild erscheint auch das Drüsengewebe der Glandulae parotis, submandibularis und lingualis hell, im T1-gewichteten Bild mehr oder weniger dunkel (je nach Fettgehalt des Parenchyms). Muskelgewebe hat eine lange T1- und eine sehr kurze T2-Relaxation und erscheint deshalb sowohl bei T1- als auch bei T2-gewichteten Bildern dunkel. Die längsten T1- und T2-Relaxationszeiten haben Flüssigkeiten; dies gilt für Liquor und auch für pathologische Flüssigkeitsräume wie z. B. Zysten oder nekrotische Einschmelzungen. Sie erscheinen auf MR-Bildern mit kurzen oder mittellangen TR- und TE-Zeiten dunkel, erreichen aber bei langen, T2-gewichteten Sequenzen sehr hohe, relative Signalintensitäten. Insgesamt sind Spin-Echo-Bilder mit mittellangen TR-Zeiten von 0,8 s und kurzen TE-Zeiten von 35 ms (sog. T1/T2-Mischbilder) am besten geeignet, die Normalanatomie aufzuzeigen, weil sie bei relativ geringer Meßzeit ein gutes Signal-zu-Rausch-Verhältnis (SNR = signal to noise ratio) aufweisen und die meisten physiologisch vorhandenen Gewebe gut kontrastiert darstellen. Das beste SNR findet sich bei Aufnahmen mit langer TR- und kurzer TE-Zeit. Pathologische Veränderungen gehen oft mit einer Verlängerung der T1- und T2-Relaxation einher; trotz geringerem SNR zeigen hier

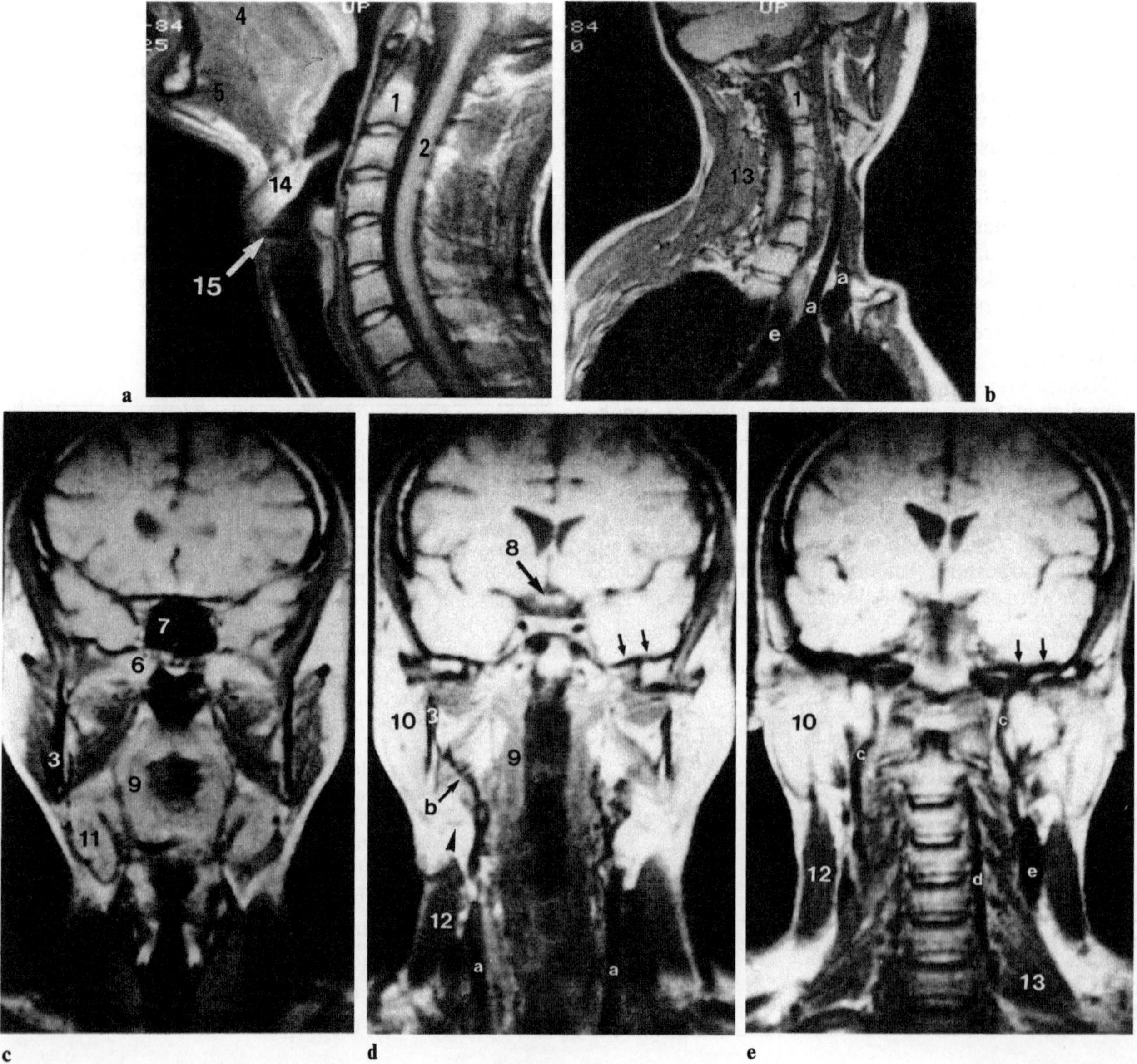

stark T2-betonte Bilder (TR 1,6–2,0 s; TE 70–120 ms) bessere Gewebekontraste. Eine einschneidende Verbesserung des Gewebekontrastes bei sehr guter Bildqualität ergibt sich bei der Anwendung von Gadolinium-DTPA in Verbindung mit T1-gewichteten SE-Sequenzen und/oder schnellen Gradientenecho-Sequenzen (z. B. FISP oder FLASH), die zudem eine deutliche Zeitersparnis mit sich bringen. Aufnahmen in Inversion recovery-Technik haben keine Bedeutung in der Kopf-Hals-Region.

3.1.3 Die Schichtorientierung

Eine vorteilhafte Besonderheit der Kernspintomographie ist die Möglichkeit, Schnittbilder in allen beliebigen anatomischen Orientierungen anzufertigen, ohne daß hierzu der Patient umgelagert werden muß. Bei der Untersuchung der Kopf-Hals-Region kommt besonders zwei Schnittebenen eine besondere Bedeutung zu. Zum einen ist dies die axiale Schnittführung. Sie ist am besten geeignet, Läsionen in ihrer ventrodorsalen und transversalen Ausdehnung bei gutem Seitenvergleich aufzuzeigen. Sie gilt, nicht zuletzt aus Gründen der Gewöhnung an das axiale CT-Bild mit seiner typischen, inzwischen anerkannten Etagentopographie, immer noch als anatomische Untersuchungsorientierung der ersten Wahl. Zum anderen ist die koronare Schnittführung wichtig (Abb. 3c, d, e). Sie gibt eine gute Übersicht über den parapharyngealen Raum und die Nasennebenhöhlen; auch die Mundbodenregion läßt sich hier besonders gut darstellen. In jedem Fall sollten Prozesse im Bereich der Schädelbasis mit koronaren Schichten untersucht werden, um bei kraniokaudaler Tumorausdehnung knöcherne Läsionen auszuschließen und eine Tumorinfiltration in die Schädelbasis und die Keilbeinhöhle nachzuweisen. Es ist ein großer Vorteil der Kernspintomographie, daß sie diese Schichtorientierung erlaubt, ohne daß der Patient hierzu in unkomfortabler Weise umgelagert werden muß. Die koronare Schicht ist weiter wichtig für die Darstellung der Taschen- und Stimmbänder, des Ventrikulus laryngis und der Sinus piriformes. Weiter erlaubt sie eine seitenvergleichende Darstellung der Hals-Gefäß-Scheiden, die besonders bei den Klinikern als präoperativer Befund sehr geschätzt wird (Abb. 11c). Sagittale Schnitte (Abb. 3a) sind bei neuroradiologischen Fragestellungen im Bereich des Spinalkanals oder bei der Beurteilung des Kiefergelenks von Interesse; sie sind in besonderem Maße geeignet, mittelliniennahe Prozesse des Zungengrundes und der Rachenhinterwand abzubilden. Schräge, paraxiale Schnittbilder erlauben es, Gefäße über eine längere Strecke auf einem Bild zu verfolgen (Abb. 3b).

3.2 Organisation der Halsstrukturen in Kompartimente

Die Halsweichteile sind durch Faszien in Kompartimente unterteilt, die, gefüllt mit fettreichem Bindegewebe, die Beweglichkeit der einzelnen Halsorgane ermöglichen und zudem als Gleitlager bei ausgiebigen Bewegungen der Wirbelsäule dienen. Diese zervikalen Kompartimente sind außerdem wichtige präformierte Ausbreitungswege bei entzündlichen und malignen Erkrankungen der Kopf-Hals-Region; nicht zuletzt sind sie Ursprungsort maligner Systemerkrankungen.

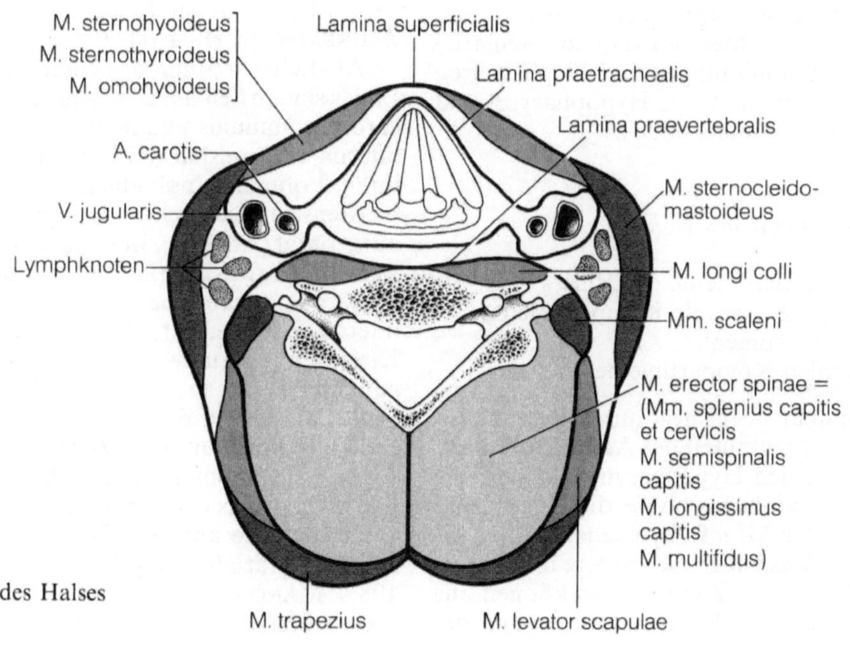

Abb. 4. Die Faszien des Halses (Schema)

3.2.1 Die Faszien des Halses

Bei der Organisation der Halskompartimente kommt den Halsfaszien eine zentrale Bedeutung zu; es handelt sich um bindegewebige Strukturen, die Muskelgruppen umhüllen und Geweberäume unterteilen (KIRCHNER 1977; LENZ 1987; MANCUSO et al. 1983a; MANCUSO u. HANAFEE 1985; PERNKOPF 1960: REEDE et al. 1982a; ZAUNBAUER u. HAERTEL 1984a); sie bleiben in der CT unsichtbar. Kernspintomographisch sind sie bei hochaufgelösten Bildern bisweilen sichtbar; das gilt besonders für die Organfaszien um die Glandula submandibularis und die Schilddrüse.

Die Fascia cervicalis gliedert sich in drei Blätter (Abb. 4):

- Die Lamina superficialis fasciae cervicalis ist mit dem Platysma verbunden und umhüllt den Hals; kaudaler Ansatz ist das Manubrium sterni und die Klavikula, kranial setzt sie am Zungenbein an und zieht von dort zur Mandibula, zum Processus mastoideus und zur Linea nuchae superior; seitlich teilt sie sich auf und umscheidet als Muskelfaszie den M. sternocleidomastoideus und als Fascia nuchae den M. trapezius.
- Das mittlere Blatt, die Lamina praetrachialis fasciae cervicalis, umhüllt die untere Zungenbeinmuskulatur; ihr oberer Rand ist am Hyoid fixiert, kaudal setzt sie an der Rückfläche des Manubrium sterni und an der Klavikula an; Ausläufer dieses Faszienblattes bilden eine Bindegewebsscheide für die A. carotis, die V. jugularis interna und den N. vagus (Hals-Gefäß-Scheide = HGS).
- Das tiefe Blatt, die Lamina praevertebralis, bildet die Bindegewebshülle der prä- und paravertebralen Muskulatur und gleichzeitig die dorsale Begrenzung der zervikalen Eingeweide.

Entsprechend sind die viszeralen Halsweichteile durch Faszien (Conus elasticus, Membrana quadrangularis) unterteilt, die durch Einfaltungen und Duplikaturen wichtige Strukturen des Larynx, Hypopharynx und des parapharyngealen Raums bilden.

3.2.2 Die Kompartimente des Halses

Die wichtigsten Kompartimente des Halses sind:
- das ventral gelegene viszerale Kompartiment,
- das hintere Kompartiment,
- die beiden lateralen Kompartimente.

Das viszerale Kompartiment liegt am weitesten ventral und enthält die Strukturen des Aerodigestivtraktes, im wesentlichen den Hypopharynx, Larynx, die Trachea und den Ösophagus sowie die Schilddrüse (Abb. 4, 2b, c; 5). Der M. infrahyoideus und der M. sternocleidomastoideus bilden die vordere und laterale Grenze. In Höhe des Zungenbeins können die Epiglottis, die Valleculae glossoepiglotticae und der Hypopharynx gut identifiziert werden (Abb. 5b–d). Das hintere Kompartiment des Halses enthält die Wirbelsäule mit dem Spinalkanal, die hinteren Streckmuskeln des Halses einschließlich der Mm. scaleni und colli longus.

Im CT-Bild ist der hyperdense Knochen der Wirbelsäule die anatomische Leitstruktur. Die Muskulatur hat eine mittlere Dichte und wird von hypodensem Fettgewebe unterteilt und umgeben.

Im MR-Bild hat die Muskulatur aufgrund ihrer langen T1- und relativ kurzen T2-Relaxationszeit eine geringe Signalintensität. Die signalintensive Leitstruktur ist das umgebende Fettgewebe. Von geringer Intensität sind die umhüllenden Muskelfaszien und das Lig. nuchae. Der dunkle kortikale Knochen der Wirbelkörper und der Wirbelbögen läßt sich nicht vom paravertebralen Ligament oder vom Anulus fibrosus der Bandscheiben unterscheiden. Die knochenmarkhaltigen Anteile hingegen erreichen die Signalintensität von Fettgewebe. Auch der Nucleus pulposus der Bandscheiben hat eine hohe Signalintensität, besonders bei T2-betonten Bildern. Der Liquor ist als dunkle Region um das Rückenmark herum nachweisbar, die Signalintensität steigt bei T2-betonten Bildern. Das laterale Kompartiment des Halses enthält die Halsgefäß-Scheide und die wichtigsten Lymphknotenstationen des Halses.

3.3 Hals-Gefäß-Scheide

Die Hals-Gefäß-Scheide wird von dorsal durch den prävertebralen Anteil der tiefen Halsfaszie begrenzt. Lateral kommt sie unter den vorderen Anteil des M. sternocleidomastoideus zu liegen und steht nach medial in enger Beziehung zum retrolaryngealen und parapharyngealen bzw. paralaryngealen Raum (LENZ 1987; MANCUSO et al. 1983a; MILLER u. NORMAN 1979; ZAUNBAUER u. HAERTEL 1985).

Als Leitstrukturen des computertomographischen Bildes sind in den unteren Schichten regelmäßig die A. carotis communis und lateral von ihr die V. jugularis interna nachweisbar (Abb. 5a–e), wobei die Venen in ihren Volumina individuell stark variieren können; meistens ist die rechte V. jugularis interna stärker ausgeprägt (Abb. 5e). In Höhe des Zungenbeins findet sich die Carotisbifurkation. Kranial hiervon ist die A. carotis externa meist medioventral der A. carotis interna nachweisbar, bis sie sich im Bereich des Kieferwinkels aufzweigt (Abb. 5a, b). Die V. facialis communis, die in Höhe des Zungengrundes nach ventrolateral von der V. jugularis interna abgeht, ist ebenfalls konstant nachweisbar (Abb. 5b). Der N. vagus ist computertomographisch nicht erkennbar. Die V. jugularis externa verläuft außerhalb der Hals-Gefäß-Scheide auf dem M. sternocleidomastoideus; sie ist sehr variabel ausgebildet (LENZ et al. 1983; LENZ 1987; MANCUSO et al. 1983a; REEDE et al. 1982a; ZAUNBAUER u. HAERTEL 1984a).

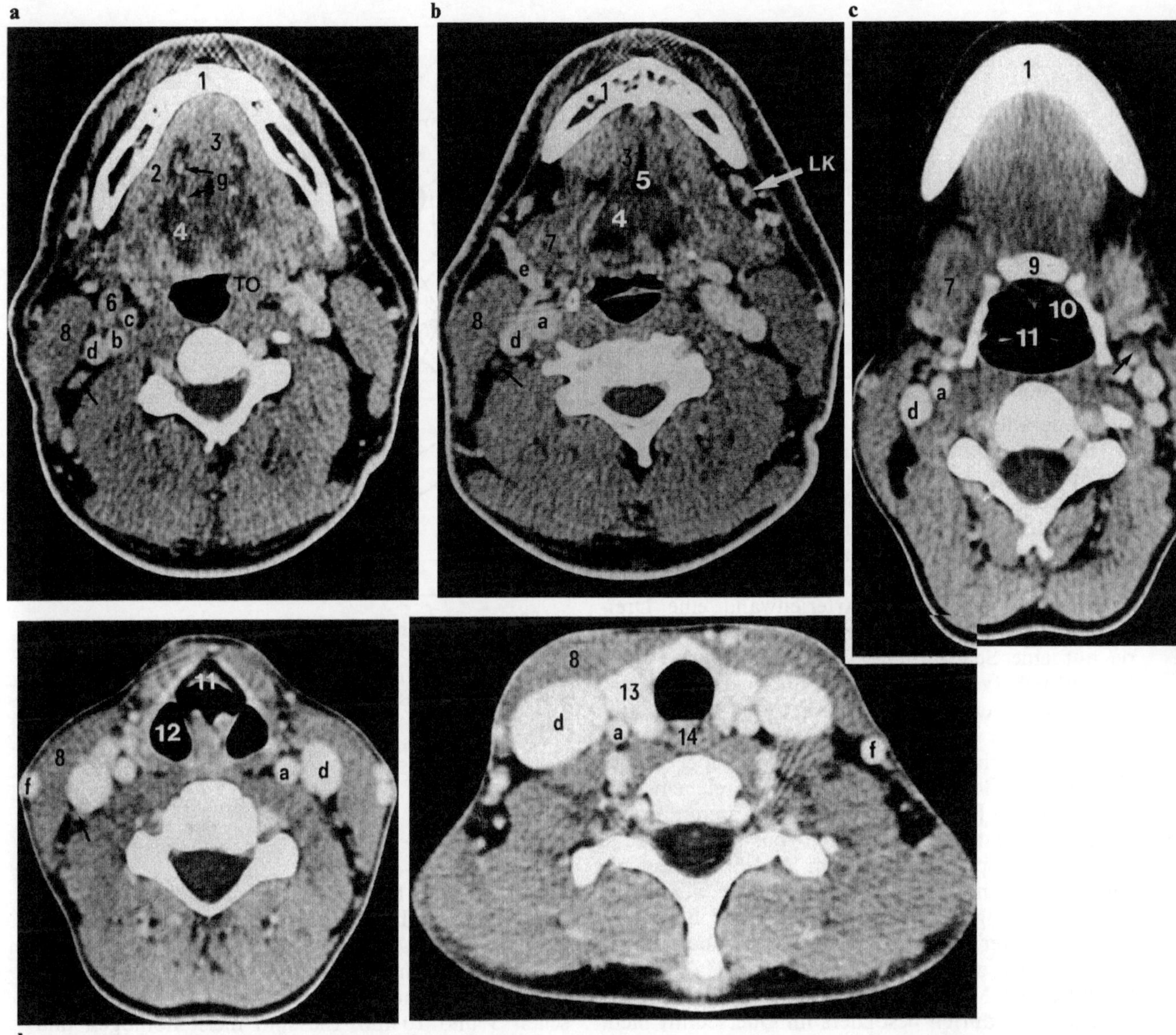

Abb. 5a–e. CT-Anatomie der Zervikalregion. *1* Mandibula, *2* M. myolohyoideus, *3* M. geniohyoideus, *4* Intrinsic-Muskulatur der Zunge, *5* Septum linguae, *6* Venter posterior M. digastricus, *7* Glandula submandibularis, *8* M. sternocleidomastoideus, *9* Zungenbein, *10* Vallecula glossoepiglottica, *11* Epiglottis, *12* Sinus piriformis, *13* Schilddrüse, *14* Ösophagus. *a* A. carotis communis, *b* A. carotis interna, *c* A. carotis externa, *d* V. jugularis interna, *e* V. facialis communis, *f* V. jugularis externa, *g* Vasa sublinguales.
Pfeil normal große Lymphknoten. *LK* Lymphknoten mit fettiger Degeneration; darf nicht mit einer Lymphknotenmetastase verwechselt werden. *TO* Tonsille mit Hyperplasie des lymphatischen Gewebes; darf nicht mit einer Tumorinfiltration verwechselt werden.

a Schicht in Höhe des Mundbodens

b Schicht in Höhe des Zungengrundes

c Schicht in Höhe des Zungenbeins

d Schicht in Höhe der Sinus piriformes

e Schicht in Höhe der Schilddrüse

Im kernspintomographischen Bild sind die A. carotis und die V. jugularis wegen der Flußphänomene als schwarze Strukturen gut gegen das umgebende Fettgewebe, Muskeln und Lymphknoten abgrenzbar, ohne daß ein Kontrastmittel gegeben werden muß (Abb. 2). Fluß führt in Abhängigkeit von der Flußgeschwindigkeit v zu einem Signalverlust, wenn die Protonen nicht lang genug in der Schichtebene bleiben, um den 90- und 180-Grad-Impuls zu empfangen und das Spin-Echo abzugeben. Gefäße kommen deshalb bei den meisten Pulssequenzen als signalarme, dunkle Strukturen zur Darstellung, ohne daß ein intravenöses Kontrastmittel gegeben werden muß. Sind jedoch die Spins vollständig gesättigt, so ist die

Signalintensität I eine lineare Funktion der Geschwindigkeit v; es gilt dann: I = (1 – v × TE)/2z, wobei z die Schichtdicke ist. Entsprechend des parabolischen Profils bei laminarem Fluß ist die Signalintensität bei Multislice-Technik in den aufeinander folgenden Schichten abnehmend. Durch Rephasierung der Spins zeigt sich eine Signalzunahme im 2. und jedem gradzahligen Echo gegenüber dem 1. Echo einer Multi-Echo-Sequenz. Erhöht sich die Geschwindigkeit, so wird der Fluß zunehmend turbulent, die signalintensive Fläche im 1. Echo wird kleiner, und im 2. Echo kommt es zu einem zentralen Signalverlust, während die Querschnittsperipherie ringförmig an Signal zunimmt (Barth et al. 1985; Bradley et al. 1984).

Sonographisch ist die Hals-Gefäß-Scheide gut beurteilbar. Anatomisch wichtigste Leitstrukturen sind die großen Halsgefäße, deren Lumina sowohl im Transversal- als auch besonders im Longitudinalschnitt (hier entsprechend der Ausrichtung des Schallkopfes in gesamter Länge) als echoleere Strukturen abgrenzbar sind; die Gefäßwände imponieren echoreich, wobei die dickere Arterienwand eine Dreischichtung aufweist, die dünnere Wand der V. jugularis nur eine Schicht. Die V. jugularis hat je nach Venendruck (veränderbar z. B. durch ein Valsalva-Manöver) unterschiedliche Lumina und zeigt deutliche intra- und interindividuelle Seitendifferenzen; sie ist bereits durch geringen Druck kompressibel. Umgeben sind die Gefäße von ebenfalls echoreichem, z. T. inhomogenem Fettgewebe. Die zweiten sonomorphologischen Leitstrukturen sind die Halsmuskeln, die je nach Schallkopforientierung im Anschnitt oder als gefiedertes, echoarmes Band abgebildet werden, je nach Fetteinlagerung mehr oder weniger homogen; von besonderer Bedeutung ist der M. sternocleidomastoideus, der zentrale Leitmuskel der Hals-Gefäß-Scheide. Die Muskeln der Scalenusgruppe sind zu beachten; sie dürfen besonders im Querschnitt nicht mit Lymphknoten verwechselt werden.

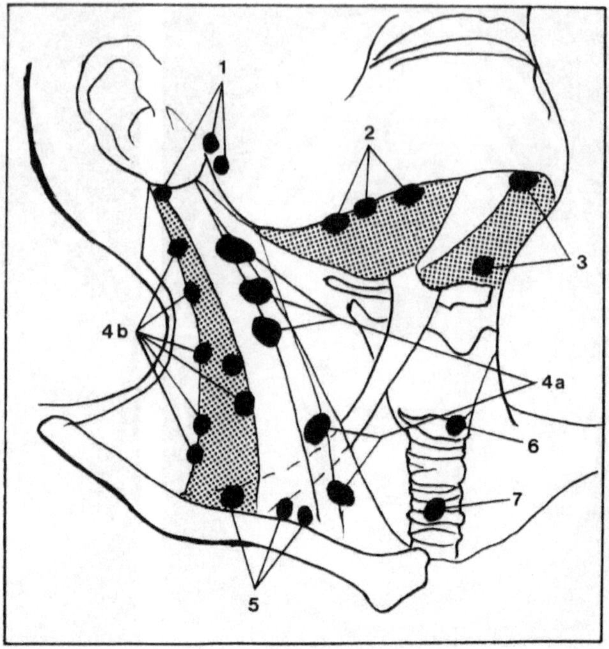

Abb. 6. Die Lymphknotenstationen des Halses. (Nach Lenz et al. 1983).
1 N.l. parotidei et retroauriculares, *2* N.l. submandibulares, *3* N.l. submentales, *4a* N.l. cervicales – jugulare Gruppe, *4b* N.l. cervicales – posteriore Gruppe, *5* N.l. supraclaviculares, *6* N.l. praelaryngeales, *7* N.l. tracheales

3.4 Lymphknotenstationen

Die Kopf-Hals-Region ist mit Lymphbahnen und Lymphknoten (LK) reichlich versorgt. Die Lymphknotenstationen befinden sich vornehmlich entlang des Venensystems (Abb. 6).

Die Größe normaler Lymphknoten variiert zwischen 3 und 10 mm. Sie sind meist homogen und zeigen im CT-Bild Dichtewerte von 35 Hounsfield-

Tabelle 2. Frequenz und Größe normaler zervikaler Lymphknoten

	Eigenes Kollektiv		Mancuso et al. (1983a)	
	(%)	(mm)	(%)	(mm)
Okzipitale Gruppe	0/50 = 0		0/30 = 0	
Mastoid-Gruppe	0/50 = 0		0/30 = 0	
Facialis-Gruppe	0/50 = 0		0/30 = 0	
Lingualis-Gruppe	0/73 = 0		0/30 = 0	
Parotis-Gruppe	10/53 = 19	2– 6	7/30 = 23	3– 5
Retropharyng.-med. LK	0/83 = 0		0/30 = 0	
Retropharyng.-lat. LK	34/83 = 40	3– 6	20/30 = 67	3– 7
Subment.-submand. LK	85/93 = 91	3–10	28/30 = 93	3–10
Obere jugulare Gruppe	93/93 = 100	3–11	30/30 = 100	3–10
Mittlere jugul. Gruppe	93/93 = 100	3–10	30/30 = 100	3–10
Untere jugul. Gruppe	93/93 = 100	3– 6	30/30 = 100	3– 5
Anter. jugul. Gruppe	0/93 = 0		0/30 = 0	
Accessorius-Gruppe	80/93 = 86	3– 6	28/30 = 93	

Einheiten (HE) bei einem Enhancement von 20 HE nach intravenöser Applikation eines jodhaltigen Kontrastmittels. Sie sind an typischen Stellen auch bei Normalpersonen regelmäßig nachweisbar (Abb. 5a–e); eine genaue Analyse der normalen zervikalen Lymphknotenstationen hat 1983 MANCUSO publiziert (MANCUSO et al. 1983) (Tabelle 2). Selten finden sich kleine hypodense Einlagerungen, die einer partiellen fettigen Degeneration entsprechen (Abb. 5b); sie dürfen nicht mit Lymphknotenmetastasen, z. B. von Plattenepithelkarzinomen, verwechselt werden (LENZ 1987; MANCUSO et al. 1983a). Die oberen zervikalen Lymphknoten sind größer als LK anderer Regionen, da sie bei den häufigen entzündlichen Affektionen des Nasenrachenraums mitbetroffen sind.

Die wichtigsten LK liegen seitlich und hinter der V. jugularis interna entlang ihres Verlaufs in der Hals-Gefäß-Scheide (HGS). Sie lassen sich in eine vordere und laterale Gruppe einteilen, wobei die laterale Gruppe auch die hinter der Vene gelegenen LK mit einschließt (Abb. 5d). Sie sind bei einer Größe von 5–10 mm regelmäßig im lockeren, fettigen Bindegewebe der HGS nachweisbar und nach Kontrastmittelgabe gut von den Gefäßen zu unterscheiden. Die obere Gruppe beginnt am Venter posterior des M. digastricus und breitet sich nach caudal bis in Höhe des Abgangs der V. facialis aus der V. jugularis aus. Diese LK-Gruppe wird auch subdigastrische oder jugulodigastrische Gruppe genannt und spielt bei der Metastasierung der meisten tumorösen Prozesse im Bereich von Mundboden, Hypopharynx und supraglottischem Larynx eine herausragende Rolle (FLETCHER 1980; LENZ et al. 1983; LENZ 1987; LINDBERG 1972; MANCUSO u. HANAFEE 1985; MANCUSO et al. 1981). Die mittlere jugulare Gruppe reicht nach kaudal bis zur Kreuzung des M. omohyoideus mit der V. jugularis in Höhe des Ringknorpeloberrandes. Die untere jugulare Gruppe liegt zwischen Ringknorpelhöhe und Klavikula. Eine weitere LK-Kette befindet sich im Verlauf des N. accessorius unter dem M. sternocleidomastoideus und am Vorderrand des M. trapezius. Ebenfalls regelmäßig nachweisbar sind die submandibulären LK in der Submandibularloge, die bei entzündlichen und tumorösen Prozessen des Mundbodens, der Lippe, des Ober- und Unterkiefers und der Wange betroffen sind (Abb. 5a, b). Eine wichtige Lymphknotenstation sind die medialen und lateralen retropharyngealen Lymphknoten, die im Normalfall computertomographisch nicht sichtbar sind und auch bei metastatischem Befall selten größer als 20 mm werden (BALLANTYNE 1964; LENZ 1987; MANCUSO et al 1983a, b). Ein metastatischer Befall dieser LK kann allein durch die Computertomographie oder auch durch die Kernspintomographie nachgewiesen werden; klinische Methoden und die Sonographie versagen hier völlig (Abb. 10, 13e). Wichtig, insbesondere für die Ausbreitung von malignen Systemerkrankungen, sind die supraklavikulären Lymphknoten, die entlang des Schlüsselbeins angeordnet sind und eine Querverbindung zwischen der jugularen und der hinteren zervikalen Kette herstellen. Die submentalen, prätrachealen, prälaryngealen, retroaurikulären und die Parotislymphknoten komplettieren das Lymphsystem der Kopf-Hals-Region, in dem ca. 50% aller Lymphknoten des Menschen angeordnet sind.

Normal große Lymphknoten (LK) in der fettbindegewebigen Hals-Gefäß-Scheide sind durch die Kernspintomographie seltener nachweisbar als durch die Computertomographie. Dies liegt zum einen an der schlechteren Ortsauflösung der MRI; zum anderen zeigen LK aufgrund ihrer langen T1- und relativ langen T2-Zeiten im T1-betonten Bild wenig Signal und gehen, wenn sie sehr klein sind, bei Schichtdicken um die 10 mm im Sinne eines Partial-volume-Effekts im hellen Signal des Fettgewebes unter. Größere LK kommen als dunkle Strukturen mit gutem Kontrast bei kurzen bis mittellangen Repetitionszeiten (TR 0,3–0,8 s) und kurzen Echozeiten zur Darstellung. In T2-gewichteten Bildern zeigen sie wegen ihrer langen T2-Relaxation ähnliche Helligkeit wie Fettgewebe und sind so maskiert.

Normale Lymphknoten lassen sich nur ausnahmsweise sonographisch abbilden, da sich ihr Schallmuster nicht von dem des subkutanen Fettgewebes unterscheidet. Sind sie entzündlich verändert, grenzen sie sich als echoärmere Strukturen im Fettgewebe der HGS ab.

4 Pathologie

4.1 Lymphknotenmetastasen des Plattenepithelkarzinoms

Die Kenntnis der regionären Lymphknotenmetastasierung ist entscheidend für die Wahl der Therapie und für die Prognose bei Patienten mit malignen Erkrankungen der Kopf-Hals-Region. Hierbei sind vor allem folgende Fragen relevant:

1. Ist eine zervikale Lymphknotenstation befallen oder nicht?
2. Sind weitere LK-Stationen betroffen?
3. Wie groß ist die lokale Tumormasse?
4. Ist der Befall auf den LK beschränkt oder liegt eine Weichteilinfiltration vor (extranodales Wachstum, Fixation)?
5. Differentialdiagnosen;
6. Therapiekontrolle;
7. Frühzeitige Rezidiverkennung.

Als Grundlage eines Lymphknoten-(N-)-Stagings galt bislang die Palpation; konventionelle radiologische und auch nuklearmedizinische Verfahren erbrachten keinen nennenswerten Informationsgewinn.

Mehrere Autoren verglichen die Inzidenz positiver, metastatisch befallener Lymphknoten im Neck-dissection-Präparat mit dem prätherapeutischen Palpationsbefund (BALLANTYNE 1964; KALNINS et al. 1977;

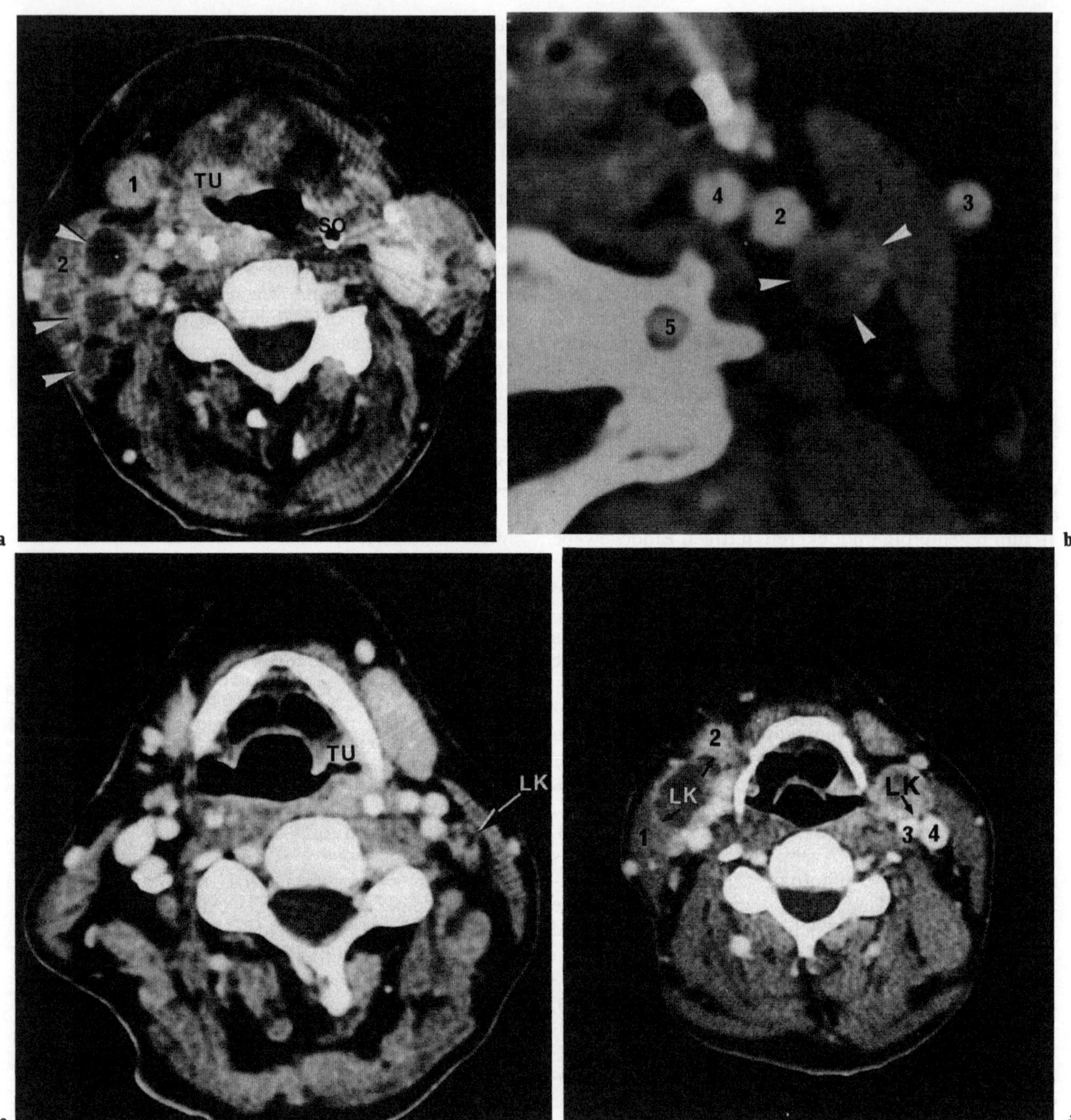

Abb. 7a–d. Typische Lymphknoten-(LK)-Metastasen des Plattenepithelkarzinoms im CT-Bild.

a LK-Metastasen (*Pfeilspitzen*) bei Plattenepithelkarzinom des Hypopharynx. Nach Kontrastmittelgabe wird die typische zentrale Hypodensität mit ringförmigen Enhancement deutlich. *1* Glandula submandibularis, *2* M. sternocleidomastoideus. *TU* Tumor, *SO* Sonde im Ösophagus

b 1 cm im Durchmesser großes Rezidive einer Lymphknotenmetastase (*Pfeilspitzen*) mit typischer zentraler Hypodensität. Der Lymphknoten ist unter dem M. sternocleidomastoideus nicht tastbar. *1* M. Sternocleidomastoideus, *2* V. jugularis interna, *3* V. jugularis externa, *4* A. carotis communis, *5* A. vertebralis

c 12 mm große LK-Metastase (*LK*) bei Plattenepithelkarzinom des Hypopharynx (*TU*). Ein Befall kann auch bei *LK* kleiner 15 mm angenommen werden, wenn Inhomogenitäten nach Kontrastmittelgabe nachweisbar sind.

d LK-Metastasen (*LK*) eines Mundbodenkarzinoms. Das prognostisch wichtige kapselüberschreitende Wachstum mit Fixation an die Muskulatur, die Glandula submandibularis und die Halsgefäße (*Pfeil*) ist anhand der unscharfen LK-Ränder und der fehlenden Begrenzung durch einen Fettsaum mit der CT leicht nachweisbar. *1* M. sternocleidomastoideus, *2* Glandula submandibularis, *3* A. carotis communis, *4* V. jugularis interna

KREMEN 1967; LINDBERG 1972; MILLION et al. 1982). Nach diesen Untersuchungen liegt der Anteil nicht palpierter Lymphknoten-(LK)-Metastasen beim Zungengrundkarzinom bei 22%, bei supraglottischen Tumoren bei 16%, bei Zungentumoren bei 25–54%, bei Mundbodenkarzinomen bei 40–50%, bei Hypopharynxkarzinomen bei 38% und bei Epipharynxkarzinomen sogar bei 66%. Diese Zahlen demonstrieren eindrucksvoll, daß auch bei großer Sorgfalt und Erfahrung die Palpation im wesentlichen orientierenden Charakter besitzt. Vor allem die in der Tiefe der Halsweichteile unter dem M. sternocleidomastoideus gelegenen Lymphknoten (LK) sind oft nicht palpabel, ebenso die unterhalb der Schädelbasis gelegenen LK, die retropharyngealen LK und die der oberen jugularen Gruppe. Andererseits können der untere Teil der Glandula parotis und Schwellungen der Glandula submandibularis LK-Metastasen vortäuschen. Diese Erfahrungen haben dazu geführt, daß bei bestimmten Primärtumoren die Halsregion in das Behandlungskonzept integriert wird, entweder in Form einer perkutanen Megavoltbestrahlung mit Herddosen von 40–60 Gy oder/und in Form einer Neck dissection (BARKLEY et al. 1972; BARTELINK et al. 1983; BEAHRS 1977; BOCCA u. PIGNATARO 1967; BOHNDORF 1980; FLETCHER 1980; KREMEN 1967); das gilt besonders für Tumoren mit Sitz in der Tonsillenregion, des Zungengrundes, des Hypopharynx und des supraglottischen Larynx, die bereits in frühen Tumor-Stadien LK-Metastasen setzen.

4.1.1 LK-Metastasen im CT-Bild

Wegen ihrer Häufigkeit und ihrer großen Bedeutung für das weitere, stadiengerechte therapeutische Vorgehen sind besonders die Lymphknotenmetastasen von Plattenepithelkarzinomen des Kopf-Hals-Bereiches in den letzten Jahren von verschiedenen Arbeitsgruppen genau untersucht und computertomographische Bewertungskriterien erarbeitet worden (BÄHREN et al. 1983, 1984; GOULD 1977; LENZ et al. 1983, 1987; MANCUSO et al. 1981, 1983b, 1985; MILLER u. NORMAN 1979; MURAKI et al. 1984; REEDE et al. 1982b; SILVERMAN et al. 1983a; ZAUNBAUER u. HAERTEL 1984b).

Für die sorgfältige Untersuchung und die detaillierte Beurteilung der Binnenstruktur von Lymphknoten ist die intravenöse Kontrastmittelgabe eine unbedingte Voraussetzung.

Bei Anwendung dieser Untersuchungstechnik lassen nach Untersuchungen von BÄHREN und LENZ (BÄHREN et al. 1984; LENZ et al. 1983) 65% aller metastatisch befallenen Lymphknoten des Plattenepithelkarzinoms eine vollständige oder partielle zentrale Hypodensität bei ringförmigem Kontrastmittel-Enhancement oder Inhomogenitäten erkennen (Abb. 7a, b, d). Diese Ergebnisse wurden von anderen Autoren bestätigt (MANCUSO et al. 1985; MURAKI et al. 1984; ZAUNBAUER u. HAERTEL 1984a, 1985). ZAUNBAUER u. HAERTEL (1984a) haben bei LK-Metastasen eine Dichte von 10–43 HE im Nativ-Scan gemessen, bei einem Enhancement von 20 HE nach Kontrastmittelgabe; eine strukturelle Inhomogenität (Abb. 7c) fanden sie in 70%. 10–30% der Metastasen, besonders bei entdifferenzierten, nicht verhornenden Plattenepithelkarzinomen, zeigen diese „nekrotischen Einschmelzungen" nicht. Andererseits können auch andere Adenopathien das Bild der typischen Plattenepithel-LK-Metastase simulieren, z.B. Lymphknotenabszesse bei LK-Tuberkulose (REEDE u. BERGERON 1985) oder LK-Metastasen eines Melanoms (BÄHREN et al 1984), so daß sich die endgültige Diagnose immer zusätzlich auf die Anamnese (Primärtumor) und die Histologie stützen muß.

Leitsymptome für metastatischen Lymphknotenbefall sind einmal der Querdurchmesser (größer 15 mm), zum anderen die typische Struktur mit zentraler Hypodensität und Ring-Enhancement oder Inhomogenität (Auch gültig, wenn der Querdurchmesser kleiner 15 mm ist; s. Abb. 7c).

Besonders schwierig, aber sehr bedeutsam, ist die Beurteilung kleiner Lymphknoten. Deshalb ist die Sicherheit des Nachweises durch die CT besonders in der Kategorie N0/N1 laut UICC von herausragender Bedeutung. BÄHREN et al. (1983) konnte in einer prospektiven Studie, in der bei 53 Patienten eine

Abb. 8a–e. MR-Bild solider Lymphknotenmetastasen in der Halsgefäß-Scheide; Einfluß der Meßparameter, *1* A. carotis interna, *2* V. jugularis interna, *3* M. sternocleidomastoideus, *4* Fettbindegewebe der Halsgefäß-Scheide (HGS), *5* Lymphatisches Gewebe der Gaumentonsillen. *lk* Lymphknotenmetastasen eines Plattenepithelkarzinoms des Hypopharynx.

a CT-Bild. Die Lymphknotenmetastasen (*lk*) in der rechten und linken HGS sind nach i.v.-Kontrastmittelgabe gut von den kontrastierten Gefäßen abgrenzbar. Bei der größeren Metastase erkennt man das periphere, ringförmige Enhancement (*Pfeilspitzen*).

b T1-gewichtetes MR-Bild (SE; TR 0,2 s; TE 35 ms). Die LK-Metastasen kontrastieren sich dunkel gegenüber der hohen Signalintensität des HGS-Fettbindegewebes.

c T1/T2-Mischbild (SE; TR 0,8 s; TE 70 ms). Die LK-Metastase nimmt an Signalintensität zu. Ein dunkler Saum um den LK herum (*Pfeilspitzen*) ist ein Chemical shift-Artefakt und darf nicht mit dem peripheren Enhancement im CT-Bild (s. **a**) verwechselt werden. Der LK ist im MR-Bild homogen; differentialdiagnostisch wichtige Strukturmerkmale fehlen.

d Rho-gewichtetes MR-Bild (SE; TR 1,6 s; TE 35 ms). Zunehmende Maskierung der LK-Metastasen, die bei dieser Sequenz mit gleicher Signalintensität erscheinen wie das Fettbindegewebe der HGS.

e T2-gewichtetes MR-Bild (SE; TR 1,6 s; TE 100 ms). Auch hier völlige Maskierung der Lymphknotenmetastasen

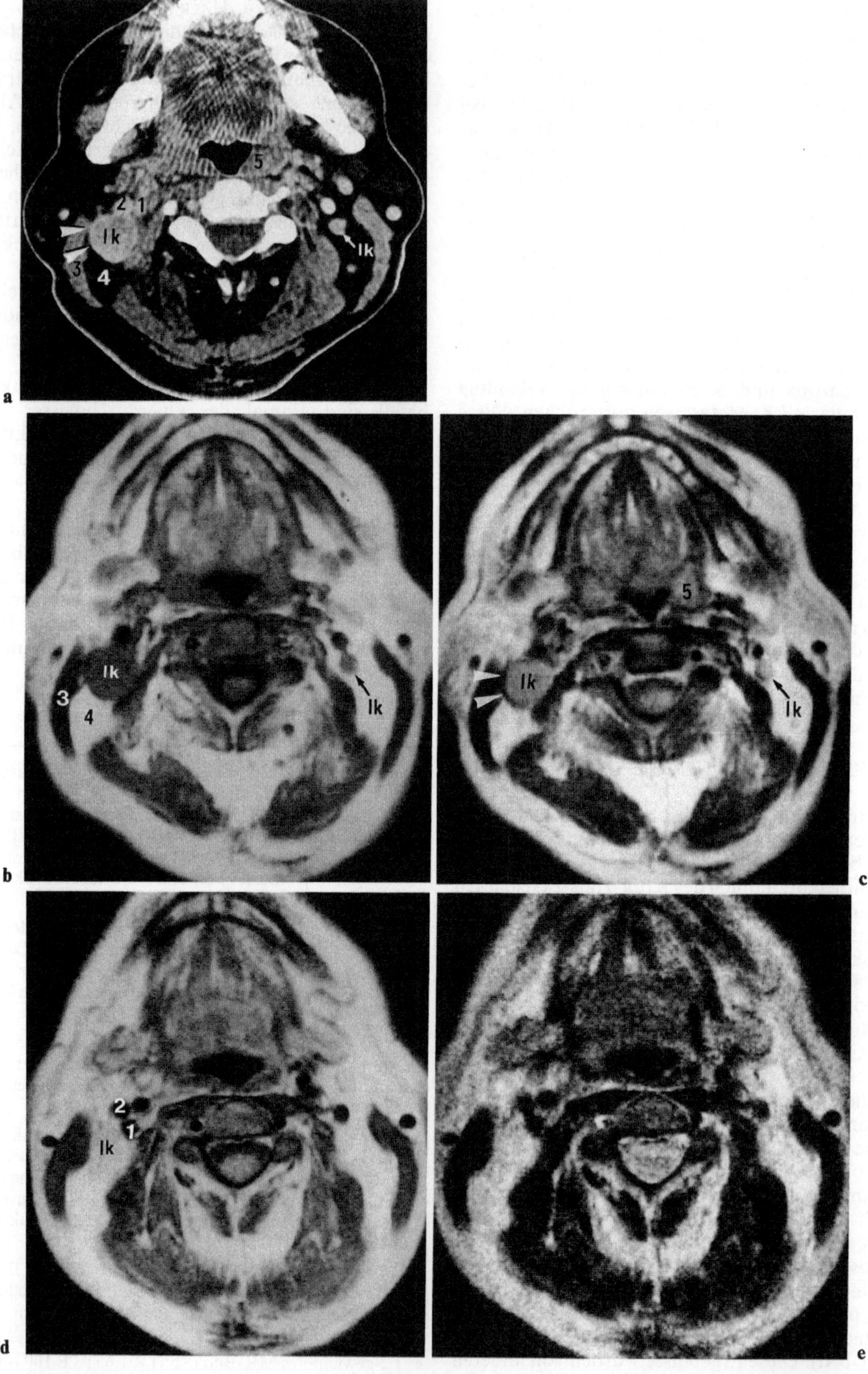
5
2
1
lk
lk
3
4
lk
3
4
lk
lk
5
lk
lk
2
1
lk
a
b
c
d
e

vergleichende Analyse von klinischem Palpationsbefund, CT-Ergebnis und pathologisch-histologischer Aufarbeitung des korrelierenden OP-Präparates vorgenommen wurde, folgendes Ergebnis erzielen: in nur 68% aller Patienten wurde palpatorisch ein korrekter Befund erhoben; in 85% war die prospektive computertomographische Diagnose richtig. Besonders deutlich zeigte sich die Überlegenheit der CT bei den falsch-negativ beurteilten LK: Durch die Palpation wurden 21% der LK-Metastasen nicht erkannt, während computertomographisch nur 7,5% falsch-negativ beurteilt wurden; hierbei wurde nicht berücksichtigt, daß bei 3 der 4 computertomographisch falschnegativ bewerteten Fälle die grenzwertig großen Lymphknoten sehr wohl nachweisbar waren.

Die Rate der falsch-positiven Beurteilung betrug in der prospektiven Studie von BÄHREN et al. (1983) ebenfalls 7,5%; falsch-positive Beurteilungen sind vor allem auf unspezifische LK-Vergrößerungen, z. B. bei Infektionen, zurückzuführen oder auf eine reaktive „Sinushistiozytose" der LK, die bei malignen Erkrankungen der Halsregion reaktiv zu LK-Vergrößerungen führen.

Eine Quelle falsch-positiver Befunde ist das Vorliegen einer degenerativen, partiellen Verfettung von LK-Anteilen, die eine Nekrose vortäuschen (LENZ et al. 1983; LENZ 1987; MANCUSO u. HANAFEE 1985); diese Hypodensitäten liegen jedoch vornehmlich exzentrisch und nicht zentral (Abb. 5b).

Die Prognose des Patienten wird deutlich schlechter, wenn die LK-Metastase die Kapsel des Lymphknoten durchbricht (CACHIN 1972; CACHIN et al. 1979; FLETCHER 1980). Die CT kann die extranodale Ausdehnung der Tumorinfiltration durch einen Randschärfeverlust des vergrößerten LK nachweisen (Abb. 7d); differentialdiagnostisch ist zu bedenken, daß ab einer bestimmten Größe des LK auch Partialvolume-Effekte eine Randunschärfe verursachen können; dünne CT-Schnitte (2 oder 1 mm Schichtdicke) oder überlappende Schichtung können hier helfen; allerdings ist mit einer falsch-positiven Aussage bezüglich des extranodalen Wachstums in 8–10% der Fälle zu rechnen. Wenn extranodale Ausdehnungen einen Geweberaum obliterieren, ist eine Fixation an die umliegenden Strukturen wie an die A. carotis, die V. jugularis interna, die Scalenus-Muskulatur oder den M. sternocleidomastoideus anzunehmen (Abb. 7d); auch die Entscheidung, ob eine LK-Metastase nur adhärent, oder ob sie infiltrativ fixiert ist, ist wegen des Teilvolumeneffekts oft schwer zu treffen (LENZ et al. 1983; LENZ 1987; MANCUSO et al. 1981, 1983).

4.1.2 LK-Metastasen im MR-Bild

Für die Beurteilung von Lymphknoten können die Kriterien der Computertomographie z.T. übernommen werden. Das Kriterium der diskreten Inhomogenität (s. oben) ist, wie auch in der CT, nur nach Gabe eines Kontrastmittels (Gadolinium-DTPA) im hochaufgelösten Bild anwendbar.

Solide Lymphknotenmetastasen von Plattenepithelkarzinomen weisen diskret längere T1- und T2-Relaxationszeiten auf als normale Lymphknoten, kombiniert mit einer leichten Zunahme der Protonendichte (Tabelle 1) (STARK et al. 1984b). Sie heben sich deshalb gut bei T1-gewichteten Sequenzen (Spin-Echo TR 0,2–0,4 s; TE 30–35 ms) als signalarme Strukturen gegen das helle Fett der Halsgefäßscheide ab (Abb. 8b). Eine bessere Abbildung gelingt mit T1/T2-Mischsequenzen (z. B. Spin-Echo TR 0,8 s; TE 70 ms); der T1-Kontrast gegen Fettgewebe ist hier nach wie vor vorhanden, das Signal des Fettgewebes ist jedoch weniger intensiv, überstrahlt also gewissermaßen die dunklen Strukturen nicht so stark, so daß auch kleinere Lymphknoten nachgewiesen werden können (Abb. 8c). Aufgrund der etwas längeren T1- und T2-Relaxationen im Vergleich zum Muskelgewebe (s. Tabelle 1) hebt sich der Lymphknoten besser gegen die umgebende Muskulatur ab. T1/T2-Mischbilder und rho-gewichtete Bilder sind aufgrund ihres größeren SNR besser geeignet, die Binnenstruktur von befallenen Lymphknoten zu beurteilen. In hochaufgelösten MR-Bildern (Schichtdicke 4 mm und kleiner, Inplane-Auflösung 0,6 × 0,6 mm und kleiner, gemessen bei 1,5 Tesla oder/und mit Oberflächenspulen) können dann auch im nativen MR Inhomogenitäten des befallenen Lymphknotens erkannt werden, wobei die Metastasennester geringfügig signalintensiver erscheinen als das restliche LK-Gewebe. Inwieweit dieses Phänomen bei kleinen Lymphknotenmetastasen regelmäßig nachzuweisen ist und damit die Sensitivität und vor allem die Spezifität in der Kategorie N0/N1 nach UICC des LK-Stagings verbessert werden kann, muß noch an größeren Patientenzahlen untersucht werden. Dies gilt auch für den Einsatz von Gadolinium-DTPA in Verbindung mit T1-gewichteten SE-Sequenzen und schnellen Gradientenecho-Sequenzen, wobei besonders die FISP-Sequenz aufgrund ihres Signalverhaltens von der Gadolinium-Gabe besonders profitieren dürfte (Abb. 9a–d).

Eine weitere Verlängerung der Repetitions- und Echozeiten führt bei Signalabnahme des Fettgewebes zu einer Zunahme der Signalintensität der LK-Metastase und letztlich zu einem Kontrastverlust, so daß die Lymphknotenmetastasen im Fettgewebe zunehmend maskiert werden (Abb. 8d, e). Ist das Fettgewebe der Hals-Gefäß-Scheide gut ausgeprägt, so verbessern sich die Kontrastbedingungen im T1-gewichteten Bild.

Die retrolaryngealen Lymphknotengruppen sind nicht von Fettgewebe umgeben; dem muß man bei der Wahl der Meßsequenz Rechnung tragen. T1-gewichtete MR-Bilder sind wegen der ähnlichen T1-Relaxationszeiten nicht geeignet, Lymphknotenmetastasen gegenüber Muskelgewebe befriedigend darzustellen (Abb. 10b). Bereits eine Verlängerung der TR-Zeit auf 0,8 s bei TE-Zeiten von 35 ms, besser von 70 ms

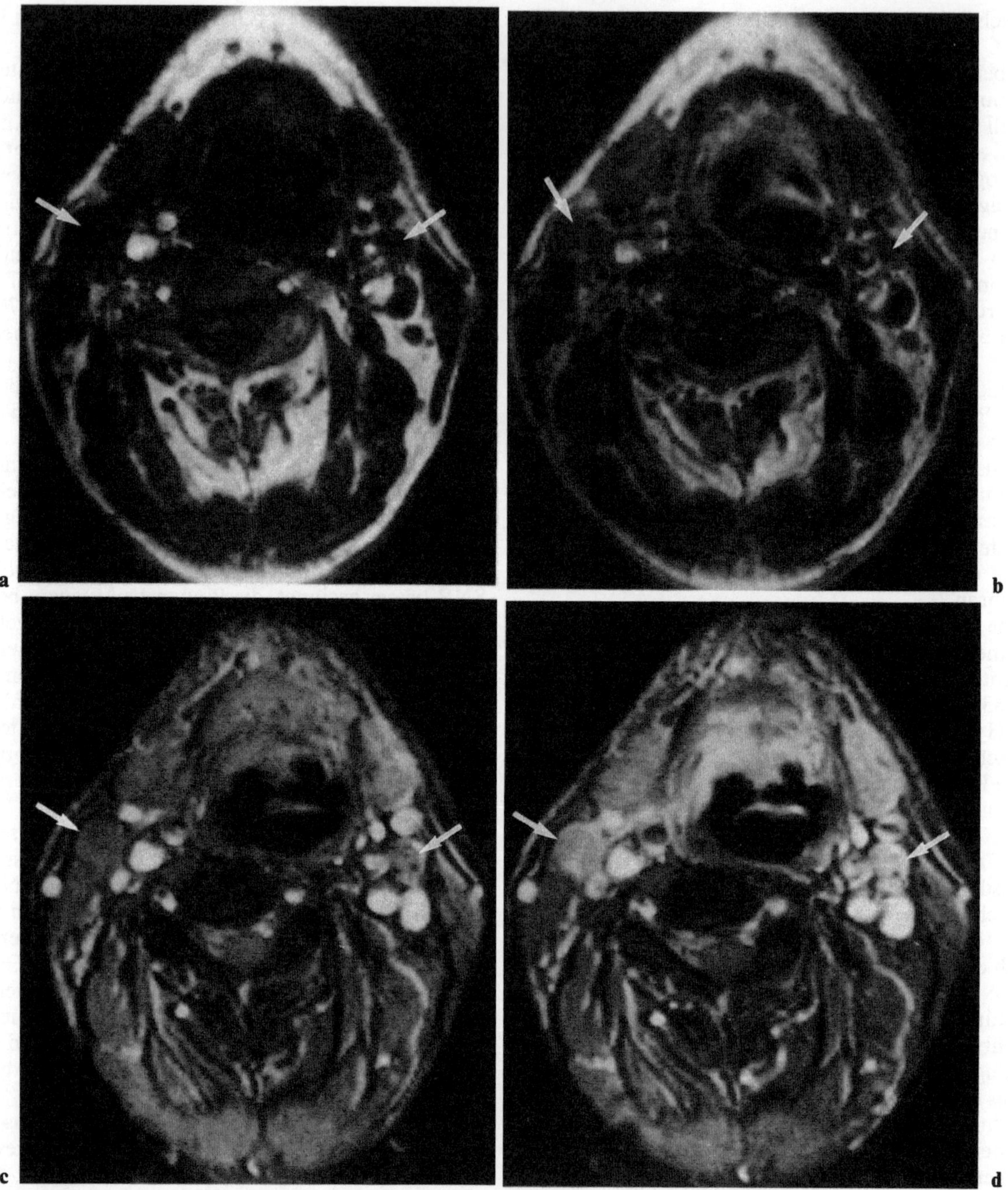

Abb. 9a–d. MR mit Kontrastmittel und schnellen Sequenzen. **a** T1-gewichtetes MR-Bild (1,5 Tesla; Spinecho; TR 0,3 s; TE 15 ms; 4 mm Schichtdicke). Im T1-gewichteten Bild sind die Lymphknotenmetastasen als signalarme Gebilde gut gegen das Fettgewebe der Halsgefäß-Scheide abgrenzbar. Eine Differenzierung zur Muskulatur ist schwierig. Strukturinhomogenitäten wie bei der CT nach Kontrastmittel sind nicht nachweisbar. **b** T1-gewichtetes MR-Bild (1,5 Tesla, Spinecho; TR 0,3 s; TE 15 ms; 4 mm Schichtdicke) mit Gadolinium-DTPA. Nach Applikation von Gadolinium-DTPA zeigen die Lymphknotenmetastasen ein Enhancement; sie sind gut von der Muskulatur zu unterscheiden. Es sind jetzt ähnliche Strukturunregelmäßigkeiten nachweisbar, wie sie im CT-Bild für Metastasen typisch sind. Die Meßzeit beträgt 5 min für 8 Schichten. **c** FLASH-MR-Bild (1,5 Tesla; Gradientenecho; TR 0,08 s; TE 10 ms; 4 mm Schichtdicke). In Gradientenecho-Technik (FLASH = Fast Low Angle Shot) ist durch die kurze Repetitionszeit TR von nur 0,08 s eine Messung des Bildes in nur 81 s möglich. Die Bildqualität ist gut, der Gewebekontrast jedoch nicht: Lymphknoten, Muskulatur und Speicheldrüsen haben eine ähnliche Signalintensität. Besonderheit: die Gefäße sind sehr signalintensiv. **d** FLASH-MR-Bild (1,5 Tesla; Gradientenecho; TR 0,08 s; TE 10 ms; 4 mm Schichtdicke) mit Gadolinium-DTPA. Nach Applikation von Gadolinium-DTPA zeigen die Lymphknotenmetastasen einen deutlichen Anstieg der Signalintensität und sind so sicher gegen die Muskulatur abgrenzbar. Strukturinhomogenitäten werden offensichtlich. Cave: auch die Glandula submandibularis zeigt ein Enhancement

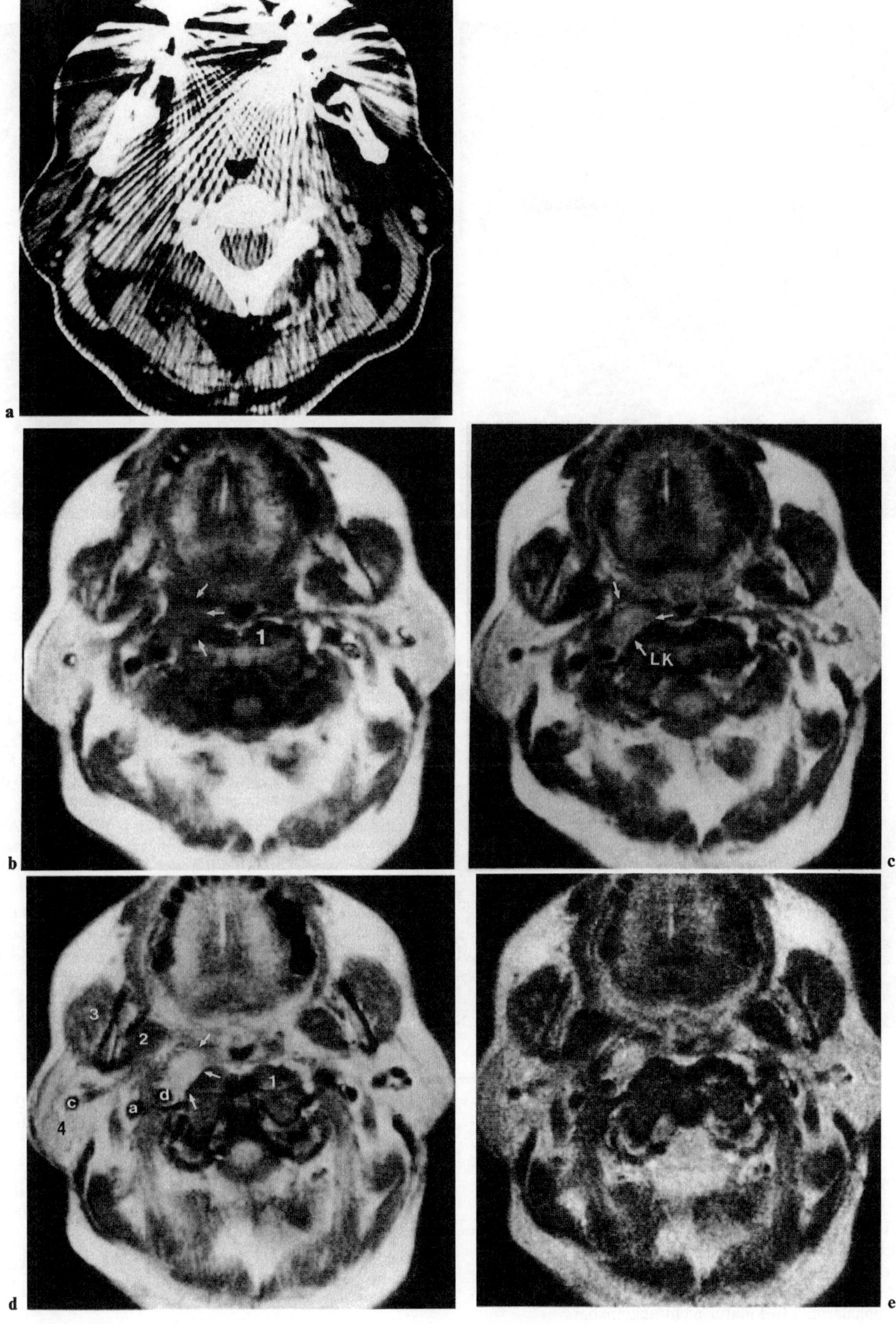
a
1
b
LK
c
3
2
1
c
a
d
4
d
e

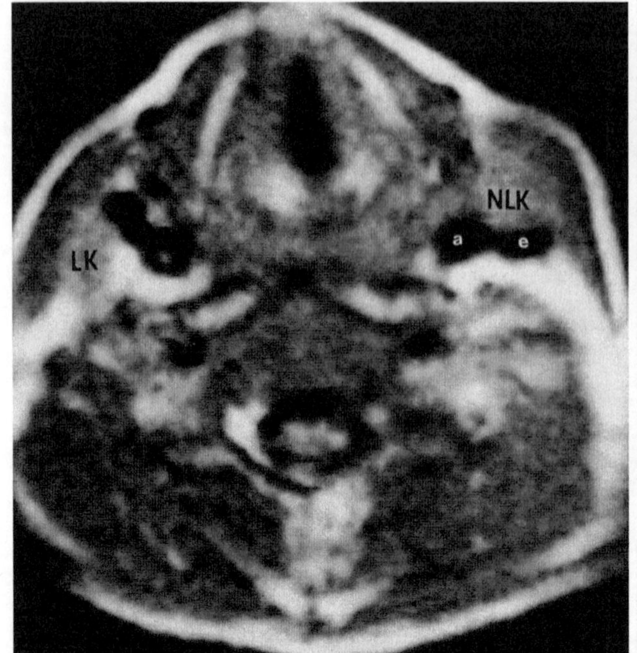

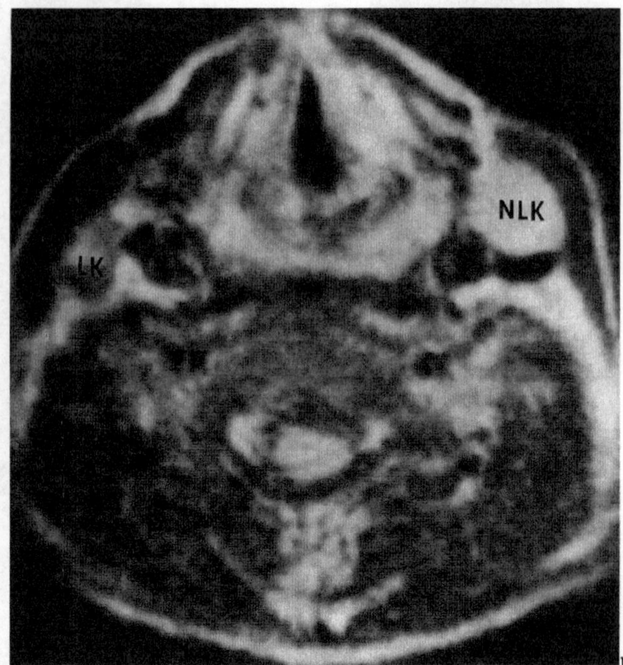

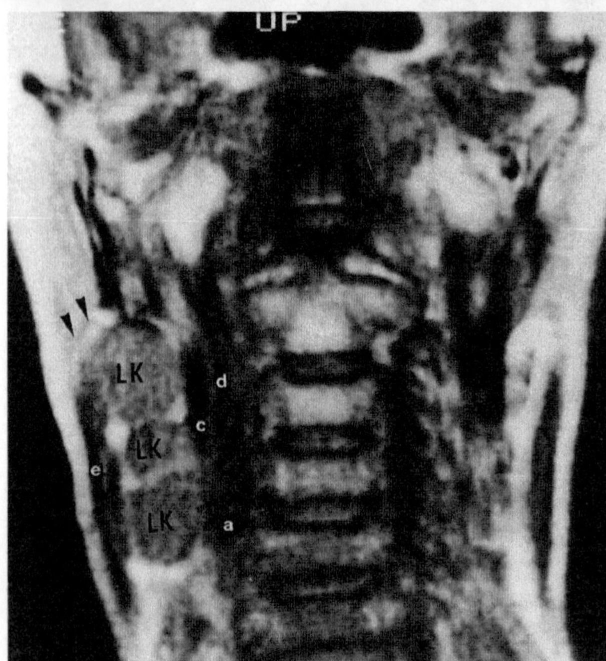

Abb. 11a–c. Differenzierung solide und nekrotisch bei Lymphknotenmetastasen; Bedeutung der koronaren Schnittführung. *a* A. carotis communis, *c* A. carotis externa, *d* A. carotis interna, *e* V. jugularis interna. *LK* nicht-nekrotische Lymphknotenmetastase, *NLK* nekrotisch eingeschmolzene LK-Metastase.

a T1-gewichtetes MR-Bild (SE; TR 0,4 s; TE 35 ms). Die nicht-nekrotische (*LK*) und die nekrotisch eingeschmolzene (*NLK*) Lymphknotenmetastase erscheinen mit gleicher Signalintensität. Beide sind gut gegen das Fettbindegewebe der HGS und gegen die umgebenden Gefäße abgrenzbar.

b T2-gewichtetes MR-Bild (SE; TR 1,6 s; TE 70 ms). Aufgrund der verlängerten T2-Relaxation erscheint die nekrotische LK-Metastase (NLK) mit hoher Signalintensität, während die nicht-nekrotische LK-Metastase dunkel bleibt.

c Koronarer, dorsal gelegener Schnitt durch den Hals (TR 0,4 s; TE 35 ms). Die koronare Schnittführung erlaubt einen guten topographischen Überblick und zeigt die örtliche Beziehung der LK-Metastasen (*LK*) zu den umgebenden Gefäßen auf. Signalintensiv erscheint das sehr langsam fließende Blut in der V. jugularis interna an der Stelle der Kompression durch den Lymphknoten (*Pfeilspitzen*)

Abb. 10a–e. MR-Bild einer retropharyngealen Lymphknotenmetastase; Einfluß der Meßparameter. *1* M. longus capitis, *2* M. pterygoideus medialis, *3* M. masseter, *a* V. jugularis interna, *c* V. retromandibularis, *d* A. carotis interna. *LK* retropharyngeale Lymphknoten-Metastase eines Plattenepithelkarzinoms des Nasopharynx.

a CT-Bild. Erhebliche Artefakte, verursacht durch Amalgam-Zahnfüllungen, machen eine Diagnose unmöglich.

b T1-gewichtetes MR-Bild (SE; TR 0,2 s; TE 35 ms). Die dunkle Lymphknotenmetastase (*Pfeile*) ist gegen die ebenfalls signalarme Muskulatur nicht abgrenzbar.

c T1/T2-Mischbild (SE; TR 0,8 s; TE 70 ms). Deutliche Demaskierung der jetzt signalintensiven LK-Metastase (*LK*).

d Rho-gewichtetes MR-Bild (SE; TR 1,6 s; TE 35 ms). Mit Verlängerung der TR-Zeit zunehmend besserer Kontrast der LK-Metastase (*Pfeile*) gegen die Muskulatur und gegen die umgebenden Gefäße.

e T2-gewichtetes MR-Bild (SE; TR 1,6 s; TE 100 ms). Schlechteres SNR als bei **d**, aber gute Abgrenzung der LK-Metastase

erlauben im T1/T2-Mischbild einen guten Nachweis der Metastase, die dann hell gegen die umgebende Muskulatur kontrastiert (Abb. 10c). Hier haben auch protonen-gewichtete Meßsequenzen (z. B. TR 1,6 s, TE 35 ms) oder T2-gewichtete Bilder ihre Berechtigung (Abb. 10d, e).

Ein erheblicher Vorteil der Kernspintomographie ist die Tatsache, daß sich aufgrund von Flußphänomenen Gefäße meist als signallose oder -arme, schwarze Strukturen abgrenzen und somit ohne die Notwendigkeit der Gabe eines intravenösen Kontrastmittels sicher von Lymphknoten differenzieren lassen (Abb. 8; 10). Bei Gradientenecho-Sequenzen oder stark T1-gewichteten Spinecho-Bildern können sie auch sehr signalintensiv erscheinen (Abb. 9).

Die Möglichkeit, ohne Umlagerung des Patienten auch koronare Schnitte anzufertigen, ist bei Lymphknotenmetastasen in der Hals-Gefäß-Scheide von großer Bedeutung. Die koronare Schnittführung erlaubt eine besonders gute Übersicht über die Lymphknotenmetastasen in ihren topographischen Beziehungen zu den großen Halsgefäßen (Abb. 11c), was für ein operatives Vorgehen von großer Bedeutung ist. Sie wird deshalb vor allem auch von den chirurgisch tätigen Klinikern ausgesprochen gut akzeptiert.

Die Computertomographie ist sehr anfällig für knochenbedingte Aufhärtungsartefakte und für Artefakte, die durch festsitzende Zahnprothesen oder Amalgamfüllungen der Zähne verursacht werden; sie können derart große Ausmaße annehmen, daß eine Beurteilung des Bildes unmöglich wird (Abb. 10a). Die Kernspintomographie ist frei von solchen Artefakten. Bisweilen können Artefakte in der MR-Bildgebung durch metallenen, festsitzenden Zahnersatz bedingt sein; sie führen meist jedoch nur zu einer regional begrenzten Bildauslöschung, so daß die übrigen Bildanteile gut zu beurteilen sind.

Nekrotisch einschmelzende Lymphknotenmetastasen lassen sich kernspintomographisch sehr einfach von soliden Lymphknoten unterscheiden. Nekrosen enthalten vermehrt fixiertes Wasser und haben deshalb eine höhere Protonendichte; gleichzeitig sind die T1- und besonders die T2-Relaxationszeiten deutlich verlängert. Während eine Unterscheidung im T1-betonten Bild nicht möglich ist (Abb. 11a) gelingt dies bereits in T1/T2-Mischbildern sehr gut, noch besser in rho-gewichteten oder T2-betonten MR-Bildern (Abb. 11b). Die Nekrose erscheint hier als sehr signalreiche Struktur im Vergleich zur soliden Lymphknotenmetastase. Wichtig ist die differentialdiagnostische Abgrenzung gegen zystische Prozesse (Abb. 19c, d), die jedoch längere T1-Zeiten aufweisen und deshalb im T1-betonten Bild dunkler erscheinen als Nekrosen.

4.1.3 LK-Metastasen im US-Bild

In der Hand des erfahrenen Untersuchers ist die hochauflösende Realtime-Sonographie von großem Nutzen beim Lymphknotenstaging von Tumoren im Kopf-Hals-Bereich; sie ist der Palpation bei einer Sensitivität von über 90% deutlich überlegen. Dabei muß man sich aber vor Augen halten, daß bestimmte LK-Regionen, z. B. die wichtigen retropharyngealen LK-Gruppen, der Sonographie nicht zugänglich sind.

Metastatisch befallene Lymphknoten sind vergrößert (größer als 15 mm); sie sind echoärmer als das umgebende Fettgewebe und somit sonographisch gut abgrenzbar (Abb. 12a). Wichtig ist die Möglichkeit, unter Realtime-Bedingungen die Verschieblichkeit des befallenen Lymphknotens zu überprüfen; so kann auch ein diskretes, kapselüberschreitendes Wachstum erkannt werden, was die Prognose des Patienten deutlich verschlechtert und das therapeutische Vorgehen beeinflußt.

Es gibt keine spezifischen sonographischen Befunde, die eine Unterscheidung entzündlicher LK-Vergrößerungen von tumorös bedingten zulassen oder z. B. primäre Lymphome (s. unten) von LK-Metastasen eines Plattenepithelkarzinoms unterscheiden können (Scheible 1981). Nur von der Tendenz her zeigen LK-Metastasen epithelialer Tumoren mehr Binnenechos oder eine inhomogene, komplexere Echostruktur (Abb. 12b) als z. B. LK-Manifestationen maligner Systemerkrankungen (M. Hodgkin; Non-Hodgkin-Lymphome), die häufig echoarm bis nahezu echofrei sind und unter Umständen eine dorsale Schallverstärkung aufweisen (Bruneton et al. 1984; Hillman u. Haber 1980; Callen u. Marks 1979). Auch rechnergestützte Auswertungen der Ultraschallbilder (Grauwerthistiogramme) lassen keine weitergehende artspezifische Aussagen zu, so daß die histologische Untersuchung in jedem Fall die Entscheidung erbringen muß. Auch die Größe des Lymphknotens ist nicht immer ein verläßlicher Parameter, da insbesondere in der wichtigen jugulodigastrischen LK-Gruppe („Kuttner"-LK) entzündlich vergrößerte LK vorkommen.

Sehr gut ist sonographisch der Nachweis von nekrotischen Arealen innerhalb eines metastatisch befallenen Lymphknotens zu führen (Abb. 12c); sie erscheinen echoleer und sind so sicher gegen die umgebenden soliden Strukturen abzugrenzen. Der Nachweis signifikanter solider Tumoranteile kann eine nekrotisch zerfallende Lymphknotenmetastase von einer lateralen Halszyste unterscheiden, wobei die interaktive Realtime-Untersuchung besonders wertvoll ist und die Sonographie bei diesen speziellen Fragestellungen der Computertomographie und auch der Kernspintomographie überlegen sein kann.

Die große Bedeutung der Sonographie liegt in der hohen Sensitivität der Methode und in der beliebigen Wiederholbarkeit der Untersuchung; hierdurch bietet sich die Sonographie als kostengünstiges und effektives Screening-Verfahren und besonders für die Verlaufsbeobachtungen unter Therapie und in der Tumornachsorge an.

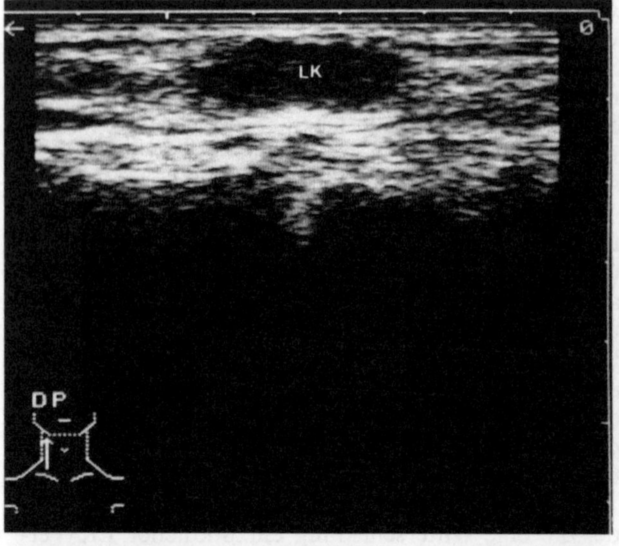

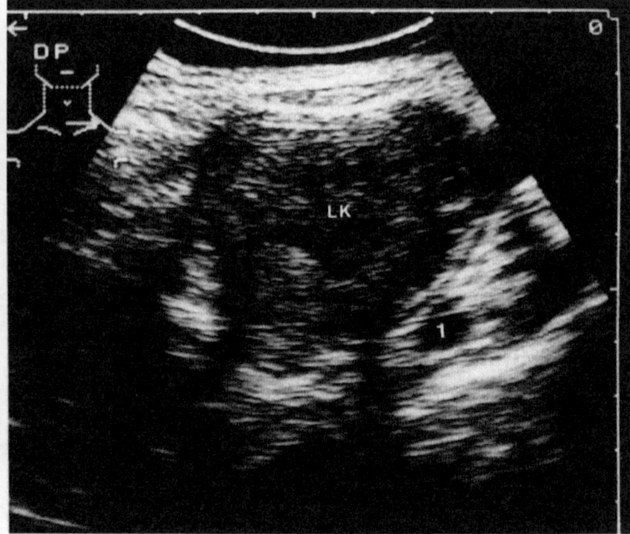

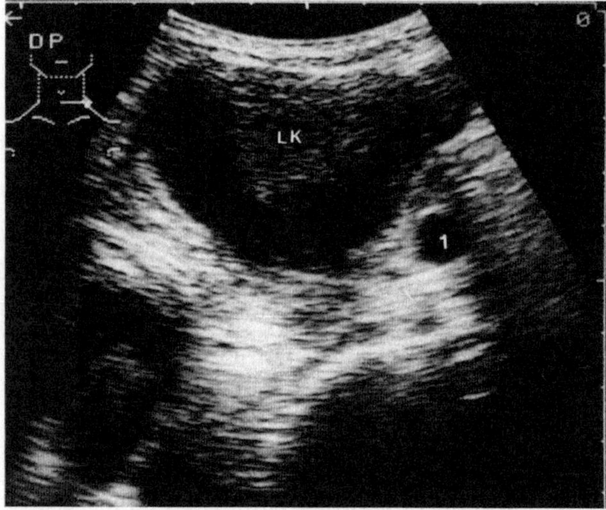

Abb. 12a–c. Sonographisches Bild von Lymphknotenmetastasen des Plattenepithelkarzinoms. *1* A. carotis, *LK* nicht nekrotische Lymphknotenmetastase. **a** Sonographie (7,5 MHz, Longitudinalschnitt). Metastatisch befallene Lymphknoten sind vergrößert (hier 16 × 10 mm) und echoärmer als das umgebende Fettgewebe der Halsgefäßscheide. Sie weisen meist Strukturinhomogenitäten auf und sind nicht kompressibel. **b** Sonographie (5,0 MHz, Transversalschnitt untere Halsgefäßscheide). Besonders größere Lymphknotenmetastasen weisen häufig stark inhomogene, komplexe Echostrukturen mit z.T. nekrotischen Einschmelzungen auf. **c** Sonographie (5,0 MHz, Transversalschnitt untere Halsgefäßscheide); gleicher Patient wie **b**, unter Strahlentherapie. Nekrotische Einschmelzungen von Lymphknoten (hier unter Strahlentherapie) werden sonographisch als echoarme bis echoleere Bezirke mit dorsaler Schallverstärkung gesehen

4.2 Lymphknotenmanifestationen maligner Lymphome

4.2.1 Maligne Lymphome im CT-Bild

Lymphknotenmanifestationen von Hodgkin- und Non-Hodgkin-Lymphomen zeigen computertomographisch trotz der unterschiedlichen Histologie ein einheitliches Bild (Lenz 1986; Lenz 1987; Zaunbauer u. Haertel 1984): sie weisen nativ eine Dichte von 37–44 HE auf, sind vor und nach intravenöser Kontrastmittelgabe fast immer homogen (Abb. 13b, d) und zeigen nach Kontrastmittel nur einen geringen und sehr langsamen Dichteanstieg (10–35 HE) (Abb. 13a), wobei um die befallenen LK ein unscharfes Kontrastmittel-Enhancement nachweisbar sein kann (Abb. 13c), das die Ränder der an sich scharf begrenzten Lymphome über einen Partial-volume-Effekt etwas verschwommen erscheinen läßt. Ein hypodenses Zentrum, wie es bei den Lymphknotenmetastasen des Plattenepithelkarzinoms oder auch des Melanoms typisch ist, wurde von uns in 11% der Fälle gesehen. Nach Strahlentherapie können Rezidive maligner Lymphome jedoch auch höhere Dichtewerte aufweisen (Abb. 13e) und nekrotische Zonen besitzen; letztes gilt besonders für die extranodalen Manifestationen von Non-Hodgkin-Lymphomen.

Eine Differenzierung der einzelnen histologischen Typen der Hodgkin- und Non-Hodgkin-Lymphome ist computertomographisch nicht möglich (Lenz 1986); das Erscheinungsbild ist zudem identisch mit Lymphknotenmetastasen des Lymphoepithelioms (Schmincke-Tumor) und entdifferenzierter Plattenepithelkarzinome.

4.2.2 Maligne Lymphome im MR-Bild

Erste Untersuchungen von Lymphknotenmanifestationen maligner Lymphome ließen uns annehmen, daß

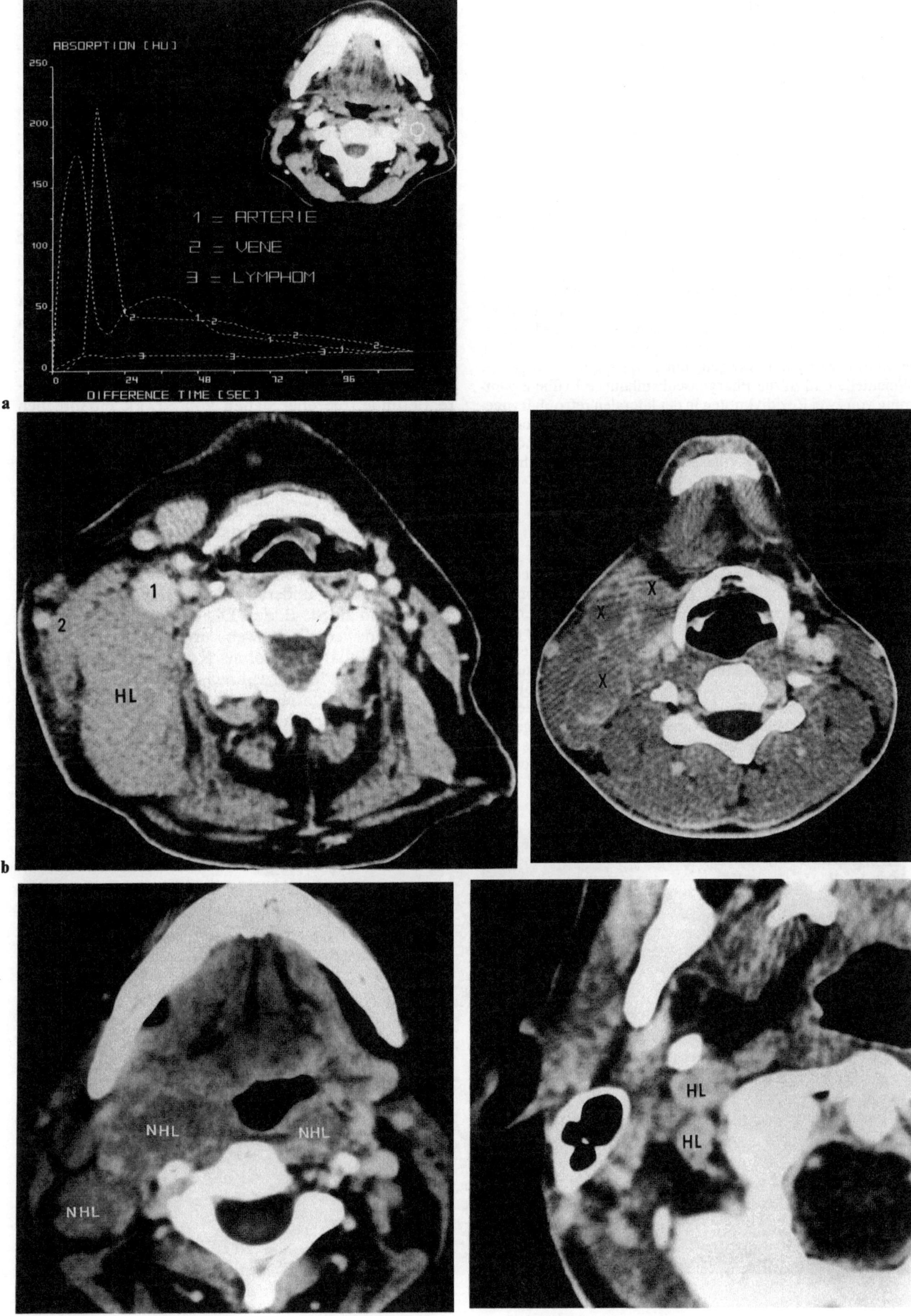

ABSORPTION [HU]
250
200
150
100
50
0
1 = ARTERIE
2 = VENE
3 = LYMPHOM
0
24
48
72
96
DIFFERENCE TIME [SEC]
a
1
2
HL
X
X
X
b
NHL
NHL
NHL
HL
HL

Abb. 13a–e. CT-Bild maligner Lymphome. **a** Dynamische, sequentielle CT („Angio-CT") eines Non-Hodgkin-Lymphoms. Der Lymphknoten (Kurve 3) zeigt eine langsame und nur sehr geringe Dichtezunahme nach Kontrastmittelbolus. Das Enhancement beträgt in diesem Fall nur 17 HE. **b** 84jähriger Patient mit ausgedehntem Befall der rechten Halsseite bei M. Hodgkin (*HL*). Die stark vergrößerten, homogenen Lymphknoten sind nicht voneinander zu trennen. Die Dichte beträgt vor Kontrastmittelgabe 55 HE, nach Kontrastmittelgabe 65 HE; die Gefäße sind jetzt gut abgrenzbar, die Muskulatur kaum. *1* V. jugularis interna, *2* M. sternocleidomastoideus. **c** 20jähriger Patient mit ausgedehntem Befall der rechten Halsseite bei M. Hodgkin (*x*). Nach Gabe von 50 ml Kontrastmittel i.v. zeigt sich ein unscharfes Enhancement in der LK-Peripherie, das den LK unscharf erscheinen läßt. **d** 78jährige Patienten mit ausgedehntem Befall beider HGS bei Non-Hodgkin-Lymphom (*NHL*); extranodales Lymphomwachstum in die parapharyngealen Weichteile und in die Pharynxschleimhaut. **e** Frühe Erkennung von zwei Rezidivknoten in der lateralen retropharyngealen bzw. oberen zervikalen LK-Gruppe bei M. Hodgkin (*HL*). Bei Z.n. Chemo- und/oder Radiotherapie können auch Lymphome nach Kontrastmittel ein stärkeres Enhancement zeigen

Abb. 14a–b. MR-Bild maligner Lymphome. *1* A. carotis communis, *2* V. jugularis interna, *3* M. sternocleidomastoideus. *O* ausgedehnte Lymphknotenmanifestationen des Non-Hodgkin-Lymphoms. **a** CT-Bild in Höhe des Hypopharynx; eine Abgrenzung der Lymphome (*O*) von den Gefäßen ist nach Kontrastmittelgabe möglich, eine Abgrenzung von der Muskulatur gelingt nicht. **b** MR-Bild in gleicher Höhe wie **a** (SE; TR 0,8 s; TE 43 ms). Die befallenen Lymphknoten (*O*) grenzen sich als signalintensive Strukturen sowohl gegen die Muskulatur als auch gegen die Gefäße ab. Nachweis eines atheromatösen Plaques in der Wand der linken A. carotis (*Pfeilspitzen*)

sie sich im kernspintomographischen Bild grundsätzlich von anderen Lymphknotenvergrößerungen unterscheiden lassen. In dem damals untersuchten, sehr kleinen Patientengut (n = 7) zeigten die befallenen Lymphknoten bereits bei kurzen, T1-gewichteten Sequenzen eine hohe Signalintensität, was für eine kurze T1-Relaxation spricht (Lenz et al. 1986). Auch bei T1/T2-Mischbildern und bei langen Sequenzen mit zunehmender T2-Gewichtung kommen sie mit hoher Signalintensität zur Darstellung, was auf eine hohe Protonendichte und auf eine lange T2-Relaxation hindeutet (Abb. 14b). Die von uns erhobenen Befunde widersprachen den Ergebnissen, die von Stark et al. (1984b) mitgeteilt wurden, nach denen auch Lymphknotenmanifestationen des M. Hodgkin eine leicht verlängerte T1- und T2-Zeit aufweisen. Neuere Untersuchungen an weiteren Patienten ergaben andere Befunde, die eher denen von Stark entsprechen (Abb. 15a, b).

Insgesamt läßt sich zur Zeit aus den vorliegenden Ergebnissen somit kein eindeutiges Signalverhalten im kernspintomographischen Bild ableiten. Auffällig ist allein, wie in der CT, daß die befallenen Lymphknoten sehr homogen sind und nach der Applikation von Gadolinium-DTPA kein nennenswertes Enhancement aufweisen; dies gilt jedoch nicht für schnelle Gradientenecho-Bilder, die deutlich sensitiver für Gd-DTPA sind als SE-Bilder. Die Abgrenzung gegen das signalintensivere Fettgewebe und gegen die signalärmere Muskulatur ist ohne Kontrastmittel einfach. Dies ist besonders erwähnenswert, weil gerade bei ausgedehnten Lymphomen, die in der CT oft hypodens, mit ähnlichen Dichtewerten wie Muskulatur abgebildet werden und kaum ein Enhancement nach Kontrastmittelgabe zeigen, eine Abgrenzung gegen die Muskulatur schwierig sein kann (Abb. 14a).

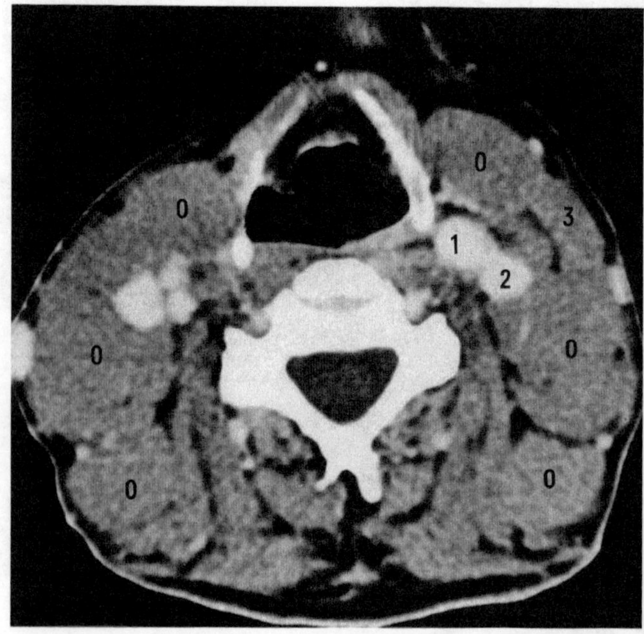

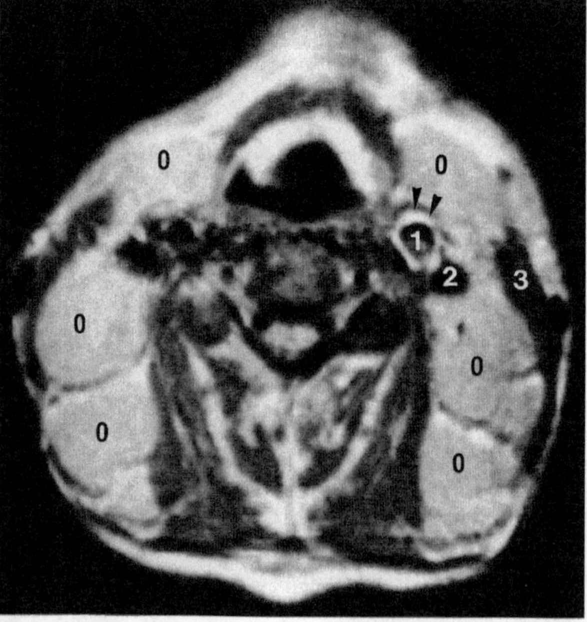

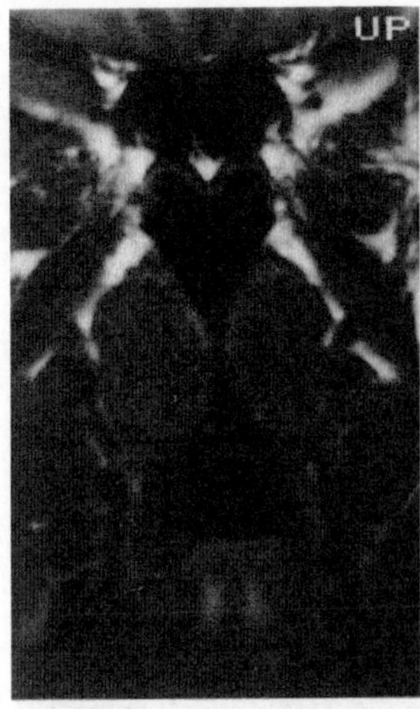

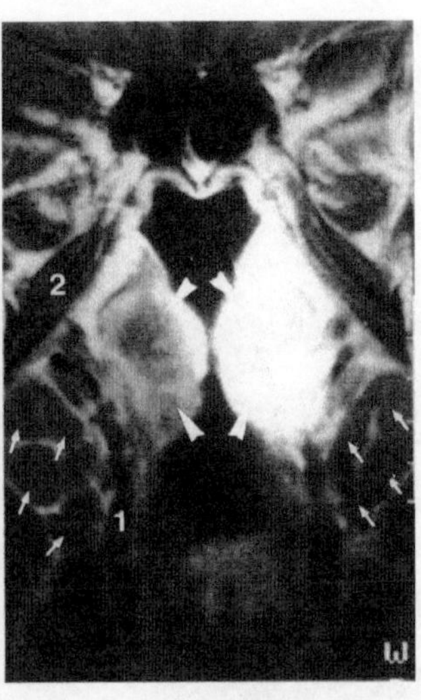

Abb. 15a, b. Non-Hodgkin-Lymphom (T-Zell-Lymphom) vor und nach Gadolinium-DTPA. *1* A. carotis interna, *2* M. pterygoideus medialis. **a** T1-gewichtetes MR-Bild (1,5 Tesla, Spinecho; TR 0,3 s; TE 15 ms; 4 mm Schichtdicke); koronare Schichtführung. Auffällig ist eine Vergrößerung beider Tonsillen und beidseitige Raumforderungen der oberen Halsgefäß-Scheide. Eine eindeutige Unterscheidung der in diesem Fall signalarmen pathologischen Raumforderungen von den umgebenden Strukturen gelingt nicht. **b** T1-gewichtetes MR-Bild (1,5 Tesla, Spinecho; TR 0,3 s; TE 15 ms; 4 mm Schichtdicke); koronare Schichtführung nach Gadolinium-DTPA. Nach Applikation von Gadolinium-DTPA nimmt das normale Tonsillengewebe Kontrastmittel auf und zeigt ein Enhancement, während das Lymphomgewebe signalarm bleibt (*Pfeilspitzen*). Die einzelnen befallenen Halslymphknoten sind einzeln abgrenzbar (*Pfeile*)

Eine Unterscheidung zwischen Lymphomen des M. Hodgkin und von Non-Hodgkin-Lymphomen konnten wir in unserem Patientengut nicht vornehmen; allerdings erschien uns wegen des sehr kleinen Patientenguts eine genaue Analyse der gewebespezifischen Parameter noch nicht sinnvoll, so daß eine endgültige Bewertung der als gering einzuschätzenden Spezifität der Kernspintomographie sicher noch nicht vorgenommen werden kann.

Auch bei der Diagnostik von malignen Lymphomen kommt der kernspintomographisch problemlos durchführbaren direkten koronaren Schnittführung eine große Bedeutung für die Beurteilung der topographischen Ausbreitung zu (Abb. 15a, b; 16a, b).

4.2.3 Maligne Lymphome im US-Bild

Lymphknotenmanifestationen maligner Lymphome zeichnen sich, analog zu ihrer Homogenität in der Computertomographie und Kernspintomographie,

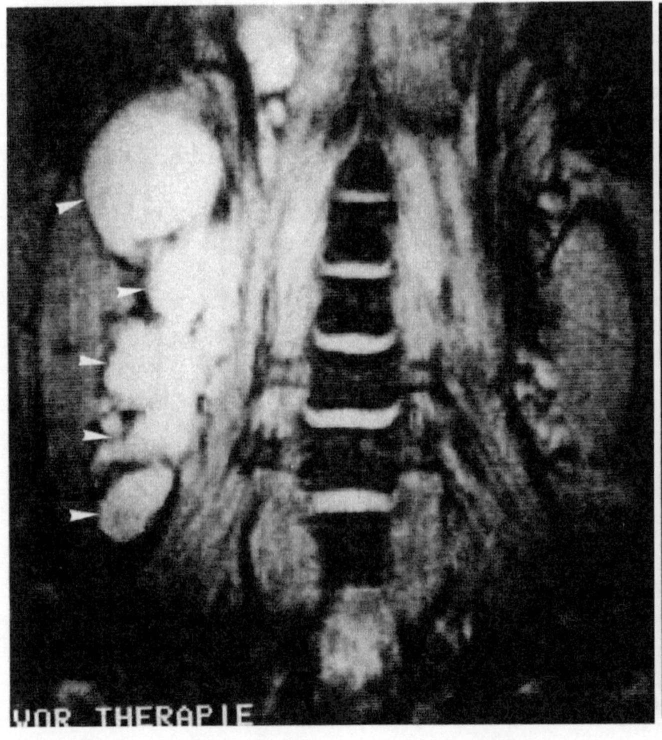

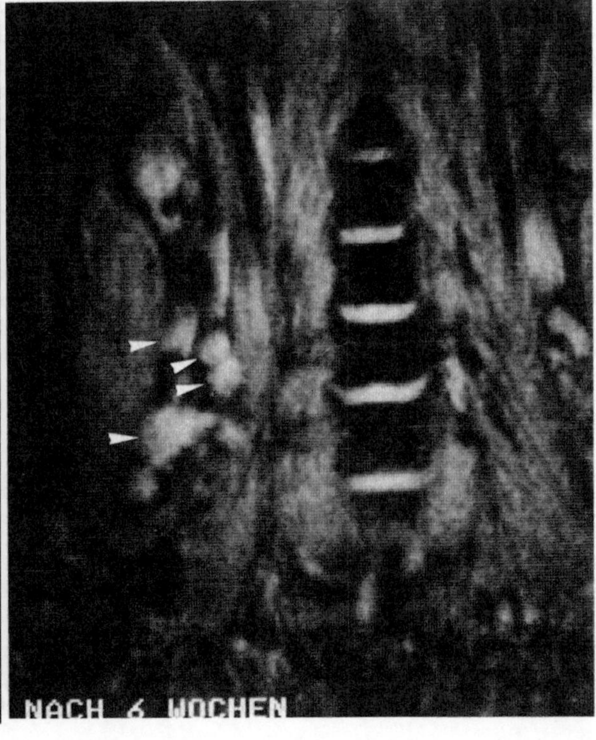

Abb. 16a, b. Morbus Hodgkin mit Gradientenecho-Sequenz. **a** Gradientenechobild vor Therapie (1,0 Tesla; Gradientenecho; TR 0,5 s; TE 17 ms; Flipwinkel 40°). Mit dieser speziellen Gradientenechosequenz, die sich durch eine ungewöhnlich lange Repetitionszeit TR auszeichnet, erscheinen die Lymphknotenmanifestationen des M. Hodgkin sehr signalintensiv (*Pfeilköpfe*). **b** Gradientenechobild nach Chemotherapie (1,0 Tesla; Gradientenecho; TR 0,5 s; TE 17 ms; Flipwinkel 40°). 6 Wochen nach Chemotherapie weitgehender Rückgang der Lymphome (*Pfeilspitzen*)

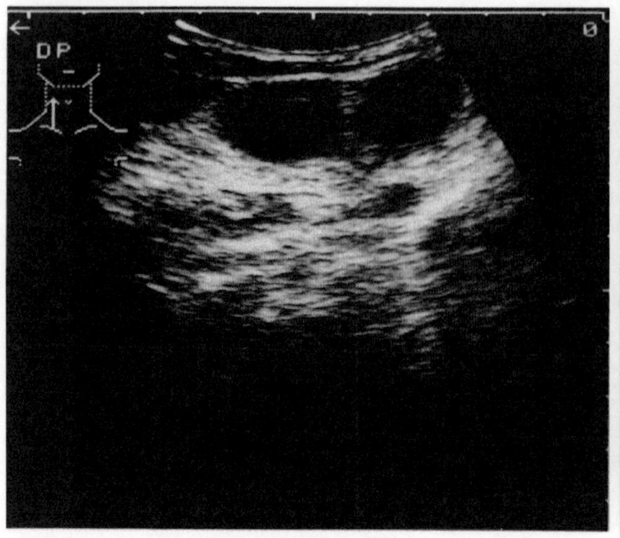

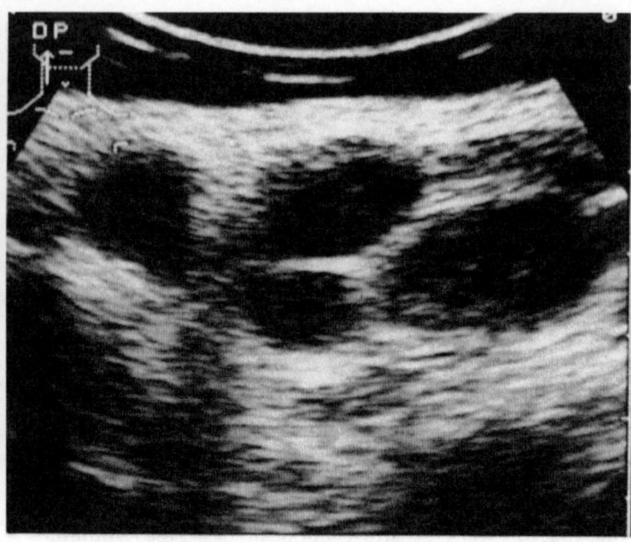

a b

Abb. 17a, b. US-Bild maligner Lymphome. **a** Sonographisches Bild bei M. Hodgkin (5,0 MHz, Longitudinalschnitt). Die beiden abgebildeten vergrößerten Lymphknoten sind echoarm bis echoleer und weitgehend homogen („pseudozystisches" Aussehen) mit relativer dorsaler Schallverstärkung. Dieses Bild gilt als typisch für den M. Hodgkin. **b** Sonographisches Bild bei Non-Hodgkin-Lymphom, hier T-Zell-Lymphom (5,0 MHz, Longitudinalschnitt). Auch bei malignen Lymphomen kommen komplexe Echomuster vor, so daß eine sichere differentialdiagnostische Abgrenzung gegen andere Lymphknotenvergrößerungen aufgrund sonomorphologischer Kriterien nicht immer möglich ist

durch eine homogene echoarme bis echoleere Struktur aus, haben also ein pseudozystisches Erscheinungsbild (Abb. 17a); dorsale Schallverstärkung ist häufig zu beobachten (Bruneton et al. 1984; Hillman u. Haber 1980; Callen u. Marks 1979). Allerdings kommen auch komplexere Echomuster vor (Abb. 17b), so daß eine endgültige differentialdiagnostische Abgrenzung zu entzündlich vergrößerten Lymphknoten und LK-Metastasen epithelialer Tumoren nicht möglich ist.

Da unter Chemotherapie und Strahlentherapie häufige Kontrollen sehr wichtig sind, kommt der zervikalen Sonographie bei malignen Lymphomen eine herausragende Bedeutung zu.

4.3 Differentialdiagnosen

4.3.1 Entzündlich vergrößerte Lymphknoten

Eine schwierige Differentialdiagnose ist die Unterscheidung entzündlich vergrößerter Lymphknoten und kleiner Lymphknotenmetastasen (Staging-Prozedur N0/N1 nach UICC). Dies gilt umso mehr, weil besonders bei Patienten mit Plattenepithelkarzinomen Lymphknoten unter dem histologischen Bild einer unspezifischen „Sinushistiozytose" vergrößert sein können und andererseits Mikrometastasen in nicht vergrößerten Lymphknoten vorkommen können.

In der Computertomographie ist deshalb neben dem Befallskriterium „Querdurchmesser größer 15 mm" vor allem die Strukturanalyse nach Kontrastmittelgabe entscheidend. Wie oben erwähnt zeigen LK-Metastasen des Plattenepithelkarzinoms Inhomogenitäten oder/und die typische zentrale Hypodensität bei peripherem Ring-Enhancement. Unspezifisch-entzündete LK hingegen sind homogen vergrößert und zeigen ein stärkeres Enhancement nach Kontrastmittelgabe (Abb. 18a). Dies gilt jedoch nicht für tuberkulös eingeschmolzene Lymphknoten, die leicht mit LK-Metastasen verwechselt werden können, wenn sie keine Verkalkungen aufweisen (Reede u. Bergeron 1985). Mit einer falsch-positiven Annahme einer LK-Metastase in der CT-Analyse ist deshalb trotz aller Sorgfalt in 7,7–8,3% zu rechnen, in ca. 3% mit einer falsch-negativen Analyse im CT-Bild. Differentialdiagnostische Probleme bringt auch die Abgrenzung großer Lymphknoten bei Rötelninfektion und Mononukleose gegen Lymphknotenmanifestationen maligner Lymphome.

Für alle Fälle gilt, daß die Anamnese (Alter und Geschlecht des Patienten, Dauer der LK-Schwellung, Tumoranamnese), Entzündungsparameter (BSG, Leukozytose, Tuberkulintest, Antikörpertiter) und der Lokalbefund (Zahl und Verteilung der vergrößerten LK, Verschieblichkeit, Schmerzhaftigkeit) wichtige Zusatzinformationen für die richtige Deutung des CT-Befundes darstellen, der wohl sehr sensitiv aber nur eingeschränkt spezifisch ist. Eine zytologische oder besser histologische Klärung ist in allen unklaren Fällen unbedingt anzuraten.

Dies gilt auch für die kernspintomographischen Befunde. Akut entzündliche LK haben besonders im T2-betonten Spin-Echo-Bild eine höhere Signalintensität als normale und metastatisch befallene LK, was

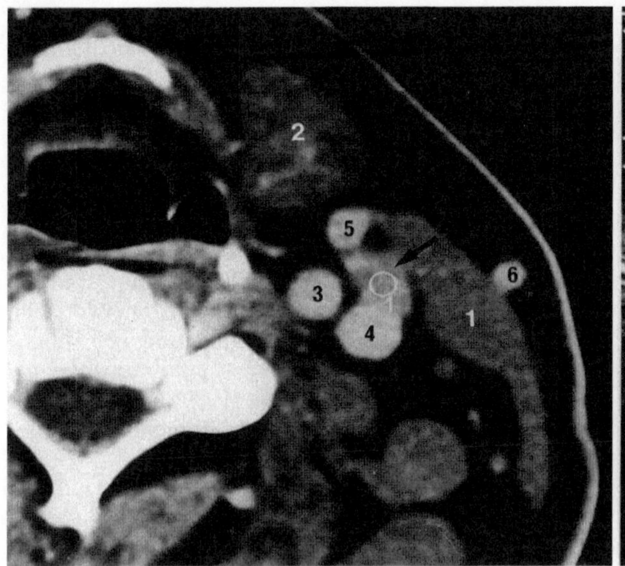

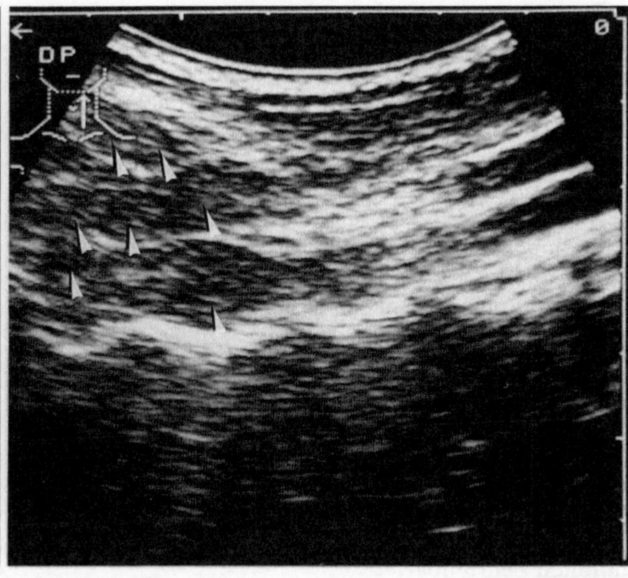

a b

Abb. 18a, b. Differentialdiagnose entzündlich vergrößerte Lymphknoten. **a** CT-Bild (4 mm Schichtdicke) nach i.v.-Applikation eines jodhaltigen Kontrastmittels. *1* M. sternocleidomastoideus, *2* Glandula submandibularis, *3* A. carotis communis, *4* V. jugularis interna, *5* V. facialis, *6* V. jugularis externa. Zwischen V. jugularis interna und V. facialis liegt eine solide Struktur mit einer nativen Dichte von 35 HE und einer Dichte nach Kontrastmittel von 98 HE (*Pfeil*). Die Probebiopsie ergab einen akut entzündlichen Lymphknoten. **b** US-Bild (5,0 MHz, Longitudinalschnitt). Multiple bis zu 15 mm große Lymphknoten mit zumeist echoreicher Struktur sind abgrenzbar (*Pfeilspitzen*). Es handelte sich um chronisch entzündete, z. T. fibrosierte LK bei einer chronisch-unspezifischen Entzündung des Retropharyngealraums

auf ihre vermehrte Wassereinlagerung zurückzuführen ist. Dennoch ist eine eindeutige Abgrenzung bislang nicht möglich. Das Bild ändert sich auch bei längerer Dauer der LK-Schwellung bei den dann z. T. fibrös umgewandelten LK.

Auch die Sonographie hat bei der Deutung fraglich entzündlicher LK-Vergrößerungen keine höhere Spezifität: sie sind echoarm, z. T. druckschmerzhaft und inkompressibel. Fibrosierte LK zeichnen sich durch eine inhomogene Textur mit Binnenechos aus (Abb. 18b). Eine Verwechslung insbesondere mit LK-Metastasen des Plattenepithelkarzinoms ist möglich.

4.3.2 *Gefäß und Gefäßprozesse*

Normale Gefäße und pathologisch veränderte Gefäße können bei der klinisch-palpatorischen Untersuchung der Halsweichteile einen tumorösen Prozeß vortäuschen; bei arteriellen Prozessen, z. B. dem Karotisaneurysma, gibt die Pulsation des „Tumors" schon den ersten Hinweis auf die wahre Erkrankung. Oft lassen aber einerseits z. B. teilthrombosierte Aneurysmen eine typische Pulsation vermissen, andererseits können an Gefäße fixierte Tumoren oder stark durchblutete Glomustumoren ebenfalls Pulsationen aufweisen. Der Nachweis vaskulärer Strukturen gelingt computertomographisch problemlos; sie zeigen nach Kontrastmittelgabe ein typisches, zeitlich definiertes Enhancement, das sich bei einer Angio-CT (s. unten) in Form eines Dichte-Zeit-Diagramms quantitativ auswerten läßt. Gefäßprozesse lassen sich so sicher von soliden und zystischen Strukturen unterscheiden. Wichtig sind neben dem Karotisaneurysma vor allem auch die umfangreichen Normvarianten der V. jugularis interna (Abb. 5e). Thrombosierungen dieser Vene sind ein wichtiger differentialdiagnostischer Hinweis für einen krankhaften Prozeß im Verlauf dieses Gefäßes.

Aufgrund ihres typischen Signalverhaltens sind Gefäße und somit auch Gefäßprozesse im MR-Bild differentialdiagnostisch kein Problem; bedingt durch den Blutfluß sind Gefäße bei den meisten Meßsequenzen signallos schwarz. Sie sind immer sicher von normalen und befallenen Lymphknoten abgrenzbar und lassen sich, z. B. durch direkte koronare Schichtung (Abb. 3c–e; 11c), gut in ihrer Längsausdehnung erfassen.

Signalintensive Strukturen in Gefäßen kommen als Phasen-Refokusierungs-Effekte z. B. bei gradzahligen Echos einer Multi-Echo-Sequenz oder bei den verschiedenen Schichten einer Multi-slice-Sequenz vor (Abb. 9a); bei Gradientenecho-Sequenzen (z. B. FISP, FLASH) zeigen Gefäße meist eine sehr hohe Signalintensität (Abb. 9c, d). Auch die Kompression eines Gefäßes mit entsprechender, durch die Stenosierung verursachten Flußturbulenz kann innerhalb der Gefäßlumina zu Signalphänomenen führen, die richtig gedeutet werden müssen (Abb. 11c).

Besonders bei hohen Grundfeldstärken (z. B. 1,5 Tesla) und bei der Anwendung von Oberflächenspulen kann Fluß in den Halsgefäßen zu Artefakten führen, die das MR-Bild z. T. erheblich beeinträchtigen (Abb. 2c). Es ist besonders der langsame Fluß in der V. jugularis interna, aber auch der schnelle Fluß in der A. carotis, der diese Artefakte bewirkt; sie sind meist tolerabel, so daß sich zeitaufwendige Triggermaßnahmen bislang in der Halsregion nicht durchsetzen konnten (LENZ et al. 1985; LENZ 1986).

Sonographisch erscheinen Gefäße immer als echoleere Strukturen und sind aufgrund ihres eindeutigen Verlaufs immer von Raumforderungen anderer Genese zu unterscheiden. Entscheidend ist die sonographische Darstellung in mehreren Ebenen. Die V. jugularis interna wird desweiteren an ihren Lumenschwankungen während eines Valsalvapreßmannövers erkannt.

Gefäßprozesse wie atheromatöse Veränderungen der Karotis oder Karotisaneurysmen sind unmißverständlich beurteilbar.

4.3.3 Halszysten

Bei lateralen und medialen Halszysten handelt es sich um dysontogenetische Fehlbildungen der Kiemenbogenregion. Die CT kann neben der Sonographie einen wichtigen Beitrag zur Bestimmung der genauen Ausdehnung und zur Bestimmung des Zystenursprungs leisten.

Zysten kommen in der CT mit glatter Wand und homogenem, hypodensem Inhalt (0–20 HE) zur Darstellung (Abb. 19a, b). Bei komplizierten, infizierten Zysten kann die Zystenwand unregelmäßig verdickt sein und zeigt nach Kontrastmittelgabe ein Enhancement; der Zysteninhalt kann dann höhere Dichtewerte aufweisen. Hier ist die Differentialdiagnose gegen eine nekrotisch einschmelzende Lymphknotenmetastase bisweilen schwierig (BÄHREN et al. 1983; KOCH 1982; LENZ et al. 1983; LENZ 1987; MANCUSO u. HANAFEE 1985; MILLER u. NORMAN 1979; SILVERMAN et al. 1982a; ZAUNBAUER u. HAERTEL 1984b).

Kernspintomographisch stellen Zysten wegen ihres typischen Signalverhaltens differentialdiagnostisch kein Problem dar: im T1-gewichteten Bild sind sie dunkler als Lymphknoten, auch als nekrotische Lymphknoten; im T1/T2-Mischbild und bei zunehmender T2-Gewichtung sind sie signalintensiver als Lymphknotenmetastasen (LENZ 1987), müssen aber von Nekrosen und malignen Lymphomen unterschieden werden.

Das sonographische Bild der unkomplizierten Zyste ist eindeutig: sie sind echoleer, kompressibel und zeigen eine dorsale Schallverstärkung. Schwieriger wird die Diagnose bei den sog. komplizierten Halszysten, die entzündlich verdickte, echoreiche Wandstrukturen und Binnenechos aufweisen können und somit von nekrotisch einschmelzenden Tumormetastasen oder zervikalen Abszessen abzugrenzen sind (BADAMI u. ATHEY 1981). Auch Einblutungen, die besonders bei medialen Halszysten vorkommen, haben ein komplexes Echomuster (SCHEIBLE 1981).

Abb. 19a, b. Differentialdiagnose Halszysten. **a** 22jährige Patientin mit einer medialen Halszyste. **b** 32jährige Patientin mit lateraler Halszyste. Die Zyste erscheint als homogene Raumforderung mit wässerigen Dichtewerten (0–15 HE); glatte Begrenzung der Zyste

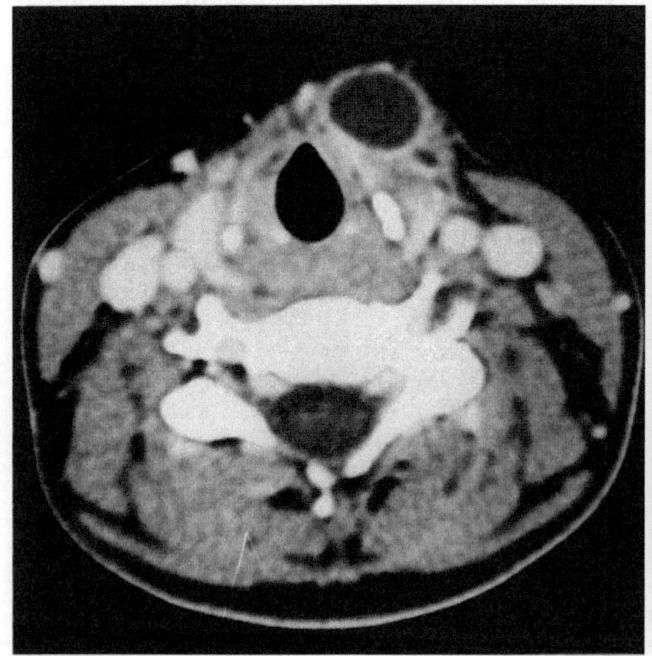
a

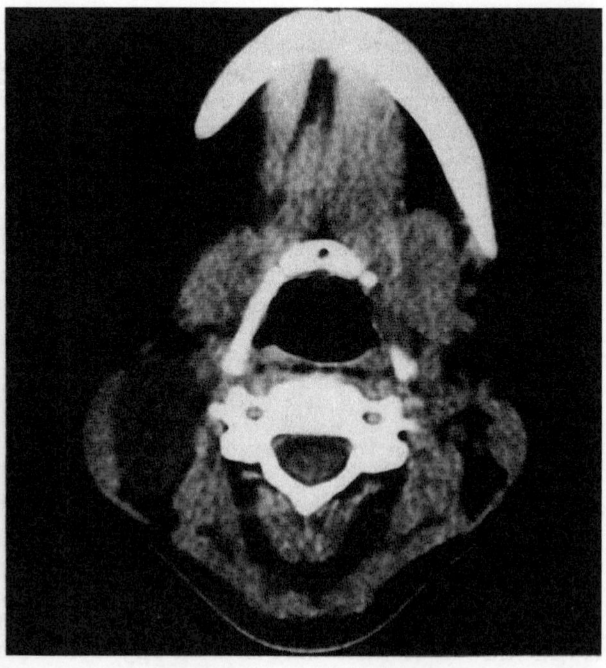
b

4.3.4 Speicheldrüsenerkrankungen

Entzündlich geschwollenen oder durch Sekretrückstau vergrößerte Speicheldrüsen können ebenfalls mit Lymphknotenvergrößerungen verwechselt werden. Die typische Lokalisation dieser Schwellungen und die Anamnese ergeben hier differentialdiagnostisch wichtige Hinweise. Im CT-Bild läßt sich die Raumforderung sicher der betroffenen Speicheldrüse zuordnen (LENZ 1987).

In der Kernspintomographie ist die Unterscheidung zwischen Lymphomen und den Speicheldrüsen und der Schilddrüse bisweilen schwierig. Besonders das Schilddrüsengewebe zeigt ein ähnliches Kontrastverhalten, während aufgrund des hohen Fettgehalts die Glandula parotis nur bei T1-betonten Sequenzen ähnlich signalintensiv erscheint. Keinesfalls dürfen die Glandulae submandibulares et sublinguales mit Lymphommanifestationen verwechselt werden.

4.3.5 Primäre Tumoren der Halsweichteile

Bei den primären benignen und malignen Tumoren der Halsregion handelt es sich meist um Läsionen mesenchymalen Ursprungs, die von vaskulärem oder neuralem, ossärem oder bindegewebigem Stroma ausgehen. Alle sind selten, zeigen aber z.T. charakteristische computertomographische Befunde. Sie sind in jedem Fall als Differentialdiagnose zu pathologischen Lymphknotenveränderungen oder zystischen Raumforderungen zu beachten.

Glomustumoren oder Paragangliome im Bereich des Halses gehen meist von der Karotis aus und wachsen im Bereich der Karotisbifurkation. Eine Angio-CT sollte integraler Bestandteil der CT-Untersuchung sein und zeigt eine schnelle und intensive Anfärbung der Masse (Abb. 20a) (BATSAKIS 1979; DUCAN et al. 1979; LENZ 1987; MANCUSO u. HANAFEE 1985; MICHAEL et al. 1985).

Neurinome zeigen ebenfalls ein Enhancement, das jedoch weniger intensiv ist. Charakteristischer Weise haben sie ein hypovaskularisiertes Zentrum. Dies ist auch kernspintomographisch auf Aufnahmen vor und nach Gd-DTPA nachweisbar (Abb. 21a, b). Sie treten oft multifokal und bilateral auf; die lokalisierte Invasion und ossäre Destruktion sind markante Eigenarten dieser Tumoren (MANCUSO u. HANAFEE 1985).

Schwannome imponieren als umschriebene, runde, solide Tumoren mit hypodensem Zentrum und peripherem Enhancement.

Zervikale Knochentumoren stellen eine sehr heterogene Gruppe tumoröser Raumforderungen dar. Neben osteolytischen und osteoblastischen Knochenmetastasen muß an Manifestationen eines Plasmozytoms, an eine aneurysmatische Knochenzyste, an Riesenzelltumoren, Histiozytome und Chondrosarkome gedacht werden. Alle diese Läsionen führen zu einer Raumforderung im Knochen und produzieren

Abb. 20a, b. Glomustumor. **a** Dynamische, sequentielle CT eines Glomustumors. Starkes Enhancement (um 80 HE) des deutlich vaskularisierten Tumors. **b** MR-Bild eines Glomustumors (0,5 Tesla; Spinecho; TR 0,6 s; TE 35 ms). Glomustumor (*GTU*); inhomogene Raumforderung mit signalarmen, hypervaskularisierten und signalreichen soliden Tumoranteilen in der Karotisgabel. *a* A. carotis interna, *c* A. carotis externa

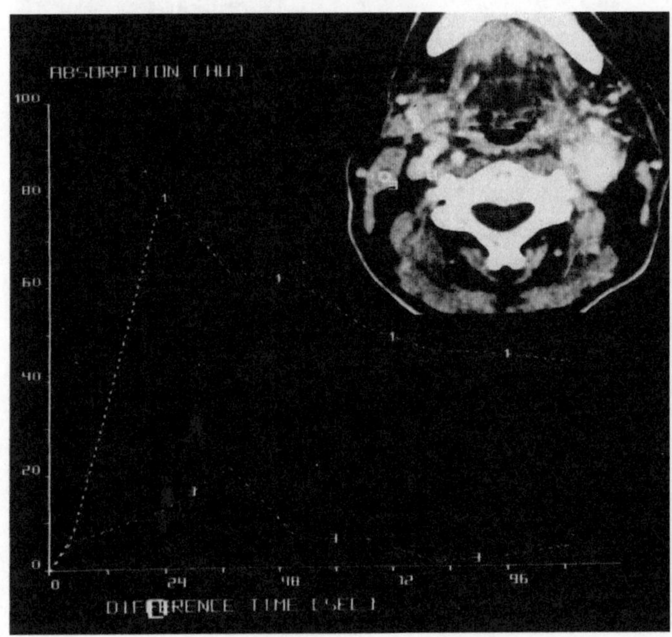

a

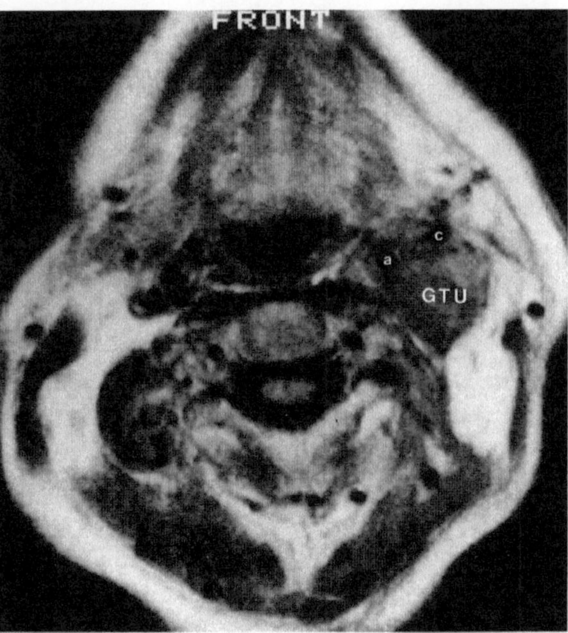

b

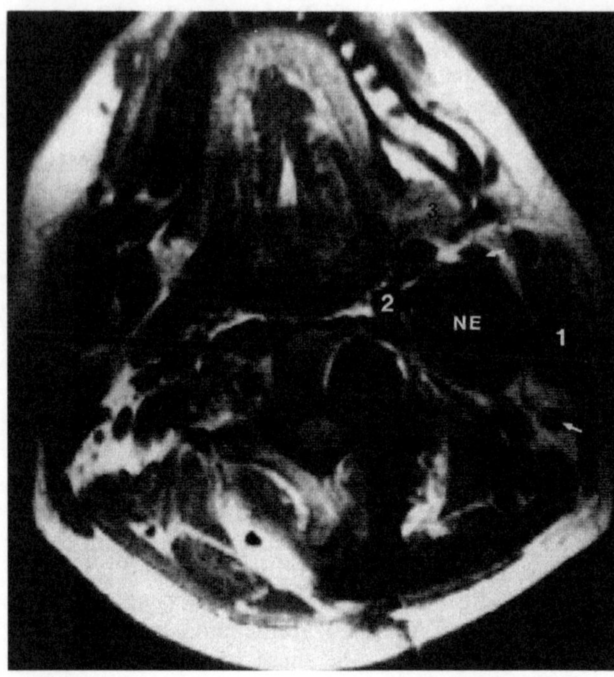

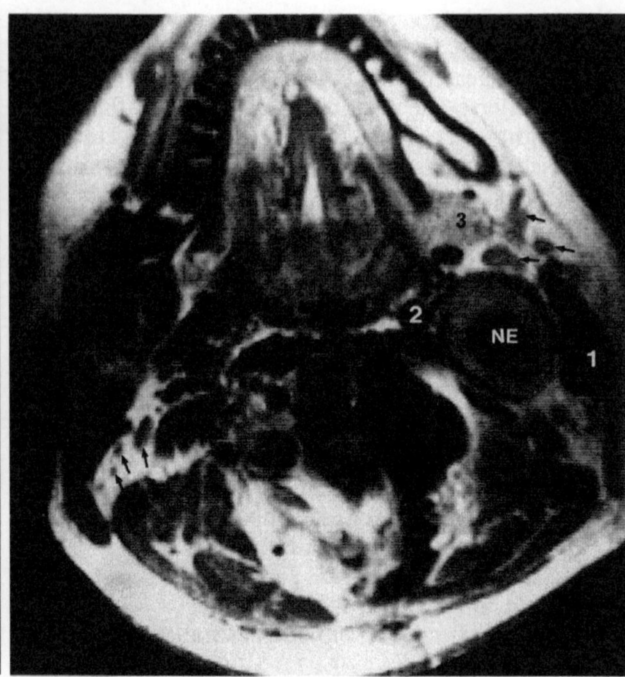

a b

Abb. 21a, b. Neurinom. *1* M. sternocleidomastoideus, *2* A. carotis interna, *3* Glandula submandibularis. (*Pfeile*) normal große unauffällige Lymphknoten. **a** T1-gewichtetes MR-Bild (1,0 Tesla; Spinecho; TR 0,5 s; TE 17 ms). Im T1-gewichteten Bild imponiert das Neurinom (*NE*) als signalarme homogene Raumforderung und ist so gut gegen das signalreiche Fettbindegewebe der Halsgefäßscheide abgrenzbar. **b** T1-gewichtetes MR-Bild (1,0 Tesla; Spinecho; TR 0,5 s; TE 17 ms) nach Gadolinium-DTPA. Nach i.v.-Applikation von Gadolinium-DTPA zeigt das Neurinom (*NE*) eine targetähnliche Binnenstruktur und unterscheidet sich so von Lymphknotenmetastasen oder von Lymphknotenmanifestationen eines malignen Lymphoms

eine signifikante Weichteilgewebskomponente. Die exakte Ausdehnung des Tumors in den Spinalkanal kann besonders gut computertomographisch unter intrathekaler Kontrastmittelgabe (Myelo-CT) beurteilt werden.

Das kavernöse Lymphangiom und das zystische Hygrom sind vielkammerige tumoröse Gebilde und stellen echte benigne Neubildungen dar. In 80% sind sie im Halsbereich gelegen, in 65% imponieren sie bereits bei der Geburt und treten ansonsten innerhalb des ersten Lebensjahres auf. Computertomographisch imponieren sie als wasserdichte Gewebsmassen (Abb. 22) (Batsakis 1979; Lenz 1987; Mancuso u. Hanafee 1985).

Bei der Kernspintomographie sind die in der Weltliteratur mitgeteilten und die eigenen Erfahrungen noch zu gering, um valide differentialdiagnostische Kriterien anzuführen. Möchte man eine Voraussage wagen, so lassen sich die malignen Lymphome aufgrund ihres besonderen Signalverhaltens wahrscheinlich immer von Halstumoren anderer Genese unterscheiden. Die Differentialdiagnose zu Lymphknotenmetastasen mit ihrem z.T. nicht einheitlichen Bild dürfte hier sehr viel schwieriger sein.

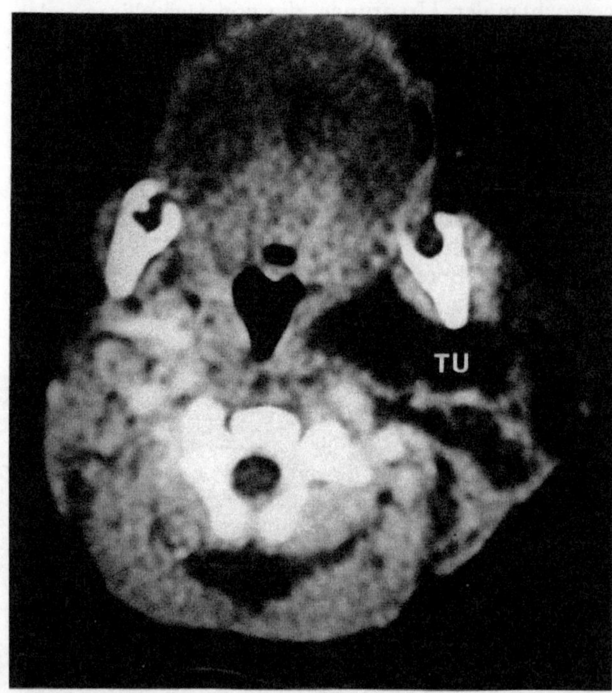

Abb. 22. Zystisches Hygrom. Axiales CT-Bild eines zystischen Hygroms bei einem Säugling (*TU*); Raumforderung mit z.T. wasserähnlichen, hypodensen Dichtewerten

Eigene Erfahrungen liegen bislang nur bei der Darstellung von Glomustumoren vor. Glomustumore kommen aufgrund ihrer ausgeprägten Vaskularisierung als inhomogene Raumforderungen zur Darstellung, wobei die hypervaskularisierten Tumoranteile wahrscheinlich aufgrund von Flußphänomenen dunkler erscheinen (Abb. 20b). Z.T. lassen sich in hochaufgelösten Bildern Gefäß-Shunts als dunkle Strukturen abgrenzen, was bereits für die Felsenbeinregion nachgewiesen werden konnte (LENZ et al. 1985).

4.3.6 Metastasen anderer Tumoren

Die Halsgefäßscheide ist wegen ihrer reichlichen Versorgung mit Lymphbahnen ein häufiger Ort von Lymphknotenmetastasen anderer, außerhalb der Kopf-Hals-Region gelegener Tumoren.

Der computertomographische Aspekt dieser Lymphknoten unterscheidet sich in keiner Weise von den typischen Metastasen bei epithelialen Kopf-Hals-Tumoren oder von den nodalen Manifestationen der malignen Lymphome und ist deshalb immer dann zu beachten, wenn eine zervikale Raumforderung bei unbekanntem Primärtumor entdeckt wird. Häufig ist der Primärtumor bereits bekannt (z.B. Ösophaguskarzinom, Mammakarzinom usw.). Sehr häufig, und das gilt besonders für Bronchialkarzinome, treten zervikale Metastasen auf, noch bevor der in diesem Fall kleine Primärtumor Symptome verursacht hat.

Literatur

Ambrose J (1973) Computerized transverse axial scanning (tomography). Part II: Clinical application. Br J Radiol 46:1023–1047

Axel L (1984) Surface coil magnetic resonance imaging. J Comput Assist Tomogr 8:381–384

Badami J, Athey P (1981) Sonography in the diagnosis of branchial cysts. AJR 137:1245–1248

Bähren W, Haase S, Wierschin W, Lenz M (1982) Wertigkeit der Computertomographie bei der Diagnostik von bösartigen Tumoren der Mundhöhle und ihrer regionären Metastasierung. Fortschr Röntgenstr 136:525–530

Bähren W, Haase S, Lenz M, Ranzinger G (1983) Computertomographie zervikaler Lymphknotenmetastasen bei Malignomen des Kopf-Hals-Bereichs. Fortschr Röntgenstr 139:281–284

Bähren W, Lenz M, Haase S, Ranzinger G (1984) Wertigkeit der Computertomographie beim Nachweis regionärer Lymphknotenmetastasen von malignen Tumoren im Kopf-Hals-Bereich. HNO 32:498–501

Ballantyne A (1964) Significance of retropharyngeal nodes in cancer of the head and neck. Am J Surg 108:500–504

Barkley H, Fletcher G, Jesse R, Lindberg R (1972) Management of cervical lymph node metastases in squamous cell carcinoma of the tonsillar fossa, base of the tongue, supraglottic larynx, and hypopharynx. Am J Surg 124:462–467

Bartelink H, Brear K, Hart G, Annyas B, Slooten E, Snow G (1983) The value of postoperative radiotherapy as a adjuvant to radical neck dissection. Cancer 52:1008–1013

Barth K, Deimling M, Fritschy P, Lenz G, Müller E, Reinhardt E (1985) Visualization and measurement of blood flow with magnetic resonance imaging. Biomed Techn 30:12–17

Batsakis J (1979) Tumors of the head and neck: clinical and pathological considerations. Williams & Wilkins, Baltimore

Beahrs O (1977) Surgical anatomy and technique of radical neck dissection. Surg Clin North Am 54:663–700

Bocca E, Pignataro O (1967) A conservative technique in radical neck dissection. Ann Otol Rhinol Laryngol 76:975–987

Bohndorf W (1980) Tumoren des Larynx und Hypopharynx. Spezielle Metastasenprobleme am Hals. In: Scherer E (Hrsg) Strahlentherapie; Springer, Berlin Heidelberg New York

Bradley W, Waluch V, Lai K, Fernandez E, Spalter C (1984) The appearance of rapidly flowing blood on magnetic resonance images. AJR 143:1167–1174

Bruneton J, Norman F (1987) Cervical lymph nodes. In: Bruneton J (ed) Ultrasonography of the neck. Springer, Berlin Heidelberg New York Tokyo

Bruneton J, Roux P, Caramella E, Demard F, Vallicioni J, Chauvel P (1984) Ear, nose and throat cancer: ultrasound diagnosis of metastasis to cervical lymph nodes. Radiology 152:771–773

Cachin Y (1972) Valeur pronostique de l'envahissement ganglionaire cervical dans les carcinomes des voies aérodigestives supérieures. J Otolaryngol 1:116–128

Cachin Y, Sancho-Garnier H, Micheau C (1979) Nodal metastases from carcinomas of the oropharynx. Otolaryngol Clin North Am 12:145–154

Callen P, Marks W (1979) Lymphomatous masses simulating cysts by ultrasonography. J Canad Assoc Radiol 30:244–246

Chembirek H, Frühwald F, Gritzmann N (1988) Kopf-Hals-Sonographie. Springer, Wien

Dillon W, Mills C, Kjos B, Groot J de, Brant-Zawadzki M (1984) Magnetic resonance of the nasopharynx. Radiology 152:731–738

Ducan A, Lack E, Deck M (1979) Radiological evaluation of paragangliomas of the head and neck. Radiology 132:31–35

Edelstein W, Bottomley P, Hart H, Smith L (1983) Signal, noise, and contrast in nuclear magnetic resonance (NMR) imaging. J Comput Assist Tomogr 7:391–401

Fletcher G (1980) Textbook of radiotherapy. Lea & Febinger, Philadelphia

Frahm J, Haase A, Matthaei D, Hanicke W, Merboldt K (1985) FLASH MR imaging: From images to movies. RSNA, Chicago, Book of abstracts: Nr. 426

Gademann G, Haels J, König R, Mende U, Lennarz T, Kober B, Kaick G van (1986) Kernspintomographisches Staging von Tumoren der Mundhöhle, des Oro- und Hypopharynx sowie des Larynx. Fortschr Röntgenstr 145:503–509

Glazer H, Niemeyer J, Balfe D, Devineni V, Emami B, Hayden R, Aronberg D, Levitt R, Ward M, Sagel S, Lee J (1986) Neck neoplasms: MR imaging. Radiology 160:343–348

Gould L, Cummings C, Rabuzzi D, Reed G, Chung C (1977) Use of computerized axial tomography of the head and neck region. Laryngoscope 87:1270–1276

Grood W, Lenz M, Baumann R, Schroth G (1984) Kernspintomographische Untersuchungen des Gesichtsschädels. Fortschr Röntgenstr 141:517–524

Haase A, Frahm J, Matthaei D, Hänicke W, Merboldt K (1986) FLASH imaging: repid NMR imaging using low flip-angle pulses. J Magn Reson 67:258–266

Harnsberger H, Mancuso A, Muraki A, Parkin J (1983) The upper aerodigestive tract and neck: CT evaluation of recurrent tumors. Radiology 149:503–509

Harnsberger H, Mancuso A, Muraki A, Byrd S, Dillon W, Johnson L, Hanafee W (1984) Branchial cleft anomalies and their mimics: computed tomography evaluation. Radiology 152:739–748

Hillman J, Haber K (1980) Echographic characteristics of malignant lymph nodes. J Clin Ultrasound 8:213–215

Hounsfield G (1973) Computerized transverse axial scanning (tomography). Part I: Description of system. Br J Radiol 46:1016–1022

Kalnins I, Leonard A, Sako K, Radzack M, Shedd D (1977) Correlation between prognosis and degree of lymph node involvement in carcinoma of the oral cavity. Am J Surg 134:450–454

Kirchner J (1977) Two hundred laryngeal cancers: patterns of growth and spread as seen in serial section. Laryngoscope 87:474–482

Koch H (1982) Komplette laterale Halsfistel des 2. Kiemenganges. Fortschr Röntgenstr 137:595–597

Kremen A (1967) The case for elective (prophylactic) neck dessection. In: Conley J (ed) Cancer of the head and neck. Butterworth, Washington

Kuhn F, Mika M, Schild H, Klose K (1983) Spektrum der Sonographie von lateralen Kopf-Hals-Weichteilen. Fortschr Röntgenstr 138:435–439

Lenz M (1986) Computertomographie der Halsregion. In: Pirschel J, Hübener K (Hrsg) Radiologische Diagnostik und Strahlentherapie maligner Lymphome. Thieme, Stuttgart

Lenz M (1987) Erkrankungen der Halsweichteile. In: Frommhold W, Dihlmann W, Stender H, Thurn P, (Hrsg) Schinz, Radiologische Diagnostik. Bd I/1 Thieme, Stuttgart

Lenz M, Frommhold W (1985) MR results from investigation of head and neck tumors. Radiation Medicine 3:123–126

Lenz M, König H (1986) Hochauflösende Kernspintomographie mit Oberflächenspulen. Spulendesign und physikalische Grundlagen. Röntgenpraxis 39:81–96

Lenz M, Bähren W, Haase S, Ranzinger G, Wierschin W (1983) Beitrag der Computertomographie zur Diagnostik maligner Tumoren der Mundhöhle, des Hypopharynx und des Larynx sowie ihrer regionären Lymphknotenmetastasen. Röntgenpraxis 36:333–349

Lenz M, Sauter R, König H, Klose U (1985a) MRI der Felsenbeine mit Oberflächenspulen. In: Lissner J, Doppman J (Hrsg) MR '85. Schnetztor, Konstanz

Lenz M, König H, Sauter R, Schrader M (1985b) Kernspintomographie des Felsenbeins und Kleinhirnbrückenwinkels. Fortschr Röntgenstr 143:1–8

Lenz M, König H, Sauter R, Schrader M (1985c) Kernspintomographie bei Erkrankungen im Bereich des Felsenbeins. Fortschr Röntgenstr 143:623–634

Lenz M, Grodd W, Griebel J (1986) Kernspintomographie der Halsregion. In: Pirschel J, Hübener K (Hrsg) Radiologische Diagnostik und Strahlentherapie maligner Lymphome. Thieme, Stuttgart

Lindberg R (1972) Distribution of cervical lymph node metastases from squamous cell carcinoma of the upper respiratory and digestive tracts. Cancer 29:259–262

Lufkin R, Hanafee W (1985) Applications of surface coils to MR anatomy of the larynx. AJR 145:483–489

Lufkin R, Hanafee W, Wortham D, Hoover L (1986) Larynx and hypopharynx: MR imaging with surface coils. Radiology 158:747–754

Mancuso A, Hanafee W (1985) Computed tomography and magnetic resonance imaging of the head and neck. Williams & Wilkins, Baltimore

Mancuso A, Maceri D, Rice D, Hanafee W (1981) CT of cervical lymph node cancer. AJR 136:381–385

Mancuso A, Harnsberger H, Muraki A, Stevens M (1983a) Computed tomography of cervical and retropharyngeal lymph nodes: normal anatomy, variants of normal, and applications in staging head and neck cancer. Part I: Anatomy. Radiology 148:709–714

Mancuso A, Harnsberger H, Muraki A (1983b) Computed tomography of cervical and retropharyngeal lymph nodes: normal anatomy, variants of normal, and applications in staging head and neck cancer. Part II: Pathology. Radiology 148:715–723

Maran A, Buchanan D (1978) Branchial cysts, sinuses and fistulae. Clin Otolaryngol 3:77–92

Michael A, Mafee M, Valvassori G, Tan W (1985) Dynamic computed tomography of the head and neck: differential diagnostic value. Radiology 154:413–419

Miller E, Norman D (1979) The role of computed tomography in the evaluation of neck masses. Radiology 133:145–149

Million R, Cassis N, Wiltes R (1982) Cancer in the head and neck. In: Vita V de, Hellmann S, Rosenberg S (eds) Cancer. Lippincott, Philadelphia

Mödder U, Steinbrich W, Heindel W (1985) Indikationen zur Kernspintomographie bei Tumoren des Gesichtsschädels und Halsbereiches. Digit Bilddiagn 5:55–60

Mödder U, Lenz M, Steinbrich W (1987) MRI of facial skeleton and parapharyngeal space. Eur J Radiol 7:6–10

Muraki A, Mancuso A, Harnsberger H (1984) Metastatic cervical adenopathy from tumors of unknown origin: the role of CT. Radiology 152:749–753

Ortendahl D, Hylton N, Kaufman L, Watts J, Crooks L, Mills C, Stark D (1984) Analytic tools for magnetic resonance imaging. Radiology 153:479–488

Perman W, Hilal S, Simon E, Maudsley A (1984) Contrast manipulation in NMR imaging. Magn Reson Imaging 2:23–32

Pernkopf E (1960) Topographische Anatomie des Menschen, Bd IV: Topographische und stratigraphische Anatomie des Kopfes. Urban & Schwarzenberg, München

Pykett I, Newhouse J, Buonanno F, Brady T, Goldman M, Kistler J, Pohost G (1982) Principles of nuclear magnetic resonance imaging. Radiology 143:157–168

Reede D, Bergeron R (1985) Cervical tuberculous adenitis: CT manifestations. Radiology 154:701–704

Reede D, Whelan M, Bergeron R (1982a) Computed tomography of the infrahyoid neck. Part I: Anatomy. Radiology 145:389–395

Reede D, Whelan M, Bergeron R (1982b) Computed tomography of the infrahyoid neck. Part II: Pathology Radiology 145:397

Scheible W (1981) Recent advances in ultrasound: high resolution imaging of superficial structures. Head Neck Surg 4:58–63

Silverman P, Korobkin M, Moore A (1983a) Computed tomography of cystic neck masses. J Comput Assist Tomogr 7:498–502

Silverman P, Korobkin M, Moore A (1983b) CT diagnosis of cystic hygroma of the neck. J Comput Assist Tomogr 7:519–520

Stark D, Moss A, Gamsu G, Clark O, Gooding G, Webb W (1984a) Magnetic resonance imaging of the neck. Part I: Normal anatomy. Radiology 150:447–454

Stark D, Moss A, Gamsu G, Clark O, Gooding G, Webb W (1984b) Magnetic resonance imaging of the neck. Part II: Pathologic findings. Radiology 150:455–461

Van der Meulen P, Groen J, Cuppen J (1985a) Very fast MR imaging by field echoes and small angle exitation. Magn Res Imag 3:297–299

Van der Meulen P, McKinnon G, in den Kleef J, Cuppen J (1985b) Fast field echos imaging: MR imaging with very short acquisition time. RSNA, Chicago, Book of abstracts: Nr. 999

Vogl T (1987a) Hals. In: Lissner J, Seiderer M (Hrsg) Klinische Kernspintomographie. Enke, Stuttgart

Vogl T (1987b) Gesichtsschädel und Oropharynx. In: Lissner J, Seiderer M (Hrsg) Klinische Kernspintomographie. Enke, Stuttgart

Vogl T, Mees K, Bauer M, Rath M (1984) Kernspintomographie bei zervikalen Lymphknotenschwellungen. Digit Bilddiagn 4:132–134

Wehrli F, McFall J, Shutts D, Berger R, Herfkens R (1984a) Mechanisms of contrast in NMR imaging. J Comput Assist Tomogr 8:369–380

Wehrli F, McFall J, Glover G, Grisby N, Haughton V, Johannson J (1984b) The dependence of nuclear magnetic resonance (NMR) image contrast on intrinsic and pulse sequence timing parameters. Magn Reson Imag 2:3–16

Zaunbauer W, Haertel M (1984a) Die zervikalen Kompartimente im Computertomogramm. Fortschr Röntgenstr 140:151–154

Zaunbauer W, Haertel M (1984b) Computertomographie bei zervikalen Lymphadenopathien. Fortschr Röntgenstr 140:656–659

Zaunbauer W, Haertel M (1985) Zervikale Computertomographie. Thieme, Stuttgart

Die Sonographie bei Erkrankungen der Schilddrüse und Nebenschilddrüsen – mit Berücksichtigung der Computertomographie und Kernspintomographie

H. BONGERS

INHALT

Die Sonogramme der Abbildungen 3 und 5–15 sowie die Szintigramme wurden mir freundlicherweise von Herrn Prof. Dr. K. JOSEPH (Leiter der Abtlg. für Klinische Nuklearmedizin der Universität Marburg) überlassen.

1 Einleitung

Die Schilddrüse (SD) ist wegen ihrer oberflächennahen Lage besonders gut sonographisch beurteilbar. Schon in den 60er Jahren wurden erste Erfahrungen mit der Ultraschalluntersuchung dieses Organs gemacht. Während anfangs nur solide und zystische Prozesse (A-Bild-Verfahren, bistabiles B-Bild) unterschieden werden konnten, führte die Einführung der Grauwerttechnik zu Beginn der 70er Jahre zu einer rasanten Weiterentwicklung der diagnostischen Möglichkeiten (CROCKER et al. 1974; TAYLOR et al. 1974). Die heute zur Verfügung stehenden hochauflösenden Ultraschallgeräte erlauben eine Darstellung der SD mit hoher Detail- und Kontrastauflösung. Fokale Läsionen von 2–3 mm Durchmesser können dargestellt werden (BLUM et al. 1977; IGL et al. 1983; MAIER 1984; SCHEIBLE et al. 1979; SIMEONE et al. 1982; TSCHOLAKOFF et al. 1985; WIEDEMANN u. BÖRNER 1984).

2 Technische Voraussetzungen und Durchführung

In der klinischen Routinediagnostik haben sich Realtime-Verfahren mit Schallfrequenzen von 5–7.5 MHz durchgesetzt (SCRIBA et al. 1985). Da die SD sehr oberflächennah liegt, müssen die Ultraschallgeräte entweder eine Nahfokussierungsmöglichkeit verfügen, oder es muß eine Vorlaufstrecke verwendet werden. Hierdurch kann auch die anatomische Ankoppelung verbessert werden.

Die Untersuchung selbst wird nach der klinischen Palpation bei dorsalflektiertem Hals im Sitzen oder in Rückenlage mit Nackenrolle durchgeführt. Beide SD-Lappen werden systematisch in Quer- und Längsschnitten durchgemustert, pathologische Befunde in zwei Ebenen dokumentiert. Insbesondere bei nodösen Veränderungen schließt sich eine Untersuchung der regionalen Lymphabflußwege in der Halsgefäßscheide an. Ohne eine detaillierte Kenntnis der Anatomie der Halsweichteile können hierbei Befunde leicht übersehen oder fehlgedeutet werden.

3 Das Bild der normalen SD

Typisch für das sonographische Bild der gesunden SD ist ein gleichmäßiges, fein granuliertes Echomuster,

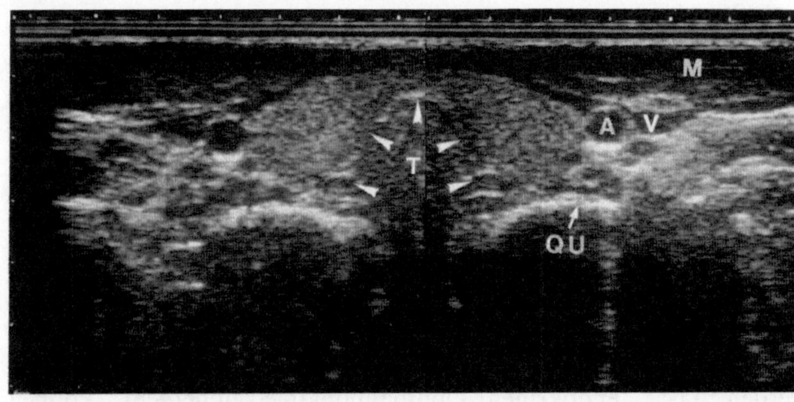

Abb. 1. Normale SD im Querschnitt. *T* Trachea, *M* Musculus sternocleidomastoideus, *A* A. carotis communis, *V* V. jugularis interna, *QU* Wirkelkörperquerfortsatz

das sich deutlich von den echoärmeren Strukturen der Umgebung abhebt (Abb. 1). Das anatomische Substrat dieses typischen Bildes sind kolloidgefüllte SD-Follikel mit einem Durchmesser von 0.25–0.5 mm sowie deren Gruppierung in von Bindegewebe umhüllten Läppchen (MAIER 1984; MAIER et al. 1982).

Im Querschnittsbild stellen sich die beiden SD-Lappen als dreieckförmige Strukturen zwischen Trachealband und Gefäßnervenscheide dar und sind im caudalen Anteil durch den dünnen Isthmus miteinander verbunden. Die Knorpelspangen der median gelegenen Trachea zeigen ventral ein starkes, bogig verlaufendes Echoband und dahinter eine echofreie Zone. Die Gefäßnervenscheide als dorsolaterale SD-Begrenzung ist gekennzeichnet durch den rundlichen, echofreien, pulsierenden Querschnitt der A. carotis und die lateral hiervon gelegene, meist flache Gefäßstruktur der Vena jugularis interna, die im Valsalva-Preßversuch entfaltet werden kann. Der Nervus vagus kann ebensowenig dargestellt werden wie der dorsomedial der SD-Loge verlaufende Nervus recurrens. Dorsomedial der SD, vor den Querfortsätzen der HWS gelegen, ist das deutlich echoärmere Muskelband des M. longus colli. Weiter lateral liegt dann die Scalenus-Gruppe. Medialwärts hinter dem linken SD-Lappen kommt inkonstant der Ösophagus als echoarme Ringstruktur mit echoreichem Zentrum ins Bild. Die in der dorsalen SD-Loge gelegenen nicht vergrößerten Epithelkörperchen (Nebenschilddrüsen) entgehen normalerweise der Darstellung, da sie sich im Echomuster nicht vom SD-Gewebe unterscheiden (SAMPLE et al. 1979). Präthyreoidal gelegen stellen sich im Anschnitt der M. sternocleidomastoideus, M. sternohyoideus, M. sternothyreoideus, M. omohyoideus sowie unter dem echodichten Unterhautfettgewebe das dünne Platysma dar.

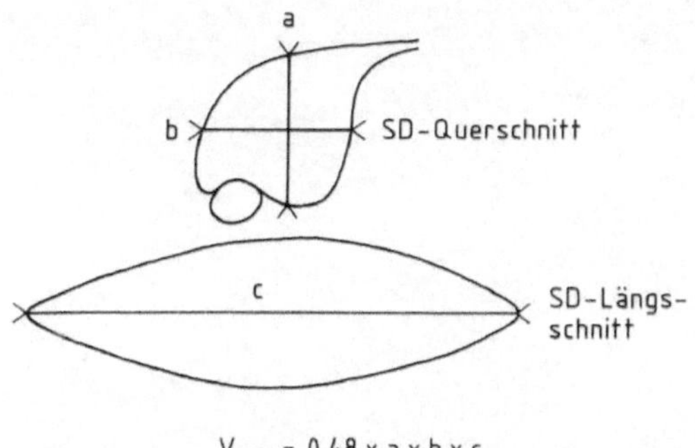

Abb. 2. SD-Volumetrie (Ellipsoid-Volumen)

4 Die SD-Volumetrie

Von BRUNN et al. (1981) wurde die SD-Volumetrie nach dem Modell des Rotationsellipsoids eingeführt (Abb. 2, 3).

$V_{SD} = \pi/6 \times a \times b \times c$; a, b u. c sind die maximalen Tiefen-, Quer- und Längsdurchmesser eines SD-Lappens). Wenn statt $\pi/6$ (=0.524) der empirisch ermittelte Faktor 0.479 in die Ellipsoid-Formel eingesetzt wird, ist die Übereinstimmung mit dem tatsächlichen

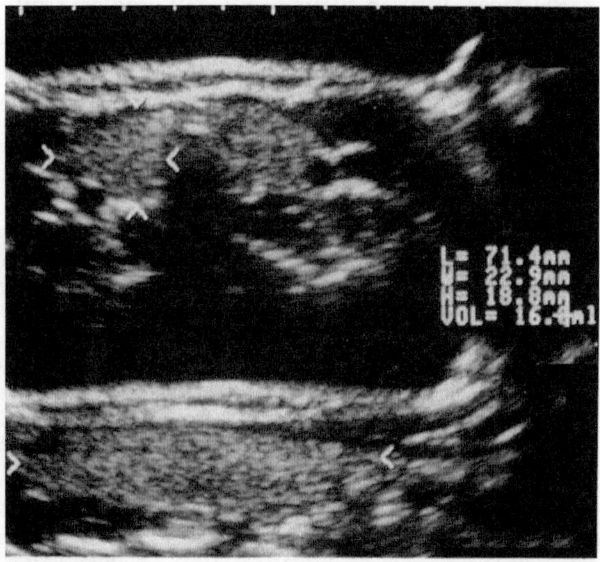

Abb. 3. Struma diffusa (quer/längs) mit Volumenbestimmung

Volumen optimiert. Mit einem mittleren Fehler von 16% ist zu rechnen. Diese leicht anwendbare Methode eignet sich besonders für Therapiekontrollen diffuser, leicht bis mäßig vergrößerter Strumen unter SD-Hormontherapie sowie Volumenbestimmungen vor Radiojodtherapie (Bongers et al. 1986; Olbricht et al. 1985; Pickardt et al. 1983).

Die von Igl et al. (1982, 1983) eingeführte Compound-Schnittbildtechnik (die sog. „Scheibchenmethode") ist nur mit einem Compoundscanner durchführbar und für die klinische Routine zu zeitaufwendig. Das Prinzip beruht auf der Zerlegung der SD-Lappen in Scheibchen-Volumina von gewöhnlich 1 cm Dicke, die dann aufsummiert werden. Das Verfahren ist daher unabhängig von der SD-Konfiguration und schätzt das SD-Volumen genauer als die anderen Methoden.

5 Diffuse Schilddrüsenerkrankungen

5.1 Die Struma diffusa

Die bei uns weit verbreitete endemische euthyreote, diffuse Struma (Abb. 3) zeigt häufig das gleiche Schallmuster wie eine gesunde SD, insbesondere bei Jugendlichen (Maier 1984; Maier et al. 1982). Größere Strumen können ein echoreicheres Reflexmuster aufweisen. Als Zeichen regressiver Veränderungen finden sich Inhomogenitäten des Echobildes, kleine echoarme oder echofreie Bezirke (bis zu 5 mm Durchmesser), Kalkeinlagerungen, beginnende knotige Formationen. Diese Übergänge sind fließend und treten gehäuft in länger bestehenden Strumen auf (Hirsch et al. 1983; Maier 1984; Wiedemann u. Börner 1984). Regressiv veränderte Strumen können daher eine vermehrte Konsistenz aufweisen.

Bei einer diffusen Struma mit euthyreoter Stoffwechsellage und homogenem Echomuster kann heute in der Regel auf die Anfertigung eines Szintigramms verzichtet werden (Scriba et al. 1985). Dies gilt insbesondere für juvenile und kindliche Strumen. Die Sonographie erfordert keine Vorbereitung oder Sedierung der Kinder. Knotige oder herdförmige Veränderungen, die eine Szintigraphie und weitergehende Abklärung erforderlich machen, können bei der sonographischen Erstuntersuchung problemlos erkannt oder aber ausgeschlossen werden. Im Gegensatz zur Szintigraphie ist sonographisch eine morphologische Beurteilung unabhängig vom Funktionszustand der SD möglich (Klingmüller et al. 1987).

5.2 Der Morbus Basedow (Graves' disease)

Bei dieser Autoimmunerkrankung, die oft mit einer endokrinen Ophthalmopathie einhergeht, können häufig mikrosomale Autoantikörper, SD-stimulierende Immunglobuline (TSI) und neuerdings spezifische TSH-Rezeptor-Autoantikörper nachgewiesen werden. Bei eingetretener Hyperthyreose ist die SD meist vergrößert und stark durchblutet. Die Follikel sind klein und enthalten wenig Kolloid. Daraus resultiert das typische sonographische Bild der diffusen Echoarmut in 70–80% der Fälle (Abb. 4). In 10–30% findet sich ein normales Echomuster, das im Verlaufe der Erkrankung in aller Regel in die diffuse Echoarmut übergeht Hirsch et al. 1983; Maier et al. 1981, 1982). Umgekehrt kann unter thyreostatischer Behandlung nach Normalisierung der Stoffwechsellage wieder ein normales Schallmuster entstehen. Eine klinisch relevante Beziehung zwischen Echoverhalten und Stoffwechsellage besteht nicht (Hirsch et al. 1983; Maier et al. 1981).

Nach erfolgter Radiojodtherapie verkleinert sich die SD gewöhnlich; es entsteht ein inhomogenes echoreiches Strukturmuster als Zeichen regressiv fibrotischen Umbaus.

5.3 Die disseminierte Schilddrüsenautonomie

Analoge Bezeichnungen für die disseminierte SD-Autonomie sind „diffuse" oder „multifokale" SD-Autonomie. Bei diesem Krankheitsbild sind die autonomen SD-Zellen im Gegensatz zum umschriebenen

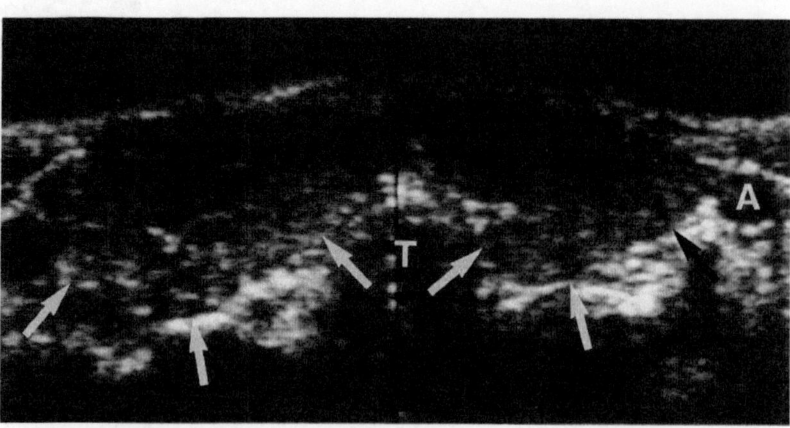

Abb. 4. M. Basedow (Graves disease) im Querschnitt. Mäßige Vergrößerung, diffuse Echoarmut. Dorsale SD-Kontur durch *Pfeile* markiert.
T Trachea, *A* A. carotis communis

autonomen Adenom diffus über die gesamte SD verteilt. In der Praxis kommen alle Übergänge zwischen lokalisierten und disseminierten Formen vor. Szintigraphisch resultiert daraus der umschriebene, nicht supprimierbare, heiße Knoten beim autonomen Adenom oder aber eine nicht supprimierbare Gesamt-SD, die homogen strukturiert oder knotig verändert sein kann. Die besonders im Jodmangelgebiet gehäuft vorkommenden SD-Autonomien können ausschließlich szintigraphisch diagnostiziert werden. Der ^{99m}Tc-Pertechnetat-Uptake-Wert der SD (TcTU) als Äquivalent der Jodidclearance und ein quantifizierter Suppressionstest ermöglichen die Diagnose und erlauben darüber hinaus eine Abschätzung des Hyperthyreoserisikos (JOSEPH u. MAHLSTEDT 1980; JOSEPH et al. 1977).

Im Gegensatz zum M. Basedow, der immunogenen Form der SD-Autonomie, gibt es keinen typischen sonographischen Befund bei der disseminierten SD-Autonomie (HIRSCH et al. 1983). Es liegt das Echomuster einer diffusen, regressiv veränderten oder auch knotigen Struma vor. Eine diffuse Echoarmut spricht für einen M. Basedow. Fehlt dieser Befund, so kann bei fehlendem Antikörpernachweis und ohne eine vorliegende endokrine Ophthalmopathie die Differentialdiagnose zwischen immunogener und nichtimmunogener Form der SD-Autonomie sehr schwierig sein. Die Unterscheidung beider Formen ist aber wesentlich für das therapeutische Konzept, da nur der M. Basedow in eine Remission übergehen kann. Bei der diffusen Autonomie und dem autonomen Adenom wird man sich eher zu einer endgültigen Ausschaltung des autonomen Gewebes entschließen, sei es operativ oder durch eine Radiojodtherapie.

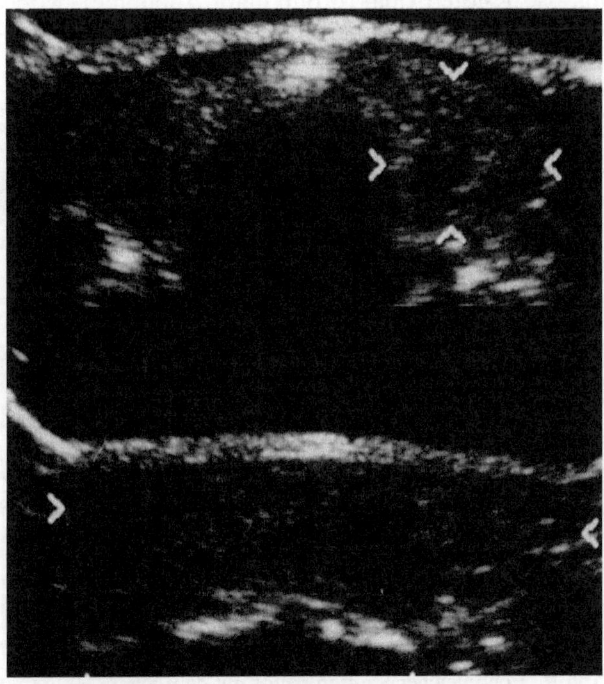

Abb. 5. Thyreoiditis de Quervain (quer/längs). Herdförmige, echoarme Bezirke mit unregelmäßiger Begrenzung

5.4 Die Thyreoiditis

Die subakute Thyreoiditis de Quervain kann herdförmig oder diffus auftreten. Das entzündlich veränderte Gewebe stellt sich echoarm bis echofrei mit sehr unregelmäßiger Begrenzung dar; der Übergang zum gesunden Gewebe mit normaler Echostruktur ist fließend (Abb. 5). Da gesundes und erkranktes Gewebe gut unterschieden werden können, hat die Sonographie einen hohen Stellenwert in der Verlaufskontrolle (BLUM et al. 1977; HIRSCH et al. 1983).

Bei der selteneren akuten, eitrigen Thyreoiditis stehen klinische Entzündungszeichen im Vordergrund. Sonographisch sind die befallenen Areale echoarm. Häufig kommt es zur Abszeßbildung. Hierbei entsteht ein echofreier Bezirk mit mehr oder weniger ausgeprägten Binnenechos, je nach Abszeßzusammensetzung (CLAIR et al. 1983).

Bei der Hashimoto-Thyreoiditis (Abb. 6) ist die SD meist mäßig vergrößert. Sonographisch findet sich eine dem M. Basedow vergleichbare uniforme Echoarmut, die aber inhomogener sein und dadurch knotig erscheinen kann (HAYASHI et al. 1986; SCHEIBLE et al. 1979; WIEDEMANN u. BÖRNER 1984).

Bei der sehr seltenen Riedel-Thyreoiditis (eisenharte Struma) ist die SD von steinharter Konsistenz und zeigt ein echoarmes Schallmuster, oft mit Infiltration in die Umgebung (BLUM et al. 1977).

Viele ausgebrannte Thyreoitiden unterschiedlicher Genese führen zu einer deutlichen Organschrumpfung und Hypothyreose. Sonographisch resultieren daraus kleine echoarme SD-Lappen (Abb. 7) (FRANK et al. 1977; HIRSCH et al. 1983).

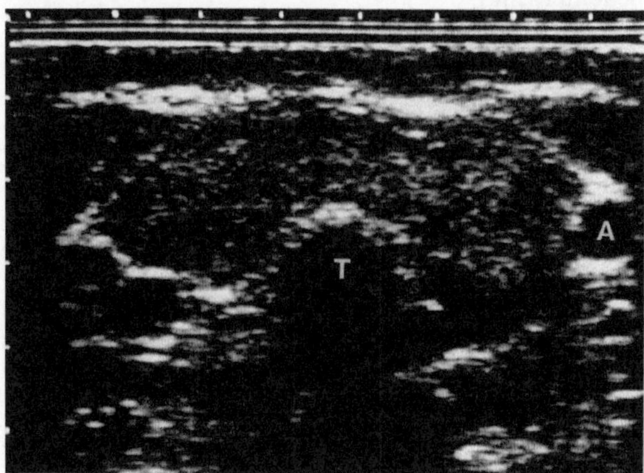

Abb. 6. Hashimoto-Thyreoiditis (quer). Uniforme Echoarmut, Organvergrößerung, v.a. im Isthmusbereich. *T* Trachea, *A* A. carotis communis

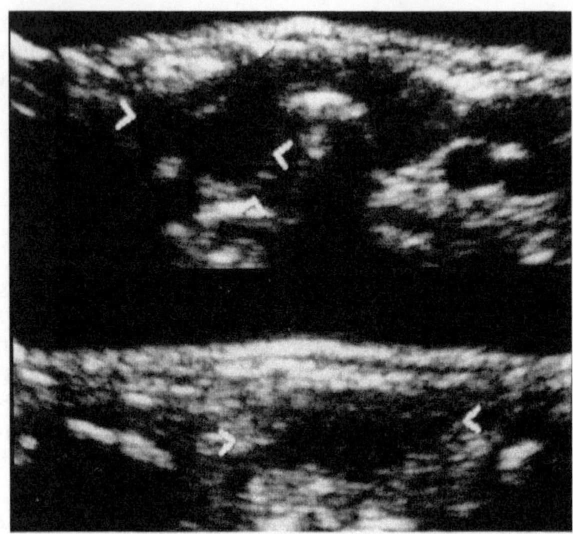

Abb. 7. Ausgebrannte Thyreoiditis mit sehr kleinen, echoarmen SD-Lappen (quer/längs)

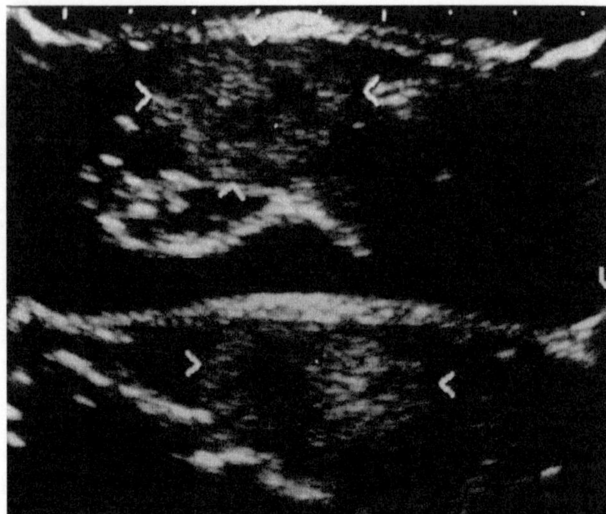

Abb. 8. Echoreicher, inhomogen strukturierter Knoten im rechten SD-Lappen (quer/längs). Makrofollikuläres Adenom, szintigraphisch kalt

Bei allen SD-Entzündungen besteht die Notwendigkeit einer Abgrenzung gegenüber Malignomen. Eine SD-Feinnadelpunktion ist obligatorisch.

6 Schilddrüsenaplasie und -ektopie

Die häufigste Form der angeborenen Schilddrüsenektopie ist die Zungengrundstruma. Wenn klinisch nur eine latente Hypothyreose besteht, kann sich die endgültige Diagnosestellung bis zur Pubertät hinauszögern (MILLER 1985). Die Diagnose kann szintigraphisch leicht mit ^{123}Jod wegen der bekanntlich SD-spezifischen Anreicherung von Jodisotopen gestellt werden. Im klinischen Alltag wird auch ^{99m}Tc-Pertechnetat verwandt, wobei jedoch Überlagerungen durch die ebenfalls dargestellten Speicheldrüsen zu beachten sind.

Sonographisch findet sich typischerweise eine solide echoarme Raumforderung am Zungengrund bei leerer SD-Loge (BECKER et al. 1984).

Zum Beweis einer Athyreose bei angeborener Hypothyreose ist der negative sonographische Befund nicht beweisend. Als sicherster Parameter hat sich in jüngerer Zeit die Serumthyreoglobulin (hTg)-Bestimmung erwiesen (CZERNICHOW et al. 1983). Eine szintigraphische Diagnostik unter der erforderlichen mehrwöchigen SD-Hormonkarenz verbietet sich in den ersten beiden Lebensjahren wegen zu befürchtender Entwicklungsschäden des Säuglings!

Aplasien eines SD-Lappens sind selten. Es ist mit einer Inzidenz von unter 1/1000 zu rechnen. Meist ist die linke Seite von der Hemiagenesie betroffen. Im verbliebenen SD-Lappen werden alle üblichen fokalen und diffusen SD-Erkrankungen angetroffen, deren Klärung oft erst zur Aufdeckung der SD-Hemiagenesie führt (MELNICK u. STEMKOWSKI 1981; REMIGS et al. 1985).

7 Die Struma nodosa

7.1 Echogleiche und echoreiche Knoten

Echoreiche Knoten sind meist (Abb. 8) sog. adenomatöse Knoten (makrofollikuläre Adenome), wobei die Ausbildung größerer Follikel und Bindegewebs-

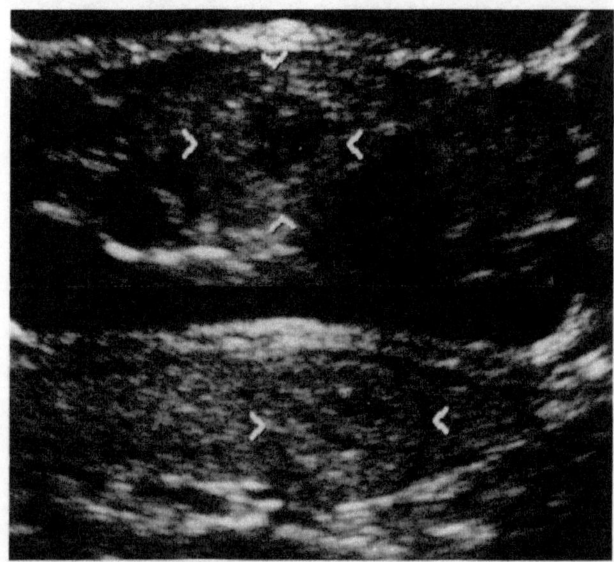

Abb. 9. Echogleicher Knoten rechts mit deutlichem Halo und zentralen echoarmen Anteilen (quer/längs). Follikuläres Adenom mit regressiven Veränderungen, szintigraphisch kalt

einlagerungen zum Echoreichtum führen (Müller et al. 1985). Ähnliches gilt für echogleiche Knoten (z. B. normofollikuläre Adenome), die einen der normalen SD vergleichbaren Gewebsaufbau besitzen (Abb. 9). Solche Knoten sind meistens szintigraphisch kalt, kommen solitär und häufig multipel in der SD vor (Frank et al. 1983; Maier 1984). Es handelt sich um Hyperplasien und regressive Veränderungen des SD-Gewebes, nicht um echte Neoplasien (Brown 1981). Strukturinhomogenitäten (Echoheterogenität), Verkalkungen und zystische Degeneration derartiger Knoten sind häufig.

Die sonographische Charakterisierung eines Knotens als echoreich macht ein Malignom unwahrscheinlich, schließt es jedoch nicht aus (Austin 1982; Solbiati et al. 1985). Dem Nachweis bzw. Fehlen eines echoarmen Randsaumes kommt im Bereich der SD keine prognostische Bedeutung zu (Propper et al. 1980; Tscholakoff et al. 1985).

7.2 Echoarme Knoten

Die Echoarmut ist meist Ausdruck geringer Follikelausbildung, kann auch auf lokalen Fibrosierungen, zystischer Degeneration bzw. entzündlichen Veränderungen beruhen (Abb. 10) (Frank et al. 1983; Maier 1984).

Mikrofollikuläre und follikuläre Adenome stellen sich überwiegend als echoarme Knoten dar. Im Gegensatz zu den oben beschriebenen makro- und normofollikulären Adenomen handelt es sich hier um echte epitheliale Neubildungen. Sie kommen häufig solitär vor und sind szintigraphisch kalt. Sonographisch sind sie von Malignomen nicht zu unterscheiden und haben histologisch große Ähnlichkeit mit follikulären Karzinomen (Hedinger u. Egloff 1980; Katz et al. 1984). Eine Sonderform ist das onkozytär differenzierte Adenom, der sog. Hürthle-Zell-Tumor, mit sonographisch gleichem Aspekt (Brown 1981).

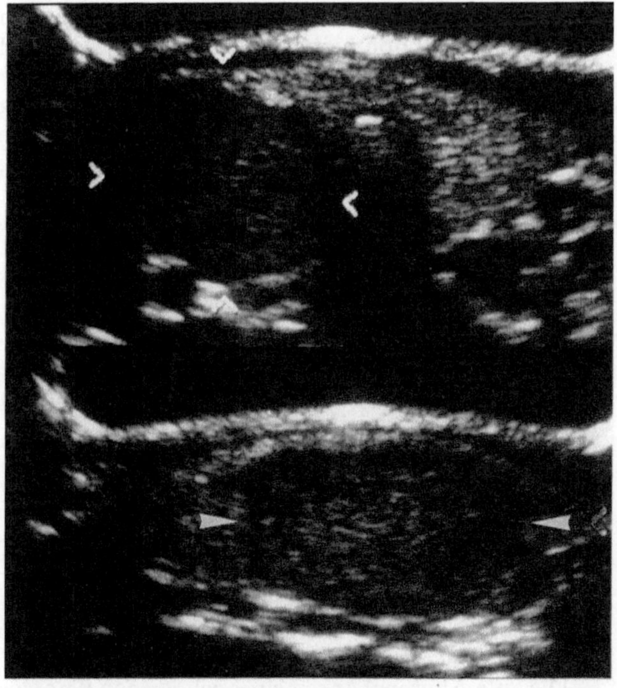

Abb. 10. Echoarmer Knoten rechts (quer/längs). Sog. follikuläre Neoplasie, szintigraphisch kalt

7.3 Sogenannte echokomplexe Knoten

Von Echokomplexität spricht man, wenn verschiedene Strukturmuster nebeneinander vorliegen. Wir verwenden diesen Begriff nicht, sondern richten uns in einem solchen Fall nach dem vorherrschenden Schallmuster und beschreiben die außerdem beobachteten Echoqualitäten. So kann z. B. ein echoreicher Knoten mit mehreren schlecht abgrenzbaren, echoarmen Zonen oder einem irregulär begrenzten, zentralen, echofreien Areal gefunden werden. Im Einzelfall, wie in großen multinodösen Strumen, kann diese Zuordnung schwierig sein.

8 Das autonome Adenom

Die Diagnose der SD-Autonomie, umschrieben oder disseminiert, ist eine szintigraphische Diagnose und kann niemals sonographisch gestellt werden. Gemessen an der Gesamtzahl der Hyperthyreosen muß im Strumaendemiegebiet mit einem Anteil autonomer Adenome von bis zu 20% gerechnet werden (Joseph u. Mahlstedt 1980). Autonome SD-Adenome sind szintigraphisch heiße Knoten. Sonographisch stellen sie sich im Strumaendemiegebiet in offensichtlich regional unterschiedlicher Ausprägung echoreich oder echoarm dar (Abb. 11a, b). Ein Zusammenhang zwischen Echostruktur und Stoffwechselverhalten besteht dabei nicht (Fritzsche et al. 1985; Olbricht et al. 1982). In der überwiegenden Mehrzahl sind sie benigne, ihre Malignität stellt eine absolute Rarität dar (Pinsky et al. 1978). Regressive Veränderungen wie Verkalkungen oder zystische Degeneration sind keine Seltenheit.

9 Das SD-Malignom

9.1 Die verschiedenen Tumorformen

Bei den SD-Malignomen überwiegen differenzierte papilläre und follikuläre Karzinome. Undifferenzierte (anaplastische) Karzinome und C-Zell-Karzinome (medulläre Karzinome) sind weniger häufig. Ausgesprochen selten sind Sarkome, maligne Lymphome, Teratome und maligne Hämangioendotheliome.

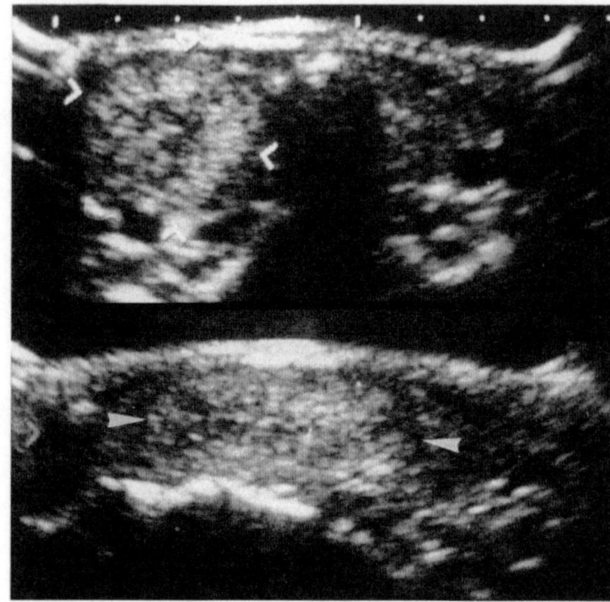

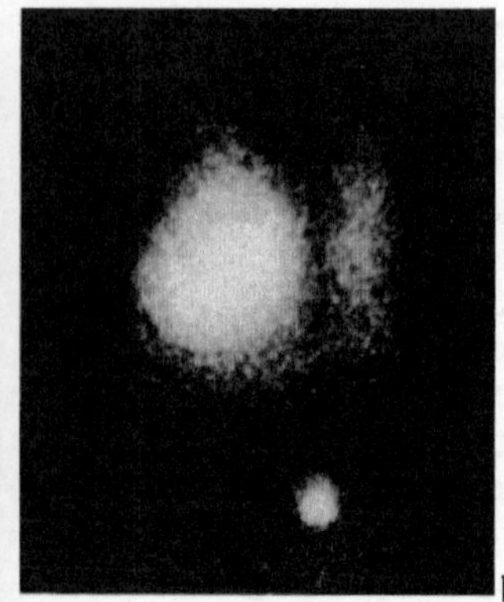

Abb. 11 a, b. Autonomes Adenom im rechten SD-Lappen. Sonographisch (**a**) echoreicher Knoten. Szintigraphisch (**b**) heißer Knoten, Jugulummarkierung kaudal der SD

Da das papilläre SD-Karzinom bevorzugt in regionale Halslymphknoten metastasiert, ist eine Lymphknotenmetastase oft der initiale pathologische Befund, der zur Diagnose eines u. U. noch okkulten Primärtumors führt. Hierbei stellt die SD-Sonographie eine entscheidende Hilfe dar, da auch kleinste fokale Läsionen präoperativ lokalisiert werden können.

Das follikuläre Karzinom metastasiert frühzeitig hämatogen, ossär und pulmonal. Der abgekapselte Typ ist morphologisch einem benignen follikulären Adenom sehr ähnlich. Die histologische Differenzierung kann sehr schwierig sein und ist wesentlich an den Nachweis einer Gefäßinvasion gebunden (Hedinger u. Egloff 1980; Katz et al. 1984).

Das C-Zell-Karzinom neigt zu multizentrischem Wachstum, metastasiert lymphogen und hämatogen, im letzten Fall häufig in die Leber. Da die C-Zellen Calcitonin produzieren, steht hiermit ein spezifischer Tumormarker für Verlaufskontrollen zur Verfügung.

Im Gegensatz zu diesen differenzierten SD-Karzinomen wächst das anaplastische SD-Karzinom sehr rasch und bietet nur geringe Heilungschancen. Es tritt vorwiegend bei älteren Menschen auf.

9.2 Der sonographische Aspekt

Fast alle Malignome sind szintigraphisch kalt, der überwiegende Anteil ist sonographisch echoarm und weist ein inhomogenes Reflexmuster auf (Abb. 12a, b). Vereinzelt kommen echoreiche Karzinome vor (Abb. 13a, b) (Austin 1982; Frank et al. 1983; Scheible et al. 1979; Schwarzrock et al. 1983; Simeone et al. 1982; Solbiati et al. 1985; Wiedemann u. Börner 1984; Wiedemann 1983). Dies scheint nicht global gültig zu sein, da Hayashi et al. (1986) in Japan bei papillären und follikulären SD-Karzinomen in etwa 1/3 der Fälle keine echoarme Gewebsstruktur fanden.

Primäre und sekundäre maligne Lymphome in der SD stellen sich echoarm bis echofrei dar (Abb. 14). Sie können eine dorsale Schallverstärkung aufweisen und dürfen nicht mit Zysten verwechselt werden (Bruneton et al. 1982). Lymphome sind durch Kompression mit dem Schallkopf nicht verformbar, Zysten sind komprimierbar.

Sarkome sind seltene Tumoren der SD, die häufig den gesamten Lappen infiltrieren und eine echoarme Struktur aufweisen (Bruneton u. Normand 1987; Wiedemann u. Börner 1984).

9.3 Sonographische Differentialdiagnostik

Nach den Ergebnissen europäischer und nordamerikanischer Studien haben solitäre, szintigraphisch kalte Knoten mit echoarmer Binnenstruktur ein deutlich höheres Malignitätsrisiko als echoreiche, kalte Knoten (Wiedemann et al. 1984).

Ein die Schilddrüsenkapsel überschreitendes Tumorwachstum mit Infiltration von Nachbarstrukturen wird sonographisch bei der Primärdiagnostik nur selten gesehen (z.B. bei fortgeschrittenen anaplastischen Karzinomen) und spielt daher als Malignitätskriterium in der Praxis eine untergeordnete Rolle (Hayashi et al. 1986).

Die gute Abgrenzbarkeit eines echoarmen Knotens innerhalb der SD darf umgekehrt nicht als Benignitätszeichen gewertet werden, da die meisten SD-

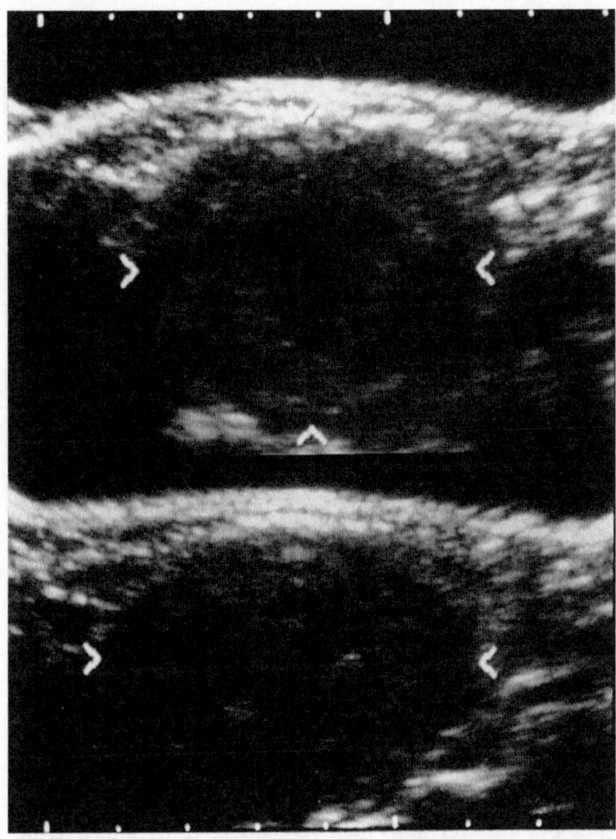

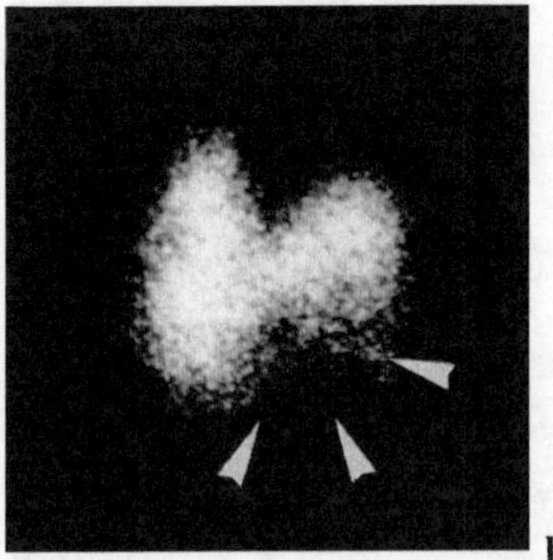

a b

Abb. 12a, b. Follikuläres SD-Karzinom links mit entdifferenzierten Gewebsanteilen. Sonographisch (**a**) großer echoarmer Knoten mit zentral echofreien Bezirken. Szintigraphisch (**b**) kalter Knoten im linken kaudalen SD-Lappen (*Pfeilspitzen*)

Tumoren gut differenziert sind und nicht infiltrativ wachsen.

Der Nachweis eines echoarmen Randsaums (Halo) ist im Bereich der SD ohne prognostische Bedeutung, er wird bei benignen und malignen Läsionen gefunden (SOLBIATI et al. 1985; TSCHOLAKOFF et al. 1985).

Zystische Degenerationen werden in benignen und malignen Knoten in vergleichbarer Häufigkeit angetroffen und sind somit ebenfalls keine diagnostische Hilfe (SOLBIATI et al. 1985).

Wenn allerdings sonographisch eine reine Zyste (ohne Parenchymsaum!) diagnostiziert wird, ist das Malignitätsrisiko extrem niedrig (AUSTIN 1982; SIMEONE et al. 1982).

Intranodale Verkalkungen stellen kein differentialdiagnostisches Kriterium dar. Sie sind Ausdruck regressiver Veränderungen in adenomatösen Knoten, werden aber auch in follikulären, papillären sowie C-Zell-Karzinomen gefunden (SCHWERK et al. 1985). Sonographisch findet sich ein umschriebenes, starkes Echo mit dorsaler Schallauslöschung. Mikrokalzifikationen (sog. Psammomkörper), die von REICHELT et al. (1977) in einer xeroradiographischen Studie als spezifisches Malignomzeichen von SD-Knoten beschrieben wurden, sind zu klein, um sonographisch erfaßt zu werden.

Die rechnergestützte Grauwertanalyse von Ultraschallbildern erlaubt keine verläßliche Differenzierung zwischen benignen und malignen Läsionen (HELD u. NICKEL 1984; STEIN et al. 1982).

Prognostisch wichtig ist die Unterscheidung einer Struma uninodosa von einer Struma multinodosa. Für solitäre, szintigraphisch kalte Knoten werden Malignitätsraten bis zu 25% beschrieben. Die Malignitätsrate multinodöser Strumen ist deutlich niedriger (1–6%) (BROWN 1981; SCHEIBLE et al. 1979). Die Sonographie ist die sensitivste Methode zur Erfassung morphologischer SD-Veränderungen. Sie kann palpatorisch nicht nachweisbare SD-Knoten erfassen.

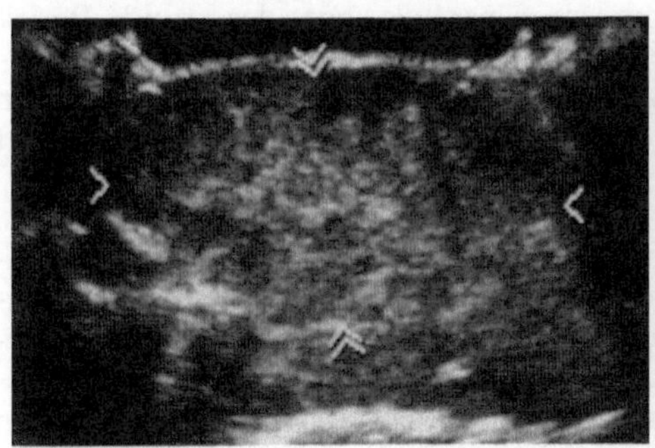

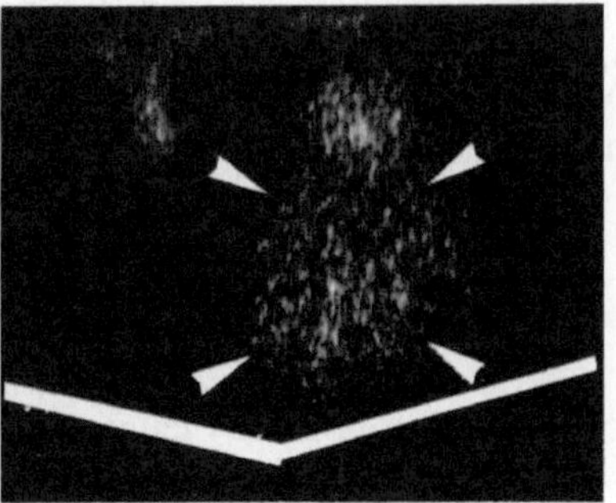

a b

Abb. 13a, b. Rezidiv eines papillären SD-Karzinoms an der linken Halsseite. Sonographisch im Querschnitt (**a**) echoreiche Gewebsstruktur. Im ^{131}Jod-Szintigramm (**b**) bei Z.n. Thyreoidektomie Jodspeicherung des Tumorrezidivs (*Pfeilspitzen*). Kranial des Tumors Darstellung der Speicheldrüsen, kaudal Jugulummarkierung

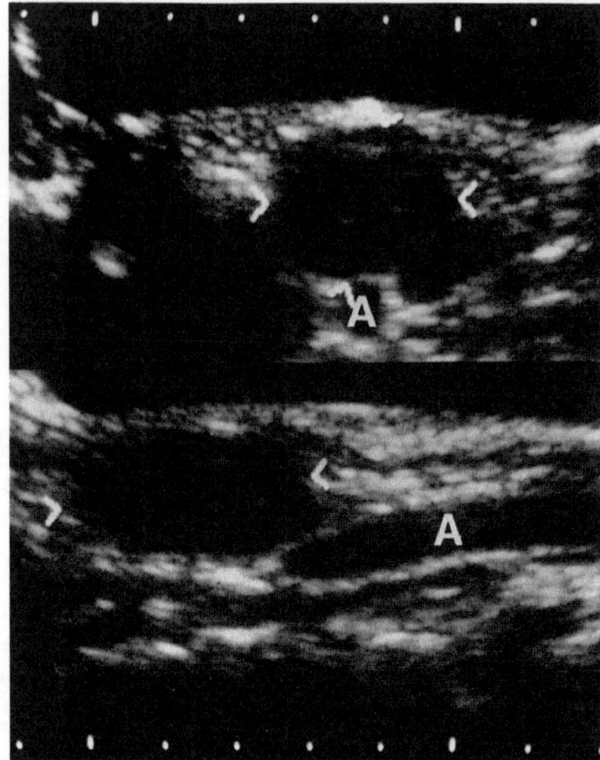

Abb. 14. NHL im rechten SD-Lappen (quer/längs). Nahezu echofreier Knoten. *A* A. carotis communis

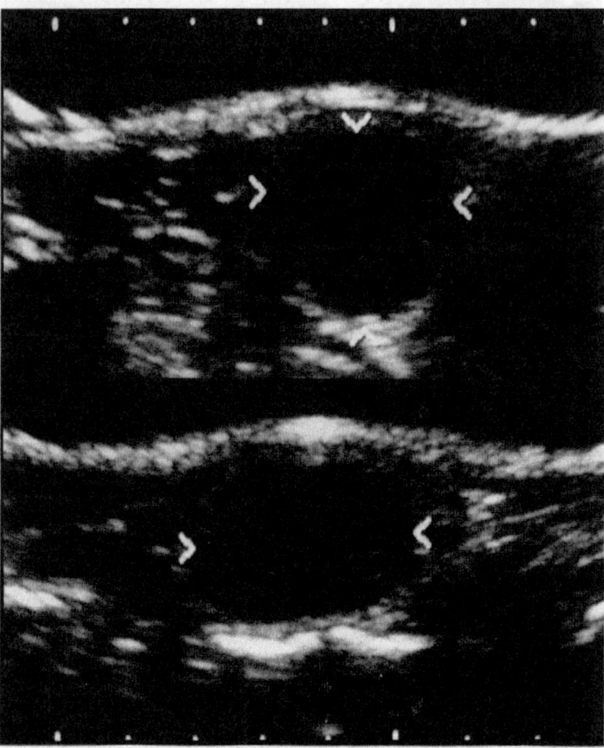

Abb. 15. „Schokoladenzyste" mit bräunlicher Flüssigkeit (alte Einblutung) im rechten SD-Lappen (quer/längs). Echofreier ovalärer Knoten

Hierin sehen viele Autoren den Hauptwert der Sonographie bei der SD-Malignomdiagnostik.

Wertung: Diese im letzten Abschnitt aufgeführten Kriterien erlauben es, die Risikogruppe isolierter, kalter Knoten exakter zu erfassen, sie von anderen Entitäten abzugrenzen und gezielter der Feinnadelbiopsie oder Operation zuzuführen. SD-Malignome haben keinen spezifischen, sonographischen Befund. Die Sonographie kann einen histologischen Befund nicht ersetzen.

10 Metastasen in der SD

Hämatogene Metastasen in der SD werden nur vereinzelt beobachtet, da sie gewöhnlich nicht im Vordergrund des Tumorleidens stehen. Sie finden sich hauptsächlich beim Bronchialkarzinom, Mammakarzinom, Hypernephrom, Melanom und Ösophaguskarzinom. Sonographisch bestehen meist echoarme intrathyreoidale Raumforderungen (Droese u. Schicha 1987).

11 Die SD-(Pseudo)-Zyste

Auch in der SD stellen sich zystische Bezirke sonographisch als echofreie Areale, meist mit dorsaler Schallverstärkung, dar (Abb. 15). Pathologisch-anatomisch liegen keine echten Zysten vor. Wenn sie isoliert im SD-Gewebe auftreten, erscheinen sie meist rundlich oder ovalär und haben glatte Ränder. Das Volumen kann beträchtlich sein, 100–150 ml sind keine Seltenheit. Durch Druck und Kompression kann es zu erheblichen klinischen Beschwerden mit lokalen und in den Arm ausstrahlenden Schmerzen kommen. Liegt eine SD-Einblutung zugrunde, entsteht die Symptomatik plötzlich. Solche isolierten Pseudo-Zysten, die im typischen Fall nach Punkten völlig kollabieren und kein Restgewebe erkennen lassen, sind selten und fast immer gutartig (Allen et al. 1979; Austin 1982; Simeone et al. 1982).

Häufig handelt es sich jedoch um Einblutungen in SD-Knoten oder um deren zystischen Zerfall. Dann ist ein Parenchymsaum nachweisbar; der liquide Bezirk kann septiert sein und ist oft lappig begrenzt. Bezüglich der Dignität der Parenchymanteile gilt, was oben für entsprechende solide SD-Knoten ausgeführt wurde.

Rein seröser Zysteninhalt zeigt keine Binnenechos. In sogenannten „Schokoladenzysten" kommen Binnenechos vor, auch Blutkoagel oder Zelldetritus verursachen Echos. Therapeutisch steht die ultraschallgeleitete Zystenpunktion im Vordergrund. Kommt es trotz wiederholter Punktion zu einem Wiederauffüllen mit Flüssigkeit, ist eine Operation zu erwägen. Besteht der Zysteninhalt aus zähem Kolloid, kann kein Material abpunktiert werden.

12 Die ultraschallgesteuerte Punktion

Eine ultraschallgezielte Feinnadelpunktion ist besonders bei kleinen und nicht tastbaren Knoten von Nutzen. Wenn kein spezieller Punktionsschallkopf zur Verfügung steht, scheint es zweckmäßig, die Punktionsstelle auf der Haut während der Sonographie zu markieren. Bei der Punktion selbst kann man sich sonographisch von der korrekten Lage der Nadel im Knoten überzeugen. Anstelle des Ultraschallgels kann zur Ankopplung eine alkoholische Desinfektionslösung verwandt werden.

Die SD-Punktion ist praktisch risikolos und kann ambulant ohne Lokalanästhesie durchgeführt werden. Etwa 90% der SD-Malignome können so richtig erkannt werden (DROESE u. SCHICHA 1987). Ein negativer zytologischer Befund schließt ein Malignom nicht aus!

13 Die Sonographie nach SD-Operation und bei der SD-Malignomnachsorge

Nach Knotenenukleationen oder subtotalen Thyreoidektomien bei gutartigen Knotenstrumen oder M. Basedow können postoperativ im SD-Restgewebe neu entstehende Läsionen sonographisch leicht erkannt werden. Das Wachstumsverhalten des verbliebenen autonomen SD-Gewebes bei M. Basedow kann leicht überwacht werden. Durch narbige Veränderungen sind die anatomischen Gegebenheiten manchmal schwer zu beurteilen. Durch regelmäßige postoperative Kontrolluntersuchungen kann bei konstantem Ultraschallbefund auf eine Szintigraphie verzichtet werden.

Klinische Untersuchung, Tumormarkerbestimmung (Thyreoglobulin) und Radiojodszintigraphie sind bei der Nachsorge von SD-Karzinompatienten von entscheidender Bedeutung. Die hochauflösende Sonographie kann unabhängig vom Jod-Speicherverhalten der Malignome Tumorrezidive sehr sensitiv nachweisen, insbesondere, wenn Verlaufskontrollen vorliegen (SCHWARZROCK et al. 1983; SIMEONE et al. 1987). Beim Nachweis von Halslymphknotenmetastasen (Abb. 16) ist die Sonographie sensitiver als die Palpation und ermöglicht es zudem, tumorbedingte Gefäßthrombosen nachzuweisen (Abb. 17). Verdachtsdiagnosen können, etwa bei suspekten Lymphknoten, durch eine ultraschallgezielte Punktion erhärtet werden.

14 Nebenschilddrüsen (NSD)-Tumore

Der Sonographie kommt bei nachgewiesenem primärem Hyperparathyreoidismus eine entscheidende Rolle bei der präoperativen NSD-Tumorlokalisation zu. Normale Epithelkörperchen sind vom gesunden SD-Gewebe wegen ihrer ähnlichen Echostruktur sonographisch nicht abzugrenzen. Sie liegen dorsomedial des oberen oder unteren SD-Pols. Nebenschilddrüsenadenome, -Hyperplasien und -Karzinome stellen sich als homogene, echoarme Raumforderungen in der hinteren SD-Loge dar (Abb. 18). Die Form ist variabel, meist ovalär, abgeflacht. Als typischer, aber inkonstanter Befund gilt eine echoreiche „Kapselstruktur" (UTECH et al. 1984). Es werden in seltenen Fällen auch echoreiche Karzinome und zystische Veränderungen beschrieben. Eine sonographische Unterscheidung zwischen Adenomen und Karzinomen ist nicht möglich (EDMONSON et al. 1986; KINOSHITA et al. 1985).

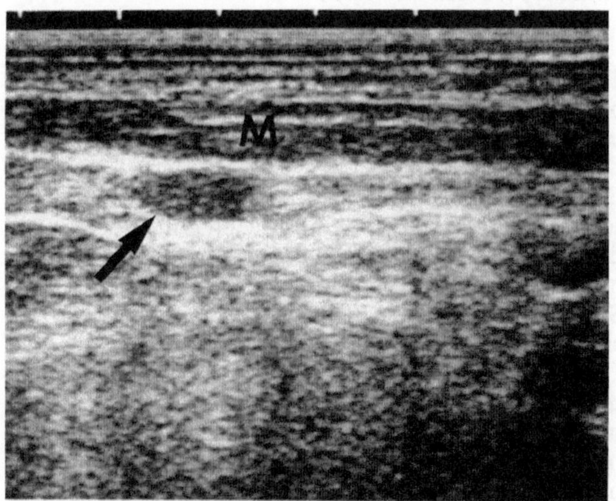

Abb. 16. Etwa 1 cm große LK-Metastase eines papillären SD-Karzinoms dorsal vom M. sternocleidomastoideus (*M*) gelegen, nicht tastbar. Längsschnitt rechte Halsseite. Homogener, echoarmer, vergrößerter LK (*Pfeil*)

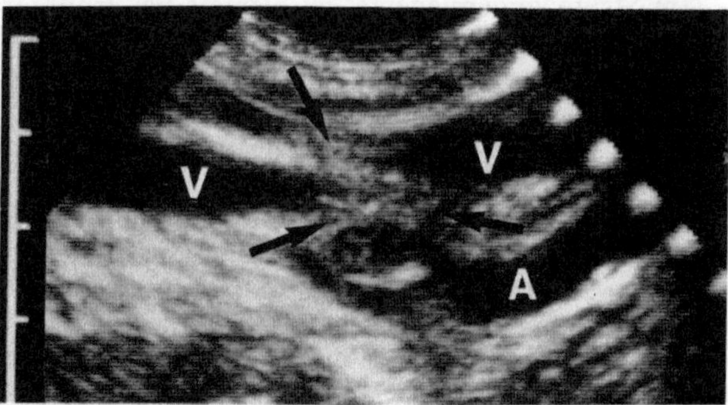

Abb. 17. Tumoreinbruch und Thrombosierung (*Pfeil*) der V. jugularis interna (*V*). Ultraschallschnitt im Verlauf der Vene. Die A. carotis communis (*A*) ist bogig abgedrängt und im Anschnitt dargestellt (*Pfeil*)

Nebenschilddrüsen(tumore) können ektop liegen, und zwar intrathyreoidal, submaxillär sowie infrathyreoidal im zervikothorakalen Übergangsbereich und oberen Mediastinum, meist tief prävertebral. Bei retroösophagealer oder mediastinaler Lage ist eine sonographische Lokalisation nicht möglich. Hiermit ist nur in etwa 10% der Fälle zu rechnen. Dann sind Computertomographie oder Kernspintomographie die entscheidenden bildgebenden Verfahren. Der Stellenwert der Sonographie ist bei einer Sensitivität von 60–80% unumstritten, hängt jedoch wesentlich von der Erfahrung des Untersuchers ab (Reading et al. 1982; Scheible et al. 1981; Vogl et al. 1986).

Von klinischer Relevanz für die Diagnose von Nebenschilddrüsenadenomen ist auch die ^{201}Tl/^{99m}Tc-Subtraktionsszintigraphie. Da SD und Nebenschilddrüsen Thallium speichern, jedoch nur die SD ^{99m}Tc-Pertechnetat aufnimmt, kann bei einer Doppelnuklidszintigraphie durch Subtraktion des Technetiumbildes vom Thalliumbild eine selektive Darstellung des Nebenschilddrüsenadenoms erreicht werden (Ferlin et al. 1983; Gooding et al. 1986). Die Methode versagt bei stärkeren regressiven oder knotigen SD-Veränderungen, die im Strumaendemiegebiet häufig anzutreffen sind.

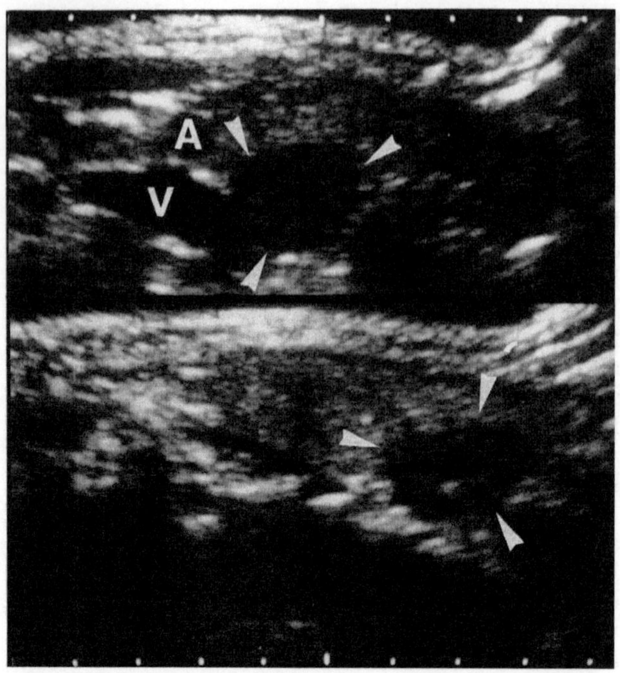

Abb. 18. Nebenschilddrüsenadenom, kaudal und dorsal im rechten SD-Lappen gelegen (quer/längs), das als echoarmer SD-Knoten (*Pfeilköpfen*) imponiert. *V* stark erweiterte V. jugularis, *A* A. carotis communis

15 Die SD-Szintigraphie

Die SD-Szintigraphie mit ^{99m}Tc-Pertechnetat oder ^{123}Jod dient heute nicht mehr in erster Linie der morphologischen Klärung, sondern als Funktionsuntersuchung, vor allem zur Unterscheidung von stoffwechselaktivem und stoffwechselinaktivem Gewebe. Sie ist somit unentbehrlich in der Diagnostik umschriebener und diffuser SD-Autonomien (Abb. 11b) sowie bei der Auffindung kalter SD-Knoten (Abb. 12b). Hierbei hat sich wegen der problemlosen Verfügbarkeit die Szintigraphie mit ^{99m}Tc-Pertechnetat als Routineuntersuchung durchgesetzt, meist mit gleichzeitiger Bestimmung des 20-min SD-Uptake-Wertes (TcTu) als Äquivalent der Jodidclearance (Joseph et al. 1977; Mahlstedt 1984).

Im Strumaendemiegebiet ist oftmals bei erhöhter Jodidclearance eine Wiederholung der quantitativen Szintigraphie nach Suppression des regelbaren SD-Gewebes durch SD-Hormongabe zur Diagnosesicherung erforderlich (Suppressionstest). Im Suppressionsszintigramm können dann nuklidspeichernde, autonome Gewebsbezirke (heiße Knoten) vom supprimierten, normalen SD-Gewebe abgegrenzt werden.

Eine Sonderrolle kommt der Jod-Szintigraphie bei der Auffindung von ektopem SD-Gewebe zu, insbesondere bei retrosternalem und mediastinalem Wachstum. Hierbei sollte aus strahlenhygienischen Gründen dem ^{123}Jod (reiner Gammastrahler) der Vorzug gegeben werden.

Der ^{131}Jod-3-Tage-Test dient heute nur noch der Dosisermittlung von einer Radiojodtherapie, die ^{131}Jod-Ganzkörper-Szintigraphie der Metastasensuche.

Die Sonographie hat die Szintigraphie nicht überflüssig gemacht, vielmehr ergänzen sich beide Methoden in idealer Weise. Entscheidend ist der sinnvolle kombinierte Einsatz beider Verfahren neben den zur Verfügung stehenden differenzierten Hormon- und Antikörperbestimmungen.

16 Die Computertomographie (CT) bei Erkrankungen der Schilddrüse (SD) und Nebenschilddrüsen (NSD)

Die CT wird nicht primär zur SD-Diagnostik eingesetzt. Bei computertomographischen Untersuchungen der Halsregion wird die SD jedoch zwangsläufig mitdargestellt und läßt oft als Nebenbefund fokale SD-Veränderungen erkennen. Umschriebene SD-Läsionen sind meist hypodenser als das umgebende SD-Gewebe und können knotigen oder zystischen Veränderungen entsprechen. Die Dichtewerte sind in Zysten infolge des Kolloidgehalts häufig erhöht. Kontrastmittelangehobene Untersuchungen lassen diese oft multifokalen Veränderungen deutlicher kontrastiert hervortreten (Abb. 19). Leider sind weder diese Befunde noch der leichte Nachweis von Verkalkungen diagnostisch spezifisch und lassen auch keine Aussagen zur SD-Funktion zu. Es besteht lediglich eine

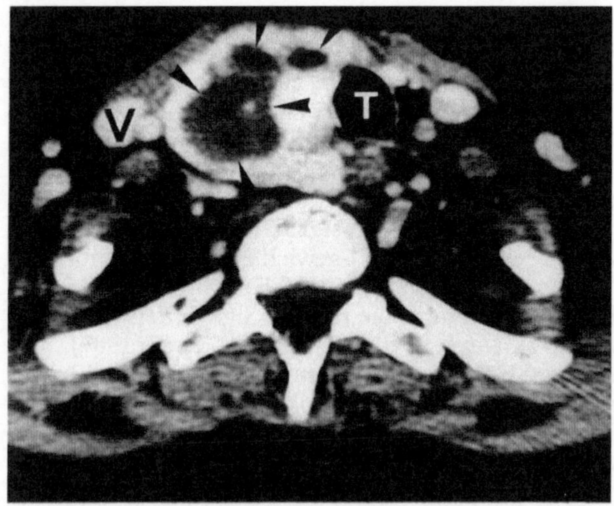

Abb. 19. Primär kontrastangehobener axialer CT-Schnitt. Stark vergrößerter und kräftig KM aufnehmender rechter SD-Lappen mit zentral zystischen Anteilen (Pfeilmarkierungen). Trachea (*T*) nach links verlagert. *V* V. jugularis

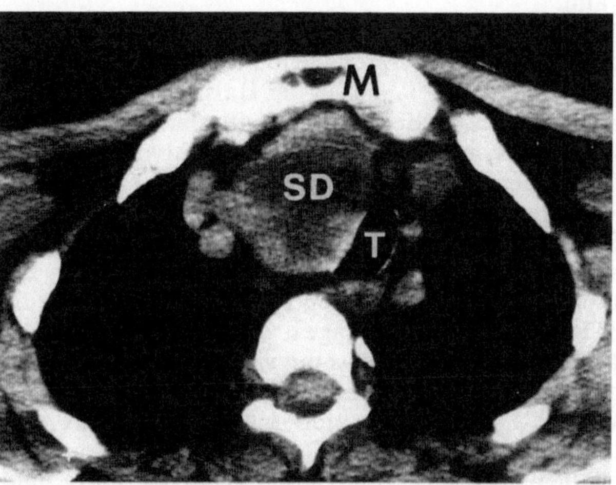

Abb. 21. CT-Querschnitt in Höhe des Manubrium sterni (*M*). Diese Struma hat einen großen retrosternalen Anteil (*SD*), der die Trachea (*T*) säbelscheidenförmig einengt und nach links verlagert

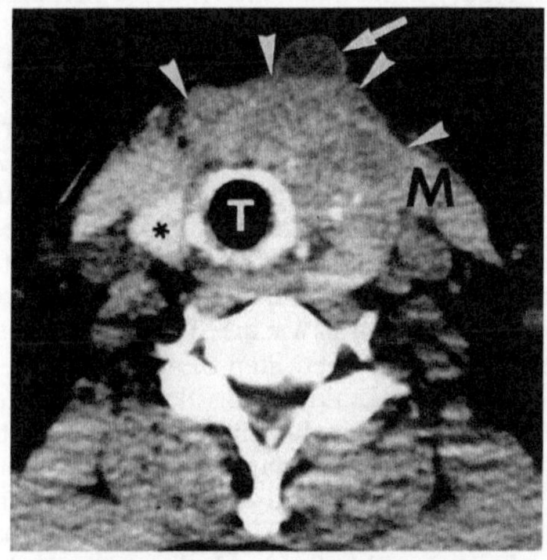

Abb. 20. Nativer CT-Schnitt bei undifferenziertem SD-Karzinom. Der Tumor (*Pfeilspitzen*) infiltriert den linken M. sternocleidomastoideus (*M*). *Stern* die verbliebenen Reste des rechten SD-Lappens. *T* Trachea. Der *Pfeil* markiert eine Weichteilmetastase

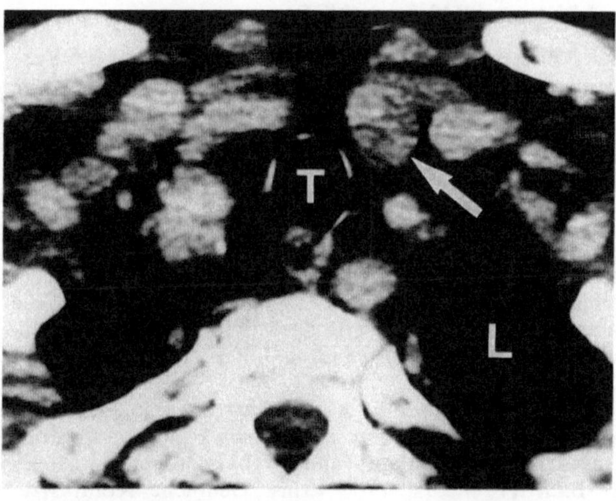

Abb. 22. CT-Querschnitt im Jugulum-Bereich. Die ovaläre Raumforderung (*Pfeil*) ventrolateral der Trachea (*T*) entspricht einem ektopen Nebenschilddrüsenadenom (operativ bestätigt) und darf nicht mit Gefäßanschnitten verwechselt werden. *L* Lungenspitze

klinisch kaum verwertbare Korrelation zwischen dem Jodgehalt der Schilddrüse und den gemessenen Dichtewerten (IIDA et al. 1983). Vor allem kleine Knoten (< 1 cm) werden sonographisch verläßlicher erfaßt.

Die CT ist von Nutzen bei der prätherapeutischen Darstellung ausgedehnter Tumormassen, vor allem, wenn intrathorakale Strumaanteile bestehen. Die Kenntnis ihrer genauen Topographie bestimmt den chirurgischen Zugang. Auch die Verlagerung und der Grad der Trachealeinengung, retrotracheales Tumorwachstum, eine Tumorinfiltration von Nachbargeweben und Gefäßen (Jugularvenenthrombose) oder ossäre Destruktionen (Sternum) und Lymphknotenmetastasen lassen sich gut darstellen (BASHIST et al. 1983; SILVERMAN et al. 1984) (Abb. 20, 21). Zur optimalen Lymphknoten- und Gefäßdiagnostik ist die intravenöse Gabe jodhaltiger Röntgenkontrastmittel erforderlich. Hierauf sollte im Malignomfall bei geplanter postoperativer Radiojodtherapie verzichtet werden (HAGEMANN et al. 1983). Zu beachten ist auch das Hyperthyreoserisiko autonomer Strumen nach KM-Gabe, das durch prophylaktische SD-Blockade mit

Perchlorat über mehrere Tage vermieden werden kann.

Sinnvoll ist der Einsatz der CT auch bei der Suche nach Nebenschilddrüsenadenomen zur Abklärung eines primären HPT. Neben der Halsregion muß dann auch das obere Mediastinum mituntersucht werden. Eine i.v. Kontrastmittelgabe ist zur Abgrenzung der oft kleinen Tumore von Gefäßen erforderlich. NSD-Tumore nehmen deutlich weniger KM auf als die Schilddrüse und stellen sich auch gegenüber Gefäßstrukturen als hypodense Raumforderungen dar. Bei typischer Lokalisation liegen sie dorsal des unteren SD-Drittels paraoesophageal vor dem M. longus colli. In etwa 10% der Fälle ist mit einer ektopen Lage, vor allem im oberen Mediastinum, zu rechnen (Abb. 22). Die CT-Untersuchung muß sich daher bis zum Aortenbogen erstrecken. Bei älteren CT-Geräten kann die Bildgebung durch Streifenartefakte in der Supra- und Infraklavikularregion erheblich beeinträchtigt sein (Awwad et al. 1988; Cates et al. 1988).

17 Die Kernspintomographie (MRT) bei Erkrankungen der Schilddrüse (SD) und Nebenschilddrüsen (NSD)

Die Kernspintomographie (MRT) ermöglicht bei Verwendung geeigneter Oberflächenspulen und einer Feldstärke von >1.0 Tesla eine anatomisch hochaufgelöste Darstellung der SD-Loge. Bei Niederfeldgeräten (0.3–0.5 Tesla) sind ein schlechteres Signal/Rausch-Verhältnis, eine geringere Ortsauflösung und längere Meßzeiten in Kauf zu nehmen.

Die normale Schilddrüse stellt sich auf T_1-betonten Spin-Echo(SE)-Bildern [kurze Repetitions(TR)- und Echozeit(TE); z.B. TR = 60 ms, TE = 15 ms] homogen dar. Sie erscheint etwas signalintensiver als die Halsmuskulatur, jedoch signalärmer als das subkutane Fettgewebe. Auf T_2-gewichteten Spin-Echo(SE)-Aufnahmen (langes TR und TE; z. B. TR = 2500 ms, TE = 90 ms) nimmt die relative Signalintensität deutlich zu (Gefter et al. 1987; Noma et al. 1987). T_2-betonte SE-Sequenzen haben sich als besonders geeignet für die Diagnostik fokaler und diffuser SD-Erkrankungen erwiesen. Umschriebene Herdbefunde können ab etwa 4 mm Größe erkannt werden. Die meisten SD-Knoten heben sich bei T_2-Gewichtung deutlich signalintensiver gegenüber dem normalen SD-Gewebe ab (Abb. 23a–c). Oft, jedoch nicht regelmäßig, ist eine signalärmere Kapselstruktur zu erkennen. Ein kapseldurchbrechendes Tumorwachstum wird als Malignitätskriterium angesehen. Da die Signalintensitäten von Adenomen und Malignomen vergleichbar sind, gelingt auch mit der MRT keine sichere Unterscheidung von benignen und malignen SD-Knoten (Gefter et al. 1987; Noma et al. 1987, 1988).

Die Interpretation der Befunde wird durch zystische Veränderungen und Einblutungen erschwert, die je nach Alter der Blutung und Proteingehalt der Zyste zu komplexen Signalveränderungen führen können.

Die MRT eignet sich hervorragend zur Darstellung pathologisch vergrößerter Halslymphknoten (LK). Metastatisch befallene und vergrößerte LK zeigen dasselbe Signalverhalten wie die SD-Karzinome selbst (Abb. 24a, b). Auf T_1-betonten SE-Bildern sind auch normale LK als signalarme Strukturen mit hohem Kontrast gegenüber dem hellen Fettgewebe abgebildet (Noma et al. 1987). Koronare Schnittbilder, die mit der CT so nicht möglich sind, zeigen die kettenförmige Anordnung der LK in den Halsgefäßscheiden besonders anschaulich (Abb. 24b). Ähnlich gut wie die CT ist die MRT zur Ausdehnungsbeurteilung großer Tumormassen, insbesondere nach mediastinal, geeignet (Gamsu et al. 1984) (Abb. 24a, b). Ein weiteres Potential liegt in der Erfassung von lokalen Tumorre-

Abb. 23a–c. Kernspintomographischer Befund bei autonomem Adenom der SD (*Stern*). Querschnitte in gleicher Schichtposition. *T* Trachea. Die *Pfeilspitzen* zeigen die laterale Begrenzung des normalen linken SD-Lappens an. **a** T_1-gewichtetes Spin-Echo(SE)-Bild. TR = 0.6 s; TE = 15 ms.
Das Adenom ist etwas signalreicher als die Schilddrüse, die sich ihrerseits mit nur geringem positiven Kontrast von der Halsmuskulatur abhebt. **b** Protonengewichtetes SE-Bild. TR = 2.5 s; TE = 15 ms. Deutliche Kontrastzunahme des SD-Adenoms (*Stern*). **c** T_2-gewichtetes SE-Bild. TR = 2.5 s; TE = 90 ms. Weitere Kontrastzunahme des SD-Adenoms (*Stern*). Auch der linke SD-Lappen (*Pfeilspitzen*) zeigt jetzt einen höheren Kontrast gegenüber der Halsmuskulatur

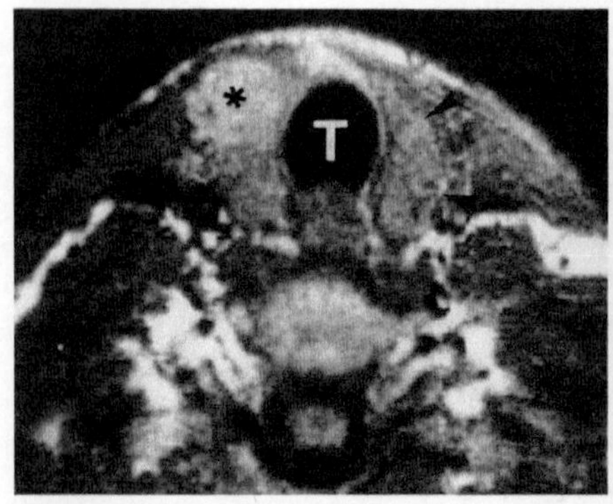

a

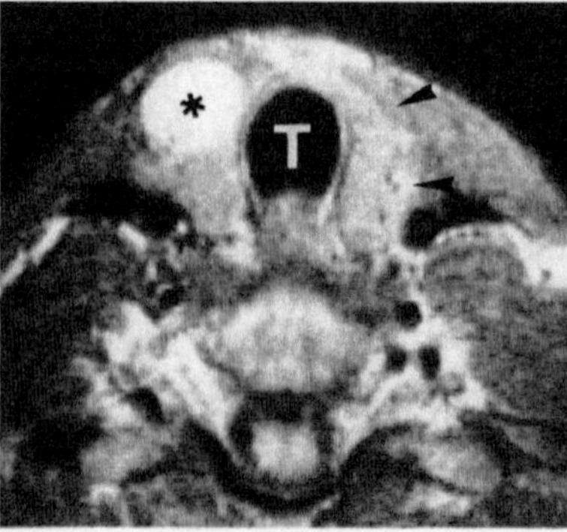

b

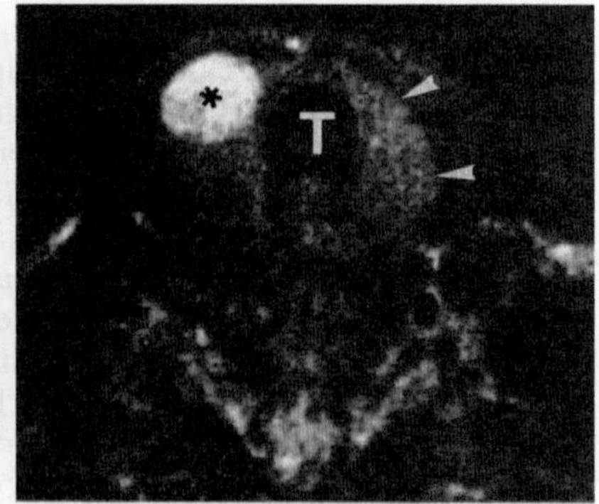

c

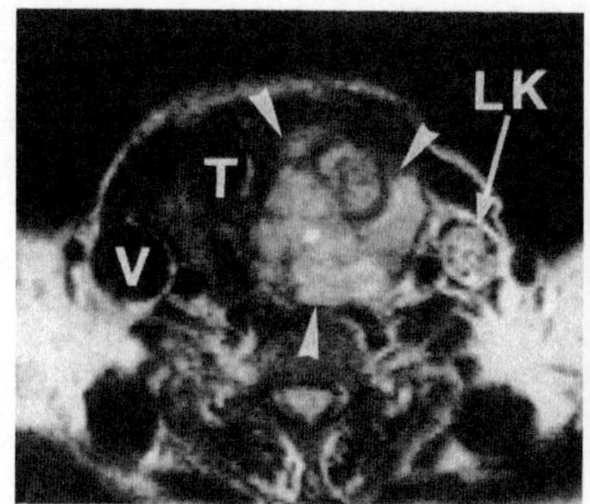

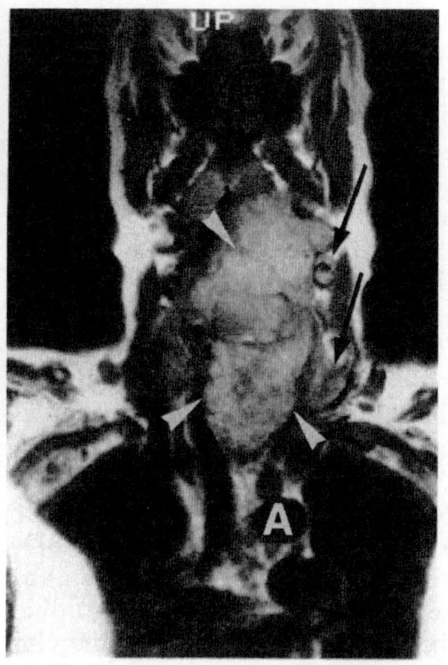

Abb. 24a, b. Kernspintomographischer Befund bei ausgedehntem follikulären SD-SD-Karzinom (*Pfeilspitzen*). *T* Trachea, *LK* Lymphknotenmetastase, *V* V. jugularis interna, *A* Aortenbogen. **a** Querschnitt, TR = 1.8 s; TE = 90 ms. Die knotige Tumormasse stellt sich in der linken SD-Loge mit hoher Signalintensität dar, die Trachea (*T*) ist nach rechts verlagert. Die LK-Metastase in der linken Halsgefäßscheide weist eine dem Karzinom vergleichbare Signalintensität auf. Zwischen V. jugularis (*V*) und Trachea (*T*) ist der normale rechte SD-Lappen angeschnitten. **b** Das koronare Schnittbild (TR = 1.6 s; TE = 26 ms) zeigt die große kraniokaudale Tumorausdehnung besonders anschaulich. In der linken Halsgefäßscheide kommen jetzt mehrere LK-Filiae (*Pfeile*) zur Darstellung

Abb. 25a, b. Kernspintomographische Darstellung eines Nebenschilddrüsenadenoms (*Pfeilmarkierungen*) am rechten SD-Unterpol. *T* Trachea, *V* V. jugularis, *Ö* Ösophagus. Die *Pfeilspitzen* markieren die vordere Begrenzung der beiden SD-Lappen. Axiale Aufnahmen. **a** Protonengewichtetes SE-Bild (TR = 2.5 s; TE = 15 ms). Die kleine rechts paraösophageale Raumforderung ist nicht sicher vom rechten SD-Lappen abzugrenzen. **b** T_2-betontes SE-Bild (TR = 2.5 s; TE = 90 ms). Das signalintensive Nebenschilddrüsenadenom grenzt sich deutlich vom rechten SD-Lappen ab

zidiven, die aufgrund ihrer hohen Signalintensität auf T_2-betonten Bildern einen starken Umgebungskontrast aufweisen und so gegen Narbengewebe abgegrenzt werden können. Lokale Blutungen und entzündliche Prozesse können zu falsch positiven Befunden führen (AUFFERMANN et al. 1988).

Bei den diffusen SD-Erkrankungen zeigt der M. Basedow regelmäßig einen auffälligen MRT-Befund. T_1- und T_2-gewichtete Aufnahmen bilden die vergrößerte SD deutlich signalangehoben ab, T_2-Bild teilweise heller als das Fettgewebe. Die Organstruktur ist dabei meist homogen. Dieses Erscheinungsbild wurde nicht bei der Hashimoto-Thyreoiditis oder anderen Thyreoiditiden beschrieben und scheint typisch für eine nicht behandelte Basedow-Struma zu sein. Nach einer Radiojodtherapie nimmt die Signalintensität ab (CHARKES et al. 1987; GEFTER et al. 1987).

Nebenschilddrüsen(NSD)-Adenome stellen sich auf T_2-gewichteten Aufnahmen oft signalintensiver als die SD dar und können so dorsal der SD paraoesophageal gut abgegrenzt werden. Zystische Tumore kommen besonders signalintensiv zur Darstellung. Wegen der möglichen Lageanomalien von NSD-Adenomen muß sich die Untersuchung vom Larynx bis

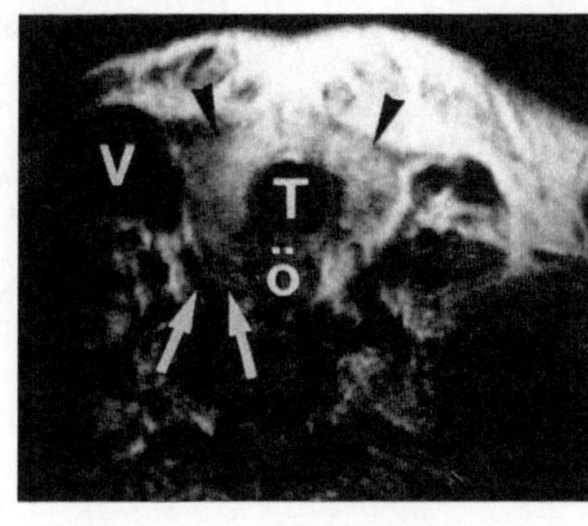

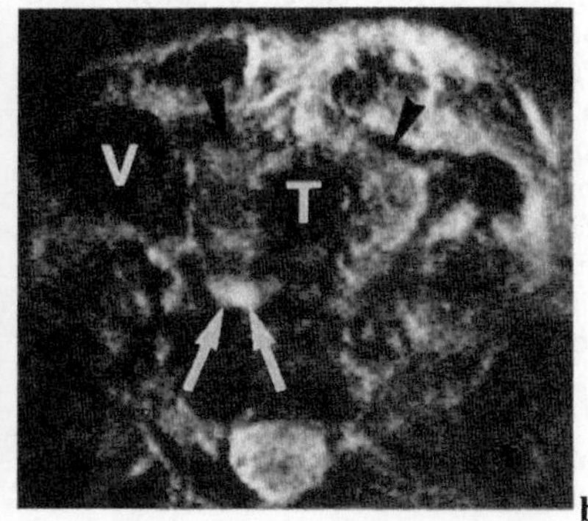

zur Thymusregion erstrecken. T_1-betonte Bilder zeigen eine bessere anatomische Auflösung und grenzen ektop gelegene Adenome als dunkle Strukturen mit hohem Kontrast gegen das mediastinale Fettgewebe ab. Dünne, axiale Schichten (5 mm) sind zur Auffindung kleiner Adenome unabdingbar (Abb. 25a, b). Die Sensitivität der MRT wird mit über 70%, die Spezifität mit etwa 90% angegeben (KNEELAND et al. 1987; SPRITZER et al. 1987). Eine Unterscheidung von Adenomen und Karzinomen ist nicht möglich.

Die MRT kann bei ihrem heutigen Entwicklungsstand die Sonographie bei der Diagnostik von SD-Erkrankungen in Einzelfällen sinnvoll ergänzen, hat jedoch die in sie gesetzten Hoffnungen einer möglichen Gewebetypisierung und Unterscheidung benigner und maligner SD-Knoten bisher nicht erfüllt. Bei der präoperativen Lokalisationsdiagnostik von NSD-Adenomen beim primären HPT zeigt die MRT ähnlich gute Ergebnisse wie die Computertomographie und Sonographie bei artefaktfreier Darstellung im gesamten Untersuchungsbereich. Der genaue Stellenwert der MRT bei diesen Fragestellungen ist jedoch zur Zeit noch nicht sicher abzuschätzen.

Literatur

Allen FH, Krook PM, Groot WPH de (1979) Ultrasound demonstration of a thyroid carcinoma within a benign cyst. AJR 132:136–137

Auffermann W, Clark OH, Thurnher S, Galante M, Higgins CB (1988) Recurrent thyroid carcinoma: characteristics on MR images. Radiology 168:753–757

Austin CW (1982) Ultrasound evaluation of thyroid and parathyroid disease. Semin Ultrasound 4:250–262

Awwad EE, Archer CR, Krebs FJ (1988) Parathyroid adenomas; computed tomographic imaging and the importance of preoperative localisation. Comput Med Imag Graph 12:305

Bashist B, Ellis K, Gold RP (1983) Computed tomography of intrathoracic goiters. AJR 140:450–460

Becker W, Wiedemann W (1984) Sonographie der Zungengrundstruma. Fortschr Röntgenstr 140, 4:476–477

Blum M, Passalaqua AM, Sackler JP, Pudlowski M (1977) Thyroid echography of subacute thyroiditis. Radiology 125:795–798

Bongers H, Hotze LA, Schmitz R, Joseph K (1986) LT4-monopreparation versus LT4-LT3-compound preparation in the treatment of diffuse endemic goitre. Acta Endocrinol (Copenh) 113:242–248

Brown CL (1981) Pathology of the cold nodule. Clin Endocrinol Metab 10:235–245

Bruneton JN, Normand F (1987) Thyroid gland. In: Bruneton JN (ed) Ultrasonography of the neck. Springer, Berlin Heidelberg New York Tokyo

Bruneton JN, Caramella E, Boublil JL, Roux P, Abbes M, Demard F (1982) Echographic aspects of thyroid and parotid localisations in non-Hodgkin's lymphomas. Fortschr Röntgenstr 136:530–533

Brunn J, Block U, Ruf G, Bos I, Kunze WP, Scriba PC (1981) Volumetrie der Schilddrüsenlappen mittels Real-time-Sonographie. Dtsch Med Wochenschr 106:1338–1340

Cates JD, Thorsen MK, Lawson TL (1988) CT evaluation of parathyroid adenomas: diagnostic criteria and pitfalls. JCAT 12:626

Charkes ND, Maurer AH, Siegel JA, Radecki PD, Malmud LS (1987) MR imaging in thyroid disorders: correlation of signal intensity with Graves disease activity. Radiology 164:491–494

Clair RC, Mandelblatt S, Baim RS, Perkes E, Goodman K (1983) Sonographic features of acute suppurative thyroiditis. J Clin Ultrasound 11:222–224

Crocker EF, McLaughghlin AF, Kossoff G, Jellins J (1974) The gray scale echographic appearance of thyroid malignancy. J Clin Ultrasound 2:305–306

Czernichow P, Schlumberger M, Pomarede R, Fragu P (1983) Plasma thyroglobulin measurements help determine the type of thyroid defect in congenital hypothyroidism. J Clin Endocrinol Metab 56:242–245

Droese M, Schicha H (1987) Aspirationszytologie der Schilddrüse. Internist 28:542–549

Edmonson GR, Charboneau JW, James EM, Reading CC, Grant CS (1986) Parathyroid carcinoma: high-frequency sonographic features. Radiology 161:65–67

Ferlin G, Borsato N, Camerani M et al. (1983) New perspectives in localizing enlarged parathyroids by technetium-thallium subtraction scan. J Nucl Med 24:438–441

Frank T, Albers G, Krämer-Hansen H, Schneekloth G, Petersen V, Zollihofer C (1977) Differenziertes Schilddrüsenkarzinom, autonomes Adenom und Thyreoiditis im Ultraschallbild. Fortschr Röntgenstr 127:107–110

Frank T, Bary Sv, Zander M, Busch I (1983) Ergebnisse der sonographischen Analyse umschriebener Knoten der Schilddrüse. Akt Endokr Stoffw 4:100–106

Fritzsche H, Brändle J, Dirschmid K (1985) Der sonographische Befund beim autonomen Adenom der Schilddrüse im Strumaendemiegebiet. Acta Med Austriaca 12:39–44

Gamsu G, Stark DD, Webb WR, Moore EH, Sheldon PE (1984) Magnetic resonance imaging of benign mediastinal masses. Radiology 151:709–713

Gefter W, Spritzer CE, Eisenberg B, LiVolsi VA, Axel L, Velchik M, Alavi A, Schenck J, Kressel HY (1987) Thyroid imaging with high-field-strength surface-coil MR. Radiology 164:483–490

Gooding GAW, Okerlund MD, Stark DD, Clark OH (1986) Parathyroid imaging: comparison of double tracer (Tl-201, Tc-99m)scintigraphy and high-resolution US. Radiology 161:57–64

Hagemann J, Witte G, Gürtler KF (1983) Computertomographie der Schilddrüse und ihrer Nachbarorgane. Akt Endokr Stoffw 4:19–24

Hayashi N, Tamaki N, Yamamoto K, Senda M, Yonekura Y, Misaki T, Iida Y, Kasagi K, Endo K, Konishi J, Torizuka K, Mori T, Makimoto K (1986a) Real-time ultrasonography of thyroid nodules. Act Radiol Diagn 27:403–408

Hayashi N, Tamaki N, Konishi J, Yonekura Y, Senda M, Kasagi K, Yamamoto K, Iida Y, Misaki T, Endo K, Torizuka K, Mori T (1986b) Sonography of Hashimoto's thyroiditis. J Clin Ultrasound 14:123–126

Hedinger C, Egloff B (1980) Normale und pathologische Anatomie der Schilddrüse. In: Oberdisse K, Klein E, Reinwein D (Hrsg) Die Krankheiten der Schilddrüse. Thieme, Stuttgart

Held P, Nickel O (1984) Rechnergestützte Auswertung von Ultraschallbildern der Schilddrüse. Fortschr Röntgenstr 141, 2:185–191

Higgins CB, McNamara MT, Fisher MR, Clark OH (1986) MR imaging of the thyroid. Am J Radiology 147:1255–1261

Hirsch H, Maier R, Stein N, Ewert C, Utech C, Pfannenstiel P (1983) Sonographischer Befund bei diffusen Schilddrüsenkrankheiten. Akt Endokr Stoffw 4:97–99

Igl W, Lukas P, Leisner B, Pickardt C (1982) Sonographische Volumenbestimmung der Schilddrüse – Vergleich zwischen einer mit real-time-Geräten durchführbaren Methode und der Compound-Schnittbildtechnik. Computertomographie 2:133–135

Igl W, Pickardt CR, Leisner B (1983) Physik und Technik der Schilddrüsensonographie, Volumetrie, Standardisierung und Befundung. Akt Endokr Stoffw 4:85–89

Iida Y, Konishi J, Harioka T, Misake T, Endo K, Torizuka K (1983) Thyroid CT number and its relationship to iodine concentration. Radiology 147:793–795

Joseph K, Mahlstedt J (1980) Potentielle Hyperthyreosen: Früherkennung durch Nachweis autonomen Schilddrüsengewebes (AFTT) im Strumaendemiegebiet. Therapiewoche 30:25–31

Joseph K, Mahlstedt J, Pries H-H, Schmidt U, Welcke U (1977) Früherkennung und Abschätzung des Hyperthyreoserisikos autonomen Schilddrüsengewebes. Nuc Compact 8:134–138

Katz JF, Kane RA, Reyes J, Clarke MP, Hill TC (1984) Thyroid nodules: Sonographic-pathologic correlation. Radiology 151:741–745

Kinoshita Y, Fukase M, Uchihashi M, Takenaka M, Hishikawa R, Nakada M, Nonaka H, Kondo T, Fujita T (1985) Significance of preoperative use of ultrasonography in parathyroid neoplasms: comparison of sonographic textures with histologic findings. J Clin Ultrasound 13:457–460

Klingmüller V, Otten A, Egidi R, Seifert-Börner A (1987) Die Schilddrüsensonographie im Kindesalter. Röntgenpraxis 40:260–264

Kneeland BJ, Krubsack AJ, Lawson TL, Wilson SD, Collier BD, Froncisz W, Jesmanowicz A, Hyde JS (1987) Enlarged parathyroid glands: high resolution local coil MR imaging. Radiology 162:143–146

Mahlstedt J (1984) Stellenwert der Funktionsszintigraphie in der Schilddrüsendiagnostik. Therapiewoche 34:2684–2691

Maier R (1984) Ultraschalldiagnostik der Schilddrüse. Schattauer, Stuttgart New York

Maier R, Pfannenstiel P, Adam W, Hirsch H, Stein N, Utech C (1981) Sonographische Strukturen bei Autoimmunerkrankungen der Schilddrüse. Int Welt 4:422–427

Maier R, Hirsch H, Pfannenstiel P, Utech C (1982) Schlußfolgerungen aus 2500 Ultraschalluntersuchungen der Schilddrüse. In: Scriba PC et al. (Hrsg) Schilddrüse 1981. Thieme, Stuttgart S 425–430

Melnick JC, Stemkowski PE (1981) Thyroid hemiagenesis (hockey stick sign): a review of the world literature and a report of four cases. J Clin Endocrinol Metab 52:247–251

Miller JH (1985) Lingual thyroid gland: Sonographic appearance. Radiology 156:83–84

Müller H-W, Schröder S, Schneider C, Seifert G (1985) Sonographic tissue characterisation in thyroid gland diagnosis. Klin Wochenschr 63:706–710

Noma S, Nishimura K, Togashi K, Itoh K, Fujisawa I, Nakano Y, Konishi J, Kasagi K, Iida Y, Itoh H, Torizuka K (1987) Thyroid gland: MR imaging. Radiology 164:495–499

Noma S, Kanaoka M, Minami S, Sagoh T, Yamashita K, Nishimura K, Togashi K, Itoh K, Fujisawa I, Nakano Y, Oomura M, Tasaka Y, Itoh H, Konishi J (1988) Thyroid masses: MR imaging and pathologic correlation. Radiology 168:759–764

Olbricht T, Büstgens L, Mellinghoft HU, Benker G, Reinwein D (1982) Vergleichende sonographische und szintigraphische Untersuchungen beim autonomen Adenom der Schilddrüse. Med Welt 33:1720–1722

Olbricht T, Hoff H-G, Benker G, Wagner R, Reinwein D (1985) Sonographische Volumetrie der Schilddrüse zur Verlaufskontrolle der Thyroxin- und Jodidbehandlung der blanden Struma. Dtsch Med Wochenschr 110:863–866

Pfannenstiel P (1983) Heutiger Stellenwert und Indikationen der Sonographie der Schilddrüse. Akt Endokr Stoffw 4:142–150

Pickardt CR, Igl W, Leisner B, Knorr D (1983) Sonographische Volumetrie bei der Therapie der blanden Struma. Akt Endokr Stoffw 4:90–93

Pinsky S, Bekermann C, Hoffer P (1978) Imaging techniques in the detection of thyroid cancer. In: Greenfield LD (ed) Thyroid cancer. CRC West Palm Beach, pp 59–84

Propper RA, Skolnick ML, Weinstein BJ, Dekker A (1980) The nonspecificity of the Thyroid halo sign. J Clin Ultrasound 8:129–132

Reading CC, Charbonneau JW, James EM et al. (1982) High resolution parathyroid sonography. Am J Roentgenol 139:539–546

Reichelt HG, Brase A, Hundeshagen H, Stender HS (1977) Xeroradiographic studies in 150 patients with solitary scintigraphically nonfunctioning nodules of the thyroid gland. Radiology 125:689–692

Remigis P de, D'Angelo M, Bonaduce S, Di Giandomenico V, Sensi S (1985) Comparison of ultrasonic scanning and scintiscanning in the evaluation of thyroid hemiagenesis. J Clin Ultrasound 13:561–563

Sample WF, Mitchell SP, Bledsoe RC (1979) Parathyroid ultrasonography. Radiology 127:485–490

Scheible W, Leopold GR, Woo VL, Gosink BB (1979) High-resolution real-time ultrasonography of thyroid nodules. Radiology 133:413–417

Scheible W, Deutsch AL, Leopold GR (1981) Parathyroid adenoma: accuracy of preoperative localisation by high-resolution real-time sonography. J Clin Ultrasound 9:325–330

Schwarzrock R, Müller S, Schober O, Hundeshagen H (1983) Bedeutung der Sonographie für die Diagnostik der SD-Malignome. Akt Endokr Stoffw 4:107–120

Schwerk WB, Grün R, Wahl R (1985) Ultrasound diagnosis of the c-cell carcinoma of the thyroid. Cancer 55:624–630

Scriba PC et al. (1985) Schilddrüsenfunktionsdiagnostik und die Diagnose von Schilddrüsenkrankheiten. Empfehlungen der Sektion Schilddrüse der Deutschen Gesellschaft für Endokrinologie. Int Welt 8:50–57, 78–86

Silverman PM, Newman GE, Korobkin M, Workman JB, Moore AV, Coleman RE (1984) Computed tomography in the evaluation of thyroid disease. AJR 141:897–902

Simeone JF, Daniels GH, Mueller PR, Maloof F, Sonnenberg E van, Hall DA, O'Connell RS, Ferrucci JT jr, Wittenberg J (1982) High-resolution real-time sonography of the thyroid. Radiology 145:431–435

Simeone JF, Daniels GH, Hall DA, McCarthy K, Kopans DB, Butch RJ, Mueller PR, Stark DD, Ferrucci JT jr, Chiu An Wang (1987) Sonography in the follow-up of 100 patients with thyroid carcinoma. AJR 148:45–49

Solbiati L, Volterrani L, Rizzatto G, Bazzocchi M, Busilacchi P, Candiani F, Ferrari F, Giuseppetti G, Maresca G, Mirk P, Rubaltelli L, Zappasodi F (1985) The thyroid gland with low uptake lesions: evaluation by ultrasound. Radiology 155:187–191

Spritzer CE, Gefter WB, Hamilton R, Greenberg BM, Axel L, Kressel HY (1987) Abnormal parathyroid glands: high-resolution MR imaging. Radiology 162:487–491

Stein N et al. (1982) Rechnergestützte Auswertung von Ultraschallschnittbildern der Schilddrüse. In: Kratochwil A, Reinold E (Hrsg) Ultraschalldiagnostik 81. Thieme, Stuttgart New York

Taylor KJW, Carpenter DA, Barrett JJ (1974) Gray-scale ultrasonography in the diagnosis of thyroid swellings. J Clin Ultrasound 2/4:327–330

Tscholakoff D, Grubeck-Loebenstein B, Czembirek H, Haller J, Leitner H (1985) Sonographie der Schilddrüse mit hochauflösenden real-time-Geräten. Fortschr Röntgenstr 142(3):309–313

Utech C, Bieler EU, Pfannenstiel P (1984) Sonographische Lokalisation von Nebenschilddrüsen-Adenomen beim Hyperparathyreoidismus. Dtsch Med Wochenschr 109: 1108–1111

Vogl Th, Hefele B, Hahn D, Nieden Z, Mühlig HP (1986) Ergebnisse einer Vergleichsstudie von MR, CT und Sonographie bei Patienten mit primärem Hyperparathyreoidismus. Fortschr Röntgenstr 145, 2:167–172

Wiedemann W (1983) Wertigkeit der Ultraschalluntersuchung und sonographische Differentialdiagnose beim Schilddrüsenmalignom – Diskussionsbeitrag. Akt Endokr Stoffw 4:121–126

Wiedemann W, Börner W (1984) Ultraschalldiagnostik bei Schilddrüsenerkrankungen. Marseille, München

Wiedemann W, Becker W, Börner W (1984) Zur sonographischen Differentialdiagnose umschriebener Schilddrüsenerkrankungen unter besonderer Berücksichtigung echoarmer Parenchymläsionen. Ultraschalldiagnostik '83. Thieme, Stuttgart New York

Sachverzeichnis

Sachverzeichnis